Anatomische
Strukturen
gezielt lokalisieren
und palpieren

PALPATION IN VIVO

Marjan Laekeman
Roland Kreutzer

Unter Mitarbeit
von Bärbel Junginger

Die Deutsche Nationalbibliothek verzeichnet diese Publikation in der Deutschen Nationalbibliografie;
detaillierte bibliografische Daten sind im Internet über **http://dnb.d-nb.de** abrufbar.

Anschrift des Verlags
KVM – Der Medizinverlag
Dr. Kolster Verlags-GmbH
Ifenpfad 2–4
12107 Berlin

Korrespondenz/Autorenkontakt
Marjan Laekeman
Zillertalstraße 120
44807 Bochum

Roland Kreutzer
Unter den Eichen 37
35041 Marburg (Lahn)

www.kvm-medizinverlag.de

2., überarbeitete Auflage 2016

Projektleitung: Sabine Poppe, Stuttgart
Lektorat: Markus Polzer, Berlin
Layout und Satz: Katja Kubisch, Marburg
Fotoaufnahmen: Martin Kreutter, Marburg
Grafiken: David Kühn, Berlin
Gesamtproduktion: KVM – Der Medizinverlag, Berlin
Druck: Grafisches Institut Kroatien, Zagreb
Printed in Croatia

ISBN: 978-3-86867-330-2

Vorwort

Eine systematische Lokalisation und Palpation von Muskulatur, Bändern, Sehnen, Nerven, Gefäßen etc. ist sowohl beim Studium der menschlichen Anatomie als auch in der Diagnostik und Behandlung von Erkrankungen des Bewegungsapparates unabdingbar. Ziel dieses Buches ist es, eine Hilfestellung zum Auffinden und Ertasten der wichtigsten anatomischen Strukturen des menschlichen Körpers zu geben. Hierzu wird jede einzelne Struktur anhand von herausragenden anatomischen Grafiken illustriert und die praktische Durchführung der Palpation bildlich dargestellt.

Dem Leser soll verdeutlicht werden, in welcher Ausgangsstellung (ASTE) und mit welcher Technik eine anatomische Struktur am leichtesten und deutlichsten aufzufinden ist. Dabei orientieren sich die Beschreibungen an der „normalen" Anatomie, erwähnenswerte Pathologien und Besonderheiten werden zusätzlich beschrieben und ggf. durch optische Kästen hervorgehoben.

Da der Gesamtumfang dieses Buch festgelegt war, beschränkten wir uns auf die funktionell wichtigsten Strukturen des Bewegungsapparates und des Gefäß- und Nervensystems. Alle Informationen beruhen auf langjähriger Praxiserfahrung und wurden mit Standardwerken der Anatomie und Palpation abgeglichen. Um dem aktuellen Stand der Wissenschaft Rechnung zu tragen und dem Leser die Möglichkeit zu gegeben, sein Wissen weiter zu vertiefen, wird auf zahlreiche Literatur verwiesen. Im Falle von divergierenden anatomischen Angaben wurde stets der Lernatlas „Prometheus" (Schünke et al. 2005) als Referenzwerk gewählt. Anatomische Varianten sind nur dann beschrieben, wenn sie in der Literatur häufig erwähnt werden.

In jedem Fall möchten wir uns der Äußerung von Barbaix (2006) anschließen, der 700 Körperanalysen durchführte und zu dem Schluss kam, dass die Anatomie jedes Menschen individuell ist und mindestens eine anatomische Variante bei jedem Individuum zu finden ist. Zitat: *„Einen menschlichen Körper nach Sobotha oder Gray oder wer denn auch immer, den gibt es nicht"*. In diesem Sinne hoffen wir, den Lesern dieses Buches die komplexe und doch so faszinierende Anatomie des Menschen etwas näher zu bringen und einen Beitrag für eine begreifbare Befundung und Behandlung geben zu können.

Abschließend möchten wir uns ganz herzlich bei Sabine Poppe bedanken, die es mit ihrer unerschöpflichen Geduld, Hartnäckigkeit und ihrem Humor geschafft hat, das Projekt „Palpationsatlas" zu leiten und zu vollenden. David Kühn ist es zu verdanken, dass es dem Leser durch hervorragende Grafiken erleichtert wird sowohl die Anatomie zu verstehen als auch die Palpationen topografisch exakter durchzuführen. Katja Kubisch hat es geschafft, all unser Werken in ein perfektes Layout zu bringen und dem Leser Inhalt und Optik dieses Buches abgerundet darzustellen, auch ihr ein herzliches Dankeschön. Unserem Fotografen Martin Kreutter sowie den Modellen Katrin Möller, Junes Amini und Malte Schäfer danken wir für die hervorragende fotografische Umsetzung. Jens Cordes und Reinhold Littauer vom Institut für Anatomie und Zellbiologie der Phillips-Universität Marburg unterstützten uns dankenswerter Weise bei den anatomischen Fotoaufnahmen. Herrn Dr. med. Bernard Kolster und Frau Marga Botsch möchten wir danken, dass es trotz einer gewissen „Nachspielzeit" möglich war, dieses Werk zu realisieren.

Bochum/Marburg, im Juni 2008

Marjan Laekeman
Roland Kreutzer

Vorwort zur 2. Auflage

Bei der hier vorliegenden, überarbeiteten zweiten Auflage wurden die Literaturverweise aktualisiert und an den momentanen Wissensstand angepasst. Zudem erfolgten an einigen Stellen notwendige Korrekturen.

Bochum/Marburg, im Juli 2016

Marjan Laekeman
Roland Kreutzer

Ansprache

Aus Gründen der besseren Lesbarkeit wurde bei der Beschreibung der Palpation durchweg die männliche Form „der Therapeut“ und „der Patient“ gewählt. Gerade mit dem Bewusstsein, dass sehr viele Therapeutinnen tätig sind, möchten wir mit dieser Formulierung natürlich niemanden diskriminieren, vielmehr sollen sich selbstverständlich ebenso alle Leserinnen angesprochen fühlen.

Zum Aufbau des Buches

Die Palpation der anatomischen Strukturen wird in diesem Buch systematisch nach den verschiedenen Körperregionen dargestellt. Die einzelnen Kapitel der Körperregionen wiederum sind so aufgebaut, dass die Strukturen einer Region nach einem wiederkehrenden Muster geordnet und beschrieben werden. So finden sich Unterkapitel für die „Palpation ventraler Strukturen“ und „Palpation dorsaler Strukturen“. Innerhalb der Unterkapitel erfolgt die Beschreibung in folgender Reihenfolge:

Muskeln und Sehnen, Kapseln und Bänder, Knochen und Gelenke, Bursen, Nerven und Gefäße

Eine oder mehrere Strukturen werden jeweils auf einer Doppelseite oder ggf. auch einzeln dargestellt. Es wird detailliert die Anatomie erläutert und die beschriebene Struktur in einer aufwendigen Grafik in Verbindung mit dem skelettalen System dargestellt und in das Fotomodel projiziert. Diese Art der Darstellung ist einzigartig und lässt den Leser sehr leicht die anatomische Lage in vivo verstehen. Im Weiteren wird die jeweils günstigste Ausgangsstellung zur Palpation und das Auffinden der Strukturen beschrieben. Hinweise zur Palpationsqualität und Differenzierung erleichtern es dem Anwender, die anatomische Struktur exakt zu lokalisieren.

Pathologien, Praxistipps und allgemeine Hinweise runden die Informationen über die zu palpierende Struktur ab.

Muskel- und Nerventabellen am Kapitelende stellen alle im Kapitel besprochenen Muskeln mit ihren Funktionen auf die jeweiligen Gelenke und ihre Dehnmöglichkeit dar. Ebenso sind die entsprechenden Nerven, ihre segmentale Zugehörigkeit und die von ihnen innervierten Muskeln aufgelistet.

Inhaltsverzeichnis

Abkürzungen

A.	Arteria
Aa.	Arteriae
ABD	Abduktion
ACG	Akromioklavikulargelenk
ADD	Adduktion
ARO	Außenrotation
Art.	Articulatio
Artt.	Articulationes
ASTE	Ausgangsstellung
BWS	Brustwirbelsäule
C	Zervikalsegment
D	Digitus
DIP	distales Interphalangealgelenk
EV	Eversion
EXT	Extension
FLEX	Flexion
HWS	Halswirbelsäule
IP	Interphalangealgelenk
IRO	Innenrotation
ISG	Iliosakralgelenk
IV	Inversion
L	Lumbalsegment
LATFLEX	Lateralflexion
Lig.	Ligamentum
Ligg.	Ligamenta
LWS	Lendenwirbelsäule
M.	Musculus
MCP	Metakarpophalangealgelenk
Mm.	Musculi
N.	Nervus
Nn.	Nervi
OPP	Opposition
OSG	oberes Sprunggelenk
P	Phalanx
PIP	proximales Interphalangealgelenk
Proc.	Processus
Procc.	Processus (pl.)
PRON	Pronation
R.	Ramus
REPO	Reposition
ROT	Rotation
Rr.	Rami
S	Sakralsegment
SCG	Sternoklavikulargelenk
SIAI	Spina iliaca anterior inferior
SIAS	Spina iliaca anterior superior
SIPI	Spina iliaca posterior inferior
SIPS	Spina iliaca posterior superior
SUP	Supination
T	Thorakalsegment
USG	unteres Sprunggelenk
V.	Vena
Vv.	Venae
WS	Wirbelsäule

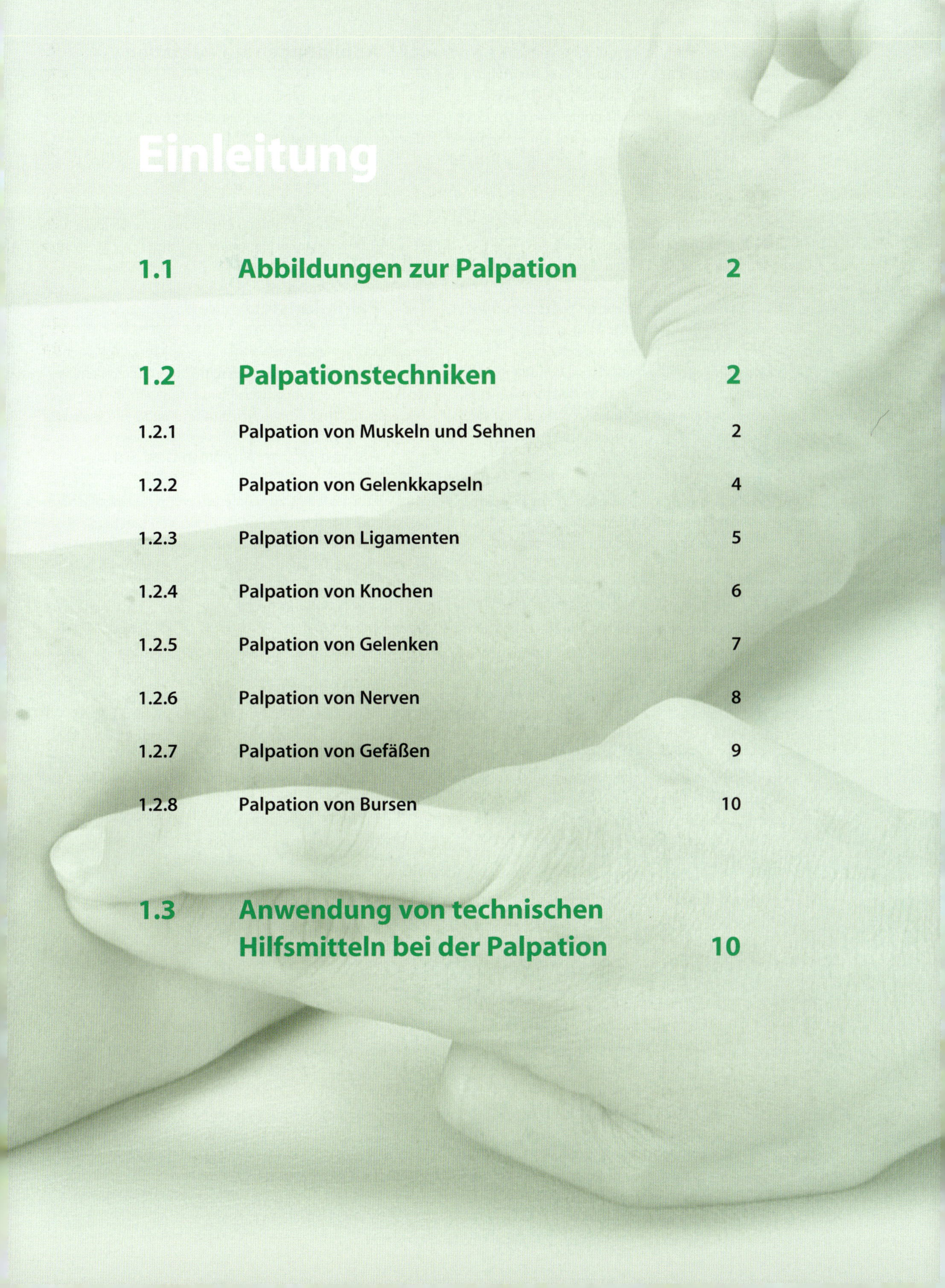

Einleitung

Das Wort palpieren stammt von dem lateinischen Wort „palpare" (fühlen, befühlen, streicheln) und wird in der medizinische Fachsprache als „tasten" oder „betasten" übersetzt. Eine Palpation kann sehr unterschiedlich durchgeführt werden. In einigen Fällen wird nur ein kleiner Teil der Fingerspitze benutzt, um einen Nerv zu tasten, in anderen Fällen werden mehrere Palpationsfinger verwendet, um große Strukturen zu palpieren. Im Weiteren wird, je nach Beschaffenheit und Lage der Struktur, mit unterschiedlichen Palpationsdrücken gearbeitet.

Bevor auf Palpationstechniken der unterschiedlichen Strukturen eingegangen wird, sollen zunächst einige grundsätzliche Hinweise zur Palpation gegeben werden:

- Die Ausgangsstellung ist so zu wählen, dass die zu palpierende Struktur optimal zu erreichen ist.
- Es ist sinnvoll, Lagerungsmaterial zu benutzen und den Patienten so zu lagern, dass er bestmöglich entspannen kann. Gelegentlich dient die Lagerung auch dazu, Muskulatur anzunähern und tief liegendere Strukturen zu erreichen.
- Der Therapeut darf keinen zu starken Druck mit dem Palpationsfinger ausüben (Adaptation der Druckrezeptoren), daher werden viele Strukturen mit dem vom Mittelfinger gestützten Zeigefinger palpiert (▶ Abb. 1.1).
- Die Hände des Therapeuten sollten sauber, gepflegt und warm, die Fingernägel kurz geschnitten sein. Die Hand- und Fingergelenke sollten gut beweglich sein und muskulär gut stabilisiert werden können.
- Nicht jeder Patient empfindet die Palpation gleich, einige Patienten bauen z. B. bei Berührung sofort einen Widerstand auf. Vor dem ersten Körperkontakt sollte der Patient darüber informiert werden, aus welchem Grund und mit welcher Technik eine Palpation durchgeführt wird. Der Therapeut muss sich darüber bewusst sein, dass Barrieren zwischen ihm und dem Patienten existieren können, die vor und während der Intervention abgebaut werden sollten.

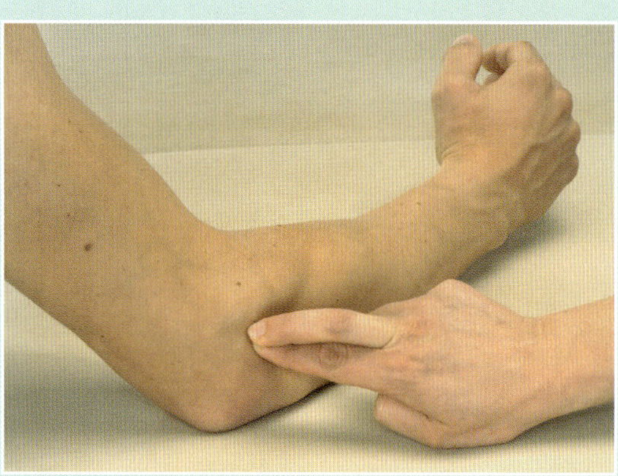

Abb. 1.1 Palpationstechnik, z. B. für den Epicondylus lateralis: Der Zeigefinger wird mit dem Mittelfinger gestützt und die Struktur mit wenig Druck palpiert.

1.1 Abbildungen zur Palpation

Bei den Fotoaufnahmen zu diesem Atlas wurde Wert darauf gelegt, die entsprechenden Strukturen so deutlich wie möglich abzubilden.

Er wird in der Regel die anatomische Lage der jeweiligen Struktur mit dem Finger gezeigt, während die Palpationstechnik im Text beschrieben wird. Die Ausgangsstellung und die empfohlene Unterlagerung des Patienten ist aufgrund detaillierter Fotoausschnitte nicht immer exakt zu erkennen, wird aber stets im Text beschrieben.

1.2 Palpationstechniken

Zur Palpation verschiedener Strukturen (Muskeln, Knochen, Ligamente etc.) werden unterschiedliche Techniken verwendet. Im Folgenden werden die am häufigsten angewendeten Techniken beschrieben und bildlich dargestellt.

1.2.1 Palpation von Muskeln und Sehnen

Muskulatur ist leicht zu palpieren, wenn sie oberflächlich verläuft oder durch ihre Funktion gut von den benachbarten Strukturen zu differenzieren ist. Tief liegende Muskeln müssen durch die oben liegende Schicht hindurch palpiert werden, sofern diese nicht zu verschieben ist.

Die Palpation wird in der Regel quer zum Faserverlauf durchgeführt. In Abhängigkeit von Größe und Lage des Muskels werden unterschiedliche Grifftechniken verwendet.

Palpationstechnik

- Bei breiten Muskeln empfiehlt es sich, mit flächig angelegtem Daumen und Zeigefinger den Muskel quer zum Faserverlauf lateral und medial zu begrenzen und ihm in seinem Verlauf zu folgen (▶ Abb. 1.2).
- Bei schmalen Muskeln wird der „Pinzettengriff" angewandt, wobei der Muskel schmal zwischen der Daumen- und Fingerkuppe des 2. Fingers gefasst wird (▶ Abb. 1.3).

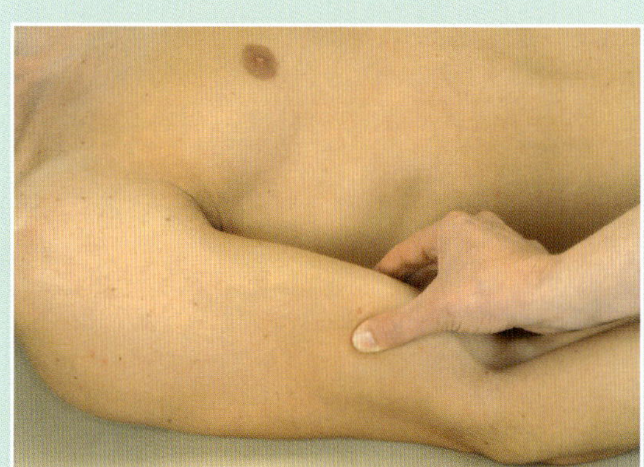

Abb. 1.2 Palpationstechnik für breite Muskeln, z. B. den M. biceps brachii: Die Struktur wird mit flächig und quer zum Faserverlauf angelegtem Daumen und Zeigefinger umgriffen.

- Befindet sich der zu palpierende Muskel in der Tiefe und wird er von oberflächlicher Muskulatur überlagert, so kann er nur ertastet werden, wenn die oberflächlichen Muskeln zur Seite geschoben werden oder durch sie hindurch palpiert wird. Häufig sind die gewünschten Strukturen dennoch nur am Rand oder im Bereich ihrer Insertion zu tasten.
  Beispiel: Für die Palpation der prävertebralen Muskulatur der HWS schiebt der Therapeut den M. sternocleidomastoideus mit gestütztem Zeigefinger nach medial und palpiert die Muskelinsertionen an den Querfortsätzen. Der Zeigefinger wird bei dieser Technik vom Mittelfinger gestützt, der im MCP-, PIP- und DIP-Gelenk leicht flektiert ist (▸ Abb. 1.4). Durch diese Technik verringert sich der Druck auf den Zeigefinger, die Tastrezeptoren der Fingerkuppe bleiben länger aktiv.
- Der M. diaphragma ist ein tief liegender Muskel und ist an der Innenseite der Rippen zu palpieren, hierzu werden beide Daumen flächig an den unteren Rippenbogen angelegt und mit der Ausatmung in der Tiefe palpiert (▸ Abb. 1.5).
- Zur Palpation der paravertebralen Rückenmuskulatur können zwei unterschiedliche Techniken angewendet werden:
  - Palpation mit vom Mittelfinger gestütztem Zeigefinger (▸ Abb. 1.6)
  - Der Daumen und die radiale Seite des PIP des 2. Fingers werden rechts und links der Dornfortsätze paravertebral angesetzt (▸ Abb. 1.7, S. 4).
- Schlecht zugängliche Sehnen (z. B. im Sulcus verlaufend) werden mit der Radialkante des Zeigefingers palpiert (▸ Abb. 1.8, S. 4).
- Oberflächlich liegende Sehnen, wie z. B. die Achillessehne, werden mit Daumen und Zeigefinger flächig umgriffen (▸ Abb. 1.9, S. 4).
- Muskelinsertionen werden an ihrem sehnigen Übergang zum Knochen palpiert (▸ Abb. 1.10, S. 4).

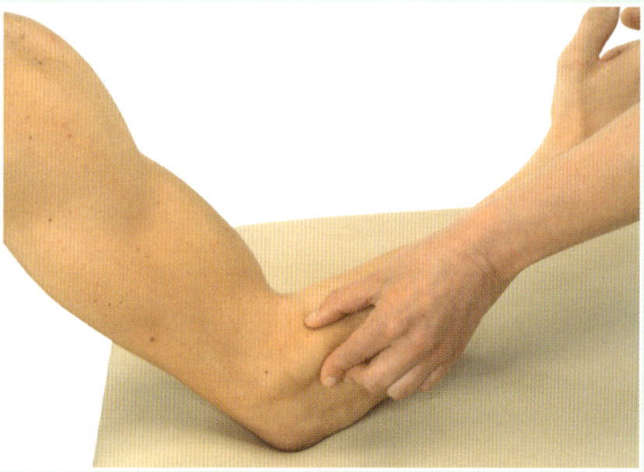

Abb. 1.3 Palpationstechnik für schmale Muskeln, z. B. den M. extensor carpi radialis longus: Die Struktur wird mittels „Pinzettengriff“ zwischen Daumen und Zeigefinger palpiert.

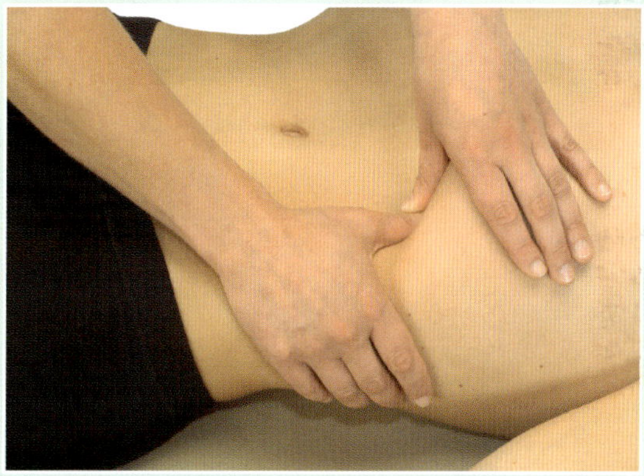

Abb. 1.5 Palpationstechnik für tief liegende Muskeln, z. B. den M. diaphragma: Die Struktur wird mit flächig angelegten Daumen palpiert.

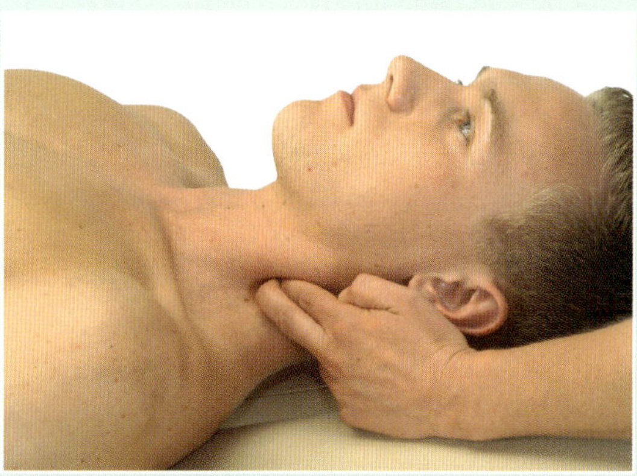

Abb. 1.4 Palpationstechnik für tief liegende Muskeln (Variante 1), z. B. die prävertebrale Muskulatur: Mit gestütztem Zeigefinger werden die oberflächlichen Muskeln verschoben und tief palpiert.

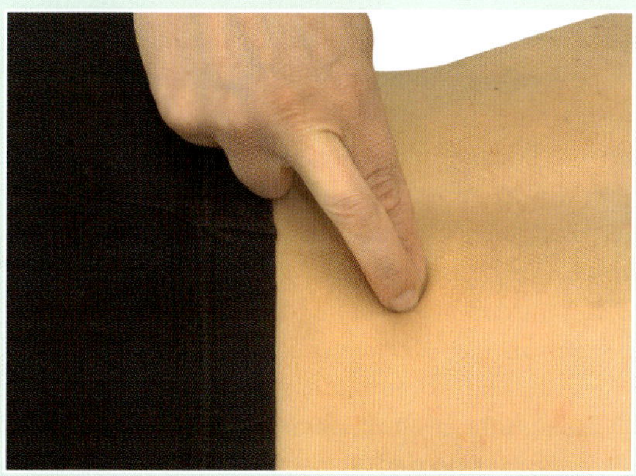

Abb. 1.6 Palpationstechnik für die paravertebrale Muskulatur (Variante 1), z. B. die Mm. multifidi: Die Struktur wird mit gestütztem Zeigefinger palpiert.

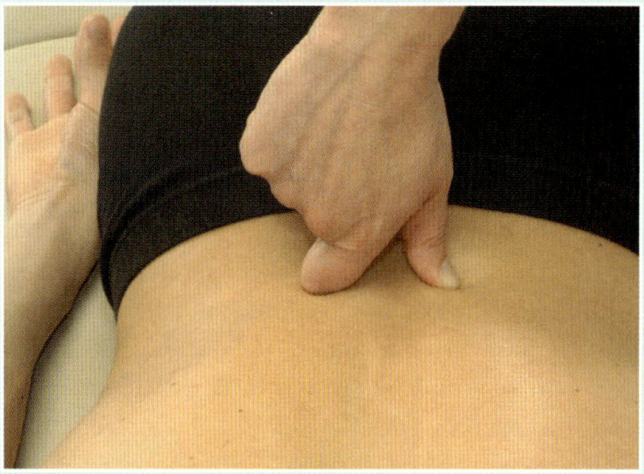

Abb. 1.7 Palpationstechnik für die paravertebrale Muskulatur (Variante 2), z. B. die Mm. multifidi: Die Struktur wird mit Daumen und radialer Seite des PIP von D II palpiert.

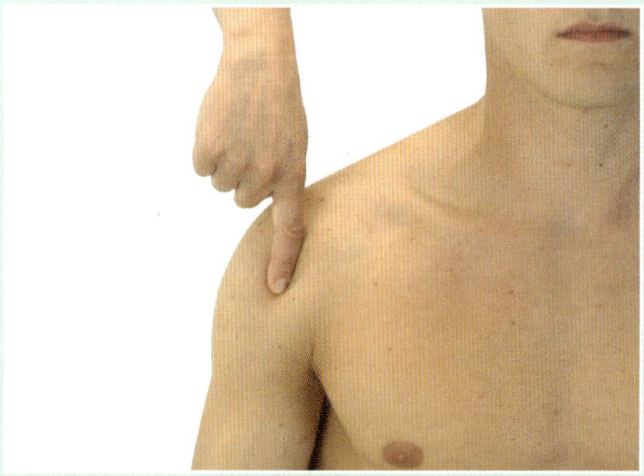

Abb. 1.8 Palpationstechnik für schlecht zugängliche Strukturen, z. B. die Sehne des M. biceps brachii, Caput longum im Sulcus intertubercularis: Die Struktur wird mit der Radialkante des Zeigefingers palpiert.

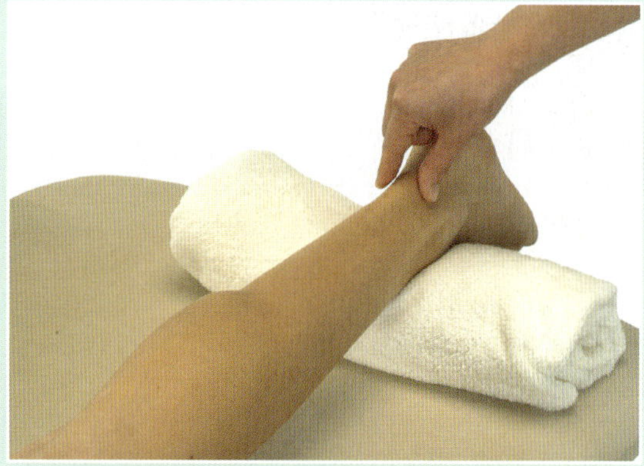

Abb. 1.9 Palpationstechnik für oberflächlich liegende Strukturen, z. B. die Achillessehne: Die Struktur wird flächig mit Daumen und Zeigefinger umgriffen.

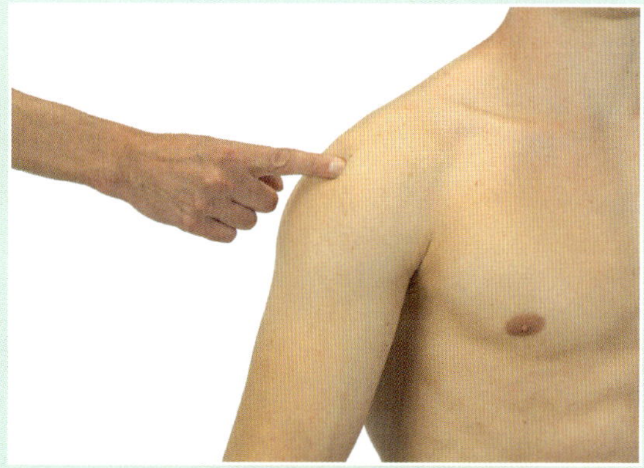

Abb. 1.10 Palpationstechnik für Muskelinsertionen, z. B. des M. supraspinatus am Tuberculum majus: Die Struktur wird mit dem Zeigefinger am sehnigen Übergang zum Knochen palpiert.

Differenzierung zwischen Muskel und Sehne

Besteht Unsicherheit darüber, ob die gewünschte Struktur tatsächlich palpiert wird, empfiehlt es sich, den Patienten aufzufordern, die entsprechende Muskulatur in ihrer spezifischen Funktion alternierend anspannen zu lassen.

Eine Kontraktion gegen Widerstand erleichtert meist die Palpation der gewünschten Strukturen. Besonders durch die Aktivierung einer Funktion, die ein benachbarter Muskel nicht ausführen kann, ist eine spezielle Differenzierung möglich.

Beispiel: Die Ursprünge des M. tensor fasciae latae und des M. sartorius befinden sich an der Spina iliaca anterior superior. Der M. tensor fasciae latae ist deutlicher bei Anspannung in Hüftinnenrotation, der M. sartorius bei Anspannung in Hüftaußenrotation zu palpieren. Die Funktionen Flexion und Abduktion haben beide Muskeln gemeinsam, somit ist eine Differenzierung über diese Funktionen nicht sinnvoll.

1.2.2 Palpation von Gelenkkapseln

Die Gelenkkapseln liegen meist in der Tiefe, sind von ihrer Struktur oft sehr dünn und liegen dem Gelenk eng an. Sie werden in der Regel von Bandstrukturen verstärkt, die oberflächlicher als die Kapseln liegen. Bei einer Palpation der Gelenkkapsel gelangt man somit häufig zuerst auf die Bandstrukturen (v. a. im Bereich des Hand- und Fußgelenks). Gelenkkapseln sind oftmals nur dann deutlich tastbar, wenn Irritationen oder ein Gelenkerguss vorliegen. In diesen Fällen ist die Gelenkkapsel, bzw. der Erguss als teigige Struktur zu tasten.

Palpationstechnik

Zur Palpation einer Gelenkkapsel werden die Palpationsfinger flächig auf der Haut angesetzt. Hierzu sollte im knöchernen Bereich begonnen und Richtung Kapselbegrenzung palpiert werden. Befindet sich der Palpations-

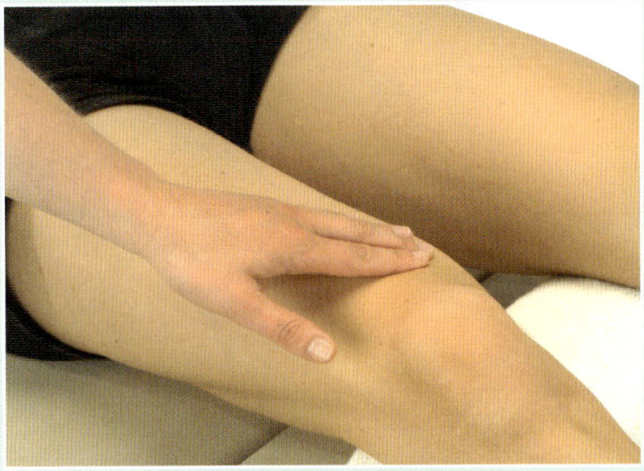

Abb. 1.11 Palpationstechnik für Gelenkkapseln, z. B. die Kniegelenkkapsel im Bereich des Rec. suprapatellaris: Die Struktur wird mit flächig angesetzten Fingern palpiert.

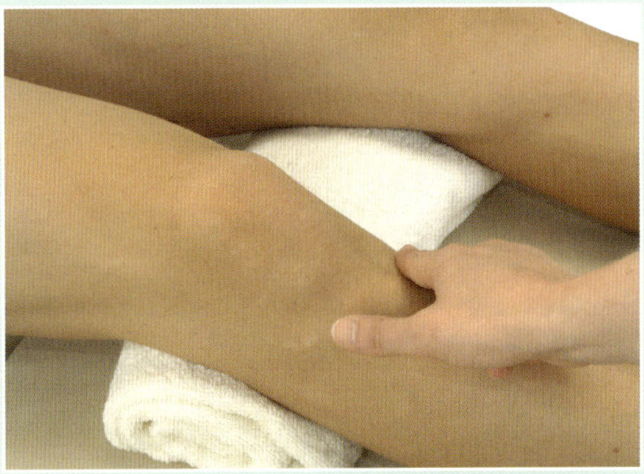

Abb. 1.12 Palpationstechnik für Gelenkkapseln, z. B. die Kniegelenkkapsel bei Gelenkerguss (Variante 1): Die Struktur wird von ventro-medial am proximalen Tibiaplateau mit flächig angesetzten Fingern palpiert.

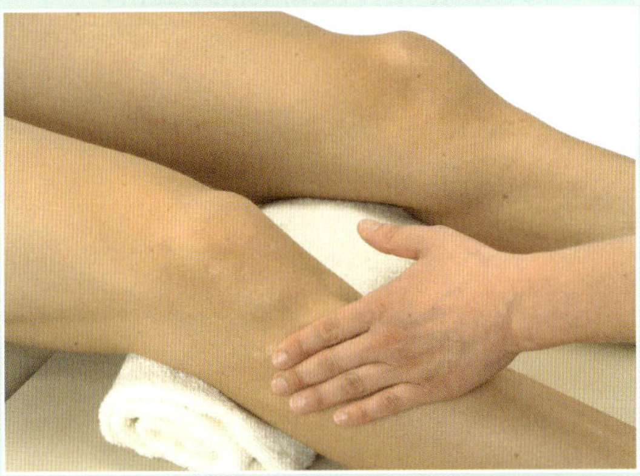

Abb. 1.13 Palpationstechnik für Gelenkkapseln, z. B. die Kniegelenkkapsel bei Gelenkerguss (Variante 2): Die Struktur wird von ventro-lateral am proximalen Tibiaplateau mit flächig angesetzten Fingern palpiert.

finger auf der Gelenkkapsel, wird quer zum Faserverlauf der Gelenkkapsel palpiert.

Beispiel: Zur Palpation der Capsula articularis genus setzt der Therapeut die Palpationsfinger oberhalb der Patella an. Er palpiert den Recessus suprapatellaris als kranialsten Anteil der Gelenkkapsel quer zu seinem Faserverlauf durch die Muskulatur hindurch. (▶ Abb. 1.11).

Liegt ein Kniegelenkserguss vor, ist im Weiteren mit flächig angesetzten Fingern im Bereich des proximalen Tibiaplateaus die Kapsel ventro-medial (▶ Abb. 1.12) oder ventro-lateral (▶ Abb. 1.13) als teigige Verdickung palpierbar.

1.2.3 Palpation von Ligamenten

Ligamentäre Strukturen liegen meist oberflächlicher als beispielsweise die Gelenkkapseln. Häufig sind sie aufgrund ihrer festen Struktur deutlich von den umliegenden Geweben zu differenzieren, was ihre Palpation sehr vereinfacht. Es ist hierbei immer von Nutzen, wenn sich der Therapeut den anatomischen Verlauf des Bandes vorstellt und mit dem Palpationsfinger die Struktur quer zu dessen Verlauf ertastet.

Palpationstechnik

- Zur Palpation von oberflächlich liegenden ligamentären Strukturen bietet sich der sog. „Pinzettengriff“ an, bei dem das Ligament zwischen der Daumen- und Fingerkuppe des Zeigefingers begrenzt und palpiert wird (▶ Abb. 1.14)
- Tiefer liegende Ligamente, wie die Ligg. interspinalia an der LWS, werden mit der ulnaren oder radialen Zeigefingerkante palpiert, da durch einen punktuellen Druck mehr in die Tiefe palpiert werden kann (▶ Abb. 1.15, S. 6).

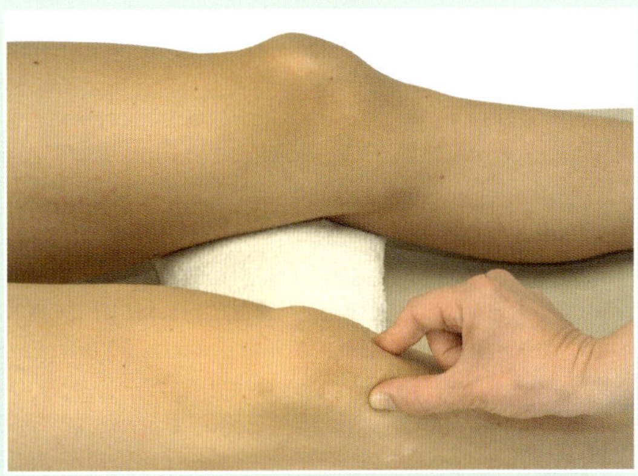

Abb. 1.14 Palpationstechnik für oberflächlich liegende Ligamente, z. B. das Lig. patellae: Die Struktur wird mittels „Pinzettengriff“ zwischen Daumen und Zeigefinger palpiert.

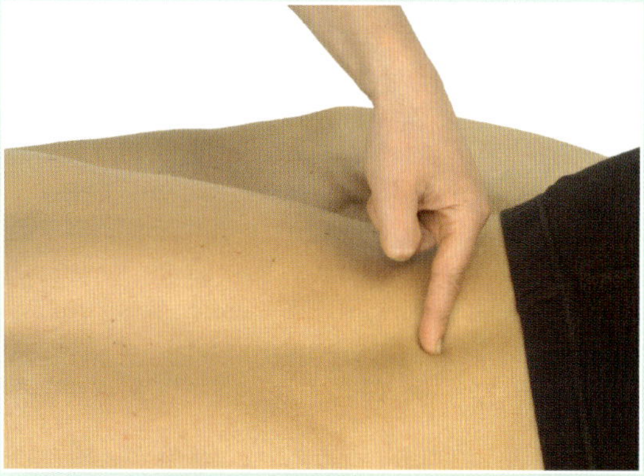

Abb. 1.15 Palpationstechnik für tief liegende Ligamente, z. B. die Ligg. interspinalia: Die Struktur wird mit der radialen oder ulnaren Zeigefingerkante palpiert.

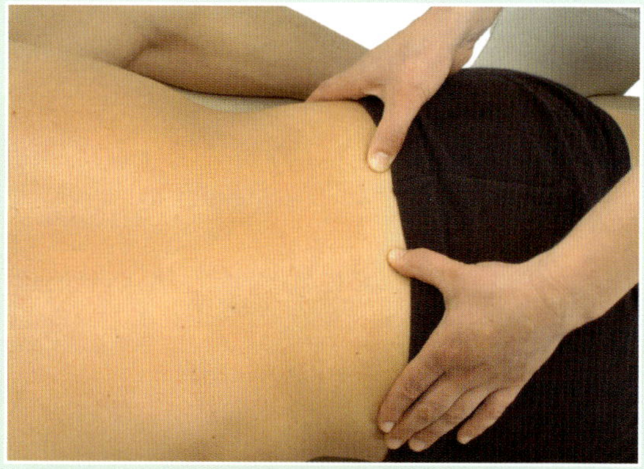

Abb. 1.16 Palpationstechnik für knöcherne Strukturen, z. B. die Spina iliaca posterior superior: Die Struktur wird „vom Tal zum Berg" mit aufgesetzten Daumen palpiert.

1.2.4 Palpation von Knochen

Sofern knöcherne Strukturen nicht von Muskulatur, Sehnen, Bändern, Bursen o. Ä. überlagert werden, sind sie aufgrund ihrer harten Struktur und ihrer meist prominenten Lage gut zu palpieren. Sie dienen oft als Orientierungspunkte, wie z. B. der Proc. coracoideus, die SIAS oder der Trochanter major. Zur Palpation von Gelenken sollten natürlich beide knöchernen Anteile isoliert ertastet werden.

Palpationstechnik

- Zur Palpation von knöchernen Strukturen ist es am günstigsten „vom Tal zum Berg" zu palpieren. Dies bedeutet, die Palpation erfolgt von den Weichteilen zu der knöchernen Struktur, so ist z. B. die Spina iliaca anterior superior oder die Spina iliaca posterior superior am deutlichsten von kaudal kommend zu palpieren (▸ Abb. 1.16).
- Der Trochanter major wiederum ist am leichtesten von dorsal zu lokalisieren.
  Beispiel: Da die Region um den Trochanter major oft druckempfindlich ist, wird der Daumenballen wie ein sanft gepolstertes Kissen in der Kuhle zwischen der Glutealmuskulatur und dem Trochanter von dorsal an den Knochen angesetzt (▸ Abb. 1.17). Dann wechselt der Therapeut die Handstellung und tastet sanft mit gestützten Fingern nach kranial-ventral zur Spitze des Trochanter major (▸ Abb. 1.18).
- Kleinere Knochenvorsprünge, wie der Proc. styloideus radii oder der Epicondylus lateralis humeri, werden am günstigsten mit dem gestützten Zeigefinger palpiert (▸ Abb. 1.19, S. 7).
- Klar abzugrenzende Knochenanteile, wie das Os pisiforme, können gut zwischen Daumen und Zeigfinger palpiert werden (▸ Abb 1.20, S. 7).

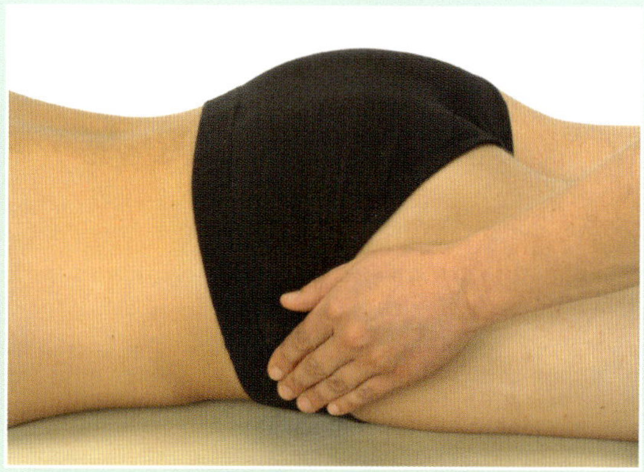

Abb. 1.17 Palpationstechnik für druckempfindliche Regionen (Variante 1), z. B. um den Trochanter major: Die Struktur wird sanft mit dem Daumenballen palpiert.

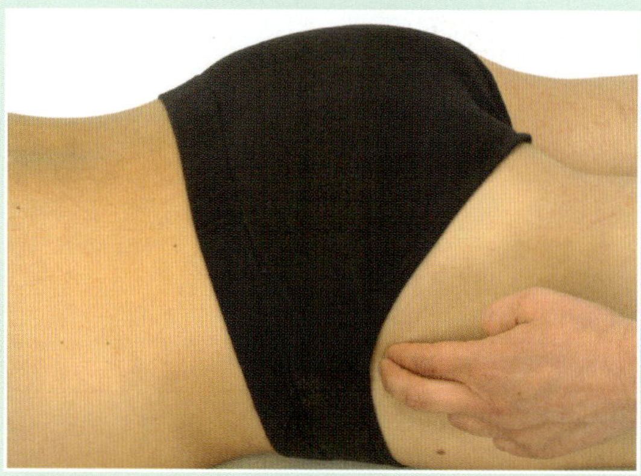

Abb. 1.18 Palpationstechnik für druckempfindliche Regionen (Variante 2), z. B. die Trochanterspitze: Die Struktur wird mit gestütztem Zeigefinger von kranial palpiert.

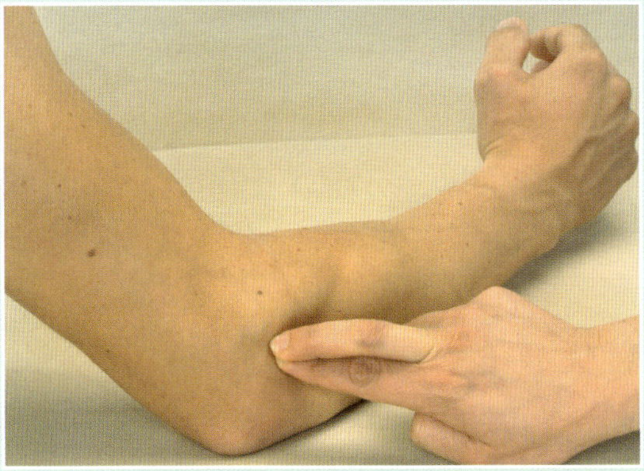

Abb. 1.19 Palpationstechnik für kleine Knochenvorsprünge, z. B. den Epicondylus lateralis humeri: Die Struktur wird mit gestütztem Zeigefinger palpiert.

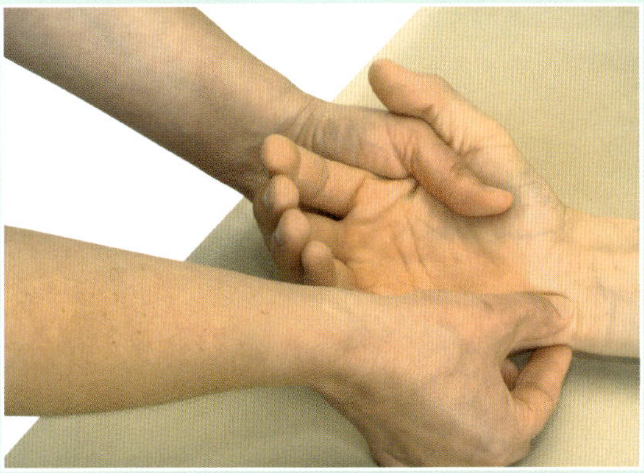

Abb. 1.20 Palpationstechnik für klar abzugrenzende Knochen, z. B. das Os pisiforme: Die Struktur wird zwischen Daumen und Zeigefinger palpiert.

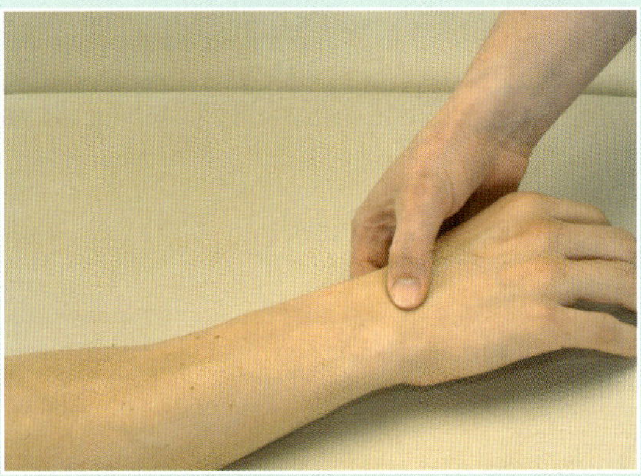

Abb. 1.21 Palpationstechnik für kleine knöcherne Strukturen, z. B. das Os lunatum: Die Struktur wird von dorsal und ventral mit Daumen und Zeigefinger umgriffen.

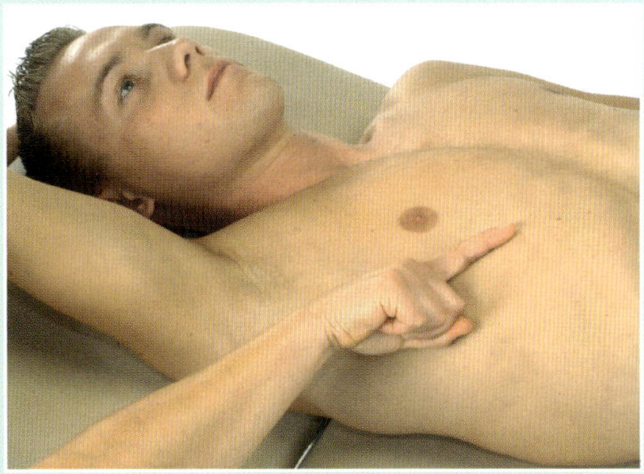

Abb. 1.22 Palpationstechnik für oberflächlich liegende Rippen, z. B. die 7. Rippe: Die Struktur wird mit radial angesetzter Zeigefingerkante im Interkostalraum palpiert.

- Kleinere knöcherne Strukturen, wie Hand- oder Fußwurzelknochen, lassen sich von den benachbarten Strukturen besser differenzieren, wenn sie von der ventralen und dorsalen Seite mit Daumen und Zeigefinger umgriffen werden, so z. B. das Os lunatum. Hier setzt der Therapeut zur Palpation den Daumen an der dorsalen und den Zeigfinger an der palmaren Seite an (► Abb. 1.21).
- Die oberflächlich liegenden Rippen sind am günstigsten mit der radialen Zeigefingerkante zu palpieren. Der Palpationsfinger wird in den jeweiligen Interkostalraum von kranial an die Rippe angelegt und die Palpation im Verlauf der Rippe durchgeführt (► Abb. 1.22).

1.2.5 Palpation von Gelenken

Da sich ein echtes Gelenk aus mindestens zwei Gelenkpartnern zusammensetzt und einen Gelenkspalt bildet, sollte bei der Palpation zuerst der Gelenkspalt aufgesucht werden. Hierzu fordert der Therapeut den Patienten auf, das betreffende Gelenk zu bewegen; der mobile Gelenkpartner und der Gelenkspalt sind nun leichter abzugrenzen.

Häufig sind Gelenke durch massive Bandstrukturen stabilisiert, sie überlagern die Gelenkkapsel und den jeweiligen Gelenkspalt (Handwurzel etc.), dies erschwert eine genaue Palpation der Gelenke. Treten unter einer Bewegung des Gelenks Krepitationen auf, so ist dies ein Hinweis auf Unregelmäßigkeiten der Knorpeloberflächen (arthrotische Veränderungen).

Die wichtigsten Grifftechniken werden im Folgenden erläutert.

1

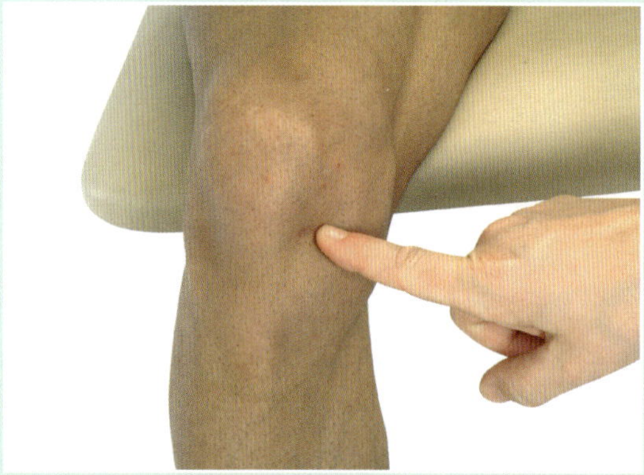

Abb. 1.23 Palpationstechnik für Gelenkspalten, z. B. den medialen Kniegelenkspalt: Die Struktur wird mit dem Zeigefinger lateral des Hoffa-Fettkörpers palpiert.

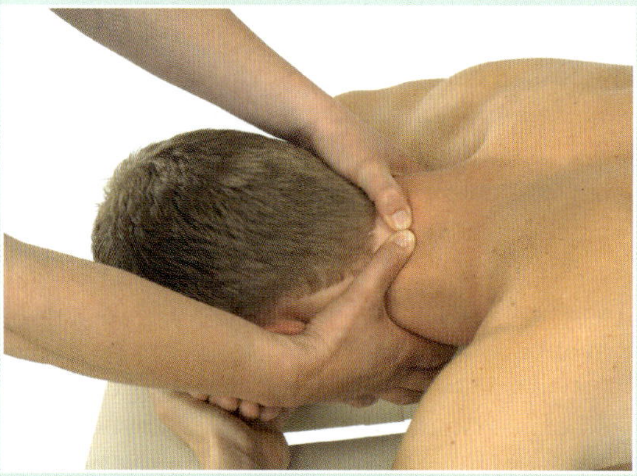

Abb. 1.24 Palpationstechnik für die Intervertebralgelenke der HWS, z. B. das 3. Intervertebralgelenk: Die Struktur wird mit dem Daumen von kranial-dorsal palpiert.

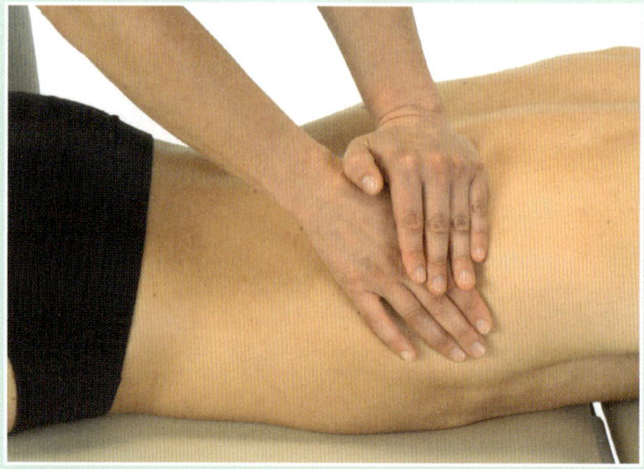

Abb. 1.25 Palpationstechnik für die Kostotransversalversalgelenke, z. B. das 9. Kostotransversalgelenk: Die Struktur wird mit flächig angesetztem Daumen und unter Stabilisierung durch das Hypothenar der Gegenhand palpiert.

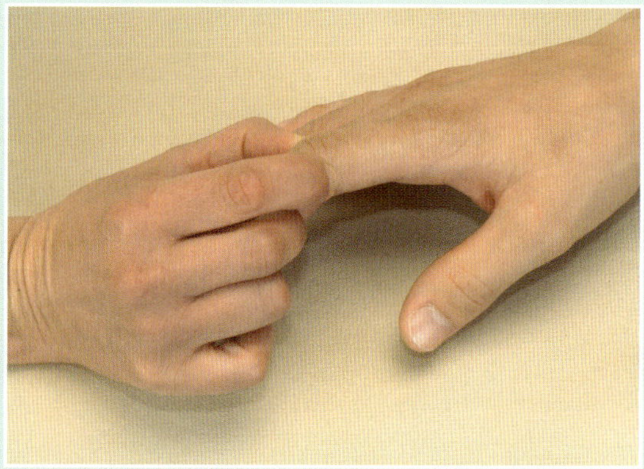

Abb. 1.26 Palpationstechnik für kleine Gelenke, z. B. des PIP von D II: Die Struktur wird palpiert, indem der Zeigefinger radial oder ulnar im Gelenkspalt platziert wird.

Palpationstechnik

- Zur Palpation des Kniegelenks orientiert sich der Therapeut an den Gelenkspalten zwischen Femur und Tibia. Hierzu palpiert er medial und lateral des Lig. patellae und des Hoffa-Fettkörpers mit beiden Daumen in der Vertiefung den Kniegelenkspalt. Der mediale oder laterale Gelenkspalt kann ebenso isoliert medial oder lateral des Hoffa-Fettkörpers mit dem Zeigefinger oder dem Daumen palpiert werden (► Abb. 1.23).
- Zur Palpation der Zygapophysialgelenke an der HWS umfasst der Therapeut mit Zeige- und Mittelfinger den Unterkiefer des Patienten, umrundet die HWS und platziert den Daumen auf dem zu tastenden Intervertebralgelenk (► Abb. 1.24).
- Zur Palpation der Kostotransversalgelenke wird der Daumen flächig an das Gelenk angelegt und mit dem Hypothenar der Gegenhand gestützt (► Abb. 1.25).
- Kleine Gelenke, wie Zehen- und Fingergelenke, lassen sich besser seitlich palpieren. Zur Palpation des PIP von D II wird der Zeigefinger radial oder ulnar im Gelenkspalt platziert, oder aber Zeigefinger und Daumen werden radial und ulnar angesetzt, um den Gelenkspalt beidseitig zu palpieren (► Abb. 1.26).

1.2.6 Palpation von Nerven

Nerven sind an den Stellen gut zu palpieren, an denen sie oberflächlich verlaufen, hier ähneln sie in der Palpationsqualität häufig einer „Spaghetti-al-dente" oder einer „Gitarrensaite".

Zur Lokalisation eines Nervs wird mit unterschiedlichen Techniken gearbeitet. Meist werden sie leicht gedrückt oder gezupft (vgl. v. Piekartz u. Egan Moog 2006, Egan Moog u. v. Piekartz 2004, Butler 1995)

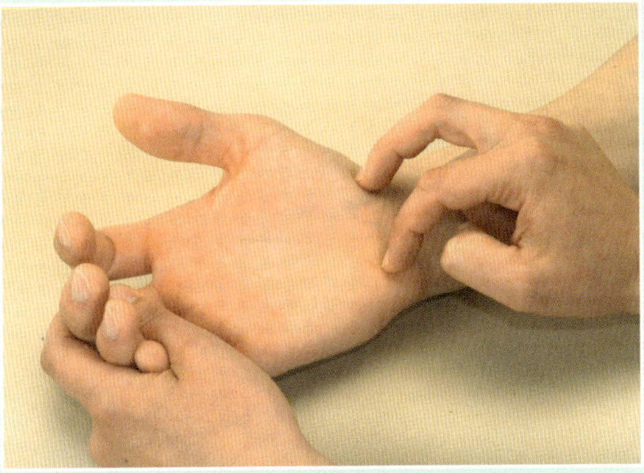

Abb. 1.27 Palpationstechnik für oberflächlich liegende Nerven (Variante 1), z. B. den N. ulnaris im Handgelenksbereich: Die Struktur wird mit dem Zeigefinger „gezupft".

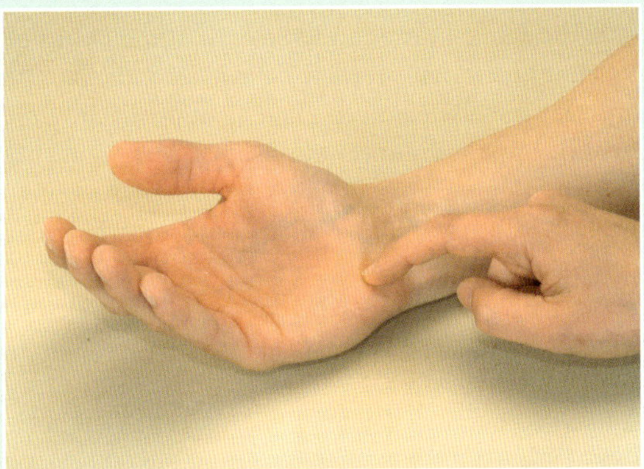

Abb. 1.28 Palpationstechnik für oberflächlich liegende Nerven (Variante 2), z. B. den N. ulnaris im Handgelenksbereich: Die Struktur wird mit dem Zeigefinger leicht gegen die knöcherne Unterlage gedrückt.

Palpationstechnik

Bei der Palpation von Nerven ist Folgendes zu beachten:

- Der Therapeut sollte immer sehr vorsichtig arbeiten.
- Um neurale Strukturen nicht zu irritieren, werden die Nerven anfänglich immer in Annäherung palpiert. Gelegentlich ist es notwendig, dass sie vorsichtig unter leichte Vordehnung gebracht werden, um sie deutlicher palpieren zu können.
- Eine Nervenpalpation sollte nicht lange durchgeführt werden, um ischämische Reaktionen zu vermeiden.
- Der Therapeut sollte auf Druckdolenzen, Irritationen und Reizung im Nervenverlauf und dem zugehörigen Innervationsgebiet achten.
  Beispiel: Im Handgelenksbereich kann der Therapeut den N. ulnaris in der Loge de Guyon ulnar der A. ulnaris mit dem Zeigefinger palpieren, indem er den Nerv quer zu seinem Verlauf wie eine „Gitarrensaite" zupft (▶ Abb. 1.27). Wahlweise kann der Nerv gegen seine knöcherne Unterlage palpiert werden (▶ Abb. 1.28).

1.2.7 Palpation von Gefäßen

Gefäße sind grundsätzlich in den Regionen am günstigsten zu palpieren, in denen sie an der Oberfläche verlaufen.

Arterien sind aufgrund ihres „Pulses" deutlicher zu palpieren als Venen, somit ist es auch möglich, tiefer liegende Arterien wie die Aorta zu ertasten. Da Venen einen geringeren Druck aufweisen, sind sie im Vergleich schlechter zu palpieren. Die oberflächlich verlaufenden Gefäße sind hierbei noch etwas leichter zu ertasten als die tief liegenden.

Palpationstechnik

- Oberflächlich verlaufende Arterien sind deutlicher zu palpieren, wenn sie sanft gegen einen Knochen komprimiert werden. Hierzu werden die Fingerspitzen von zwei oder mehr Fingern quer zum Gefäßverlauf angesetzt. Der distale Finger komprimiert hierbei das Gefäß leicht gegen den Knochen und der proximale Finger nimmt, ohne viel Druck auszuüben, die Pulsation des Gefäßes wahr (▶ Abb. 1.29).
- Palpationen von Gefäßen im Bereich der HWS müssen sehr vorsichtig durchgeführt werden, zur Sicherung der zentralen Durchblutung dürfen die rechte und linke A. carotis niemals zugleich palpiert werden (▶ Abb. 1.30, S. 10).
  Um die venösen Gefäße deutlicher sichtbar zu machen, kann der Therapeut sie leicht „beklopfen", es wird dann häufig eine bläuliche Linie sichtbar. Zur Palpation legt der Therapeut den Finger sehr sanft quer zum Verlauf an und tastet die runde, weichelastische Struktur.

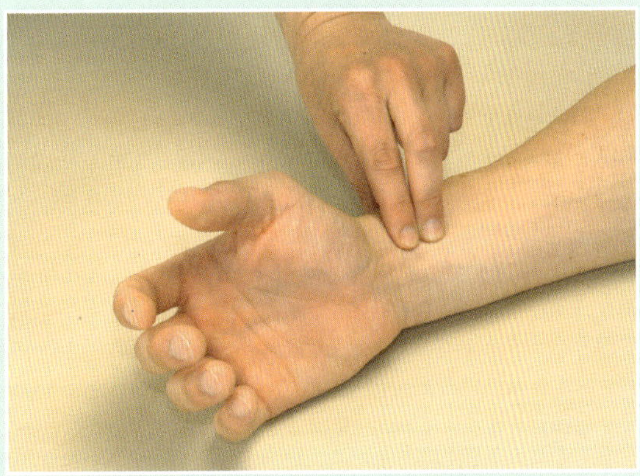

Abb. 1.29 Palpationstechnik für oberflächlich verlaufende Arterien, z. B. die A. radialis: Die Struktur wird unter leichtem Druck mit zwei quer zum Gefäßverlauf angesetzten Fingerspitzen palpiert.

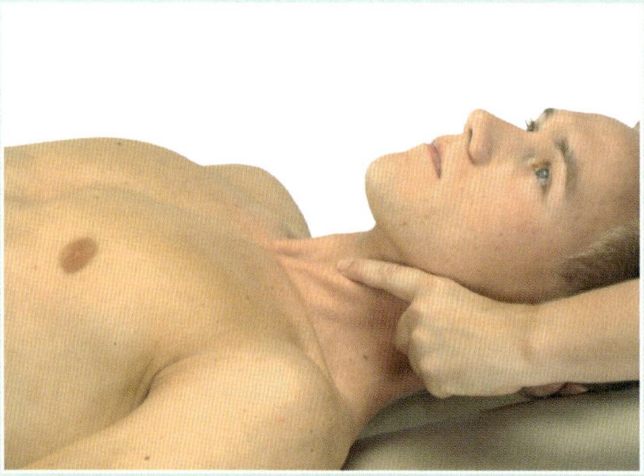

Abb. 1.30 Palpationstechnik für Gefäße im Bereich der HWS, z. B. die A. carotis: Die Struktur wird mit sanft angesetztem Zeigefinger palpiert.

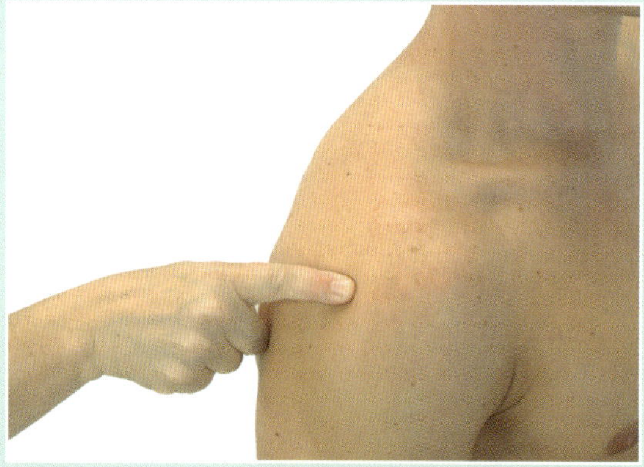

Abb. 1.31 Palpationstechnik für in der Tiefe liegende Bursen, z. B. die Bursa subacromialis: Die Struktur wird mit radial angesetzter Zeigefingerkante unter mäßigem Druck palpiert.

1.2.8 Palpation von Bursen

Bursen bilden in der Regel ein Gleitlager zwischen einer Sehne oder einem Muskel gegenüber dem Knochen. Daher werden sie von diesen Strukturen überlagert und sind recht schlecht zu palpieren. Deshalb werden in diesem Buch nur Schleimbeutel beschrieben und palpiert, die häufiger von einer Bursitis betroffen sind und somit aufgrund ihrer Schwellung und Druckdolenz deutlicher zu tasten sind.

Palpationstechnik

Da sich die Bursen unter anderen Strukturen (Muskel oder Sehne) befinden, werden sie mit der radialen oder ulnaren Fingerseite palpiert. Die Palpationsfläche ist klein und somit kann unter mäßigem Druck in die Tiefe palpiert werden.

Beispiel: Die Bursa subacromialis wird mit der radialen Zeigefingerkante im subakromialen Raum palpiert, sie ist bei einer Bursitis angeschwollen und fühlt sich dann „teigig“ an (▸ Abb. 1.31).

1.3 Anwendung von technischen Hilfsmitteln bei der Palpation

Auch der Einsatz von technischen Hilfsmitteln verlangt gute palpatorische Fähigkeiten des Therapeuten. So muss man z.B. beim Einsatz einer Beckenwaage zur Kontrolle des Beckenstandes vor der Anlage der Beckenwaage die Beckenkämme exakt palpieren.

Ähnliches gilt auch für die Anwendung des Palpation Meter (PALM), einer Messtechnik, die in einer Studie hinsichtlich Messungen der Beckenkammhöhen als valide dargestellt wurde (Petrone et al., 2003).

In einer weiteren Studie wurde dieses Gerät zur Bestimmung der Skapulastellung bezüglich der Protaktion und Depression eingesetzt. Dazu wird ebenfalls die exakte Palpation und Markierung von mehreren anatomischen Bezugspunkten (da Costa et al., 2010) gefordert.

Hinweis

Ein Vergleich der Fingerspitzensensibilität bei Physiotherapeuten und Osteopathen mit anderen Berufsgruppen zeigte, dass das regelmäßige Trainieren und Anwenden des Tastsinns, die altersbedingte Verschlechterung des Tastsinns aufhalten kann (Mueller et al, 2014).

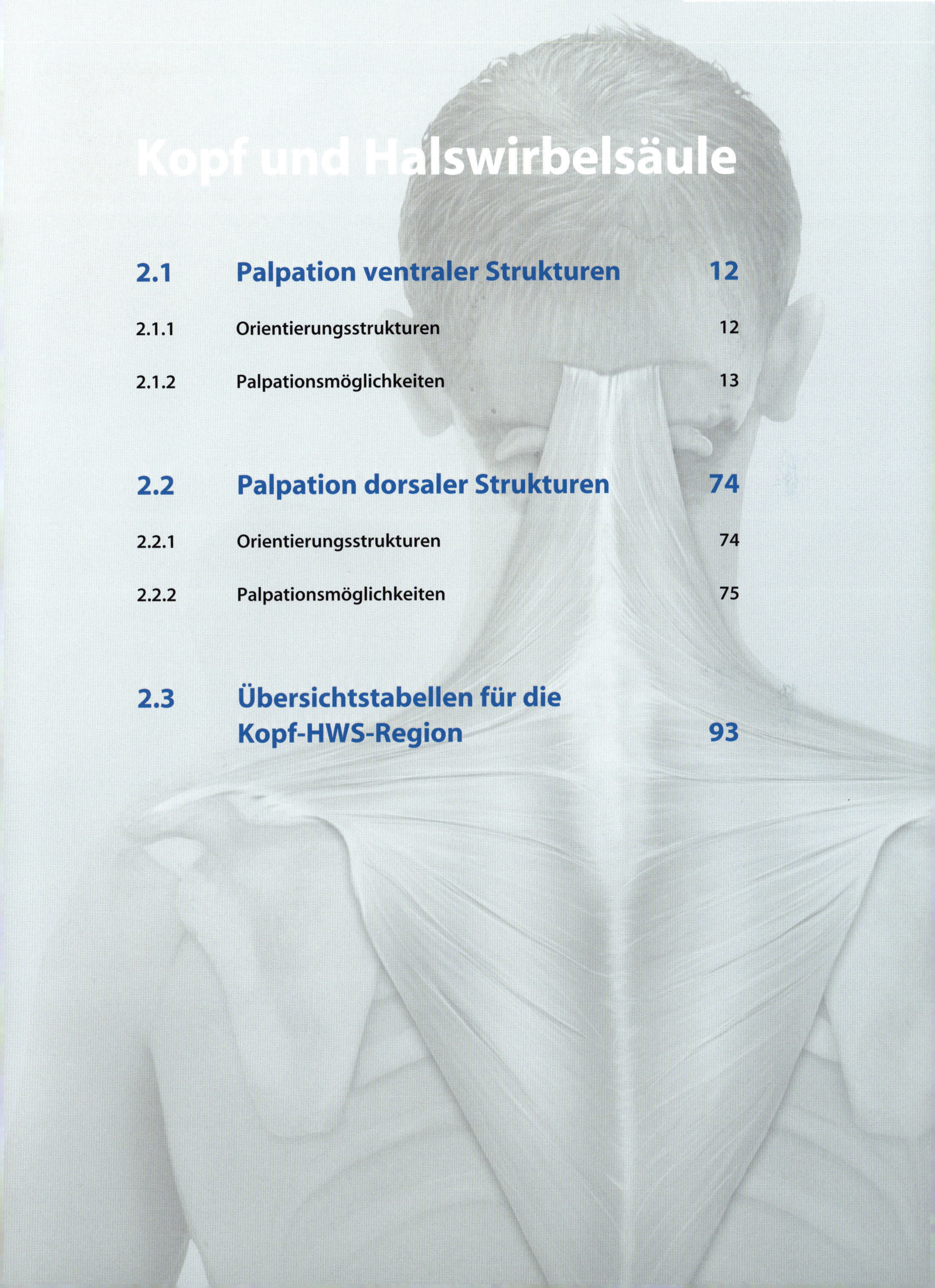

Kopf und Halswirbelsäule

2.1 Palpation ventraler Strukturen

2.1.1 Orientierungsstrukturen

Bevor die Palpation der einzelnen Strukturen durchgeführt wird, sollten die wichtigsten Orientierungsstrukturen für die ventrale Kopf-HWS-Region palpiert werden.

Orientierungsstrukturen für die ventrale Kopf-HWS-Region

- Os temporale (**1**, ► S. 50)
- Arcus zygomaticus (**2**, ► S. 50)
- Foramen infraorbitale (**3**, ► S. 60)
- Proc. mastoideus (**4**, ► S. 90)
- Angulus mandibulae (**5**, ► S. 54 f.)
- Clavicula (**6**, ► S. 121)
- Incisura jugularis (**7**, ► S. 260 f.)
- Art. sternoclavicularis (**8**, ► S. 120)
- Acromion (ventral) und ACG (**9**, ► S. 118 f.)
- Larynx (**10**, ► S. 62)
- M. sternocleidomastoideus (**11**, ► S. 38)

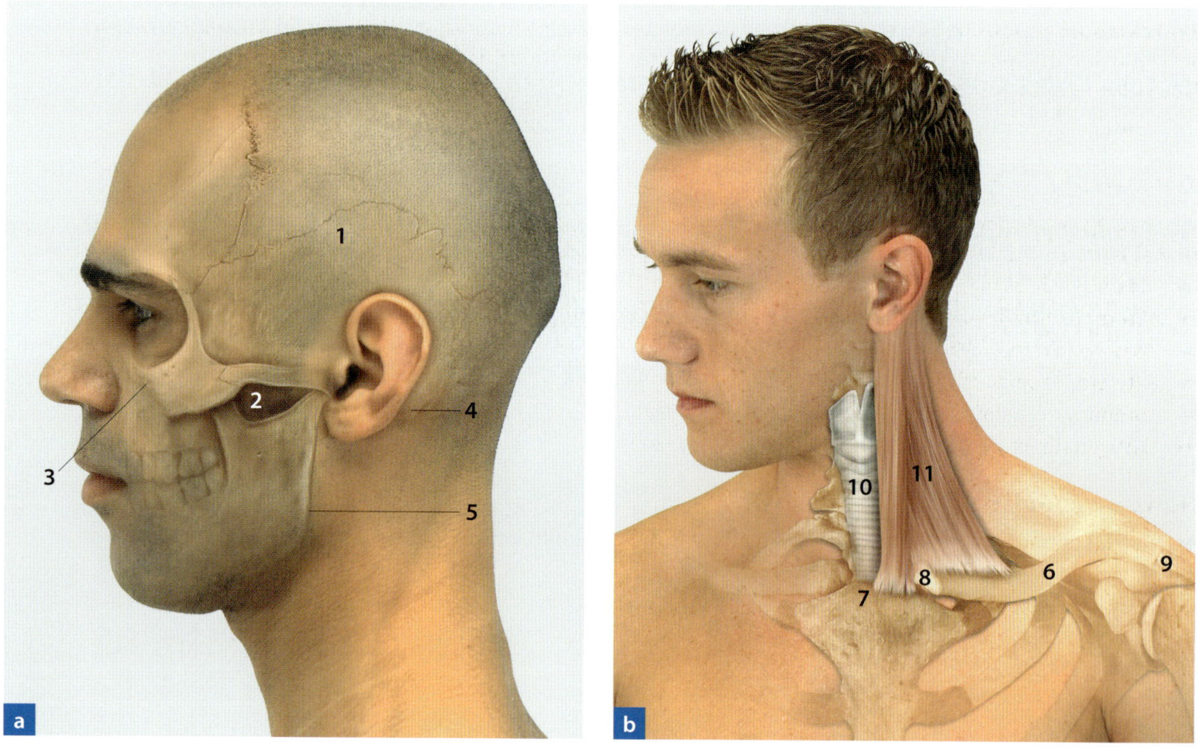

Abb. 2.1 a, b. Übersicht über die Orientierungsstrukturen für die ventrale Kopf-HWS-Region

2.1.2 Palpationsmöglichkeiten

Muskeln und Sehnen

- M. temporalis (► S. 14 f.)
- M. masseter (► S. 16 f.)
- Mm. pterygoidei medialis und lateralis (► S. 18 f.)
- Mimische Muskulatur
  - M. epicranius: M. occipitofrontalis und M. temporoparietalis (► S. 20 f.)
  - M. orbicularis oculi und M. corrugator supercilii (► S. 22 f.)
  - M. procerus und M. nasalis (► S. 24 f.)
  - M. levator labii superioris alaeque nasi und M. risorius (► S. 26 f.)
  - M. orbicularis oris und M. buccinator (► S. 28 f.)
  - M. zygomaticus major und M. levator labii superioris (► S. 30 f.)
  - M. levator anguli oris und M. depressor anguli oris (► S. 32 f.)
  - M. depressor labii inferioris und M. mentalis (► S. 34 f.)
- Platysma (► S. 36 f.)
- M. sternocleidomastoideus (► S. 38 f.)
- Mm. scaleni anterior, medius und posterior (► S. 40 f.)
- Prävertebrale Muskulatur: M. longus colli, M. longus capitis, M. rectus capitis anterior und M. rectus capitis lateralis (► S. 42 f.)
- Suprahyale Muskulatur: M. mylohyoideus, M. stylohyoideus, M. digastricus und M. geniohyoideus (► S. 44 f.)
- Infrahyale Muskulatur: M. sternohyoideus, M. omohyoideus, M. sternothyroideus und M. thyrohyoideus (► S. 46 f.)

Kapseln und Bänder

- Capsula art. temporomandibularis und Ligg. laterale und stylomandibulare (► S. 48 f.)

Knochen und Gelenke

- Os temporale und Arcus zygomaticus (► S. 50 f.)
- Os frontale und Os nasale (► S. 52)
- Maxilla (► S. 53)
- Mandibula mit Protuberantia mentalis und Tuberculum mentale (► S. 54 f.)
- Proc. condylaris, Incisura mandibulae und Proc. coronoideus (► S. 56 f.)
- Art. temporomandibularis (► S. 58 f.)
- Foramina supraorbitale, infraorbitale und mentale (► S. 60 f.)
- Cartilago thyroidea, Prominentia laryngea, Cartilago cricoidea und Os hyoideum (► S. 62 f.)

Nerven und Gefäße

- N. trigeminus (N. ophthalmicus, N. maxillaris und N. mandibularis; ► S. 64 f.)
- N. facialis (► S. 66 f.)
- Plexus brachialis und Spinalnerven (► S. 68)
- N. phrenicus (► S. 69)
- A. carotis communis (► S. 38 f.)
- A. und V. temporalis superficialis (► S. 70)
- A. und V. facialis (► S. 71)
- A. und V. subclavia (► S. 72 f.)

Hinweis zur Anatomie der mimischen Muskulatur

Da die mimische Muskulatur individuell sehr unterschiedlich ausgeprägt ist und variabel mal vom Periost und mal von benachbarten Muskeln entspringt und inseriert, ist eine wie sonst übliche Beschreibung der Anatomie kaum möglich. Daher wird die anatomische Erläuterung auf die Lage und den Verlauf (V), die Funktion (F) und die Innervation (I) der jeweiligen mimischen Muskulatur beschränkt.

2

M. temporalis

Anatomie

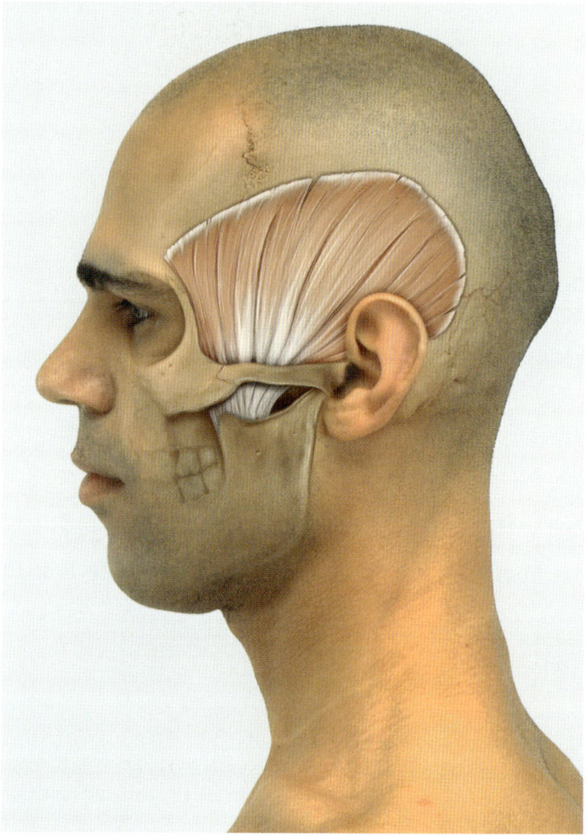

Abb. 2.2 M. temporalis

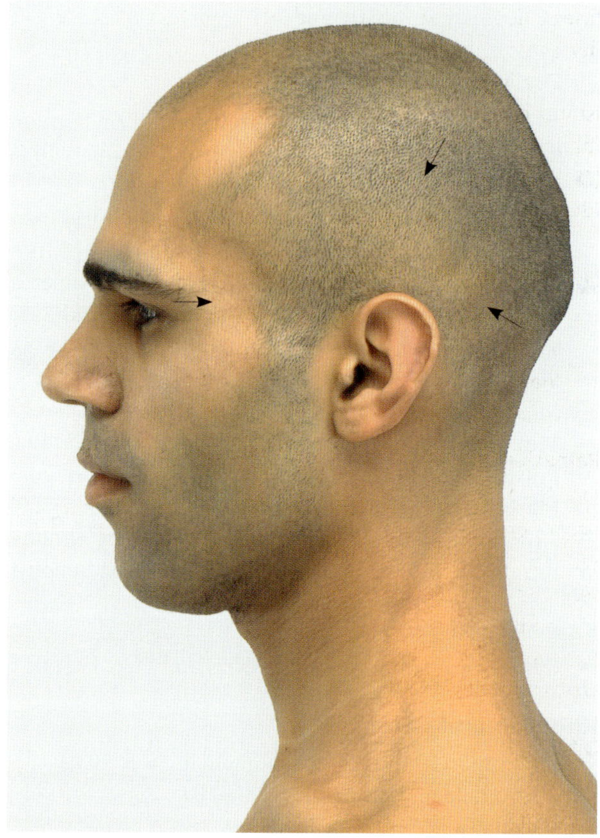

Abb. 2.3 Topografische Lage des M. temporalis

M. temporalis

U: Planum temporale bis zur Linea temporalis inferior, Fascia temporalis und Rückfläche des Os zygomaticum

A: Spitze und mediale Seite des Proc. coronoideus mandibulae

I: Nn. temporales profundi, Äste des N. mandibularis (3. Ast des N. trigeminus)

F:
- bei beidseitiger Kontraktion:
  - kräftigster Heber (Adduktion) des Unterkiefers (hauptsächlich vertikale Fasern)
  - Zurückziehen (Retrusion) des vorgeschobenen Unterkiefers (hauptsächlich horizontale Fasern)
  - Stabilisation des Caput mandibulae in der Ruhelage
- bei einseitiger Kontraktion: Verlagerung des Caput mandibulae auf der Balanceseite nach ventral (Mahlbewegung)

Hinweis

Der M. temporalis ist der größte Kiefermuskel und erbringt ca. die Hälfte der Kauleistung.

Pathologie

Überlastungen des M. temporalis können zu lateralen Kopfschmerzen führen. In der krummen Körperhaltung kommt es zu einer verstärkten HWS-Lordose. Durch den Zug der verlängerten infra- und suprahyalen Muskulatur resultiert eine Mundöffnung, die aktiv verhindert wird (Koch-Remmele u. Kreutzer 2006).

Beschreibung der Palpation

ASTE

Der Patient sitzt aufrecht auf einem Hocker.

Die Palpation kann ebenso in Rückenlage durchgeführt werden. Der Kopf und die HWS sind hierbei mit einem kleinen Kissen unterlagert.

Durchführung

Der Therapeut legt die Fingerspitze flächig seitlich an den Schädel des Patienten an. Dabei befindet sich der Finger oberhalb des Arcus zygomaticus in der Fossa temporalis. Die Palpation erfolgt quer zum Faserverlauf der Muskulatur zwischen der Linea temporalis inferior und dem Arcus zygomaticus, unter dem die Muskelfasern verschwinden (▫ Abb. 2.4 u. 2.5). Wird der Patient aufgefordert, die Zähne aufeinander zu beißen, so sind die Muskelfasern deutlich zu tasten und bei manchen Patienten in der Schläfenregion zu sehen.

Der Muskelansatz am Proc. coronoideus (► S. 56 f.) ist nur bei weiter Mundöffnung unterhalb des Arcus zygomaticus durch den M. masseter hindurch zu palpieren (▫ Abb. 2.6). Bei Mundschluss wandert der Proc. coronoideus wieder unter den Arcus zygomaticus.

Hinweis

Es ist bei der Palpation darauf zu achten, dass die ventralen Fasern vertikal und die dorsalen Fasern mehr horizontal verlaufen.

Palpationsqualität

Da die Muskulatur direkt unter der Haut liegt, ist sie, besonders unter Kontraktion, sehr gut flächig zu palpieren. Im Ruhezustand ist der Muskel als dünne Muskelschicht weich zu tasten.

Im Bereich der Linea temporalis inferior ist der Muskel schlechter zu palpieren, da er hier in seinen sehnigen Ursprung übergeht.

Differenzierung

Aufgrund seiner oberflächlichen Lage ist der Muskel gut von den umliegenden knöchernen Strukturen zu differenzieren. Unter Kontraktion des M. temporalis fällt die Differenzierung noch leichter.

Zum Auffinden des Muskelursprungs kann sich der Therapeut gut an der Linea temporalis inferior orientieren, der Arcus zygomaticus gilt als kaudale Begrenzung der zu palpierenden Fasern, sofern der Mund geschlossen ist.

Pathologie

Eine Dysfunktion des Kiefergelenkes und/oder der Halswirbelsäule geht mit einer höheren Druckempfindlichkeit des M. temporalis und M. trapezius pars descendens einher. Es wird empfohlen bei Personen mit temporomandibulären Dysfunktionen sowohl die Kiefer- als auch die Nackenregion zu untersuchen (Silveira et al., 2015).

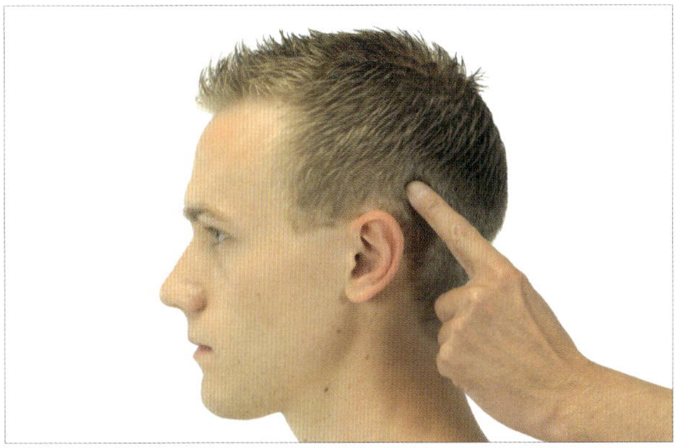

▫ **Abb. 2.4** Palpation des M. temporalis, horizontale Fasern

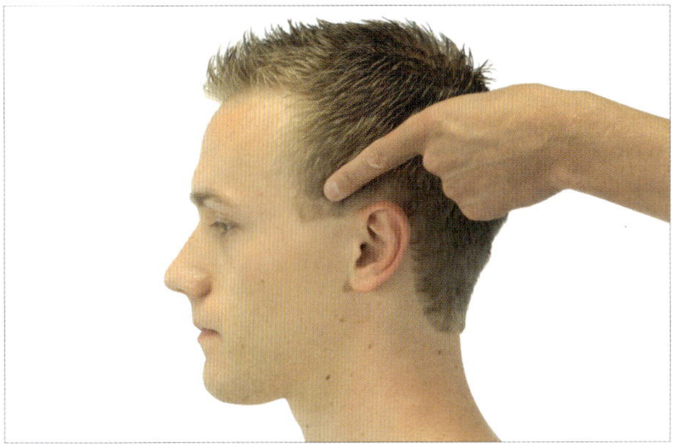

▫ **Abb. 2.5** Palpation des M. temporalis, vertikale Fasern

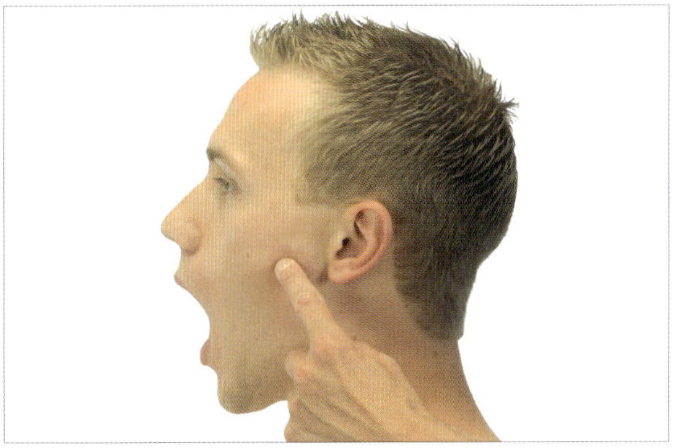

▫ **Abb. 2.6** Palpation des Muskelansatzes am Proc. coronoideus

2

M. masseter

Anatomie

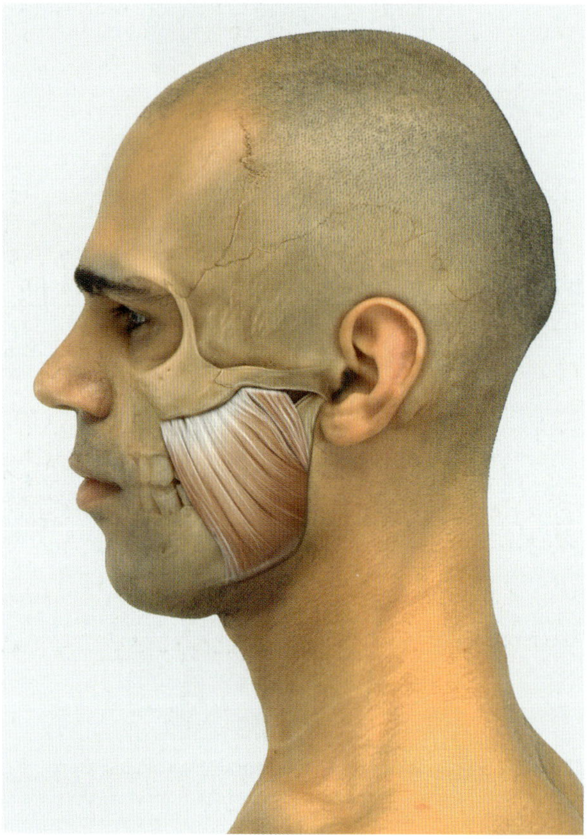

Abb. 2.7 M. masseter

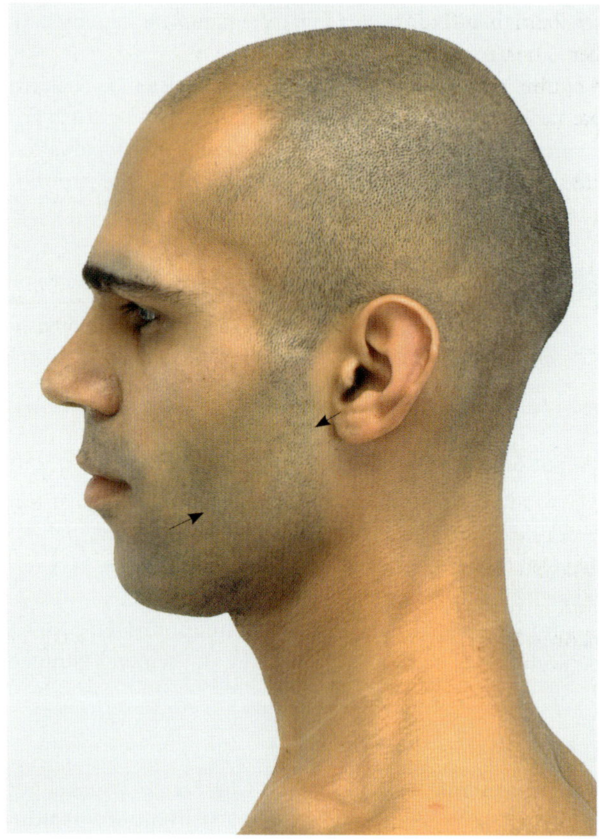

Abb. 2.8 Topografische Lage des M. masseter

U:
- Pars superficialis: ventrale zwei Drittel des Arcus zygomaticus
- Pars profunda: dorsales Drittel des Arcus zygomaticus

A: Tuberositas masseterica am Angulus mandibulae

I: N. massetericus, Ast des N. mandibularis (3. Ast des N. trigeminus)

F:
- Heben (Adduktion) des Unterkiefers
- Vorschieben (Protrusion) des Unterkiefers

Pathologie

Sowohl psychische Faktoren als auch eine Überaktivität des M. temporalis und des M. masseters kann zum Zähneknirschen **(Bruxismus)** führen.

Beschreibung der Palpation

ASTE

Der Patient sitzt aufrecht auf einem Hocker.

Die Palpation kann ebenso in Rückenlage durchgeführt werden. Der Kopf und die HWS sind hierbei mit einem kleinen Kissen unterlagert.

Durchführung

Der Therapeut legt die Palpationsfingerspitze flächig von lateral an den Angulus mandibulae an. Hier ist im dorsokaudalen Bereich die Tuberositas masseterica, die Muskelansatzstelle des M. masseter, zu palpieren (Abb. 2.9).

Der Therapeut folgt nun dem Muskelverlauf nach kranial Richtung Arcus zygomaticus, dabei tastet er die Muskelfasern quer zu ihrem Verlauf.

Wird der Patient aufgefordert, die Zähne aufeinander zu beißen, so sind die Muskelstrukturen und die vordere Begrenzung des Muskels sehr deutlich zu tasten.

Der Muskelansatz an der Unterseite des Arcus zygomaticus wird mit der Radialseite des Fingers palpiert (Abb. 2.10).

Palpationsqualität

Da die Muskulatur direkt unter der Haut liegt und in der Regel gut ausgebildet ist, ist sie besonders unter Kontraktion sehr gut zu palpieren und zu sehen. Der Muskelbauch ist direkt unter der Haut weich zu tasten.

Im Bereich des Arcus zygomaticus ist der Muskelursprung eher sehnig zu palpieren.

Differenzierung

Aufgrund seiner oberflächlichen Lage und seiner Palpationsqualität ist der Muskel gut von den umliegenden knöchernen Strukturen (Mandibula) zu differenzieren.

Zum Auffinden des Muskelursprungs kann sich der Therapeut am Arcus zygomaticus orientieren, der Angulus mandibulae gilt als kaudale Begrenzung der zu palpierenden Fasern.

Unter Kontraktion des M. masseter fällt die Differenzierung zu den angrenzenden Strukturen noch leichter.

Hinweis

Einseitiges Kauen oder häufiges Kaugummikauen fürhrt zu einer Hypertrophie des M. masseter, was optisch gut zu erkennen ist.

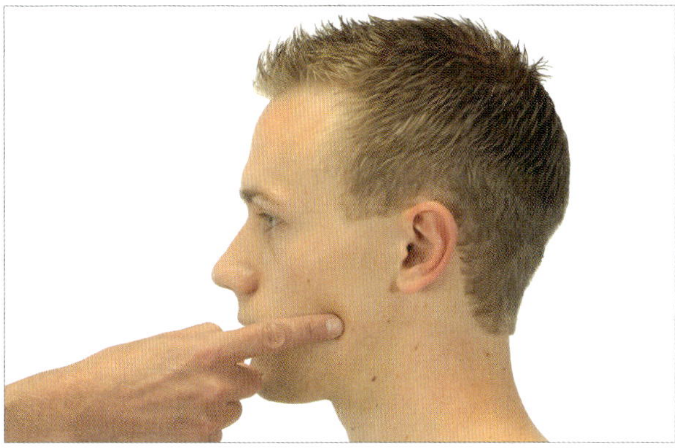

Abb. 2.9 Muskelbauch des M. masseter

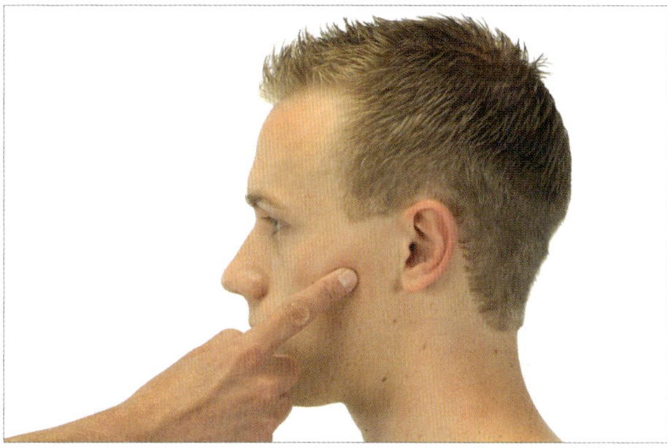

Abb. 2.10 Ursprung des M. masseter am Arcus zygomaticus

2

Mm. pterygoidei medialis und lateralis

Anatomie

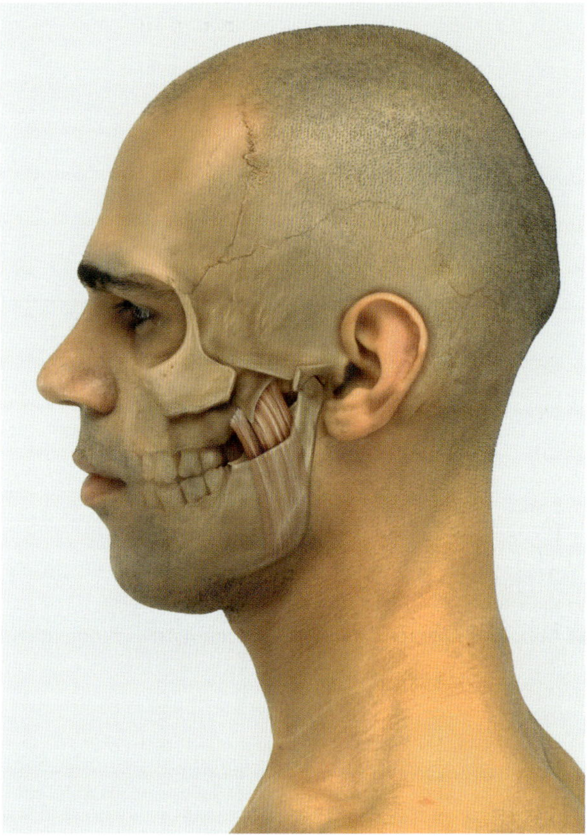

Abb. 2.11 M. pterygoideus medialis

M. pterygoideus medialis

U:
- medialer Kopf : Fossa pterygoidea und Lamina lateralis des Proc. pterygoideus
- lateraler Kopf:
  - Außenseite der Lamina lateralis des Flügelfortsatzes
  - Processus pyramidalis ossis palatini
  - Tuber maxillae

A: Tuberositas pterygoidea an der medialen Fläche des Angulus mandibulae

I: N. pterygoideus medialis, Ast des N. mandibularis (3. Ast des N. trigeminus)

F:
- beidseitig: Heben (Adduktion) des Unterkiefers
- einseitig: Verlagerung des Caput mandibulae nach ventral auf der Balanceseite (Mahlbewegung)

Hinweis

Der M. pterygoideus medialis bildet mit dem M. masseter eine Muskelschlinge. Somit wird der Unterkiefer muskulär eingebettet und ein kraftvolles Zubeißen ermöglicht.

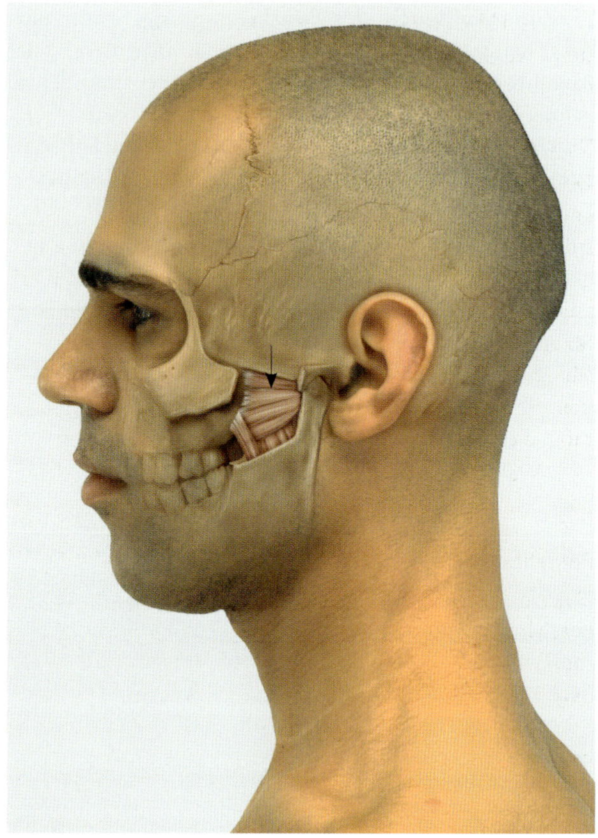

Abb. 2.12 M. pterygoideus lateralis

M. pterygoideus lateralis

U:
- Pars inferior: Außenfläche der Lamina lateralis des Proc. pterygoideus
- Pars superior: Facies infratemporalis und Crista infratemporalis der Ala major ossis sphenoidalis

A:
- Pars inferior: Proc. condylaris der Mandibula
- Pars superior: Discus articularis

I: N. pterygoideus lateralis, Ast des N. mandibularis (3. Ast des N. trigeminus)

F:
- beidseitig: Einleitung der Mundöffnung durch das Vorschieben (Protrusion) des Unterkiefers und durch die Verlagerung des Discus articularis nach ventral
- einseitig: Verschieben des Unterkiefers zur Gegenseite (Mahlbewegung)

Hinweis

Der M. pterygoideus lateralis gilt als Führungsmuskel des Kiefergelenks, da er mit dem Discus articularis verwachsen ist und an allen Bewegungen des Kiefers teilnimmt.

Beschreibung der Palpation

ASTE

Der Patient sitzt aufrecht auf einem Hocker.

Die Palpation kann ebenso in Rückenlage durchgeführt werden. Der Kopf und die HWS sind hierbei mit einem kleinen Kissen unterlagert.

Durchführung

Der Therapeut legt die Palpationsfingerspitze flächig von kaudal an den Angulus mandibulae an. Mit der Fingerspitze wandert er auf die Innenseite der Mandibula und gelangt zur Tuberositas pterygoidea. Hier ist die Muskelansatzstelle des M. pterigoideus medialis zu palpieren (▪ Abb. 2.13). Der Therapeut kann nun versuchen, dem Muskelverlauf nach kranial auf der Innenseite des R. mandibulae zu folgen, was aufgrund der Weichteile kaum möglich ist (▪ Abb. 2.14).

Der M. pterygoideus lateralis ist aufgrund seiner tiefen Lage kaum zu palpieren (▸ Hinweis).

Palpationsqualität

Der M. pterygoideus medialis ist nur in seinem Ansatzbereich auf der Innenseite des Angulus mandibulae teils muskulös, teils sehnig recht fest zu tasten. Durch seine Lage ist er nur im kaudalen Bereich palpabel.

Der M. pterygoideus lateralis ist aufgrund seiner Lage kaum zu palpieren.

Differenzierung

Zum Auffinden des Muskelansatzes des M. pterygoideus medialis kann sich der Therapeut gut am Angulus mandibulae orientieren, auf der Innenseite sind die kaudalen Fasern des Muskels zu palpieren. Unter Kontraktion (Mundschluss) fällt die Differenzierung zur Mundbodenmuskulatur und zur Mandibula noch leichter.

Entzündliche Veränderungen der Glandula submandibularis können aufgrund ihrer nachbarschaftlichen Lage die differenzierte Palpation des M. pterygoideus medialis erschweren.

Hinweis

Türp u. Minagi (2001) empfehlen, die Palpation der Mm. pterygoidei medialis und lateralis als diagnostisches Kriterium fallen zu lassen, da sie nur ungenau von ihren benachbarten Strukturen zu unterscheiden sind.

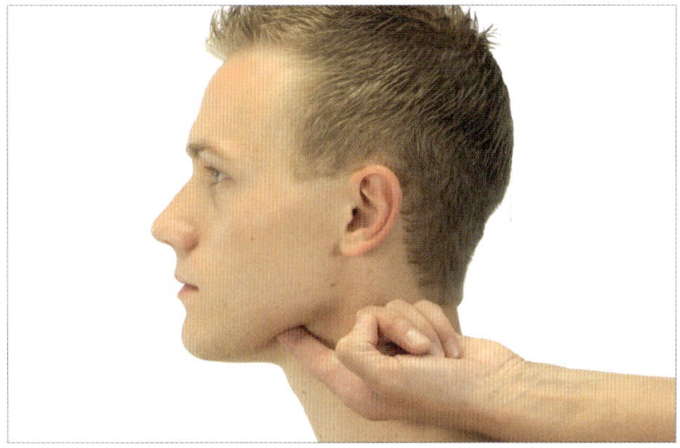

▪ **Abb. 2.13** Palpation des kaudalen Anteils des M. pterygoideus medialis an der Innenseite der Mandibula

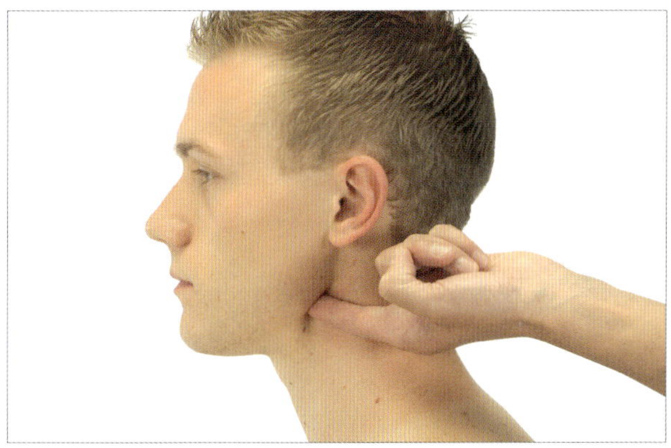

▪ **Abb. 2.14** Palpation des mittleren Anteils des M. pterygoideus medialis an der Innenseite der Mandibula

Mimische Muskulatur: M. epicranius: M. occipitofrontalis und M. temporoparietalis

Anatomie

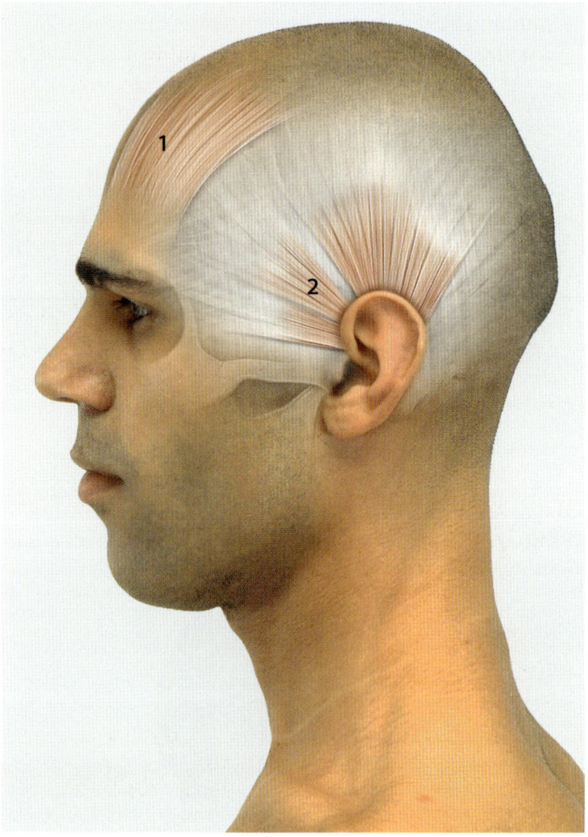

Abb. 2.15 M. epicranius: M. occipitofrontalis (**1**) und M. temporoparietalis (**2**)

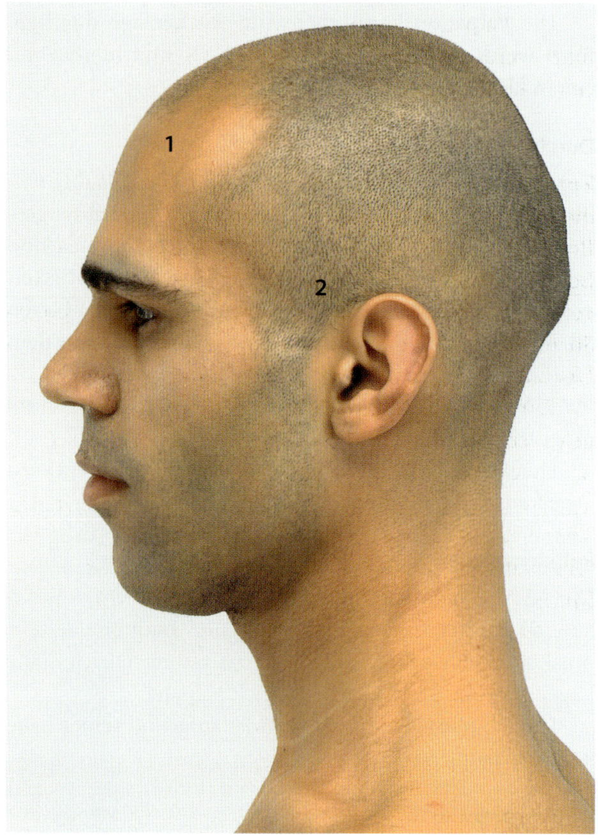

Abb. 2.16 Topografische Lage des M. occipitofrontalis (**1**) und des M. temporoparietalis (**2**)

M. epicranius

Der M. epicranius bildet die Muskulatur des Schädeldachs. Seine Anteile entspringen an der Galea aponeurotica. Die Galea aponeurotica ist eine straffe Sehne, die sich über das Schädeldach spannt und locker mit dem Periost und fest mit der Kopfhauf verwachsen ist.

Zum M. epicranius zählen der M. occipitofrontalis und der M. temporoparietalis.

M. occipitofrontalis

V: Der M. occipitofrontalis besteht auf jeder Seite aus dem Venter occipitalis (dorsal) und dem Venter frontalis (ventral).
Der Venter occipitalis entspringt an den lateralen zwei Dritteln der Linea nuchalis suprema, zieht schräg nach kranial-ventral und strahlt auf Höhe des Oberrands der Ohrmuschel in die Galea apponeurotica ein.
Der Venter frontalis kommt von der Galea aponeurotica und strahlt in die Haut und Unterhaut der Stirnregion und Augenbrauen ein. Im Weiteren durchflechten sich seine Muskelfasern mit denen des M. orbicularis oculi.

I: N. facialis

F: Stirnrunzeln und Heben der Augenbrauen

Hinweis

Das Anheben der Augenbrauen zeigt den Gesichtsausdruck der Aufmerksamkeit, des Erstaunens oder des „freudestrahlenden Gesichts".

M. temporoparietalis

V: Der M. temporoparietalis entspringt von der Galea aponeurotica und zieht zur Cartilago auriculae.

I: N. facialis

F: spannt die seitliche Kopfhaut, hat keine mimische Funktion

Pathologie

Bei Verletzungen der Galea aponeurotica klaffen die Wundränder meistens weit auseinander. Blutungen und Entzündungen können sich somit breitflächig ausdehnen (Leonhardt 1998).

Beschreibung der Palpation

ASTE

Der Patient sitzt aufrecht auf einem Hocker.

Die Palpation kann ebenso in Rückenlage durchgeführt werden. Der Kopf und die HWS sind hierbei mit einem kleinen Kissen unterlagert.

Durchführung

Zur Palpation des M. occipitofrontalis legt der Therapeut die Palpationsfingerspitze sehr leicht und flächig in den Bereich zwischen Augenbraue und Haaransatz. In diesem Bereich ist der Muskel beidseitig quer zu seinem Faserverlauf zu palpieren (◘ Abb. 2.18). Bei einer „hohen Stirn" oder fehlendem Kopfhaar ist der Muskel-Sehnen-Übergang in die Galea aponeurotica häufig sichtbar.

Zur Erleichterung der Palpation kann der Patient aufgefordert werden, die Augenbrauen so hochzuziehen, als ob er sich über etwas wundert.

Zur Palpation des M. temporoparietalis legt der Therapeut den Finger ebenso sanft ventral-kranial des Ohrs auf die Kopfhaut an. In diesem Bereich kann er den Muskel quer zum Verlauf palpieren (◘ Abb. 2.19).

Palpationsqualität

Der M. occipitofrontalis ist in seinem Verlauf als dünne Muskelplatte zu tasten. Unter Kontraktion ist der Muskel sehr deutlich zu lokalisieren, da sich die Stirn in horizontal verlaufende Falten legt.

Da der M. temporoparietalis keine mimische Funktion hat, ist der Muskel kaum willkürlich zu aktivieren. Die Palpationsmöglichkeit ist somit recht schlecht.

Differenzierung

Zur Differenzierung von den anderen mimischen Muskeln sollte der Patient aufgefordert werden, die Stirn zu runzeln. Über die anatomische Lage und die deutliche Palpationsqualität ist die Muskulatur somit gut gegen knöcherne Strukturen und den M. temporalis abgrenzbar.

Hinweis

Ist ein Patient in der Lage, „mit den Ohren zu wackeln", ist dies ein Hinweis auf die Aktivität des M. temporoparietalis und des M. auricularis superior.

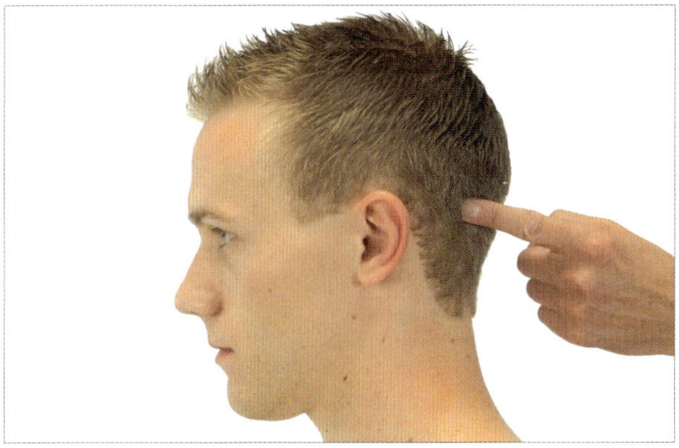

◘ **Abb. 2.17** Palpation des M. occipitofrontalis, Venter occipitalis

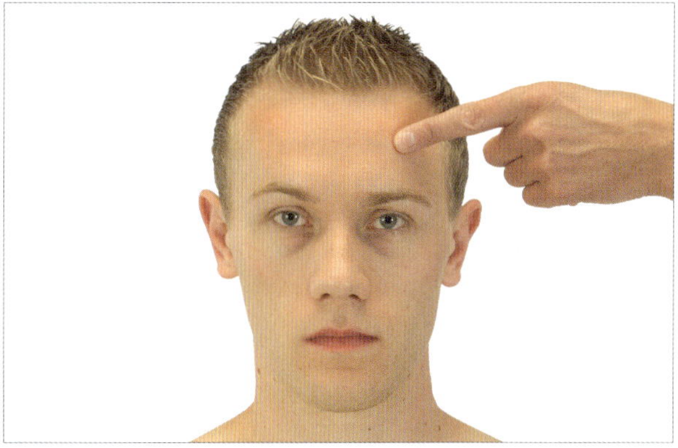

◘ **Abb. 2.18** Palpation des M. occipitofrontalis, Venter frontalis

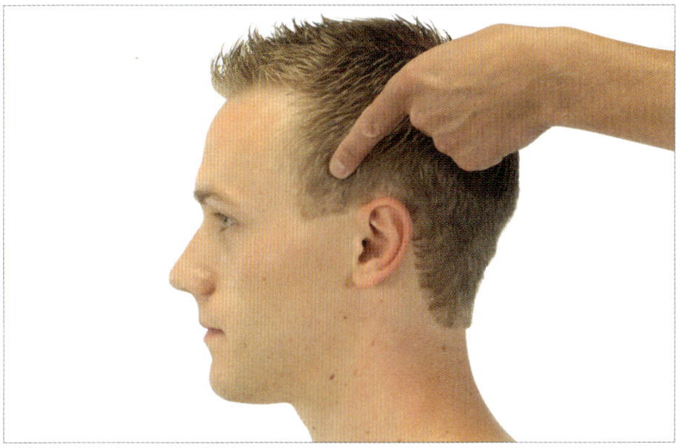

◘ **Abb. 2.19** Palpation des M. temporoparietalis

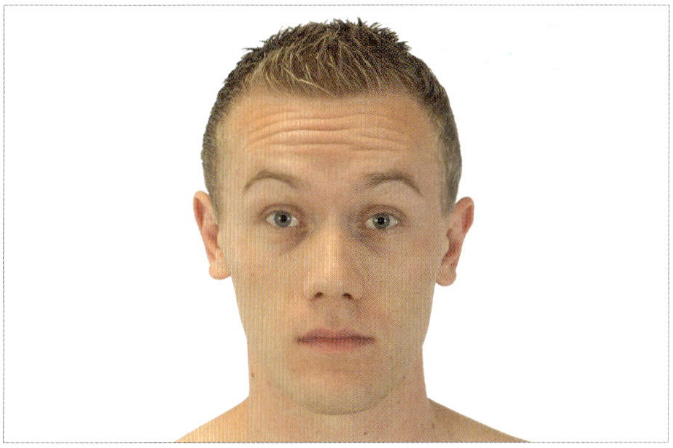

◘ **Abb. 2.20** Funktion des M. epicranius

2

Mimische Muskulatur: M. orbicularis oculi und M. corrugator supercilii

Anatomie

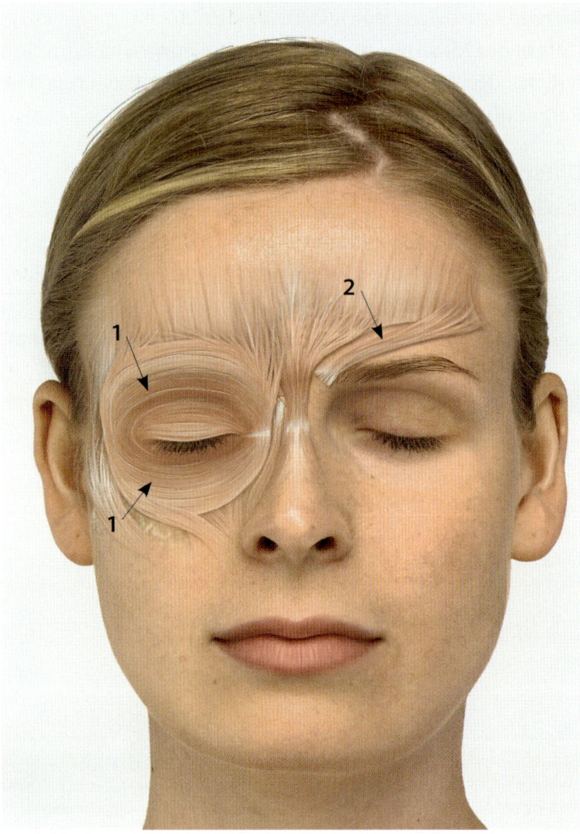

Abb. 2.21 M. orbicularis oculi (**1**) und M. corrugator supercilii (**2**)

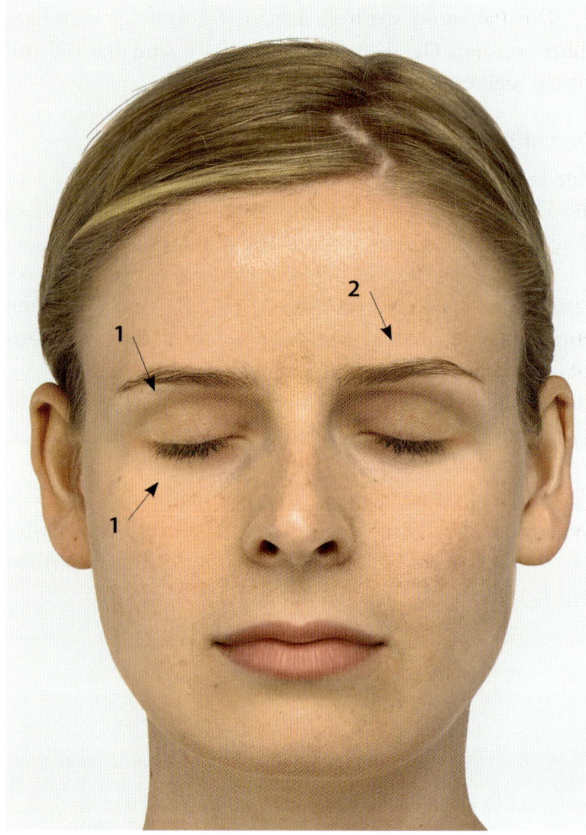

Abb. 2.22 Topografische Lage des M. orbicularis oculi (**1**) und des M. corrugator supercilii (**2**)

M. orbicularis oculi

V:
- Pars orbitalis: verläuft rund um die Orbita und ist am Lig. palpebrale, am Proc. frontalis maxillae und an der Crista lacrimalis anterior fixiert. Im Bereich des Oberlids strahlen Fasern in Richtung Augenbraue und werden auch als M. depressor supercilii bezeichnet.
- Pars palpebralis: ist Bestandteil des Augenlids und strahlt in das Lig. palpebrale ein
- Pars lacrimalis: entspringt an der Crista lacrimalis posterior des Os lacrimale und verläuft im medialen Bereich der Pars palpebralis

I: N. facialis

F:
- Pars orbitalis: fester Lidschluss und Augenbrauensenker
- Pars palpebralis: Lidschlag
- Pars lacrimalis: Wirkung auf den Abfluss der Tränen und auf den Tränensack

Hinweis

Eine Kontraktion im Bereich der lateralen Lidwinkel drückt Besorgnis aus.

Pathologie

- Eine Fazialislähmung mit einer Parese des M. orbicularis oculi kann eine Austrocknung des Auges mit einer krankhaften Hornhautverkrümmung (Keratopathia e lagophthalmo) zur Folge haben (Tillmann 2005).
- Die Funktion des M. orbicularis oculi bleibt bei einer „zentralen **Fazialisparese**" weitestgehend erhalten (Leonhardt 1998).

M. corrugator supercilii

V: Der M. corrugator supercilii verläuft schräg von kaudal-medial nach kranial-lateral zwischen dem Venter frontalis des M. occipitofrontalis und dem M. orbicularis oculi. Er entspringt an der Margo supraorbitalis und strahlt im Bereich der Augenbrauen in die Galea aponeurotica ein.

I: N. facialis

F: zieht die Haut der Augenbrauen nach kaudal-medial und bildet somit eine Längsfurche an der Stirn (Denkerstirn), schützt die Augen vor starkem Sonnenlicht

Beschreibung der Palpation

ASTE

Der Patient sitzt aufrecht auf einem Hocker.

Die Palpation kann ebenso in Rückenlage durchgeführt werden. Der Kopf und die HWS sind hierbei mit einem kleinen Kissen unterlagert.

Durchführung

Zur Palpation des M. orbicularis oculi, Pars orbitalis legt der Therapeut den Palpationsfinger sehr sanft kaudal des Auges an.

Zur Palpation der Pars palpebralis legt er ihn sehr sanft auf das geschlossene Augenlid (◘ Abb. 2.23). Um eine Muskelkontraktion zu spüren, wird der Patient aufgefordert, die Augen fest zu schließen. Die Muskelfasern sollten quer zu ihrem Verlauf palpiert werden.

Die Pars lacrimalis ist nicht isoliert zu palpieren.

Der M. corrugator supercilii ist medial am Unterrand der Augenbraue im Bereich der Margo supraorbitale zu tasten (◘ Abb. 2.25).

Palpationsqualität

Der M. orbicularis oculi, Partes orbitalis und palpebralis ist in seinem Verlauf als dünne Muskelplatte zu tasten. Unter festem Lidschluss ist die Lokalisation des Muskels deutlicher zu spüren. Da die Pars lacrimalis keine mimische Funktion hat, ist er kaum zu palpieren.

Der M. corrugator supercilii ist unter sanfter Palpation gut zu tasten, wenn der Patient aufgefordert wird, eine Falte zwischen den Augenbrauen zu bilden.

Differenzierung

Die Differenzierung von den anderen mimischen Muskeln und den umgebenden Strukturen erfolgt über die anatomische Lage und ihre Funktion.

So sollte der Patient aufgefordert werden, die Augen fest zu schließen, bzw. eine Falte zwischen den Augenbrauen zu bilden.

Pathologie

Der Fremdkörperschutzreflex des Auges geht bei einer Schädigung des N. facialis verloren!

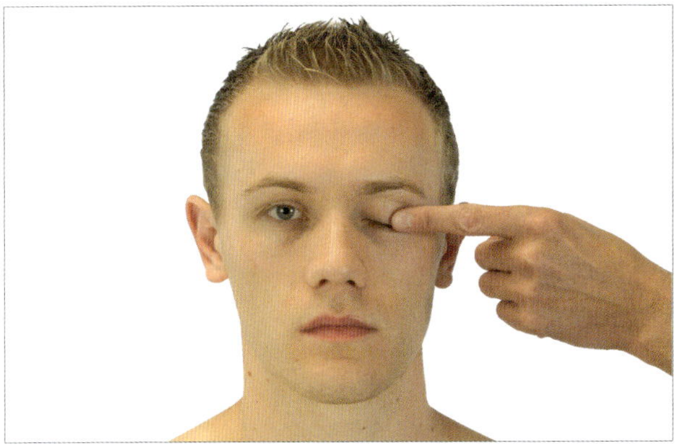

◘ **Abb. 2.23** Palpation des M. orbicularis oculi, Pars palpebralis

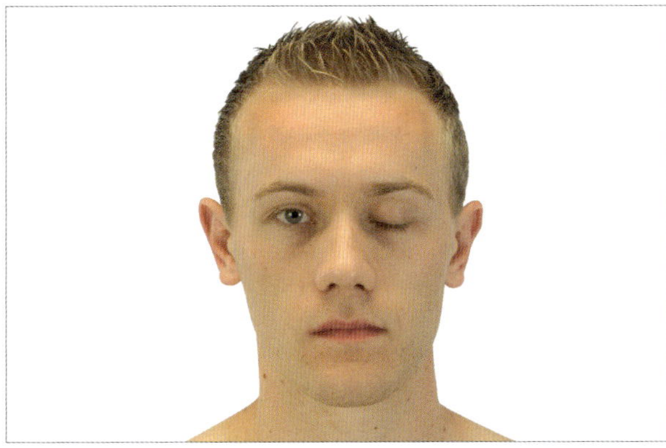

◘ **Abb. 2.24** Funktion des M. orbicularis oculi

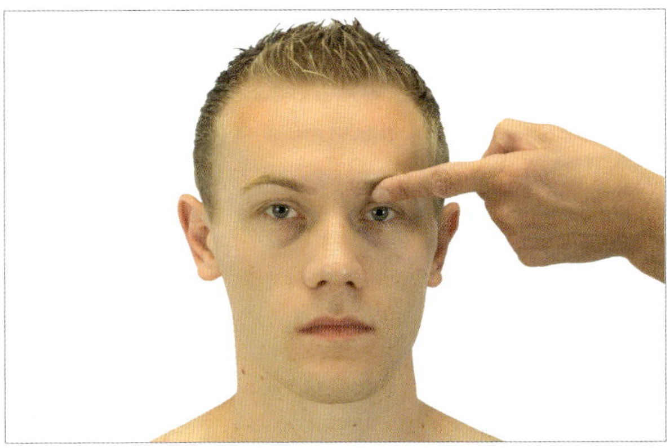

◘ **Abb. 2.25** Palpation des M. corrugator supercilii

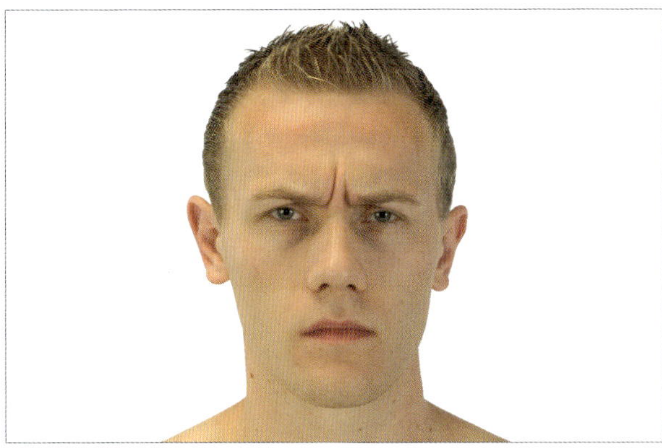

◘ **Abb. 2.26** Funktion des M. corrugator supercilii

Mimische Muskulatur: M. procerus und M. nasalis

Anatomie

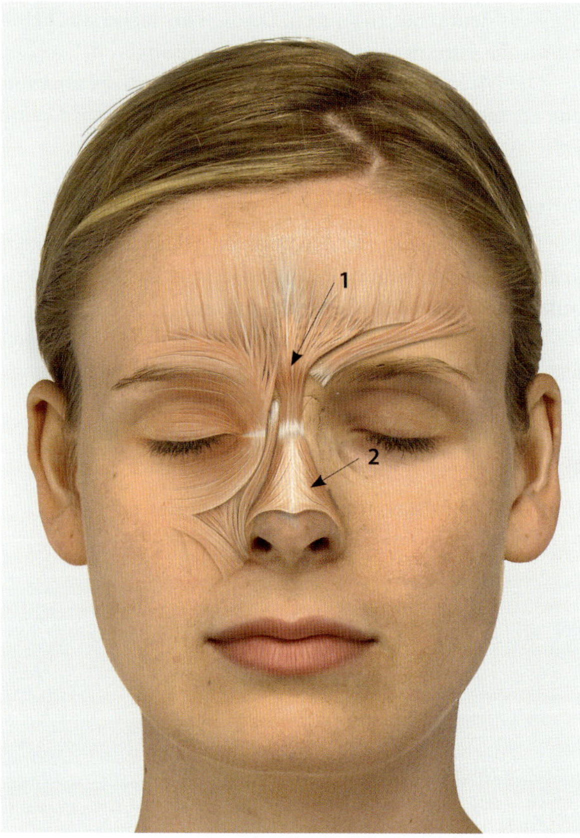

Abb. 2.27 M. procerus (**1**) und M. nasalis (**2**)

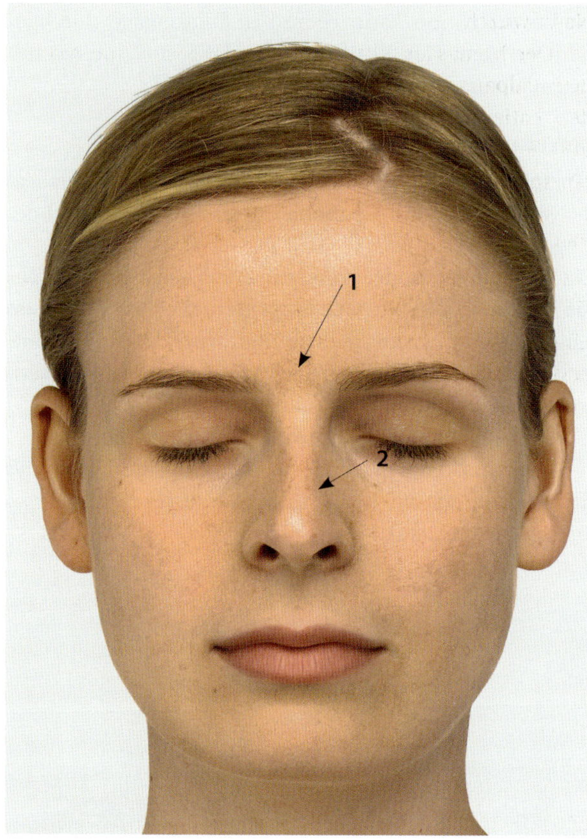

Abb. 2.28 Topografische Lage des M. procerus (**1**) und des M. nasalis (**2**)

M. procerus

V: kommt vom Nasenrücken und strahlt in die Haut im Bereich der Stirn ein. Im Ansatzbereich durchflechten sich seine Muskelfasern mit denen des Venter frontalis des M. occipitofrontalis.

I: N. facialis

F: runzelt die Nasenwurzel (Querfalte auf der Nasenwurzel)

Hinweis

Eine gleichzeitige Kontraktion des M. procerus mit dem M. corrugator supercilii verleiht dem Gesicht einen drohenden Ausdruck.

M. nasalis

V: Der Muskel besteht aus einer Pars transversa und einer Pars alaris. Sie entspringen an der Juga alveolarea des Eckzahns und des lateralen Schneidezahns. Die Pars transversa bildet eine dünne Muskelplatte, die sich auf dem Nasenrücken mit dem Muskel der Gegenseite vereinigt. Die Pars alaris strahlt in die Haut der Nase ein.

I: N. facialis

F:
- Pars alaris: verengt die Nasenlöcher
- Pars transversa: zieht die Nasenflügel nach hinten-unten (die Nasenspitze sinkt)

Hinweis

Eine Kontraktion des M. nasalis unterstützt den Ausdruck des Erstaunens und der Fröhlichkeit.

Beschreibung der Palpation

ASTE

Der Patient sitzt aufrecht auf einem Hocker.

Die Palpation kann ebenso in Rückenlage durchgeführt werden. Der Kopf und die HWS sind hierbei mit einem kleinen Kissen unterlagert.

Durchführung

Zur Palpation des M. procerus legt der Therapeut den Palpationsfinger sanft mittig an der Nasenwurzel an und palpiert die Muskelfasern quer zu ihrem Verlauf. Um eine

Muskelkontraktion zu spüren, wird der Patient aufgefordert, einen „drohenden Gesichtsausdruck" aufzusetzen und die Nasenwurzel in Falten zu legen. Wenn eine Anspannung möglich ist, entsteht eine Querfalte auf der Nasenwuzel.

Der M. nasalis ist zu palpieren, indem der Therapeut den Palpationsfinger auf den Nasenflügel anlegt und den Patienten auffordert, die Nasenlöcher zu verengen und einen „erstaunten Gesichtsausdruck" zu machen (Abb. 2.31).

Palpationsqualität

Da alle Muskeln oberflächlich unter der Haut liegen, sind sie in ihrem Verlauf als dünne Muskelplatte zu tasten. Unter Kontraktion ist die jeweilige Lokalisation des Muskels deutlicher zu spüren. Hierbei sollte der Palpationsdruck jedoch sehr gering sein. Der M. procerus ist häufig nicht gut zu tasten, da viele Patienten nicht in der Lage sind, die Nasenwurzel in Falten zu legen.

Differenzierung

Die Differenzierung von den anderen mimischen Muskeln und den umgebenden Strukturen erfolgt über die anatomische Lage und ihre Funktion (s. o.).

Praxistipp

Der Patient sollte die entsprechenden Aufträge zur Aktivierung der mimischen Muskulatur langsam durchführen, um eine Rekrutierung benachbarter Muskeln zu vermeiden.

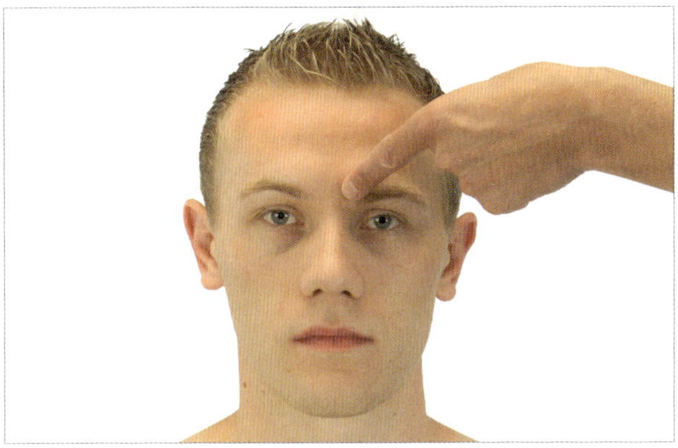

Abb. 2.29 M. procerus

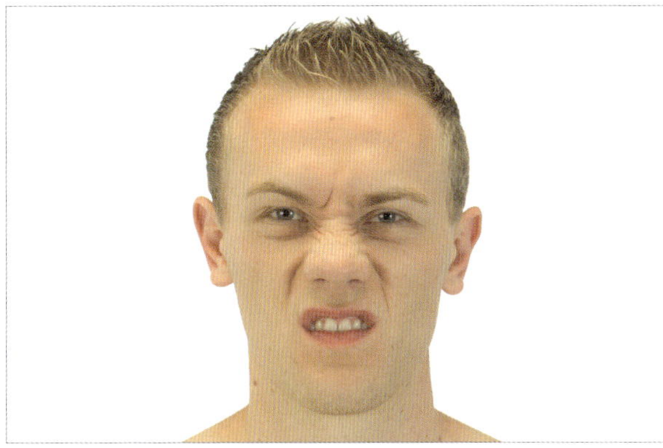

Abb. 2.30 Funktion des M. procerus

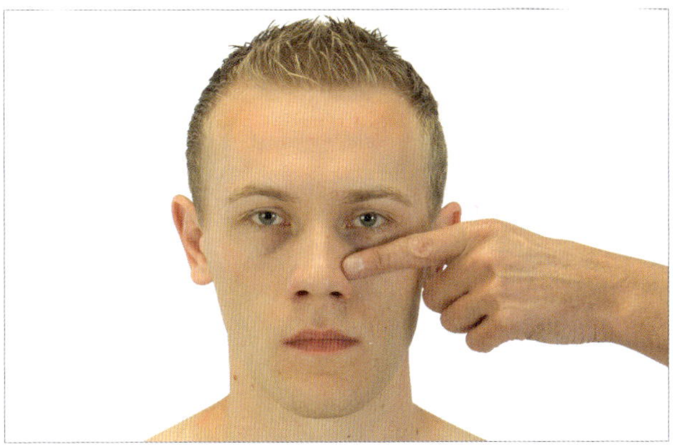

Abb. 2.31 Palpation des M. nasalis

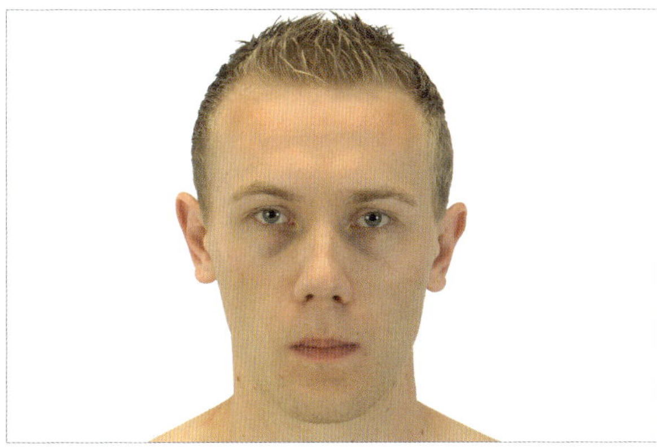

Abb. 2.32 Funktion des M. nasalis

Mimische Muskulatur: M. levator labii superioris alaeque nasi und M. risorius

Anatomie

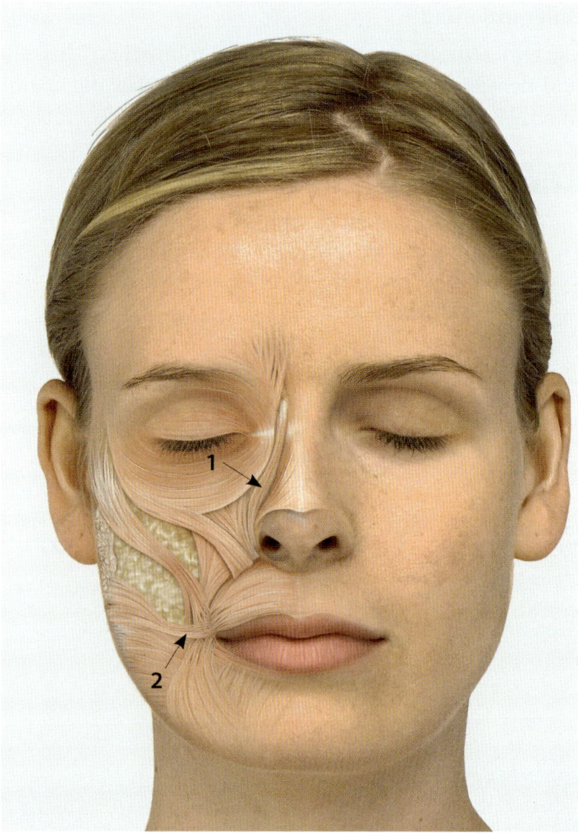

Abb. 2.33 M. levator labii superioris alaeque nasi (**1**) und M. risorius (**2**)

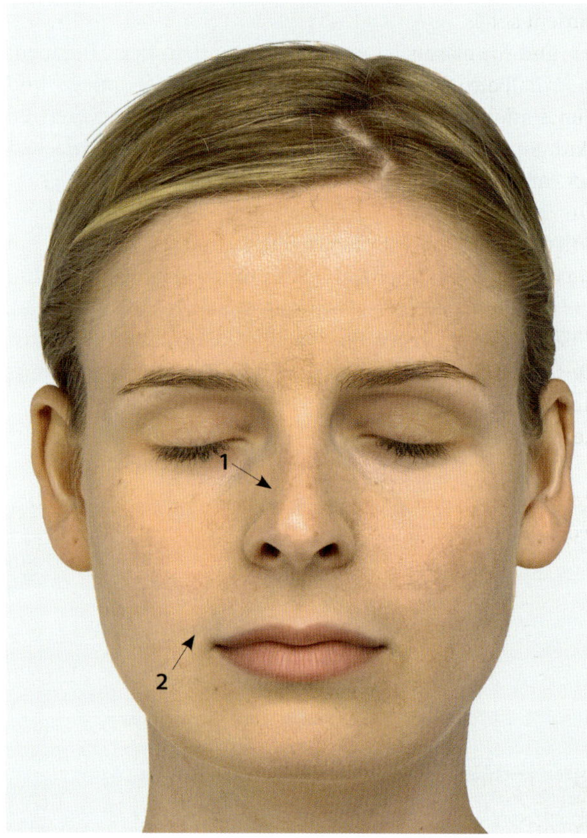

Abb. 2.34 Topografische Lage des M. levator labii superioris alaeque nasi (**1**) und des M. risorius (**2**)

M. levator labii superioris alaeque nasi

V: Der Muskel entspringt an der Margo infraorbitalis und strahlt in die Haut im Bereich der Oberlippe und des Nasenflügels ein.
I: N. facialis
F: erweitert die Nasenlöcher, hebt die Nasenspitze

Hinweis

Eine Kontraktion des M. levator labii superioris alaeque nasi drückt Unzufriedenheit („Nasenrümpfen") aus.

Pathologie

Patienten, deren Erkrankungen mit häufiger oder chronischer Atemnot einhergehen, zeigen aufgrund verstärkter Aktivität des M. levator labii superioris alaeque nasi eine charakteristische Hautfalte unmittelbar hinter den Nasenflügeln.

M. risorius

V: Der M. risorius zieht von den Mundwinkeln nach außen und strahlt in die Wangenhaut ein.
I: N. facialis
F: zieht den Mundwinkel nach lateral, kann somit den Mund beim Lachen breit ziehen und das Lachgrübchen in der Wange erzeugen

Hinweis

Der Muskel ist dünn und fehlt häufig.

Beschreibung der Palpation

ASTE

Der Patient sitzt aufrecht auf einem Hocker.

Die Palpation kann ebenso in Rückenlage durchgeführt werden. Der Kopf und die HWS sind hierbei mit einem kleinen Kissen unterlagert.

Durchführung

Zur Palpation des M. levator labii superioris alaeque nasi legt der Therapeut den Palpationsfinger sanft an den Nasenrand am Übergang zur Maxilla (◘ Abb. 2.35). Der Patient sollte nun aufgefordert werden, die Nase zu rümpfen und die Nasenlöcher zu weiten.

Zur Palpation des M. risorius legt der Therapeut den Finger flächig direkt lateral des Mundwinkels auf der Wange an (◘ Abb. 2.37). Der Muskel verläuft oberflächlich und sollte mit sehr sanftem Druck palpiert werden. Um eine Muskelkontraktion zu spüren, wird der Patient aufgefordert, die Mundwinkel ganz leicht nach außen zu ziehen.

Palpationsqualität

Der M. levator labii superioris alaeque nasi liegt direkt unter der Haut und ist in seinem Verlauf als dünne Muskelplatte zu tasten.

Unter Kontraktion ist die Lokalisation des Muskels deutlicher zu spüren. Hierbei sollte der Palpationsdruck jedoch sehr gering sein.

Der M. risorius ist relativ klein und liegt über dem M. buccinator. Er ist als weiche Struktur gut zu palpieren, wenn die Mundwinkel nur leicht nach außen gezogen werden. Somit wird eine stärkere Anspannung des M. buccinator vermieden.

Differenzierung

Die Differenzierung von den anderen mimischen Muskeln und den umgebenden Strukturen erfolgt über die anatomische Lage und ihre Funktion (s. o.). So sollte der Patient aufgefordert werden, die Nase zu rümpfen und die Nasenlöcher zu weiten (M. levator labii superioris alaeque nasi), bzw. die Mundwinkel leicht nach außen zu ziehen (M. risorius).

Praxistipp

Der Patient sollte die entsprechenden Aufträge zur Aktivierung der mimischen Muskulatur langsam durchführen, um eine Rekrutierung benachbarter Muskeln zu vermeiden.

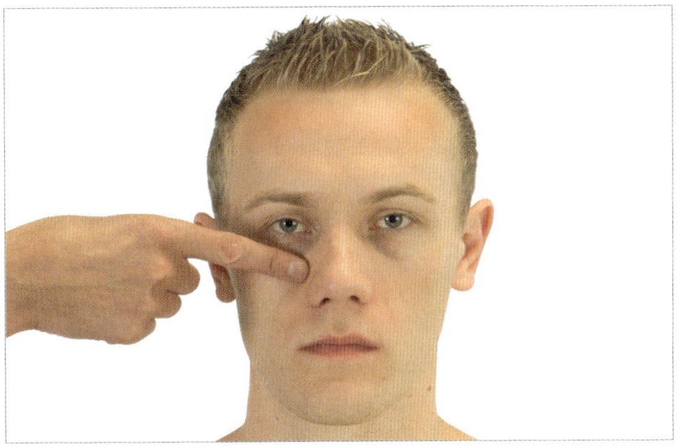

◘ **Abb. 2.35** Palpation des M. levator labii superioris alaeque nasi

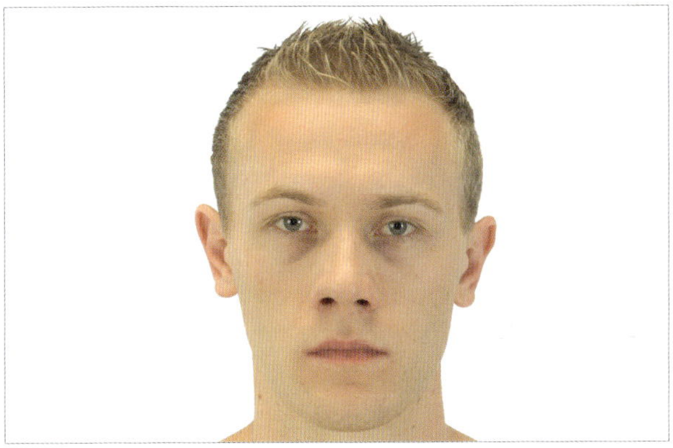

◘ **Abb. 2.36** Funktion des M. levator labii superioris alaeque nasi

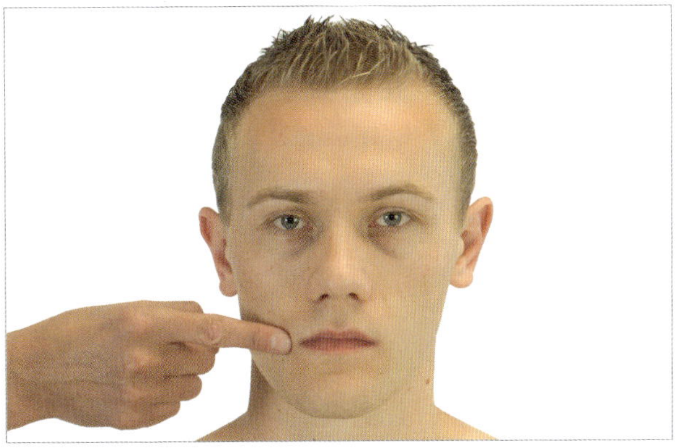

◘ **Abb. 2.37** Palpation des M. risorius

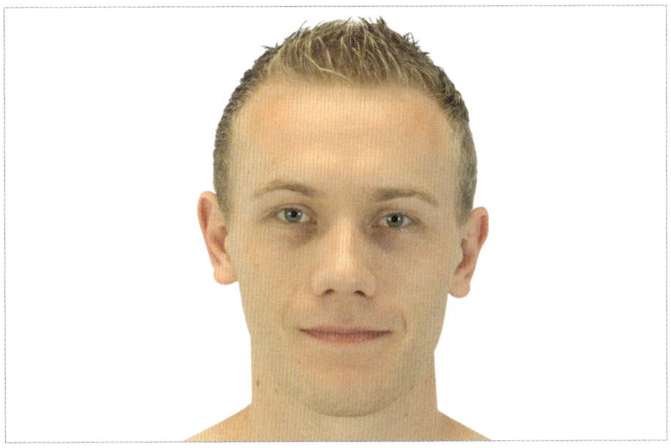

◘ **Abb. 2.38** Funktion des M. risorius

Mimische Muskulatur: M. orbicularis oris und M. buccinator

Anatomie

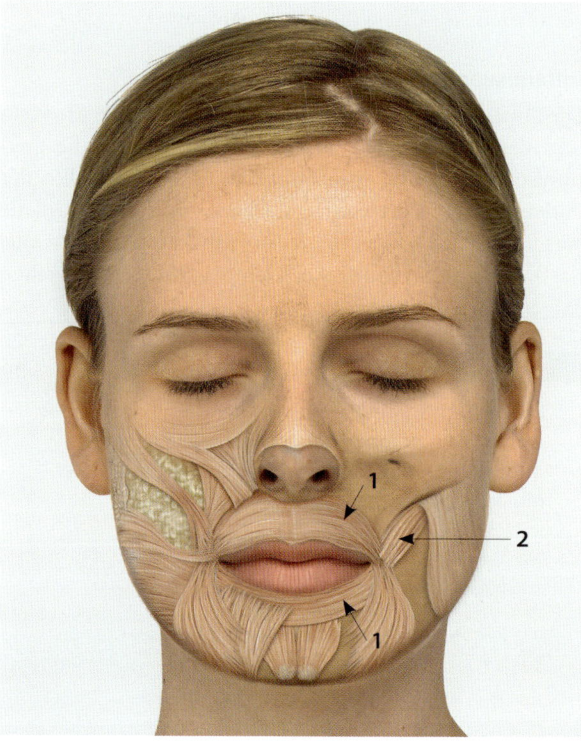

Abb. 2.39 M. orbicularis oris (1) und M. buccinator (2)

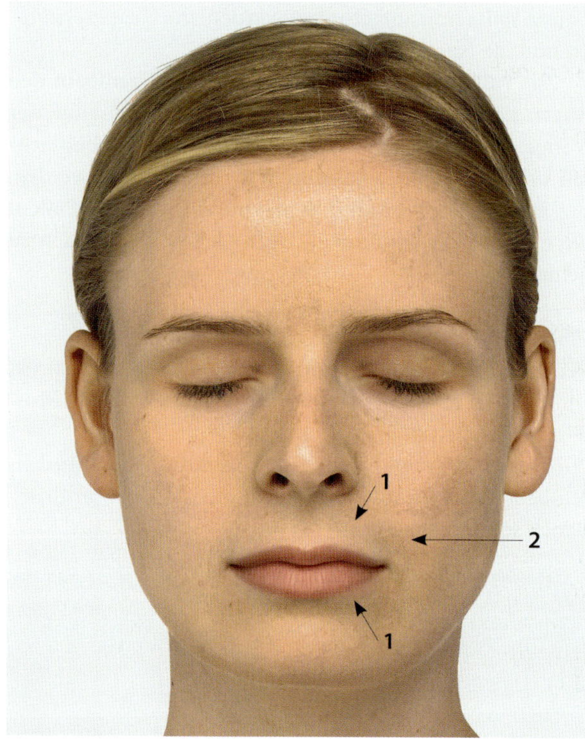

Abb. 2.40 Topografische Lage des M. orbicularis oris (1) und des M. buccinator (2)

M. orbicularis oris

V: Der M. orbicularis oris ist nur scheinbar ein Ringmuskel. Er besteht aus vier Anteilen, die sich jeweils im Bereich der Mundwinkel und in der Mittellinie der Ober- und Unterlippe treffen. Diese Pars labialis bildet das „Grundgerüst" der Unter- und Oberlippe. Die Muskelfasern, die direkt um die Mundspalte herum verlaufen, werden Pars marginalis genannt. Sie strahlen in das Lippenrot hinein und ziehen „hakenförmig" nach vorne-außen.

I: N. facialis

F:
- Pars marginalis: zieht die Lippen nach innen gegen die Zähne
- Pars labialis:
  - drückt die Lippen bei leichter Kontraktion aufeinander, presst sie bei starker Kontraktion rüsselartig nach vorne
  - dient als Schließmuskel des Mundes, ist somit sehr wichtig für die Nahrungsaufnahme und die Artikulation

Hinweis

Eine Kontraktion des M. orbicularis oris drückt Entschlossenheit, Argwohn oder Wut aus.

Pathologie

Durch eine extraorale operative Versorgung von Unterkieferfrakturen ist der Ramus marginalis mandibulae des N. facialis gefährdet. Eine Verletzung kann eine Parese des M. orbicularis oris mit einem herabhängenden Mundwinkel und einem unwillkürlichen Speichelabfluss nach sich ziehen (Tillmann 2005). Zusätzlich kann die Artikulation beeinträchtigt sein (Leonhardt 1998).

M. buccinator

V: Der M. buccinator liegt in der Tiefe und bildet die laterale Grundlage der Wange. Er ist nahezu viereckig und entspringt von der Mandibula im Bereich des 1. bis 2. Molaren und von der Raphe pterygomandibularis. Er zieht zum lateralen Mundwinkel.

I: N. facialis

F: zieht den Mundwinkel nach außen, kontrahiert sich beim Lachen und Weinen und ist bei der Formung der Nahrung (Kauakt) beteiligt

Hinweis

Eine Kontraktion des M. buccinator signalisiert Genugtuung.

Praxistipp

Arbeitet der Muskel mit dem M. orbicularis oris zusammen, so kann er aus vorgedehnter Stellung Luft aus den Wangen pressen **(Trompetermuskel)**.

Beschreibung der Palpation

ASTE

Der Patient sitzt aufrecht auf einem Hocker.

Die Palpation kann ebenso in Rückenlage durchgeführt werden. Der Kopf und die HWS sind hierbei mit einem kleinen Kissen unterlagert.

Durchführung

Zur Palpation der verschiedenen Anteile des M. orbicularis oris legt der Therapeut den Palpationsfinger sanft kaudal der Unterlippe oder kranial der Oberlippe an (◘ Abb. 2.41). Um eine Muskelkontraktion zu spüren, wird der Patient aufgefordert, die Lippen aufeinanderzudrücken oder „rüsselartig" nach vorne zu schieben. Die Muskelfasern sollten quer zu ihrem Verlauf und zur jeweiligen Lippe hin palpiert werden.

Zur Palpation des M. buccinator legt der Therapeut den Finger flächig ca. zwei Patientenquerfinger lateral des Mundwinkels auf der Wange an (◘ Abb. 2.43). Da sich der Muskel in der Tiefe befindet, muss ein höherer Palpationsdruck ausgeübt werden. Um eine Muskelkontraktion zu spüren, wird der Patient aufgefordert, die Mundwinkel nach außen zu ziehen.

Die Palpation kann ebenso von der Innenseite der Wange durchgeführt werden.

Palpationsqualität

Der M. orbicularis oris ist in seinem Verlauf deutlich als Muskelplatte zu tasten. Unter festem Lippenschluss ist die Lokalisation des Muskels deutlicher zu spüren. Der M. buccinator ist ein kräftiger Muskel und unter Kontraktion sehr gut zu tasten.

Differenzierung

Die Differenzierung zu den anderen mimischen Muskeln und den umgebenden Strukturen erfolgt über die anatomische Lage und ihre Funktion. So sollte der Patient aufgefordert werden, die Lippen fest zu schließen (M. orbicularis oris), bzw. die Mundwinkel weit nach außen zu ziehen (M. buccinator).

Praxistipp

Die Palpation des M. buccinator kann ebenso von der Innenseite der Wange durchgeführt werden.

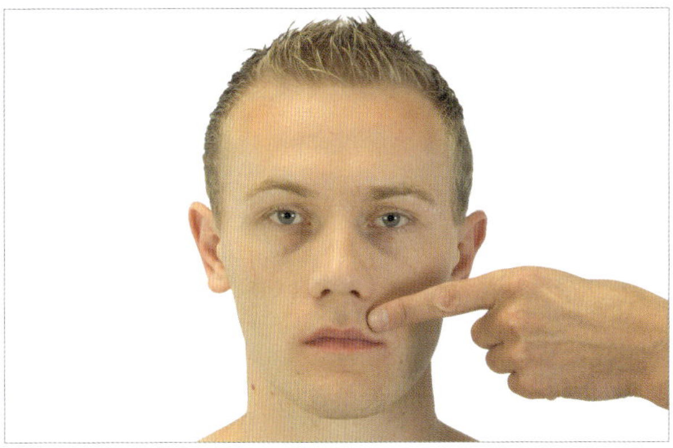

◘ **Abb. 2.41** Palpation des M. orbicularis oris

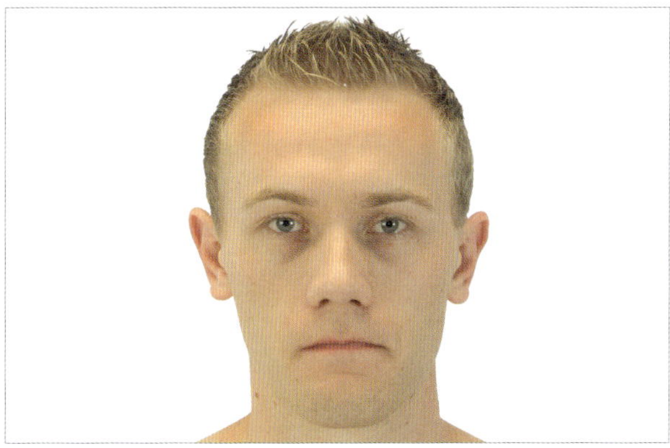

◘ **Abb. 2.42** Funktion des M. orbicularis oris

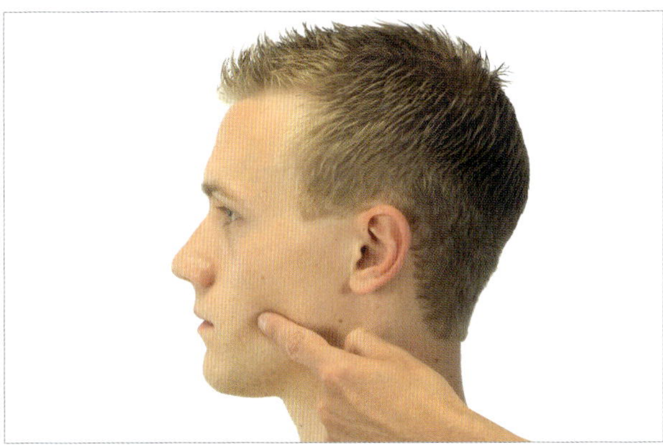

◘ **Abb. 2.43** Palpation des M. buccinator

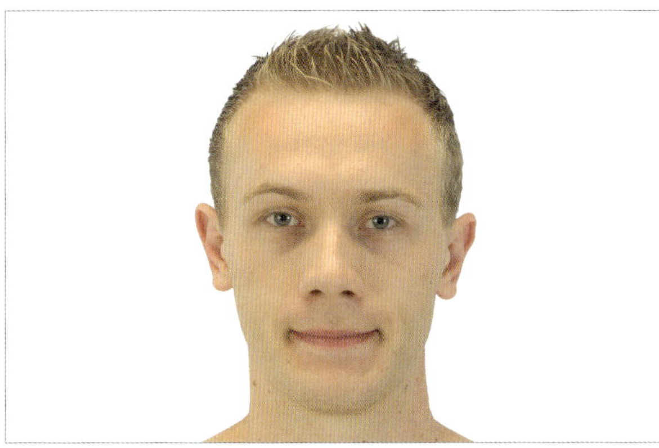

◘ **Abb. 2.44** Funktion des M. buccinator

Mimische Muskulatur: M. zygomaticus major und M. levator labii superioris

Anatomie

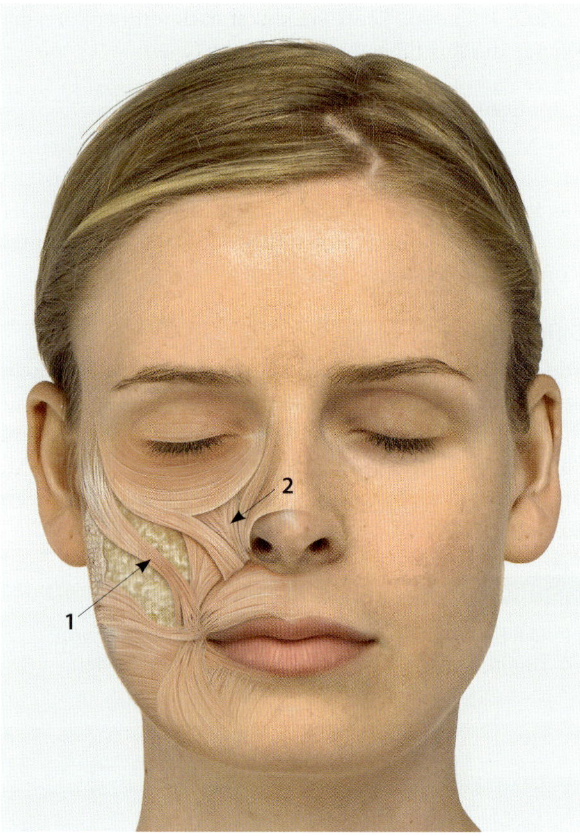

Abb. 2.45 M. zygomaticus major (**1**) und M. levator labii superioris (**2**)

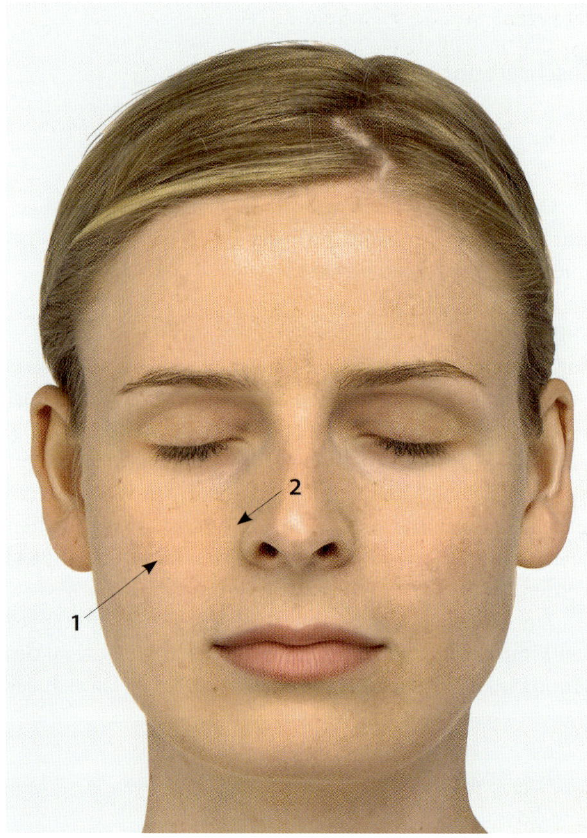

Abb. 2.46 Topografische Lage des M. zygomaticus major (**1**) und des M. levator labii superioris (**2**)

M. zygomaticus major

V: Der M. zygomaticus major entspringt am Os zygomaticum und zieht schräg abwärts über die Wange zum Mundwinkel, wo er teils in die Muskeln, teils in die Haut einstrahlt.

I: N. facialis

F: typischer Lachmuskel, zieht die Mundwinkel nach außen und oben und vertieft die Nasen-Lippen-Furche

Hinweis

Die Anspannung des M. zygomaticus major verleiht dem Gesicht einen fröhlichen Ausdruck.

M. levator labii superioris

V: Der M. levator labii superioris entspringt an der Margo infraorbitalis und strahlt in die Haut im Bereich der Oberlippe ein.

I: N. facialis

F: hebt die Oberlippe

Beschreibung der Palpation

ASTE

Der Patient sitzt aufrecht auf einem Hocker.

Die Palpation kann ebenso in Rückenlage durchgeführt werden. Der Kopf und die HWS sind hierbei mit einem kleinen Kissen unterlagert.

Durchführung

Der M. zygomaticus major liegt oberflächlich unter der Haut. Zur Palpation legt der Therapeut den Palpationsfinger sanft zwischen dem vorderen Anteil des Arcus zygomaticus und dem Mundwinkel an (Abb. 2.47). Um eine Muskelkontraktion zu spüren, wird der Patient aufgefordert, zu lächeln und somit die Mundwinkel leicht nach außen und oben zu ziehen. Die Muskelfasern sollten quer zu ihrem Verlauf palpiert werden.

Der M. levator labii superioris wird ca. einen halben Patientenquerfinger lateral des Nasenflügels palpiert (Abb. 2.49). Wird der Patient aufgefordert, die Oberlippe leicht hochzuziehen, ist der Muskel deutlicher zu tasten.

Palpationsqualität

Der M. zygomaticus major ist in seinem Verlauf unter Kontraktion deutlich als Muskelplatte zu tasten. Der M. levator labii superioris ist ebenso als flacher Muskel zu palpieren, wenn der Patient aufgefordert wird, die Oberlippe leicht zu heben.

Differenzierung

Die Differenzierung von den anderen mimischen Muskeln und den umgebenden Strukturen erfolgt über die anatomische Lage und ihre Funktion. So sollte der Patient aufgefordert werden, die Mundwinkel nach außen und oben zu ziehen (M. zygomaticus), bzw. die Oberlippe zu heben (M. levator labii superioris).

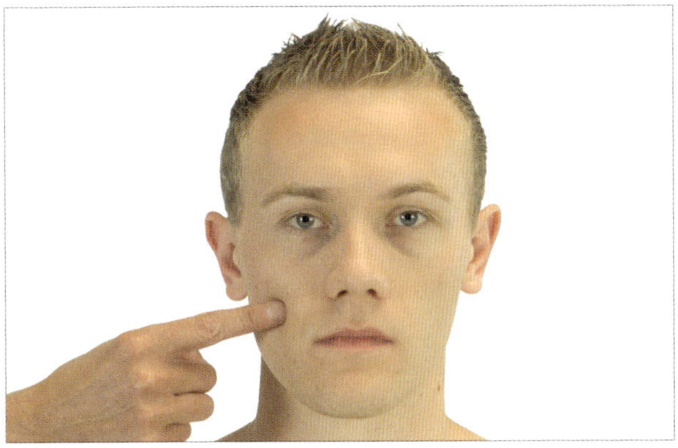

Abb. 2.47 Palpation des M. zygomaticus major

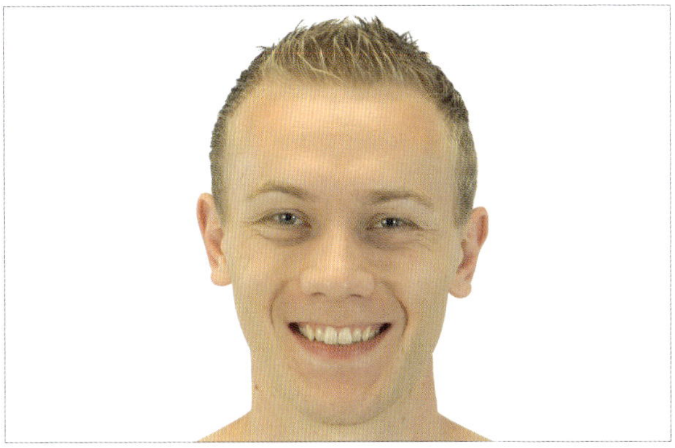

Abb. 2.48 Funktion des M. zygomaticus major

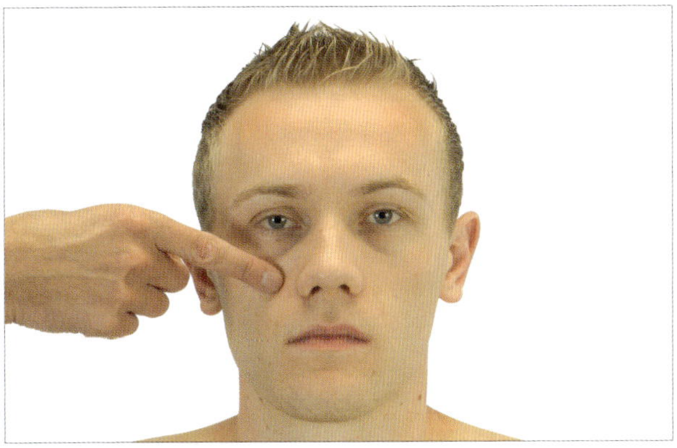

Abb. 2.49 Palpation des M. levator labii superioris

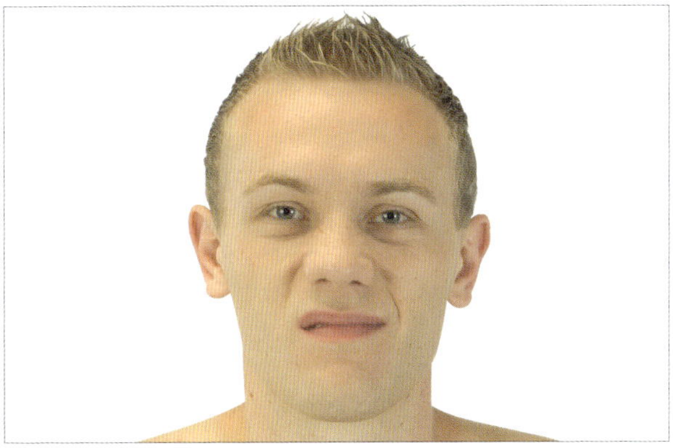

Abb. 2.50 Funktion des M. levator labii superioris

2

Mimische Muskulatur: M. levator anguli oris und M. depressor anguli oris

Anatomie

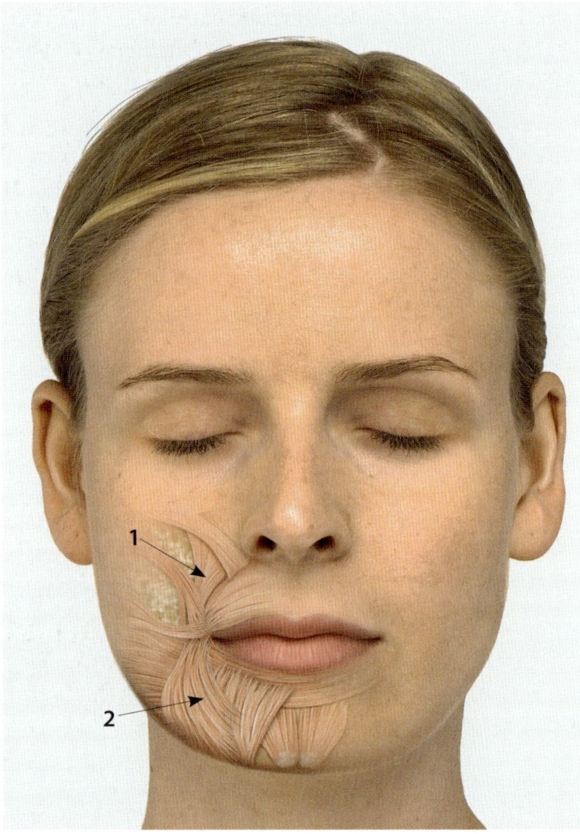

Abb. 2.51 M. levator anguli oris (**1**) und M. depressor anguli oris (**2**)

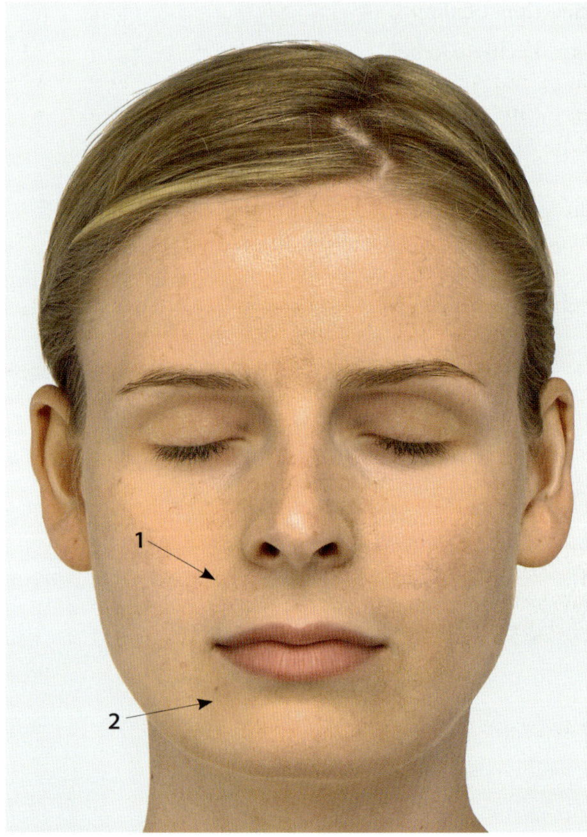

Abb. 2.52 Topografische Lage des M. levator anguli oris (**1**) und des M. depressor anguli oris (**2**)

M. levator anguli oris

V: Der M. levator anguli oris entspringt unterhalb des Foramen infraorbitale in der Fossa canini der Maxilla und strahlt in die Haut im Bereich der Mundwinkel ein.

I: N. facialis

F: hebt die Mundwinkel nach kranial und leicht nach lateral

Hinweis

Die Kontraktion des M. levator anguli oris bringt Selbstwertgefühl zum Ausdruck.

M. depressor anguli oris

V: Der M. depressor anguli oris ist ein dreieckiger Muskel, der vom Unterrand der Mandibula zum Mundwinkel verläuft.

I: N. facialis

F: zieht den Mundwinkel nach unten und ein wenig nach lateral

Hinweis

Der M. depressor anguli oris wird als „Muskel der Traurigkeit oder der Unzufriedenheit" bezeichnet.

Beschreibung der Palpation

ASTE

Der Patient sitzt aufrecht auf einem Hocker.

Die Palpation kann ebenso in Rückenlage durchgeführt werden. Der Kopf und die HWS sind hierbei mit einem kleinen Kissen unterlagert.

Durchführung

Zur Palpation des M. levator anguli oris legt der Therapeut den Palpationsfinger zwischen dem Mundwinkel und dem Nasenflügel sanft an und fordert den Patienten auf, die Mundwinkel leicht zu heben (Abb. 2.53).

Zur Palpation des M. depressor anguli oris legt der Therapeut den Palpationsfinger sanft ca. eineinhalb Patientenquerfinger kaudal des Mundwinkels an. Um eine Muskelkontraktion zu spüren, wird der Patient aufgefordert, die Mundwinkel nach unten zu ziehen (◘ Abb. 2.55). Die Muskelfasern sollten quer zu ihrem Verlauf palpiert werden.

Palpationsqualität

Der M. levator anguli oris ist als flache Muskelplatte häufig nur schwer isoliert zu palpieren, da es beim Heben des Mundwinkels gleichzeitig zu einer Kontraktion des M. zygomaticus major kommt.

Der M. depressor anguli oris ist aufgrund seiner Größe und oberflächlichen Lage in seinem Verlauf deutlich festmuskulös zu tasten.

Differenzierung

Die Differenzierung von den anderen mimischen Muskeln und den umgebenden Strukturen erfolgt über die anatomische Lage und ihre Funktion. So sollte der Patient aufgefordert werden, die Mundwinkel leicht zu heben (M. levator anguli oris), bzw. zu senken (M. depressor anguli oris).

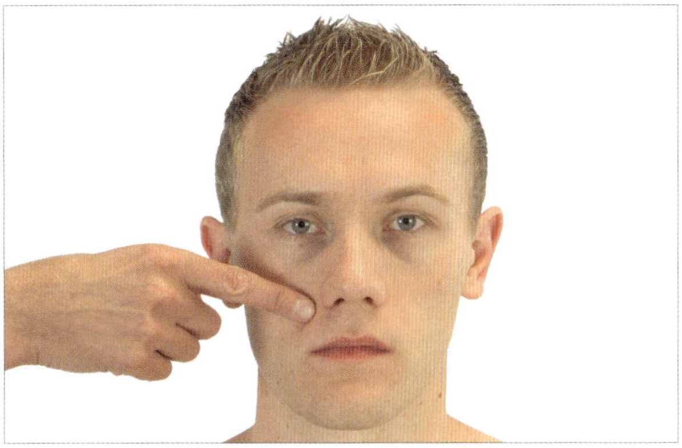

◘ **Abb. 2.53** Palpation des M. levator anguli oris

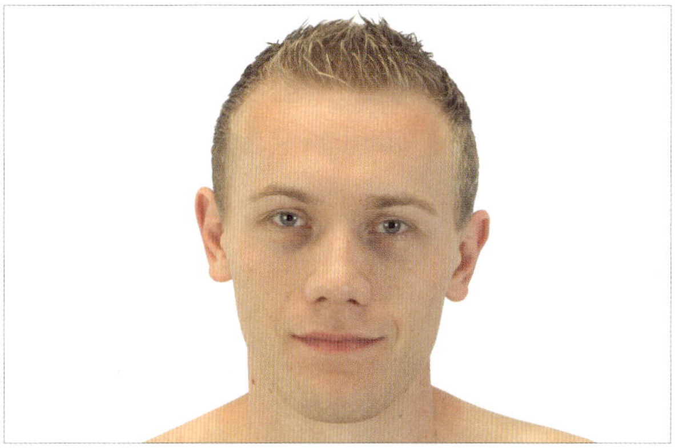

◘ **Abb. 2.54** Funktion des M. levator anguli oris

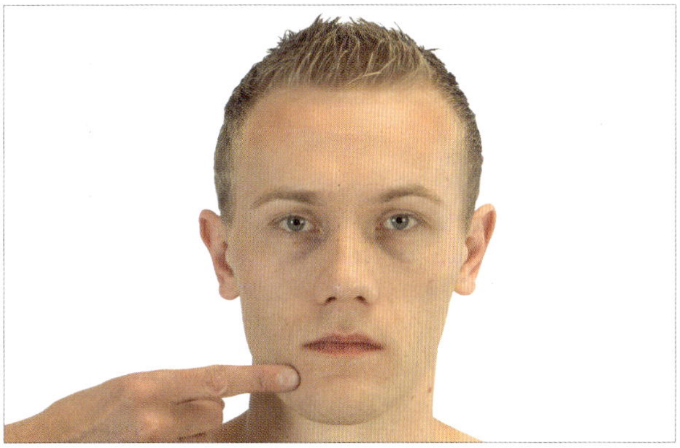

◘ **Abb. 2.55** Palpation des M. depressor anguli oris

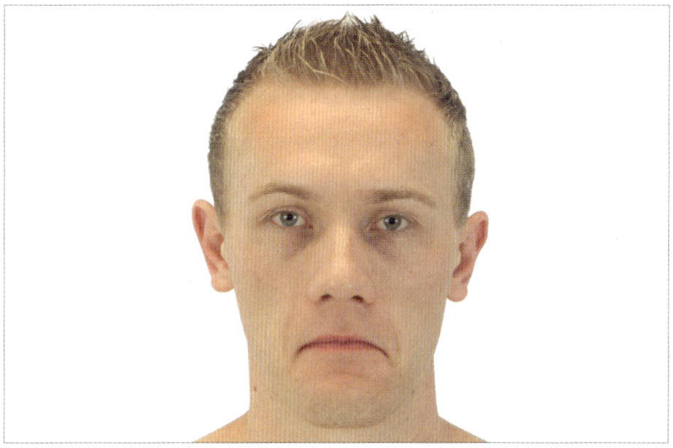

◘ **Abb. 2.56** Funktion des M. depressor anguli oris

2

Mimische Muskulatur: M. depressor labii inferioris und M. mentalis

Anatomie

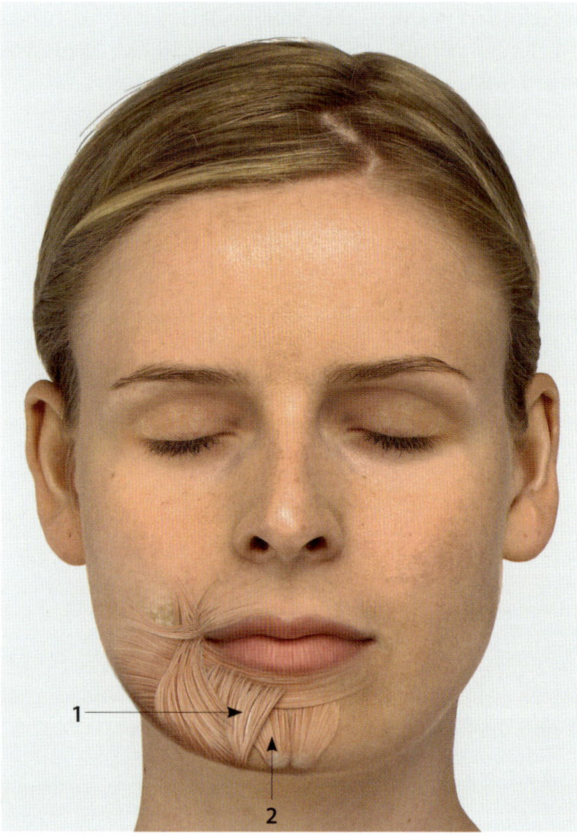

Abb. 2.57 M. depressor labii inferioris (**1**) und M. mentalis (**2**)

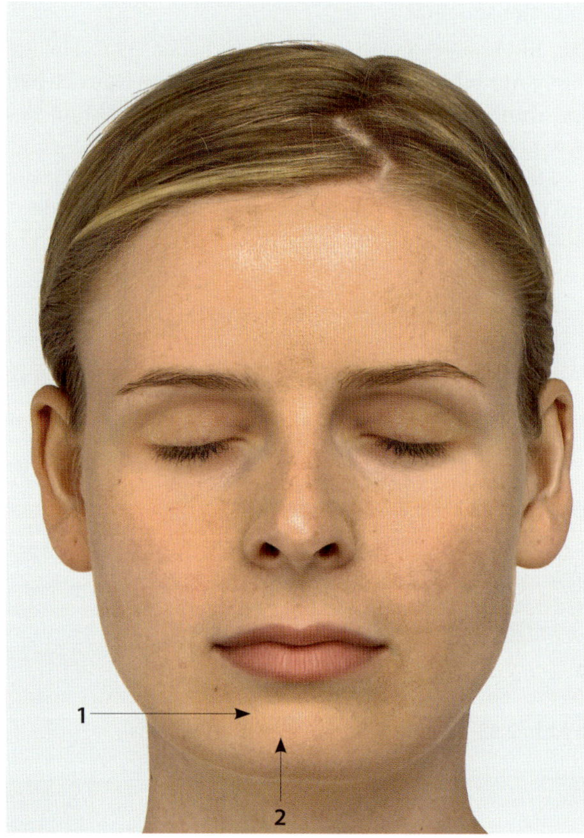

Abb. 2.58 Topografische Lage des M. depressor labii inferioris (**1**) und des M. mentalis (**2**)

M. depressor labii inferioris

V: Der M. depressor labii inferioris entspringt von der Mandibula unterhalb des Foramen mentale und strahlt in die Haut im Bereich der Unterlippe ein.
I: N. facialis
F: senkt die Unterlippe nach kaudal-lateral

Hinweis

Die Kontraktion des M. depressor labii inferioris drückt Beständigkeit aus.

M. mentalis

V: Der M. mentalis entspringt an der Alveole des zweiten unteren Schneidezahns und verläuft schräg abwärts zur Haut im Bereich des Kinns.
I: N. facialis
F: zieht die Kinnhaut nach oben und vergrößert die Furche zwischen Kinn und Lippe

Hinweis

Bei Kontraktion dieses Muskels entsteht eine „Schnute", ein Gesichtsausdruck, der bei Kindern kurz vor dem Weinen zu beobachten ist. Im Weiteren drückt er Unentschlossenheit oder Zweifel aus.

Beschreibung der Palpation

ASTE

Der Patient sitzt aufrecht auf einem Hocker.

Die Palpation kann ebenso in Rückenlage durchgeführt werden. Der Kopf und die HWS sind hierbei mit einem kleinen Kissen unterlagert.

Durchführung

Der M. depressor labii inferioris wird ca. einen Patientenquerfinger kaudal der Unterlippe und leicht lateral der Mittellinie palpiert (Abb. 2.59). Wird der Patient aufgefordert, die Untererlippe leicht zu senken, ist der Muskel deutlicher zu tasten.

Zur Palpation des M. mentalis legt der Therapeut den Palpationsfinger oberhalb des Kinns leicht lateral der Mittellinie an und fordert den Patienten auf, die Haut im Bereich des Kinns leicht zu heben (◘ Abb. 2.61).

Palpationsqualität

Der M. depressor labii inferioris ist aufgrund seiner Größe und oberflächlichen Lage in seinem Verlauf deutlich zu tasten. Er ist als flacher Muskel zu palpieren, wenn der Patient aufgefordert wird, die Unterlippe leicht zu senken. Der M. mentalis ist gut als fester Muskel zu palpieren, wenn der Patient in der Lage ist, die Kinnhaut leicht nach kranial zu ziehen.

Differenzierung

Die Differenzierung von den anderen mimischen Muskeln und den umgebenden Strukturen erfolgt über die anatomische Lage und ihre Funktion. So sollte der Patient aufgefordert werden, die Unterlippe zu senken (M. depressor labii inferioris) oder die Haut im Bereich des Kinns leicht zu heben (M. mentalis).

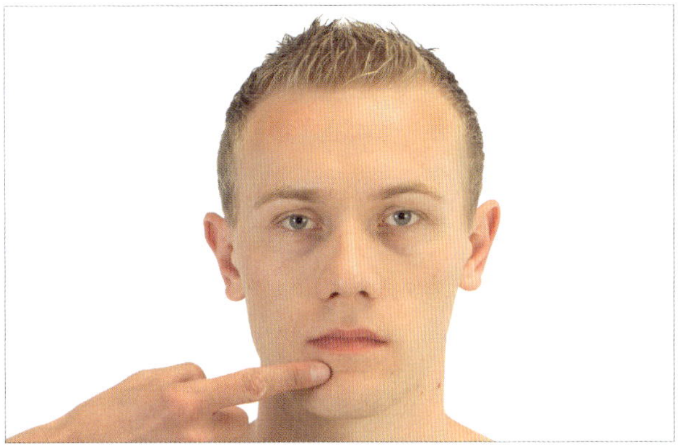

◘ **Abb. 2.59** Palpation des M. depressor labii inferioris

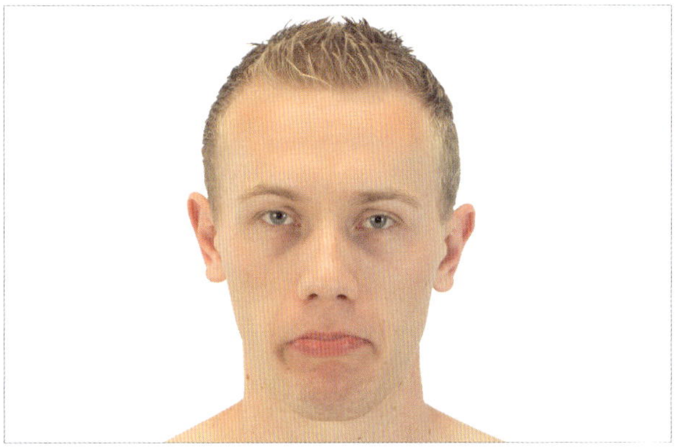

◘ **Abb. 2.60** Funktion des M. depressor labii inferioris

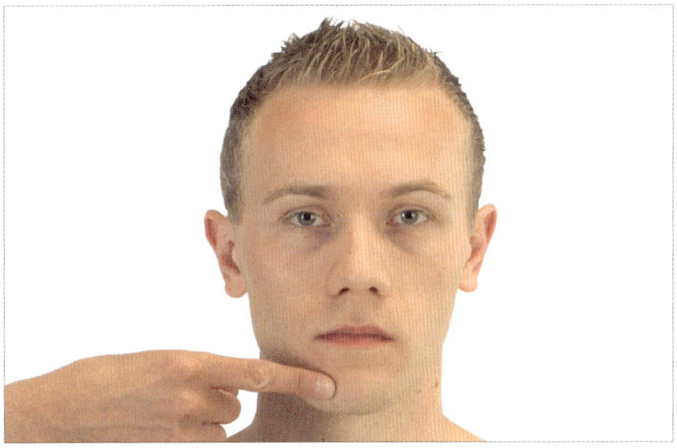

◘ **Abb. 2.61** Palpation des M. mentalis

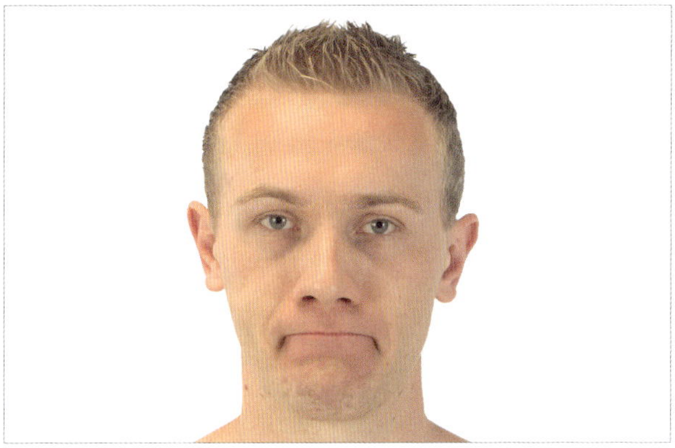

◘ **Abb. 2.62** Funktion des M. mentalis

2

Platysma

Anatomie

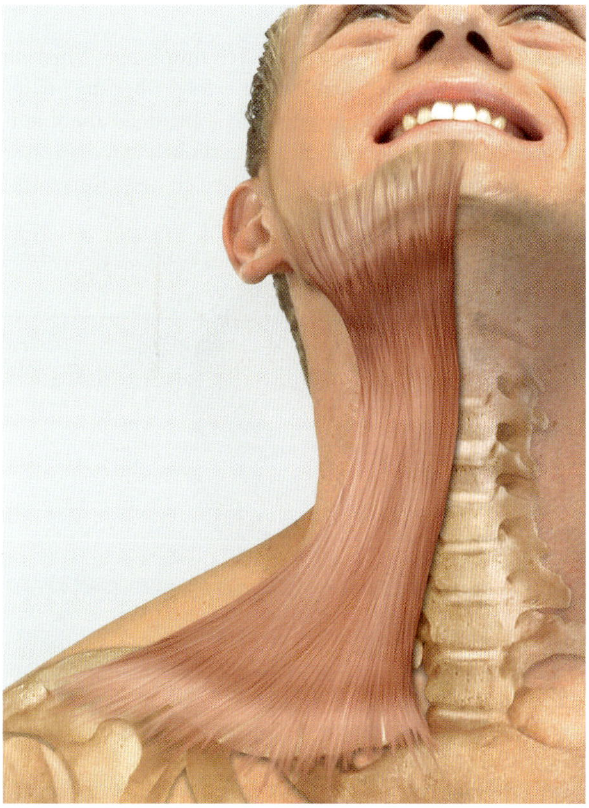

Abb. 2.63 Platysma

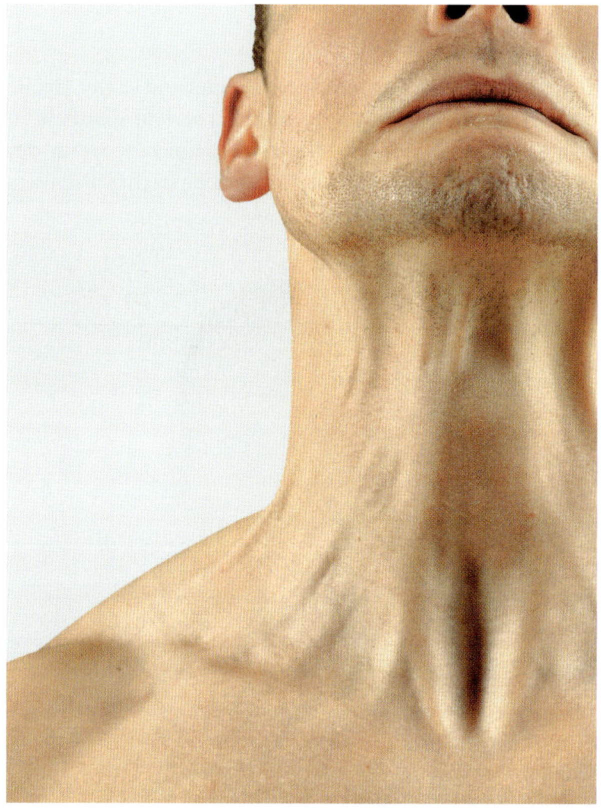

Abb. 2.64 Topografische Lage des Platysma

U: Basis der Mandibula, Fascia parotidea
A: Haut kaudal der Clavicula und Fascia pectoralis
I: R. colli des N. facialis (VII)
F: Das Platysma ist ein Hautmuskel des Halses, als dünne Muskelplatte bedeckt es nahezu die gesamte anteriore Fläche des Halses. Er kann in Schrecksituationen oder bei willkürlicher Anspannung im Bereich des vorderen Halses vom Unterkiefer bis über die Schlüsselbeine sichtbar werden. Bei Anspannung treten einzelne Muskelstränge deutlich lokalisierbar unter der Haut hervor. Dabei senken sich die Unterlippe und die Mundwinkel.

Hinweis

- Der Muskel ist beim Menschen ein weitgehend funktionsloses Rudiment. Bei den Menschenaffen tonisiert der Muskel den Kehlsack und verstärkt damit dessen Resonanz. Die Wirkungen auf die Halswirbelsäule oder das Kiefergelenk sind zu vernachlässigen.
- Bei älteren Menschen ist das Platysma häufig atrophiert.
- Der Muskel zeigt oft anatomische Varianten.

Beschreibung der Palpation

ASTE

Der Patient befindet sich in Rückenlage, der Kopf und die HWS sind mit einem kleinen Kissen unterlagert.

Durchführung

Der Muskel wird sichtbar und der Palpation zugänglich, indem der Therapeut den Patienten auffordert, die Mundwinkel nach lateral und unten zu ziehen. Mit flächig gehaltenen Fingern ist das Platysma deutlich quer zum Faserverlauf tastbar. Bei vielen Patienten tritt der laterale Rand von den Kieferwinkeln bis zur Schulter deutlich hervor.

Meist ist der Muskel medial zwischen dem Sternoklavikulargelenk und dem Mundboden ebenfalls gut zu palpieren (Abb. 2.65 u. 2.66).

Palpationsqualität

Das Platysma gilt als Hautmuskel und ist als flächige, strangartige Struktur tastbar. Dies setzt allerdings voraus, dass der Patient in der Lage ist, den Muskel willkürlich zu aktivieren und die Spannung zu halten.

Differenzierung

Aufgrund seiner oberflächlichen und strangartigen Struktur ist das Platysma unter Kontraktion gut von den umliegenden Strukturen zu differenzieren.

Hinweis

Zwischen dem Platysma und dem M. sternocleidomastoideus verläuft die V. jugularis externa vom Kieferwinkel zur Clavicula.

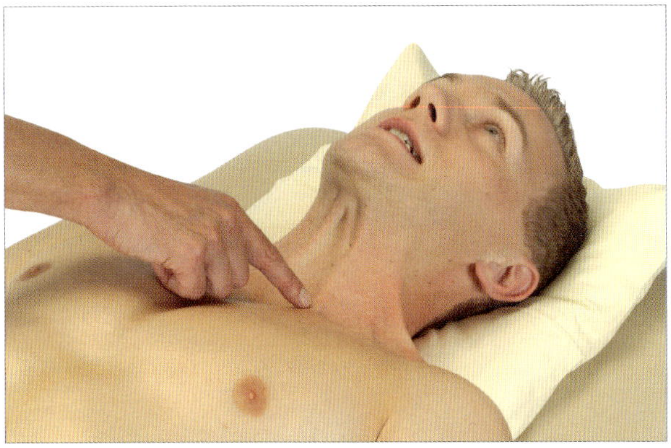

Abb. 2.65 Palpation des kaudalen Anteils des Platysma

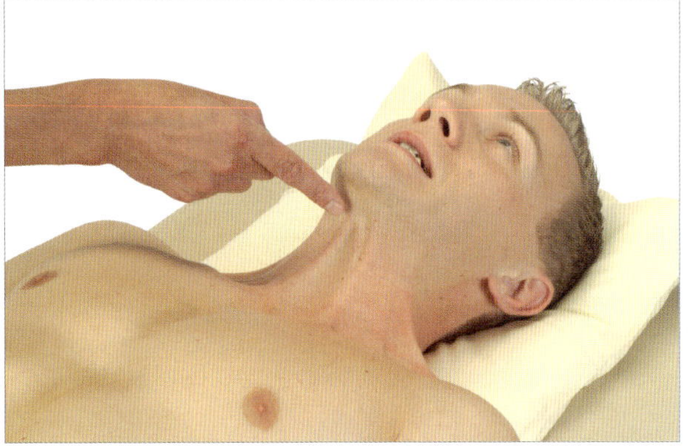

Abb. 2.66 Palpation des kranialen Anteils des Platysma

2

M. sternocleidomastoideus und A. carotis communis

Anatomie

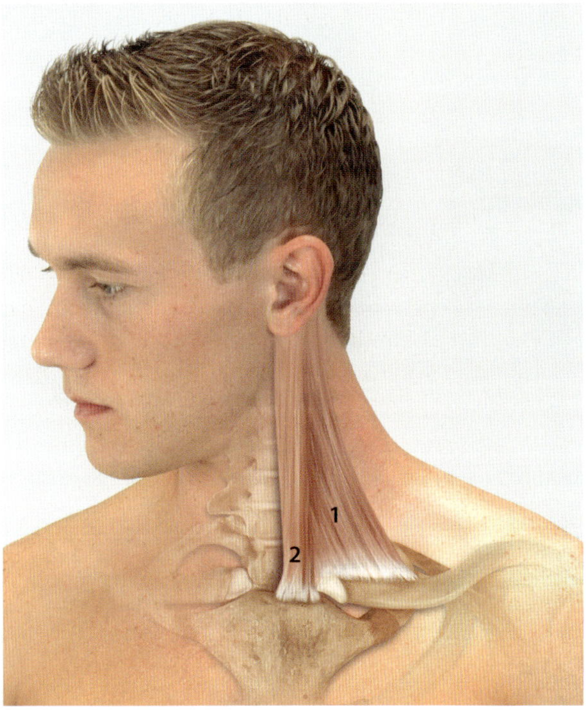

Abb. 2.67 M. sternocleidomastoideus, Pars clavicularis (**1**) und Pars sternalis (**2**)

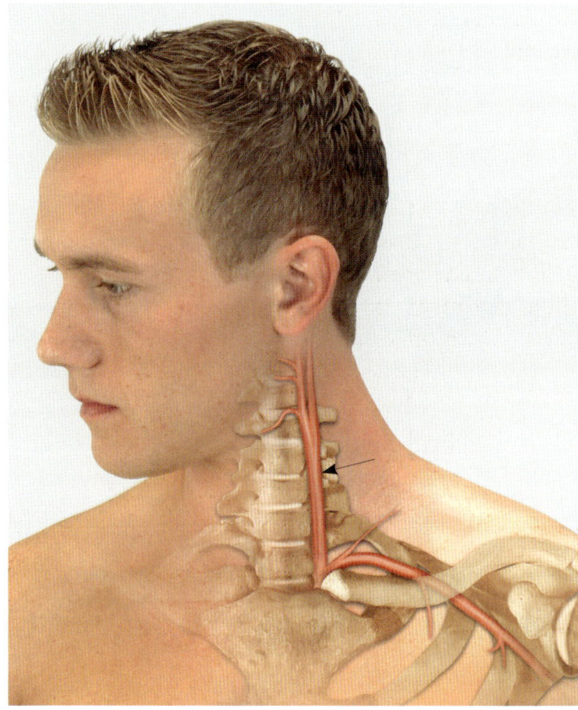

Abb. 2.68 A. carotis communis

M. sternocleidomastoideus

U:
- Pars clavicularis: mediales Drittel der Clavicula
- Pars sternalis: Manubrium sterni

A: Proc. mastoideus, lateraler Anteil der Linea nuchalis superior

I: N. accessorius (XI. Hirnnerv, R. externus: Kerne C1–C5), direkte Rr. musculares des Plexus cervicalis (C1–C2)

F:
- bei einseitiger Kontraktion: Rotation des Kopfes und der HWS zur Gegenseite und Lateralflexion zur gleichen Seite
- bei beidseitiger Kontraktion: Extension der Kopfgelenke mit Flexion der unteren HWS (ventrale Translation des Kopfes mit „Hyperlordose" der mittleren und oberen HWS), sofern die praevertebrale Muskulatur die HWS nicht stabilisiert
- bei ventraler Stabilisierung: Flexion der HWS einschließlich der Kopfgelenke
- Einatemhilfsmuskel bei Punctum fixum am Kopf

Pathologie

- Bei einer Kontraktur oder einseitigen Innervationsstörungen kann es zu einem **Schiefhals (Torticollis)** kommen.
- Ein Hypertonus der Muskulatur kann eine Druckschädigung des N. occipitalis minor verursachen.

A. carotis communis

Die A. carotis communis zweigt aus dem Aortenbogen (links) und dem Truncus brachiocephalicus (rechts) ab und verläuft beiderseits der Luftröhre und des Kehlkopfes unter dem M. sternocleidomastoideus nach kranial.

Auf Höhe des 4. Halswirbels teilt sie sich in 67 % der Fälle in die dorsal liegende A. carotis interna und in die ventral befindliche A. carotis externa. In 20 % der Fälle teilt sie sich einen Wirbel höher und in 11 % der Fälle einen Wirbel tiefer.

Hinweis

Der M. sternocleidomastoideus, der M. digastricus (Venter posterius) und der M. omohyoideus bilden das **Trigonum caroticum**.

Beschreibung der Palpation

ASTE

Der Patient befindet sich in Rückenlage, der Kopf und die HWS sind mit einem kleinen Kissen unterlagert.

Durchführung

Der Therapeut beginnt die Palpation am Ansatz des Muskels, dem Proc. mastoideus (► S. 90) und der lateralen Hälfte der Linea nuchalis superior (► S. 87), wobei er die

Finger quer zum Faserverlauf hält. Während einer alternierenden An- und Entspannung in die Lateralflexion zur gleichen Seite und Rotation zur Gegenseite ist der Muskel deutlich tastbar. Nun folgt der Therapeut dem Muskel nach kaudal (◘ Abb. 2.70), bis er zum Sternum bzw. der Clavikula gelangt.

Kranial-ventral ist am medialen Rand des M. sternocleidomastoideus der Puls der A. carotis communis im Trigonum caroticum zu palpieren (◘ Abb. 2.72).

Palpationsqualität

Der Muskelbauch ist fest muskulös. Das Caput sternale fühlt sich am Oberrand des Manubrium sterni, wo es sehnig entspringt, strangartig an. Das Caput claviculare nimmt seinen breiten, flächigen Ursprung am medialen Drittel der Clavicula.

Die A. carotis communis ist aufgrund ihrer starken Pulsation deutlich zu tasten.

Differenzierung

Aufgrund seiner oberflächlichen Lage lässt sich der M. sternocleidomastoideus unter Kontraktion in die Lateralflexion zur gleichen und Rotation zur Gegenseite gut von den umliegenden Strukturen differenzieren.

Im kranialen Drittel des M. sternocleidomastoideus, nahe des Proc. mastoideus, wird das Caput claviculare vom Caput sternale überdeckt. Meist ist der Muskel in seinem Verlauf von kaudal-ventral nach kranial-dorsal trotz einer großflächigen Überdeckung durch das Platysma deutlich tastbar.

Der Ursprung am Manubrium sterni befindet sich direkt neben dem Sternoklavikulargelenk (► S. 120) und dem medialen Ende der Clavicula (► S. 121).

Zum Auffinden der A. carotis communis orientiert sich der Therapeut am medialen Rand des M. sternocleidomastoideus und palpiert die Struktur im mittleren Drittel.

Dorsal befindet sich am lateralen Rand des Muskels (Übergang vom oberen zum mittleren Drittel) das Punctum nervosum des Plexus cervicalis (auch Erbscher Punkt genannt) mit dem N. occipitalis minor, N. auricularis magnus, N. transversus colli und den Nn. supraclaviculares.

Praxistipp

Der Karotispuls sollte immer nur einseitig und sanft getastet werden, um die Hirndurchblutung nicht zu beeinträchtigen.

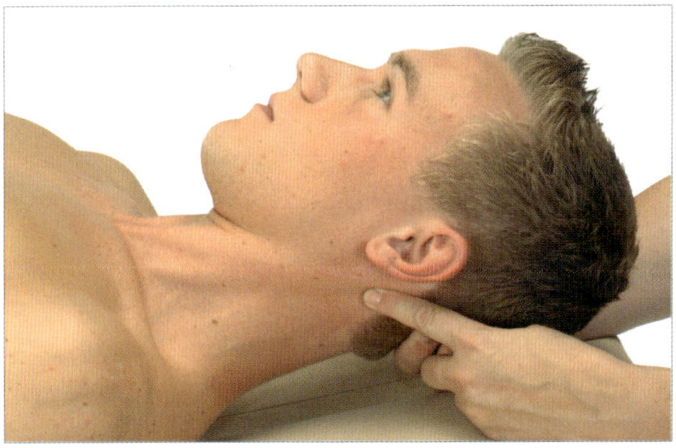

◘ **Abb. 2.69** Ansatz des M. sternocleidomastoideus

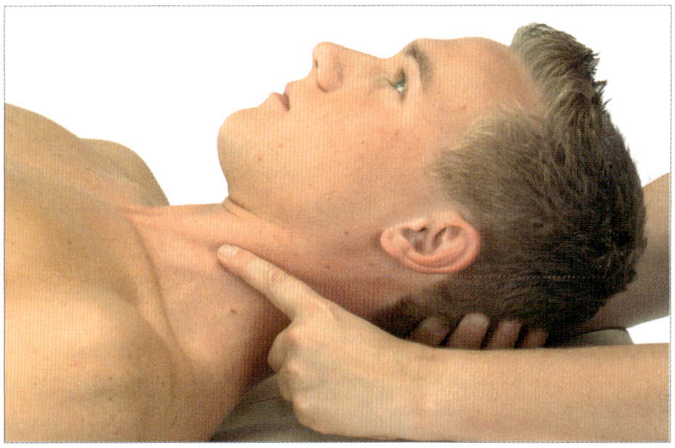

◘ **Abb. 2.70** Palpation des Bauchs des M. sternocleidomastoideus

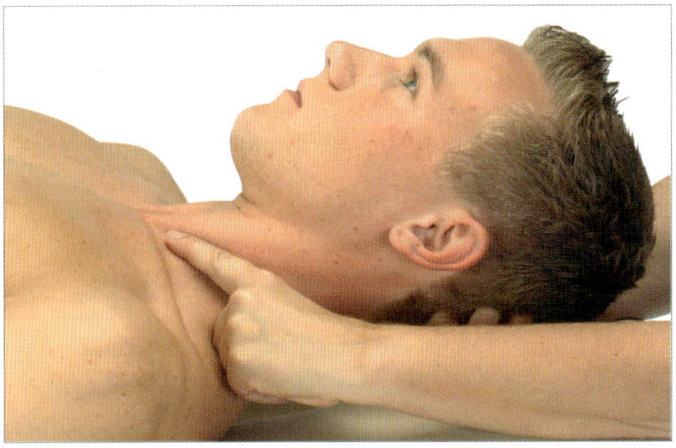

◘ **Abb. 2.71** Ursprung des M.sternocleidomastoideus

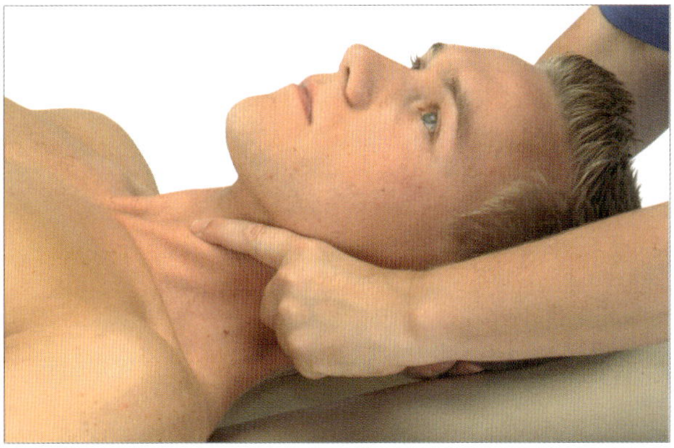

◘ **Abb. 2.72** Palpation der A. carotis communis

2

Mm. scaleni anterior, medius und posterior

Anatomie

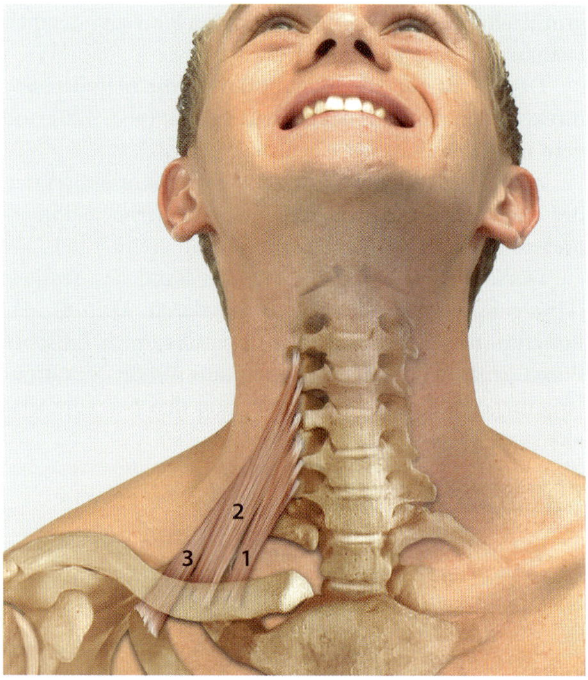

Abb. 2.73 Mm. scaleni anterior (1), medius (2) und posterior (3)

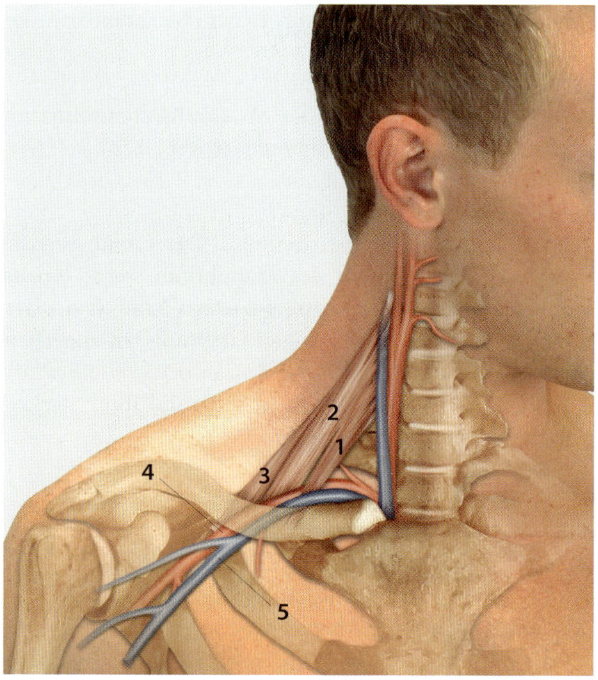

Abb. 2.74 Mm. scaleni anterior (1), medius (2) und posterior (3) mit A. (4) und V. subclavia (5)

M. scalenus anterior

U: Tubercula anteriora (Procc. transversi) des 3. bis 6. Halswirbels
A: Tuberculum musculi scaleni anteriores der 1. Rippe
I: Rr. ventrales der Spinalnerven C5–C7
F:
- bei Punctum fixum an der HWS: Heben der 1. Rippe: Inspiration
- bei Punctum fixum an der Rippe: Lateralflexion der HWS zur gleichen und Rotation zur Gegenseite; bei beidseitiger Kontraktion: Flexion und Translation der HWS

M. scalenus medius

U: Tubercula posteriora (Procc. transversi) des 3. bis 7. Halswirbels
A: 1. Rippe, dorsal des Sulcus arteriae subclaviae
I: Rr. ventrales der Spinalnerven C4–C8
F:
- bei Punctum fixum an der HWS: Heben der 1. Rippe: Inspiration
- bei Punktum fixum an der Rippe: Lateralflexion der HWS zur gleichen Seite

Hinweis

Die **„vordere Skalenuslücke"** wird vom M. scalenus anterior und der Pars clavicularis des M. sternocleidomastoideus begrenzt, durch sie ziehen die V. subclavia, der N. phrenicus und Lymphgefäße.

M. scalenus posterior

U: Tubercula posteriora (Procc. transversi) des 5. bis 7. Halswirbels
A: Oberrand der 2. Rippe
I: Rr. ventrales der Spinalnerven C7–C8
F:
- Lateralflexion der HWS zur gleichen Seite
- Atemhilfsmuskel bei der Inspiration

Pathologie

- Durch die **„hintere Skalenuslücke"**, deren ventrale Begrenzung der M. scalenus anterior und deren dorsale Begrenzung der M. scalenus medius bildet, verlaufen der Plexus brachialis und die A. subclavia. Hypertrophie, anatomische Abweichungen der Muskulatur oder eine nach ventral gerichtete Halsrippe können durch Kompression auf den Plexus brachialis und/oder auf die A. subclavia zum so genannten **Skalenus-Syndrom** führen. In der Literatur wird kontrovers diskutiert, ob solche Varianten für Symptome verantwortlich gemacht werden können, obwohl sie schon seit langem zur „normalen" Anatomie des betroffenen Patienten gehören und erst Jahre später Beschwerden auftreten (Barbaix 2006).
- Bei Kontrakturen im Bereich dieser Muskulatur (vermehrter Einsatz als Atemhilfsmuskel) kann es zu Kompressionen des Plexus brachialis und der A. subclavia kommen.

Beschreibung der Palpation

ASTE

Der Patient befindet sich in Rückenlage, der Kopf und die HWS sind mit einem kleinen Kissen unterlagert.

Durchführung

In Dehnstellung (Lateralflexion zur kontralateralen Seite) veranschaulicht sich der Therapeut den Verlauf der Muskulatur. Anschließend palpiert er bei neutraler Kopfstellung des Patienten und unter alternierender An- und Entspannung in die Lateralflexion zur ipsilateralen Seite vor allem den M. scalenus medius, wobei er den Finger quer zum Muskelbauch platziert (◘ Abb. 2.76). Wenn der M. sternocleidomastoideus leicht nach ventral geschoben wird, können (ebenfalls unter alternierender, lateralflektorischer An- und Entspannung) die Ursprünge der Mm. scaleni anterior und medius an den Querfortsätzen getastet werden.

Palpationsqualität

Die Muskulatur ist schwer zu palpieren, da sie von benachbarten Muskeln überlagert wird und oftmals anatomische Varianten vorliegen. Unter der Palpation fühlt sich die Muskulatur flächig und fest an.

Differenzierung

Zur Orientierung tastet der Therapeut erst den lateralen Rand des Caput claviculare des M. sternocleidomastoideus (► S. 38 f.) und den vorderen Rand des M. trapezius, Pars descendens (► S. 76 f.). In dem aus diesen Muskeln resultierenden Dreieck tastet er vor allem den M. scalenus medius.

Der M. scalenus anterior ist größtenteils von der Pars clavicularis des M. sternocleidomastoideus und dem Venter inferior des M. omohyoideus (► S. 36 f.) überdeckt. Der M. scalenus posterior wird weitgehend durch die Pars descendens des M. trapezius überlagert.

Hinweis

Kamibayashi u. Richmond (1998) stellten eine sehr hohe Variabilität in den tendinösen Insertionen dieser Muskulatur fest. Der **M. scalenus accessorius** stellt eine solche anatomische Variante dar. Es handelt sich um Muskelbündel des M. scalenus medius, die bei 20 % der Bevölkerung nachweisbar sind. Er befindet sich in dorso-ventraler Richtung zwischen den Trunci superior und medius des Plexus brachialis und inseriert zusammen mit dem M. scalenus anterior an der 1. Rippe.

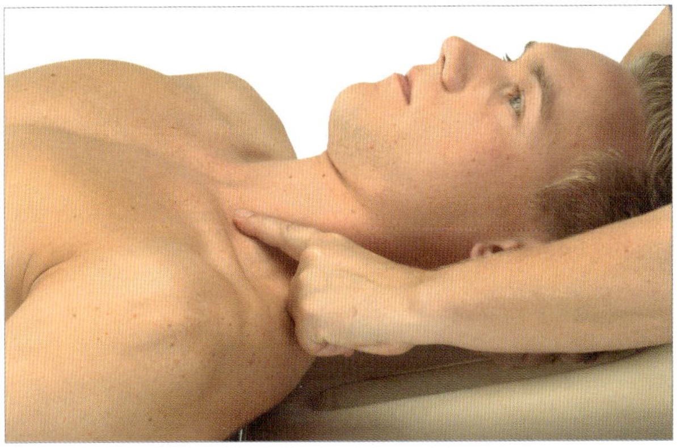

◘ **Abb. 2.75** M. scalenus anterior unter dem M. sternocleidomastoideus

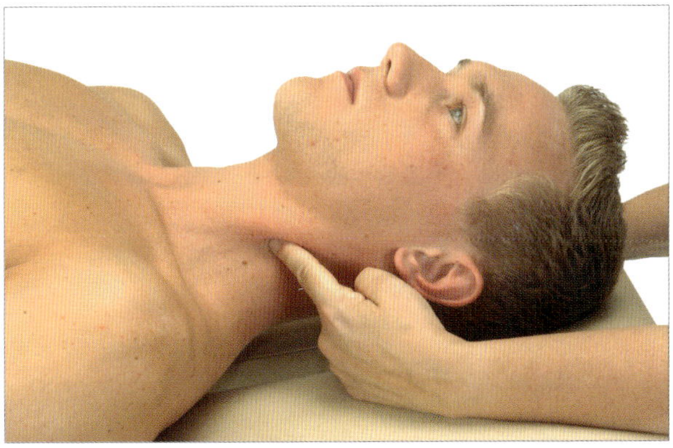

◘ **Abb. 2.76** Palpation des Bauchs des M. scalenus medius

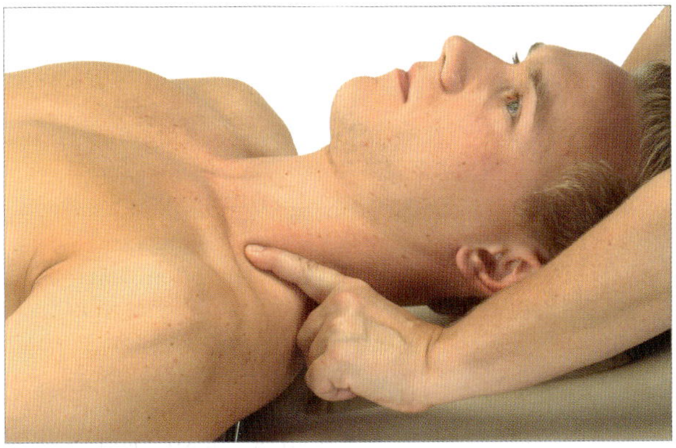

◘ **Abb. 2.77** Bauch des M. scalenus posterior

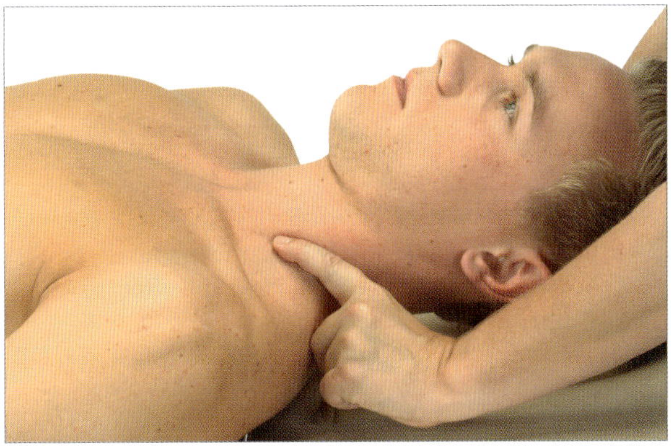

◘ **Abb. 2.78** Ursprung des M. scalenus anterior

Prävertebrale Muskulatur: M. longus colli, M. longus capitis, M. rectus capitis anterior und M. rectus capitis lateralis

Anatomie

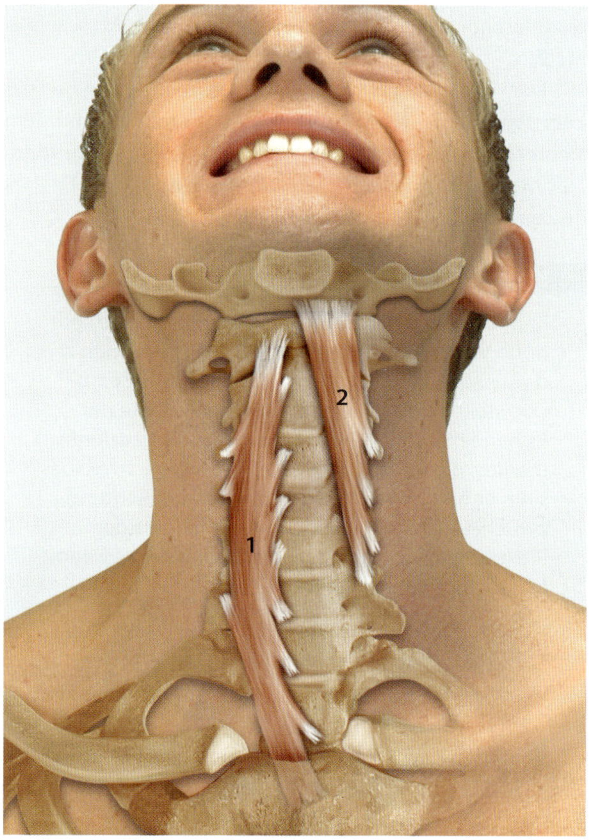

Abb. 2.79 M. longus colli (**1**) und M. longus capitis (**2**)

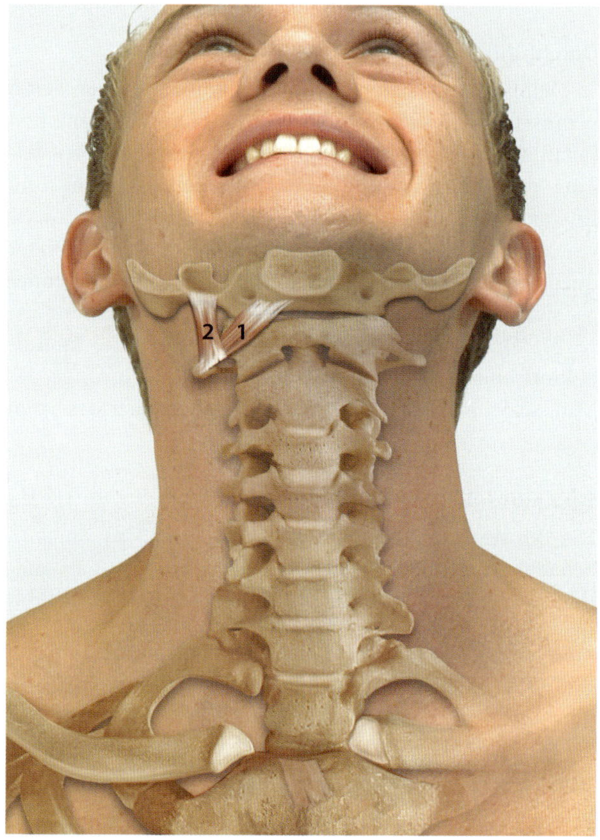

Abb. 2.80 M. rectus capitis anterior (**1**) und M. rectus capitis lateralis (**2**)

M. longus colli

U: Tubercula anteriora der Procc. transversi des 3. bis 5. Halswirbels, Vorderseiten der Wirbelkörper des 5. bis 7. Hals- und 1. bis 3. Brustwirbels
A: Tuberculum anterius des Atlas, Vorderseiten der Wirbelkörper des 2. bis 4. Halswirbels, Tubercula anteriora des 5. und 6. Halswirbels
I: Rr. anteriores der Spinalnerven C2–C6
F:
- Lateralflexion und Rotation der HWS zur gleichen Seite (einseitig)
- Flexion der HWS (beidseitig)

Hinweis

- Der M. longus colli flektiert zusammen mit dem M. longus capitis die HWS und wirkt der lordosierenden Wirkung der Nackenmuskulatur entgegen.
- Der größte Durchmesser des M. longus colli wird auf Höhe des Discus intervertebralis von C2–C3 angegeben (Falla et al. 2004).

M. longus capitis

U: Tubercula anteriora des 3. bis 6. Halswirbels
A: Pars basilaris des Os occipitale
I: direkte Äste aus dem Plexus cervicalis (C1–C4)
F:
- Flexion des Kopfes und der HWS (beidseitig)
- Lateralflexion zur gleichen Seite (einseitig)

M. rectus capitis anterior

U: Proc. transversus des Atlas
A: Pars basilaris des Os occipitale
I: R. ventralis des 1. Zervikalnervs
F:
- Flexion des Kopfes (beidseitig)
- Lateralflexion des Kopfes im Atlantookzipitalgelenk (einseitig)

M. rectus capitis lateralis

U: Proc. transversus des Atlas
A: Pars basilaris des Os occipitale (lateral der Condylen)
I: R. ventralis des 1. Zervikalnervs
F:
- Flexion des Kopfes (beidseitig)
- Lateralflexion des Kopfes im Atlantookzipitalgelenk (einseitig)

Hinweis

Der M. rectus capitis anterior hat aufgrund seines kurzen Hebels nur eine geringe bewegende Wirkung auf das Atlantookzipitalgelenk. Die Hauptaufgabe des Muskels in Zusammenarbeit aller Mm. recti capitis besteht in der Stabilisierung des Kopfgelenks bei Bewegungen durch andere Muskeln oder bei Schleuderbewegungen. In diesem Sinne arbeitet der Muskel synergistisch mit anderen Muskeln dieser Region zusammen.

Beschreibung der Palpation

ASTE

Der Patient befindet sich in Rückenlage, der Kopf und die HWS sind mit einem kleinen Kissen unterlagert.

Durchführung

Mit der radialen Zeigefingerkante oder mit gestütztem Zeigefinger schiebt der Therapeut den M. sternocleidomastoideus nach ventral und sucht die Muskelinsertionen an den entsprechenden Querfortsätzen (◘ Abb. 2.81 u. 2.82). Wie bei der Palpation der Mm. scaleni anterior und medius (► S. 41) palpiert er den Ursprung dieser Muskeln ventral der Querfortsätze an den anterioren Tuberculi.

Um die Insertionen deutlicher lokalisieren zu können, führt der Patient alternierend leichte Flexionsbewegungen der HWS und des Kopfes durch.

Palpationsqualität

Durch das Abrufen der Nickfunktion ist ein leichtes An- und Entspannen dieser Muskulatur zu tasten. Durch die anatomische Lage ist die Muskulatur jedoch recht undeutlich zu palpieren.

Praxistipp

Um die Funktionalität dieser Muskulatur zu beurteilen, lässt der Therapeut den Patienten eine geringgradige Flexion in den Kopfgelenken durchführen, wobei neben der Qualität auch die Ausweichmechanismen (Einsetzen der oberflächlichen Muskeln, Ausweichbewegungen des Kopfes) analysiert werden. Detaillierte Angaben zum kraniozervikalen Flexionstest macht Hamilton (2006).

Differenzierung

Eine Differenzierung von den Insertionsstellen der Mm. scaleni ist schwierig. Zahlreiche anatomische Varianten hinsichtlich der Insertionshöhe erschweren die Palpation.

Der M. rectus capitis anterior und der M. rectus capitis lateralis sind aufgrund ihrer tiefen Lage einer Palpation nicht zugänglich (vgl. Kamibayashi u. Richmond 1998).

Auch die schmalen Muskelbäuche der prävertebralen Muskeln sind aufgrund ihrer Lokalisation in der Tiefe nicht palpierbar.

Pathologie

Die prävertebralen Muskeln spielen eine wichtige Rolle bei der lokalen Gelenkstabilisierung (Jull 1997, von Piekartz 2001). Bei Patienten mit einem HWS-Syndrom oder zervikogenen Kopfschmerzen ist die neuromotorische Ansteuerung dieser Muskulatur oft gestört (Falla et al. 2004, Jull et al. 1999, Jull 1997).

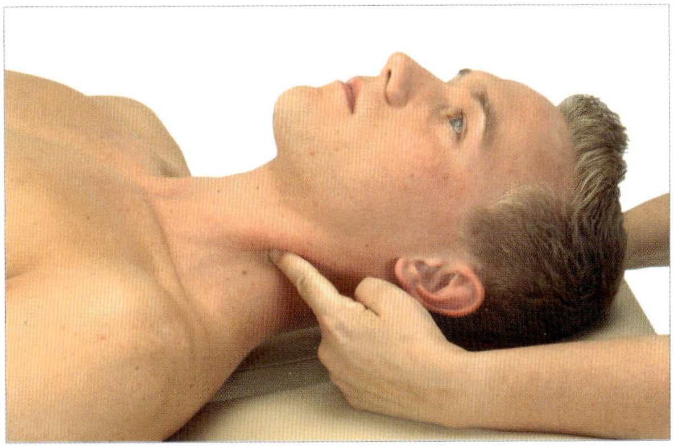

◘ **Abb. 2.81** Palpation der Ursprünge der Mm. longus colli und longus capitis an den Querfortsätzen

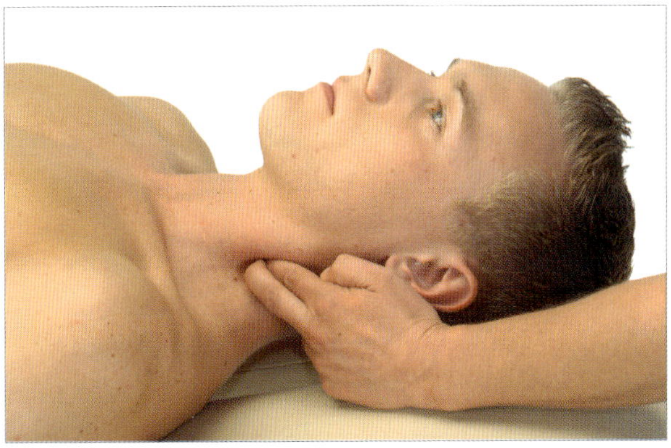

◘ **Abb. 2.82** Alternative Palpationstechnik für die Ursprünge der Mm. longus colli und longus capitis an den Querfortsätzen

Pathologie

Patienten mit temporomandibulären Problemen zeigen eine veränderte Ansteuerung der tiefen Halsmuskulatur. Im Vergleich zu gesunden Personen benutzen sie beim craniocervicalen Flexionstest die oberflächlichen Muskeln intensiver. Diese Patientengruppe zeigt auch in Ruhe eine EMG Aktivität im M. sternocleidomastoideus und M. trapezius pars descendens (Armijo-Olivo und Magee, 2013).

Suprahyale Muskulatur: M. mylohyoideus, M. stylohyoideus, M. digastricus und M. geniohyoideus

Anatomie

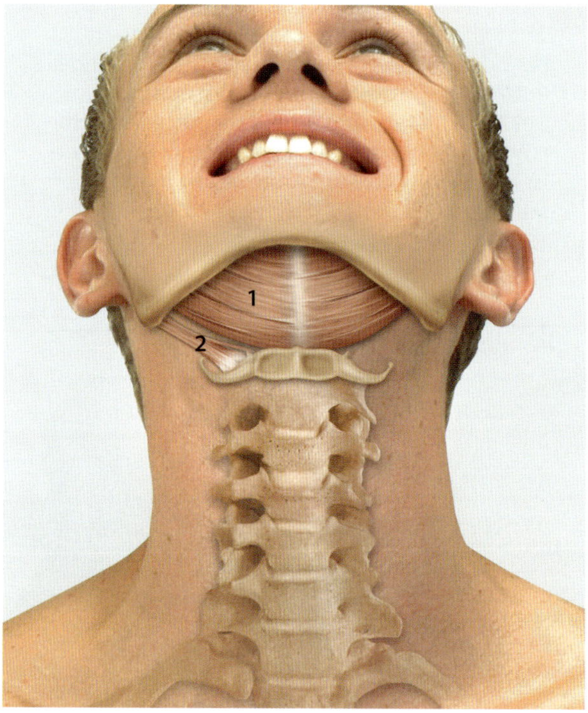

Abb. 2.83 M. mylohyoideus (**1**) und M. stylohyoideus (**2**)

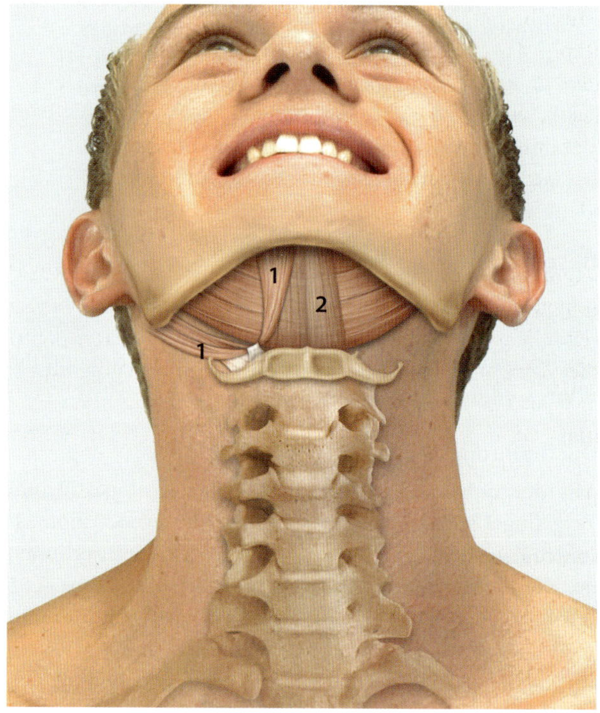

Abb. 2.84 M. digastricus (**1**) und M. geniohyoideus (**2**)

M. mylohyoideus

U: Zungenbein (Os hyoideum) und mediane Raphe zwischen Zungenbein und Unterkiefer

A: Linea mylohyoidea an der Innenseite des Unterkiefers

I: N. trigeminus (V3): N. mylohyoideus des N. mandibularis

F:
- spannt und hebt den Mundboden
- zieht das Zungenbein nach vorn

M. stylohyoideus

U: ventral-lateral am Zungenbein (Os hyoideum)

A: Proc. styloideus des Os temporale

I: N. facialis

F:
- hebt das Zungenbein und damit indirekt den Kehlkopf
- passiver Verschluss des Kehlkopfeingangs beim Schlucken

M. digastricus

U:
- Venter anterior: Fossa digastrica des Unterkiefers
- Venter posterior: Incisura mastoidea (Innenseite)

A: indirekt mittels einer Bindegewebsschlaufe am lateralen Rand des Zungenbeins (Os hyoideum)

I:
- Venter anterior: N. trigeminus (V3): N. mylohyoideus des N. mandibularis
- Venter posterior: N. facialis

F:
- hebt das Zungenbein
- Mundöffnung

M. geniohyoideus

U: medialer Anteil des Zungenbeins (Os hyoideum)

A: mediale Innenseite des Unterkiefers

I: Ansa cervicalis

F:
- zieht das Zungenbein nach vorn
- Teil einer Muskelschlinge für die Kieferöffnung

Pathologie

Die suprahyale Muskulatur arbeitet immer mit der infrahyalen Muskulatur zusammen. Sie ist für die Positionierung und Stabilisierung des Zungenbeins verantwortlich. Störungen dieser Muskulatur, z. B. nach einem Schleudertrauma oder nach Operationen im Halsbereich (Schilddrüse, Bandscheibe etc.), können für Schluckbeschwerden verantwortlich sein, z. B. für das so genannte **Globus-Phänomen**.

Beschreibung der Palpation

ASTE

Der Patient befindet sich in Rückenlage, der Kopf und die HWS sind mit einem kleinen Kissen unterlagert. Der Mund des Patienten ist geschlossen.

Durchführung

Die suprahyale Muskulatur wird in neutraler Kopfstellung des Patienten palpiert. Dafür platziert der Therapeut die Radialseite des Zeigefingers von kaudal auf dem Mundboden. In der Mediallinie des Mundbodens ist die Raphe des M. mylohyoideus zwischen der Mandibula und dem Zungenbein zu palpieren (◘ Abb. 2.85). Die Muskelfasern verlaufen nach dorsolateral und können in ihrem Verlauf bis zur Mandibula getastet werden.

Der M. geniohyoideus liegt unter dem M. mylohyoideus und ist einer direkten Palpation nicht zugänglich.

Der M. digastricus, Venter anterior verläuft parallel, lateral der Raphe des M. mylohyoideus und wird quer zu seinem Faserverlauf palpiert (◘ Abb. 2.87). Eine alternierende Muskelkontraktion, die durch eine Anspannung in die Mundöffnung erzielt wird, erleichtert die Palpation.

Der kaudalste Anteil des M. stylohyoideus kann kranial-lateral am Zungenbein unter Kontraktion palpiert werden. Dafür fordert der Therapeut den Patienten auf, den Mundboden nach oben-innen zu ziehen (◘ Abb. 2.86).

Palpationsqualität

Die oberflächlichen Anteile der Muskulatur sind leicht zu palpieren. Die Muskelbäuche sind weich und flächig zu tasten. Die Muskelansätze sind im Bereich der Mandibula oft druckdolent. Nach Beschleunigungsverletzungen der HWS können sich Tonusunterschiede im Seitenvergleich zeigen.

Differenzierung

Zur Orientierung ist es sinnvoll, wenn der Therapeut von ventral-medial entlang der Mandibula nach dorsal palpiert. Die Differenzierung der einzelnen Muskeln ist schwierig, bei Mundöffnung oder beim Schlucken wird die gesamte hyale Muskulatur aktiviert. Demzufolge ist die Kenntnis der topografischen Anatomie zur Orientierung unerlässlich.

Hinweis

Die supra- und infrahyoidale Muskulatur spielt eine wichtige Rolle beim Kauen. Wird das Zungenbein von der infrahyalen Muskulatur fixiert, bewirken die Mundbodenmuskeln durch ihre Funktion am Kiefergelenk eine Mundöffnung. Im Weiteren arbeiten sie bei der Mahlbewegung des Unterkiefers mit.

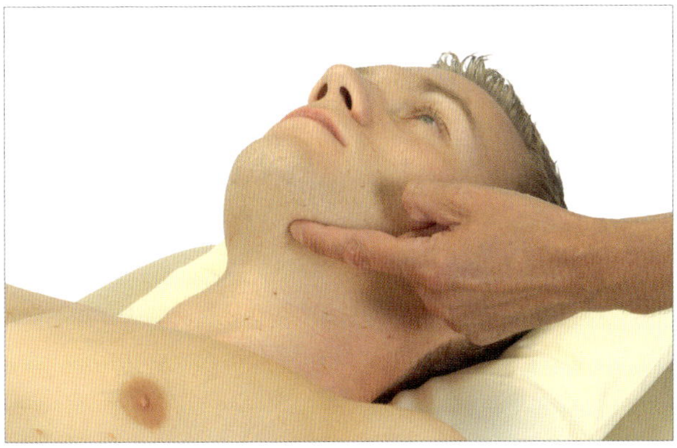

◘ **Abb. 2.85** Palpation des M. mylohyoideus

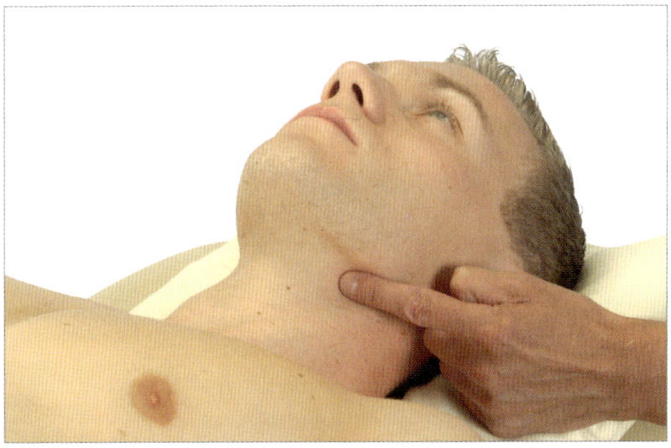

◘ **Abb. 2.86** Palpation des M. stylohyoideus

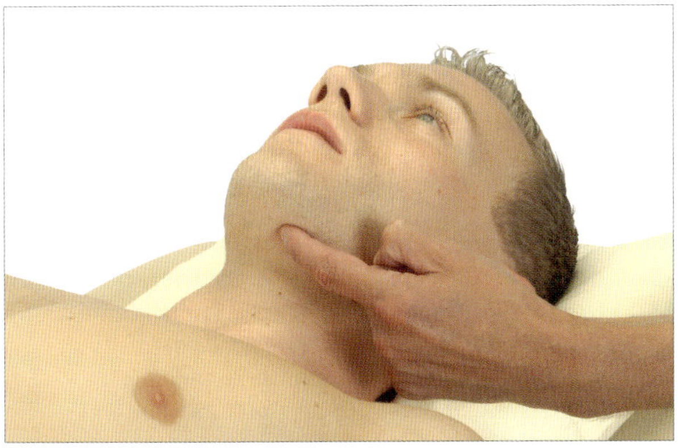

◘ **Abb. 2.87** Palpation des M. digastricus

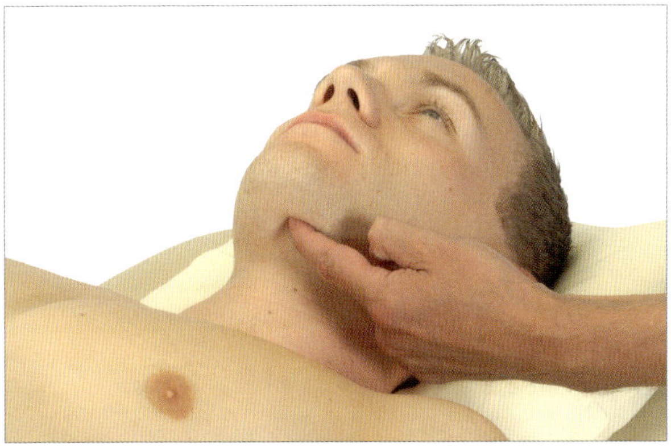

◘ **Abb. 2.88** M. geniohyoideus

Infrahyale Muskulatur: M. sternohyoideus, M. omohyoideus, M. sternothyroideus und M. thyrohyoideus

Anatomie

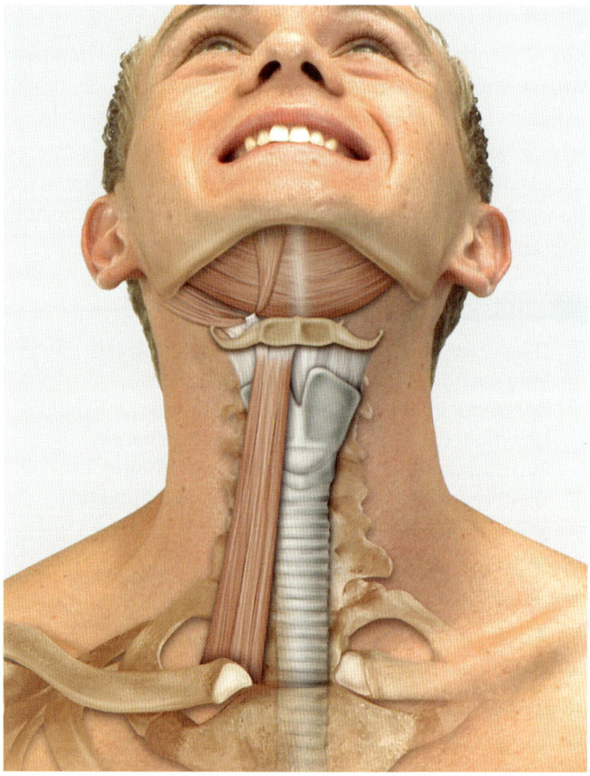

Abb. 2.89 M. sternohyoideus

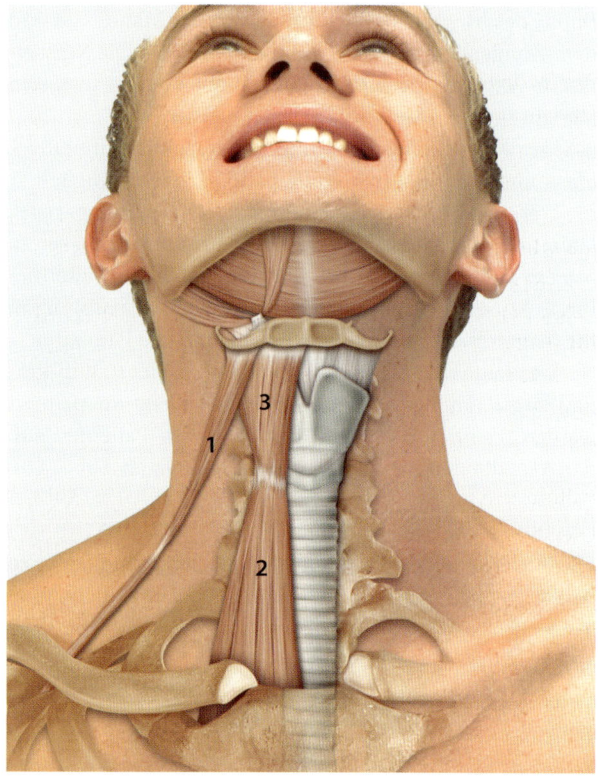

Abb. 2.90 M. omohyoideus (**1**), M. sternothyroideus (**2**) und M. thyrohyoideus (**3**)

M. sternohyoideus

U: Dorsalfläche des Manubrium sterni, Sternoklavikulargelenk, sternaler Anteil der Clavicula
A: laterale Innenfläche des Zungenbeins (Os hyoideum)
F:
- zieht das Zungenbein abwärts
- Mundöffnung und leichte Flexion der HWS und des Kopfes

M. omohyoideus

U: Margo superior der Scapula, medial der Incisura scapulae
A: laterales Drittel der Innenseite des Zungenbeins (Os hyoideum); eine über der V. jugularis interna gelegene Zwischensehne teilt ihn in Höhe des 6. Halswirbels in zwei Bäuche
F:
- zieht das Zungenbein abwärts und spannt die mittlere Halsfaszie (Fascia praetrachealis)
- Mundöffnung
- leichte Flexion der HWS und des Kopfes

M. sternothyroideus

U: Dorsalfläche des Manubrium sterni und der 1. Rippe
A: Linea obliqua des Schildknorpels (Cartilago thyroidea)
F: zieht den Kehlkopf abwärts

M. thyrohyoideus

U: Linea obliqua des Schildknorpels
A: Cornu majus des Zungenbeins (Os hyoideum)
F: nähert das Zungenbein und den Schildknorpel einander an

I: Alle infrahyalen Muskeln werden aus der Ansa cervicalis und vom R. thyrohyoideus innerviert (C1–C3).

Hinweis

- Die infrahyale Muskulatur arbeitet immer mit der suprahyalen Muskulatur zusammen, um den Mund zu öffnen oder den Kopf und die HWS zu flektieren.
- Der M. omohyoideus wird in seinem Verlauf durch eine Sehne auf halber Strecke geteilt. Der Muskel hat in der Regio collis lateralis eine enge Beziehung zur Fascia cervicalis medialis und zum Gefäß-Nerven-Strang. Er wirkt als „Entlastungsmuskel" für die unter ihm laufende V. jugularis interna, hält sie offen und ermöglicht somit einen besseren Rückfluss des Blutes vom Kopfbereich zur V. cava superior.

Beschreibung der Palpation

ASTE

Der Patient befindet sich in Rückenlage, der Kopf und die HWS sind mit einem kleinen Kissen unterlagert. Der Mund des Patienten ist geschlossen.

Durchführung

Die infrahyale Muskulatur wird in neutraler Kopfstellung des Patienten palpiert. Dafür platziert der Therapeut die Radialseite des Zeigefingers auf der entsprechenden Muskulatur. Die Mm. sternohyoideus und sternothyroideus liegen übereinander und sind kranial des SCG direkt medial des M. sternocleidomastoideus zu palpieren. Die Palpation erfolgt quer zum Faserverlauf über ihre gesamte Muskellänge (Abb. 2.91).

Mit der gleichen Technik ist der M. thyrohyoideus in direkter kranialer Folge des M. sternothyroideus zu palpieren (Abb. 2.93).

Palpationsqualität

Die infrahyale Muskulatur ist nicht sonderlich stark ausgeprägt. Damit ist die Muskulatur schlecht zu tasten. Unter Anspannung in die Mundöffnung ist eine flächige Kontraktion zu palpieren. Dabei ist darauf zu achten, dass der Patient keine Kontraktion des M. sternocleidomastoideus durchführt, da sie die Palpation der infrahyalen Muskulatur irritiert.

Differenzierung

Da die Muskulatur größtenteils übereinander liegt und die gleiche Funktion an Kiefer und HWS ausübt, ist eine direkte Differenzierung zwischen den Mm. sternohyoideus und sternothyroideus sowie den Mm. sternohyoideus und thyrohyoideus kaum möglich.

Der M. omohyoideus ist schwer zu palpieren. Gegebenenfalls kann er in seinem Verlauf zwischen dem Os hyoid und dem mittleren Anteil des M. sternocleidomastoideus getastet werden. Die Kenntnis der topografischen Anatomie ist zur Orientierung unerlässlich.

Hinweis

Da der M. sternothyroideus den gesamten Larynx nach kaudal zieht und ihn in dieser Stellung hält, spielt er bei der Phonation eine Rolle. Zusammen mit dem M. thyrohyoideus arbeitet er als Muskelschlinge zur Stabilisierung des Kehlkopfes. Das Zusammenarbeiten der supra- und infrahyalen Muskulatur wurde bereits bei den suprahyalen Muskeln beschrieben (► S. 44 f.).

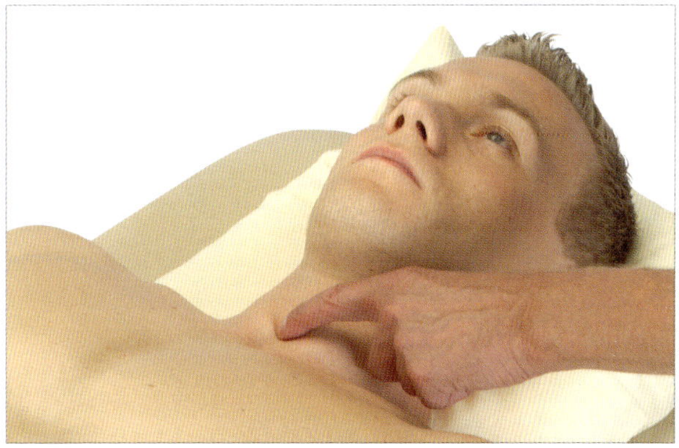

Abb. 2.91 Palpation des M. sternohyoideus und des M. sternothyroideus

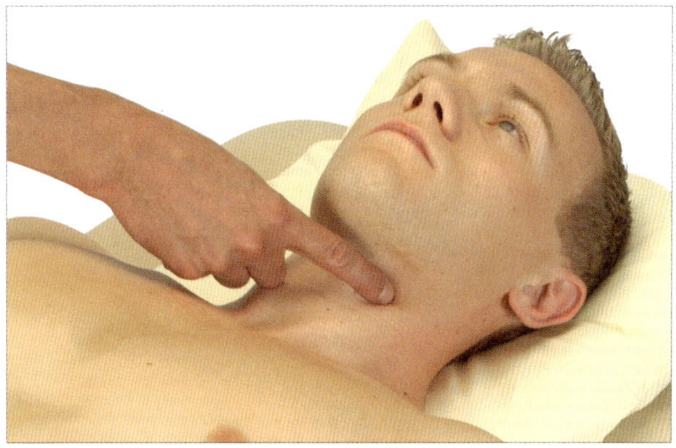

Abb. 2.92 M. omohyoideus

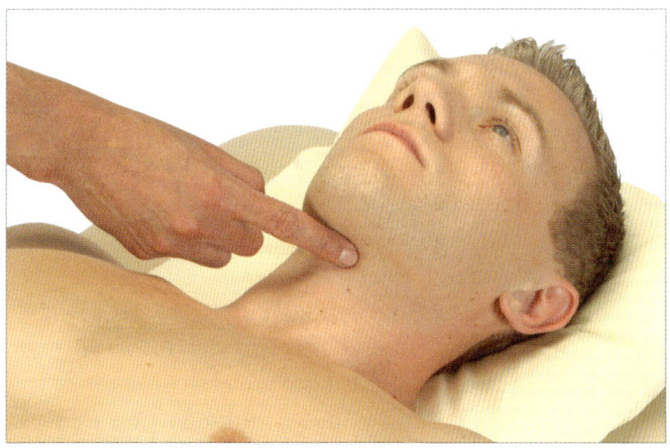

Abb. 2.93 Palpation des M. thyrohyoideus

2

Capsula art. temporomandibularis und Ligg. laterale und stylomandibulare

Anatomie

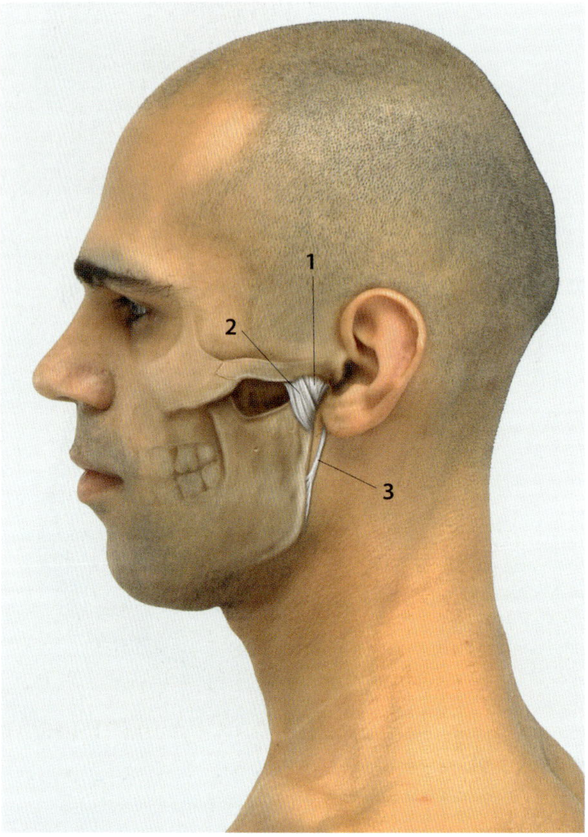

Abb. 2.94 Capsula art. temporomandibularis (1), Ligg. laterale (2) und stylomandibulare (3)

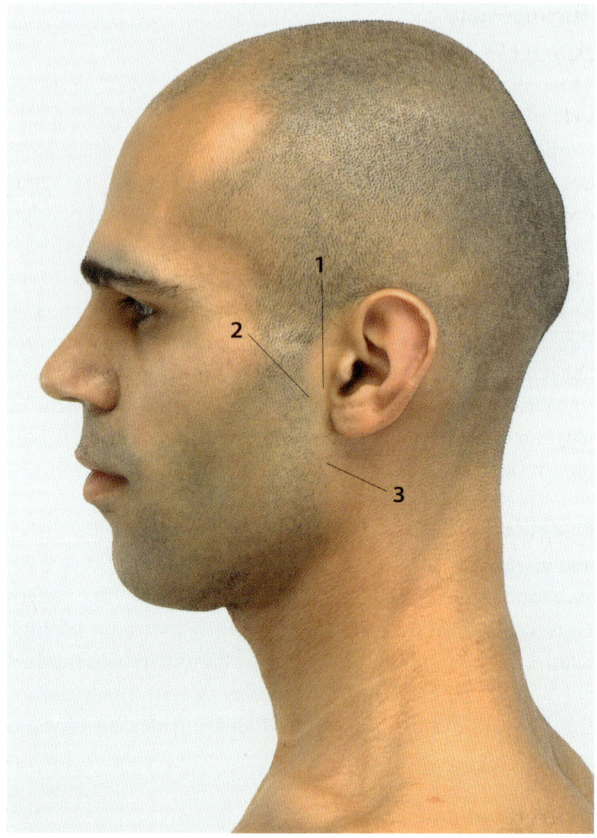

Abb. 2.95 Topografische Lage der Capsula art. temporomandibularis (1) und der Ligg. laterale (2) und stylomandibulare (3)

Capsula art. temporomandibularis und Lig. laterale

Die Capsula articularis ist relativ dünn und weit, sie wird lateralseitig durch das Lig. laterale verstärkt. Die Kapsel ist so weit, dass das Caput mandibulae nach ventral luxieren kann, ohne dass die Kapsel reißt.

Die Kapsel entspringt seitlich am Rand der Gelenkpfanne am Schläfenbein und erstreckt sich bis zur Fissura petrotympanica. Die Fasern konvergieren trichterförmig nach unten in Richtung Caput mandibulae, an dem sie inserieren.

Das Lig. laterale verläuft vom Acrus zygomaticus zum kapselnahen Ansatz an der Mandibula und verstärkt somit die laterale Kapselwand. Es ist an der Führung des Kiefergelenks beteiligt und stabilisiert bei der Mahlbewegung den Condylus auf der Arbeitsseite

Lig. stylomandibulare

Das Lig. stylomandibulare hat keinen direkten Kontakt zur Gelenkkapsel. Es verläuft vom Proc. styloideus zum hinteren Rand des Angulus mandibulae und hat eine führende Wirkung auf das Kiefergelenk.

Beschreibung der Palpation

ASTE

Der Patient sitzt aufrecht auf einem Hocker.

Die Palpation kann ebenso in Rückenlage durchgeführt werden. Der Kopf und die HWS sind hierbei mit einem kleinen Kissen unterlagert.

Durchführung

Zur Palpation der Capsula art. temporomandibularis legt der Therapeut den Palpationsfinger von kaudal kommend so an den Arcus zygomaticus an, dass er sich direkt vor dem Gehörgang befindet. Um die Gelenkkapsel leicht zu spannen, wird der Patient aufgefordert, den Mund etwas zu öffnen. Nun ist der distale Gelenkpartner unter der Gelenkkapsel zu tasten (Abb. 2.96).

Zur Palpation des Lig. laterale wandert der Therapeut mit dem Palpationsfinger leicht nach ventral und tastet das Band quer zu seinem Verlauf zwischen dem Arcus zygomaticus und dem Ramus mandibulae (Abb. 2.97). Das Lig. stylomandibulare ist in der Tiefe zwischen dem hinteren Rand des Angulus mandibulae und dem Proc. styloideus mit der Radialseite des Zeigefingers zu tasten (◻ Abb. 2.98).

Palpationsqualität

Da die Capsula art. temporomandibularis sehr dünn ist, ist sie als feine bindegewebige Struktur zu palpieren, die sich bei Mundöffnung strafft.

Das Lig. laterale ist quer zu seinem Faserverlauf recht gut zu tasten, das Lig. stylomandibulare ist strangartig und fest, aber meist undeutlicher zu palpieren, da es mehr in der Tiefe liegt und die Palpation vom Patienten ggf. als unangenehm empfunden wird.

Differenzierung

Die Differenzierung der Capsula art. temporomandibularis erfolgt über die anatomische Lage. Wird der Patient aufgefordert, den Mund zu öffnen, ist der Proc. condylaris innerhalb der Gelenkkapsel unter dem Palpationsfinger zu palpieren.

Das Lig. laterale ist aufgrund seiner Struktur gut von den umliegenden knöchernen und muskulären Strukturen abzugrenzen.

Das Lig. stylomandibulare sollte wiederum über seine Lage und seine recht dünne aber feste ligamentäre Struktur abgegrenzt werden.

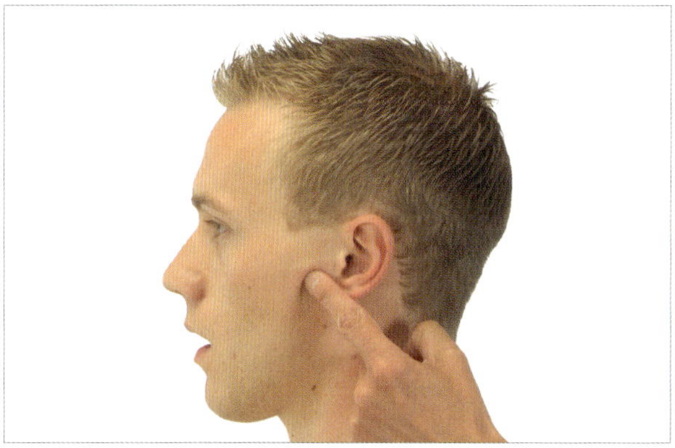

◻ **Abb. 2.96** Palpation der Capsula art. temporomandibularis

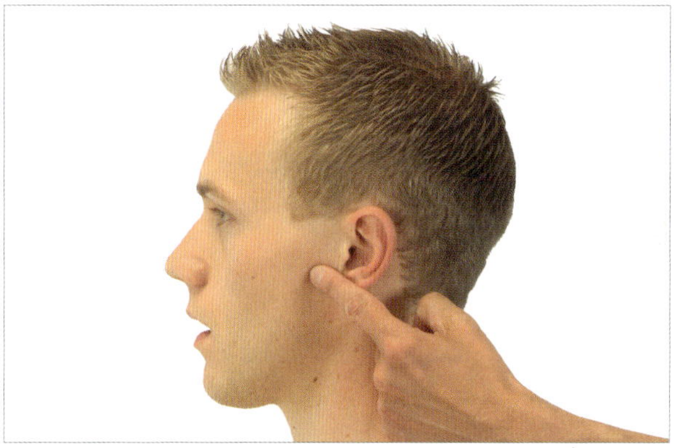

◻ **Abb. 2.97** Palpation des Lig. laterale

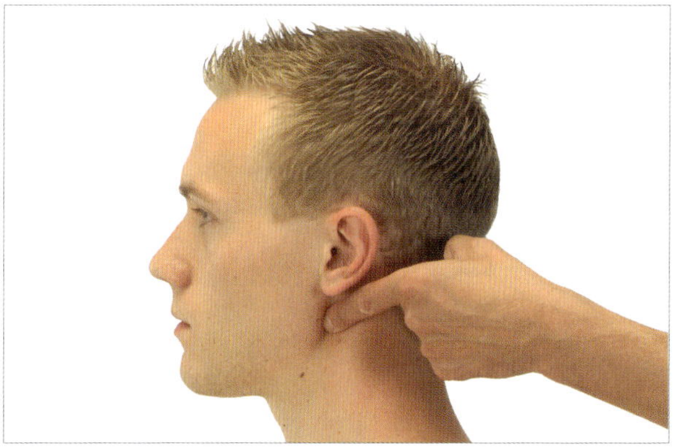

◻ **Abb. 2.98** Palpation des Lig. stylomandibulare

Os temporale und Arcus zygomaticus

Anatomie

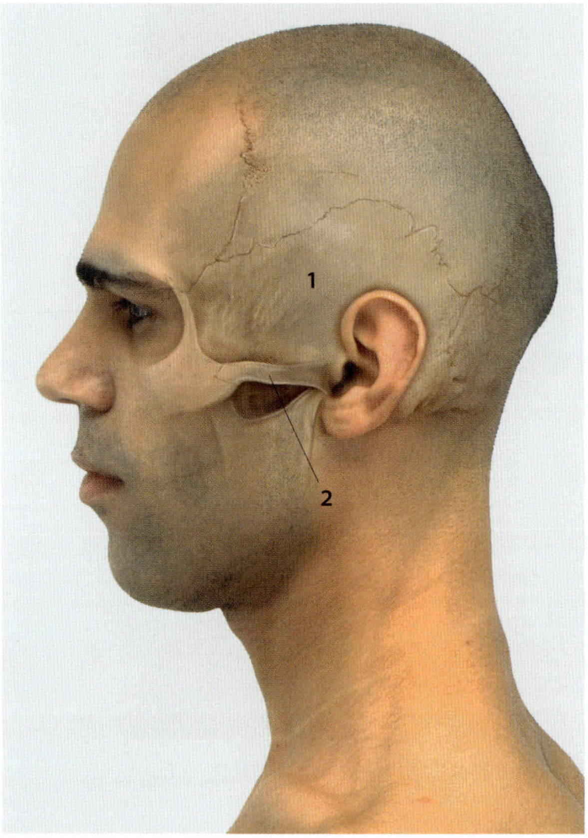

Abb. 2.99 Os temporale (1) und Arcus zygomaticus (2)

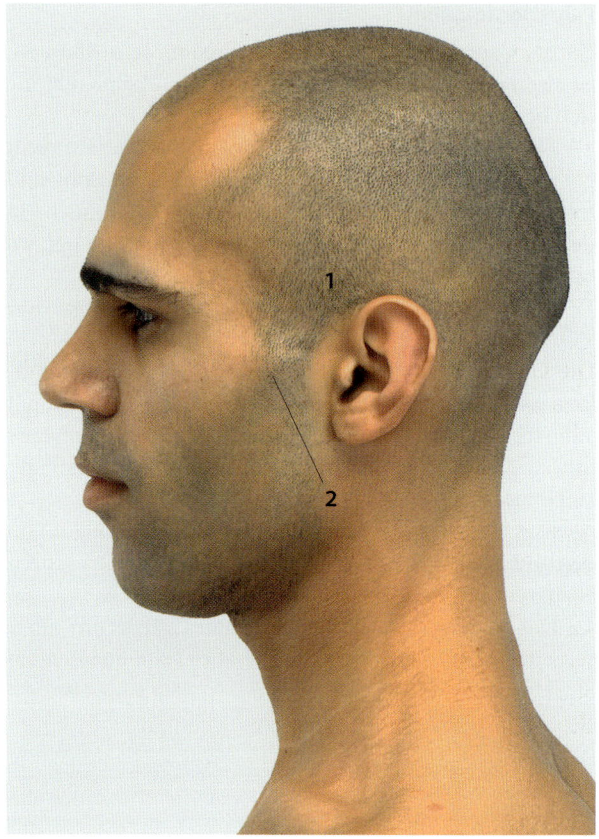

Abb. 2.100 Topografische Lage des Os temporale (1) und des Arcus zygomaticus (2)

Das Os temporale (Schläfenbein) befindet sich seitlich am Schädel. Es wird vom Os occipitale (dorsal), Os parietale (kranial), dem Os sphenoidale (ventral) und von der Mandibula (kaudal) begrenzt. Das Os temporale formt den Gehörgang und stellt die knöcherne Umgebung für das Gleichgewichtsorgan dar. Im Weiteren bildet es die Gelenkpfanne für das Kiefergelenk.

Knöcherne Anteile des Os temporale sind u. a. der Proc. mastoideus, der als Muskelansatz für den M. sternocleidomastoideus dient und der Proc. zygomaticus. Der Proc. zygomaticus verbindet sich mit dem Jochbein und bildet mit ihm zusammen den Arcus zygomaticus.

Hinweis

- Das Os temporale (Pars petrosa) formt an der Innenseite des Schädels wichtige Durchtrittsstellen für den N. facialis, den N. vestibulocochlearis, den Plexus caroticus interus, die A. carotis interna und die V. jugularis interna.
- Der Arcus zygomaticus dient dem M. masseter als Ursprungsstelle.

Beschreibung der Palpation

ASTE

Der Patient sitzt aufrecht auf einem Hocker.

Die Palpation kann ebenso in Rückenlage durchgeführt werden. Der Kopf und die HWS sind hierbei mit einem kleinen Kissen unterlagert.

Durchführung

Zur Palpation des Arcus zygomaticus setzt der Therapeut den Palpationsfinger von kaudal kommend so an, dass er sich direkt vor dem Gehörgang befindet (Abb. 2.101). Die markante Knochenleiste ist ca. zwei bis drei Patientenquerfinger nach ventral zu verfolgen (Abb. 2.102).

Die kaudale Begrenzung des Os temporale bildet zwei deutliche Palpationspunkte, den Proc. styloideus und den Proc. mastoideus (► S. 90).

Dem Proc. mastoideus nach dorsal-kranial folgend, gelangt der Therapeut auf die nach dorsal-kranial verlaufende Sutura occipitomastoidea, die das Os temporale vom Os occipitale trennt. An ihrem Ende (ca. zwei Patientenquerfinger weiter) beginnt die Sutura parietomastoidea ihren Verlauf nach ventro-kranial und geht dann ca. einen

Patientenquerfinger später in die Sutura squamosa über. Sie begrenzen das Os temporale gegen das Os parietale.

Der Therapeut folgt der Sutura squamosa halbkreisförmig nach ventral über die Sutura sphenosquamosa bis zu Oberseite des Arcus zygomaticus. Diese Begrenzungslinie des Os temporale verläuft ca. auf halber Höhe des M. temporalis (► S. 14 f.).

Palpationsqualität

Der Arcus zygomaticus ist sehr deutlich und prominent unter der Haut zu palpieren. Gleiches gilt für den der Proc. styloideus und den Proc. mastoideus kaudalseitig des Os temporale.

Die knöchernen Übergänge zum Os parietale und Os sphenoidale über die Sutura squamosa und Sutura sphenosquamosa sind für Ungeübte nicht deutlich zu tasten.

Differenzierung

Aufgrund der knöchernen Struktur ist das Os temporale und der Arcus zygomaticus deutlich von den Weichteilen zu differenzieren.

Die Differenzierung zu den benachbarten Schädelknochen erfolgt über die Sutura occipitomastoidea, Sutura parietomastoidea und Suturae squamosa und sphenosquamosa. Diese Differenzierung ist schwerer, da die Schädelnähte häufig nicht exakt zu lokalisieren sind.

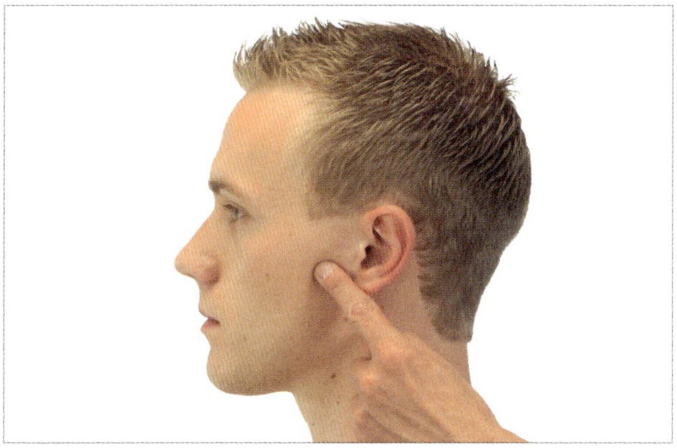

Abb. 2.101 Arcus zygomaticus, dorsaler Anteil

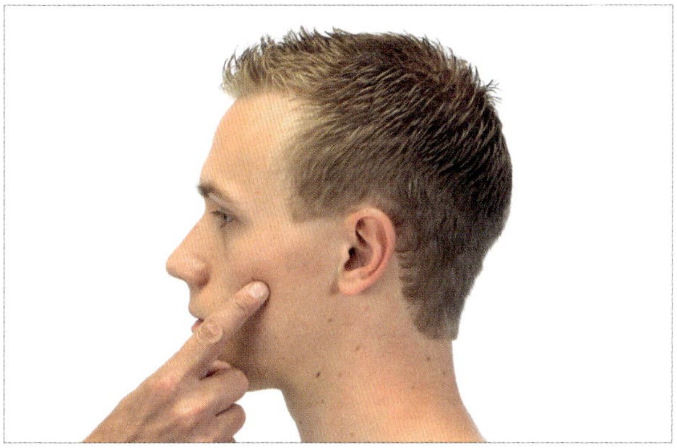

Abb. 2.102 Palpation des Arcus zygomaticus, ventraler Anteil

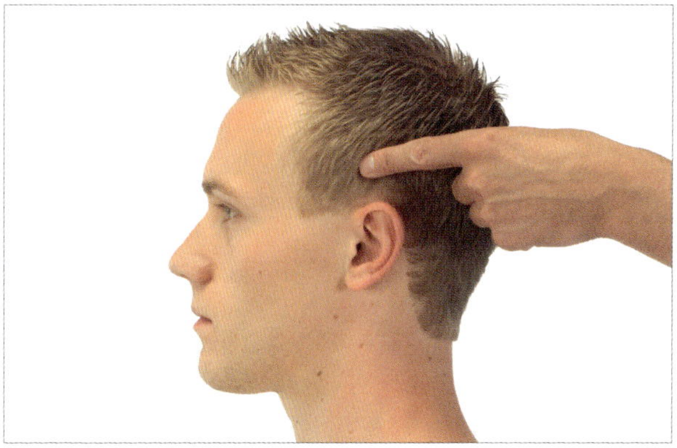

Abb. 2.103 Palpation des Os temporale

2

Os frontale und Os nasale

Anatomie

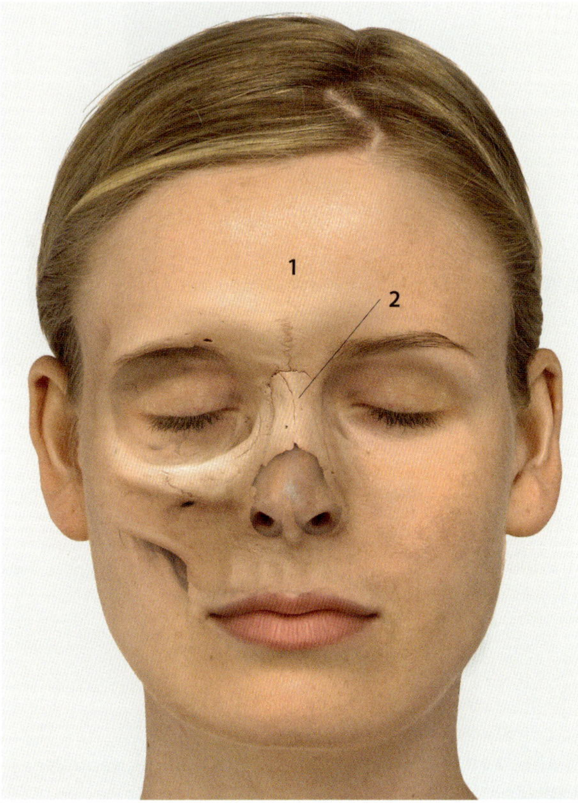

Abb. 2.104 Os frontale (**1**) und Os nasale (**2**)

Os frontale

Das Os frontale (Stirnbein) besteht aus der Squama frontalis, den paarig angelegten Partes orbitales, die das Dach der Augenhöhle bilden sowie dem Pars nasalis.

Die Squama frontalis wird durch die Sutura coronalis von den Ossa parietalia begrenzt. Zu den Partes orbitales wird das Stirnbein durch die Margo supraorbitalis am Eingang der Augenhöhle begrenzt.

Os nasale

Zwischen den beiden Orbitae grenzt das Stirnbein an die beiden Ossa nasalia (Nasenbein) und an die Maxilla (Oberkiefer). Die beiden Ossa nasalia sind durch die Sutura internasalis verbunden. Der untere Rand des Os nasale schiebt sich über den Knorpel, der vom Nasenseptum zum Nasenrücken reicht.

Beschreibung der Palpation

ASTE

Der Patient sitzt aufrecht auf einem Hocker.

Die Palpation kann ebenso in Rückenlage durchgeführt werden. Der Kopf und die HWS sind hierbei mit einem kleinen Kissen unterlagert.

Durchführung

Zur Palpation des Os frontale setzt der Therapeut den Palpationsfinger von kaudal kommend am Oberrand der Augenhöhle an der Margo supraorbitale an. Er folgt der markanten Knochenleiste nach lateral bis zum äußeren Augenwinkel und gelangt zur Sutura frontozyogmatica, die das Os frontale vom Os zygomaticum trennt. Sie verläuft ca. 1 cm nach dorsal und geht in die nach kranialdorsal verlaufende Sutura sphenofrontalis über, die das Stirnbein vom Os sphenoidale trennt. Auf Höhe des Arcus zygomaticus geht die Sutura sphenofrontalis in die Sutura coronalis über. Die Sutura coronalis verläuft quer über das Schädeldach zur gegenüberliegenden Seite und begrenzt das Os frontale gegen das Os parietale.

Folgt der Therapeut der Margo supraorbitale nach medial, gelangt er am medialen Augenwinkel an den Übergang zur Maxilla. Mittig der Nasenwurzel palpiert der Therapeut nun den Übergang zum Os nasale. Er folgt dem Os nasale wenige Zentimeter nach ventral, bevor es in eine knorpelige Struktur übergeht.

Palpationsqualität

Die Ossa frontale und nasale sind knöchern als feste Strukturen sehr gut zu palpieren, besonders im Bereich der Orbita und der Nasenwurzel. Die Übergänge zum Os zygomaticum, Os sphenoidale und Os parietale sind nicht so deutlich zu tasten.

Differenzierung

Aufgrund der knöchernen Struktur sind die Ossa frontale und nasale deutlich von den Weichteilen zu differenzieren. Die Differenzierung zu den benachbarten Schädelknochen erfolgt über die verschiedenen Suturae. Diese Differenzierung ist schwerer, da sie häufig nicht exakt zu lokalisieren sind.

Die Differenzierung des Os nasale erfolgt am besten über die anatomische Lage. Hierzu dient die Nasenwurzel als gute Orientierung, von hier aus kann der Therapeut dem Os nasale nach ventral-kaudal folgen.

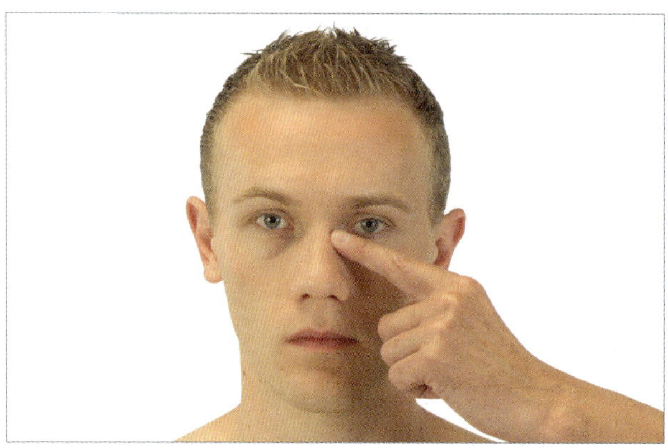

Abb. 2.105 Os nasale

Maxilla

Anatomie

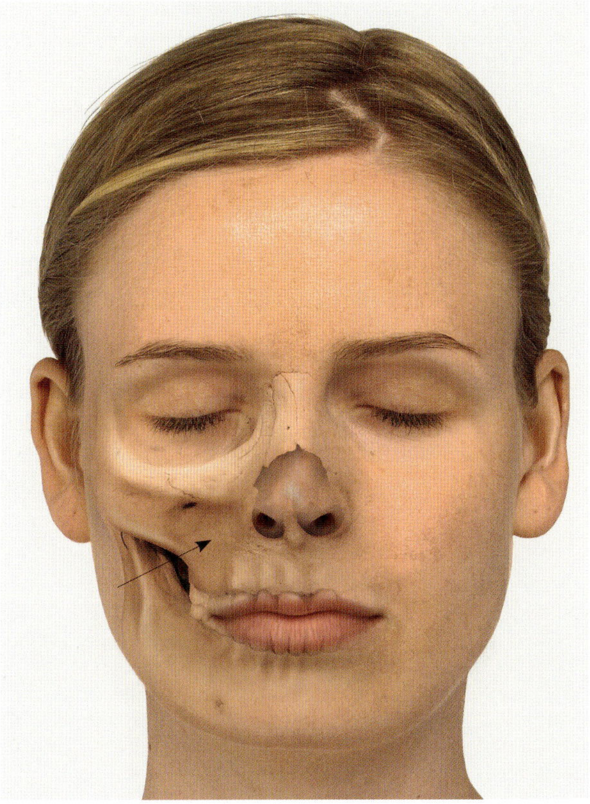

Abb. 2.106 Maxilla

Die beiden Oberkieferknochen stellen die knöcherne Grundlage des Mittelgesichts dar, ihre Größe und Form sind maßgebend für die Form des Gesichts. Die Maxilla wird vom Corpus maxillae und von seinen Fortsätzen gebildet, die ihrerseits am Aufbau und der Form der Nasen- und Augenhöhle sowie des Gaumens beteiligt sind. Der Corpus maxillae besitzt die größte Nasennebenhöhle (Sinus maxilaris) und hat enge Beziehung zur Wurzel des ersten Mahlzahns (Infektübertragung). Die Vorderfläche des Oberkiefers ist so geformt, dass sie die vordere Nasenöffnung umschließt. Oberhalb des Proc. alveolaris befindet sich eine Vertiefung, die Fossa canina. Etwas oberhalb davon liegt das Foramen infraorbitale, das häufig variabel geformt ist. Hier tritt der N. und die A. infraorbitalis aus.

Über den Proc. zygomaticus nimmt die Maxilla Kontakt mit dem Jochbein auf. Der Proc. alveolaris trägt die Zahnfächer des Oberkiefers. Der Gaumen wird von den beiden Procc. palatini gebildet, die sich in der Mitte über die Sutura palatina mediana verbinden.

Hinweis

Im Bereich des Foramen infraorbitale kann der zweite Ast des N. trigeminus an seiner Austrittsstelle getastet werden.

Beschreibung der Palpation

ASTE

Der Patient sitzt aufrecht auf einem Hocker.

Die Palpation kann ebenso in Rückenlage durchgeführt werden. Der Kopf und die HWS sind hierbei mit einem kleinen Kissen unterlagert.

Durchführung

Zur Palpation der Maxilla setzt der Therapeut den Palpationsfinger zwischen Schneidezahn und Nasenscheidewand an. Er folgt dem Oberkiefer nach lateral-dorsal und gelangt im Bereich der Backenzähne an den Proc. zygomaticus maxillae, an den er von kaudal kommend stößt.

Von hier aus palpiert der Therapeut nach medial-kranial Richtung Nasenwurzel, überkreuzt dabei das Foramen infraorbitale und gelangt über die Margo infraorbitale zum medialen Augenwinkel.

Palpiert der Therapeut vom medialen Augenwinkel Richtung Nasenflügel, so gelangt er an die knöcherne Begrenzung für die Nasenöffnung (Apertura piriformis).

Palpationsqualität

Die Maxilla ist mit ihrer Facies anterior knöchern sehr gut zu palpieren, besonders markant im Bereich des Proc. zygomaticus maxillae und der Margo infraorbitale. Die Übergänge zu den benachbarten Knochenstrukturen sind nicht so deutlich zu tasten.

Differenzierung

Aufgrund der knöchernen Struktur ist die Maxilla deutlich von den Weichteilen zu differenzieren. Die Differenzierung zu den benachbarten Schädelknochen erfolgt über die verschiedenen Suturae. Diese Abgrenzung ist schwerer, da die Suturae häufig nicht exakt zu lokalisieren sind.

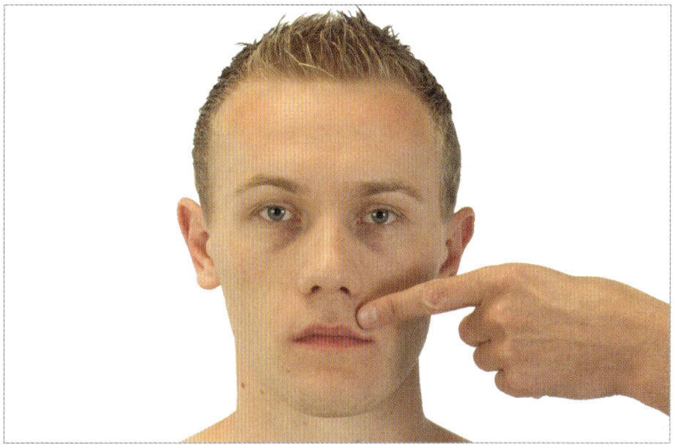

Abb. 2.107 Maxilla

Mandibula mit Protuberantia mentalis und Tuberculum mentale

Anatomie

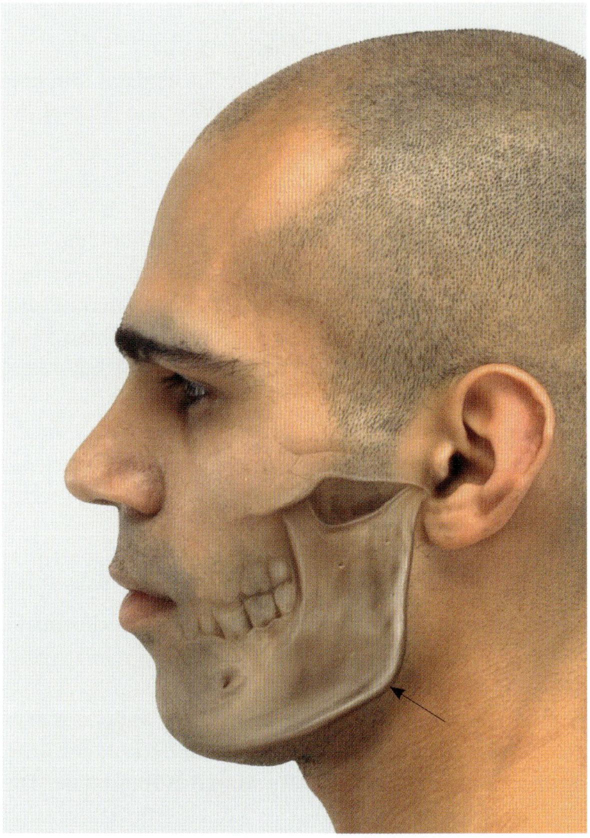

Abb. 2.108 Mandibula

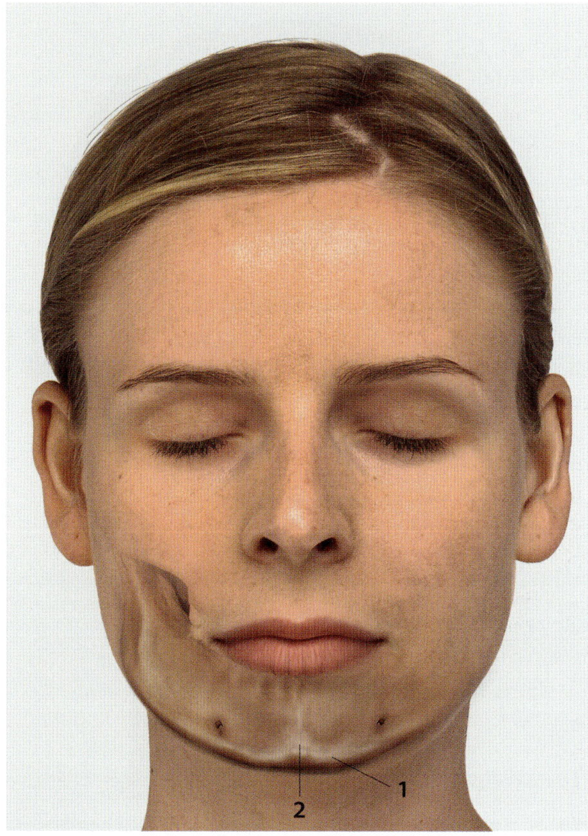

Abb. 2.109 Protuberantia mentalis (1) und Tuberculum mentale (2)

Der Unterkiefer ist ein frei beweglicher Knochen, der über die Art. temporomandibularis mit dem Schädel in gelenkiger Verbindung steht. Er gliedert sich in den Corpus mandibulae, den Angulus und den Ramus mandibulae auf. Der Corpus mandibulae trägt die Pars alveolaris. Ventral am Corpus befindet sich beidseitig die Protuberantia mentalis, die das Tuberculum mentale trägt. An der Außenfläche befindet sich ca. auf Höhe der zweiten Praemolaren das Foramen mentale. Durch das Foramen mentale verlässt der N. mentalis den Unterkiefer.

Der Corpus mandibulae geht nach dorsal in den Angulus mandibulae über. Hier befindet sich die Tuberositas masseterica, die dem M. masseter als Ansatz dient. Nach kranial verläuft der Ramus mandibulae. Dieser trägt zwei Fortsätze, den Proc. condylaris und den Proc. coronoideus (► S. 56 f.).

An der Innenseite des Unterkiefers befindet sich die Linea myelohyoidea, die von hinten-oben nach vorne-unten verlaufend dem M. mylohyoideus als Insertion dient. Medialseitig des Angulus mandibulae befindet sich die Tuberositas pterygoidea, die am M. pterygoideus medialis ansetzt.

Hinweis

Das Foramen mentale setzt sich nach innen in den Canalis mandibulae fort und öffnet sich auf der Innenseite des Unterkiefers mit dem Foramen mandibulae. Dieses wird von einer unterschiedlich großen Knochenzacke überlagert. Diese Knochenzacke (Lingula mandibulae) dient als Orientierung bei einer Leitungsanästhesie des N. alveolaris inferior.

Beschreibung der Palpation

ASTE

Der Patient sitzt aufrecht auf einem Hocker.

Die Palpation kann ebenso in Rückenlage durchgeführt werden. Der Kopf und die HWS sind hierbei mit einem kleinen Kissen unterlagert.

Durchführung

Zur Palpation des Corpus mandibulae setzt der Therapeut den Palpationsfinger von kaudal an die ventrale Spitze des

Unterkiefers an, hier befindet sich meist eine kleine Kerbe, die nach lateral jeweils in die Protuberantia mentalis ausläuft (◘ Abb. 2.110). Kranial der Protuberantia mentalis befindet sich das Tuberculum mentale (◘ Abb. 2.111).

Der Therapeut palpiert am Unterkiefer nach lateral-dorsal (◘ Abb. 2.112) und gelangt kurz vor dem Ohr an den Angulus mandibulae. Von hier aus palpiert er entlang des Ramus mandibulae nach kranial, bis er kurz vor dem Gehörgang an den Arcus zygomaticus stößt. Die beiden kranialen Fortsätze, der Proc. condylaris und der Proc. coronoideus (▶ S. 56 f.) sind bei geschlossenem Mund nicht zu palpieren, da sie unter dem Arcus zygomaticus liegen.

Auf der Innenseite des Corpus mandibulae palpiert der Therapeut mit der Radialseite des Zeigefingers die Linea myelohyoidea. Folgt er ihr nach dorsal-lateral, so gelangt er zur Tuberositas pterygoidea.

Palpationsqualität

Die Mandibula ist in ihrem gesamten Verlauf knöchern sehr gut zu palpieren, da sie kaum von Muskulatur überlagert wird.

Die Protuberantia ist gut als fester köcherner Grad zu palpieren, ebenso das Tuberculum mentale, dass sich als feste Struktur von der Protuberantia erhebt.

Der Proc. condylaris und der Proc. coronoideus (▶ S. 56 f.) sind nur bei geöffnetem Mund zu tasten. Ihre feste knöcherne Struktur wird von der Bindgewebsschicht der Gelenkkapsel (Proc. condylaris) bzw. von sehnigen Fasern des M. temporalis (Proc. coronoideus) überlagert.

Differenzierung

Aufgrund der knöchernen Struktur ist die Mandibula deutlich von den Weichteilen zu differenzieren. Die Differenzierung zur Art. temporomandibulare (▶ S. 58 f.) erfolgt über die Mundöffnung und die Palpation unter Bewegung des Unterkiefers.

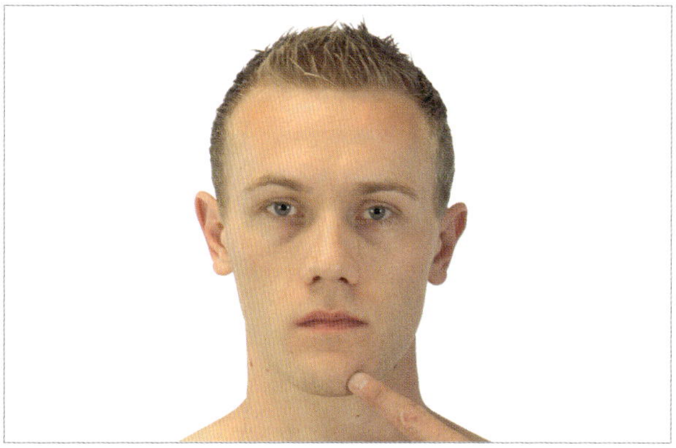

◘ **Abb. 2.110** Protuberantia mentalis

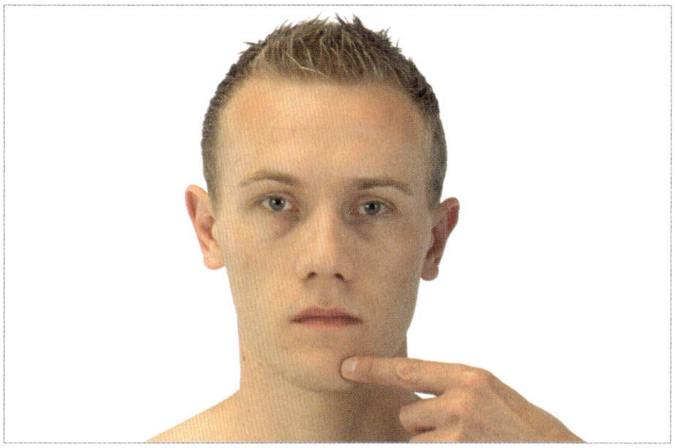

◘ **Abb. 2.111** Tuberculum mentale

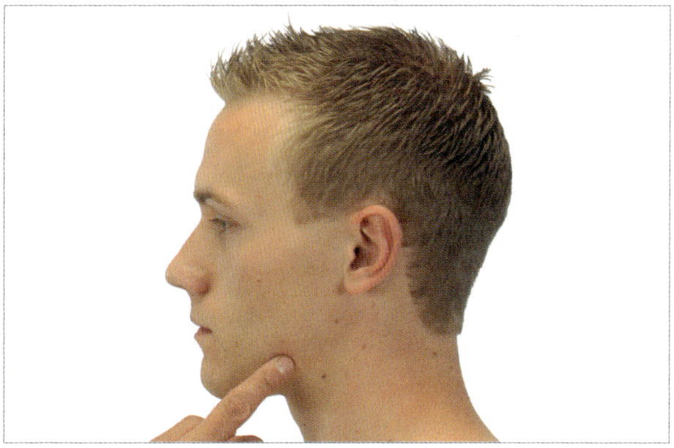

◘ **Abb. 2.112** Palpation der Mandibula

Proc. condylaris, Incisura mandibulae und Proc. coronoideus

Anatomie

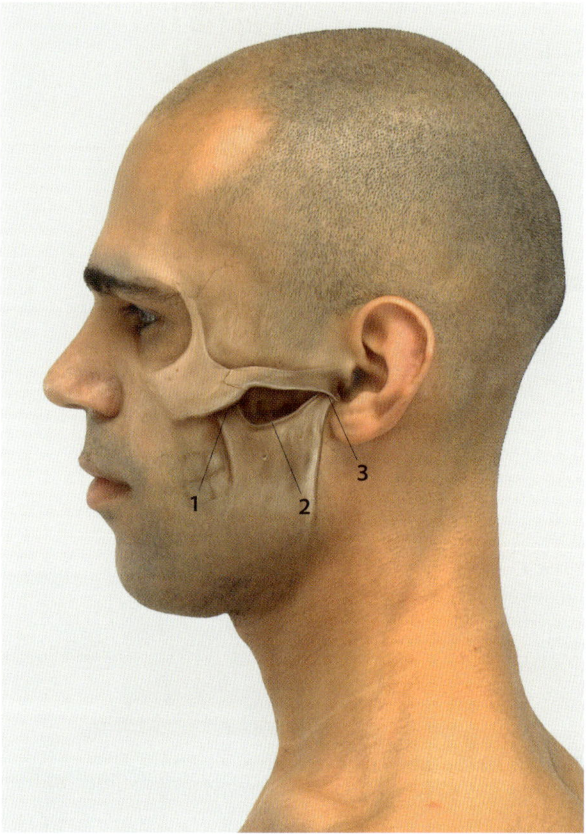

Abb. 2.113 Proc. condylaris (**1**), Incisura mandibulae (**2**) und Proc. coronoideus (**3**)

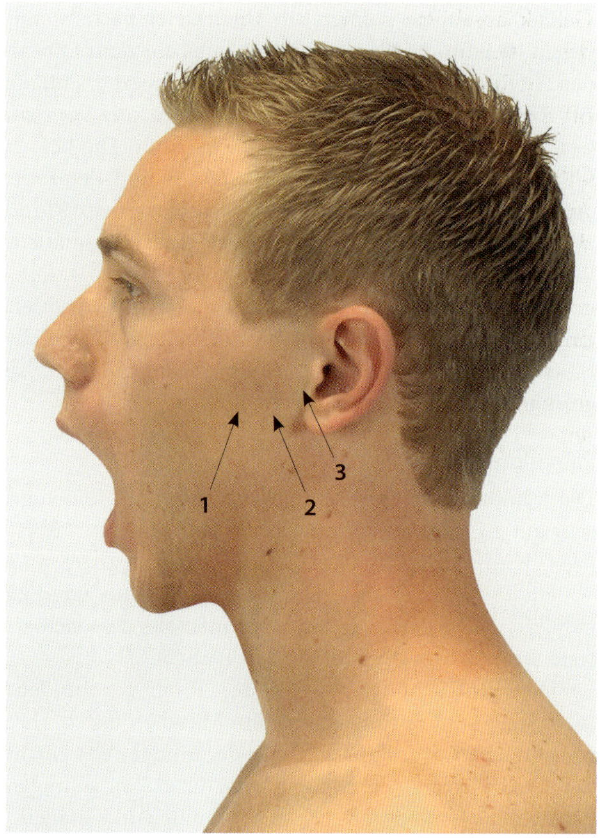

Abb. 2.114 Topografische Lage des Proc. condylaris (**1**), der Incisura mandibulae (**2**) und des Proc. coronoideus (**3**)

Der Ramus mandibulae besitzt an seinem kranialen Ende zwei Fortsätze, den Proc. condylaris und den Proc. coronoideus. Die Incisura mandibulae bildet eine Vertiefung, die zwischen diesen beiden Strukturen liegt.

Der Proc. condylaris trägt das Collum und das Caput mandibulae mit der Facies articularis. Die Gelenkfläche der Mandibula artikuliert in der Art. temporomandibularis mit dem Os temporale. Zwischen diesen Strukturen befindet sich der Discus articularis.

Der Proc. coronoideus ist eine dreieckige, flache Knochenplatte und dient als Muskelansatz für den M. temporalis.

Beschreibung der Palpation

ASTE

Der Patient sitzt aufrecht auf einem Hocker.

Die Palpation kann ebenso in Rückenlage durchgeführt werden. Der Kopf und die HWS sind hierbei mit einem kleinen Kissen unterlagert.

Durchführung

Zur Palpation des Proc. condylaris setzt der Therapeut den Palpationsfinger von kaudal so an die Unterseite des Arcus zygomaticus an, dass er sich direkt vor dem Ohr befindet (Abb. 2.115). Der Palpationsfinger ruht nun auf dem dorsokranialen Ende des Ramus mandibulae. Öffnet nun der Patient den Mund, so wandert der Proc. condylaris nach kaudal-ventral und tritt unter dem Arcus zygomaticus hervor.

Bleibt der Mund geöffnet, so ist ventral des Processus eine Kerbe, die Incisura mandibulae, durch den M. masseter hindurch zu palpieren (Abb. 2.116), die weiter nach ventral in den Proc. coronoideus ausläuft (Abb. 2.117). Der Proc. coronoideus befindet sich bei geschlossenem Mund unter dem Arcus zygomaticus, bei Mundöffnung ist er ca. zwei Patientenquerfinger ventral des Proc. condylaris zu palpieren.

Praxistipp

Der muskuläre Ansatz des M. temporalis am Proc. coronoideus ist häufig sehr schmerzhaft.

Palpationsqualität

Der Proc. condylaris und der Proc. coronoideus sind nur bei geöffnetem Mund deutlich zu tasten. Ihre feste knöcherne Struktur wird von der Bindegewebsschicht der Gelenkkapsel (Proc. condylaris) bzw. von sehnigen Fasern des M. temporalis (Proc. coronoideus) überlagert.

Die Incisura mandibulae ist aufgrund der Weichteile oftmals undeutlicher zu tasten.

Differenzierung

Aufgrund der knöchernen Struktur sind die Processus deutlich von den Weichteilen zu differenzieren. Die Differenzierung des Proc. condylaris in der Art. temporomandibulare (► S. 58 f.) erfolgt über die Mundöffnung und die Palpation unter Bewegung des Unterkiefers.

Die Incisura mandibulae und der Proc. coronoideus werden am deutlichsten über die Mundöffnung und ihre anatomische Lage differenziert.

Praxistipp

Ein „Knacken" bei Mundöffnung oder Mundschluss kann auf eine gestörte Gelenkmechanik oder eine Dislokation des Discus articularis hinweisen.

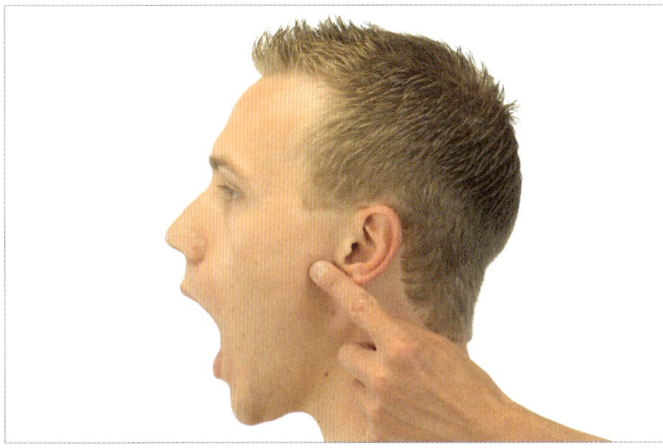

Abb. 2.115 Palpation des Proc. condylaris

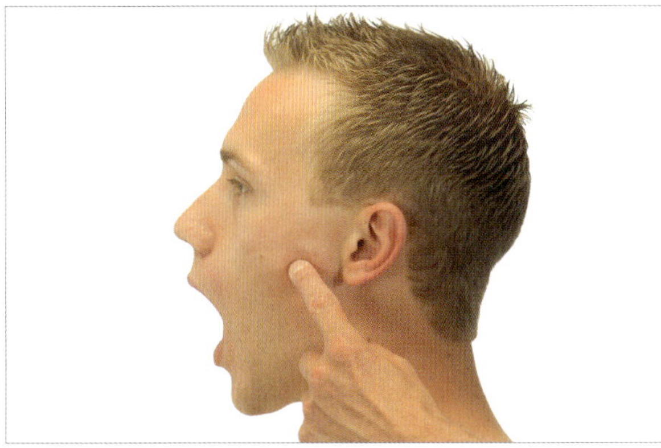

Abb. 2.116 Palpation der Incisura mandibulae

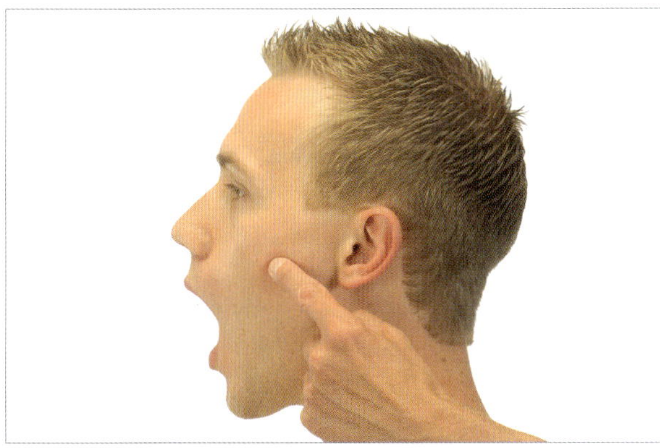

Abb. 2.117 Palpation des Proc. coronoideus

Art. temporomandibularis

Anatomie

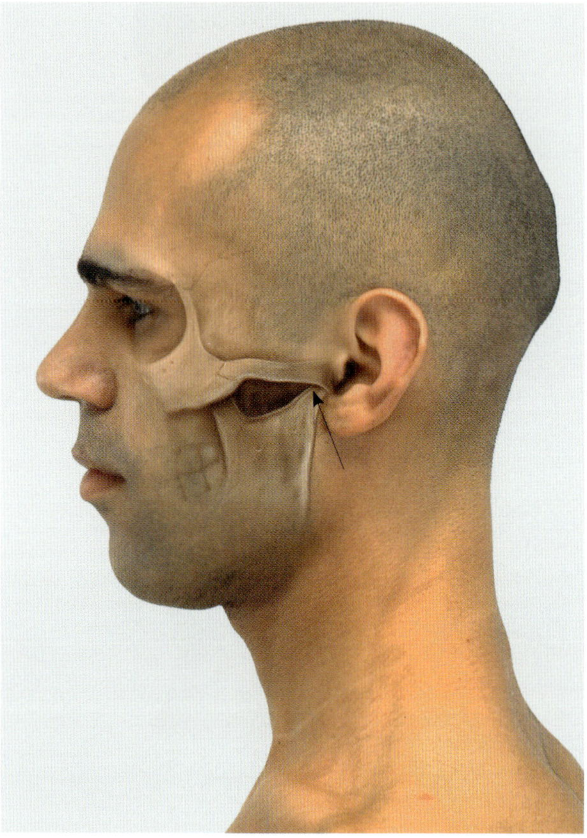

Abb. 2.118 Art. temporomandibularis

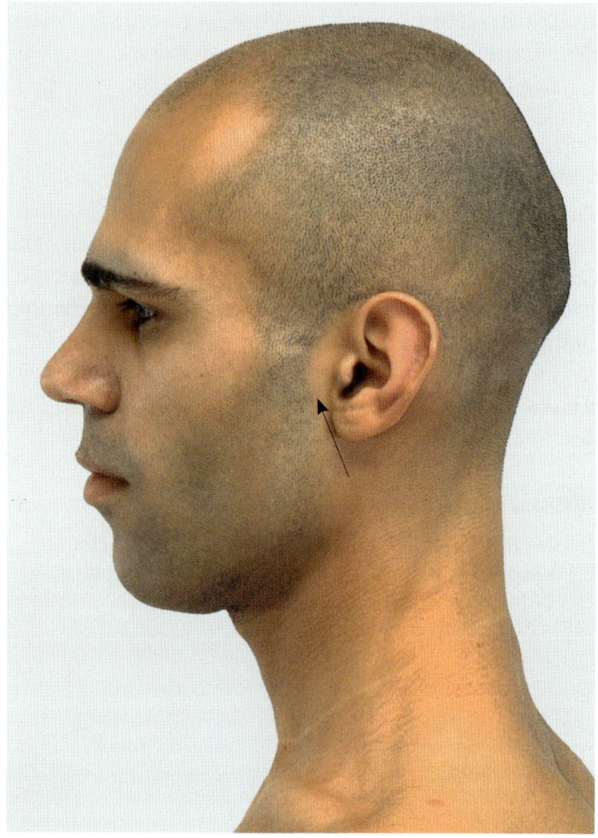

Abb. 2.119 Topografische Lage der Art. temporomandibularis

Die Art. temporomandibularis wird durch das Caput mandibulae einerseits und die Fossa mandibularis mit dem Tuberculum articulare andererseits gebildet. Beide Gelenkanteile sind mit Faserknorpel überzogen. Zwischen Ihnen befindet sich der Discus articularis, der das Gelenk in zwei vollständig voneinander getrennte Gelenkhöhlen untergliedert. Der Discus articularis ist medial und lateral mit der Gelenkkapsel verwachsen und bildet für das Caput mandibulae eine bewegliche Pfanne. Der dorsale Anteil des Discus ist biläminär, der obere Anteil, der an der Hinterwand der Fossa mandibularis ansetzt, besteht aus lockerem fibroelastischem Gewebe. Der untere Anteil, der am Caput mandibulae inseriert, besteht aus sehr straffem fibrösem Gewebe. Nach ventral ist der Discus mit der Gelenkkapsel und dem M. pterygoideus lateralis verwachsen.

Da zwei Gelenkkammern vorhanden sind, kommt es bei der Mundöffnung immer zu einer Kombinationsbewegung: Es findet eine Drehbewegung des Caput mandibulae im unteren Gelenkabschnitt (Rotation) und eine Verschiebung des Caput nach ventral (Translation) im oberen Gelenkabschnitt statt. Die Verschiebung nach ventral wird aktiv durch den M. pterygoideus lateralis unterstützt. Neben der Mundöffnung findet bei der Mahlbewegung noch eine Bewegung in laterale Richtung statt. Bei der Mahlbewegung rotiert der eine Condylus um eine vertikale Achse (Arbeitsseite). Der andere Condylus macht eine Translationsbewegung nach vorne-unten (Balanceseite).

Pathologie

Eine Trigeminusneuralgie lässt sich deutlich von einer temporomandibulären Dysfunktion mittels typischer Charakteristika unterscheiden: Bei einer Trigeminusneuralgie gibt der Patient unilaterale akute, stechende Schmerzen an, die auch nachts auftreten können. Es handelt sich um kurze (sekunden- bis minutenlange) Schmerzepisoden, die sich mit langen Remissionsperioden während des Tages abwechseln. Zudem sind begleitende Krämpfe in der Gesichtsmuskulatur, Hautrötungen und ein vermehrter Tränenfluss zu beobachten (Pihut et al., 2014).

Beschreibung der Palpation

ASTE

Der Patient sitzt aufrecht auf einem Hocker.

Die Palpation kann ebenso in Rückenlage durchgeführt werden. Der Kopf und die HWS sind hierbei mit einem kleinen Kissen unterlagert.

Durchführung

Zur Palpation der Art. temporomandibularis legt der Therapeut den Palpationsfinger von kaudal kommend an den Arcus zygomaticus so an, dass er sich direkt vor dem Gehörgang befindet (Abb. 2.121).

Um den distalen Anteil des Gelenks durch die Gelenkkapsel hindurch zu papieren, wird der Patient aufgefordert, den Mund leicht zu öffnen. Durch ein Verschieben des Unterkiefers nach lateral ist die Bewegung des Caput mandibulae deutlich zu tasten. Die Gelenkpfanne ist nicht direkt zu palpieren. Im Weiteren kann auch der Kleinfinger an den Gehörgang angesetzt werden, bei Mundöffnung spürt der Therapeut, wie sich das Caput nach ventral-kaudal bewegt.

Palpationsqualität

Anteile der Art. temporomandibularis, der Proc. condylaris und die Gelenkkapsel sind nur bei Mundöffnung deutlich zu palpieren. Der Proc. condylaris ist als feste knöcherne Struktur deutlich zu tasten. Die Gelenkkapsel ist als dünne bindegewebige Struktur zu palpieren, die den Proc. condylaris überlagert.

Differenzierung

Die Differenzierung der Art. temporomandibularis erfolgt über die anatomische Lage. Wird der Patient aufgefordert, den Mund zu öffnen, erscheint der Proc. condylaris innerhalb der Gelenkkapsel unter dem Palpationsfinger. Aufgrund seiner Struktur ist er gut von den umliegenden muskulären Strukturen abzugrenzen.

Hinweis

- Orofasciale Schmerzen werden häufig durch myofasciale Dysfunktionen und degenerative Prozesse in der Art. temporomandibularis verursacht (Ardic et al. 2006)
- Ardic et al. (2006) untersuchten Patienten mit rheumatoider Arthritis oder myofascialen schmerzhaften Dysfunktionen der Art. temporomandibularis. Sie fanden heraus, dass eine Korrelation zwischen der vom Patienten angegebenen Schmerzintensität und der Anzahl subchondrale Zysten, die im HRCT (high resolution computed tomography) nachweisbar ist, besteht.

Praxistipp

- Ein „Knacken" bei Mundöffnung oder Mundschluss kann auf eine gestörte Gelenkmechanik oder eine Dislokation des Discus articularis hinweisen.
- Bei einer **rheumatoiden Arthritis** ist die Art. temporomandibulare meist symmetrisch betroffen, Patienten mit einer **myofascialen Dysfunktion** zeigen einen eher asymmetrischen Befall (Ardic et al. 2006)

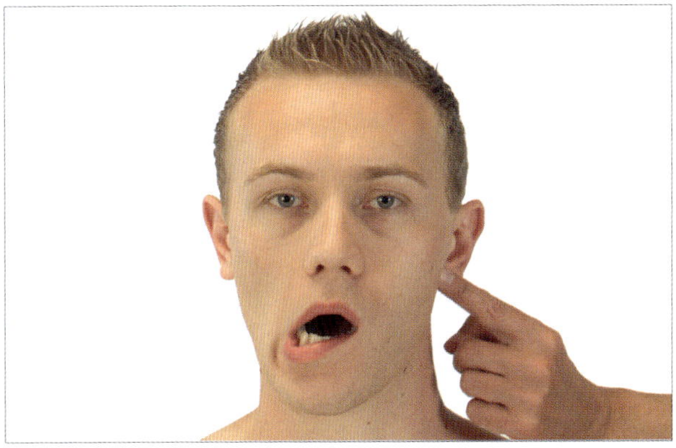

Abb. 2.120 Art. temporomandibularis von ventral

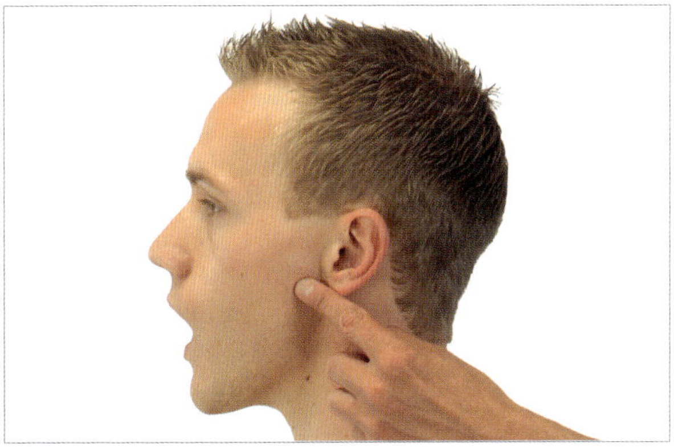

Abb. 2.121 Palpation der Art. temporomandibularis von lateral

Foramina supraorbitale, infraorbitale und mentale

Anatomie

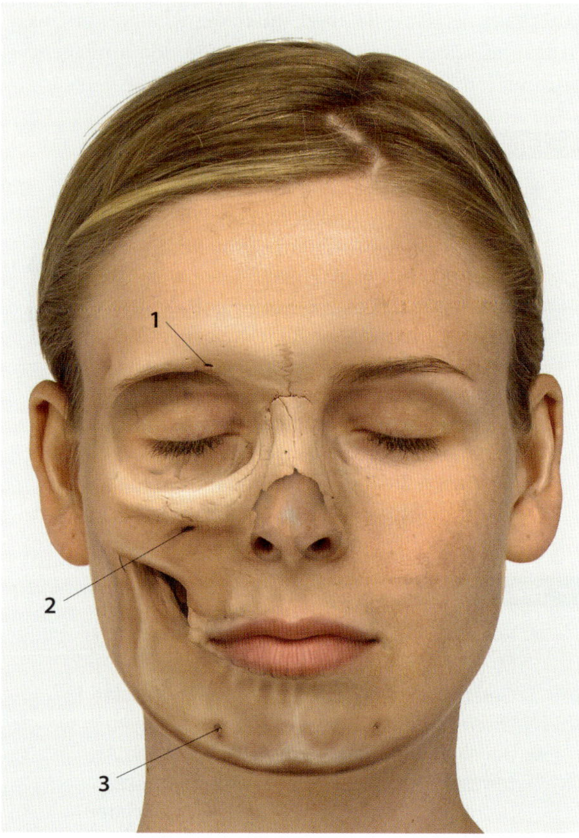

Abb. 2.122 Foramina supraorbitale (1), infraorbitale (2) und mentale (3)

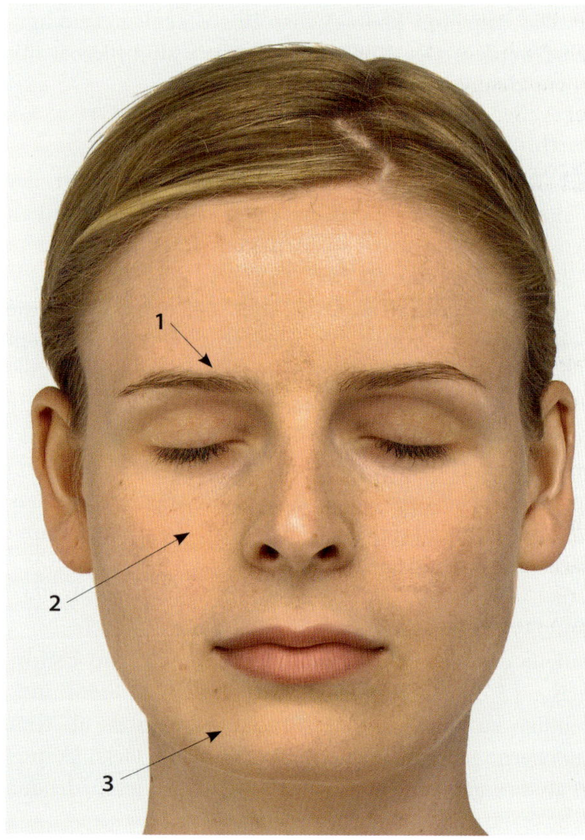

Abb. 2.123 Topografische Lage der Foramina supraorbitale (1), infraorbitale (2) und mentale (3)

Die Foramina supraorbitale, infraorbitale und mentale bilden markante knöcherne Öffnungen, aus denen Äste des N. trigeminus an die Oberfläche treten.

Der Eingang zur Augenhöhle wird von der Margo supraorbitale (Os frontale) nach kranial begrenzt. Nahe ihres medialen Endes ist die Incisura supraorbitale zu finden. Sie kann unterschiedlich groß ausgeprägt und ggf. zu einem Foramen umgebildet sein. Durch diese Öffnung verlaufen die A. supraorbitale (Endast der A. ophtalamia) und der N. supraorbitale (1. Ast des N. trigeminus).

Oberhalb des Proc. alveolaris der Maxilla befindet sich eine Vertiefung, die Fossa canina. Leicht kranial davon ist das Foramen infraorbitale, das häufig variabel geformt ist, zu finden. Hier treten die A. infraorbitale (Endast der A. maxillaris) und der N. infraorbitale aus (2. Ast des N. trigeminus).

Im Bereich der Mandibula befindet sich an der Außenfläche, ca. auf Höhe der zweiten Praemolaren, das Foramen mentale. Durch das Foramen mentale verlassen der N. mentalis (3. Ast des N. trigeminus) und der R. mentalis der A. alveolaris inferior (aus der A. maxillaris) den Unterkiefer.

Hinweis

Der N. trigeminus ist der größte sensorische Nerv des Kopfes. Über die drei Austrittsstellen kann jeder der drei Hauptäste getrennt getestet werden. Dazu wird der Nervenast an seiner Austrittsstelle leicht komprimiert und seine Sensibilität (Auftreten von Schmerzen) getestet.

Beschreibung der Palpation

ASTE

Der Patient sitzt aufrecht auf einem Hocker.

Die Palpation kann ebenso in Rückenlage durchgeführt werden. Der Kopf und die HWS sind hierbei mit einem kleinen Kissen unterlagert.

Durchführung

Zur Palpation des Foramen supraorbitale legt der Therapeut den Palpationsfinger von kaudal kommend an die Margo supraorbitale an. Im Bereich des medialen Viertels ist das Foramen (die Incisura) supraorbitale als kleine Kerbe oder Öffnung zu tasten (Abb. 2.124).

Zur Palpation des Foramen infraorbitale legt der Therapeut den Palpationsfinger auf der Maxilla, ca. einen Patientenquerfinger kaudal der Margo infraorbitale, an. Das Foramen befindet sich ca. eineinhalb Querfinger lateral des Nasenflügels (◻ Abb. 2.125).

Das Foramen mentale palpiert der Therapeut mit dem Palpationsfinger auf Höhe der zweiten Praemolaren an der Außenseite der Mandibula (◻ Abb. 2.126).

Hinweis

Die Palpation sollte sanft durchgeführt werden, da die Endäste des N. trigeminus komprimiert werden können.

Palpationsqualität

Unter sanfter Palpation sind die Foramina supra- und infraorbitale knöchern recht deutlich zu tasten, das Foramen mentale meist etwas undeutlicher.

Differenzierung

Die Differenzierung der Foramina erfolgt am besten über ihre anatomische Lage. Leicht können Irritationen über die Nervenkompressionen auftreten.

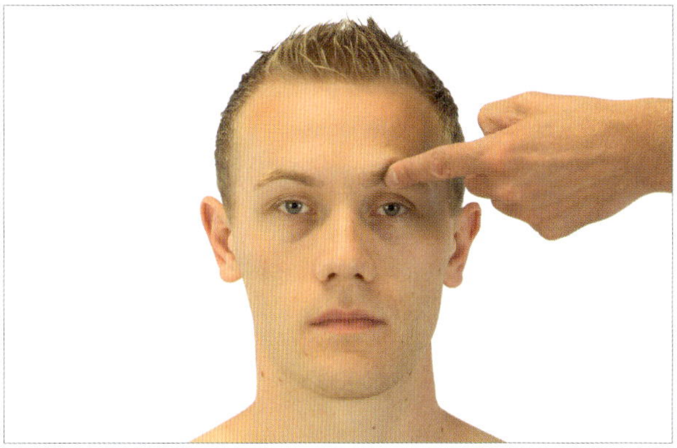

◻ **Abb. 2.124** Palpation des Foramen supraorbitale

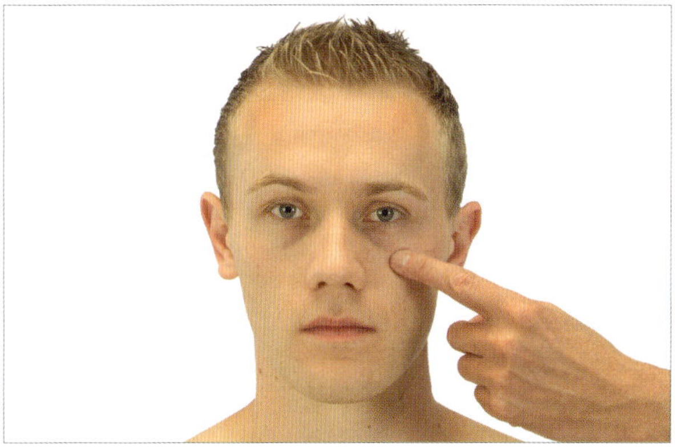

◻ **Abb. 2.125** Palpation des Foramen infraorbitale

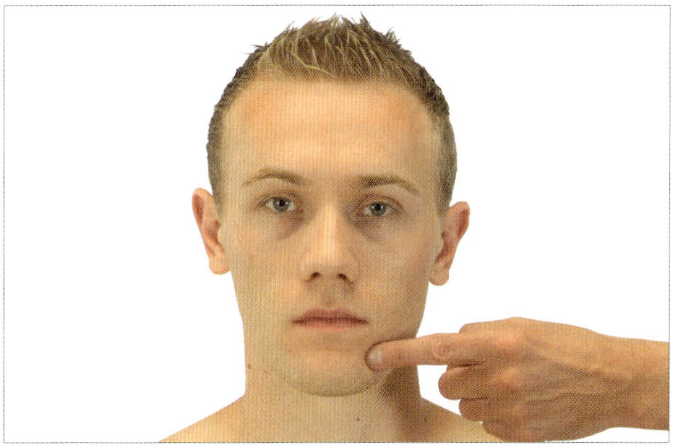

◻ **Abb. 2.126** Palpation des Foramen mentale

Cartilago thyroidea, Prominentia laryngea, Cartilago cricoidea und Os hyoideum

Anatomie

2

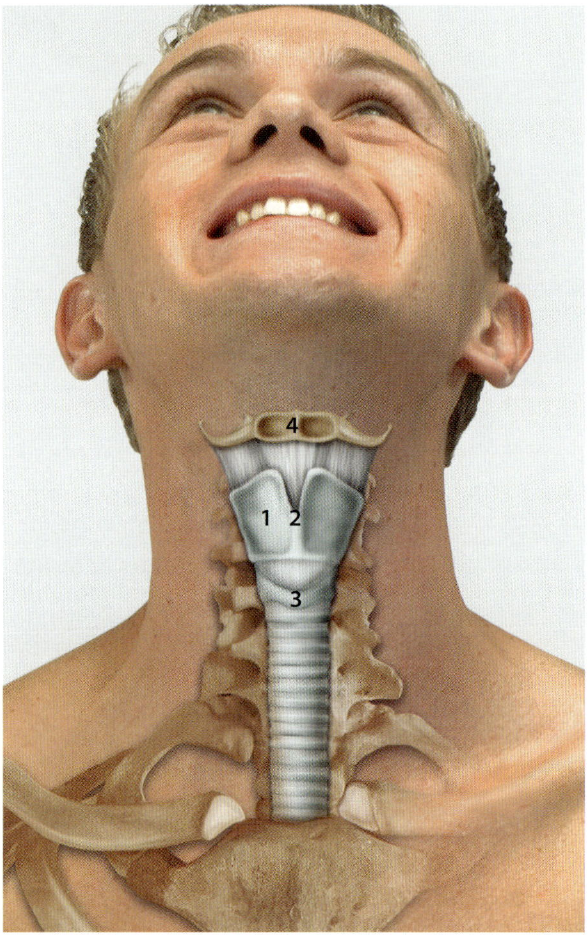

Abb. 2.127 Cartilago thyroidea (**1**), Prominentia laryngea (**2**), Cartilago cricoidea (**3**) und Os hyoideum (**4**)

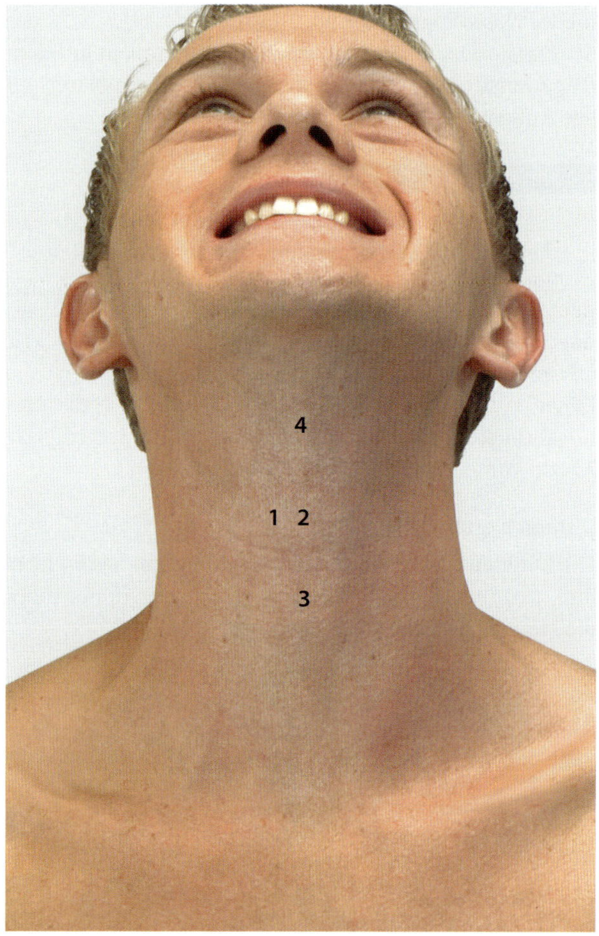

Abb. 2.128 Topografische Lage der Cartilago thyroidea (**1**), der Prominentia laryngea (**2**), der Cartilago cricoidea (**3**) und des Os hyoideum (**4**)

Cartilago thyroidea (Schildknorpel)

Der Schildknorpel ist der größte Knorpel des Kehlkopfes. Er besteht aus zwei Laminae, die ventral zu einem Körper verschmelzen. An jeder Lamina befindet sich jeweils oben und unten ein Cornu superius und inferius. An den Seitenflächen verläuft eine schräge Linie (Linea obliqua) zum Muskelansatz. Am Knorpelkörper gibt es oben (bei Tieren vorn) einen Einschnitt, die Prominentia laryngea.

Prominentia laryngea (Adamsapfel)

An der Vorderseite der Cartilago thyroidea entwickelt sich beim Mann während der Pubertät eine Verdickung, der Adamsapfel.

Cartilago cricoidea (Ringknorpel)

Der Ringknorpel ist wie ein Siegelring geformt und bildet zusammen mit dem Schildknorpel das Kehlkopfskelett. Der vorne gelegene Bogen verdickt sich nach hinten zu einer Knorpelplatte.

Os hyoideum (Zungenbein)

Das Zungenbein ist hufeisenförmig und befindet sich in direkter Verlängerung des Mundbodens nach dorsal. Diese Knochenspange ist ausschließlich in Muskulatur eingebettet und hat keinerlei gelenkigen Kontakt zu einem anderen Knochen. Das Os hyoideum bildet die Abgrenzung der suprahyalen zur infrahyalen Muskulatur.

Pathologie

Manchmal verknöchern die hyalinen Knorpelanteile und können besonders bei älteren Patienten brechen.

Beschreibung der Palpation

ASTE

Der Patient befindet sich in Rückenlage, der Kopf und die HWS sind mit einem kleinen Kissen unterlagert. Die Strukturen werden bei Extension der HWS prominenter.

Durchführung

Mit lateral angesetztem Daumen und Zeigefinger (Pinzettengriff) findet der Therapeut die Cartilago thyroidea, indem er von der Mittellinie des Halses nach links und rechts palpiert (▫ Abb. 2.129). Vor allem beim Mann ist der vordere konvexe Anteil der Prominentia laryngea deutlich sichtbar (▫ Abb. 2.130). Etwa zwei Patientenquerfinger kaudal kann der Therapeut – ebenfalls mit lateral angesetztem Daumen und Zeigefinger – die Cartilago cricoidea tasten (▫ Abb. 2.131).

Das Zungenbein ist in direkter Verlängerung des Mundbodens nach dorsal zu palpieren. Lässt man den Patienten schlucken, so wandert das Zungenbein deutlich nach kranial und kaudal (▫ Abb. 2.132).

Palpationsqualität

Der Therapeut palpiert sowohl die Cartilago thyroidea als auch die Cartilago cricoidea als leicht nach lateral zu verschiebende, feste knorpelige Strukturen.

Differenzierung

Legt der Therapeut Daumen und Zeigefinger beidseits des Adamsapfels ungefähr drei Patientenquerfinger nach lateral, tastet er dort den Schildknorpel; weiter kaudal (s. o.) den Ringknorpel. Die Strukturen sind aufgrund ihrer festen knorpeligen Struktur gut von den umliegenden Weichteilen zu unterscheiden.

Die Schilddrüse kann einen Teil des Kehlkopfes bedecken. Zur Orientierung befindet sich der Therapeut ungefähr in Höhe der Wirbel C4–C6.

Hinweis

Die Kehlkopfmuskulatur beeinflusst die Spannung der Stimmbänder und das Öffnen oder Schließen der Stimmritze.

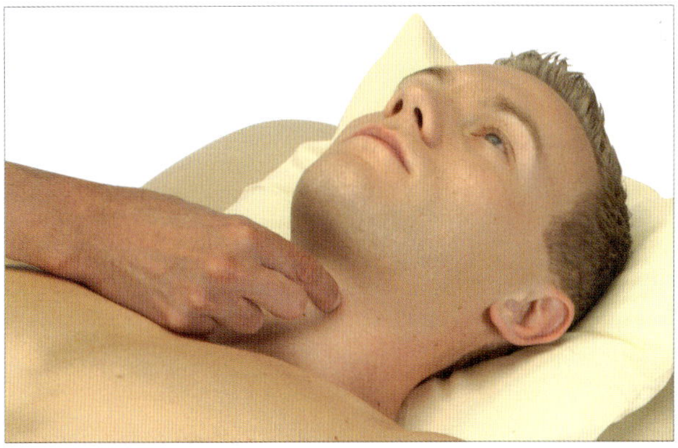

▫ **Abb. 2.129** Palpation der Cartilago thyroidea (Schildknorpel)

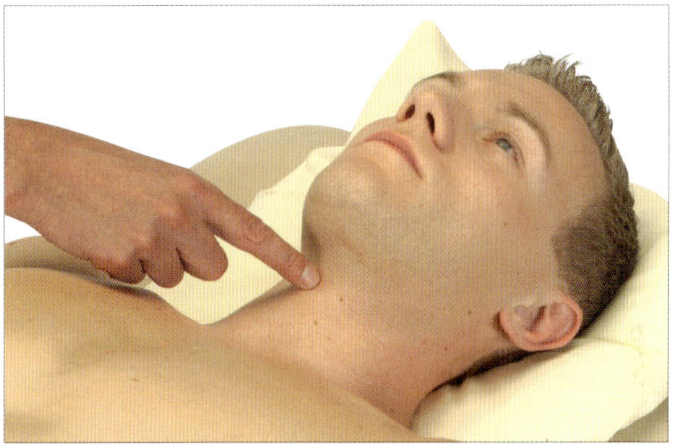

▫ **Abb. 2.130** Palpation der Prominentia laryngea (Adamsapfel)

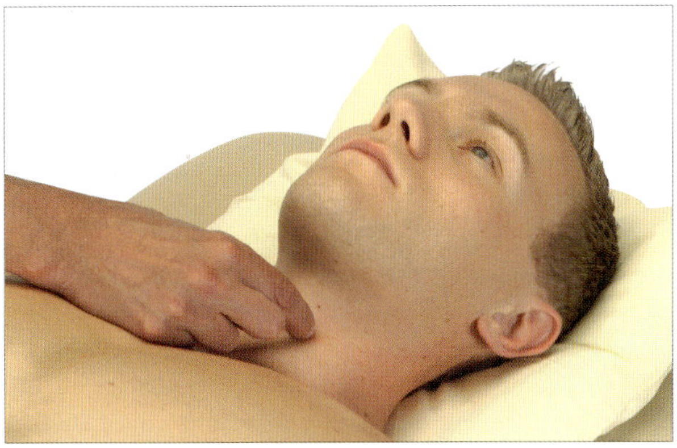

▫ **Abb. 2.131** Palpation der Cartilago cricoidea (Ringknorpel)

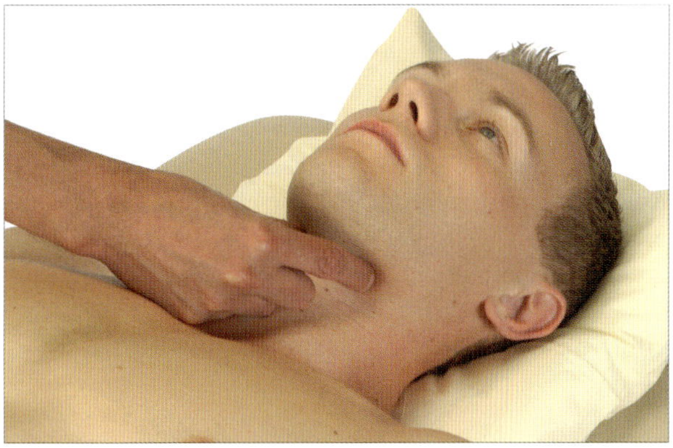

▫ **Abb. 2.132** Palpation des Os hyoideum (Zungenbein)

2

N. trigeminus (N. ophthalmicus, N. maxillaris und N. mandibularis)

Anatomie

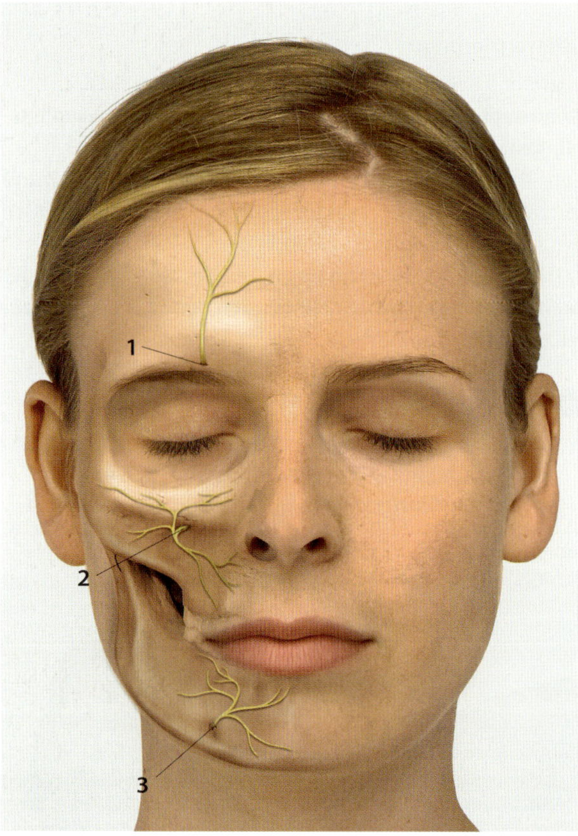

Abb. 2.133 N. trigeminus: N. ophthalmicus (**1**), N. maxillaris (**2**) und N. mandibularis (**3**)

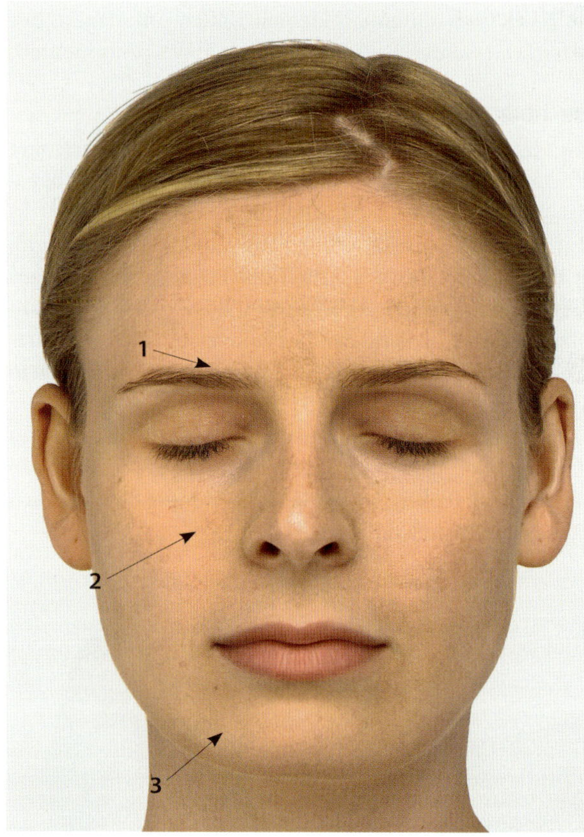

Abb. 2.134 Topografische Lage des N. trigeminus; Austrittsstellen des N. ophthalmicus (**1**), N. maxillaris (**2**) und N. mandibularis (**3**)

Der N. trigeminus ist der 5. Hirnnerv, seine Kerngebiete erstrecken sich vom Hirnstamm bis zum Rückenmark. Er ist der größte sensorische Nerv des Kopfes und teilt sich in drei Hauptäste auf, den N. ophthalmicus (V1), den N. maxillaris (V2) und den N. mandibularis (V3).

Er versorgt die Gesichts- und Schleimhaut des Nasen-Rachenraums, ebenso die vorderen zwei Drittel der Zunge. Der N. mandibularis (V3) hat als einziger Ast motorische Aufgaben zur Versorgung der Kiefer- und Mundbodenmuskulatur. Die drei Hauptäste teilen sich vielfach in ihre Endäste auf und können an ihren klassischen Durchtrittsstellen im Bereich des Gesichts (Foramina supra-, infraorbitale und mentale) getastet werden (► S. 60 f.).

Pathologie

Folgende Schädigungen des Nervs können auftreten:

- Läsion durch Traumata
- **Zoster ophthalmicus**, Befall des 1. Trigeminusastes (Gesichtsrose)
- **Trigeminusneuralgie**

Beschreibung der Palpation

ASTE

Der Patient sitzt aufrecht auf einem Hocker.

Die Palpation kann ebenso in Rückenlage durchgeführt werden. Der Kopf und die HWS sind hierbei mit einem kleinen Kissen unterlagert.

Durchführung

Zur Palpation des N. trigeminus werden seine Hauptäste im Bereich der drei Austrittsstellen am Foramen supraorbitale (N. supraorbitale), Foramen infraorbitale (N. infraorbitale) und Foramen mentale (N. mentalis) aufgesucht (► S. 60 f.).

Der Therapeut legt den Palpationsfinger flächig auf die entsprechenden Foramina an und palpiert die neuralen Strukturen quer zum Faserverlauf unter sanftem Druck (Abb. 2.135–2.137).

Hinweis

Die Palpation sollte sanft durchgeführt werden, da es leicht zu Nervenirritationen kommen kann.

Palpationsqualität

Unter sanfter Palpation sind die Foramina supra- und infraorbitale knöchern recht deutlich zu tasten. Die nervalen Strukturen sind als feine Strukturen zu tasten und fühlen sich ähnlich an, wie „Spaghetti al dente". Bei zu starkem Druck gibt der Patient häufig Druckdolenz an.

Das Foramen mentale und der N. mandibularis sind oftmals nicht sehr deutlich zu tasten.

Differenzierung

Die Differenzierung der Nervenäste von der Muskulatur erfolgt über die Palpationsqualität. Im Bereich der Austrittsstellen sind sie als „Spaghetti al dente" von den umliegenden Weichteilen zu unterscheiden.

Hinweis

Der N. trigeminus ist der größte sensorische Nerv des Kopfes. Über die drei Austrittsstellen kann jeder der drei Hauptäste getrennt getestet werden. Dazu wird der Nervenast an seiner Austrittsstelle leicht komprimiert und seine Sensibilität (Auftreten von Schmerzen) getestet.

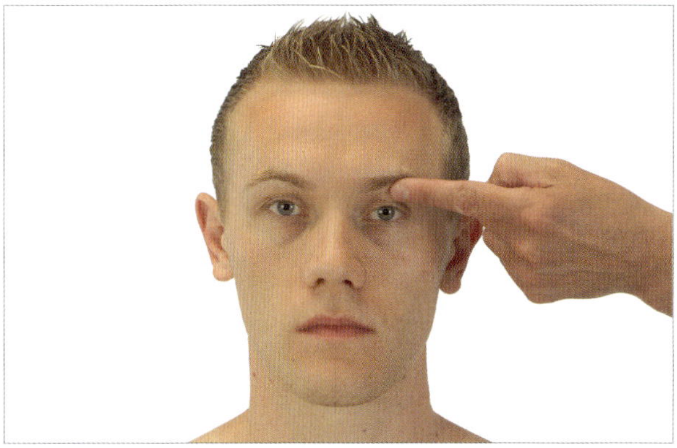

Abb. 2.135 Palpation des N. trigeminus (N. ophthalmicus) im Bereich des Foramen supraorbitale

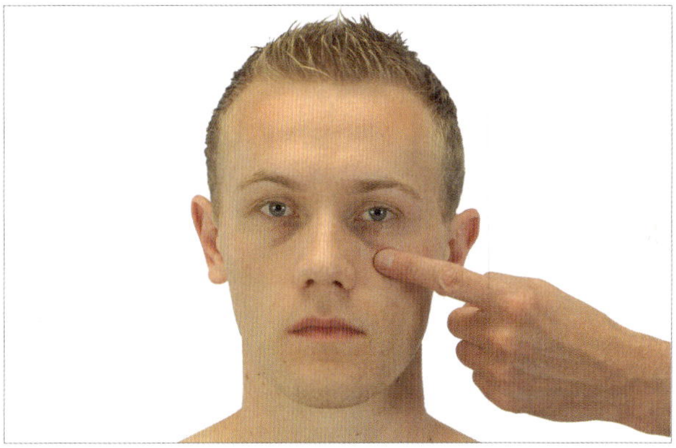

Abb. 2.136 Palpation des N. trigeminus (N. maxillaris) im Bereich des Foramen infraorbitale

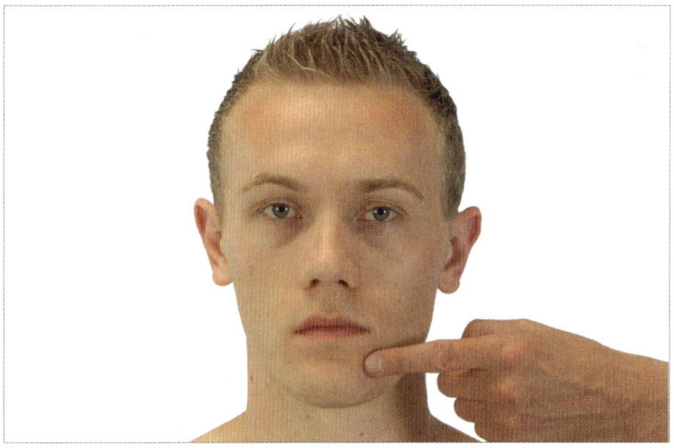

Abb. 2.137 Palpation des N. trigeminus (N. mandibularis) im Bereich des Foramen mentale

N. facialis

Anatomie

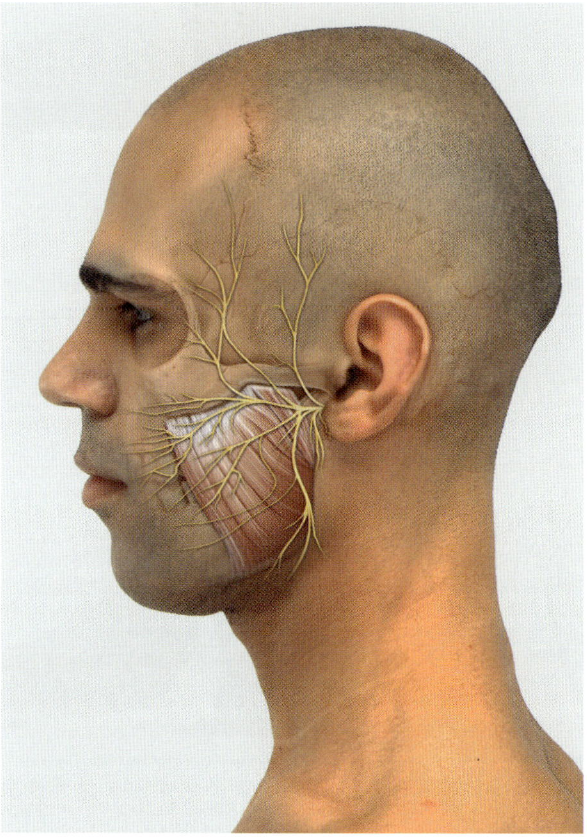

Abb. 2.138 N. facialis

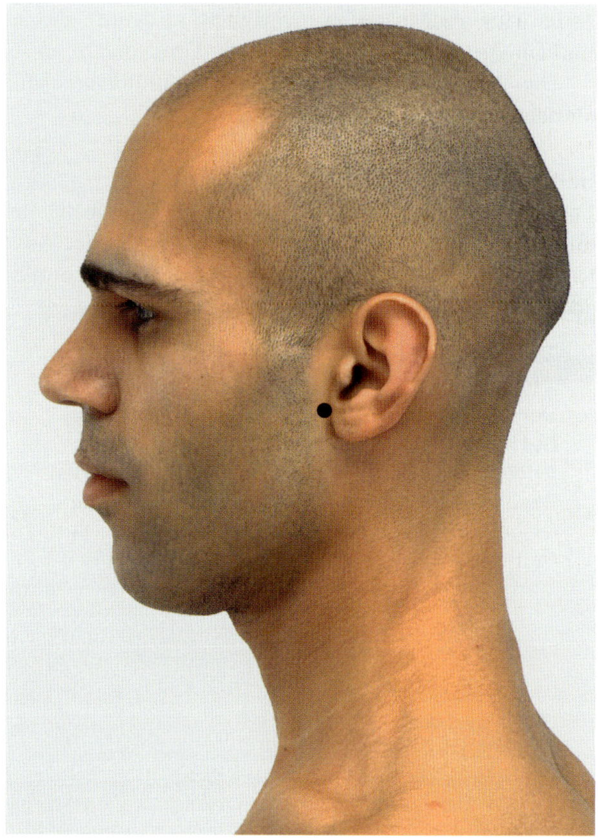

Abb. 2.139 Tastpunkt für den N. facialis

Der N. facialis ist der 7. Hirnnerv, er enthält sowohl efferente (motorisch und parasympathisch) als auch sensorische Fasern (Geschmack). Er tritt zum größten Teil durch das Foramen stylomastoideum an der Schädelbasis nach außen. Kurz darauf teilt er sich in verschiedene Äste auf (Rr. occipitales, R. auricularis, R. digastricus, R. stylohyoideus, R. colli, Rr. marginales mandibulae, Rr. buccales, Rr. zygomatici und Rr. temporales), um die mimische Muskulatur zu versorgen. Parasympathische Fasern versorgen Drüsen im Bereich der Nasenschleimhaut des Gaumens und der Zunge sowie die Glandulae lacrimalis, submandibularis und sublingualis.

Die Äste des N. facialis treten vor dem Ohr an die Oberfläche und ziehen über die Glandula parotis hinweg. Afferente Fasern kommen von den vorderen zwei Dritteln der Geschmackszellen der Zunge.

Pathologie

Eine Schädigung des N. facialis kann unterschiedliche Symptomatik zeigen. Neben einer Parese der mimischen Muskulatur kann es zu Störungen des Geschmackssinns sowie der Speichel- und Tränensekretion kommen.

Beschreibung der Palpation

ASTE

Der Patient sitzt aufrecht auf einem Hocker.

Die Palpation kann ebenso in Rückenlage durchgeführt werden. Der Kopf und die HWS sind hierbei mit einem kleinen Kissen unterlagert.

Durchführung

Zur Palpation des N. facialis legt der Therapeut den Palpationsfinger flächig ventral des Proc. mastoideus (► S. 90) an und palpiert unter sanftem Druck nach ventral-medial. In seinem horizontalen Verlauf kann der N. facialis im Weiteren gegen den Ramus mandibulae getastet werden. Hier ist er an seiner Dorsal- und ggf. Lateralseite zu palpieren (Abb. 2.140).

Hinweis

Die Palpation sollte sanft durchgeführt werden, da es leicht zu Nervenirritationen kommen kann.

Palpationsqualität

Der N. facialis ist an seiner Austrittsstelle nicht so deutlich zu tasten. Gegen die Mandibula ist er als „Spaghetti al dente“ zu palpieren. Seine Abzweigungen zur mimischen Muskulatur sind kaum zu tasten, da sie recht dünn sind und einen variablen Verlauf haben.

Differenzierung

Der N. facialis sollte über seine anatomische Lage und seine Palpationsqualität differenziert werden. Die Differenzierung der sich aufzweigenden Nervenäste ist aufgrund des variablen Verlaufs recht schwierig.

Praxistipp

Die Symptomatik einer **Fazialisparese** gibt Aufschluss darüber, ob es sich um eine periphere oder zentrale Läsion handelt: bei einer zentralen Schädigung ist das Stirnrunzeln und der Lidschluss noch möglich, bei einer peripheren Lähmung sind auch diese Funktionen betroffen.

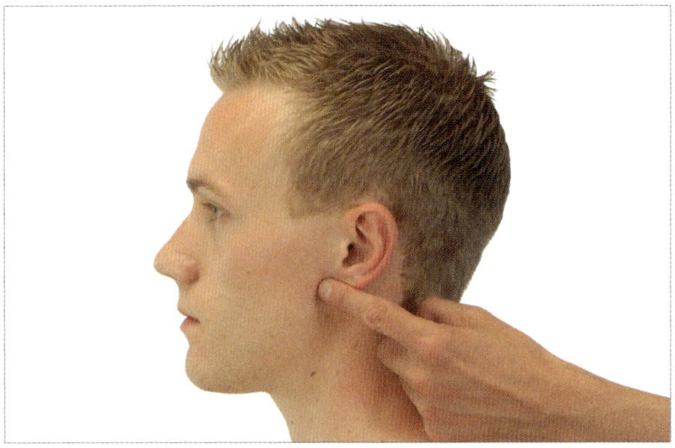

Abb. 2.140 Palpation des N. facialis

Plexus brachialis und Spinalnerven

Anatomie

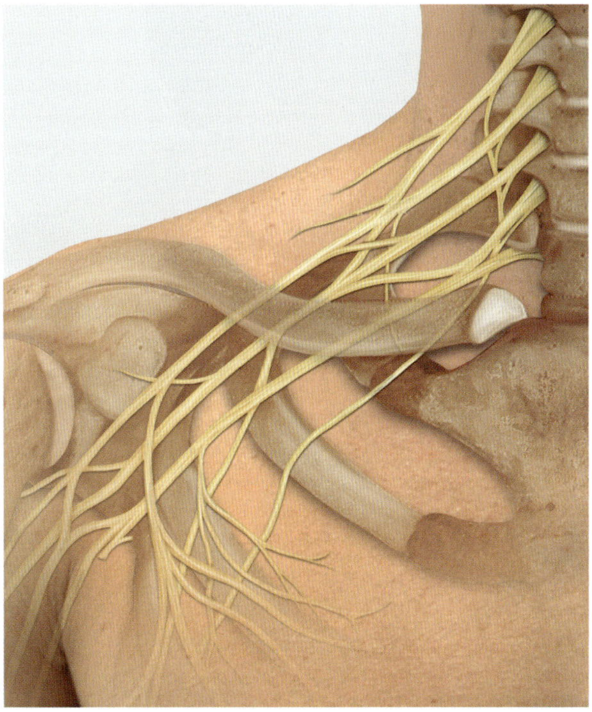

Abb. 2.141 Plexus brachialis

Der Plexus brachialis bildet sich aus den anterioren Ästen der Nervenwurzeln C5–C8 und T1. Die Spinalnerven verlassen die HWS über den jeweiligen Sulcus nervi spinalis. Die Nervenfasern verlaufen durch das seitliche Halsdreieck zwischen den Mm. scaleni anterior und medius. Aus dem Plexus brachialis gehen die Nerven für die Versorgung des Arms und der Brust hervor.

Nach topografischen Gesichtspunkten kann man den Plexus brachialis in zwei Abschnitte unterteilen:
- Pars supraclavicularis: oberhalb der Clavicula gelegen
- Pars infraclavicularis: unterhalb der Clavicula gelegen

Pathologie

Im Bereich des Plexus brachialis kann es zu strukturellen oder funktionellen Kompressionen mit entsprechender motorischer oder sensibler Problematik kommen. Die häufigsten Syndrome sind:
- **Skalenus-Syndrom:** (▸ Mm. scaleni, S. 40 f.)
- **Halsrippen-Syndrom:** (▸ Proc. transversus, S. 89)
- **Kostoklavikulär-Syndrom:** Einengung des Raums zwischen der Clavicula und der 1. Rippe durch Retraktion des Schultergürtels, Tragen von schweren Lasten (z. B. Rucksacktragen) etc.
- **Elevations-Syndrom:** Kompression des Gefäß-Nervenstrangs unter dem M. pectoralis minor (Einschlafen und Kälte der Finger, ausstrahlende Schmerzen, ▸ M. pectoralis minor, S. 102 f.)

Beschreibung der Palpation

ASTE

Der Patient befindet sich in Rückenlage, der Kopf und die HWS sind mit einem kleinen Kissen unterlagert.

Durchführung

Für die Palpation der zervikalen Spinalnerven sucht der Therapeut mit der radialen Zeigefingerkante die Querfortsätze von C5–C8, schiebt den M. sternocleidomastoideus nach ventral und tastet ventral des Tuberculum posterior den Nerv (Abb. 2.142).

Der Plexus brachialis ist bei seinem Durchtritt durch die hintere Skalenuslücke (▸ S. 40) zu palpieren.

Palpationsqualität

Das Auffinden der Spinalnerven ist aufgrund der Weichteile schwierig und nur bei muskulärer Entspannung gut durchführbar. Die Nerven sind oft druckempfindlich.

Differenzierung

Die Spinalnerven befinden sich ventral des Tuberculum posterius am Querfortsatz im Sulcus nervi spinalis. Der Plexus brachialis verläuft zusammen mit der A. subclavia durch die hintere Skalenuslücke und wird vom M. sternocleidomastoideus (Caput claviculare) und dem M. scalenus anterior überdeckt. Bei deutlicher Pulsation kann man sich an der A. subclavia (▸ S. 72 f.) orientieren.

Pathologie

Neben der Prädisposition für Druckschädigungen von Nervengewebe in den engen intervertebralen Kanälen (Egan-Moog u. von Piekartz 2004, 2005), sind degenerative Veränderungen der Unkovertebralgelenke häufig Ursache für Kompressionen der Nerven. Vor allem im Bereich des 5. und 6. Zervikalwirbels ist eine Osteophytenbildung infolge hoher mechanischer Abnutzung vielfach zu finden (vgl. Halcour 2005).

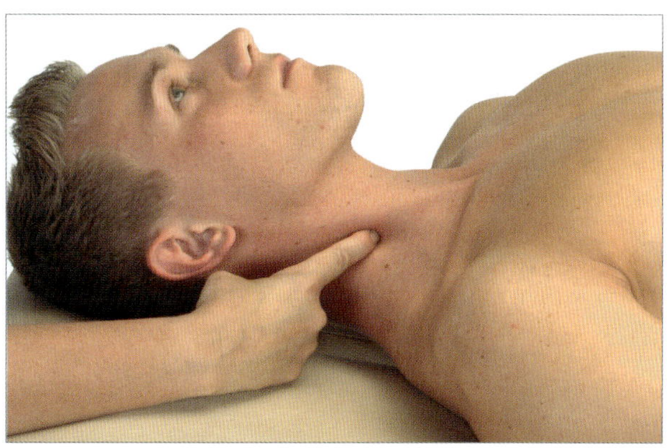

Abb. 2.142 Palpation des Spinalnervs am Sulcus nervi spinalis

N. phrenicus

Anatomie

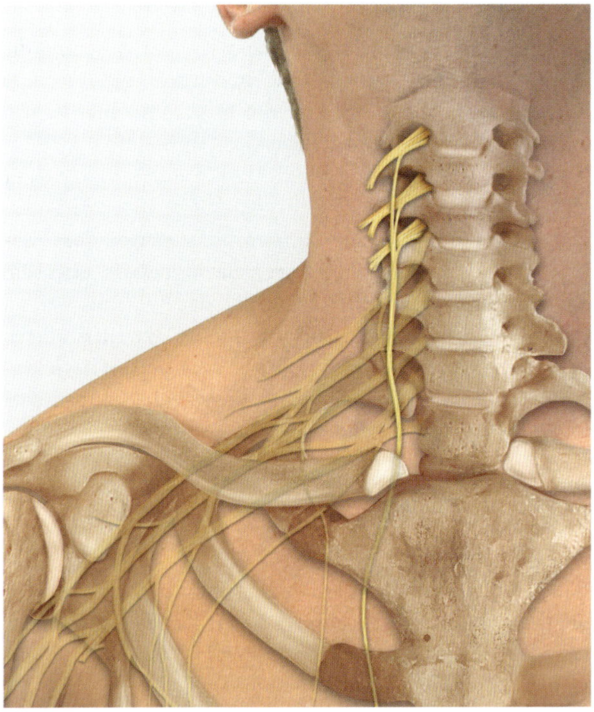

Abb. 2.143 N. phrenicus

Der N. phrenicus (Zwerchfellnerv) erhält seine Nervenfasern aus den Segmenten C3 bis C5. Er verläuft jeweils an der Vorderseite des M. scalenus anterior nach kaudal und tritt vor der A. subclavia in die obere Thoraxapertur ein. Er verläuft durch das Mediastinum abwärts und gelangt zum Zwerchfell. Der N. phrenicus versorgt komplett das Zwerchfell (motorisch) und sensibel die Vorderseite des Perikards (Rr. pericardiaci), die Pleura diaphragmatica und das Peritoneum im Bereich des Zwerchfells und der Leber (Rr. phrenicoabdominales).

Pathologie

Bei einer einseitigen Läsion des N. phrenicus mit resultierender Zwerchfelllähmung steht die Zwerchfellkuppel hoch, die Beatmung des betreffenden Lungenflügels ist behindert.

Beschreibung der Palpation

ASTE

Der Patient befindet sich in Rückenlage, der Kopf und die HWS sind mit einem kleinen Kissen unterlagert.

Durchführung

Mit dem Zeigefinger palpiert der Therapeut die Struktur quer zum Nervenverlauf zwischen dem M. sternocleidomastoideus und dem kaudalen Teil des M. scalenus anterior (Abb. 2.144).

Palpationsqualität

Der N. phrenicus lässt sich nur schwer palpieren und ist ggf. „spaghettiartig" zu tasten.

Differenzierung

Von dorsal kommend verläuft der N. phrenicus über den kaudalen Anteil des M. scalenus anterior und wird vom M. sternocleidomastoideus überlagert, weshalb er der Palpation schwer zugänglich ist. Sinnvoller Weise veranschaulicht sich der Therapeut zuerst den Verlauf des M. sternocleidomastoideus (► S. 38 f.) und des M. scalenus anterior (► S. 40 f.), bevor er den Nerv palpiert.

Pathologie

Nach Ausfall des N. phrenicus bei Patienten mit hoher Querschnittslähmung (C4 und höher) wird an der oben beschriebenen Palpationsstelle der N. phrenicus elektrisch stimuliert, um ihn auf seine Leitfähigkeit zu testen. Dies stellt eine klinische Probe dar, die es erlaubt, den Erfolg einer permanenten Implantation eines N. phrenicus-Stimulators vorherzusagen.
Ist die periphere Nervenbahn funktionsfähig, kann durch die entsprechende funktionelle elektrische Stimulation (FES) eine rhythmische, nicht willkürlich steuerbare Zwerchfellkontraktion ausgelöst werden, die den Patienten von der Dauerbeatmung befreit (vgl. Böhm u. Meiners 2006).

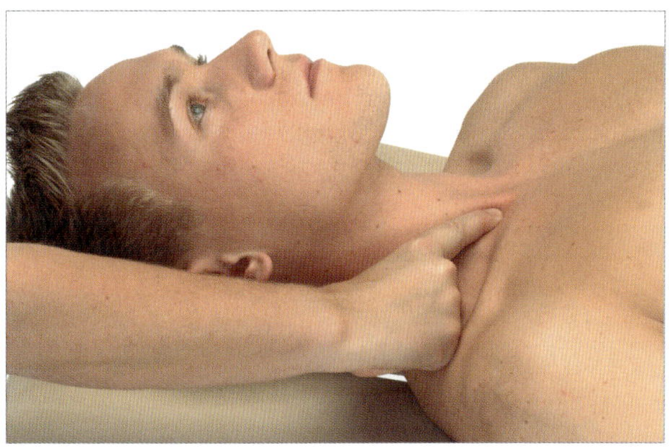

Abb. 2.144 Palpation des N. phrenicus

2

A. und V. temporalis superficialis

Anatomie

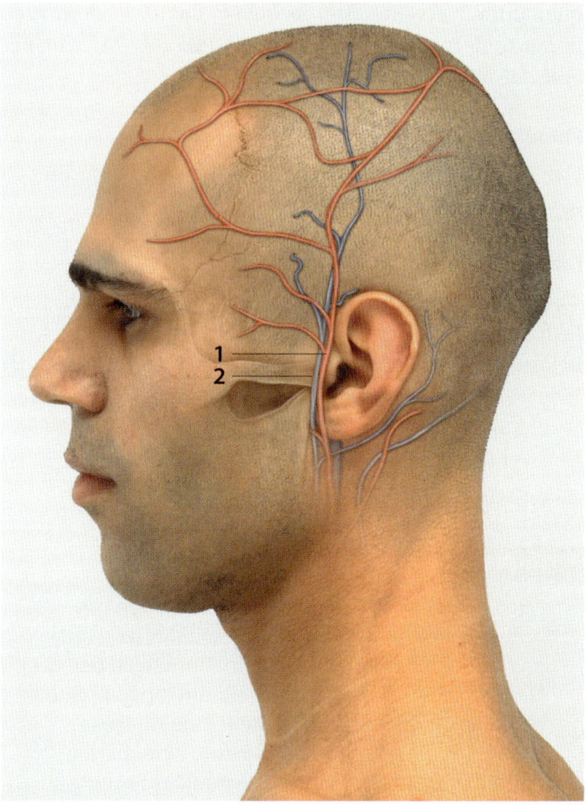

Abb. 2.145 A. (**1**) und V. (**2**) temporalis superficialis

Unterhalb des Kiefergelenks und nach Abzweigung der A. maxillaris wird die A. carotis externa nach kranial hin zur A. temporalis superficialis. Sie verläuft leicht geschlängelt vertikal vor der Ohrmuschel nach kranial und teilt sich in die Rami frontalis, parietalis und in die A. temporalis media, die sich wiederum in verschiedene Äste zur Versorgung der äußeren Schädelregion verzweigen.

Die Arterie kann einen sehr geschlängelten Verlauf zeigen und wird inn der Regel von der V. temporalis superficialis begleitet. Sie mündet nach kaudal in die V. retromandibularis und die V. jugularis.

Hinweis

Bei älteren und/oder sehr hageren Menschen ist der Verlauf des Ramus frontalis der A. temporalis superficialis sehr deutlich an seiner geschlängelten Form zu erkennen.

Beschreibung der Palpation

ASTE

Der Patient sitzt aufrecht auf einem Hocker.

Die Palpation kann ebenso in Rückenlage durchgeführt werden. Der Kopf und die HWS sind hierbei mit einem kleinen Kissen unterlagert.

Durchführung

Zur Palpation der A. temporalis superior legt der Therapeut den Palpationsfinger flächig etwas oberhalb des Gehörgangs vor den Knorpel der Ohrmuschel an (Abb. 2.146). Hier ist die Pulsation der Arterie am deutlichsten zu spüren. Von hier kann er dem Verlauf nach kranial bis auf Höhe der oberen Begrenzung der Ohrmuschel folgen, bevor sich die A. temporalis weiter teilt.

Die V. temporalis superficialis ist mit gleicher Technik bis oberhalb der Ohren zu palpieren.

Palpationsqualität

Unter sanfter Palpation ist die Pulsation der Arterie recht deutlich weich und rhythmisch zu tasten, am besten gelingt dies ventral des Gehörgangs. Die Vena temporalis superficialis ist kaum zu palpieren.

Differenzierung

Die Differenzierung der Gefäße erfolgt am günstigsten über ihre anatomische Lage. Im Bereich des Ohres ist die A. temporalis superficialis durch ihre Pulsation gut gegen das umliegende Gewebe abzugrenzen.

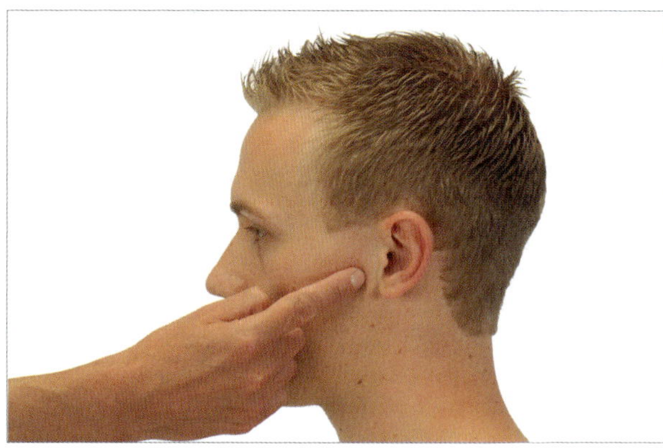

Abb. 2.146 Palpation der A. temporalis

A. und V. facialis

Anatomie

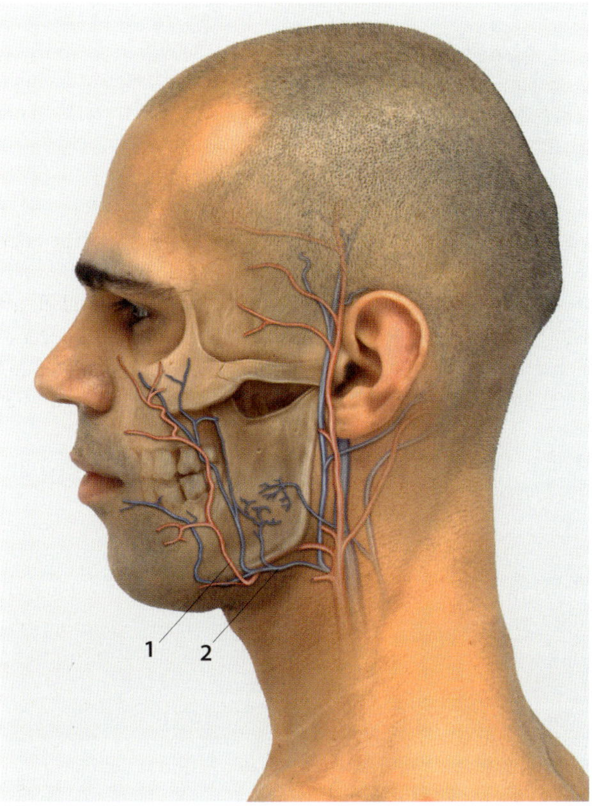

Abb. 2.147 A. (**1**) und V. (**2**) facialis

Die A. facialis gabelt sich ungefähr auf Höhe des Angulus mandibulae von der A. carotis externa ab. Sie verläuft kurzfristig auf der Innenseite der Mandibula nach ventral und gelangt ventral des M. masseter auf die Außenseite der Mandibula. Nun zieht sie nach kranial-medial Richtung Nasenwurzel und gibt verschiedene Äste zur Versorgung der Lippen- und Nasenregion ab. Im Bereich der Nase wird sie zur A. angularis.

Die V. facialis begleitet die Arterie zum größten Teil und mündet ventral des M. masseter in die V. retromandibularis.

Beschreibung der Palpation

ASTE

Der Patient sitzt aufrecht auf einem Hocker.

Die Palpation kann ebenso in Rückenlage durchgeführt werden. Der Kopf und die HWS sind hierbei mit einem kleinen Kissen unterlagert.

Durchführung

Zur Palpation der A. facialis legt der Therapeut den Palpationsfinger flächig von lateral auf die Mandibula. Dabei orientiert er sich an der ventralen Ansatzlinie des M. masseter (◘ Abb. 2.148). Hier gelangen die Gefäße von der Innenseite der Mandibula nach außen (Übergang des 1. zum 2. Drittel der Mandibula vor dem Angulus mandibulae). Im Weiteren ist die Arterie lateral des Nasenflügels als A. angularis zu palpieren.

Die V. facialis ist mit gleicher Technik im Bereich der Mandibula zu palpieren.

Palpationsqualität

Auch unter sanfter Palpation ist die Pulsation der Arterie nicht deutlich zu tasten, am besten gelingt dies noch im Bereich der Mandibula. Hier ist sie weich und rhythmisch zu palpieren.

Die V. facialis ist kaum zu tasten.

Differenzierung

Die Differenzierung der Gefäße erfolgt am günstigsten über ihre anatomische Lage. Im Bereich der Mandibula ist die A. facialis noch am ehesten durch ihre Pulsation gegen das umliegende Gewebe abzugrenzen.

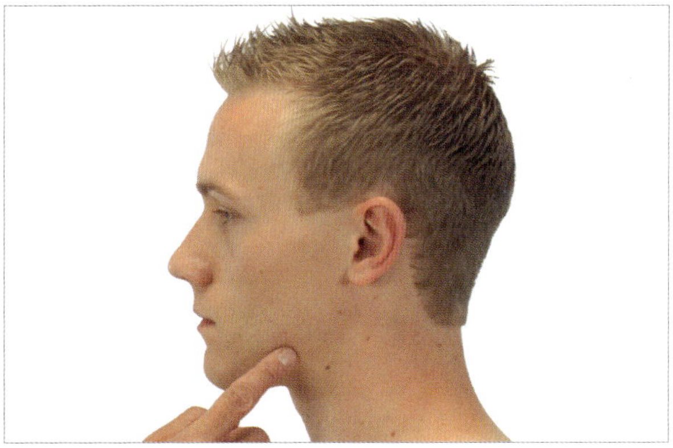

Abb. 2.148 Palpation der A. facialis

A. und V. subclavia

Anatomie

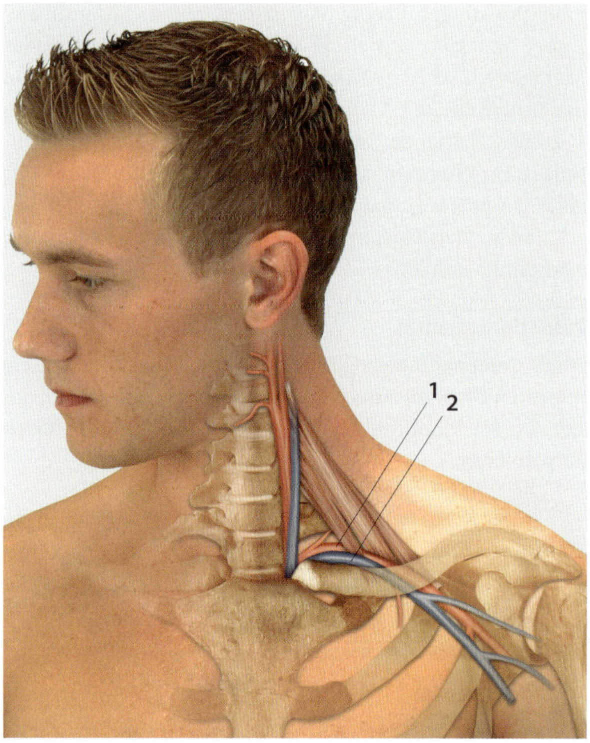

Abb. 2.149 A. (1) und V. subclavia (2)

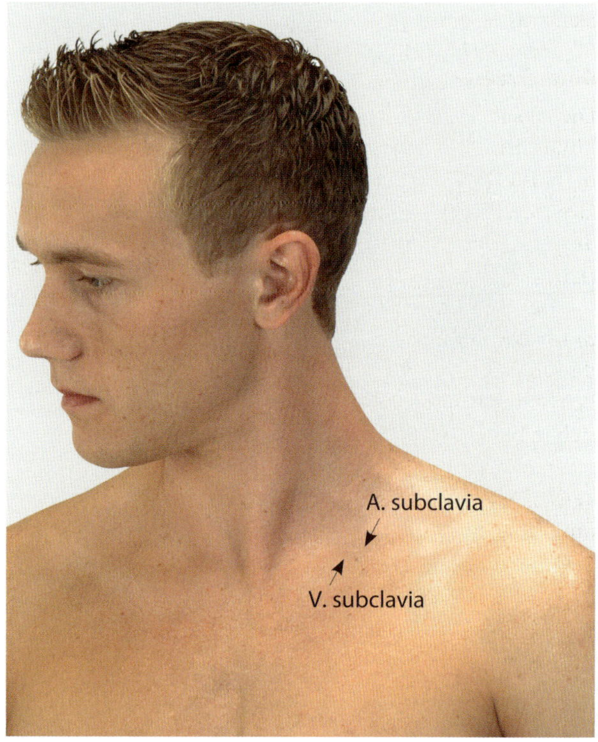

Abb. 2.150 Topografische Lage der A. und V. subclavia

A. subclavia

Die linke A. subclavia entspringt aus dem Aortenbogen, die rechte A. subclavia hat ihren gemeinsamen Ursprung mit der A. carotis communis im Truncus brachiocephalicus.

Die A. subclavia verläuft durch die hintere Skalenuslücke und zieht unter dem Schlüsselbein nach kaudal. In ihrem weiteren Verlauf zieht sie unter dem M. pectoralis minor zum Unterrand des M. pectoralis major. Von hier an wird sie als A. axillaris bezeichnet. Die Skalenuslücke stellt für die A. subclavia eine Engstelle dar, in der es zu Beeinträchtigungen der Blutströmung kommen kann (▶ S. 40).

Eine größere Abzweigung der A. subclavia ist die A. vertebralis, sie verläuft durch die Foramina der Querfortsätze der HWS zum Foramen magnum der Schädelhöhle und versorgt gemeinsam mit der A. carotis interna das Gehirn.

V. subclavia

Die Vena subclavia verläuft als proximale Fortsetzung der V. axillaris unter dem M. pectoralis hindurch und zieht zwischen der 1. Rippe und der Clavicula zur Halsregion. Zwischen dem M. scalenus anterior und dem M. sternocleidomastoideus verläuft sie durch die vordere Skalenuslücke und erreicht den Venenwinkel. Hier vereint sie sich mit den Venae jugulares externa und interna zur Vena brachiocephalica.

Hinweis

Die Vena subclavia ist im Bereich der 1. Rippe mit den umgebenden Strukturen bindegewebig verbunden und wird auf diese Weise offen gehalten, was die Punktion zur Anlage eines zentralvenösen Katheters begünstigt.

Beschreibung der Palpation

ASTE

Der Patient befindet sich in Rückenlage, der Kopf und die HWS sind mit einem kleinen Kissen unterlagert.

Durchführung

Der Therapeut sucht mit flach angelegtem Zeige- und Mittelfinger parallel der Clavicula die oberhalb von ihr gelegene Pars clavicularis des M. sternocleidomastoideus (▶ S. 38 f.). Direkt lateral davon, etwas medial der Mitte der Clavicula, wird die Pulsation der Arterie getastet (Abb. 2.152). Der Therapeut kann versuchen, die V. subclavia zwischen dem M. scalenus anterior und dem M. sternocleidomastoideus zu palpieren (Abb. 2.151).

Palpationsqualität

Je nach Ausprägung und Tonus der umgebenden Muskulatur ist die Pulsation der Arterie nicht immer deutlich spürbar. Die V. subclavia ist in der vorderen Skalenuslücke relativ schlecht zu palpieren.

Differenzierung

Die A. subclavia verläuft durch die hintere Skalenuslücke hinter dem M. scalenus anterior und vor dem M. scalenus medius. Der Therapeut orientiert sich an der lateralen Grenze der Pars sternalis des M. sternocleidomastoideus und legt einen Finger lateral davon auf die Pars clavicularis.

Der M. scalenus anterior befindet sich größtenteils unter der Pars clavicularis und etwas lateral davon. An dessen lateraler Begrenzung ist die Arterie zu finden. Leicht medial-kaudal des M. scalenus anterior befindet sich in der vorderen Skalenuslücke (► S. 40) die V. subclavia, meistens wird sie von der Clavicula bedeckt. Bei einer deutlichen Palpationsqualität ist die Arterie gut von den umliegenden muskulären Strukturen zu differenzieren.

Pathologie

- Durch eine Lagerung des Arms in Elevation (Schlafposition) kann es zum Einschlafen oder Kältegefühl der Hand oder des Arms kommen.
- Liegt eine Kontraktur des M. pectoralis minor vor, kann er bei „Dehnung" die A. subclavia und den Plexus brachialis komprimieren.

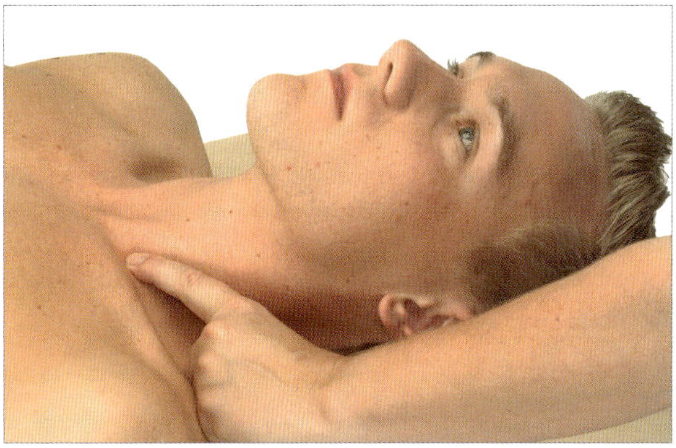

Abb. 2.151 Palpation der V. subclavia in der vorderen Skalenuslücke

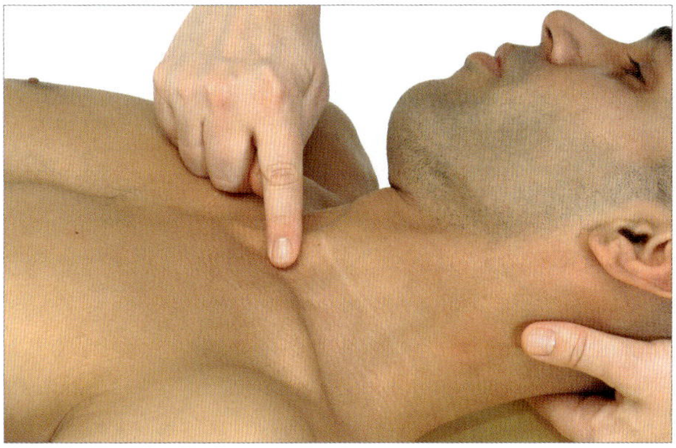

Abb. 2.152 Palpation der A. subclavia in der hinteren Skalenuslücke

2.2 Palpation dorsaler Strukturen

2.2.1 Orientierungsstrukturen

Bevor die Palpation der einzelnen Strukturen durchgeführt wird, sollten die wichtigsten Orientierungsstrukturen für die dorsale Kopf-HWS-Region ertastet werden.

Orientierungsstrukturen für die dorsale Kopf-HWS-Region

- Linea nuchalis superior (**1**, ► S. 87)
- Protuberantia occipitalis externa (**2**, ► S. 87)
- Proc. mastoideus (**3**, ► S. 90)
- Proc. transversus C1 (**4**, ► S. 89)
- Proc. spinosus C2 (**5**, ► S. 88)
- Proc. spinosus C7 (**6**, ► S. 88)
- Lig. nuchae (**7**, ► S. 86)
- hinterer Akromionrand und Spina scapulae (**8**, ► S. 118, 139)
- M. trapezius, Pars descendens (**9**, ► S. 76)

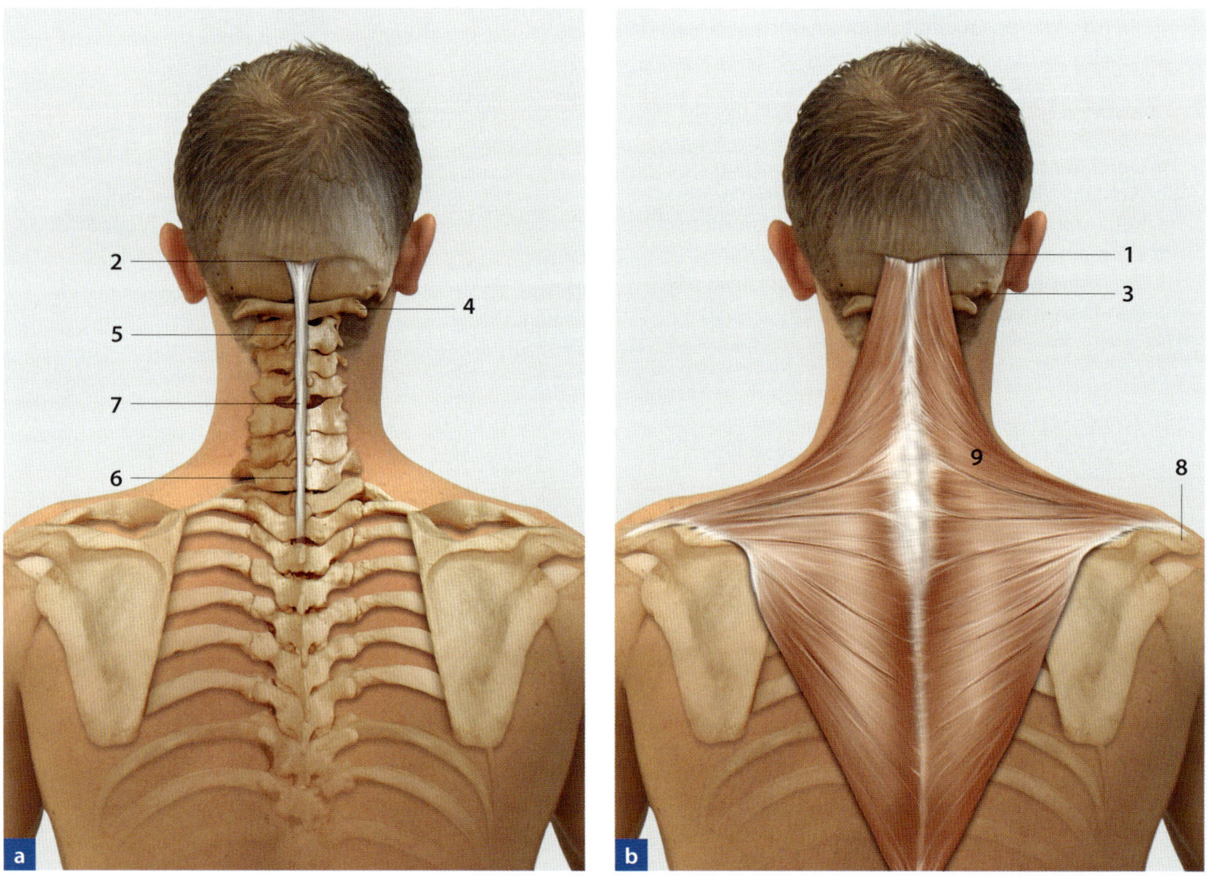

Abb. 2.153 a, b. Übersicht über die Orientierungsstrukturen für die dorsale Kopf-HWS-Region

2.2.2 Palpationsmöglichkeiten

Muskeln und Sehnen

- M. trapezius, Pars descendens und M. levator scapulae (► S. 76 f.)
- Autochthone Rückenmuskulatur
  1. Lateraler Trakt: Mm. splenii capitis und cervicis, M. iliocostalis cervicis, Mm. longissimi capitis und cervicis (► S. 78 f.)
  2. Medialer Trakt: Mm. spinales cervicis und capitis, Mm. rotatores cervicis breves und longi, M. multifidus cervicis, Mm. semispinales capitis und cervicis (► S. 80 f.)
  3. Kurze Nackenmuskulatur: Mm. recti capitis posteriores major und minor, Mm. obliqui capitis superior und inferior (► S. 82 f.)

Kapseln und Bänder

- Capsulae artt. der Art. atlantooccipitalis, Art. atlantoaxialis und Artt. zygapophysiales (intervertebrales) (► S. 84 f.)
- Lig. nuchae und Ligg. interspinalia (► S. 86)

Knochen und Gelenke

- Art. atlantooccipitalis, Art. atlantoaxialis und Artt. zygapophysiales (intervertebrales, ► S. 84 f.)
- Protuberantia occipitalis externa, Linea nuchalis superior und Linea nuchalis inferior (► S. 87)
- Procc. spinosi (► S. 88)
- Procc. transversi (► S. 89)
- Proc. mastoideus (► S. 90)

Nerven und Gefäße

- Nn. occipitales major und minor und A. occipitalis (► S. 91 f.)

M. trapezius, Pars descendens und M. levator scapulae

Anatomie

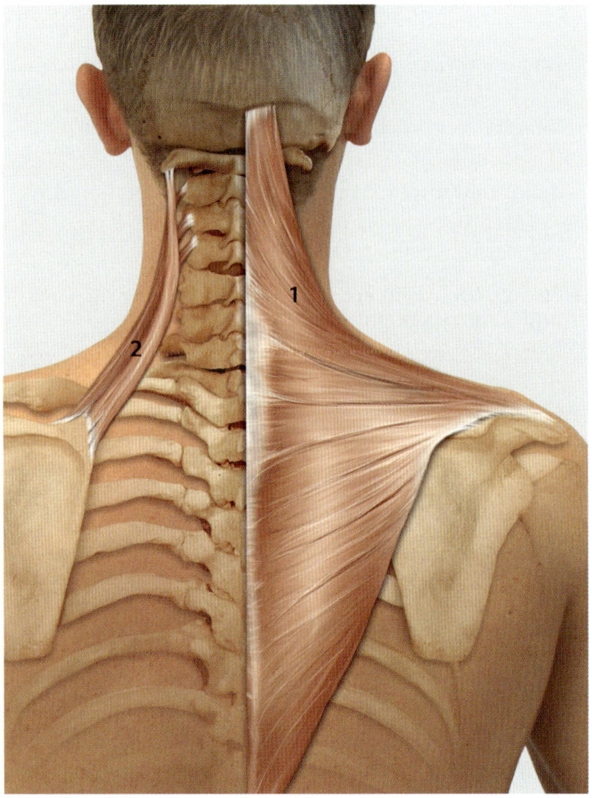

Abb. 2.154 M. trapezius, Pars descendens (1) und M. levator scapulae (2)

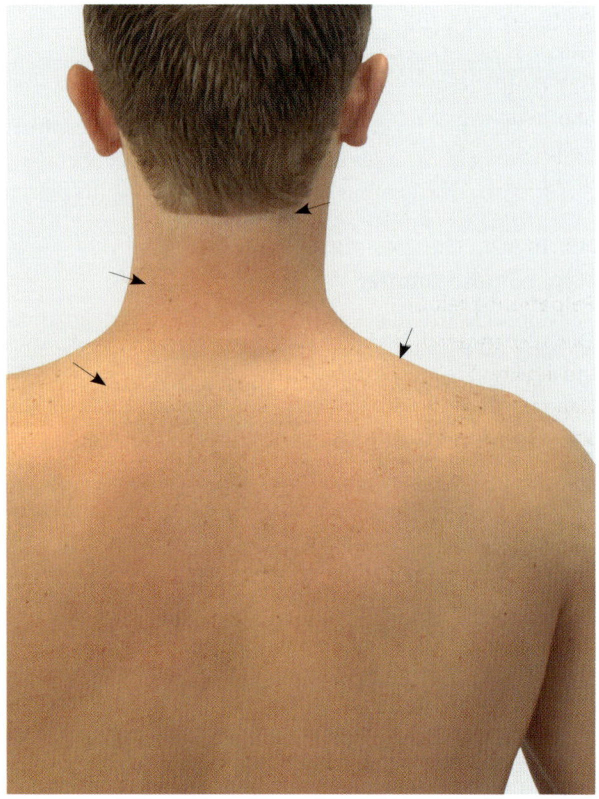

Abb. 2.155 Topografische Lage des M. trapezius, Pars descendens und des M. levator scapulae

M. trapezius, Pars descendens

U: mediales Drittel der Linea nuchalis superior, Protuberantia occipitalis externa, über das Lig. nuchae an den Procc. spinosi aller Halswirbel

A: laterales Drittel der Clavicula

I: N. accessorius, Plexus cervicalis (C2–C4)

F:
- bei Punctum fixum am Schultergürtel: Lateralflexion der HWS zur gleichen und Rotation zur Gegenseite; bei beidseitiger Kontraktion: Extension der HWS
- bei Punctum fixum an der HWS: Elevation des Schultergürtels, Außenrotation der Scapula
- gemeinsam mit der Pars transversa und der Pars descendens: Positionierung und Stabilisierung der Scapula auf dem Thorax

M. levator scapulae

U: Procc. transversi C1–C4

A: Angulus superior scapulae, angrenzender Teil der Margo medialis

I: N. dorsalis scapulae (C3–C5), Rr. ventrales der Spinalnerven (C3–C5)

F:
- bei Punctum fixum an der HWS: Protraktion, Elevation, Innenrotation und Adduktion der Scapula
- bei Punctum fixum an der Scapula: Lateralflexion und Rotation der HWS zur gleichen Seite
- bei beidseitiger Kontraktion: Extension der HWS

Beschreibung der Palpation

ASTE

Der Patient befindet sich in Bauchlage auf einer Behandlungsbank mit Nasenschlitz. Das Kopfteil ist leicht negativ eingestellt, so dass eine neutrale Lagerung der HWS gewährleistet ist.

Die Palpation kann auch am sitzenden Patienten durchgeführt werden.

Durchführung

Der Therapeut palpiert den Muskelbauch und den ventralen Rand des M. trapezius mit flächig angelegten Fingern und Daumen quer zum Faserverlauf. Die Palpation erfolgt unter leicht alternierender An- und Entspannung in die gleichseitige Lateralflexion und gegenseitige Rotation der HWS.

Der Ursprung wird mit gestütztem Zeigefinger quer zum Faserverlauf an der Protuberantia occipitalis externa (► S. 87) der Ansatz am lateralen Drittel der Clavicula palpiert.

Die Muskelursprünge des M. levator scapulae werden mit gestütztem Zeigefinger an den Tubercula posteriora der ersten vier Querfortsätze palpiert. Bei leicht alternierender An- und Entspannung in ipsilateraler Lateralflexion sind die Insertionen zu tasten. Die Muskelursprünge sind kaum von den Insertionen des M. splenius cervicis (C1–C2 oder C3) zu differenzieren. Am ehesten ist die Unterscheidung über eine alternierende Elevation/Adduktion der Scapula möglich. Somit ist an den Querfortsätzen ein leichtes An- und Entspannen des Muskels zu spüren.

Die Palpation des Ansatzes an der Margo medialis und am Angulus superior scapulae ist oft schmerzhaft.

Palpationsqualität

Der deszendierende Anteil des M. trapezius ist als feste muskuläre Struktur palpierbar; vor allem der ventrale Rand ist deutlich tastbar. Der breite Ansatz des M. levator scapulae ist an der Scapula gut und oft strangartig zu spüren. Die Palpation ist häufig schmerzhaft.

Differenzierung

Zur Orientierung lokalisiert der Therapeut die Protuberantia occipitalis externa (► S. 87), das Lig. nuchae (► S. 86) und das laterale Drittel der Clavicula (► S. 121). In diesem Dreieck befindet sich der Muskelbauch des M. trapezius, Pars descendens. Er bildet die obere muskuläre Grenze des Schultergürtels. Das Muskelrelief wird besonders deutlich, wenn der Patienten gegen Widerstand in die Schultergürtelelevation anspannt.

Im kranialen Anteil ist der M. levator scapulae vom M. splenius cervicis überdeckt, im unteren von der Pars descendens des M. trapezius. Bei kräftig entwickelter Muskulatur ist vor allem das vom Atlas stammende Muskelbündel zwischen den beiden oben genannten Muskeln tastbar. Ventral des M. levator scapulae befindet sich direkt die Skalenusmuskulatur.

Praxistipp

- Die Pars descendens des M. trapezius neigt zum reflektorischen Hypertonus und kann somit zu Schmerzhaftigkeiten der Zervikalregion führen. Eine Druckdolenz im Ursprungsbereich des Muskels kann auf eine Reizung des N. occipitalis major deuten. Der Muskelbauch zeigt gelegentlich „Druckschmerzpunkte“. Bei Ausfall der Pars descendens ist die Elevation der Schulter über 90° eingeschränkt, weil der skapulo-humerale Rhythmus gestört wird.
- Der M. levator scapulae zeigt sich häufig reflektorisch hyperton. Durch seinen Ursprung am Atlas und Axis kann er zu Schmerzhaftigkeiten und Einschränkungen der HWS-Rotation und Lateralflexion zur Gegenseite im Bereich der oberen HWS führen.

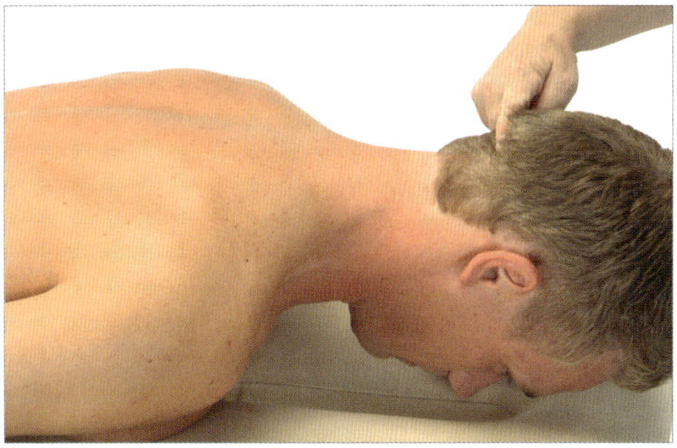

Abb. 2.156 Ursprung des M. trapezius, Pars descendens

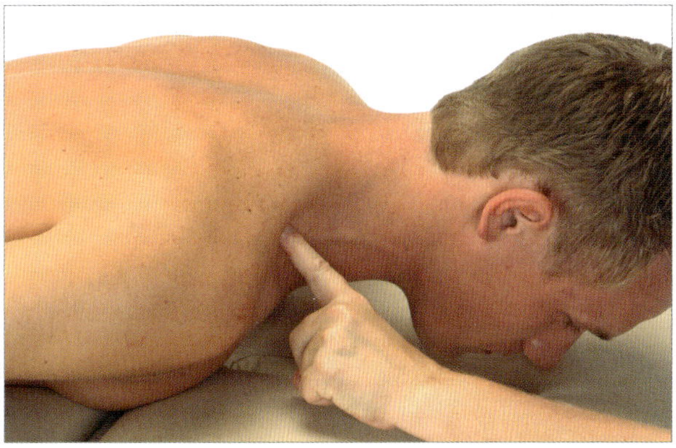

Abb. 2.157 Bauch des M. trapezius, Pars descendens

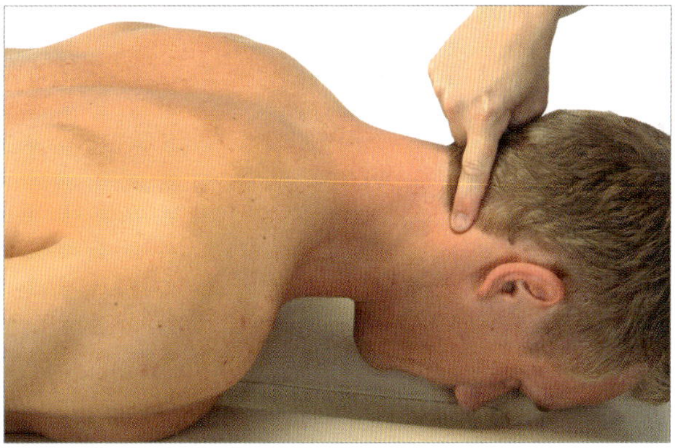

Abb. 2.158 Ursprung des M. levator scapulae

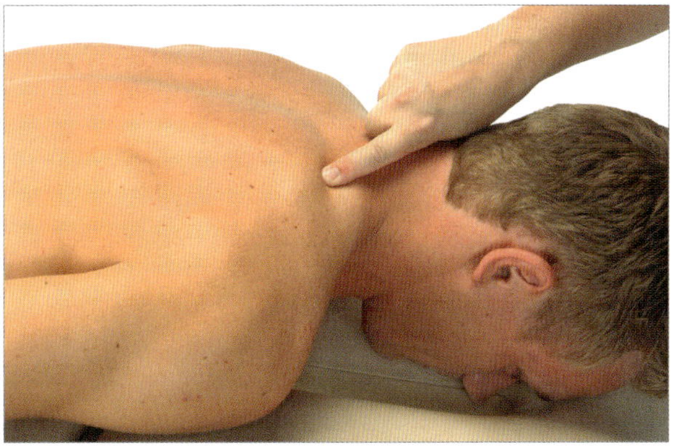

Abb. 2.159 Ansatz des M. levator scapulae

Autochthone Rückenmuskulatur, lateraler Trakt: Mm. splenii capitis und cervicis, M. iliocostalis cervicis, Mm. longissimi capitis und cervicis

Anatomie

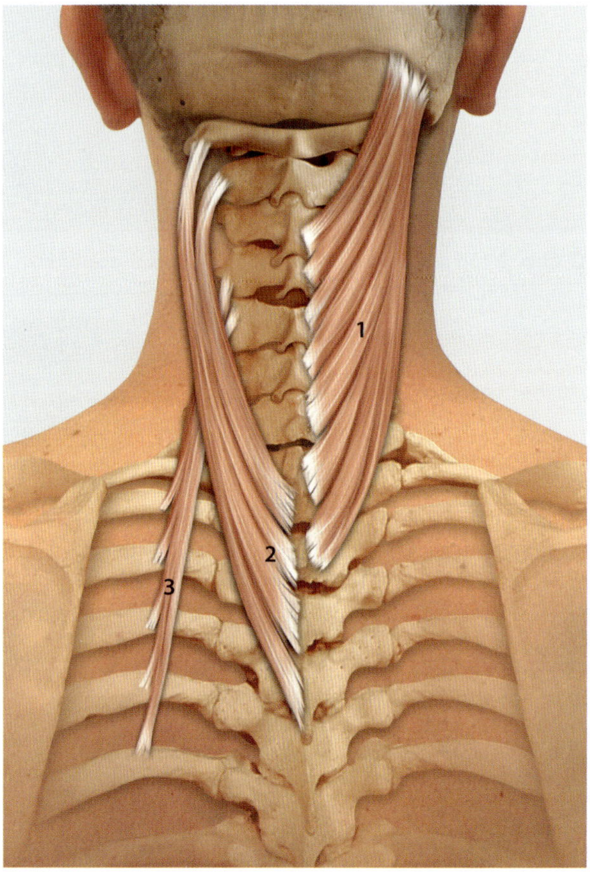

Abb. 2.160 Mm. splenii capitis (**1**) und cervicis (**2**), M. iliocostalis cervicis (**3**)

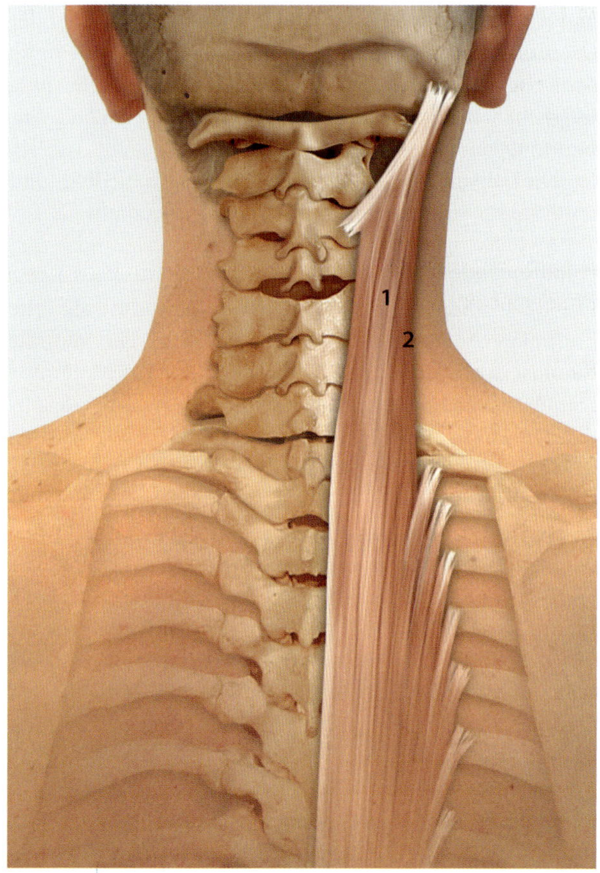

Abb. 2.161 Mm. longissimi capitis (**1**) und cervicis (**2**, größtenteils verdeckt)

M. splenius capitis

U: über das Lig. nuchae an die Procc. spinosi der 3. bis 7. Halswirbel und 1. bis 3. Brustwirbel

A: laterales Drittel der Linea nuchalis superior, Proc. mastoideus

I: Rr. dorsales der Spinalnerven (C3–C5)

F:
- einseitig: Lateralflexion und Rotation des Kopfes und der HWS zur gleichen Seite
- beidseitig: Reklination der oberen Kopfgelenke und Extension der HWS

M. splenius cervicis

U: Procc. spinosi der 3. bis 6. Brustwirbel

A: Procc. transversi von Atlas und Axis und evtl. des 3. Halswirbels

I: Rr. dorsales der Spinalnerven (C5–C7)

F:
- einseitig: Lateralflexion und Rotation der HWS zur gleichen Seite
- beidseitig: Extension der HWS

Hinweis

Gemeinsam mit den anderen dorsalen Muskeln und der ventralen Halsmuskulatur positionieren und stabilisieren diese Muskeln den Kopf und die HWS im Lot.

M. iliocostalis cervicis

U: medial des Angulus costae der 3. bis 7. Rippe

A: Procc. transversi der 4. bis 6. Halswirbel

I: Rr. dorsales der Spinalnerven (C3–C7)

F:
- einseitig: Extension und Lateralflexion zur gleichen Seite
- beidseitig: Extension der HWS

M. longissimus capitis

U: Procc. transversi der 3. bis 7. Halswirbel und Procc. transversi der 1. bis 3. Brustwirbel

A: Proc. mastoideus (dorsaler Rand)

I: Rr. dorsales der Spinalnerven (C3–T3)

F: ▪ einseitig: Lateralflexion und Rotation des Kopfes und der HWS zur gleichen Seite
▪ beidseitig: Reklination der oberen Kopfgelenke und Extension der HWS

M. longissimus cervicis

U: Procc. transversi der 1. bis 6. Brustwirbel
A: Tubercula posteriora (Procc. transversi der 2. bis 5. Halswirbel)
I: Rr. dorsales der Spinalnerven (C3–T6)
F: ▪ einseitig: Lateralflexion und Rotation der HWS zur gleichen Seite
▪ beidseitig: Extension der HWS

Beschreibung der Palpation

ASTE

Der Patient befindet sich in Bauchlage auf einer Behandlungsbank mit Nasenschlitz. Das Kopfteil ist leicht negativ eingestellt, so dass eine neutrale Lagerung der HWS gewährleistet ist.

Die Palpation kann auch am sitzenden Patienten durchgeführt werden.

Durchführung

Durch ihre Lokalisation in der Tiefe sind nur wenige Anteile dieser Muskulatur der Palpation zugänglich. Der Therapeut palpiert mit gestütztem Zeigefinger die Muskelansätze des M. splenius cervicis an den Tubercula posteriora. Die Palpation erfolgt dorsal an den ersten zwei Querfortsätzen unter leicht alternierender An- und Entspannung in gleichseitiger Lateralflexion und Rotation der HWS. Die Muskelansätze sind allerdings schwer von den Insertionen des M. levator scapulae zu differenzieren.

Der Ansatz des M. splenius capitis am Proc. mastoideus und an der Linea nuchalis sowie des M. longissimus capitis am Proc. mastoideus (▸ S. 90) wird vom Therapeut mit dem Finger quer zum Faserverlauf durch den M. sternocleiodmastoideus hindurch palpiert. Alternierende isometrische Anspannung in die Lateralflexion und Rotation zur gleichen Seite ist hierbei hilfreich.

Bei gut ausgeprägter Muskulatur versucht der Therapeut, mit dem Palpationsfinger quer zum Faserverlauf den Muskelbauch des M. splenius capitis zu palpieren (◘ Abb. 2.163).

Palpationsqualität

Die Muskulatur ist an den Querfortsätzen als feste strangartige Struktur deutlich zu palpieren und über das alternierende Abrufen der Funktion zu tasten.

Differenzierung

Bei gut ausgebildeter Muskulatur wird ein Teil des M. splenius capitis zwischen dem M. sternocleidomastoideus (▸ S. 38 f.) und dem M. trapezius, Pars descendens (▸ S. 76 f.) in seinem Verlauf von laterokranial nach mediokaudal tastbar. Bei einer Anspannung in die gleichseitige Rotation der HWS palpiert der Therapeut eher den M. splenius capitis, während der M. trapezius und der M. sternocleidomastoideus dort eher über eine Gegenrotation deutlich werden.

Etwas weiter kranial ist bei Anspannung in die Gegenrotation der M. semispinalis capitis tastbar (▸ S. 80 f.). Den Ansatz des M. splenius capitis im Bereich des Proc. mastoideus versucht der Therapeut ebenfalls über eine differenzierte Rotation von den Insertionen des M. sternocleidomastoideus (▸ S. 38 f.) zu unterscheiden.

Hinweis

Die Muskelansätze am Proc. mastoideus sind oft druckdolent.

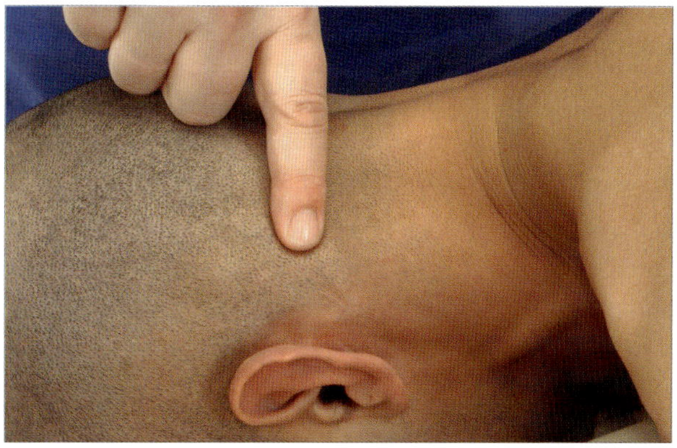

◘ **Abb. 2.162** Ansatz des M. splenius capitis

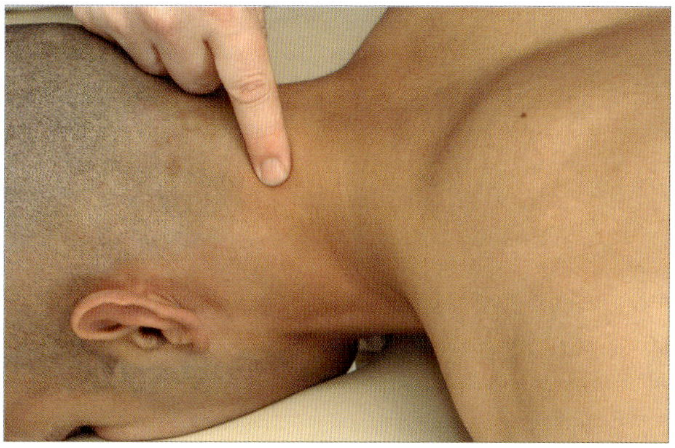

◘ **Abb. 2.163** Palpation des Bauchs des M. splenius capitis

Autochthone Rückenmuskulatur, medialer Trakt: Mm. spinales cervicis und capitis, Mm. rotatores cervicis breves und longi, M. multifidus cervicis, Mm. semispinales capitis und cervicis

Anatomie

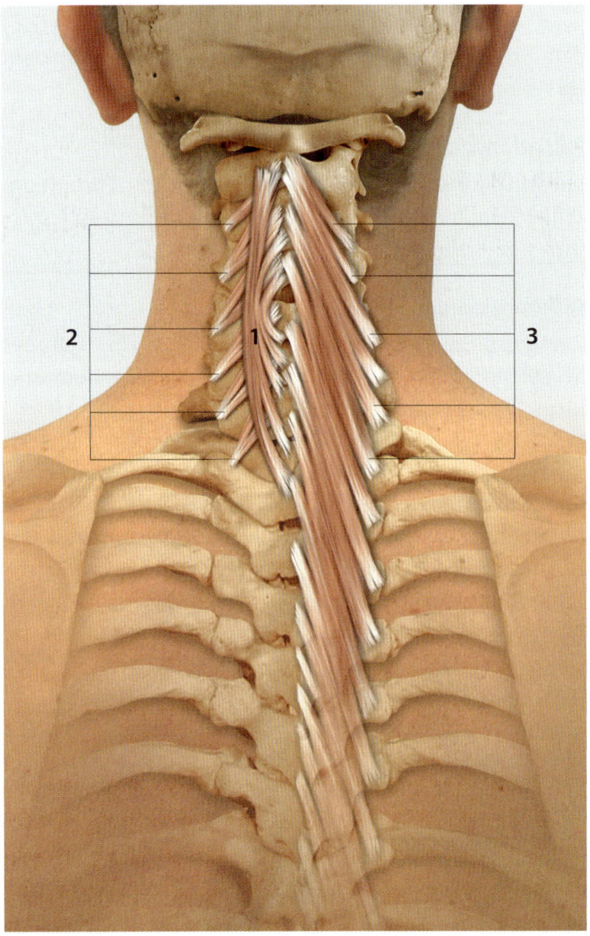

Abb. 2.164 M. spinalis cervicis (**1**), Mm. rotatores cervicis breves und longi (**2**), M. multifidus cervicis (**3**)

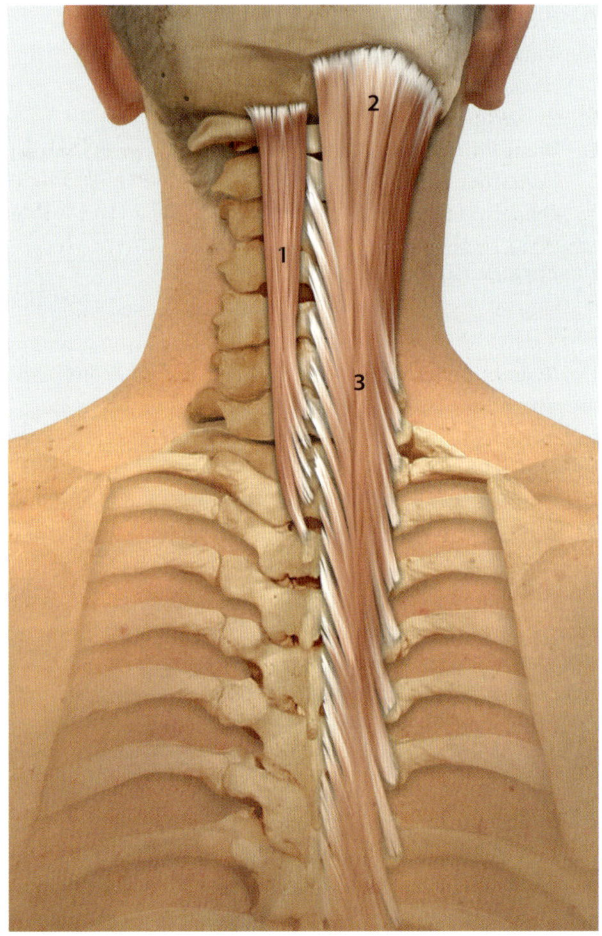

Abb. 2.165 M. spinalis capitis (**1**), Mm. semispinales capitis (**2**) und cervicis (**3**)

M. spinalis cervicis

U: Procc. spinosi der 5. Hals- bis 2. Brustwirbel
A: Procc. spinosi der 2. bis 4. Halswirbel
I: Rr. dorsales der Spinalnerven (C2–T6)
F:
- einseitig: Lateralflexion zur gleichen Seite
- beidseitig: Extension und Stabilisation der HWS

Mm. rotatores cervicis breves und longi

U: basale Procc. articulares inferiores der Halswirbel
A: basale Procc. spinosi und Arcus vertebrae der Halswirbel
I: Rr. dorsales der Spinalnerven (C1–C8)
F:
- beidseitig: Extension der Wirbelsäule
- einseitig: Lateralflexion zur gleichen und leichte Rotation zur Gegenseite

Hinweis

- Die Mm. rotatores cervicis breves und longi sind an der HWS schwach ausgebildet.
- Die Mm. rotatores cervicis breves verlaufen zum nächst höheren Wirbel.
- Die Mm. rotatores cervicis longi überspringen zwei bis drei Wirbel.

M. multifidus cervicis

U: Procc. articulares der 4. bis 7. Halswirbel
A: Procc. spinosi der 2. bis 7. Halswirbel
I: Rr. dorsales der Spinalnerven (C3–C8)
F:
- beidseitig: Extension der Halswirbelsäule
- einseitig: Lateralflexion zur gleichen und leichte Rotation zur Gegenseite

M. spinalis capitis

U: Procc. spinosi der 6. und 7. Halswirbel und 1. bis 3. Brustwirbel
A: Protuberantia occipitalis externa
I: Rr. dorsales der Spinalnerven (C6–T3)
F:
- Reklination des Kopfes
- beidseitig: Extension und Stabilisation der HWS
- einseitig: Lateralflexion zur gleichen Seite

M. semispinalis capitis

U: Procc. articulares der 3. bis 7. Halswirbel und Procc. transversi der 1. bis 6. Brustwirbel
A: Os occipitale zwischen der Linea nuchalis superior und inferior
I: Rr. dorsales der Spinalnerven (C4–C8)
F:
- beidseitig: Reklination des Kopfes und Extension der Hals- und Brustwirbelsäule
- einseitig: Lateralflexion zur gleichen Seite und geringe Rotation zur Gegenseite

Hinweis

Der M. semispinalis capitis stabilsiert und sichert die oberen Kopfgelenke.

M. semispinalis cervicis

U: Procc. transversi der 1. bis 6. Brustwirbel
A: Procc. spinosi der 2. bis 6. Halswirbel
I: Rr. dorsales der Spinalnerven (C1–T6)
F:
- beidseitig: Extension der HWS
- einseitig: Lateralflexion zur gleichen Seite und Rotation zur Gegenseite

Beschreibung der Palpation

ASTE

Der Patient befindet sich in Bauchlage auf einer Behandlungsbank mit Nasenschlitz. Das Kopfteil ist leicht negativ eingestellt, so dass eine neutrale Lagerung der HWS gewährleistet ist.

Durchführung

Die Mm. spinales, rotatores und multifidi befinden sich in der Tiefe und sind der direkten Palpation nicht zugänglich. Der Therapeut palpiert mit dem Zeigefinger den Ursprung des M. semispinalis capitis quer zum Faserverlauf an der Squama ossis occipitalis (Abb. 2.166).

Palpationsqualität

Die Muskulatur wird größtenteils vom M. trapezius überdeckt und ist schwer auffindbar, aber unter Kontraktion als feste Struktur zu tasten.

Differenzierung

Bei gut ausgebildeter Muskulatur dient der M. splenius capitis als Orientierungshilfe (► S. 78 f.). Etwas kranial und medial befindet sich der M. semispinalis capitis, dessen Differenzierung vom M. splenius capitis durch eine gegenseitige Rotation erzielt wird.

Hinweis

Die tiefen vertebralen Muskeln sind für die Stabilisation der HWS wichtig. Dies gilt vor allem für die prävertebrale Muskulatur (► S. 42 f.), aber auch die tiefen posterioren Muskeln spielen eine Rolle bei der Kontrolle der Gelenkposition. Bei Patienten mit chronischen HWS-Beschwerden atrophieren sie oft (vgl. Jull 1997).

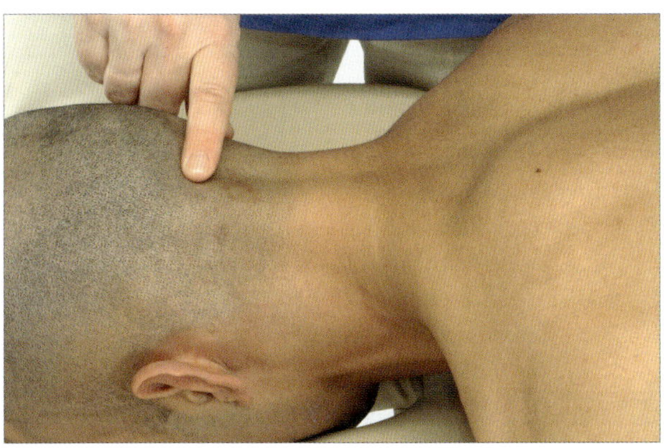

Abb. 2.166 Palpation des Ursprungs des M. semispinalis capitis

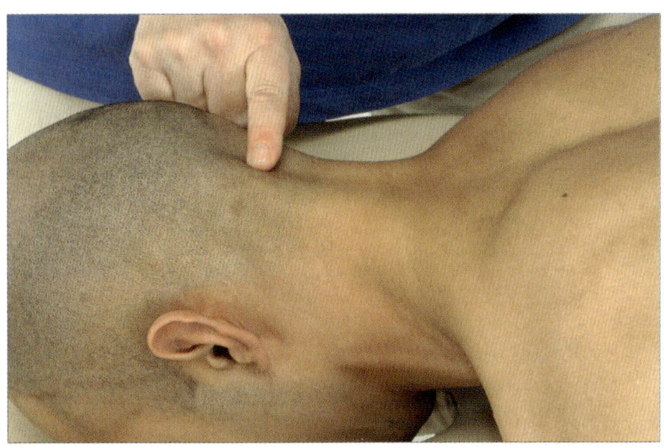

Abb. 2.167 Bauch des M. semispinalis capitis

Autochthone Rückenmuskulatur, kurze Nackenmuskulatur: Mm. recti capitis posteriores major und minor, Mm. obliqui capitis superior und inferior

Anatomie

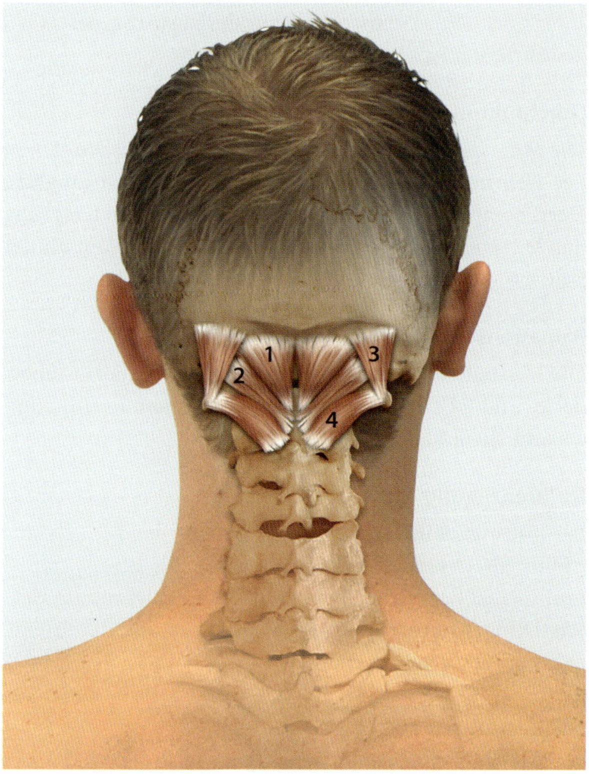

Abb. 2.168 Mm. recti capitis posteriores minor (**1**) und major (**2**), Mm. obliqui capitis superior (**3**) und inferior (**4**)

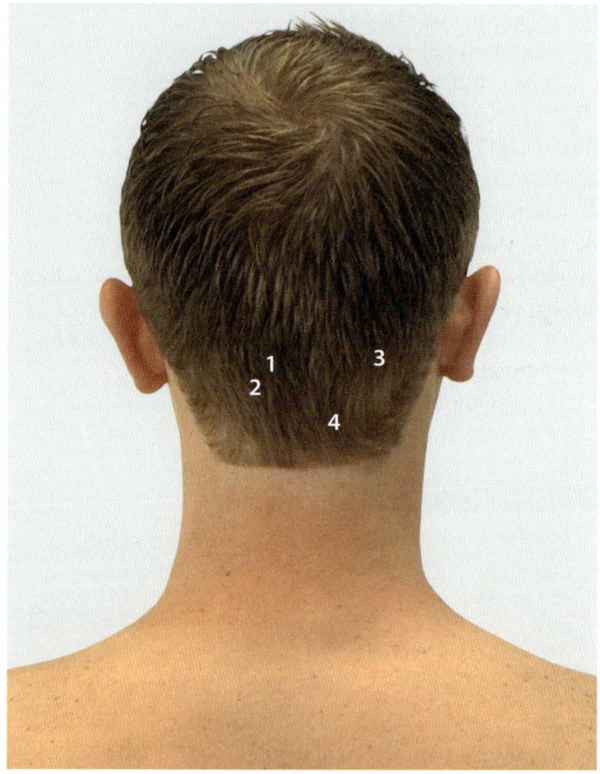

Abb. 2.169 Topografische Lage: Die Muskulatur liegt in der Tiefe unter den langen HWS-Extensoren.

M. rectus capitis posterior minor

U: Tuberculum posterius des Atlas
A: medialer Bereich der Linea nuchalis inferior

M. rectus capitis posterior major

U: Proc. spinosus des Axis
A: mittleres Drittel der Linea nuchalis inferior

I: N. suboccipitalis (R. dorsalis von C1)
F:
- beidseitig: Reklination C0–C1, C1–C2
- einseitig: Rotation zur gleichen Seite

Pathologie

Der M. rectus capitis posterior major sowie die Mm. obliqui capitis superior und inferior bilden das **Foramen trigonum arteria vertebralis.** Die A. vertebralis liegt hier auf dem Arcus posterior atlantis in einem Sulcus. Bei Verspannungen dieser Muskeln kann es zu Schmerzhaftigkeiten der oberen HWS kommen, wenn Äste der Arterie oder des N. suboccipitalis komprimiert werden.

M. obliquus capitis superior

U: Proc. transversus des Atlas
A: medialer Bereich der Linea nuchalis inferior
I: N. suboccipitalis (R. dorsalis von C1)
F:
- beidseitig: Extension C0–C1
- einseitig: Lateralflexion zur gleichen und Rotation des Kopfes zur Gegenseite

M. obliquus capitis inferior

U: Proc. spinosus des Axis
A: Proc. transversus des Atlas
I: N. suboccipitalis (R. dorsalis von C1)
F:
- beidseitig: Extension C1–C2
- einseitig: Rotation des Kopfes zur gleichen Seite

Praxistipp

Die „kurzen Nackenextensoren" sind maßgeblich für die Steuerung und Stabilisierung der empfindlichen oberen Kopfgelenke verantwortlich. Durch ihre enge Relation zu den Gelenken spielen diese Muskeln eine wichtige Rolle in der dynamischen Propriozeption (Jull 1997, Hamilton 2006).

Beschreibung der Palpation

ASTE

Der Patient befindet sich in Bauchlage auf einer Behandlungsbank mit Nasenschlitz. Das Kopfteil ist leicht negativ eingestellt, so dass eine neutrale Lagerung der HWS gewährleistet ist.

Durchführung

Diese Muskeln befinden sich in der Tiefe und sind der direkten Palpation nicht zugänglich. Aufgrund ihrer anatomischen Lage kann der Therapeut die Muskulatur bei Schmerzhaftigkeiten durch die langen Extensoren hindurch palpieren. Hierfür platziert er den Palpationsfinger am günstigsten leicht kaudal der Linea nuchalis inferior.

Palpationsqualität

Weist die Muskulatur einen hohen Tonus auf, so kann sie durch die oberflächliche Muskulatur hindurch als feste strangartige Struktur palpiert werden. Oft sind die Ansatzsehnen druckdolent.

Differenzierung

Die Lokalisation der Muskulatur ist nur durch Kenntis ihres anatomischen Verlaufs möglich. So kann sich der Therapeut zum Palpieren des M. obliquus capitis superior am Proc. mastoideus (► S. 90) und am Ansatz des M. sternocleidomastoideus (► S. 38 f.) orientieren.

Kaudal davon palpiert er den M. splenius capitis und etwas weiter kaudal und lateral am Querfortsatz des 1. Zervikalwirbels den Ursprung des M. obliquus capitis superior.

Der Verlauf des M. rectus capitis posterior minor ist zwischen dem Tuberculum posterius von C1 und dem inneren Drittel der Linea nuchalis inferior zu tasten.

Hinweis

- Bei vielen HWS-Patienten ist diese Muskulatur verkürzt und somit im Bereich der oberen HWS sehr druckempfindlich.
- Nash et al. (2005) wiesen in ihrer Untersuchung eine Verbindung der tendinösen Fasern des M. rectus capitis posterior minor und der spinalen Dura nach.

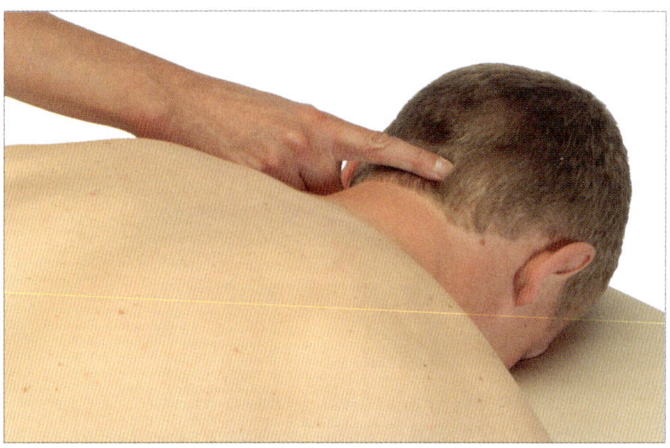

Abb. 2.170 Ansatz des M. rectus capitis posterior minor

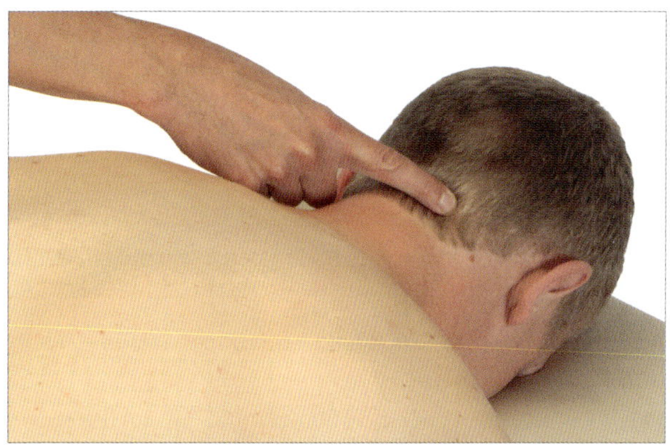

Abb. 2.171 Ansatz des M. obliquus capitis superior

Art. atlantooccipitalis, Art. atlantoaxialis, Artt. zygapophysiales (intervertebrales) und zugehörige Capsulae artt.

Anatomie

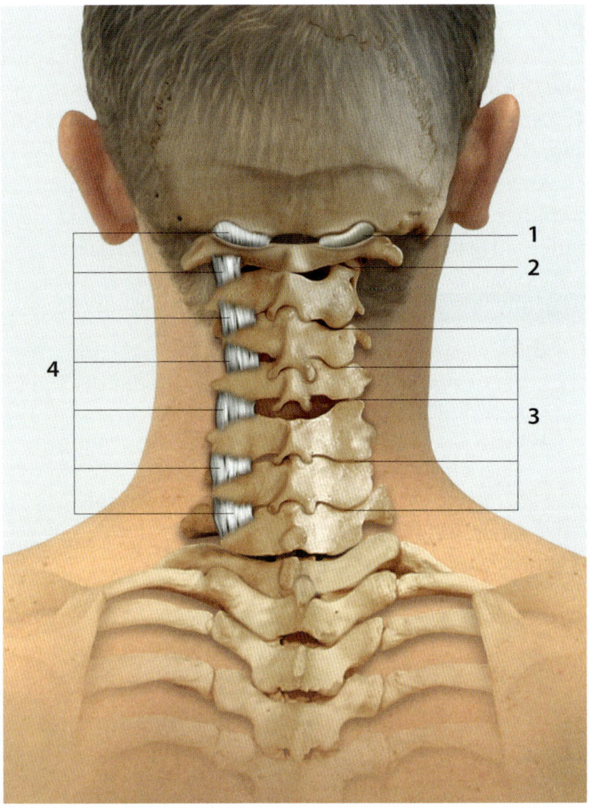

Abb. 2.172 Art. atlantooccipitalis (**1**), Art. atlantoaxialis (**2**), Artt. zygapophysiales (intervertebrales, **3**) und Capsulae artt. (**4**)

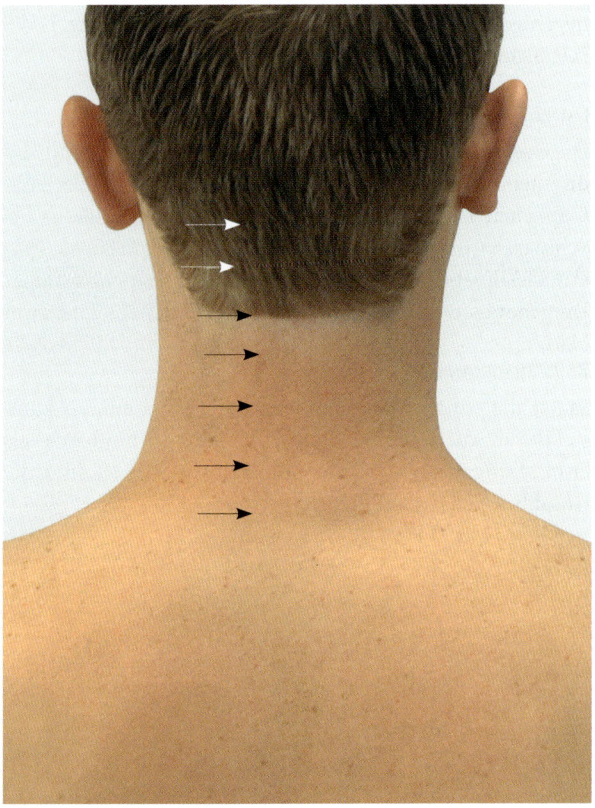

Abb. 2.173 Topografische Lage: Die Strukturen liegen in der Tiefe unter den HWS-Extensoren.

Art. atlantooccipitalis (C0/C1), Art. atlantoaxialis (C1/C2) und Capsulae artt.

Die Verbindungen zwischen Os occipitale und Atlas sowie zwischen Atlas und Axis werden als Kopfgelenke bezeichnet. Die Art. atlantooccipitalis (C0/C1), auch oberes Kopfgelenk genannt, wird gebildet aus einer paarigen gelenkigen Verbindung zwischen den ovalen, leicht konkaven Foveae articulares superiores des Atlas und den konvex geformten Condylen des Hinterkopfes.

Das untere Kopfgelenk (C1/C2) besteht aus den Artt. atlantoaxialis lateralis und medialis. Bei den lateralen Gelenken bilden die Foveae articulares inferiores des Atlas und die Procc. articulares superiores des Axis die Gelenkflächen. Das mediale Gelenk bildet seine Gelenkflächen zwischen dem Dens axis und dem Lig. transversum nach dorsal sowie dem vorderen Atlasbogen nach ventral aus.

Die Kopfgelenke sind extrem bandgesichert, die Gelenkkapseln sind weit und schlaff. Sie bilden meniskoide Synovialfalten, die sich in die Gelenkspalten des lateralen unteren Kopfgelenks legen, um die Inkongruenz aufzuheben und die Belastbarkeit zu erhöhen.

Hinweis

Die oberen zwei Halswirbel (Atlas und Axis) unterscheiden sich in ihrer Form von den übrigen Halswirbeln. Sie sind so gebaut, dass sie die Hauptlast des Kopfes aufnehmen können und – einem Kugelgelenk gleich – die Bewegung des Kopfes in alle drei Freiheitsgrade ermöglichen.

Artt. zygapophysiales (intervertebrales) und Capsulae artt.

Die paarigen Wirbelbogengelenke werden von den Gelenkfortsätzen (Procc. articulares) der Wirbelbögen gebildet. Ihre Gelenkflächen sind, je nach Wirbelsäulenabschnitt, in unterschiedlichem Ausmaß in der Horizontalen geneigt und gedreht. Somit bestimmen sie die jeweilige Bewegungsrichtung und das Bewegungsausmaß.

Die Gelenkkapsel der Wirbelbogengelenke entspringt an den Rändern der Gelenkflächen und ist häufig mit dem Lig. flavum verwachsen. Im HWS-Bereich sind die Gelenkkapseln schlaff und weit. Sie besitzen meniskusähnliche Einlagerungen (Plicae synovialis), die in das Gelenk hineinragen. Sie gleichen die Inkongruenz aus und erhöhen somit die Belastungsfähigkeit der Gelenke.

Beschreibung der Palpation

ASTE

Der Patient befindet sich in Bauchlage auf einer Behandlungsbank mit Nasenschlitz. Das Kopfteil ist leicht negativ eingestellt, so dass eine neutrale Lagerung der HWS gewährleistet ist.

Zur Entspannung der oberflächlichen Muskulatur kann der Patient beide Hände unter die Stirn legen.

Die Palpation kann auch am sitzenden Patienten durchgeführt werden, wobei der Kopf zur Abnahme des Kopfgewichts unterstützt wird.

Durchführung

Der Therapeut umfasst mit Zeige- und Mittelfinger beider Hände den Unterkiefer des Patienten und umrundet die Halswirbelsäule. Er platziert die Daumen nebeneinander, ca. zwei Patientenquerfinger lateral eines Dornfortsatzes auf dem zu tastenden Intervertebralgelenk. Die Palpation erfolgt segmental durch die lokale Muskulatur hindurch (◘ Abb. 2.175).

Palpationsqualität

Aufgrund der überdeckenden Weichteile sind die Zygapophysialgelenke nicht immer deutlich tastbar. In der Tiefe sind sie als harte Strukturen zu palpieren, manchmal tastet man unregelmäßige Gelenkkonturen (z. B. bei Arthrose) und Kapselveränderungen. Eine isolierte Palpation der Gelenkkapsel ist nicht möglich.

Differenzierung

Die Gelenke befinden sich ungefähr in der gleichen Transversalebene wie der zugehörige Dornfortsatz, medial des Tuberculum posterius der Querfortsätze. Um eine deutlichere Lokalisation zu bekommen, kann der Therapeut bei der Palpation die Wirbelsäule alternierend in leichte Flexion oder kontralaterale Seitneigung bewegen. Dabei spürt er dann das leichte Öffnen und Schließen der Gelenke.

Pathologie

Beim **Klippel-Feil-Syndrom** kommt es durch Blockwirbelbildung zu einer Versteifung der HWS. Diese Patienten weisen eine Verkürzung des Halses auf.

Hinweis

- Die Art. atlantooccipitalis ist von einer weiten schlaffen Kapsel umgeben (vgl. Halcour 2005).
- In den Atlantoaxialgelenken findet der größte Anteil der zervikalen Rotation statt, ca. 35–40° (vgl. Halcour 2005).
- Die Gelenke zwischen Kopf und C3 zeigen eine hohe propriozeptive und nozizeptive Innervation (vgl. Halcour 2005).

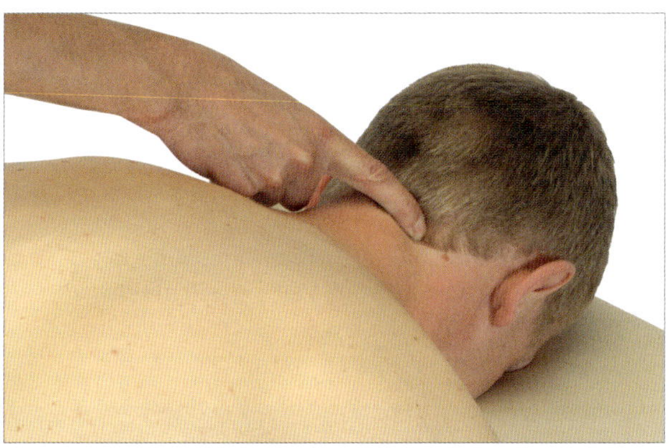

◘ **Abb. 2.174** Atlantookzipitalgelenk

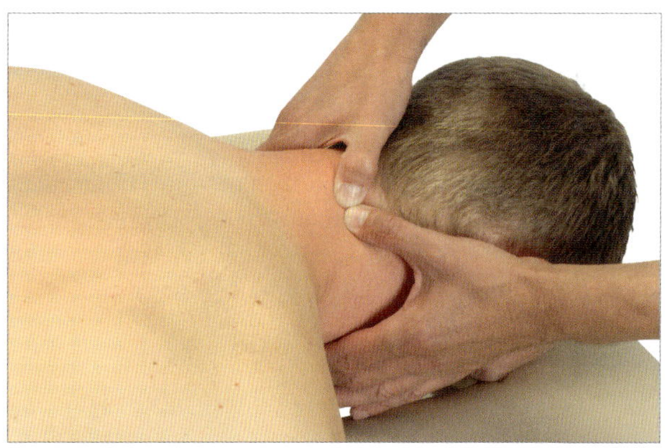

◘ **Abb. 2.175** Palpation des Intervertebralgelenks

2

Lig. nuchae und Ligg. interspinalia

Anatomie

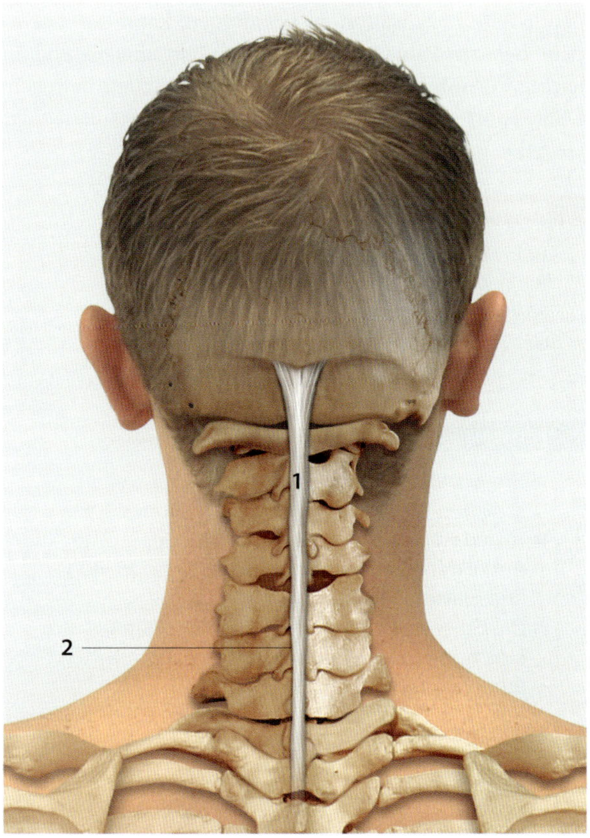

Abb. 2.176 Lig. nuchae (1) und Ligg. interspinalia (2, jeweils zwischen den Dornfortsätzen)

Lig. nuchae

Das Lig. nuchae erstreckt sich medial vom Hinterhaupt (Protuberantia occipitalis externa) zu den Dornfortsätzen der HWS. Es ist eine sagittal verlaufende Sehnenplatte und somit die kraniale Verbreiterung des Lig. supraspinale.

Hinweis

Das Ligament dient auch als Ansatz für Muskulatur.

Ligg. interspinalia

Hierbei handelt es sich um kurze Bänder, die sagittal zwischen den Dornfortsätzen verlaufen. Sie haben eine limitierende Wirkung auf die Wirbelsäulenflexion.

Beschreibung der Palpation

ASTE

Der Patient befindet sich in Bauchlage auf einer Behandlungsbank mit Nasenschlitz. Das Kopfteil ist leicht negativ eingestellt, so dass eine neutrale Lagerung der HWS gewährleistet ist.

Die Palpation kann auch am sitzenden Patienten durchgeführt werden, wobei der Kopf zur Abnahme des Kopfgewichts unterstützt wird.

Durchführung

Der Therapeut palpiert das Ligament mit Daumen und Zeigefinger quer zu seinem Verlauf. Von der Protuberantia occipitalis externa (► S. 87) startend, kann vor allem im oberen Anteil der Verlauf des Lig. nuchae in der Medianebene gut getastet werden. Bei entspannter Muskulatur können mit dem Zeigefinger die Ligg. interspinalia zwischen den Dornfortsätzen aufgesucht werden (Abb. 2.177).

Palpationsqualität

Das Lig. nuchae fühlt sich vor allem in Flexion straff und sehnig an.

Differenzierung

Die Protuberantia occipitalis externa dient als Orientierungshilfe. In Flexionsstellung der oberen HWS-Region ist das Lig. nuchae deutlich tastbar. Es wird in dieser Position bei manchen Patienten auch sichtbar und ist somit gut von den umliegenden Strukturen zu differenzieren.

Hinweis

Der genaue Aufbau des Lig. nuchae wird in der Literatur kontrovers diskutiert (vgl. Johnson et al. 2004). Oft wird diese Struktur als ein starkes, fibröses Band angesehen, andere beschreiben das Lig. nuchae eher als ein dünnes intermuskuläres Septum.
Eine dritte Gruppe postuliert, dass es aus zwei Anteilen aufgebaut ist: Ein dickerer, posteriorer Anteil und in der Tiefe ein dünneres Septum (vgl. Mercer u. Bogduk 2003). Diese Autoren finden es missverständlich, wenn man die Struktur als ligamentär einstuft.
Nash et al. (2005) zeigen in ihrer Untersuchung, dass das Lig. nuchae keine Verbindung mit der spinalen Dura zeigt.

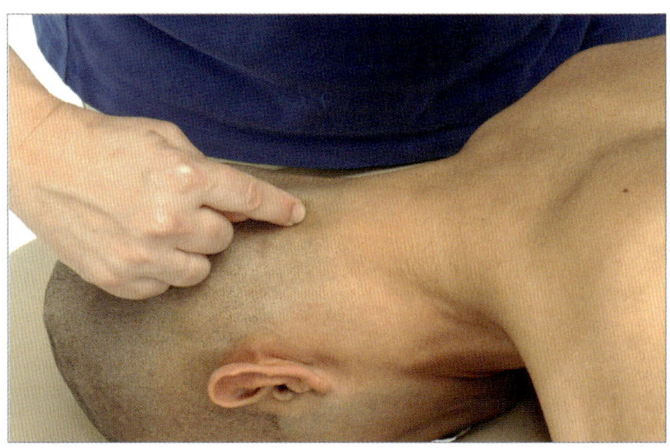

Abb. 2.177 Palpation eines Lig. interspinale

Protuberantia occipitalis externa, Linea nuchalis superior und Linea nuchalis inferior

Anatomie

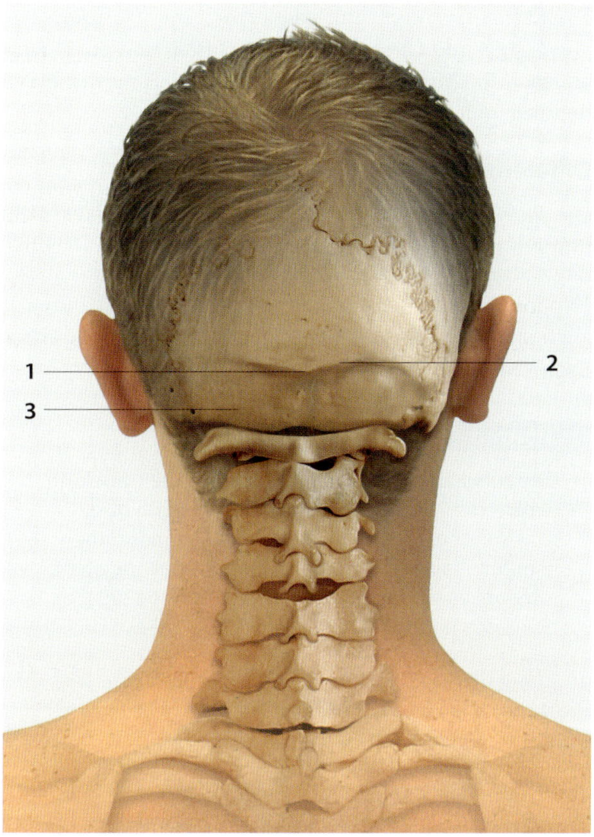

Abb. 2.178 Protuberantia occipitalis externa (1), Linea nuchalis superior (2) und Linea nuchalis inferior (3)

Protuberantia occipitalis externa und Lineae nuchalis superior und inferior

Die Protuberantia occipitalis externa befindet sich mittig kaudal am Hinterkopf und bildet die knöcherne Ansatzstelle für das Lig. nuchae. Die prominente Knochenstelle ist gut duch die Haut zu tasten. Von ihr zieht nach kranial-lateral die Linea nuchalis superior, die somit eine Querleiste zum muskulären Ansatz darstellt.

Die Linea nuchalis inferior befindet sich ca. in der Mitte zwischen der Protuberantia und dem Foramen magnus. Sie verläuft ebenfalls quer am Hinterkopf und bildet die Ansatzstelle der tiefen Nackenmuskulatur.

Beschreibung der Palpation

ASTE

Der Patient befindet sich in Bauchlage auf einer Behandlungbank mit Nasenschlitz. Das Kopfteil ist leicht negativ eingestellt, so dass eine neutrale Lagerung der HWS gewährleistet ist.

Die Palpation kann auch am sitzenden Patienten durchgeführt werden, wobei der Kopf zur Abnahme des Kopfgewichts unterstützt wird.

Durchführung

Mit dem Zeigefinger palpiert der Therapeut die Protuberantia occipitalis externa in der Medianebene des hinteren Schädels (Abb. 2.179). Von der Protuberantia occipitalis externa ausgehend, erreicht er die rechte und linke Linea nuchalis superior. Die Linea nuchalis inferior befindet sich in der Tiefe und ist nicht direkt zu palpieren.

Palpationsqualität

Die Protuberantia occipitalis externa ist als deutlicher Knochenvorsprung, der in der Größe individuell variiert, als harte Struktur gut zu tasten.

Differenzierung

Während einer Anspannung des M. trapezius, Pars descendens (► S. 76 f.) kann der Therapeut dem Muskel bis zur Protuberantia folgen.

Eine zweite Orientierungshilfe bietet die Palpation des Dornfortsatzes C2 (► S. 88) von dem aus der Therapeut der Medianebene bis zum Knochenvorsprung am Schädel folgt.

Eine dritte Orientierung bietet das Lig. nuchae (► S. 86): Wird der Kopf in Flexion gelagert, kann in der Medianebene das gespannte Lig. nuchae nach kranial bis zur Protuberantia palpiert werden.

Hinweis

Im Bereich der Protuberantia occipitalis externa wird der prominenteste Punkt, der sog. **„Inion"** oft als anthropologischer Messpunkt eingesetzt (vgl. Tillmann u. Töndury in: Rauber u. Kopsch 1987).

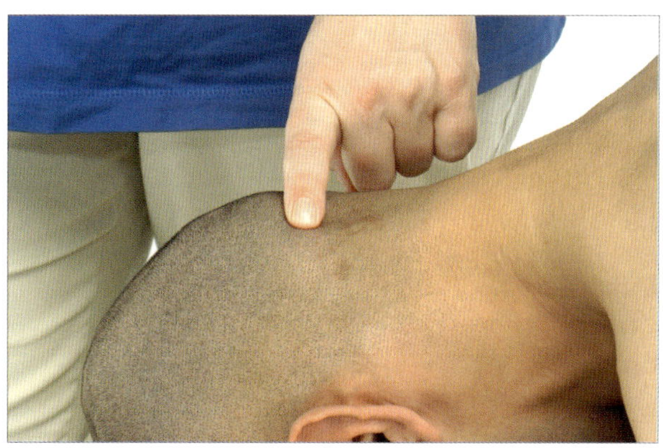

Abb. 2.179 Palpation der Protuberantia occipitalis externa

Procc. spinosi

Anatomie

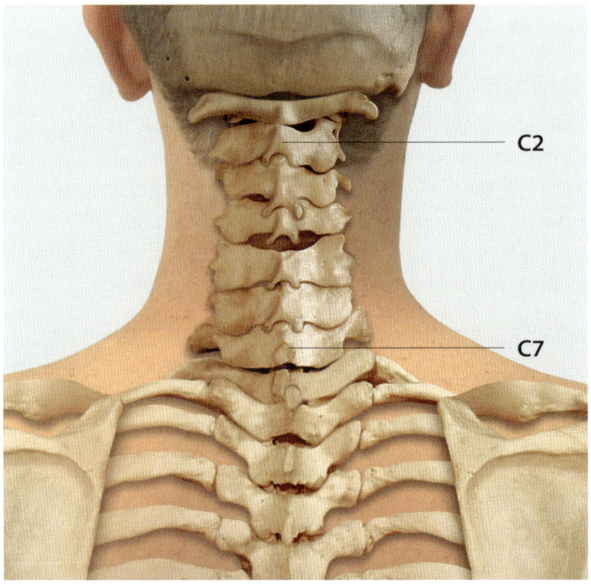

Abb. 2.180 Procc. spinosi von C2 und C7

Der Atlas besitzt statt eines Dornfortsatzes ein Tuberculum posterius atlantis. Der Axis hat einen kräftigen Proc. spinosus, der in der Regel nicht gespalten ist. Die Dornfortsätze des 3. bis 6. Halswirbels verlaufen fast horizontal und sind an ihren Enden gespalten.

Alle Dornfortsätze der HWS sind kurz und befinden sich auf Höhe des entsprechenden Intervertebralgelenks mit dem darunter liegenden Wirbel. Der Dornfortsatz des 7. Halswirbels ist der längste und kräftigste und lässt sich deutlich unter der Haut palpieren (Vertebra prominens).

Beschreibung der Palpation

ASTE

Der Patient befindet sich in Bauchlage auf einer Behandlungsbank mit Nasenschlitz. Das Kopfteil ist leicht negativ eingestellt, so dass eine neutrale Lagerung der HWS gewährleistet ist.

Die Palpation kann auch am sitzenden Patienten durchgeführt werden, wobei der Kopf zur Abnahme des Kopfgewichts unterstützt wird.

Durchführung

Von der Medianebene des Schädels beginnend, palpiert der Therapeut mit dem Zeigefinger nach kaudal den Proc. spinosus von C2 (Abb. 2.181; C1 besitzt keinen Dornfortsatz). Tastet er nun die Dornfortsatzreihe weiter nach kaudal ab, ist der nächste deutliche Vorsprung meistens der Proc. spinosus von C6; C7 gilt als Vertebra prominens, als deutlichster Vorsprung (Abb. 2.182).

An den Dornfortsätzen von C2 und C6 ist oft ihre asymmetrische Gabelung zu spüren.

Palpationsqualität

Die Procc. spinosi von C2, C6 und C7 sind als harte Knochenvorsprünge gut palpierbar. Die Dornfortsätze von C3, C4 und C5 sind schlecht zu tasten und nur bei gut entspannter Muskulatur und Entlordosierung der HWS deutlich zu lokalisieren.

Differenzierung

Bei normaler Stellung im zervikothorakalen Übergang bewegt sich der Dornfortsatz von C6 unter leichter Bewegung in die Extension nach ventral. Liegt eine starke Kyphose im zervikothorakalen Übergang vor, kann sich auch der Dornfortsatz von C5 bei Extension als erster nach ventral bewegen.

Hinweis

Die zervikalen Dornfortsätze zeigen eine Gabelung, wobei die Zacken unterschiedliche Größe besitzen können. Es kann versehentlich angenommen werden, dass ein Wirbel in Rotationsstellung steht, obwohl es sich auch um eine Asymmetrie des Spinosus handeln kann.

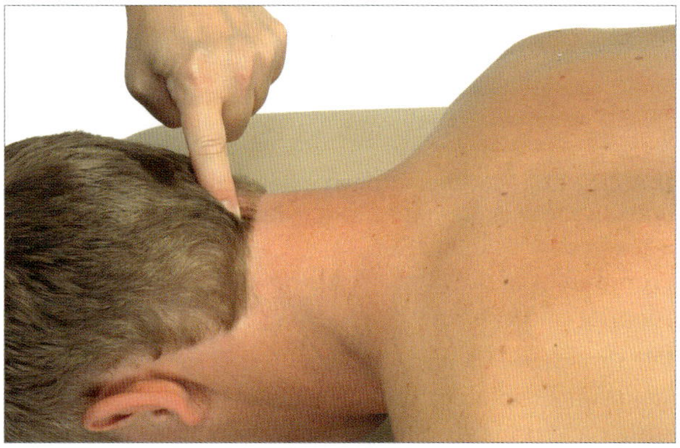

Abb. 2.181 Palpation des Proc. spinosus von C2

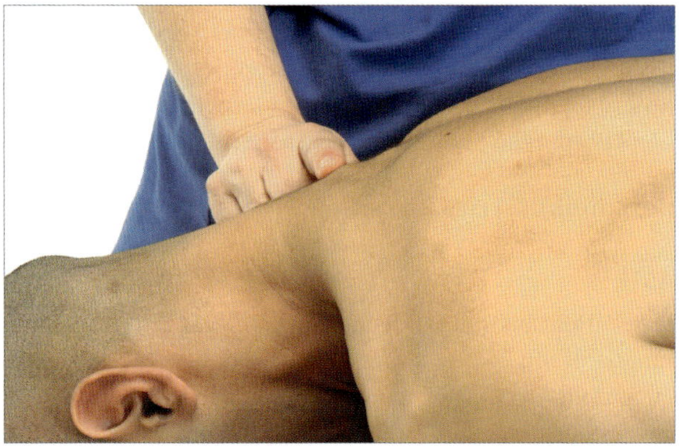

Abb. 2.182 Proc. spinosus von C7

Procc. transversi

Anatomie

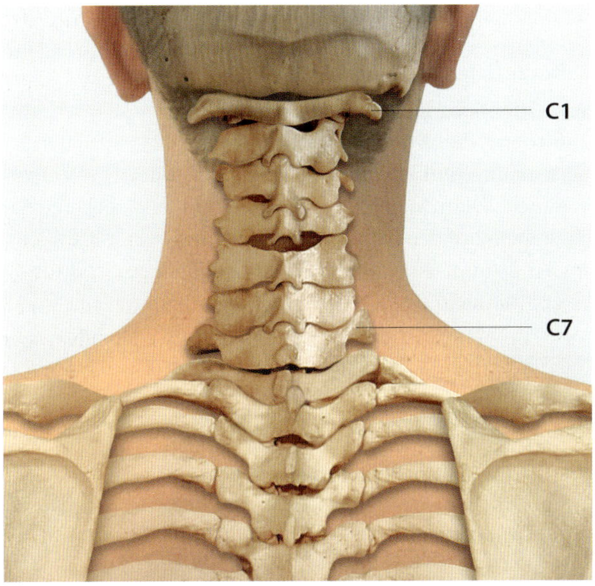

Abb. 2.183 Procc. transversi von C1 und C7

Proc. transversus von Atlas und Axis

Aufgrund seiner Größe ragen die Querfortsätze des Atlas weit nach lateral und sind unter der Haut gut zu palpieren. Die ventrale und dorsale Spange des Querfortsatzes bildet das am weitesten kranial gelegene Foramen transversarium. Vor diesem Foramen erstreckt sich eine Furche über den hinteren Bogen (Sulcus arteriae vertebralis), durch welche die Arterie zum Foramen magnus zieht.

Die Querfortsätze des Axis sind hingegen nur sehr schwach ausgebildet.

Procc. transversi C3–C7

Die Procc. transversi C3–C7 der Halswirbelsäule sind im Vergleich zur Brust- und Lendenwirbelsäule relativ kurz. Ein Querfortsatz besteht aus einer ventralen und dorsalen Spange. Diese Spangen umschließen das Foramen transversarium, durch welches ab dem 6. Halswirbel die A. vertebralis nach kranial zieht.

Lateral-ventral und -dorsal befinden sich das Tuberculum anterius und das Tuberculum posterius, die als Muskelansätze dienen.

Ab dem 3. Halswirbel weisen die Procc. transversi auf der kranialen Seite eine breite Rinne auf (Sulcus nervus spinalis), durch die der jeweilige Spinalnerv nach lateral zieht.

Beschreibung der Palpation

ASTE

Der Patient befindet sich in Bauchlage auf einer Behandlungsbank mit Nasenschlitz. Das Kopfteil ist leicht negativ eingestellt, so dass eine neutrale Lagerung der HWS gewährleistet ist.

Die Palpation kann auch am sitzenden Patienten durchgeführt werden, wobei der Kopf zur Abnahme des Kopfgewichts unterstützt wird.

Durchführung

Mit gestütztem Zeigefinger tastet der Therapeut das Tuberculum posterius der Querfortsätze etwa drei Patientenquerfinger lateral der Dornfortsätze. Der Therapeut palpiert den markanten Querfortsatz des Atlas ca. einen Patientenquerfinger kaudal und leicht dorsal des Proc. mastoideus. Die Palpation wird segmental durchgeführt.

Palpationsqualität

Die Tubercula posterii sind kleine konvexe Knochenanteile und als harte Strukturen tastbar.

Differenzierung

Einen guten Orientierungspunkt bieten die Dornfortsätze, da sie zervikal in der gleichen Transversalebene liegen wie die Querfortsätze. So sucht der Therapeut z. B. den Proc. spinosus von C2 auf (► S. 88) und tastet in der Transversalebene nach lateral, bis er, etwas ventraler von den Intervertebralgelenken gelegen (► S. 84 f.) auf das Tuberculum posterius von C2 trifft.

Hinweis

Wie bei den zervikalen Dornfortsätzen können im Bereich der Tubercula posterii Asymmetrien im Seitenvergleich auftreten. Auch hier ist eine echte Rotationsfehlstellung von einer anatomischen Anomalie zu unterscheiden, bei der der Bau des Tuberculum im Seitenvergleich unterschiedlich sein kann.

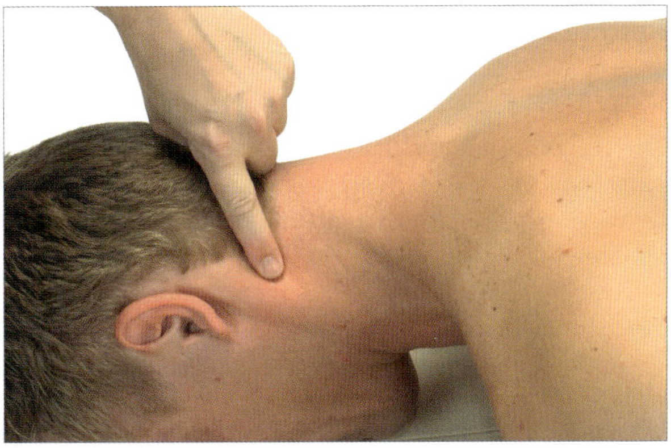

Abb. 2.184 Querfortsatz von C1

Proc. mastoideus

Anatomie

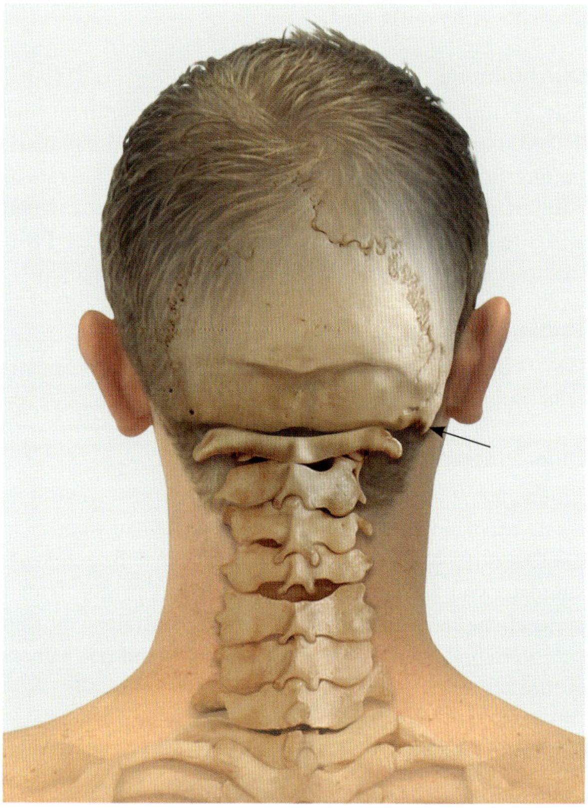

Abb. 2.185 Proc. mastoideus

Der Proc. mastoideus befindet sich dorsolateral am Hinterkopf in der direkten Verlängerung der Linea nuchalis superior. Dieser sehr prominente Knochenhöcker befindet sich topographisch direkt hinter dem Ohrläppchen und dient als Ansatzstelle des M. sternocleidomastoideus.

Beschreibung der Palpation

ASTE

Der Patient befindet sich in Bauchlage auf einer Behandlungsbank mit Nasenschlitz. Das Kopfteil ist leicht negativ eingestellt, so dass eine neutrale Lagerung der HWS gewährleistet ist.

Die Palpation kann auch am sitzenden Patienten durchgeführt werden, wobei der Kopf zur Abnahme des Kopfgewichts ggf. unterstützt wird.

Durchführung

Mit der radialen Zeigefingerkante tastet der Therapeut direkt hinter der kaudalen Begrenzung des Ohrs den Proc. mastoideus (Abb. 2.187).

Palpationsqualität

Der Proc. mastoideus ist als harter Knochenvorsprung deutlich zu tasten.

Differenzierung

Als Orientierungshilfe ist es sinnvoll, den Patienten aufzufordern, den M. sternocleidomastoideus in ipsilateraler Seitneigung und kontralateraler Rotation der HWS anzuspannen. Dem Muskel nach kranial folgend, gelangt der Therapeut auf den deutlich dargestellten Proc. mastoideus.

Aufgrund seiner knöchernen und spitzen Struktur ist er gut von dem umliegenden Gewebe abzugrenzen.

Hinweis

- Diese Region ist oft druckempfindlich.
- In der Audiometrie dient der Proc. mastoideus als Knochenpunkt, über den die Knochenleitungshörschwelle ermittelt wird (vgl. Leitlinien DGAUM 2005).

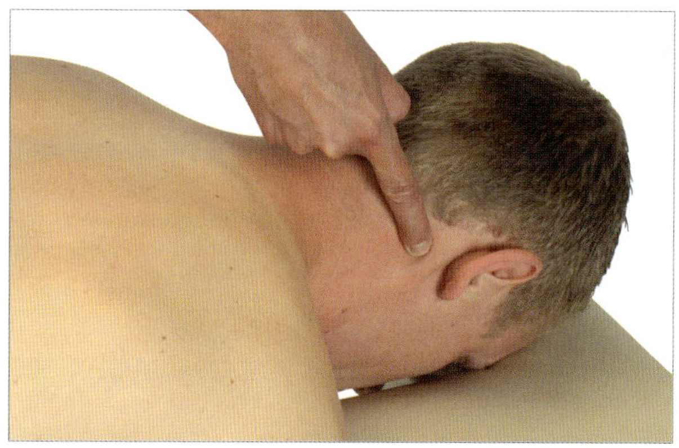

Abb. 2.186 Proc. mastoideus

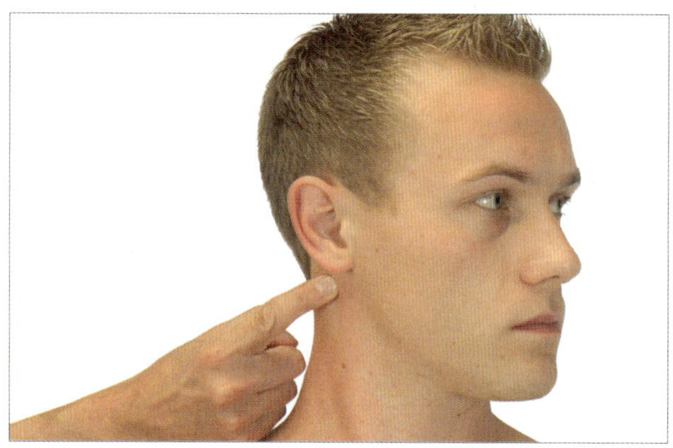

Abb. 2.187 Palpation des Proc. mastoideus am sitzenden Patienten

Nn. occipitales major und minor und A. occipitalis

Anatomie

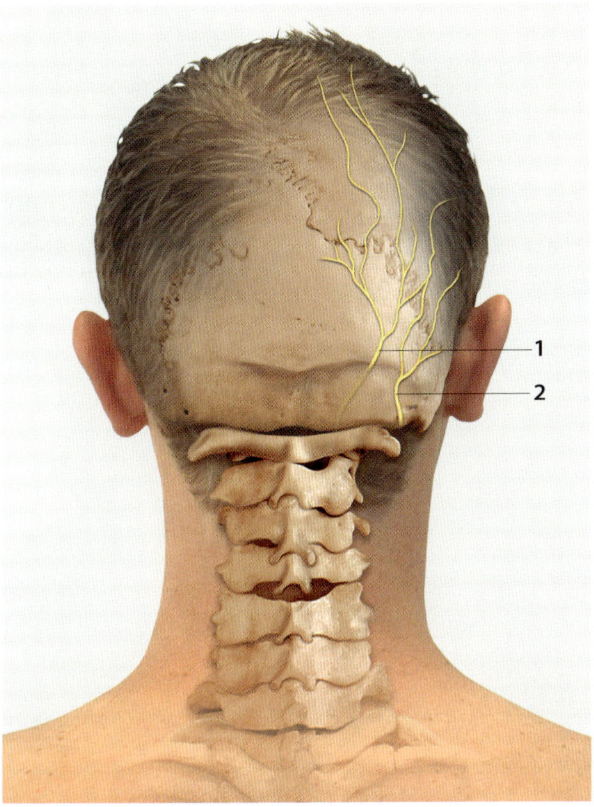

Abb. 2.188 Nn. occipitalis major (**1**) und minor (**2**)

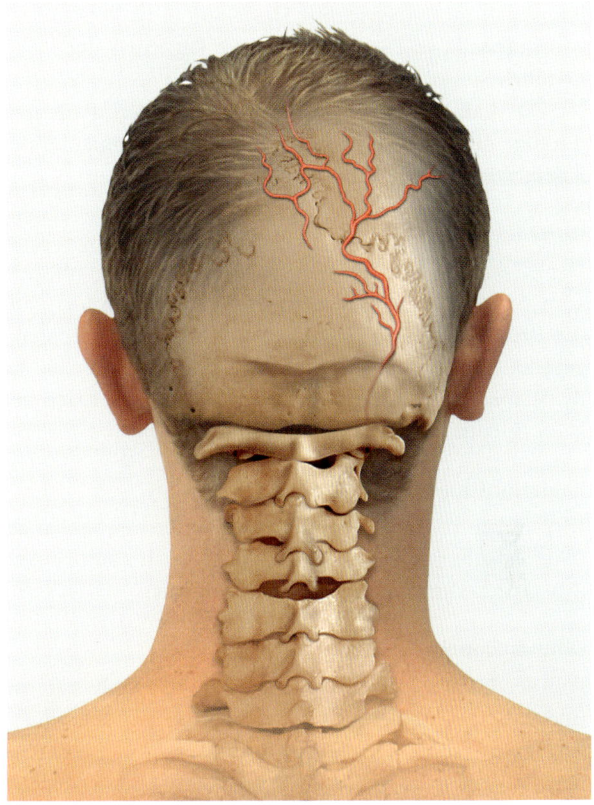

Abb. 2.189 A. occipitalis

N. occipitalis major

Der N. occipitalis major ist ein sensibler Hinterhauptsnerv (dorsaler Ast aus C2), der die Haut am Hinterkopf innerviert. Der Nerv verläuft durch das tiefe Nackendreieck unterhalb des M. obliquus capitis inferior nach dorsal und zieht nach kranial in sein sensibles Innervationsgebiet.

Pathologie

- Bei Irritation ist die Palpation des N. occipitalis major sehr schmerzhaft.
- Ein Hypertonus des M. sternocleidomastoideus (► S. 38 f.) kann eine Druckschädigung des N. occipitalis minor verursachen.

N. occipitalis minor

Der N. occipitalis minor ist ein sensibler Nervenast des Plexus cervicalis, der Fasern aus den Segmenten C2 und C3 enthält. Er versorgt die Haut hinter dem Ohr und am Hinterkopf.

Der N. occipitalis minor tritt gemeinsam mit den anderen sensiblen Nerven hinter dem M. sternocleidomastoideus durch die Faszie und bilden das Punctum nervosum am Hinterrand des Muskels.

Der Nerv steigt an der Hinterkante des M. sternocleidomastoideus nach kranial auf. Danach läuft er entlang des Schädels nach kranial in sein Versorgungsgebiet in die Retroaurikularregion. Dort kommuniziert er mit dem N. auricularis magnus, dem N. occipitalis major und dem N. auricularis posterior.

A. occipitalis

Die A. occipitalis ist der zweite dorsal abgehende Ast der A. carotis externa. Sie verläuft durch die Fascia nuchae, oberhalb des Sehnenbogens der Ansatzsehnen des M. sternocleidomastoideus und des M. trapezius und wird in der Regel durch die V. occipitalis flankiert.

Beschreibung der Palpation

ASTE

Der Patient befindet sich in Bauchlage auf einer Behandlungsbank mit Nasenschlitz. Das Kopfteil ist leicht negativ eingestellt, so dass eine neutrale Lagerung der HWS gewährleistet ist.

Die Palpation kann auch am sitzenden Patienten durchgeführt werden, wobei der Kopf zur Abnahme des Kopfgewichts unterstützt wird.

Durchführung

Der N. occipitalis major wird vom Therapeuten mit quer zum Strukturverlauf angesetztem Palpationsfinger von der Protuberantia occipitalis externa nach kranial-lateral getastet (Abb. 2.190). Direkt daneben befindet sich die A. occipitalis und lateral Richtung Ohr befindet sich der N. occipitalis minor (Abb. 2.191 u. 2.192).

Palpationsqualität

Die Nerven sind nicht deutlich tastbar, sie erscheinen als feine „spaghettiartige" Struktur, sind jedoch häufig durch ihre Druckschmerzhaftigkeiten aufzufinden.

Differenzierung

Auf der Linie zwischen Protuberantia occipitalis externa und Proc. mastoideus, ca. zwei bis drei Patientenquerfinger von der Medianebene entfernt, sucht der Therapeut den N. occipitalis major an der Oberfläche. Verfolgt er die Linie nach lateral, so gelangt er auf die A. occipitalis. Weiter lateral Richtung Ohr befindet sich der N. occipitalis minor.

Hinweis

Der N. occipitalis minor zeigt eine große Variabilität seines anatomischen Verlaufs (Mumenthaler u. Schliack 1993) und ist daher nicht oder nur sehr schwer eindeutig zu finden.

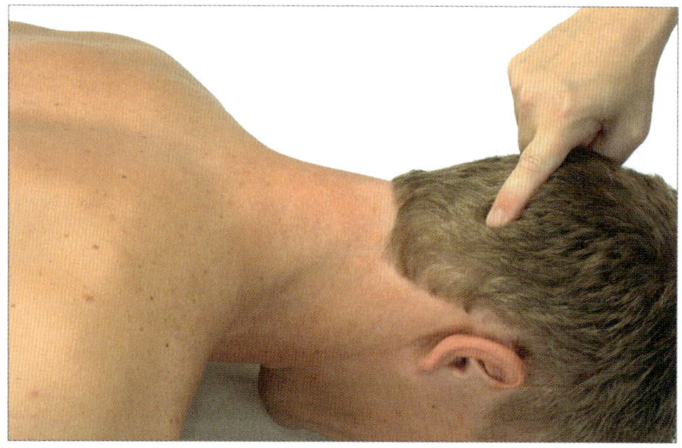

Abb. 2.190 Palpation des N. occipitalis major

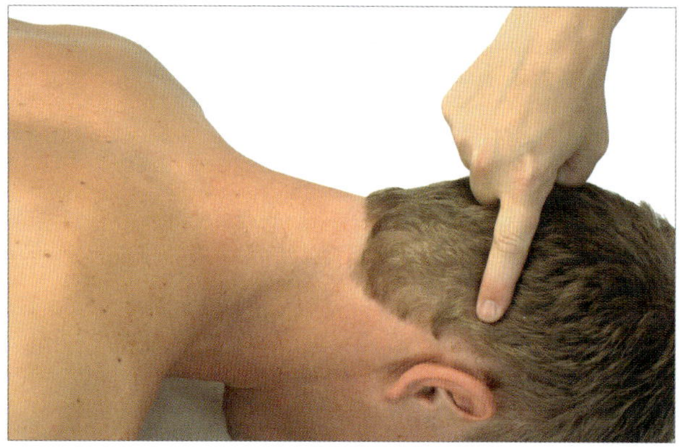

Abb. 2.191 N. occipitalis minor

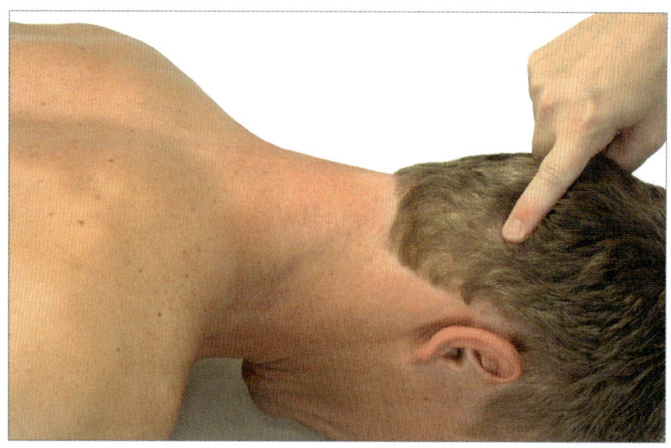

Abb. 2.192 A. occipitalis

2.3 Übersichtstabellen für die Kopf-HWS-Region

Tab. 2.1 Kiefermuskulatur

Muskel	Funktion auf die Kiefergelenke ✓, Dehnstellungen der Muskulatur ↔				Zusatzfunktionen
	ADD (Mundschluss)	ABD (Mundöffnung)	Protrusion	Retrusion	
M. temporalis	✓	↔		✓	Einseitig verlagert er das Caput mandibulae auf der Balanceseite nach ventral (Mahlbewegung).
M. masseter	✓	↔	✓		
M. pterygoideus medialis	✓	↔			Einseitig verlagert er das Caput mandibulae auf der Balanceseite nach ventral (Mahlbewegung).
M. pterygoideus lateralis			✓		Einseitig verschiebt er den Unterkiefer zur Gegenseite (Mahlbewegung).
ADD = Adduktion, ABD = Abduktion					

Tab. 2.2 Mimische Muskulatur

Muskel	Funktion auf die Mimik	Zusatzfunktionen
M. occipitofrontalis	runzelt die Stirn	
M. temporoparietalis	spannt die seitliche Kopfhaut	
M. orbicularis oculi	• schließt das Auge • senkt die Augenbraue	Die Pars lacrimalis hat eine Wirkung auf den Tränensack.
M. currugator supercilii	zieht die Haut zwischen den Augen nach medial (Denkerstirn)	
M. procerus	runzelt die Haut im Bereich der Nasenwurzel	
M. nasalis	verengt das Nasenloch	
M. levator labii superioris alaeque nasi	hebt die Nasenflügel und die Oberlippe	
M. orbicularis oris	• schließt die Lippen • zieht die Lippen nach innen gegen die Zähne	
M. buccinator	zieht den Mundwinkel nach außen	
M. risorius	zieht den Mundwinkel nach außen	bildet das Lachgrübchen
M. zygomaticus major	• „Lachmuskel", zieht den Mundwinkel nach oben und außen • vertieft die Nasen-Lippen-Furche	
M. levator labii superioris	hebt die Oberlippe	
M. levator anguli oris	hebt den Mundwinkel	
M. depressor anguli oris	senkt den Mundwinkel	
M. depressor labii inferioris	senkt die Unterlippe	
M. mentalis	zieht die Haut im Bereich des Kinns nach oben	
Platysma	spannt die Haut im ventralen HWS- und Kiefer-Bereich	

Tab. 2.3 Muskulatur der ventralen HWS

Muskel	Funktion auf die HWS und Kopfgelenke ✓, Dehnstellungen der Muskulatur ↔						Zusatzfunktionen
	FLEX	EXT	LATFLEX (gleichseitig)	LATFLEX (gegenseitig)	ROT (gleichseitig)	ROT (gegenseitig)	
M. sternocleidomastoideus (einseitig)	✓ Kopfgelenke		✓	↔	↔	✓	
M. sternocleidomastoideus (beidseitig)	je nach Kopf- und HWS-Stellung						• Translation des Kopfes nach ventral • Atemhilfsmuskel bei Punctum fixum am Kopf
M. scalenus anterior (einseitig)			✓	↔	↔	✓	
Mm. scaleni anterior (beidseitig)	✓						Atemhilfsmuskel bei Punctum fixum an der HWS
M. scalenus medius			✓	↔			Atemhilfsmuskel bei Punctum fixum an der HWS
M. scalenus posterior			✓	↔			Atemhilfsmuskel bei Punctum fixum an der HWS
M. longus colli (einseitig)			✓	↔	✓	↔	
M. longus colli (beidseitig)	✓	↔					Diese Muskulatur übt von ventral eine lokale Gelenkstabilisation auf die HWS aus.
M. longus capitis (einseitig)			✓	↔			
M. longus capitis (beidseitig)	✓	↔					
Mm. recti capitis anterior und lateralis (einseitig)			✓ Kopfgelenke	↔			
Mm. recti capitis anterior und lateralis (beidseitig)	✓ Kopfgelenke	↔					

FLEX = Flexion, EXT = Extension, LATFLEX = Lateralflexion, ROT = Rotation

Tab. 2.4 Hyale Muskulatur

Muskel	Funktion auf den Mundboden und das Zungenbein	Zusatzfunktionen
M. stylohyoideus	• spannt und hebt den Mundboden • zieht das Zungenbein nach ventral	Alle Muskeln sind mitverantwortlich für den Schluckakt und die Artikulation.
M. stylohyoideus	hebt das Zungenbein und den Kehlkopf	
M. digastricus	• Mundöffnung • hebt das Zungenbein	
M. geniohyoideus	• Mundöffnung • zieht das Zungenbein nach ventral	
M. sternohyoideus	• Mundöffnung • zieht das Zungenbein nach kaudal • Flexion der HWS	
M. omohyoideus	• Mundöffnung • zieht das Zungenbein nach kaudal • Flexion der HWS	
M. sternothyroideus	zieht den Kehlkopf nach kaudal	
M. thyrohyoideus	nähert Zungenbein und Schildknorpel an	

Tab. 2.5 Muskulatur der dorsalen HWS

Muskel	Funktion auf die HWS und Kopfgelenke ✓, Dehnstellungen der Muskulatur ↔						Zusatzfunktionen
	FLEX	EXT	LATFLEX (gleichseitig)	LATFLEX (gegenseitig)	ROT (gleichseitig)	ROT (gegenseitig)	
M. trapezius, Pars descendens	↔	✓ beidseitig	✓	↔		✓	bei Punctum fixum an der HWS: Elevation des Schultergürtels
M. levator scapulae	↔	✓ beidseitig	✓	↔	✓	↔	bei Punctum fixum an der HWS: Elevation und Protraktion des Schultergürtels
M. splenius capitis und M. longissimus capitis	↔	✓ beidseitig	✓	↔	✓	↔	Reklination der Kopfgelenke
M. splenius cervicis	↔		✓	↔	✓	↔	
M. longissimus cervicis	↔	✓ beidseitig	✓	↔	✓	↔	
M. iliocostalis cervicis und M. spinalis cervicis	↔	✓ beidseitig	✓	↔			
M. spinalis capitis	↔	✓ beidseitig	✓	↔			Reklination der Kopfgelenke
Mm. rotatores cervicis	↔	✓ beidseitig	✓	↔		✓	
M. multifidus cervicis	↔	✓ beidseitig	✓	↔		✓	
M. semispinalis capitis und cervicis	↔	✓ beidseitig	✓	↔		✓	M. semispinalis capitis: Reklination der Kopfgelenke

FLEX = Flexion, EXT = Extension, LATFLEX = Lateralflexion, ROT = Rotation

Tab. 2.6 Kurze Nackenmuskulatur

Muskel	Funktion auf die Kopfgelenke ✓, Dehnstellungen der Muskulatur ↔						Zusatzfunktionen
	FLEX	EXT	LATFLEX (gleichseitig)	LATFLEX (gegenseitig)	ROT (gleichseitig)	ROT (gegenseitig)	
Mm. recti capitis posteriores major und minor	↔	✓ beidseitig			✓	↔	Die kurzen Nackenextensoren sind maßgeblich für die Steuerung und Stabilisierung der oberen Kopfgelenke verantwortlich und sind wichtig für die dynamische Propriozeption.
M. obliquus capitis superior	↔	✓ beidseitig	✓	↔	↔	✓	
M. obliquus capitis inferior	↔	✓ beidseitig			✓	↔	

FLEX = Flexion, EXT = Extension, LATFLEX = Lateralflexion, ROT = Rotation

Tab. 2.7 Nerven des Kopfes und der HWS

Nerv	Innervierte Muskulatur	Segmentale Ursprungsgebiete								
		C1	C2	C3	C4	C5	C6	C7	C8	T1
N. trigeminus (5. Hirnnerv)										
	M. temporalis									
	M. masseter									
	M. pterygoideus medialis									
	M. pterygoideus lateralis									
N. facialis (7. Hirnnerv)										
	M. epicranius									
	M. orbicularis oculi									
	M. corrugator supercilii									
	M. procerus									
	M. nasalis									
	M. lavator labii superioris alaeque nasi									
	M. orbicularis oris									
	M. buccinator									
	M. risorius									
	M. zygomaticus major									
	M. levator labii superioris									
	M. levator anguli oris									
	M. depressor anguli oris									
	M. depressor labii inferioris									
	M. mentalis									
N. accessorius (11. Hirnnerv)										
	M. sternocleidomastoideus									
	M. trapezius, Pars descendens									
Plexus cervicalis (direkte Äste)		✓	✓	✓	✓					
	M. trapezius, Pars descendens		✓	✓	✓					
	M. sternocleidomastoideus	✓	✓							
	M. longus capitis	✓	✓	✓	✓					
	M. longus colli		✓	✓	✓	✓	✓			
R. ventralis										
	M. rectus capitis anterior	✓								
	M. rectus capitis lateralis	✓								
N. occipitalis major			✓							
N. occipitalis minor			✓	✓						
N. phrenicus				✓	✓	✓				
	M. diaphragma			✓	✓	✓				

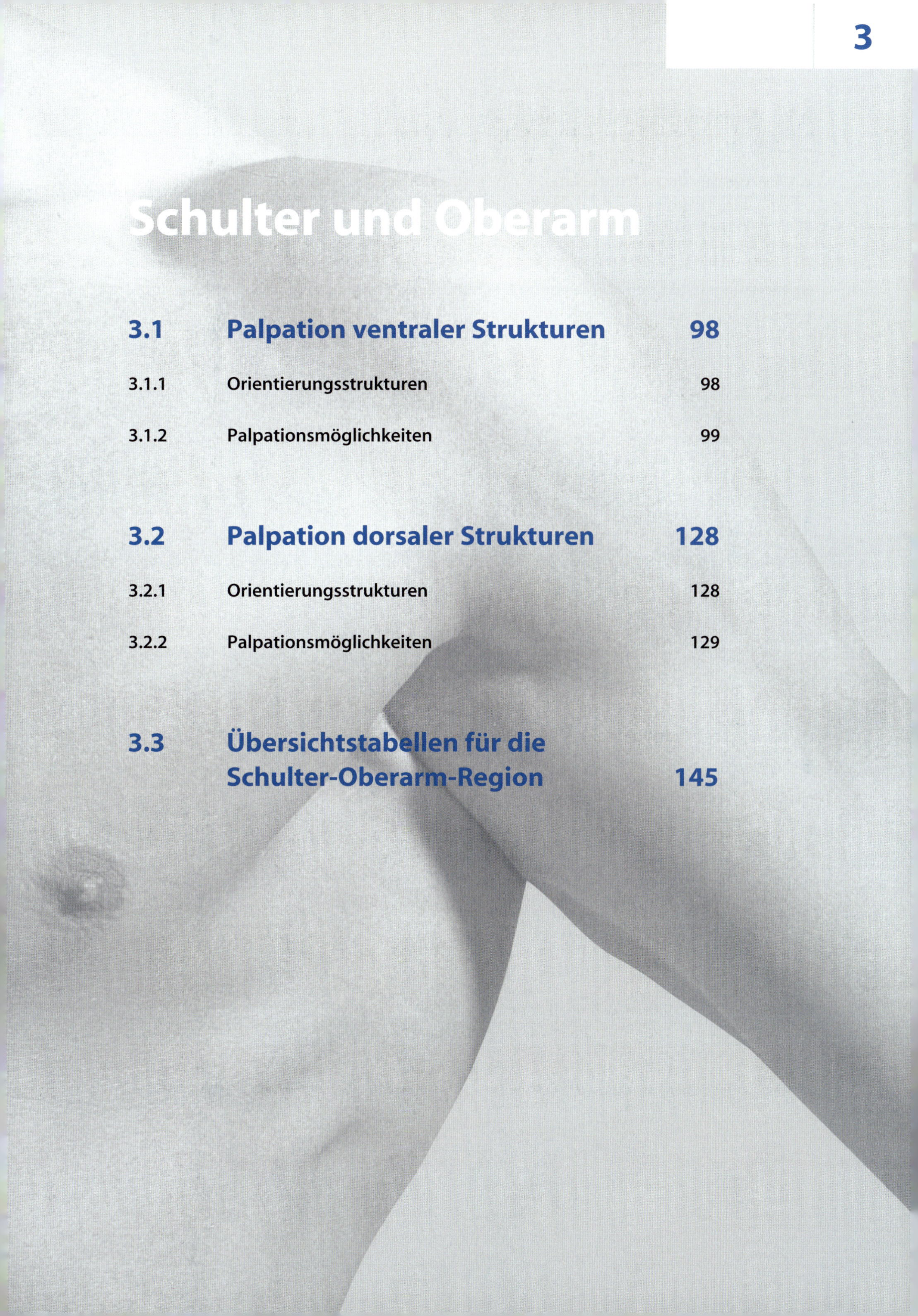

Schulter und Oberarm

3.1 Palpation ventraler Strukturen

3.1.1 Orientierungsstrukturen

Bevor die Palpation der einzelnen Strukturen durchgeführt wird, sollten die wichtigsten Orientierungsstrukturen für die ventrale Schulter-Oberarm-Region ertastet werden.

Orientierungsstrukturen für die ventrale Schulter-Oberarm-Region

- Clavicula (**1**, ► S. 121)
- Acromion (**2**, ► S. 118)
- Proc. coracoideus (**3**, ► S. 102)
- Art. sternoclavicularis (**4**, ► S. 120)
- Art. acromioclavicularis (**5**, ► S. 118)
- Tuberculum majus (**6**, ► S. 114)
- Tuberculum minus (**7**, ► S. 114)
- Tuberositas deltoidea (**8**, ► S. 110)
- M. pectoralis major (**9**, ► S. 100)
- M. deltoideus (**10**, ► S. 110)
- M. biceps brachii (**11**, ► S. 106)

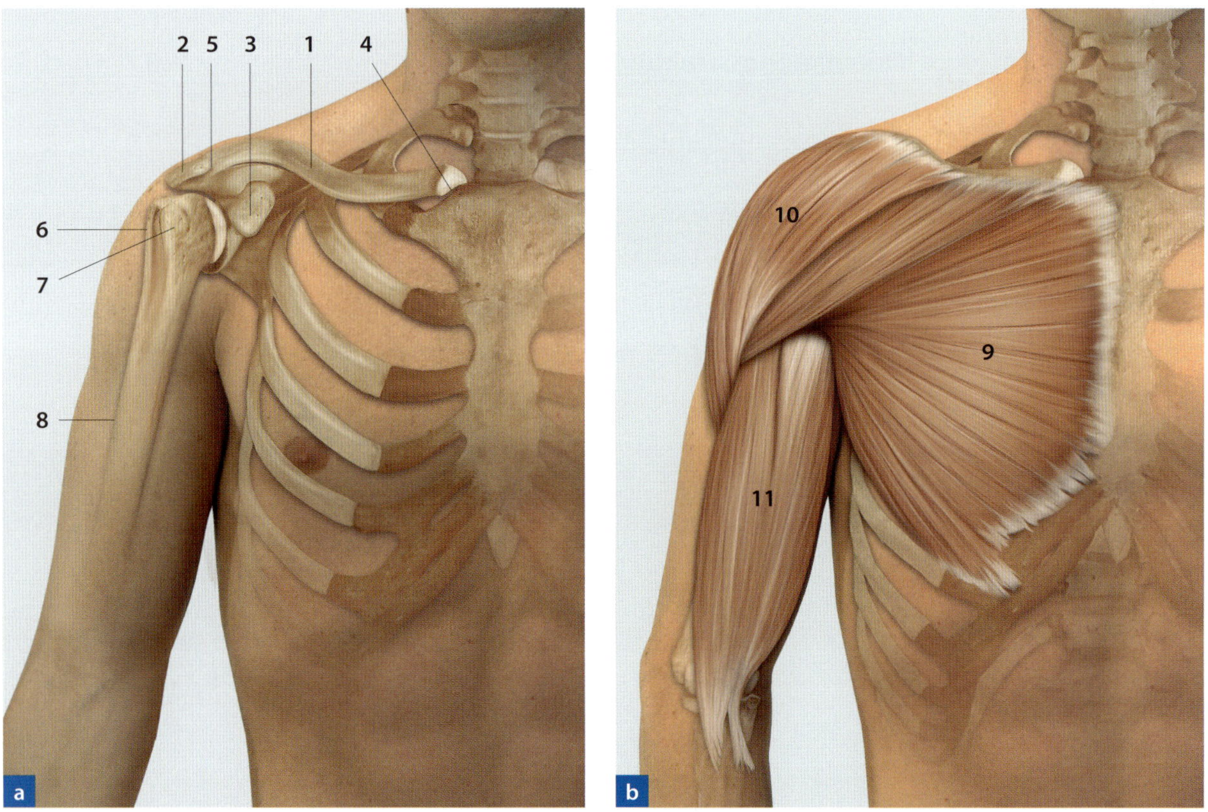

Abb. 3.1 a, b. Übersicht über die Orientierungsstrukturen für die ventrale Schulter-Oberarm-Region

3.1.2 Palpationsmöglichkeiten

Muskeln und Sehnen

- M. pectoralis major (► S. 100 f.)
- M. pectoralis minor (► S. 102 f.)
- M. serratus anterior (► S. 104 f.)
- M. biceps brachii (► S. 106 f.)
- M. coracobrachialis und M. subclavius (► S. 108 f.)
- M. deltoideus (► S. 110 f.)

Kapseln und Bänder

- Capsula art. glenohumeralis und Ligg. glenohumeralia (► S. 112)
- Lig. coracoacromiale und Lig. coracoclaviculare (► S. 113)
- Lig. acromioclaviculare (► S. 118 f.)
- Ligg. sternoclaviculare anterius und interclaviculare (► S. 120)

Knochen und Gelenke

- Proc. coracoideus (► S. 102 f.)
- Tuberositas deltoidea (► S. 110 f.)
- Tuberculum minus, Tuberculum majus und Sulcus intertubercularis (► S. 114 f.)
- Art. glenohumeralis und subakromialer Raum (► S. 116 f.)
- Schultergürtelgelenke
  1. Art. acromioclavicularis und Acromion (► S. 118 f.)
  2. Art. sternoclavicularis (► S. 120)
- Clavicula (► S. 121)

Bursen

- Bursa subcoracoidea (► S. 102 f.)
- Bursa subacromialis (► S. 116 f.)
- Bursa subdeltoidea (► S. 116 f.)

Nerven und Gefäße

- A. brachialis (► S. 122)
- Nn. pectorales medialis und lateralis (► S. 123)
- N. musculocutaneus (► S. 124)
- N. medianus (► S. 125)
- N. ulnaris (► S. 126)
- N. radialis (► S. 127)

M. pectoralis major

Anatomie

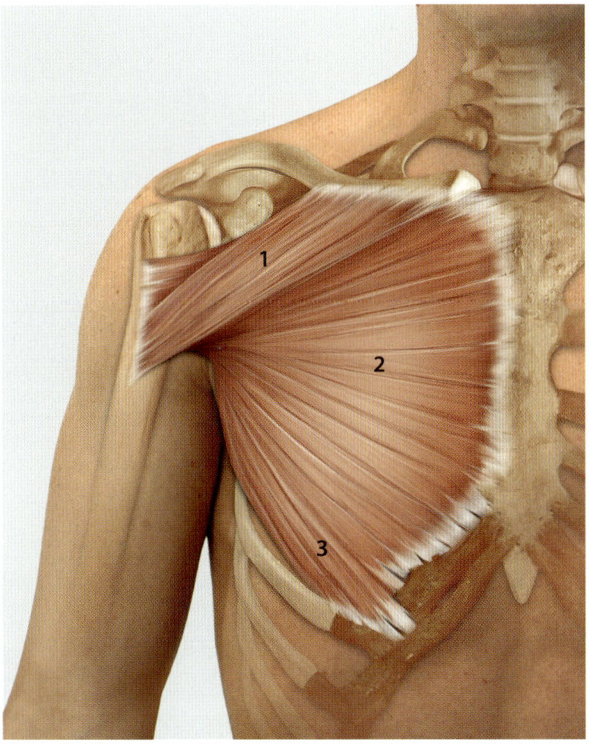

Abb. 3.2 M. pectoralis major, Partes clavicularis (**1**), sternocostalis (**2**) und abdominalis (**3**)

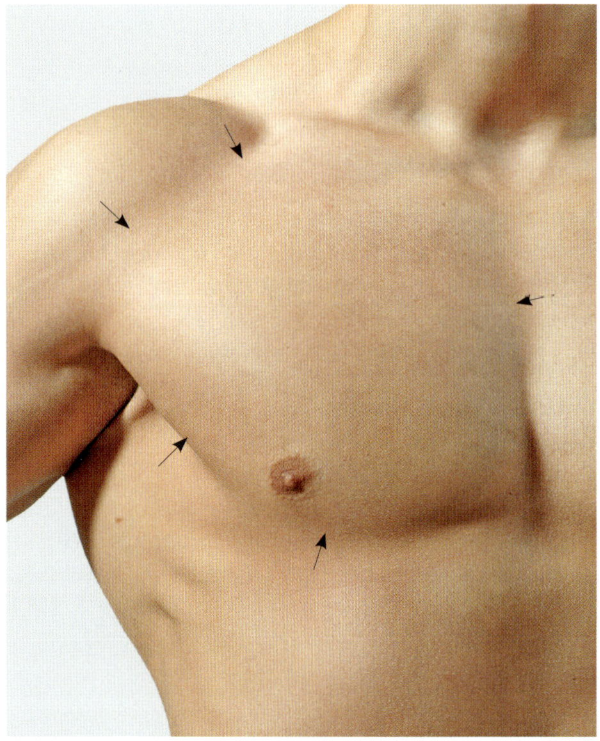

Abb. 3.3 Topografische Lage des M. pectoralis major

M. pectoralis major, Pars clavicularis

U: mediale Hälfte der Clavicula (Ventralseite)

F:
- Protraktion des Schultergürtels
- Adduktion und Innenrotation des Schultergelenks
- Unterstützung der Flexion im Schultergelenk

M. pectoralis major, Pars sternocostalis

U: ventrale Fläche des Sternum und 2. bis 7. Rippenknorpel, zusätzlich gibt es tiefe Ursprünge vom 3. bis 5. Rippenknorpel

F:
- Protraktion des Schultergürtels
- Adduktion und Innenrotation des Schultergelenks
- Senkung des flektierten Arms
- bei Punctum fixum am Arm: Heben des Thorax (Einatemhilfsmuskel)

M. pectoralis major, Pars abdominalis

U: vorderes Blatt der Rektusscheide

F:
- Protraktion des Schultergürtels
- Adduktion und Innenrotation des Schultergelenks
- Senkung des flektierten Arms
- bei Punctum fixum am Arm: Heben des Thorax (Einatemhilfsmuskel)

A: aller Anteile: Crista tuberculi majoris humeri

I: aller Anteile: Nn. pectorales lateralis und medialis (C5–T1)

Hinweis

Der M. pectoralis major bildet die vordere Achselfalte. Die Fasern der einzelnen Muskelanteile verdrehen sich im Bereich der Axilla, so dass die Pars abdominalis am weitesten proximal und die Pars clavicularis distal inseriert.

Pathologie

Der Muskel reagiert bei Störungen im Schulter- oder BWS-Bereich häufig mit einem reflektorischen Hypertonus. Eine strukturelle Verkürzung ist oft die Folge einer lang anhaltenden zentralen Ansteuerung oder einer langfristig eingeschränkten Extension der BWS.

Beschreibung der Palpation

ASTE

Der Patient befindet sich in Rückenlage, der Kopf und die HWS sind mit einem kleinen Kissen unterlagert. Der Arm wird in unterschiedlichen Abduktionsstellungen gelagert (▶ Differenzierung).

Durchführung

Der Therapeut palpiert mit flächig angelegten Fingern die Muskulatur quer zum Faserverlauf. Unter alternierender An- und Entspannung ist sie vom klavikulären, sternokostalen und abdominalen Ursprung bis zum Ansatz an der Crista tuberculi majoris zu tasten.

Palpationsqualität

Die untere Begrenzung des Muskels ist im Bereich der Achsel als deutlicher Sehnenstrang zu palpieren.

Aufgrund seiner Größe und seiner oberflächlichen Lage ist der Muskel als weich-elastische Struktur zu tasten.

Differenzierung

Die ventrale Begrenzung der Axilla wird deutlich, wenn der Patient in die Schulteradduktion/-innenrotation spannt (z. B. beide Hände in die Taille stemmt).

Im Ansatzbereich überkreutzen sich die Muskelanteile, wobei der klavikuläre Anteil distal-ventral liegt, der abdominale Anteil proximal-dorsal. Durch unterschiedliche Armstellungen und Anspannungsrichtungen können die drei Anteile deutlicher palpiert werden:

- Die Pars clavicularis wird in ca. 60° Schulterabduktion und Außenrotation palpiert; die Anspannung erfolgt in die Flexion der Schulter, Adduktion und Innenrotation.
- Die Pars sternocostalis wird in ca. 90° Schulterabduktion und Außenrotation palpiert, die Anspannung erfolgt in die transversale Flexion der Schulter.
- Die Pars abdominalis wird in ca. 110° Schulterabduktion und Außenrotation palpiert, die Anspannung erfolgt in die Extension der Schulter, Adduktion und Innenrotation.

Hinweis

Bei einer insuffizienten Rotatorenmanschettenmuskulatur hilft der M. pectoralis zusammen mit dem M. teres major und dem M. latissimus dorsi bei der Zentrierung des Humeruskopfes.

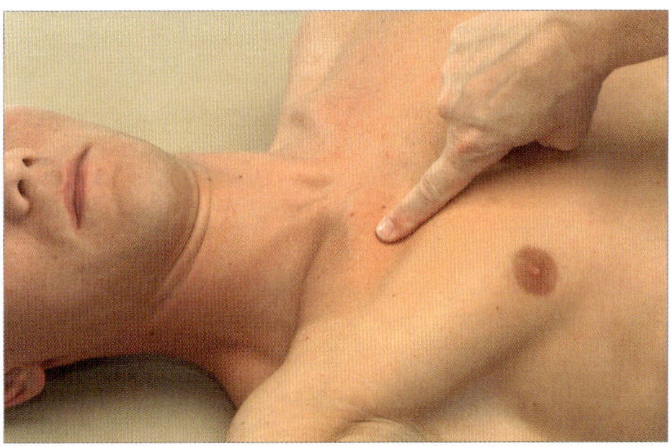

Abb. 3.4 Bauch des M. pectoralis major, Pars clavicularis

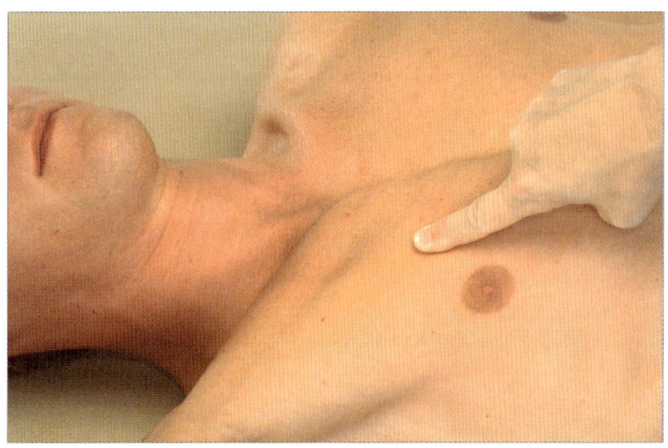

Abb. 3.5 Bauch des M. pectoralis major, Pars sternocostalis

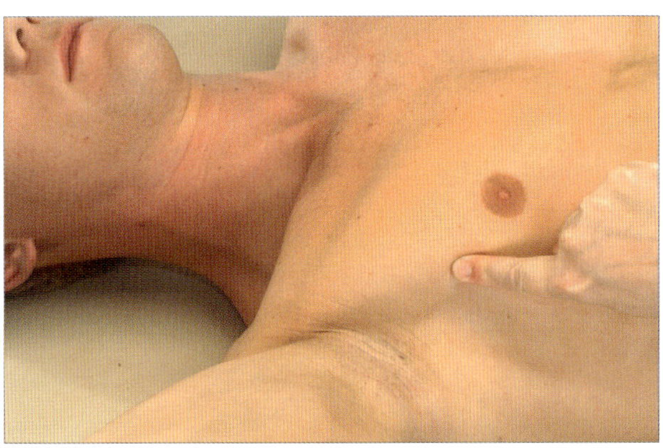

Abb. 3.6 Bauch des M. pectoralis major, Pars abdominalis

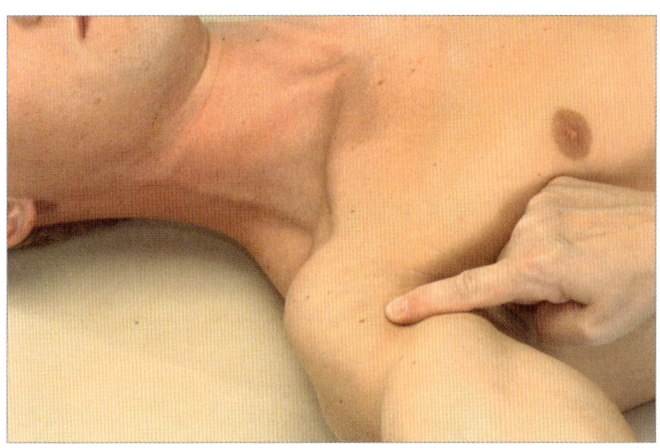

Abb. 3.7 Ansatz des M. pectoralis major

M. pectoralis minor, Proc. coracoideus und Bursa subcoracoidea

Anatomie

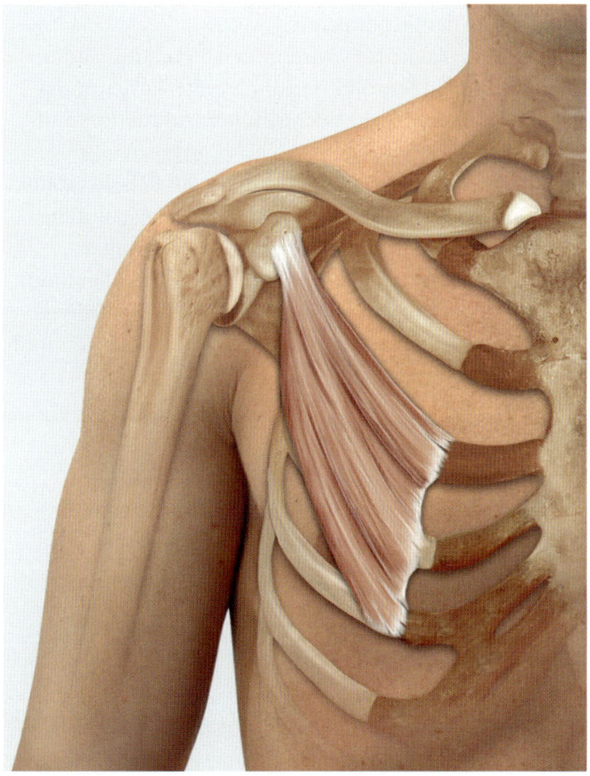

Abb. 3.8 M. pectoralis minor

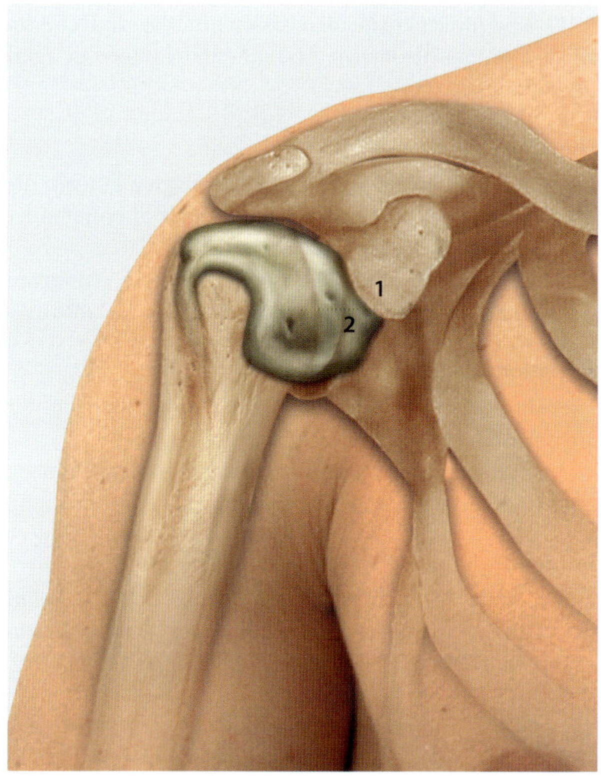

Abb. 3.9 Proc. coracoideus (**1**) und Bursa subcoracoidea (**2**)

M. pectoralis minor

U: 3. bis 5. Rippe
A: Proc. coracoideus der Scapula
I: Nn. pectorales medialis und lateralis (C6–C8)
F:
- senkt die Scapula und zieht sie nach medial
- hebt den Thorax (Atemhilfsmuskel)

Pathologie

Bei einer Verkürzung des M. pectoralis minor steht der Angulus inferior scapulae vom Thorax ab.

Proc. coracoideus

Beim Proc. coracoideus handelt es sich um einen Knochenvorsprung der Scapula. Er befindet sich ventral-kranial der Gelenkpfanne der Scapula. Zusammen mit dem Acromion und dem Lig. coracoacromiale bildet er das Schulterdach. Im Weiteren dient er als Ansatzstelle für den M. pectoralis minor und als Ursprung des kurzen Bizepskopfes sowie des M. coracobrachialis.

Pathologie

Bei Verkürzungen der inserierenden Muskulatur (Protraktoren, Innenrotatoren) kommt es häufig zu Sehnenansatzreizungen mit Druckdolenzen im Bereich des Proc. coracoideus.

Bursa subcoracoidea

Die Bursa subcoracoidea befindet sich kaudal und dorsal des Proc. coracoideus und kommuniziert mit der Gelenkhöhle.

Beschreibung der Palpation

ASTE

Der Patient sitzt aufrecht auf einem Hocker, der Arm hängt in Neutralstellung.

Alternativ kann die Palpation in Seitenlage durchgeführt werden, der Kopf und die HWS sind dabei mit einem kleinen Kissen unterlagert.

Durchführung

Der Therapeut palpiert unter Abnahme des Armgewichts den M. pectoralis minor mit dem Daumen oder dem Zeigefinger quer zum Faserverlauf durch den M. pectoralis major hindurch. Ca. einen Patientenquerfinger kaudal und leicht medial des ACG (▶ S. 118 f.) tastet er mit gestütztem Zeigefinger den Proc. coracoideus.

Die Bursa subcoracoidea ist nicht direkt und nur bei entzündlichen Veränderungen unterhalb des Proc. coracoideus zu tasten.

Palpationsqualität

Der Muskelbauch ist nicht immer deutlich tastbar und die Patienten geben oft eine starke Druckempfindlichkeit an. Manchmal ist die Sehne kranial der Axilla strangartig zu palpieren.

Der Proc. coracoideus lässt sich als deutlicher Knochenvorsprung palpieren.

Differenzierung

Da der M. pectoralis minor komplett vom M. pectoralis major überdeckt wird, sollte sich der Therapeut den anatomischen Verlauf des Muskels vor der Palpation verdeutlichen.

Der Proc. coracoideus befindet sich direkt unter der Pars clavicularis des M. deltoideus, etwa einen Patientenquerfinger unterhalb der Clavicula.

Bei Schultergürtelprotraktion wird der Knochenvorsprung deutlicher. Um ihn von dem etwas weiter lateral gelegenen Tuberculum minus zu differenzieren, bewegt der Therapeut das Schultergelenk passiv alternierend über eine kleine Amplitude in die Außen- und Innenrotation. Befindet sich der Therapeut korrekterweise auf dem Proc. coracoideus, bleibt der Knochenvorsprung stehen, sollte er sich auf dem Tuberculum minus befinden, spürt man eine Mitbewegung der Knochenerhebung.

Bei Anspannung in Protraktion des Schultergürtels kann der Muskel gut palpiert werden.

Hinweis

- Eine Hypertrophie oder Verkürzung des Muskels kann zum sog. **„Hyperabduktions-Syndrom"** führen (bewirkt eine Irritation des Plexus brachialis, der A. subclavia und der V. subclavia).
- Der Proc. coracoideus ist ein wichtiger Orientierungspunkt, da hier mehrere Strukturen inserieren:
  - M. biceps brachii (Caput breve, ▶ S. 106)
  - M. coracobrachialis (▶ S. 108)
  - M. pectoralis minor (▶ S. 102)
  - Lig. coracoacromiale (▶ S. 113)
  - Lig. coracoclaviculare (▶ S. 113)

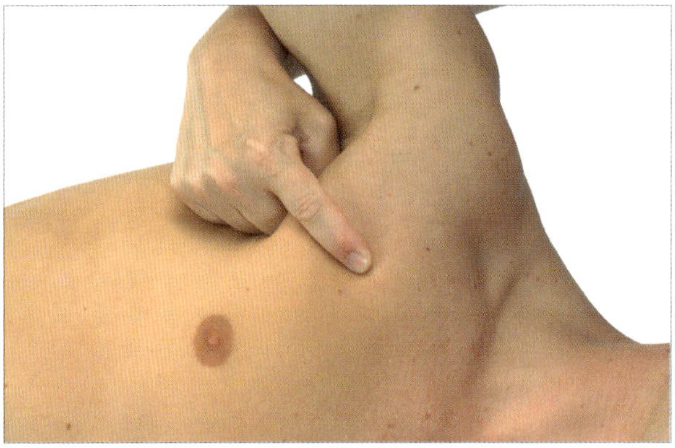

Abb. 3.10 Bauch des M. pectoralis minor

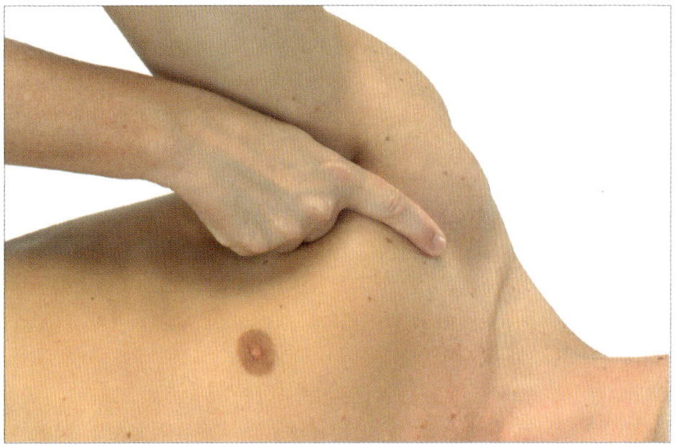

Abb. 3.11 Ansatz des M. pectoralis minor

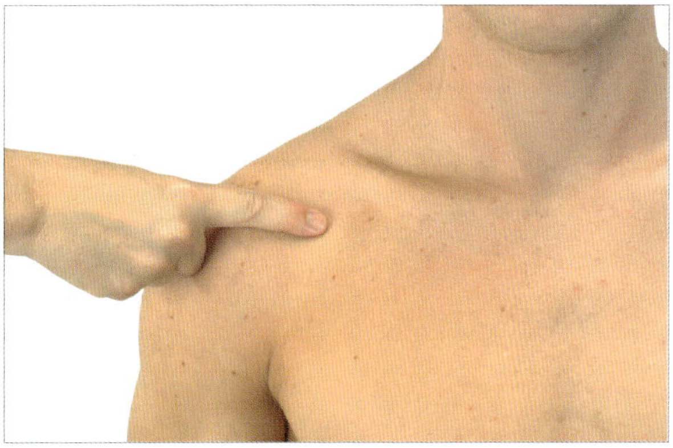

Abb. 3.12 Proc. coracoideus

M. serratus anterior

Anatomie

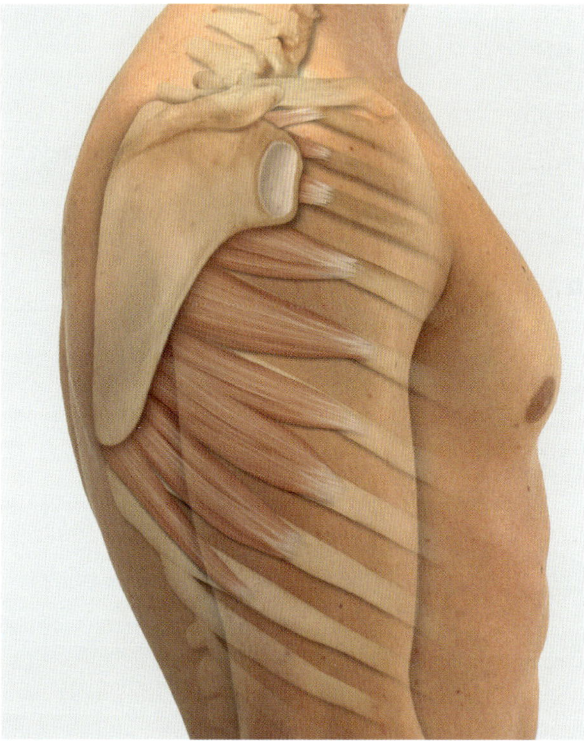

Abb. 3.13 M. serratus anterior

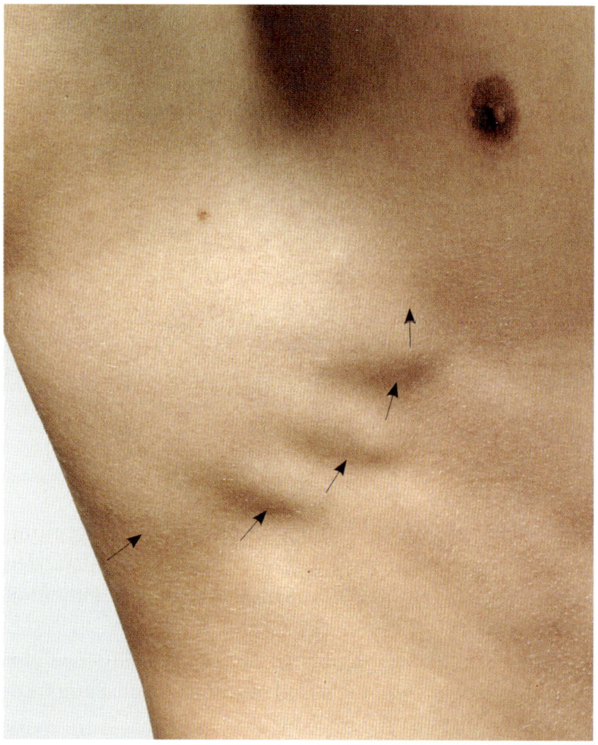

Abb. 3.14 Topografische Lage des M. serratus anterior

U: laterale Außenseite der 1. bis 9. Rippe
A:
- Pars superior: Angulus superior der Scapula
- Pars intermedia: Margo medialis der Scapula
- Pars inferior: Margo medialis und Angulus inferior der Scapula

I: N. thoracicus longus (C5–C7)

F:
- aller Anteile: ziehen die Scapula nach lateral und ventral; bei fixiertem Schultergürtel wirken sie als Rippenheber und somit als Atemhilfsmuskel
- Pars inferior: schwenkt den Angulus inferior der Scapula nach lateral/ventral (wichtig für die Armhebung über die Horizontale)
- Pars superior: wirkt antagonistisch zur Pars inferior und kann synergistisch mit dem M. levator scapulae die Scapula elevieren.

Hinweis

Gelegentlich weist der M. serratus anterior zehn Zacken auf. Dann nehmen zwei Zacken ihren Ursprung an der zweiten Rippe.

Pathologie

- Bei einer Insuffizienz oder Lähmung des Muskels resultiert eine **Scapula alata**. Die Margo medialis hebt sich vom Thorax ab und der Patient ist nicht in der Lage, den Arm über die Horizontale zu elevieren.
- Davon abzugrenzen ist eine Lähmung der Mm. rhomboidei, hier kommt es ebenfalls zu einer Scapula alata, der Patient ist jedoch in der Lage, den Arm endgradig zu heben.

Beschreibung der Palpation

ASTE

Der Patient befindet sich in Rückenlage, der Kopf und die HWS sind mit einem kleinen Kissen unterlagert. Der Arm wird vom Therapeuten in Schulterflexion und -abduktion gehalten.

Durchführung

Der Therapeut palpiert mit mehreren Fingern ventral und kaudal der Achselhöhle. Er legt die Finger flächig im Rippenverlauf (bis zur 9. Rippe) auf dem lateralen Thoraxbereich an, während der Patient den Schultergürtel und Arm alternierend nach ventral und dorsal schiebt.

Da die Muskulatur zum Teil unter der Scapula liegt, sind nur die Ursprünge zu palpieren.

Palpationsqualität

Einzelne Muskelzacken sind flächig auf den Rippen zu palpieren. Unter Kontraktion zeichnen sie sich als feste Muskelstränge von den Rippen ab. Da sie mit den Zacken des M. obliquus externus abdominis interferieren, sollte die korrekte Lokalisation beachtet werden.

Bei Frauen gestaltet sich die Palpation aufgrund des Brustgewebes schwieriger.

Differenzierung

Bei 90° Flexion und unter leichter Abduktion im Schultergelenk erscheinen bei gut ausgeprägter Muskulatur im Bereich der 5. bis 8. Rippe einzelne kaudale Muskelzacken des M. serratus anterior.

Dorsal werden die Muskelanteile vom M. latissimus dorsi, ventral vom M. pectoralis major überlagert. Bei leichter alterniernender Pro- und Retraktion des Schultergürtels kommt es zu einer Mitbewegung der Scapula, die Aktivität der Muskulatur wird deutlich tastbar.

Hinweis

Laut Johnson et al. (1996) zeigte sich in ihrer Untersuchung an anatomischen Präparaten eine variable Anzahl von Faszikeln und deren ungleiche Verteilung an Skapulainsertionen, wobei die meisten Faszikel an Insertionen nahe des Angulus inferior zu finden sind.

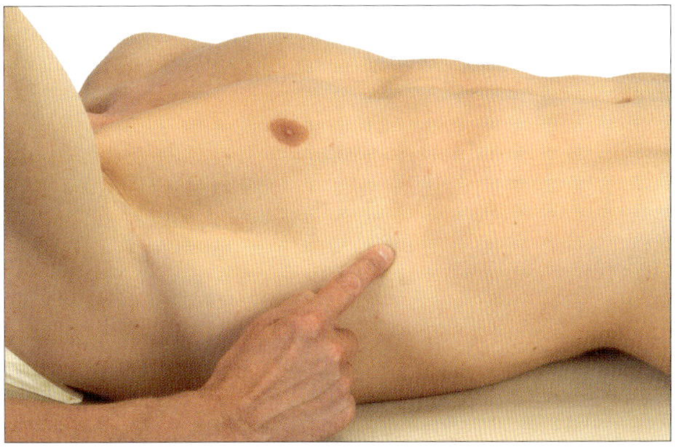

Abb. 3.15 M. serratus anterior, kaudaler Anteil

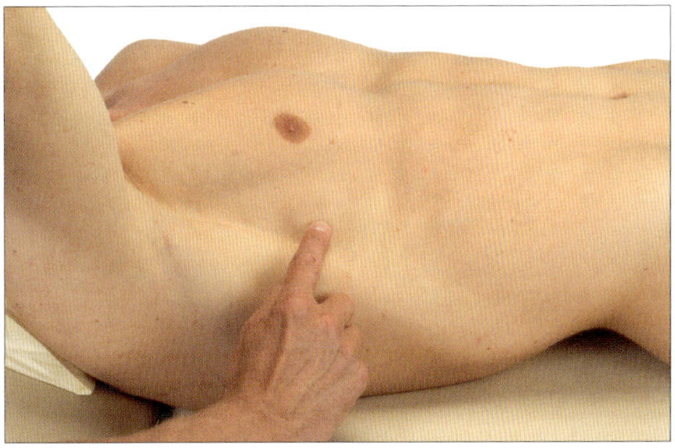

Abb. 3.16 M. serratus anterior, medialer Anteil

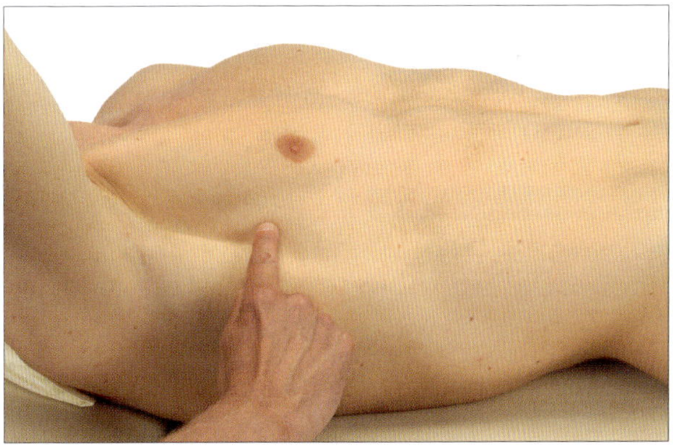

Abb. 3.17 M. serratus anterior, kranialer Anteil

M. biceps brachii

Anatomie

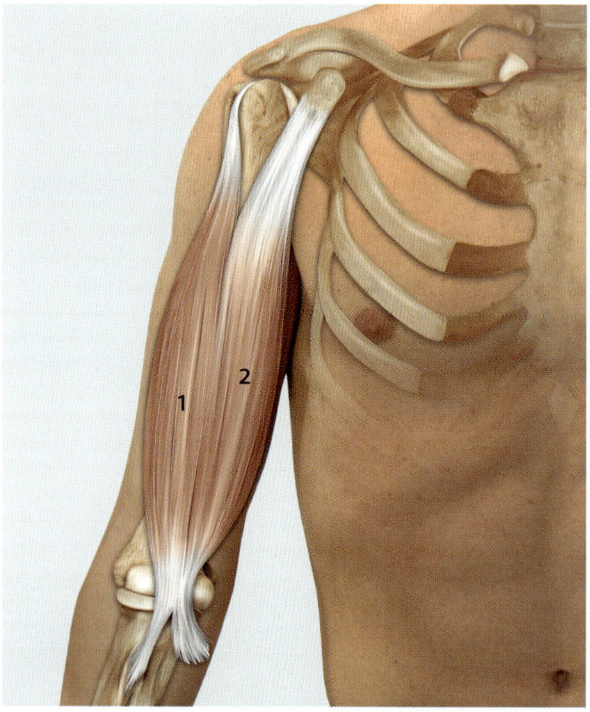

Abb. 3.18 M. biceps brachii, Caput longum (**1**) und Caput breve (**2**)

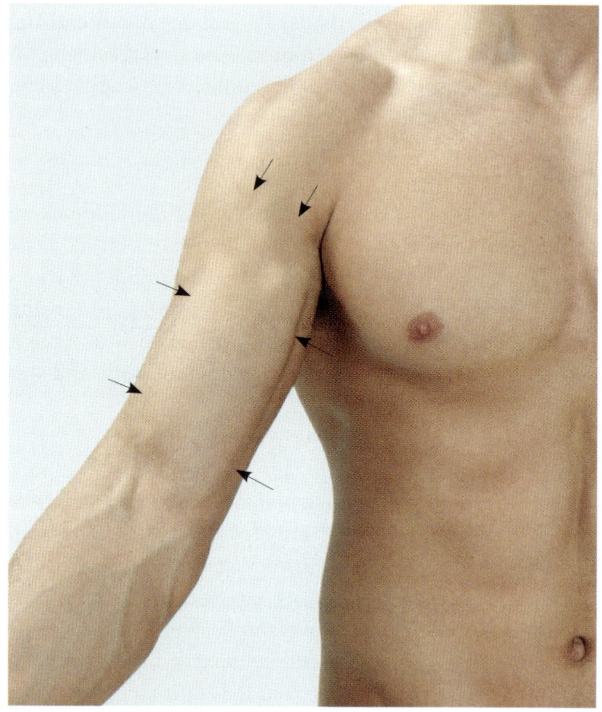

Abb. 3.19 Topografische Lage des M. biceps brachii

M. biceps brachii, Caput longum

U: Tuberculum supraglenoidale scapulae
A: Tuberositas radii und über die Aponeurose des M. biceps brachii an der Faszie des Unterarms
I: N. musculocutaneus (C5–C6)

Hinweis

Der M. biceps brachii ist Kennmuskel für die Rückenmarkssegmente C5 und C6.

M. biceps brachii, Caput breve

U: Proc. coracoideus scapulae
A: Tuberositas radii und über die Aponeurose des M. biceps brachii an der Faszie des Unterarms
I: N. musculocutaneus (C5–C6)
F:
- Abduktion und Innenrotation (Caput longum) sowie Anteversion (beide Köpfe) im Schultergelenk
- Flexion und Supination im Ellenbogengelenk

Hinweis

Der M. biceps brachii ist der kräftigste Supinator des Unterarms, er verliert jedoch an Effektivität, je weiter der Ellenbogen gestreckt wird.

Pathologie

Bei einer **Läsion des N. musculocutaneus** wird der Unterarm bei einer Flexionsbewegung des Ellenbogens durch die fehlende supinatorische Komponente in Pronation gebracht.

Beschreibung der Palpation

ASTE

Der Patient befindet sich in Rückenlage, der Kopf und die HWS sind mit einem kleinen Kissen unterlagert.

Die Palpation kann auch im Sitz durchgeführt werden.

Hinweis

Mattingly u. Mackarey (1996) stellten fest, dass die Sehne des langen Bizepskopfes am deutlichsten bei 0° Schulteradduktion und ca. 20° Schulterinnenrotation sichtbar wird und bevorzugen diese Ausgangsstellung für die Palpation der Sehne.

Durchführung

Der Therapeut palpiert die Sehne des M. biceps brachii, Caput longum mit der ulnaren Zeigefingerkante im Sulcus intertubercularis (► S. 114 f., Abb. 3.20). Den Ursprung des Caput breve tastet er mit dem Zeigefinger quer zum

Sehnenverlauf an der lateralen, kaudalen Seite des Proc. coracoideus (► S. 102 f., ◘ Abb. 3.21). Mit flächig aufgelegten Fingern folgt er den Muskelbäuchen weiter nach distal. Beide Muskelbäuche verschmelzen ungefähr auf Höhe des distalen Anteils des M. deltoideus. Mit Daumen und Fingern quer zum Faserverlauf greifend, kann er sich die mediale und laterale Begrenzungen des Muskels deutlich machen, indem er den Patienten auffordert, bei flektiertem Ellenbogen alternierend zu supinieren (◘ Abb. 3.22).

Die Palpation des Muskelansatzes wird im Kapitel Ellenbogen beschrieben (► S. 150 f.).

Palpationsqualität

Bei vielen Patienten ist die Sehne des M. biceps brachii, Caput longum im oder proximal des Sulcus intertubercularis druckempfindlich. Die Sehne wird im Sulcus vom Lig. transversum humeri überdeckt. Der Muskelbauch ist als weiche Struktur deutlich zu tasten.

Praxistipp

- Bei einer Ruptur der langen Bizepssehne tritt oft im distalen Bereich des Oberarms eine Vorwölbung des Muskelbauchs auf („**Popeye“ appearance**, Clarnette u. Miniacy 1998).
- Werner et al. (2003) weisen bei persistierenden Beschwerden direkt oberhalb des Sulcus intertubercularis auf sog. „**Biceps pulley-Läsionen**“ hin (► S. 115, Sulcus intertubercularis).

Differenzierung

Die Sehne des M. biceps brachii, Caput longum ist bei extendierter Schulter gut zu verfolgen. Sie ist vom Sulcus intertubercularis über das Caput humeri bis zum Tuberculum supraglenoidale zu palpieren. Die Differenzierung der Muskelursprünge des M. biceps brachii (Caput breve) und des M. coracobrachialis ist schwierig, da beide Muskeln einen gemeinsamen Ursprung haben. Der M. coracobrachialis entspannt, wenn im Schultergelenk eine transversale Extension gegen Widerstand durchgeführt wird; bei gleichzeitiger Anspannung in die Ellenbogenflexion und -supination wird der kurze Bizepskopf deutlicher sichtbar.

Zur Differenzierung der Muskelbäuche des M. biceps brachii und des M. brachialis sollte der Therapeut beachten, dass der M. biceps brachii oberflächlicher liegt, schmaler ist und bei Supination deutlicher in Erscheinung tritt.

Hinweis

- Bei einer Instabilität im Schultergelenk ist die Sehne des M. biceps brachii, Caput longum oft gereizt. Klonz et al. (2003) beschreiben, dass eine proximale **Bizepssehnenruptur** eher als Folge von degenerativen Veränderungen auftritt, während die distale Bizepssehnenruptur vor allem traumatisch bedingt ist.
- Halder et al. (2001) stellten in einer Untersuchung fest, dass das Caput breve des M. biceps brachii und der M. coracobrachialis synergistisch mit dem M. deltoideus den Humeruskopf nach kranial stabilisieren, um eine inferiore Instabilität zu verhindern.

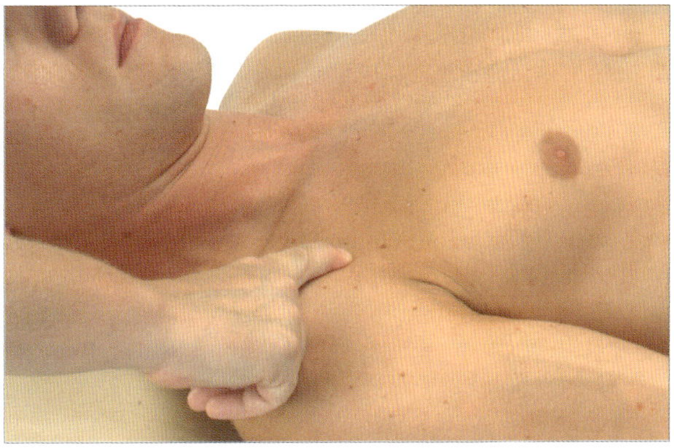

◘ **Abb. 3.21** Palpation der Insertion des M. biceps brachii, Caput breve am Proc. coracoideus

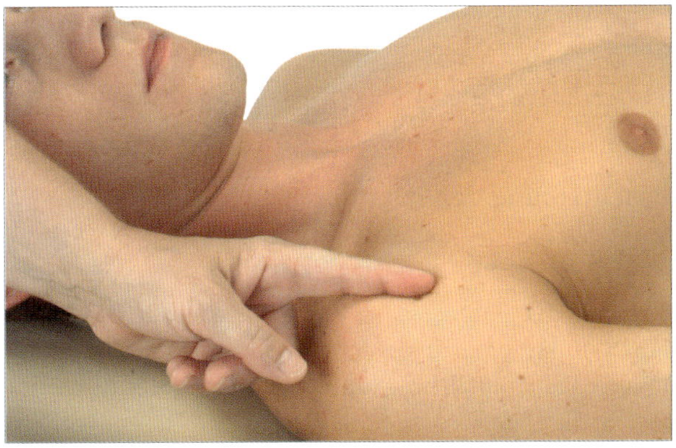

◘ **Abb. 3.20** Palpation der Sehne des M. biceps brachii, Caput longum im Sulcus intertubercularis

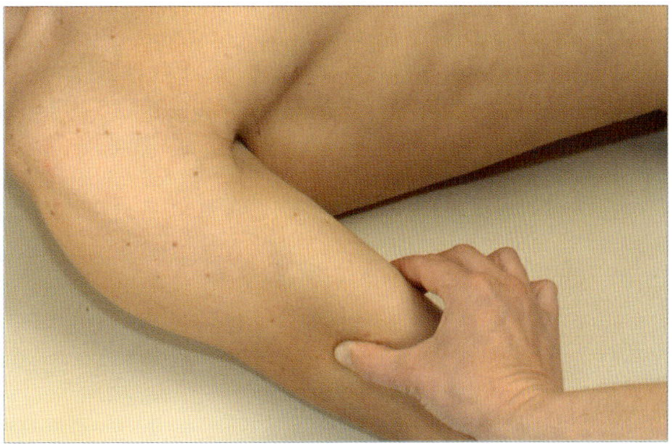

◘ **Abb. 3.22** Palpation des Muskelbauchs des M. biceps brachii

M. coracobrachialis und M. subclavius

Anatomie

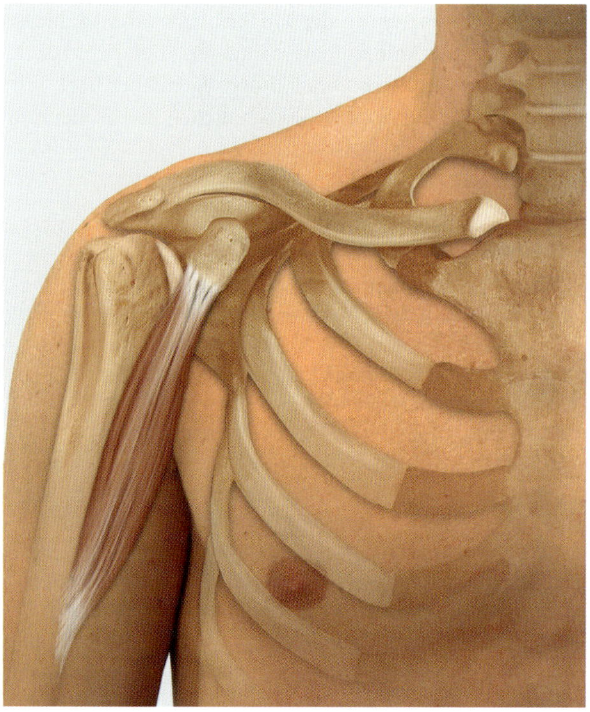

■ **Abb. 3.23** M. coracobrachialis

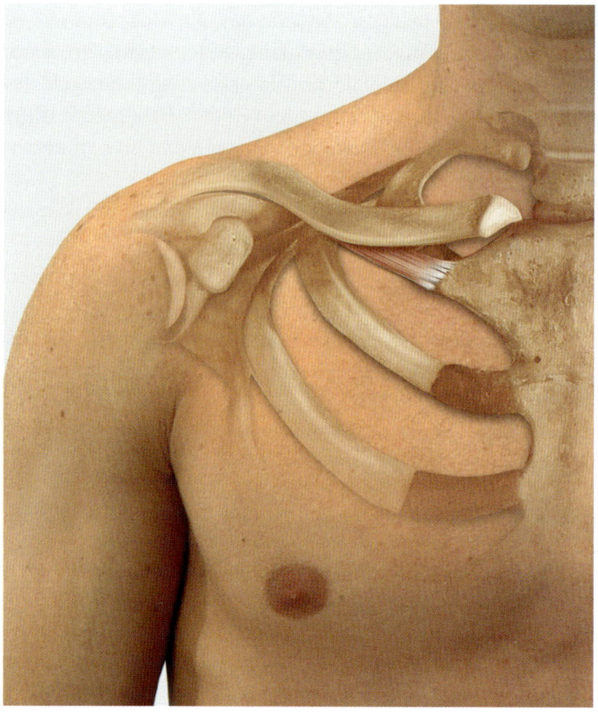

■ **Abb. 3.24** M. subclavius

M. coracobrachialis

U: Proc. coracoideus (gemeinsam mit dem Caput breve des M. biceps brachii)

A: mediale Fläche des Humerus in Verlängerung der Crista tuberculi minoris

I: N. musculocutaneus (C6–C7)

F:
- Anteversion, geringe Adduktion und Innenrotation des Schultergelenks
- Stabilisation des Humeruskopfes in der Pfanne

Pathologie

Bei Patienten, die z. B. Wurfsportarten ausüben, entsteht häufig eine **Reizung des M. coracobrachialis** an der Insertion am Proc. coracoideus. Es gilt zu analysieren, ob Dysbalancen der schulterumgebenden Muskulatur vorliegen. Da das Schultergelenk muskelgeführt ist, wird der M. coracobrachialis zusammen mit dem M. biceps brachii vermehrt agieren, um einer möglichen Luxation des Humerus nach ventral entgegenzuwirken.

M. subclavius

U: Knorpel-Knochengrenze der 1. Rippe

A: Unterseite der Clavicula (laterales Drittel)

I: N. subclavius (Plexus brachialis, C5–C6)

F:
- Fixierung der Clavicula im SCG und Schutz des SCG gegen Zugkräfte
- Polsterung für die V. subclavia

Hinweis

Der M. subclavius spielt eine wichtige Rolle als Schutz für die V. subclavia. An der Übergangsstelle zwischen V. axillaris und V. subclavia besteht eine Verbindung mit der straffen Faszienhülle des M. subclavius. Der Faszienspannmechanismus schütz die Vene.

Beschreibung der Palpation

ASTE

Der Patient befindet sich in Rückenlage, der Kopf und die HWS sind mit einem kleinen Kissen unterlagert.

Die Palpation kann auch im Sitz durchgeführt werden.

Durchführung

Der Therapeut palpiert den Ursprung des M. coracobrachialis mit dem Zeigefinger quer zum Sehnenverlauf an der unteren Seite des Proc. coracoideus (► S. 102 f., ◘ Abb. 3.25). Der Muskelbauch wird größtenteils vom M. biceps brachii (Caput breve) und vom M. pectoralis major überdeckt.

Der M. subclavius wird am Unterrand, parallel zur Clavicula palpiert (◘ Abb. 3.27).

Palpationsqualität

Da der M. coracobrachialis in der Tiefe liegt, ist er der Palpation schwer zugänglich. Die Ursprungssehne ist am Proc. coracoideus strangartig zu tasten. Der M. subclavius ist selten deutlich tastbar, da er größtenteils von der Pars clavicularis des M. pectoralis major überdeckt wird.

Differenzierung

Die Differenzierung der Ursprünge des M. coracobrachialis und des M. biceps brachii (Caput breve) ist schwierig, da beide Muskeln einen gemeinsamen Ursprung haben und die Insertion des M. coracobrachialis größtenteils vom Ursprung des kurzen Bizepskopfes überdeckt wird.

Eine Differenzierung ist ggf. möglich, wenn der M. biceps brachii durch eine Ellenbogenextension und Pronation gegen Widerstand entspannt wird. Spannt der Patient gleichzeitig in die transversale Flexion, ist die Aktivität des M. coracobrachialis gut palpabel. Der Muskelbauch befindet sich in der Tiefe unter dem Caput breve des M. biceps brachii. Medial des Muskels befindet sich der Sulcus bicipitalis medialis (mit der A. brachialis, V. brachialis und dem N. medianus).

Der Muskelansatz wird vom M. biceps brachii überdeckt und kann nur anhand der anatomischen Lage erahnt werden. Er befindet sich ungefähr in der gleichen transversalen Ebene wie die Tuberositas deltoidea, jedoch weiter medial am Humerus.

Um die Muskelaktivität des M. subclavius zu tasten, fordert der Therapeut den Patienten auf, den Schultergürtel alternierend nach ventral und kaudal zu ziehen.

Hinweis

- Halder et al. (2001) beschreiben, dass der M. coracobrachialis und der kurze Bizepskopf bei der kranialen Stabilisation des Humeruskopfes helfen, um eine inferiore Instabilität zu verhindern.
- In der Literatur wird über anatomische Varianten des M. coracobrachialis berichtet: mehrere Autoren schreiben über eine Art „Tunnelbildung" des M. coracobrachialis. In diesem Tunnel verlaufen der N. medianus und die A. brachialis; bei einer Kontraktur oder einem Hypertonus der Muskulatur könnte hier der N. medianus komprimiert werden (El-Naggar u. Al-Saggaf 2004, Ray et al. 2004).

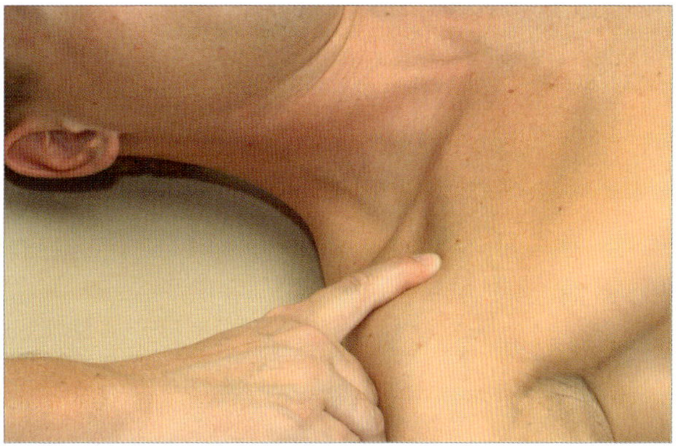

◘ **Abb. 3.25** Palpation des Ursprungs des M. coracobrachialis

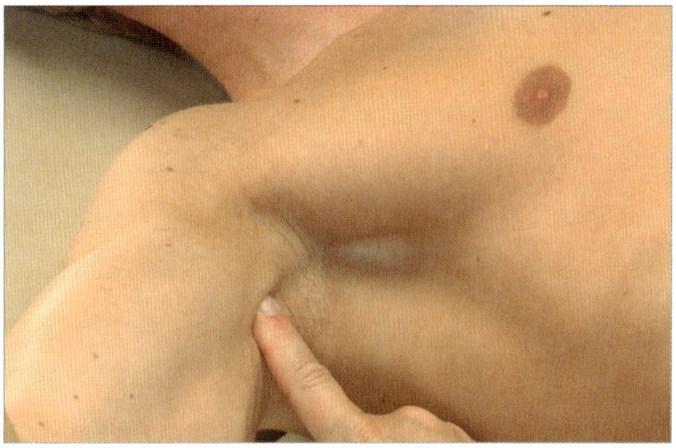

◘ **Abb. 3.26** Bauch des M. coracobrachialis

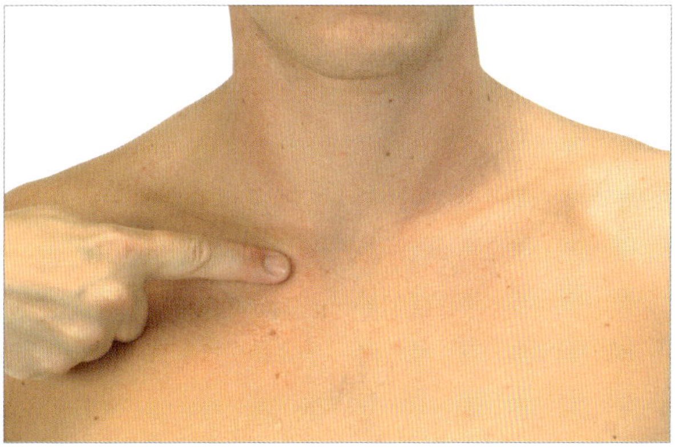

◘ **Abb. 3.27** Palpation des M. subclavius

M. deltoideus und Tuberositas deltoidea

Anatomie

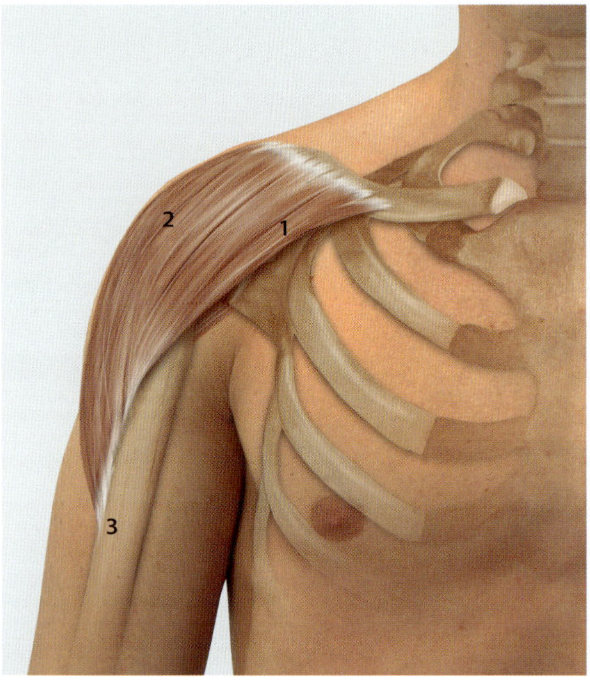

Abb. 3.28 Ansicht von ventral: M. deltoideus, Pars clavicularis (**1**), Pars acromialis (**2**) und Tuberositas deltoidea (**3**)

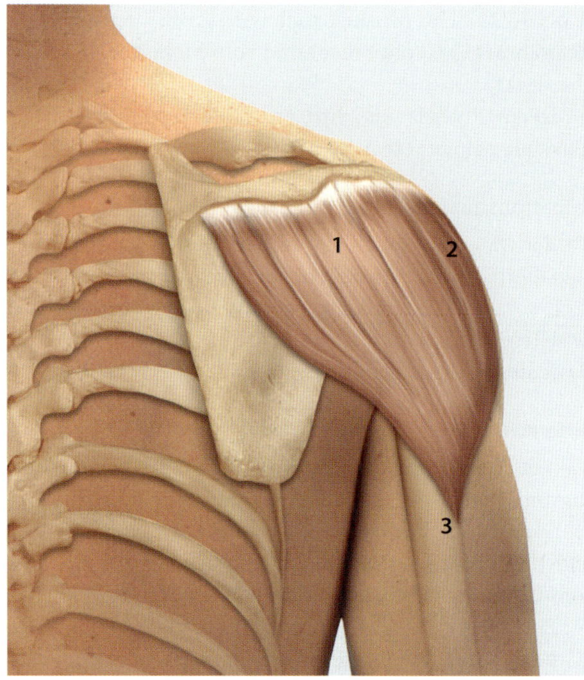

Abb. 3.29 Ansicht von dorsal: M. deltoideus, Pars spinalis (**1**), Pars acromialis (**2**) und Tuberositas deltoidea (**3**)

M. deltoideus, Pars clavicularis

U: laterales Drittel der Clavicula
A: Tuberositas deltoidea am Humerus
F: Adduktion, Innenrotation und Anteversion im Schultergelenk

M. deltoideus, Pars acromialis

U: Acromion
A: Tuberositas deltoidea am Humerus
F: Abduktion im Schultergelenk

M. deltoideus, Pars spinalis

U: Spina scapulae
A: Tuberositas deltoidea am Humerus
F: Adduktion, Außenrotation und Retroversion im Schultergelenk

I: aller Anteile: N. axillaris (C5–C6)

Hinweis

Der M. deltoideus ist Kennmuskel für das Rückenmarkssegment C5.

Tuberositas deltoidea

Die Tuberositas deltoidea befindet sich lateral, etwas in der Mitte des Humerus. Sie dient als Ansatzstelle für den M. deltoideus.

Pathologie

Bei **Rotatorenmanschettenrupturen** kann es zu Ausstrahlungsschmerzen im Ansatzgebiet des M. deltoideus kommen (Habermeyer et al. 2000).

Hinweis

Ab ca. 60° Abduktion vollführen die Pars clavicularis und die Pars spinalis einen Funktionswechsel. Sie werden zu Abduktoren des Schultergelenks und unterstützen somit die Aktivität der Pars acromialis, die aufgrund ihrer Annäherung aktiv insuffizient wird.

Beschreibung der Palpation

ASTE

Der Patient sitzt aufrecht auf einem Hocker, der Arm ist in Abduktion gelagert.

Die Palpation kann ebenso in Rückenlage durchgeführt werden, der Kopf und die HWS werden hierbei mit einem Kissen unterlagert.

Durchführung

Der Therapeut palpiert die Muskelanteile mit flächig aufgelegten Fingern quer zum Faserverlauf. Er startet proximal und verfolgt die Muskelfasern nach distal bis zur Tuberositas deltoidea im mittleren Drittel des Humerus (Abb. 3.30 u. 3.33).

Praxistipp

Patienten geben häufig Schmerzen im Bereich der Tuberositas an. Dabei handelt es sich meist um reflektorische Schmerzen aufgrund anderer Pathologien im Schultergürtelbereich.

Palpationsqualität

Der oberflächliche M. deltoideus ist bei den meisten Patienten als deutliche konvexe muskuläre Struktur sicht- und tastbar. Der mittlere Anteil fühlt sich eher fibrös an.

Der Ansatz an der Tuberositas deltoidea ist oft druckempfindlich und die Bursa gereizt.

Differenzierung

Die drei Anteile werden über ihre unterschiedliche Funktion differenziert:

- Die Pars clavicularis ist unter alternierenden Schulterbewegungen in die Flexion und Innenrotation vom lateralen Drittel der Clavicula (► S. 121) bis zur Tuberositas deltoidea gut palpierbar.
- Die Pars spinalis ist unter alternierenden Schulterbewegungen in die Extension und Außenrotation von der Spina scapulae (► S. 139 f.) bis zur Tuberositas deltoidea palpierbar.
- Die Pars acromialis ist unter alternierender Anspannung in die Abduktion vom Acromion (► S. 118 f.) bis zur Tuberositas deltoidea palpierbar.

Durch eine alternierende Anspannung des M. deltoideus in die Abduktion kann die Insertionsstelle des Muskels an der Tuberositas besser lokalisiert werden.

Hinweis

- Der M. supraspinatus führt eine Humeruskopfzentrierung durch, zu Beginn der Abduktion ist seine abduktorische Aktivität wichtig. Erst in höheren Abduktionsstellungen entwickelt der M. deltoideus eine deutlichere abduktorische Kraftentwicklung.
- Der M. deltoideus zeigt laut Johnson et al. (1996) fünf Insertionsstellen an der Clavicula und der Scapula. Die Autoren unterscheiden drei Ursprünge am Acromion.
- Halder et al. (2001) stellten fest, dass vor allem der laterale Anteil des M. deltoideus am meisten dazu beiträgt, einer inferioren Instabilität im Schultergelenk entgegenzuwirken.

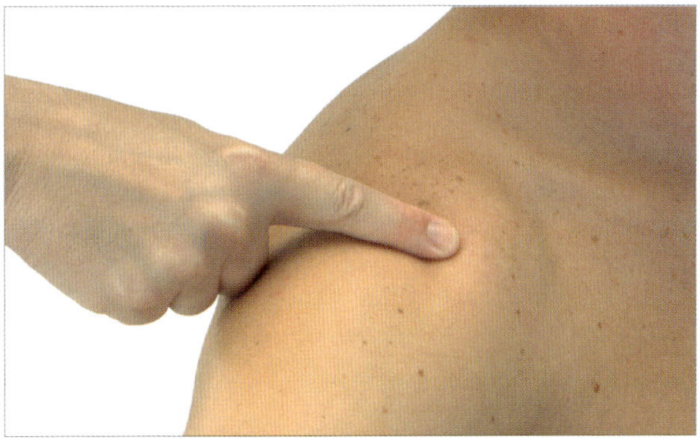

Abb. 3.30 Palpation des M. deltoideus, Pars clavicularis

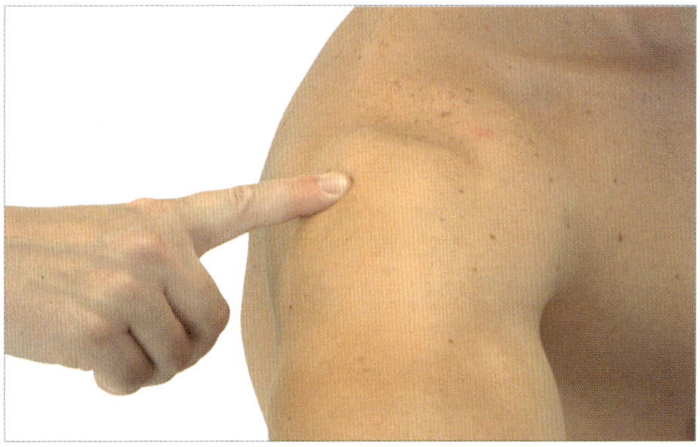

Abb. 3.31 Palpation des M. deltoideus, Pars acromialis

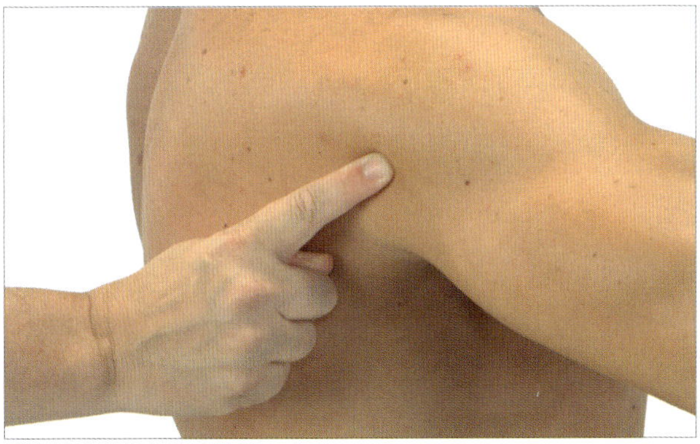

Abb. 3.32 Palpation des M. deltoideus, Pars spinalis

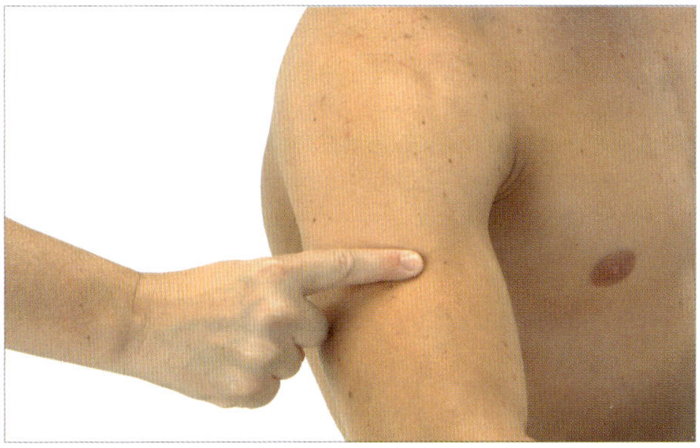

Abb. 3.33 Palpation der Tuberositas deltoidea

Capsula art. glenohumeralis und Ligg. glenohumeralia

Anatomie

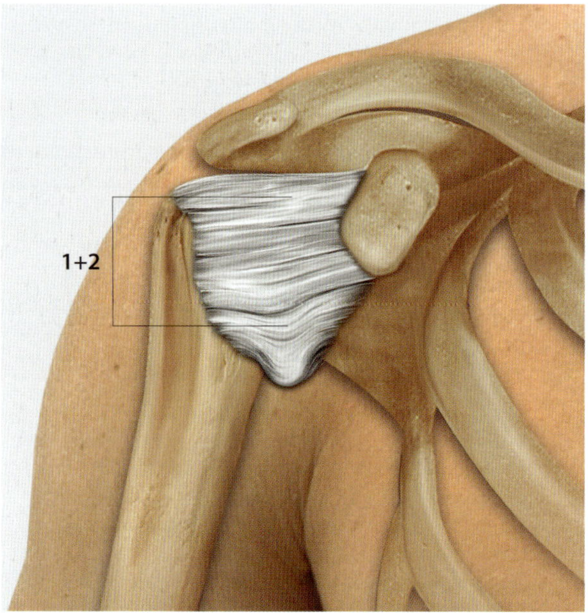

Abb. 3.34 Capsula art. glenohumeralis (**1**) und Ligg. glenohumeralia (**2**)

Capsula art. glenohumeralis

Die Gelenkkapsel des Schultergelenks ist weit und im hinteren Bereich sehr dünn, da sie nicht von ligamentären Strukturen verstärkt wird. Proximal ist die Kapsel am Labrum glenoidale befestigt. Sie stülpt sich entlang der langen Bizepssehne aus und umschließt diese. Am Humerus führt sie einen Bindegewebszug um den Sulcus intertubercularis und bildet somit einen osteofibrösen Kanal. Die Gelenkkapsel ist schlaff und bildet medial den Recessus axillaris. Die Kapselansatzlinie am Humerus befindet sich im Bereich des Collum anatomicum.

Ligg. glenohumeralia

Die Capsula art. glenohumeralis wird im kranialen Bereich durch das Lig. coracohumerale und im kranioventralen Bereich durch die Ligg. glenohumeralia verstärkt.

Pathologie

Bei längerer Schonhaltung des Arms in Adduktion kann es zu Verklebungen oder Atrophie des Recessus axillaris kommen. Dies kann eine massive Bewegungs- und Funktionseinschränkung des Arms mit sich führen.

Beschreibung der Palpation

ASTE

Der Patient sitzt aufrecht auf einem Hocker, der Arm hängt in Neutralstellung.

Durchführung

Der Therapeut setzt die Finger und den Daumen ventral und dorsal flächig auf dem Humeruskopf an (► Caput humeri, S. 117, Abb. 3.35).

Alternativ legt er die radiale Zeigefingerkante direkt unterhalb des lateralen Akromionrandes an.

Palpationsqualität

Eine direkte Palpation der Gelenkkapsel ist kaum möglich. Nur bei entzündlichen Veränderungen können Kapselstrukturen teigig getastet werden.

Differenzierung

Die Schultergelenkkapsel ist nicht direkt tastbar, da sie recht dünn ist und von den Weichteilen überlagert wird. Ventral wird sie durch die superioren, mittleren und inferioren Ligg. glenohumeralia und proximal durch das Lig. coracohumerale überdeckt und verstärkt.

Im Bereich des Recessus axillaris ist die Kapsel breiter und nicht von Muskulatur überdeckt.

Praxistipp

Bei dem Verdacht einer Instabilität im Schultergelenk werden folgende Tests angewendet:

- Beim **Schubladentest** wird das Ausmaß der vorderen und hinteren Translation des Humeruskopfes bestimmt (vgl. Scheibel u. Habermeyer, zit. n. Gerber u. Ganz 2005).
- Beim **Apprehensiontest** wird der Arm in unterschiedlichen Abduktionstellungen und in Außenrotation gebracht und getestet, wieweit sich der Humeruskopf ventral verschieben lässt (vgl. Scheibel u. Habermeyer 2005, Woodward u. Best 2000).
- Zum Test einer anterioren, inferioren Instabilität wird der HERI-Test (Hyperextension und Innenrotation) angewandt (vgl. Lafosse et al. 2015)

Hinweis

Die Sehnen der Rotatorenmanschettenmuskulatur haben Verbindung zur Gelenkkapsel; diese Muskeln gelten als Gelenkstabilisatoren.

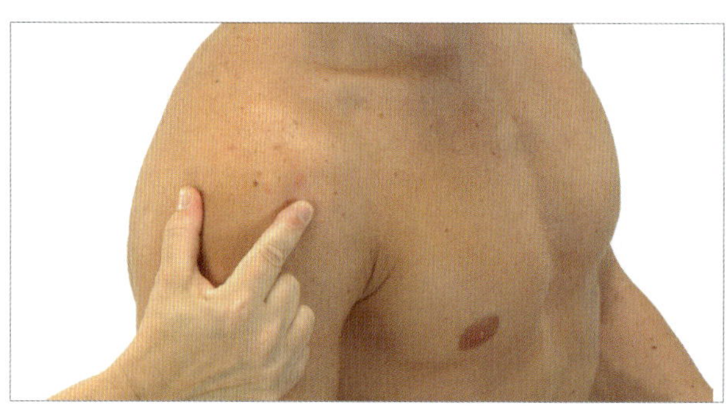

Abb. 3.35 Capsula art. glenohumeralis

Lig. coracoacromiale und Lig. coracoclaviculare

Anatomie

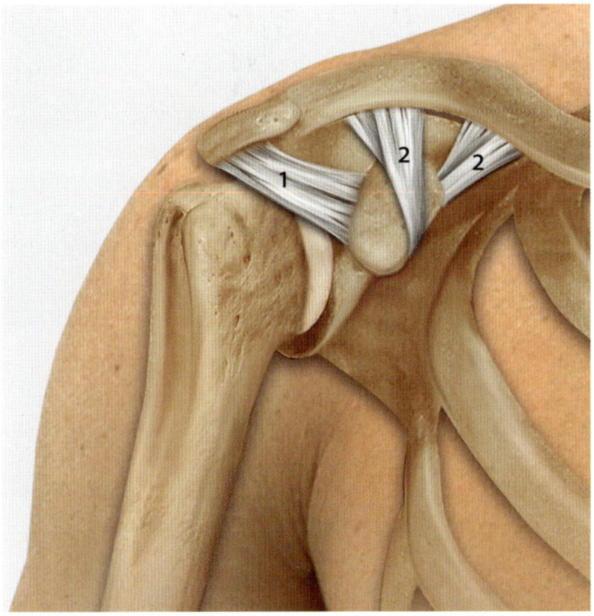

Abb. 3.36 Lig. coracoacromiale (**1**) und Lig. coracoclaviculare (**2**)

Lig. coracoacromiale

Das Lig. coracoacromiale spannt sich zwischen dem Proc. coracoideus und dem Acromion aus.

Das Band hat keine mechanische Funktion, es bildet jedoch zusammen mit dem Acromion und dem Proc. coracoideus das Schulterdach (Fornix humeri). Unter dem Schulterdach verläuft die Supraspinatussehne.

Pathologie

Zur Behandlung eines **Impingement-Syndroms** der Schulter wird das Lig. coracoacromiale häufig gespalten.

Lig. coracoclaviculare

Das Lig. coracoclaviculare erstreckt sich vom Proc. coracoideus zum Unterrand der Clavicula. Das Ligament teilt sich in zwei Anteile, das Lig. trapezoideum und das Lig. conoideum.

Die Bänder halten die Clavicula am Coracoid und stabilisieren somit das Akromioklavikulargelenk.

Pathologie

Bei einer **Schultereckgelenkssprengung** kann es zu einer Ruptur des Lig. coracoclaviculare kommen (Rockwood III/Tossy III).

Beschreibung der Palpation

ASTE

Der Patient befindet sich in Rückenlage, der Kopf und die HWS sind mit einem kleinen Kissen unterlagert.

Die Palpation kann ebenso im Sitz durchgeführt werden.

Durchführung

Der Therapeut palpiert von der lateralen Oberkante des Proc. coracoideus (► S. 102 f.) mit gestütztem Zeigefinger das Lig. coracoacromiale quer zum Faserverlauf bis zur ventralen Akromionkante.

Ebenso tastet er vom Proc. coracoideus aus die ventralen Anteile des fast vertikal verlaufenden Lig. coracoclaviculare, indem er den Zeigefinger quer zum Faserverlauf ansetzt.

Palpationsqualität

Das Lig. coracoacromiale ist nicht deutlich tastbar, da es vom M. deltoideus überlagert wird. Das Lig. coracoclaviculare ist bei den meisten Patienten als feste derbe Bandstruktur tastbar.

Differenzierung

Um sich den Verlauf des Lig. coracoacromiale vorstellen zu können, orientiert sich der Therapeut vor der Palpation an den knöchernen Insertionsstellen.

Das Lig. coracoclaviculare ist wegen seines fast vertikalen Verlaufs deutlich lokalisierbar und ist noch besser zu palpieren, wenn der Arm des Patienten in Extension gelagert wird.

Praxistipp

Bei tastbaren **Krepitationen** unterhalb des Schulterdaches besteht der Verdacht einer Verdickung der Bursa subacromialis (► S. 102) oder einer Läsion an der Rotatorenmanschette (vgl. Scheibel u. Habermeyer 2005).

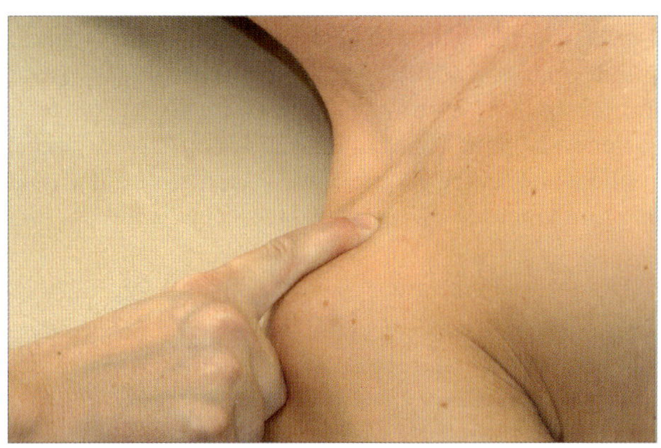

Abb. 3.37 Lig. coracoclaviculare, Anteil Lig. trapezoideum

Tuberculum minus, Tuberculum majus und Sulcus intertubercularis

Anatomie

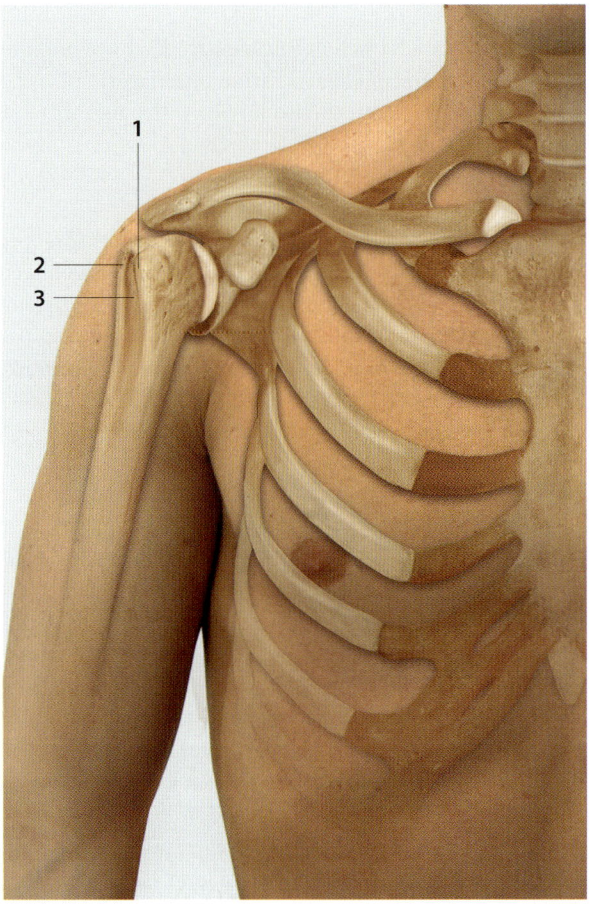

Abb. 3.38 Tuberculum minus (**1**), Tuberculum majus (**2**) und Sulcus intertubercularis (**3**)

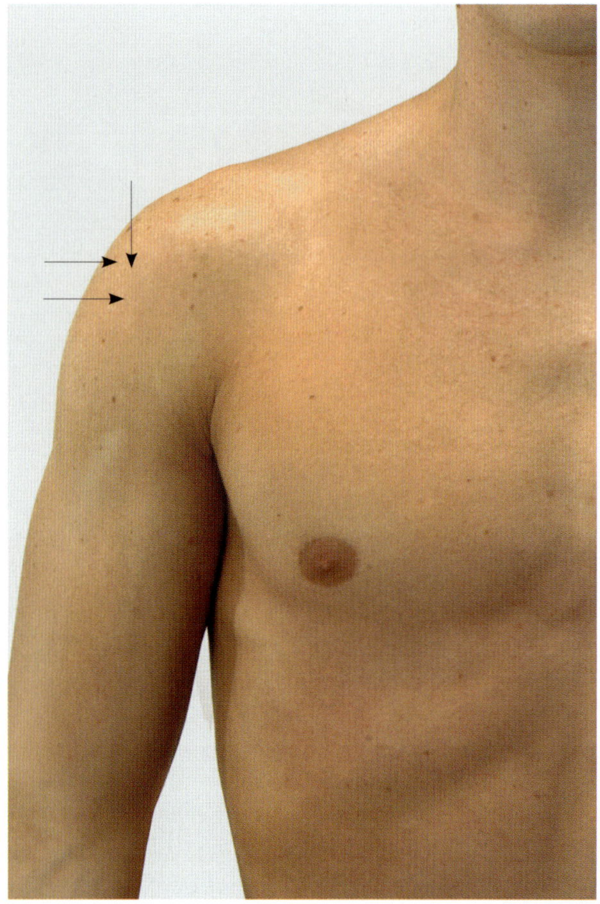

Abb. 3.39 Topografische Lage des Tuberculum minus, des Tuberculum majus und des Sulcus intertubercularis

Tuberculum minus

Das Tuberculum minus befindet sich schultergelenksnah an der Ventralseite des Oberarms. Proximal beginnt es dicht unter dem Collum anatomicum und läuft nach distal in die Crista tuberculi minoris aus. Es dient als Ansatz für verschiedene Schultergelenksmuskeln.

Tuberculum majus

Das Tuberculum majus liegt lateral des Tuberculum minus und befindet sich somit weit proximal und lateral am Oberarm. Nach distal läuft es in die Crista tuberculi majoris aus. Das Tuberculum majus besitzt eine obere, mittlere und untere Facette, die als Ansatzstellen für dorsale und kraniale Schultergelenksmuskeln dienen.

Sulcus intertubercularis

Zwischen den Cristae tuberculi minoris und majoris verläuft der Sulcus intertubercularis. Teile der Gelenkkapsel überspannen diesen und bilden einen osteofibrösen Kanal für die lange Bizepssehne.

Pathologie

- In seltenen Fällen kommt es zur **Luxation der Bizepssehne** aus dem Sulcus intertubercularis, wobei die Sehne bei Rotationsbewegungen des Oberarms aus dem Sulcus springen kann.
- Bizepssehnenrupturen sind meist proximal und selten distal.

Beschreibung der Palpation

ASTE

Der Patient sitzt aufrecht auf einem Hocker, der Arm hängt in Neutralstellung.

Durchführung

Von der ventralen Akromionspitze ausgehend, legt der Therapeut die radiale Zeigefingerseite ca. einen bis eineinhalb Patientenquerfinger distal und leicht lateral in den Sulcus intertubercularis (Abb. 3.42). Medial davon kann er mit gestütztem und flächig angelegtem Zeigefinger das Tuberculum minus, lateral das Tuberculum majus palpieren.

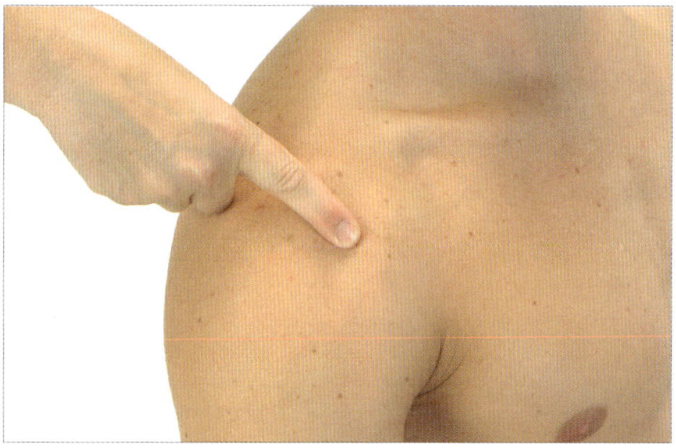

Abb. 3.40 Tuberculum minus

Palpationsqualität

Der Sulcus intertubercularis selbst ist nicht zu palpieren, da er durch die lange Bizepssehne ausgefüllt wird (▸ S. 106).

Das Tuberculum minus ist als harte knöcherne, konvexe Erhebung zu palpieren, die sich nach distal verschmälert; das Tuberculum majus erscheint wie ein größeres knöchernes Plateau. In Neutralstellung liegt es größtenteils unter dem Acromion, weshalb die Ausgangsstellung zur Palpation variiert (▸ Differenzierung).

Praxistipp

Bei Sehnenreizungen sind die Palpationsstellen oft druckempfindlich.

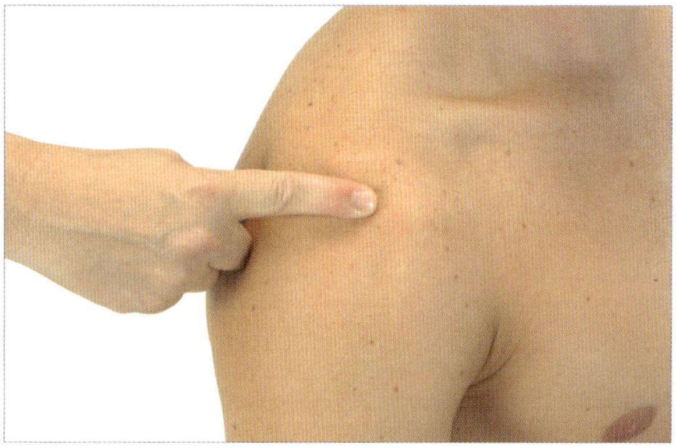

Abb. 3.41 Tuberculum majus

Differenzierung

Zur Palpation des Sulcus intertubercularis fordert der Therapeut den Patienten auf, eine Ellenbogenflexion mit Supination durchzuführen, die Anspannung der langen Bizepssehne ist zu tasten.

Bei alternierender Außen- und Innenrotation des Schultergelenks ist das Tuberculum minus bzw. majus unter dem Finger zu spüren. Das Tuberculum majus lässt sich leichter palpieren, wenn der Patient seinen Arm hinter dem Rücken anlegt und sich seine Schulter dabei in Extension, Adduktion und Innenrotation befindet.

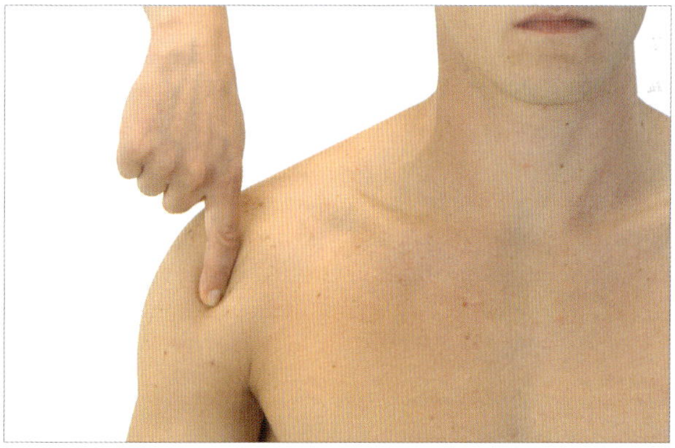

Abb. 3.42 Palpation des Sulcus intertubercularis

Hinweis

Bei therapieresistenten Beschwerden im Bereich oberhalb des Sulcus intertubercularis weist die Forschungsruppe um Werner auf die Möglichkeit einer sog. **„Biceps pulley-Läsion“** hin.
Es handelt sich um eine Tendinitis der Sehne des Caput longum, einhergehend mit einer Läsion der intraartikulären Aufhängestrukturen der Sehnen (vgl. Werner et al. 2003).
Der „Biceps pulley" wird als eine stabilisierende Schlinge beschrieben, die um die lange Bizepssehne herum direkt oberhalb des Sulcus liegt, und folgendermaßen aufgebaut ist:

- superiorer Anteil des Lig. glenohumerale,
- Fasciculus obliquus als Dach der Schlinge,
- Fasern der Supraspinatussehne verbinden sich mit den posterosuperioren Anteilen der Schlinge (Werner et al. 2000).

Art. glenohumeralis, subakromialer Raum und Bursae subacromialis und subdeltoidea

Anatomie

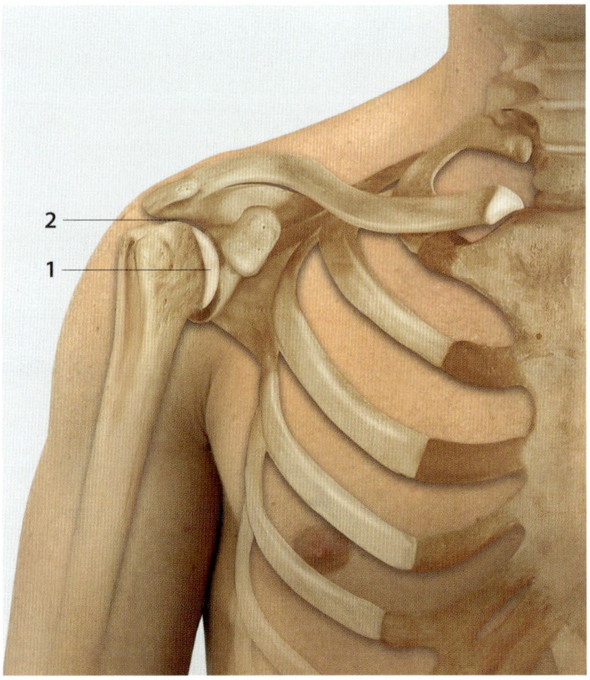

Abb. 3.43 Art. glenohumeralis (**1**) und subacriomaler Raum (**2**)

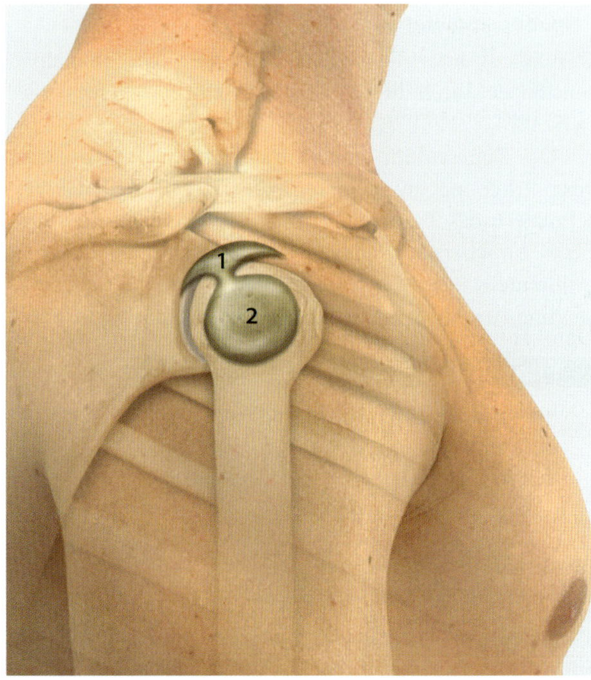

Abb. 3.44 Bursa subacromialis (**1**) und Bursa subdeltoidea (**2**)

Art. glenohumeralis

Das Schultergelenk setzt sich aus der Cavitas glenoidale der Scapula und dem Humeruskopf (Caput humeri) zusammen. Die Gelenkpfanne ist deutlich kleiner als der Humeruskopf und wird durch das Labrum glenoidale vergrößert.

Das Schultergelenk ist funktionell als Kugelgelenk zu betrachten und hat drei Freiheitsgrade. Da relativ wenige Bänder das Schultergelenk umgeben, muss die umschließende Muskulatur das Gelenk sichern. Daher spricht man von einem muskelgeführten Gelenk.

Pathologie

Das Schultergelenk ist das am besten bewegliche Gelenk des Menschen. Aufgrund seiner hohen Mobilität und seiner geringen ligamentären Stabilität neigt es zur Luxation, wenn keine gute muskuläre Stabilisation gewährleistet ist.

Subakromialer Raum (subakromiales Nebengelenk)

Der subakromiale Raum wird kranial von der Unterseite des Acromion bzw. von der Bursa subacromialis und kaudal von der Gelenkkapsel und dem Humeruskopf begrenzt. Funktionell gehört das subakromiale Nebengelenk mit zum Schultergelenk.

Durch den subakromialen Raum verläuft die Supraspinatussehne zum Tuberculum majus. Bei der Abduktion des Arms gleitet die Sehne durch diese „Engpassstelle".

Pathologie

Ist das Schultergelenk muskulär nicht optimal geführt und stabilisiert, so kann es zur Verringerung des subakromialen Raums kommen. Unter der Abduktions- oder Anteversionsbewegung kommt es zur Kompression der Supraspinatussehne (**Impingement-Syndrom**), da die adäquate Kaudalisierung des Humerus unter der Bewegung nicht mehr gewährleistet ist. Der Patient gibt in der Regel Schmerzen bei der Abduktion/Anteversion an, die meist zwischen 60° und 120° liegen (**painful arc**).

Dieses „Einklemmungs-Syndrom" kann klassifiziert werden: „Outlet-Typus" bei knöchernen Veränderungen (z. B.: Osteophytenbildung kaudal des Acromion) und „Non-Outlet-Typus" bei Veränderungen der Weichteile (vgl. De Bruijn 2001).

Bursae subacromialis und subdeltoidea

Die Bursae subacromialis und subdeltoidea befinden sich unter dem Acromion und unter dem M. deltoideus. Die Bursa subacromialis dient der Sehne des M. supraspinatus, die unter ihr liegt, als Gleitebene und Polster gegen das Acromion.

Die Bursa subdeltoidea schützt den M. deltoideus gegen das Tuberculum majus. Besonders unter der Abduktionsbewegung werden somit Reibungen zwischen den knöchernen und sehnigen/muskulären Strukturen vermieden.

Pathologie

Unter erhöhter mechanischer Belastung kann es zu einer Entzündung des Schleimbeutels kommen **(Bursitis)**. Bursitiden sind in der Regel sehr schmerzhaft und führen nahezu zu Funktionslosigkeit des betroffenen Arms. Im Anfangsstadium geben die Patienten Schmerzen bei der Abduktion an (Druck des Humeruskopfes gegen die Bursa bzw. das Schulterdach) oder wenn sie auf der Schulter liegen.

Hinweis

- Gelegentlich findet man im subakromialen Bereich zwei Bursen, die B. subacromialis und die B. die subdeltoidea, manchmal nur eine große, die Bursa subacromialisdeltoidea.
- Bei einer Lähmung des M. supraspinatus steht der Humeruskopf kranial, der subakromiale Raum wird enger. Als pathologisch gilt ein Abstand kleiner als 6 mm (vgl. Pribicevic u. Pollard 2004 zit. n. Donatelli).

Beschreibung der Palpation

ASTE

Der Patient sitzt aufrecht auf einem Hocker, der Arm hängt in Neutralstellung.

Durchführung

Für die Palpation der Art. glenohumeralis setzt der Therapeut die Finger und den Daumen ventral und dorsal flächig auf dem Caput humeri an (◘ Abb. 3.45).

Der subakromiale Raum wird mit der radialen Zeigefingerkante direkt unterhalb des lateralen Akromionrandes getastet (◘ Abb. 3.46).

Palpationsqualität

Das Caput humeri ist als feste knöcherne Struktur der Palpation nicht direkt zugänglich. Da es fast vollständig von einem Muskelmantel umgeben ist, palpiert der Therapeut durch die Muskulatur hindurch. Normalerweise wird subakromial ein Spalt von 9–10 mm palpiert (vgl. Pribicevic u. Pollard 2004, zit. n. Donatelli). Bei einer Bursitis subacromialisdeltoidea ist in diesem Bereich oft ein teigig angeschwollener Schleimbeutel zu tasten.

Differenzierung

Von der ventralen und dorsalen Akromiongrenze (► S. 118 f.) ausgehend, wird nach distal, lateral und ventral das Caput humeri palpiert. Bei leichter alternierender Ab- und Adduktionsbewegung der Schulter ist die Bewegung des Humeruskopfes im subakromialen Raum gut zu palpieren. Findet keine Bewegung statt, sollte kontolliert werden, ob sich der Palpationsfinger auf dem Akromionrand befindet.

Zur Palpation des subakromialen Raums wird zur Orientierung die laterale Akromionbegrenzung palpiert. Distal davon befindet sich der subakromiale Raum. Durch eine intermittierende Traktion/Entspannung in Längsrichtung des Humerus wird eine Verbreiterung, respektive Verschmälerung des subakromialen Raums getastet.

Hinweis

- Die Forschungsgruppe um Bryde beschreibt bei der Palpation des Humeruskopfes an gesunden Personen in Relation zum Acromion eine Intratester-Reliabilität von 0,8 (ICC; Bryde et al. 2005).
- Durch seine weite Kapsel und seine schlaffen Ligamente ist eine ausreichende muskuläre Sicherung für das glenohumerale Gelenk wichtig. Die Stellung des Caput humeri zur Cavitas glenoidale ist somit abhängig von der Qualität der stabilisierenden Muskulatur. Die Stellung der Cavitas glenoidale im Raum ist anhand der Akromionstellung (► S. 119) zu beurteilen. Die Gelenkpfanne steht nahezu parallel zur lateralen Akromionbegrenzung.
- Die Retrotorsion des Humeruskopfes gegenüber der distalen Kondylenachse wird in der Literatur sehr unterschiedlich angegebben (von 16° bis 40°).
- Ablösungen des Labrum glenoidale durch degenerative Veränderungen nehmen im Alter zu.

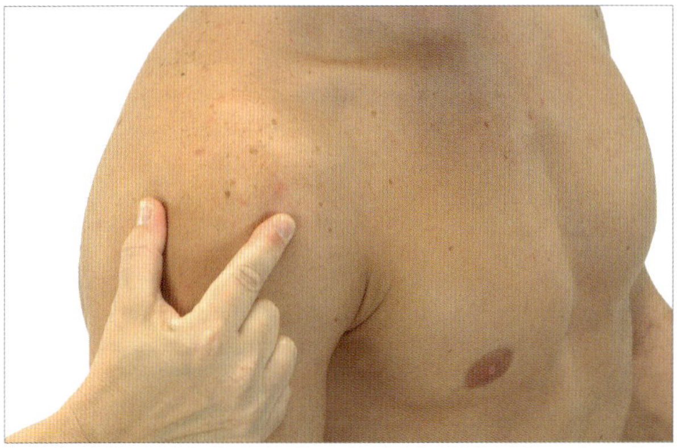

◘ **Abb. 3.45** Palpation der Art. glenohumeralis: Caput humeri

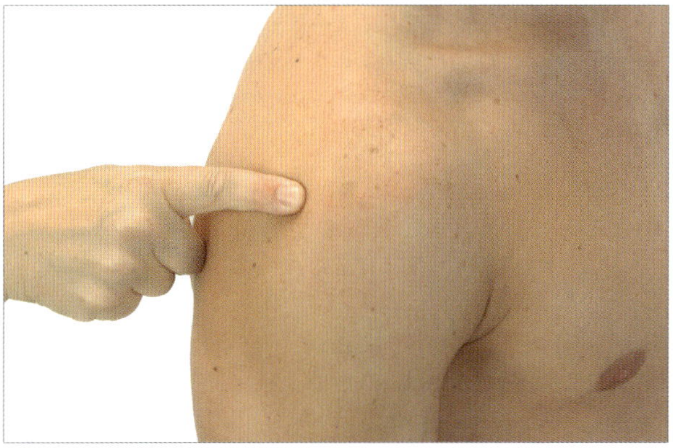

◘ **Abb. 3.46** Palpation des subakromialen Raums

3

Schultergürtelgelenke: Art. acromioclavicularis, Acromion und Lig. acromioclaviculare

Anatomie

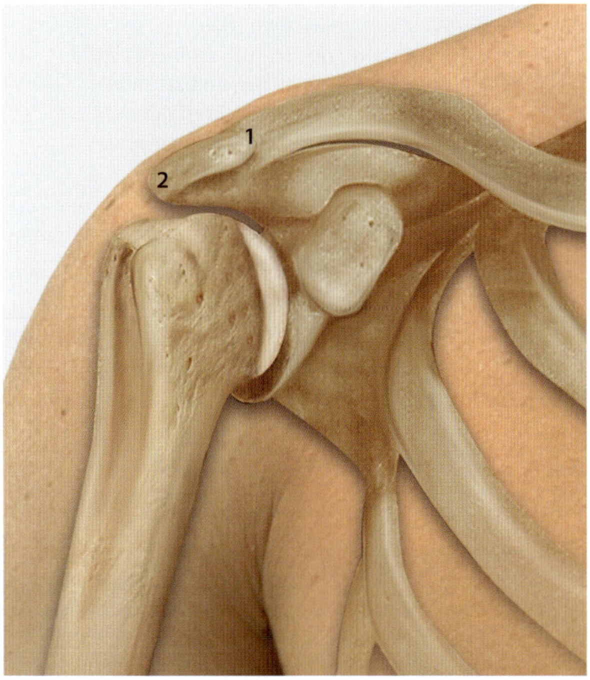

Abb. 3.47 Art. acromioclavicularis (**1**) und Acromion (**2**)

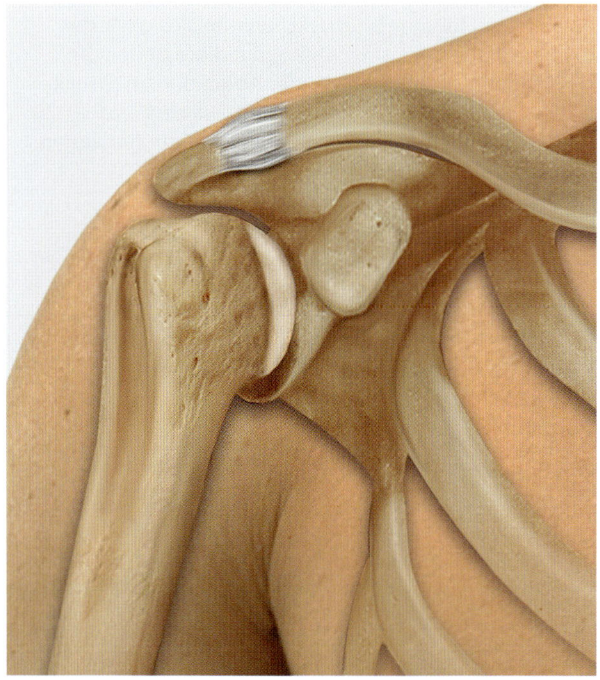

Abb. 3.48 Lig. acromioclaviculare

Art. acromioclavicularis (ACG)

Das „Schultereckgelenk" ist ein planes Gelenk zwischen Clavicula und Acromion. Es wird durch straffe Bänder stabilisiert (Ligg. acromioclaviculare, coracoclaviculare und coracoacromiale) und hat aufgrund dessen eine nur geringe Beweglichkeit.

In seltenen Fällen besitzt das ACG einen Discus articularis und ist somit deutlich besser beweglich.

Pathologie

Bei einem Sturz auf den gestreckten Arm oder direkt auf die Schulter kann es zu einer **Luxation des ACG** kommen. Im Weiteren führt dies zu einer Teil- oder Komplettruptur der stabilisierenden Bandstrukturen. Das laterale Klavikulaende hebt sich nach kranial ab und kann durch einen Druck nach kaudal reponiert werden. Daher wird diese Verletzung als **Klaviertastenphänomen** bezeichnet (Tossy/Rockwood).

Acromion

Folgt man der Oberseite der Spina scapulae nach lateral-kranial, so gelangt man zur dorsalen Begrenzung des Akromioklavikulargelenks. Das ACG setzt sich nach lateral in das Acromion fort. Es bildet den lateralsten knöchernen Punkt des Schultergürtels und formt zusammen mit dem Lig. coracoacromiale und dem Coracoid das Schulterdach.

Lig. acromioclaviculare

Das Lig. acromioclaviculare bildet sich zwischen der Clavicula und dem Acromion aus, verstärkt die Gelenkkapsel und stabilisiert somit das ACG, besonders in der Transversalebene.

Beschreibung der Palpation

ASTE

Der Patient sitzt aufrecht auf einem Hocker, der Arm hängt in Neutralstellung

Durchführung

Der Therapeut palpiert mit der radialen Seite des Zeigefingers den ventralen Gelenkspalt des ACG am lateralen Ende der Clavicula. Folgt er der Spina scapulae (► S. 139 f.) mit flach angesetzten Fingern nach lateral, so gelangt er zum dorsalen Akromionrand. Entlang des dorsalen Klavikulaverlaufs gelangt er zum dorsalen Gelenkspalt des ACG.

Das Lig. acromioclaviculare ist direkt ventral des vorderen Gelenkspalts, quer zu seinem Faserverlauf zu tasten (Abb. 3.51).

Palpationsqualität

Der Gelenkspalt bildet ein nach ventral offenes „V" zwischen ventraler Akromionspitze und lateralem Klavikulaende, das nicht immer deutlich palpierbar ist, da es vom Lig. acromioclaviculare überdeckt wird. Der dorsale ACG-Bereich bildet ein kleines nach dorsal offenes „V".

Praxistipp

- Bei degenerativen Veränderungen ist das Gelenk druckempfindlich, es treten **Krepitationen** auf.
- Gelenkpathologien können zu Ausstrahlungsschmerzen im Dermatom C4 führen und zeigen bei endgradiger Abduktion und horizontaler Flexion oft einen **„schmerzhaften Bogen"**.
- Der „cross body aduction stress Test" zeigt die höchste Sensitivität unter den „Instabilitätstests" am ACG (Saccomanno et al., 2014 zit. Chronopoulos et al., 2004)

Differenzierung

Zur Orientierung palpiert der Therapeut das laterale Klavikulaende (► S. 121) und den ventralen Akromionrand. Der Akromionrand fühlt sich wie ein runder knöcherner Rand an. Etwa eineinhalb Patientenquerfinger medial der Akromionspitze befindet sich der ventrale Gelenkspalt des ACG. Er bildet mit der Sagittalebene einen Winkel von ca. 30°, der nach lateral gerichtet ist (nur bei aufgerichteter normaler Wirbelsäulenform).

Hinweis

- Das ACG spielt zusammen mit der Art. glenohumeralis, dem SCG, dem subakromialen Nebengelenk und der skapulothorakalen Verbindung eine wichtige Rolle bei den Schulterbewegungen.
- Die Gruppe um Ferri beschreibt, dass die Clavicula meistens etwas höher steht als das Acromion. Der Gelenkspalt ist anterior breiter als posterior (Ferri et al. 2005b).
- Histologische Untersuchungen am ACG zeigen eine deutliche Variabilität in der Form oder Existenz eines Discus intraarticularis. Mal füllt er die Gelenkhöhle komplett aus, mal ist er inkomplett oder abwesend (Emura et al, 2014).

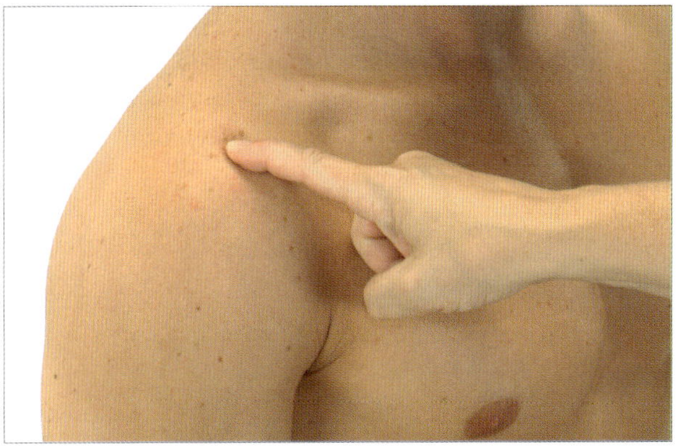

Abb. 3.49 ACG von ventral

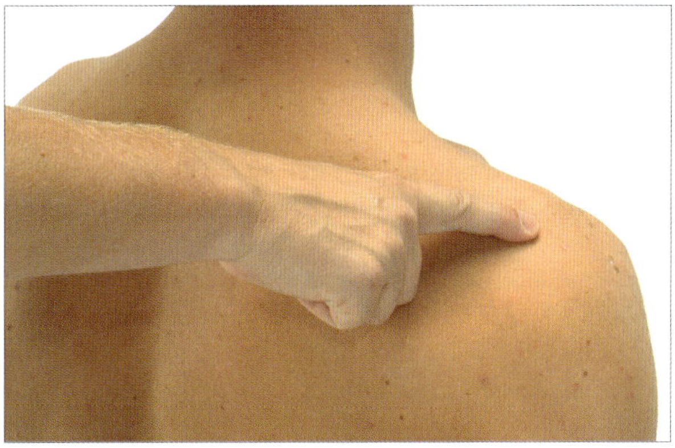

Abb. 3.50 ACG von dorsal

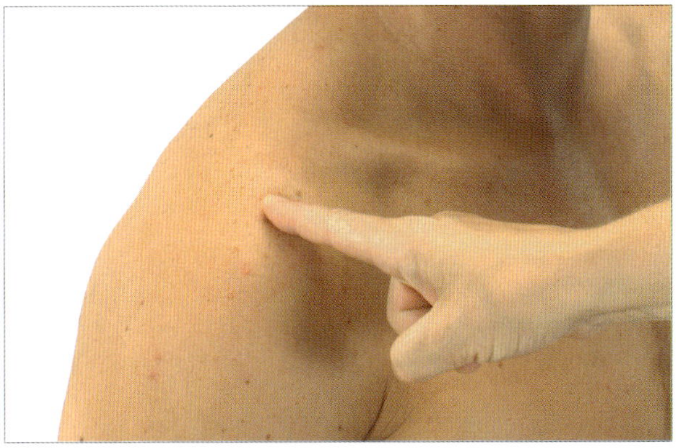

Abb. 3.51 Palpation des Lig. acromioclaviculare

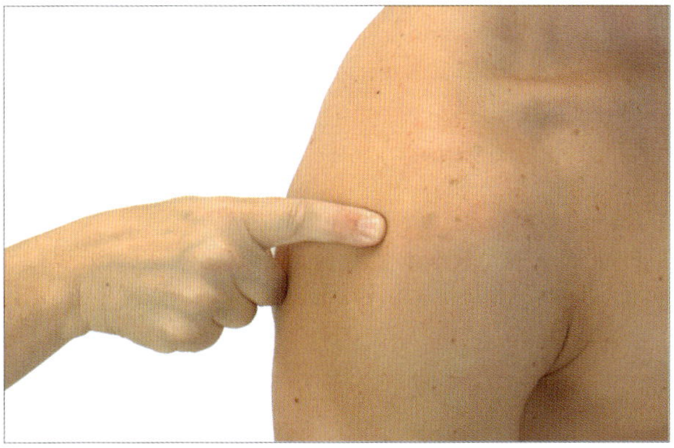

Abb. 3.52 Acromion: lateraler Rand

Schultergürtelgelenke: Art. sternoclavicularis, Ligg. sternoclaviculare anterius und interclaviculare

Anatomie

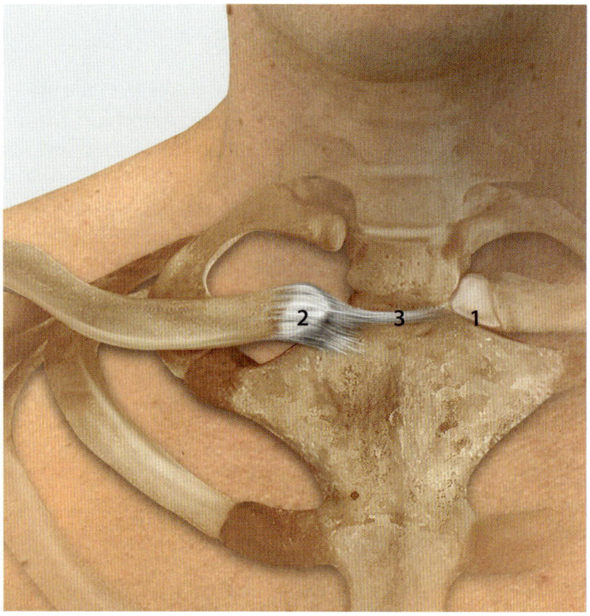

Abb. 3.53 Art. sternoclavicularis (**1**), Lig. sternoclaviculare anterius (**2**) und Lig. interclaviculare (**3**)

Art. sternoclavicularis (SCG)

Das SCG wird aus den zwei sattelförmigen Gelenkflächen von Clavicula und Sternum gebildet. Die Inkongruenz der Gelenkflächen wird durch einen Discus articularis ausgeglichen, der kranial an der Clavicula und kaudal am Sternum fixiert ist. Die Gelenkkapsel ist dick, aber relativ schlaff. Sie wird duch Bandstrukturen verstärkt. Funktionell hat das SCG drei Freiheitsgrade und somit die Funktion eines Kugelgelenks.

Lig. sternoclaviculare anterius

Die schlaffe Gelenkkapsel des SCG wird duch das Lig. sternoclaviculare anterius mechanisch in ihrer gelenkstabilisierenden Funktion unterstützt. Es verläuft im kranioventralen Anteil der Kapsel zwischen dem Sternum und der Clavicula.

Lig. interclaviculare

Das Lig. interclaviculare verbindet die medialen Anteile der Clavicula und erstreckt sich somit kraniomedial des Lig. sternoclaviculare anterius im Bereich der Fossa jugularis.

Pathologie

Durch ein starkes Senken der Clavicula (Rucksacktragen etc.) kann es zur Kompression der A. subclavia kommen. Dies kann mit Schmerzen, Kältegefühl oder mit einer Abschwächung des Radialispulses einhergehen.

Beschreibung der Palpation

ASTE

Der Patient sitzt aufrecht auf einem Hocker, der Arm hängt in Neutralstellung.

Durchführung

Der Therapeut palpiert mit dem Zeigefinger das SCG leicht kaudal und medial des sternalen Endes der Clavicula (► S. 121). Auf der Ventralseite der Gelenkkapsel tastet er das Lig. sternoclaviculare. Zwischen den Sternoklavikulargelenken ist am Oberrand des Manubrium sterni das Lig. interclaviculare zu palpieren.

Palpationsqualität

Die Art. sternoclavicularis und der Gelenkspalt sind als harte knöcherne Struktur deutlich zu tasten. Ventral wird das Gelenk vom Lig. sternoclavicularis überlagert, welches undeutlich zu palpieren ist.

Differenzierung

Direkt lateral des Ursprungs des M. sternocleidomastoideus, Caput sternale (► S. 38) befindet sich das SCG. Unter alternierender Depression und Elevation des Schultergürtels ist es am medialen Ende der Clavicula zu tasten.

Die Clavicula hat eine runde Konfiguration und liegt etwas mehr anterior und superior als der artikulierende Sternumanteil.

Hinweis

- Laut Ferri et al. (2005b) umfassen Luxationen der sternoklaviculären Gelenke nur 3 % der Schultergürtelverletzungen (ebd. zit. n. Garretsen u. Williams).
- Bei ventralen **Luxationen des SCG** sieht und palpiert der Therapeut ein hervorspringendes mediales Klavikulaende. Auch hier treten im Falle einer Degeneration des Gelenks beim Bewegen **Krepitationen** auf.

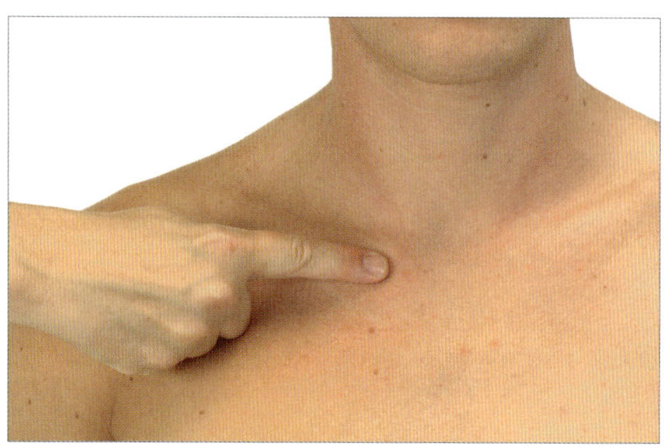

Abb. 3.54 Art. sternoclavicularis

Clavicula

Anatomie

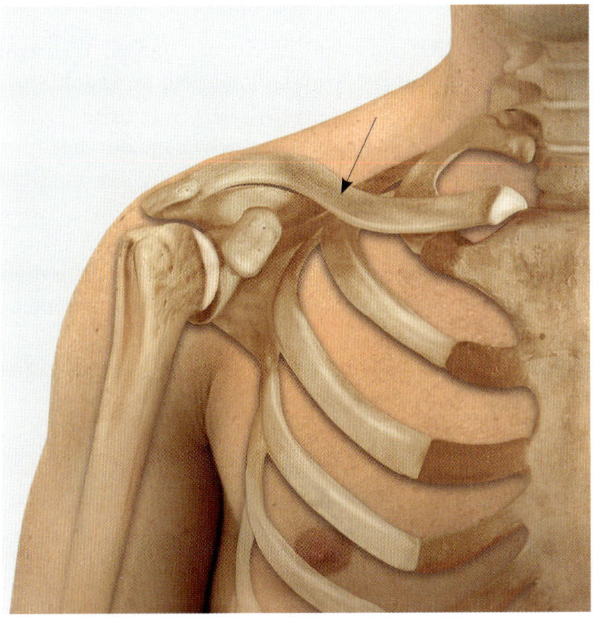

Abb. 3.55 Clavicula

Bei der Clavicula handelt es sich um einen S-förmig gebogenen Knochen, der beim Erwachsenen ca. 12–15 cm lang ist. Medial zeigt er nach ventral eine Konvexität, während lateral nach ventral eine Konkavität besteht. Die Clavicula bildet medial mit dem Sternum das SCG, lateral bildet sie mit dem der Scapula zugewandten Anteil das ACG.

Pathologie

- Die Clavicula wird während der Embryonalentwicklung nicht knorpelig vorgeformt, sondern entwickelt sich auf bindegewebiger Grundlage. Bei einer angeborenen Fehlentwicklung des bindegewebigen Anteils kann es zu Fehlbildungen der Clavicula kommen.
- 1–2 % der Neugeborenen erleiden unter der Geburt eine traumatische Klavikulafraktur. Bei Kindern ereignen sich ca. 50 % aller Klavikulafrakturen vor dem 7. Lebensjahr.

Beschreibung der Palpation

ASTE

Der Patient sitzt aufrecht auf einem Hocker, der Arm hängt in Neutralstellung.

Duchführung

Der Therapeut setzt die Finger am Oberrand der Clavicula an, die Palpation erfolgt vom medialen Klavikularand und folgt dem S-förmigen Verlauf des Schlüsselbeins bis zum lateralen Ende am ACG.

Palpationsqualität

Die Clavicula ist im gesamten Verlauf als harte Struktur deutlich tastbar.

Differenzierung

Lateral des Ursprungs des M. sternocleidomastoideus, Caput sternale (► S. 38) befindet sich das mediale Klavikulaende. Bei Elevation des Schultergürtels spürt der Therapeut die kaudal gerichtete Bewegung des medialen Klavikulaendes, bei Depression gleitet es nach kranial.

Praxistipp

Bei kräftigem Zug am Oberarm nach hinten-unten wird die A. subclavia zwischen Clavicula und erster Rippe komprimiert. Dieses „Manöver" wird bei lebensbedrohlichen Blutungen als Kompressionstechnik eingesetzt.

Hinweis

Aufgrund ihrer subkutanen Lage ist die Clavicula oft von Traumata/Frakturen betroffen (vgl. Ferri et al. 2005b, zit. n. Allman). Ca. 80 % der Frakturen betreffen den mittleren Klavikulaanteil (ebd. zit. n. McKoy et al.).

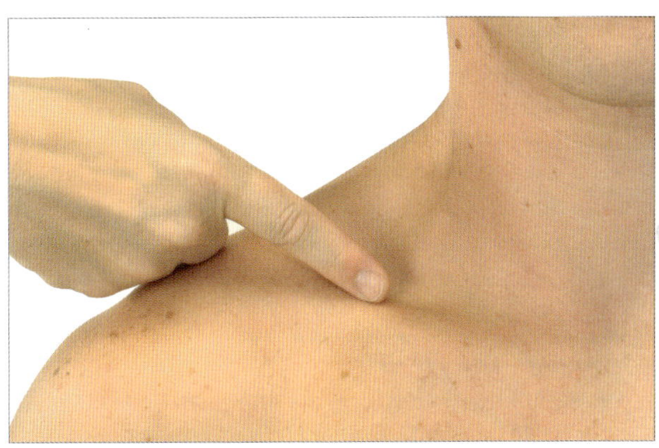

Topografische Lage der Clavicula

3

A. brachialis

Anatomie

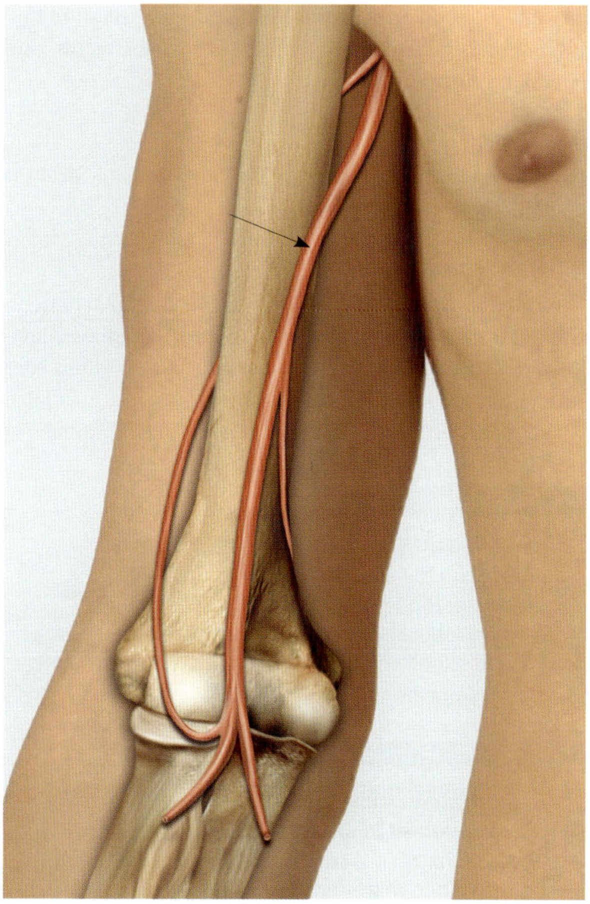

Abb. 3.57 A. brachialis

Die A. brachialis ist die direkte Fortsetzung der A. axillaris (aus der A. subclavia). Sobald der Gefäß-Nerven-Strang die Axilla verlässt, wird die A. axillaris zur A. brachialis. Diese verläuft durch den Sulcus bicipitalis medialis zur Ellenbeuge, wo sie sich in die A. radialis und die A. ulnaris teilt.

Der Sulcus bicipitalis medialis wird in der Tiefe durch den M. biceps brachii und den M. brachialis sowie vom Septum intermusculare begrenzt.

Praxistipp

In Notfallsituationen kann die Arterie im Bereich der Axilla oder des proximalen Oberarms gut abgebunden werden.

Beschreibung der Palpation

ASTE

Der Patient sitzt aufrecht auf einem Hocker. Während der Palpation wird der Arm des Patienten in Abduktionsstellung gehalten.

Die Palpation kann auch in Rückenlage durchgeführt werden.

Durchführung

Der Therapeut tastet mit dem Zeigfinger die Pulsation der Arterie quer zum Gefäßverlauf in der Tiefe des Sulcus bicipitalis medialis (Abb. 3.58).

Eine weitere Palpationsstelle wird im Kapitel Ellenbogen beschrieben (► S. 162 f.)

Palpationsqualität

Die Pulsation ist deutlich tastbar und bis in die Ellenbogenbeuge zu verfolgen.

Differenzierung

Zwischen der medialen Begrenzung des M. biceps brachii (► S. 106 f.) und der des M. triceps brachii (► S. 138) befindet sich der Sulcus biciptalis medialis, in dem die Arterie verläuft. Um die Pulsation deutlicher zu spüren, wird die A. brachialis sanft gegen den Humerus gedrückt. Die Palpation sollte wegen des benachbarten N. medianus sanft durchgeführt werden.

Hinweis

Bei anatomischen Varianten des M. coracobrachialis kann es im Bereich des **Sulcus bicipitalis** zu einer Tunnelbildung mit resultierender Kompression des Gefäßes kommen.

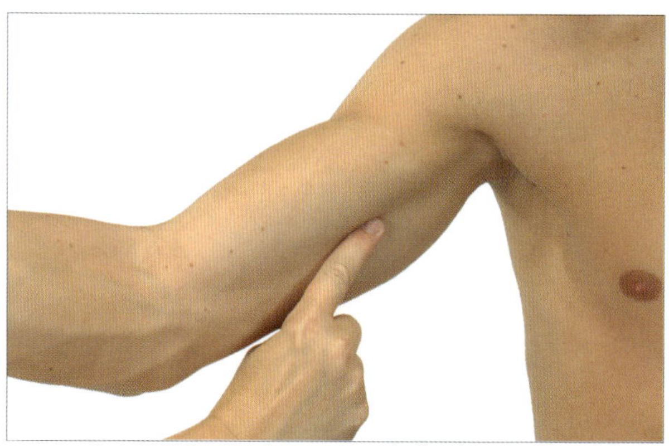

Abb. 3.58 Palpation der A. brachialis

Nn. pectorales medialis und lateralis

Anatomie

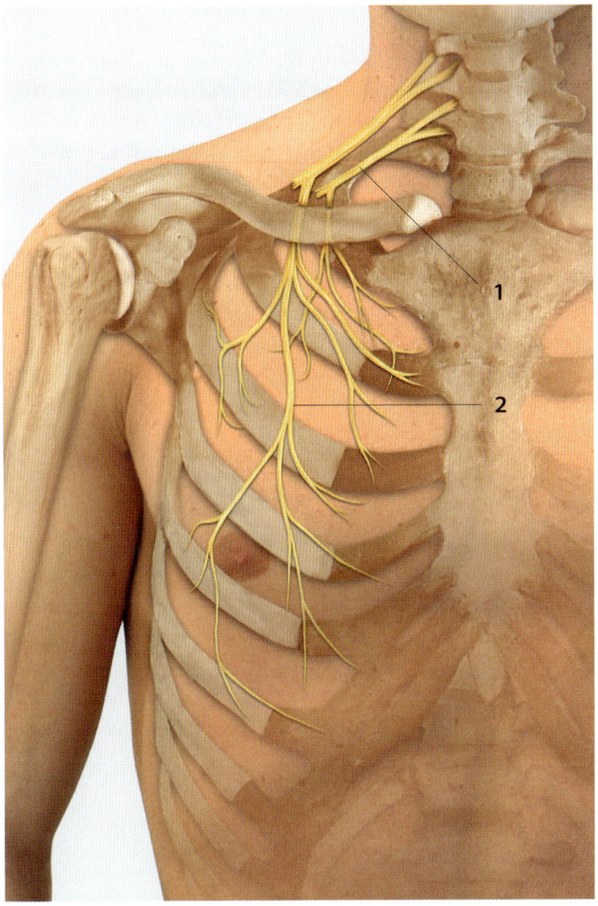

Abb. 3.59 Nn. pectorales medialis (**1**) und lateralis (**2**)

N. pectoralis medialis (C8–T1)

Der N. pectoralis medialis verzweigt sich aus dem Fasciculus medialis (Truncus inferior). Er gehört somit zu den Nerven der Pars infraclavicularis des Plexus brachialis. Die Nervenfasern ziehen vor der A. axillaris abwärts und versorgen den M. pectoralis minor. Einige Äste durchbohren die Fascia clavipectoralis und gelangen zum M. pectoralis major.

N. pectoralis lateralis (C5–C7)

Der N. pectoralis lateralis entspringt aus dem Fasciculus lateralis des Plexus brachialis und zählt ebenfalls zu den intraklavikulären Nervenfasern. Er verläuft dorsal-medial des M. pectoralis minor, gibt Nervenfasern zu diesem Muskel ab und verläuft duch die Fascia clavipectoralis. Er verzweigt sich im M. pectoralis major, um diesen zu innervieren.

Beschreibung der Palpation

ASTE

Der Patient sitzt aufrecht auf einem Hocker, der Arm hängt in Neutralstellung.

Durchführung

Die Palpation der Nerven ist nicht oberflächlich durchführbar, da sie im Bereich des M. pectoralis minor liegen und vom M. pectoralis major überdeckt werden.

Der Therapeut palpiert die Strukturen mit angelegtem Zeigefinger unterhalb des Proc. coracoideus, quer zum Verlauf der Muskelfasern des M. pectoralis minor (► S. 102 f., ◘ Abb. 3.60).

Palpationsqualität

Da die Strukturen in der Tiefe liegen, ist das typische Gefühl einer „springenden Gitarrensaite" bei diesen Nerven nicht tastbar. Bei Irritationen der Nerven gibt der Patient unter der Palpation jedoch einen Druckschmerz an.

Differenzierung

Für die Lokalisation der Nerven richtet sich der Therapeut nach ihrer anatomischen Lage und tastet durch den M. pectoralis major hindurch. Zur Orientierung dient der Proc. coracoideus (► S. 102 f.). Die Nerven liegen etwa zwei Patientenquerfinger kaudal, quer zum Faserverlauf des M. pectoralis minor, wobei der N. pectoralis medialis sich etwas weiter medial befindet als der laterale Anteil des Nervs.

Praxistipp

Die Nn. pectorales sind rein motorische Nerven. Fordert der Therapeut den Patienten auf, die Hände vor der Brust kräftig zusammenzudrücken, würde man bei einer einseitigen Störung der Innervation einen deutlichen Reliefunterschied der Muskulatur feststellen.

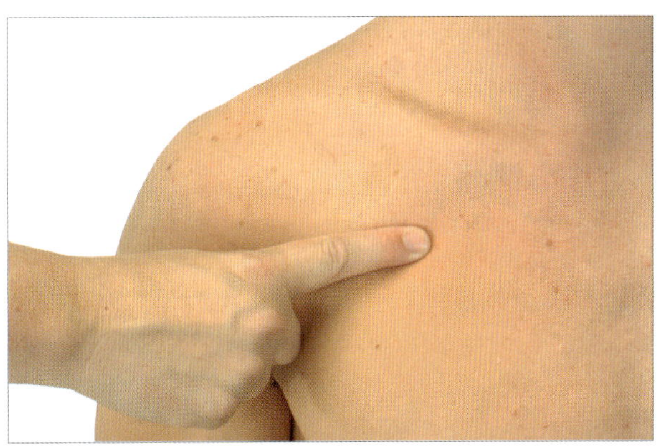

Abb. 3.60 Palpation der Nn. pectorales medialis und lateralis

3

N. musculocutaneus

Anatomie

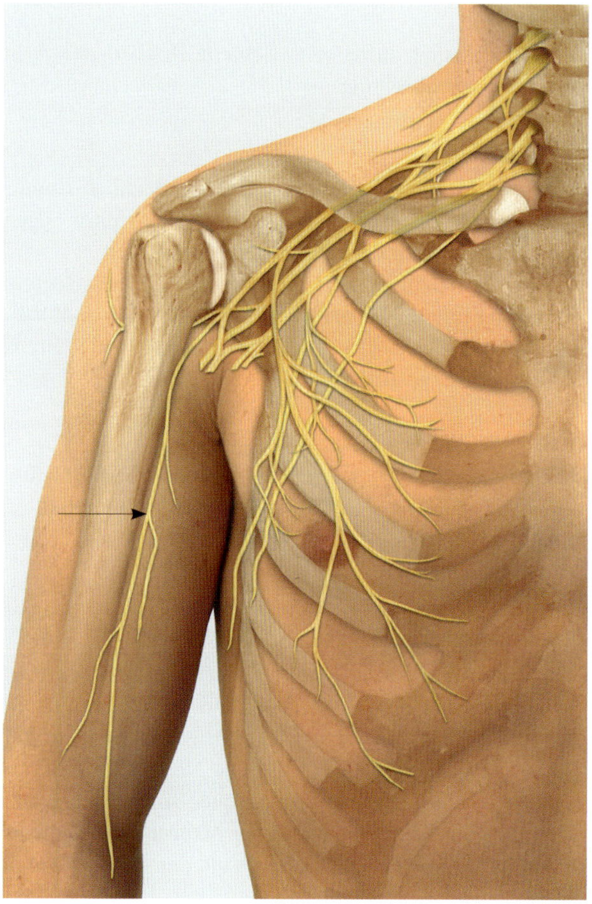

Abb. 3.61 N. musculocutaneus

Der N. musculocutaneus entspringt aus dem Fasciculus lateralis des Plexus brachialis. Er verlässt den Faszikel auf Höhe des lateralen Randes des M. pectoralis minor. Er durchbohrt den M. coracobrachialis im mittleren Drittel und zieht zwischen dem M. biceps brachii und dem M. brachialis nach distal bis zur Ellenbeuge.

Mit seinen Rr. musculares innerviert der N. musculocutaneus die Flexoren des Oberarms und mit seinem sensiblen Endast, dem N. cutaneus antebrachii, die Haut an der Radialseite des Unterarms.

Pathologie

Eine hohe Läsion des N. musculocutaneus führt zu einem Ausfall der von ihm innervierten Muskeln: M. biceps brachii, M. coracobrachialis und M. brachialis.

Beschreibung der Palpation

ASTE

Der Patient befindet sich in Rückenlage, der Kopf und die HWS sind mit einem kleinen Kissen unterlagert. Der Arm ist in Abduktion gelagert.

Die Palpation kann auch im Sitz durchgeführt werden.

Durchführung

Aufgrund seiner Lage ist der Nerv in der Regel der Palpation nicht zugänglich, nur in seltenen Fällen kann der Therapeut den Nerv mit dem Zeigefinger quer zum Verlauf der Muskulatur an seiner Durchtrittsstelle im mittleren Drittel des M. coracobrachialis palpieren (Abb. 3.62).

Palpationsqualität

Der Nerv ist im Oberarmbereich kaum zu palpieren, da er vom M. biceps brachii überdeckt wird. Gelingt es doch, so fühlt er sich spaghettiartig an.

Differenzierung

Der Nerv befindet sich unter dem M. biceps brachii am Übergang vom proximalen zum mittleren Drittel des Oberarms. Vom Sulcus bicipitalis medialis ausgehend, folgt der Therapeut dem Verlauf des Nervs nach proximal bis zu seiner Eintrittsstelle in den M. coracobrachialis.

Hinweis

Druckschädigungen des N. musculocutaneus werden in der Literatur als selten beschrieben.

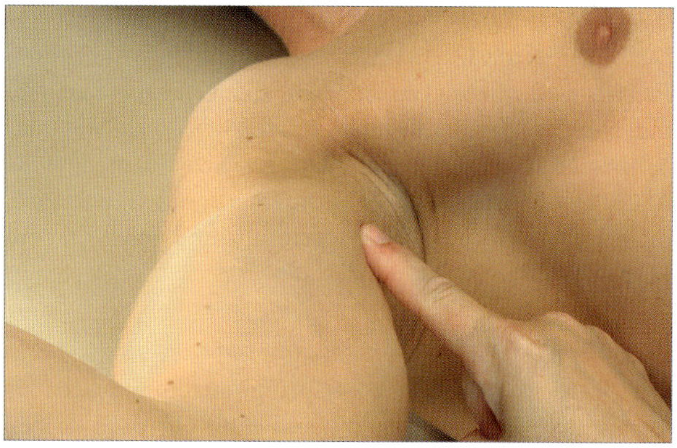

Abb. 3.62 Palpation des N. musculocutaneus

N. medianus

Anatomie

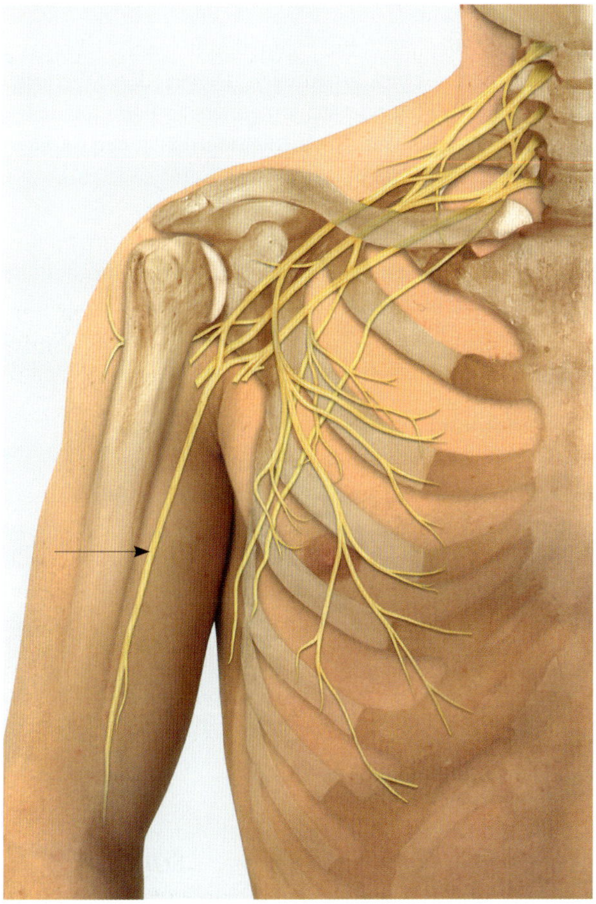

Abb. 3.63 N. medianus

N. medianus (C6–T1), Schulter-Oberarm-Region

Der N. medianus besitzt Fasern aus dem Fasciculus lateralis und medialis. Sie vereinigen sich im Bereich der Medianusgabel. Distal der Medianusgabel verläuft der N. medianus im Sulcus bicipitalis medialis oberhalb der A. brachialis zur Ellenbeuge und zum Unterarm in sein Innervationsgebiet.

Pathologie

- Schädigungen des N. medianus gehören zu den häufigsten Läsionen peripherer Nerven. Kompressionen im Bereich der Axilla entstehen z. B. durch das Laufen mit Achselstützen. Frakturen des Humerus sowie Luxationen oder Frakturen des Ellenbogengelenks können ebenso zu Kompressionssyndromen des Nervs führen.
- In seltenen Fällen befindet sich das so genannte **„Struthers Ligament"** im Bereich zwischen dem Proc. supracondylaris und dem Epicondylus medialis. Die A. brachialis und der N. medianus ziehen durch diesen osteofibrösen Kanal und können hier komprimiert werden.

Beschreibung der Palpation

ASTE

Der Patient befindet sich in Rückenlage, der Kopf und die HWS sind mit einem kleinen Kissen unterlagert.

Die Palpation kann auch im Sitz durchgeführt werden.

Durchführung

Am Übergang vom mittleren zum proximalen Drittel des Oberarms palpiert der Therapeut den Nerv mit dem Zeigefinger quer zum Nervenverlauf in der Tiefe des Sulcus bicipitalis medialis (Abb. 3.64). Er befindet sich oberhalb der Pulsation des A. brachialis.

Weitere Palpationstellen werden in den Kapiteln Ellenbogen und Hand beschrieben (► S. 160 u. S. 209).

Palpationsqualität

In der Oberarm-Region ist der Nerv in seiner spaghettiartigen Struktur nicht deutlich tastbar, die Palpation gelingt in der Region Ellenbogen (► S. 160) oder Hand (► S. 209) besser.

Differenzierung

Zwischen der medialen Begrenzung des M. biceps brachii (► S. 106 f.) und des M. triceps brachii (► S. 138) befindet sich der Sulcus biciptalis medialis. Zur Orientierung dient die Pulsation der A. brachialis. Im distalen Bereich kreuzt der Nerv die A. brachialis und liegt dann medial der Arterie. Die Palpation des Nervs ist sanft durchzuführen.

Praxistipp

Bei einer Schädigung im proximalen Bereich tritt bei Faustschluss eine **„Schwurhand"** auf. Sie resultiert aus einer Schwäche im radialen Bereich des M. flexor digitorum profundus. Liegt die Läsion im distalen Bereich, zeigt der Patient durch einen motorischen Ausfall des M. abductor pollicis Schwierigkeiten beim Umgreifen von runden Gegenständen (**Flaschenzeichen**).

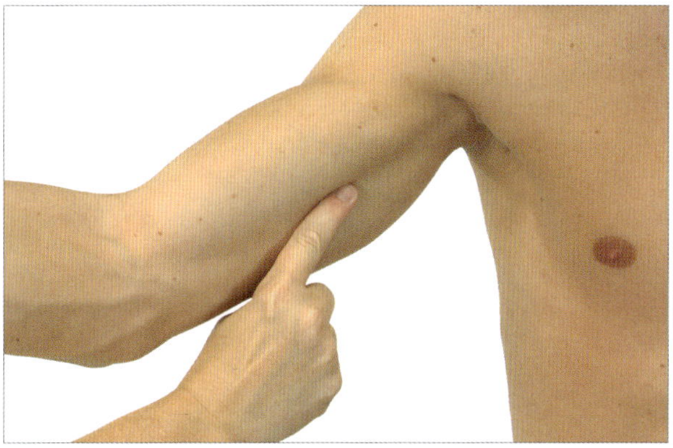

Abb. 3.64 Palpation des N. medianus

N. ulnaris

Anatomie

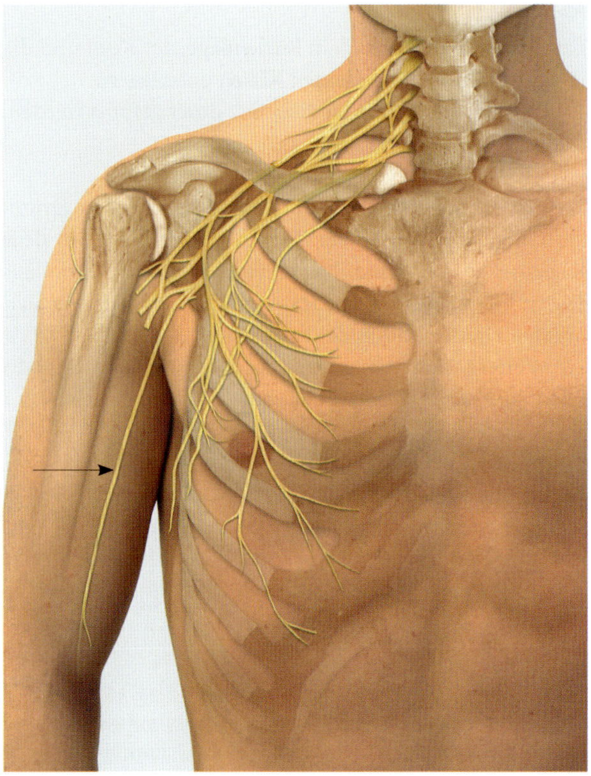

Abb. 3.65 N. ulnaris

N. ulnaris (C7–T1), Schulter-Oberarm-Region

Der N. ulnaris ist die direkte Fortsetzung des Fasciculus medialis. Der Nerv verläuft, nachdem er die Achsel verlassen hat, durch den Sulcus bicipitalis medialis und anschließend in der Mitte des Oberarms durch das Septum intermusculare mediale und gelangt auf die Streckerseite.

Der N. ulnaris verläuft hier zwischen dem Septum intermusculare und dem medialen Trizepskopf zum Ellenbogengelenk. Auf der medialen Seite des Gelenks verläuft er durch eine knöcherne Rinne den Sulcus nervi ulnaris um das Gelenk und gelangt zum Unterarm in sein Innervationsgebiet.

Pathologie

Frakturen, Luxationen oder Entzündungen im Ellenbogenbereich können zu Kompressions-Syndromen des N. ulnaris führen. Die **Ulnaris-Parese** ist die häufigste periphere Nervenläsion.

Beschreibung der Palpation

ASTE

Der Patient befindet sich in Rückenlage, der Kopf und die HWS sind mit einem kleinen Kissen unterlagert.

Die Palpation kann auch im Sitz durchgeführt werden.

Durchführung

Der Therapeut palpiert den N. ulnaris mit dem Zeigefinger quer zum Nervenverlauf in der Tiefe des Sulcus bicipitalis medialis, am günstigsten am Übergang vom mittleren zum proximalen Drittel des Oberarms (Abb. 3.66). Er befindet sich unterhalb der Pulsation des A. brachialis. Weitere Palpationsstellen werden in den Kapiteln Ellenbogen und Hand beschrieben (► S. 161 u. S. 210).

Palpationsqualität

In der Oberarm-Region ist der Nerv in seiner spaghettiartigen Struktur nicht deutlich tastbar, die Palpation gelingt in der Region Ellenbogen (► S. 161) oder Hand (► S. 210) besser.

Differenzierung

Zwischen der medialen Begrenzung des M. biceps brachii (► S. 106 f.) und des M. triceps brachii (► S. 138) befindet sich der Sulcus bicipitalis medialis. Zur Orientierung dient die Pulsation der A. brachialis. Der N. ulnaris ist unterhalb der Arterie, ventral des M. triceps brachii, zu palpieren. Der Therapeut kann die Palpation auch direkt oberhalb des Sulcus nervi ulnaris starten (► S. 158 f.) und den Nerv nach kranial verfolgen.

Die Palpation des Nervs ist sanft durchzuführen.

Praxistipp

- Läsionen des N. ulnaris ergeben durch die Parese der Mm. interossei das Bild einer **„Krallenhand"** (Streckung in den Metakarpophalangealgelenken und Flexion in den proximalen und distalen Phalangealgelenken; vor allem sind Ring- und Kleinfinger betroffen, da beim Zeige- und Mittelfinger die interosseale Muskulatur vom N. medianus innerviert wird).
- Bei distalen Läsionen kommt es durch Ausfall des M. adductor pollicis zu einer Hyperextension des Daumengrundgelenks (**Jeanne-Zeichen**).

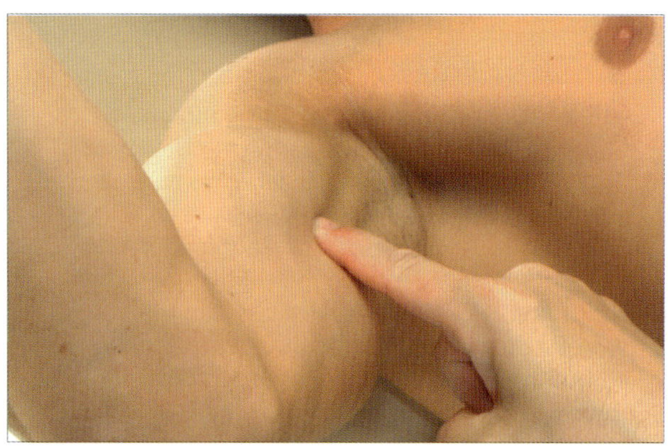

Abb. 3.66 Palpation des N. ulnaris im Sulcus bicipitalis

N. radialis

Anatomie

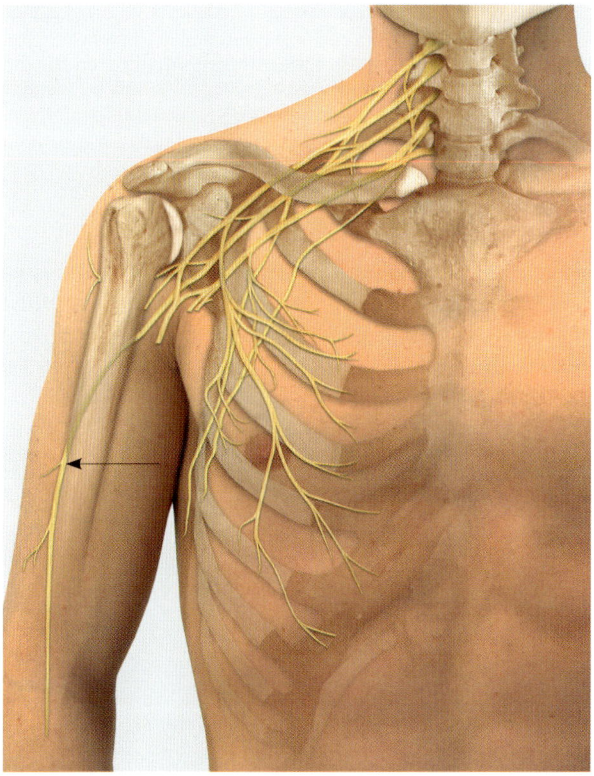

Abb. 3.67 N. radialis

N. radialis (C6–T1), Schulter-Oberarm-Region

Der N. radialis bildet die direkte Fortsetzung des Fasciculus posterior. In der Achselhöhle verläuft er dorsal der A. axillaris und zieht mit der A. profunda brachii an die Dorsalseite des Humerus. Hier innerviert er die Extensoren des Oberarms sowie sensibel die Haut an der Streckseite des Arms. Der Nerv verläuft spiralig im Sulcus nervi radialis um den Humerus und durchbohrt das Septum intermusculare laterale. Etwa 10 cm proximal des Epicondylus lateralis zieht der N. radialis zwischen dem M. brachioradialis und dem M. brachialis nach distal in die Ellenbogenbeuge, wo er sich weiter aufteilt.

Pathologie

Da der N. radialis sehr nahe am Humerus verläuft, kann es hier leicht zu Kompressionen kommen. Lang anhaltender Druck von außen auf den Humerus/N. radialis (**Parkbankläsion**) oder Frakturen im Bereich des Humerusschaftes können diese Problematik auslösen. Dies gilt auch für Druckeinwirkungen im Bereich der Axilla (z. B. nach dem Laufen mit Achselstützen). Sie führen zu Ausfällen des M. triceps und der Finger-/Handextensoren.

Beschreibung der Palpation

ASTE

Der Patient befindet sich in Rückenlage, der Kopf und die HWS sind mit einem kleinen Kissen unterlagert.

Die Palpation kann auch im Sitz durchgeführt werden.

Durchführung

Im distalen Drittel des Oberarms palpiert der Therapeut den Nerv mit dem Zeigfinger quer zum Nervenverlauf direkt oberhalb der Insertion des M. brachioradialis (Abb. 3.68).

Palpationsqualität

Der N. radialis ist an seiner Palpationsstelle wie eine „Spaghetti al dente“ zu tasten. Der Nerv ist bei vielen Patienten druckempfindlich.

Differenzierung

Zur Orientierung dient die Insertionsstelle des M. brachioradialis an der lateralen Seite des Humerus. Direkt oberhalb befindet sich der Nerv im Radialistunnel zwischen M. brachialis (▶ S. 152 f.) und M. brachioradialis (▶ S. 168 f.).

Weiter proximal ist der Nerv auf einer gedachten Linie zwischen dem Epicondylus lateralis humeri und der Tuberositas deltoidea im Übergang vom mittleren zum oberen Drittel zu palpieren.

Praxistipp

Bei einer proximalen Läsion des N. radialis kommt es durch Ausfall der Finger- und Handextensoren zu einer **„Fallhand“**.

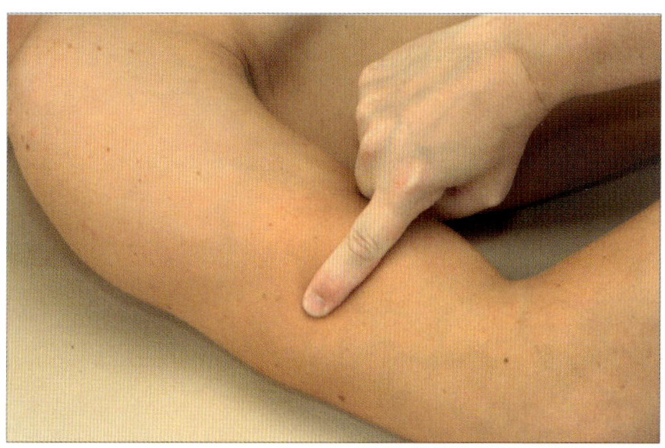

Abb. 3.68 Palpation des N. radialis im Oberarmbereich

3.2 Palpation dorsaler Strukturen

3.2.1 Orientierungsstrukturen

Bevor die Palpation der einzelnen Strukturen durchgeführt wird, sollten die wichtigsten Orientierungsstrukturen für die dorsale Schulter-Oberarm-Region ertastet werden.

Orientierungsstrukturen für die dorsale Schulter-Oberarm-Region

- Acromion (**1**, ► S. 118)
- Spina scapulae (**2**, ► S. 139)
- Fossa supraspinata (**3**, ► S. 132)
- Tuberositas deltoidea (**4**, ► S. 110)
- M. deltoideus (**5**, ► S. 110)
- M. triceps brachii (**6**, ► S. 138)

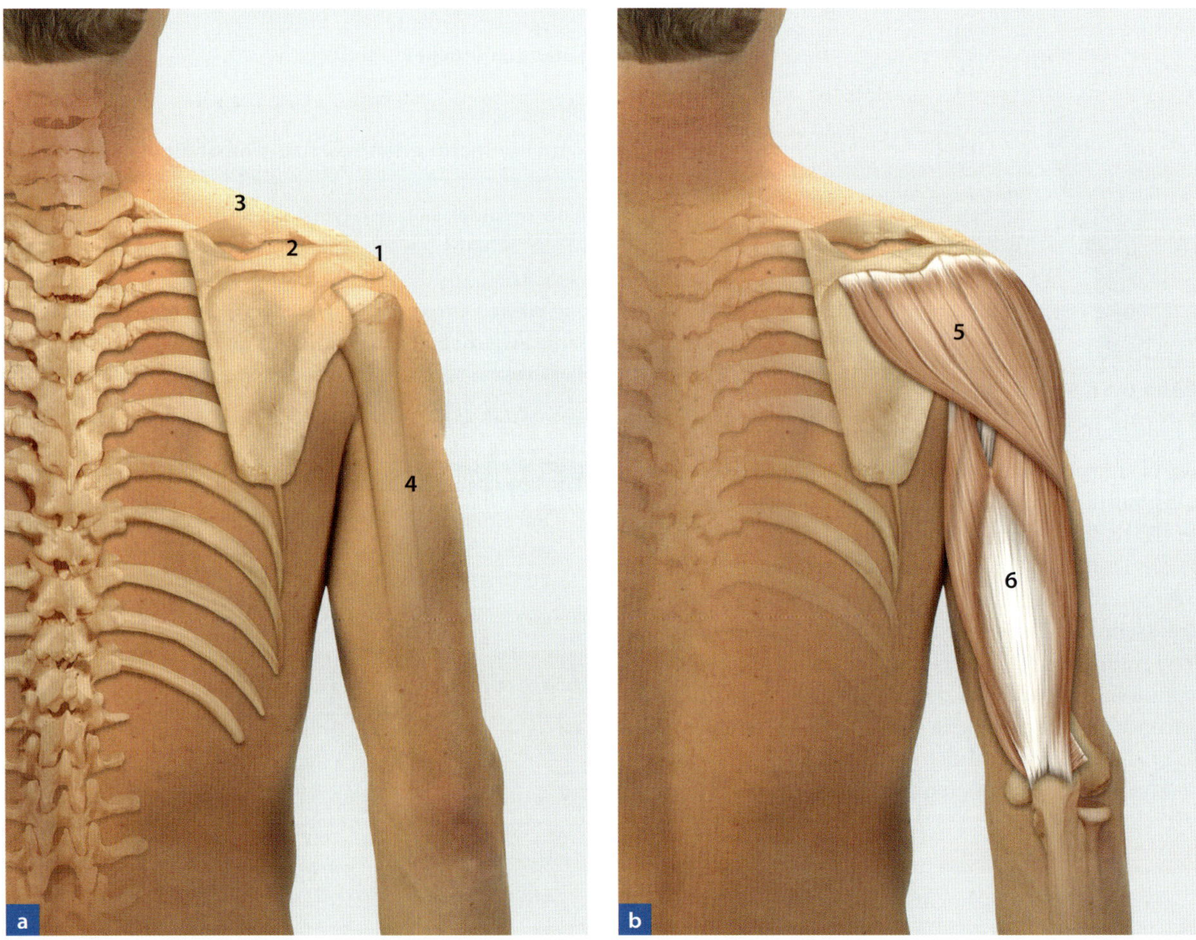

Abb. 3.69 a, b. Übersicht über die Orientierungsstrukturen für die dorsale Schulter-Oberarm-Region

3.2.2 Palpationsmöglichkeiten

Muskeln und Sehnen

- M. subscapularis (► S. 130 f.)
- M. supraspinatus (► S. 132 f.)
- M. infraspinatus (► S. 134 f.)
- M. teres minor und M. teres major (► S. 134 f.)
- M. latissimus dorsi (► S. 136 f.)
- M. triceps brachii (► S. 138 f.)

Kapseln und Bänder

- Capsula art. glenohumeralis (Palpation ist von ventral beschrieben, ► S. 112)
- Lig. transversum scapulae superius (► S. 142)

Knochen und Gelenke

- Scapula
  - Margines lateralis, medialis und superior (► S. 139 f.)
  - Anguli inferior und superior (► S. 139 f.)
  - Spina scapulae (► S. 139 f.)
- Art. acromioclavicularis und Akromionrand (Palpation ist von ventral beschrieben, ► S. 118 f.)

Bursen

- Bursa subtendinea m. subscapularis (► S. 130 f.)

Nerven und Gefäße

- N. und A. axillaris (► S. 141)
- N. suprascapularis (► S. 142)
- N. thoracodorsalis (► S. 143)
- N. dorsalis scapulae (► S. 143)
- N. thoracicus longus (► S. 144)

M. subscapularis und Bursa subtendinea m. subscapularis

Anatomie

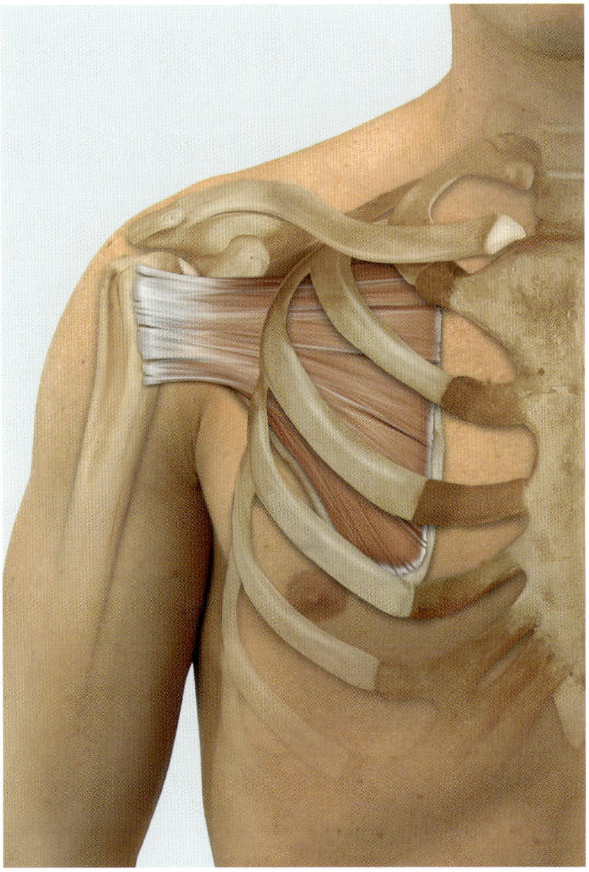

Abb. 3.70 M. subscapularis

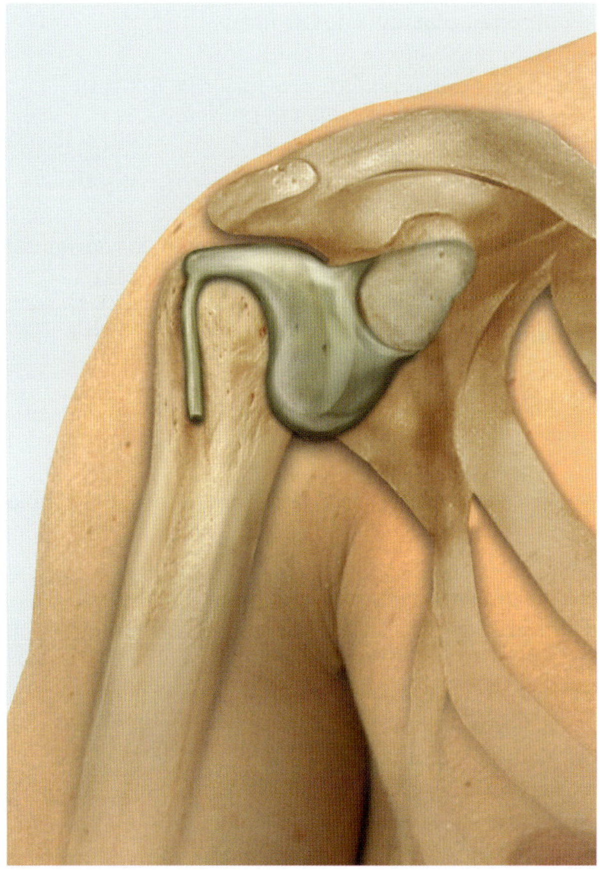

Abb. 3.71 Bursa subtendinea m. subscapularis

M. subscapularis

U: Fossa subscapularis der Scapula
A: Tuberculum minus des Humerus
I: N. subscapularis (C5–C6)
F: Innenrotation des Schultergelenks

Pathologie

- Aufgrund seiner Funktion als Innenrotator des Schultergelenks neigt der M. subscapularis zur Kontraktur, da er z. B. in berufsbedingten Situationen langfristig angesteuert wird (z. B. bei Schreibtischtätigkeit).
- Rupturen der Sehne treten seltener auf und sind meistens traumatisch bedingt (vgl. Habermeyer et al. 2000).

Bursa subtendinea m. subscapularis

Die Bursa subtendinea m. subscapularis befindet sich am ventral-medialen Übergang der Schultergelenkkapsel zur Scapula. Aufgrund ihrer Lage bildet sie ein Gleitlager für die Subskapularissehne und verhindert so ein mechanisches Reiben der Muskulatur gegen die Scapula und die Gelenkkapsel.

Beschreibung der Palpation

ASTE

Der Patient befindet sich in Rückenlage, der Kopf und die HWS sind mit einem kleinen Kissen unterlagert. Für die Palpation des Muskelbauchs und der Ansatzsehne wird der Arm unterschiedlich gelagert.

Die Palpation kann auch im Sitz durchgeführt werden.

Durchführung

Zur Palpation der Ansatzsehne des M. subscapularis wird der Arm des Patienten in Adduktion am Thorax gelagert. Der Therapeut palpiert die Ansatzsehne zwischen dem Tuberculum minus und der Crista tuberculi minoris (► S. 114 f.) mit flächig angesetztem Zeigefinger quer zum Sehnenverlauf (Abb. 3.72).

Um den Muskelbauch zu tasten, wird der Arm in Abduktion und Außenrotation auf der Behandlungsbank gelagert und die Scapula nach lateral gezogen. Der Therapeut palpiert den Muskel mit flächig angesetzten Fingern auf der dem Thorax zugewandten Seite der Scapula, während der Patient alternierend in Innenrotation anspannt (◘ Abb. 3.73). Die Palpation sollte kaudal-kranial, quer zum Muskelfaserverlauf erfolgen.

Eine Palpation der Bursa subtendinea m. subscapularis im Ansatzbereich der Sehne ist nur möglich, wenn diese gereizt oder entzündet ist (Bursitis, ◘ Abb. 3.74).

Praxistipp

- Mattingly u. Mackarey (1996) stellten fest, dass die Sehne des M. subscapularis am deutlichsten in einer adduzierten Schulterposition mit 0° Flexion/ Extension und 0° Innen- oder Außenrotation sichtbar wird.
- Mittels MRT-Aufnahmen wurden häufig Abweichungen an den Insertionen der Sehne des M. subscapularis vorgefunden, nur in ca. 20% der Fälle entspricht die Lokalisation den „lehrbuchmäßigen" Beschreibungen" (Cash et al., 2009)
- Reizungen an der Subskapularissehne können einen subakromialen **schmerzhaften Bogen** verursachen.

Palpationsqualität

Der Muskel ist im Ansatzbereich nicht bei allen Patienten deutlich zu palpieren, da er teilweise vom M. deltoideus überdeckt ist. Vom Muskelbauch wird nur der laterale Anteil als feste Struktur tastbar.

Die Palpation des Muskelbauchs wird häufig als sehr unangenehm empfunden.

Differenzierung

Aufgrund seiner topografischen Lage ist der M. subscapularis auf der Ventralseite der Scapula gut von den umliegenden Strukturen zu differenzieren. Um den Muskelansatz zu lokalisieren, kann der Therapeut vom Proc. coracoideus (► S. 102 f.) ausgehen und die Insertion des M. subscapularis zwischen den Sehnen der beiden Bizepsköpfe aufsuchen.

Hinweis

- Im Ansatzbereich der Sehne befindet sich die Bursa subtendinea m. subscapularis. Wie bei den anderen Muskeln der Rotatorenmanschette (M. supraspinatus, M. infraspinatus und M. teres minor) hat die Sehne des M. subscapularis Verbindung zur Gelenkkapsel und gilt als Zentrierer des Humeruskopfes.
- Mc Quade u. Murthi (2004) stellten fest, dass schon bei leichter Kontraktion der Innenrotatoren die Stabiltät im Schultergelenk gegen die nach ventral gerichteten Kräfte signifikant gesteigert wird.

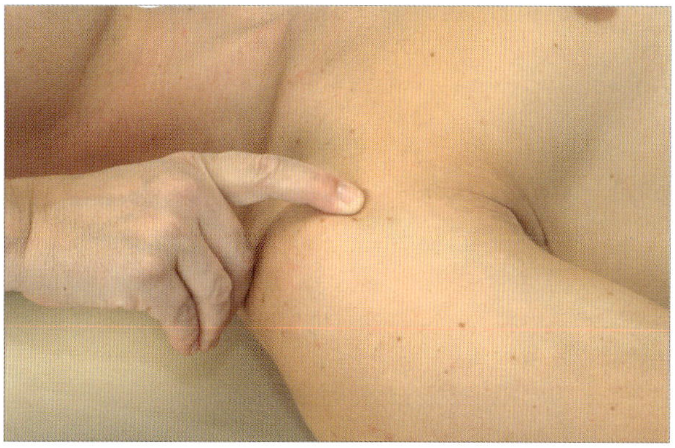

◘ **Abb. 3.72** Palpation des Ansatzes des M. subscapularis

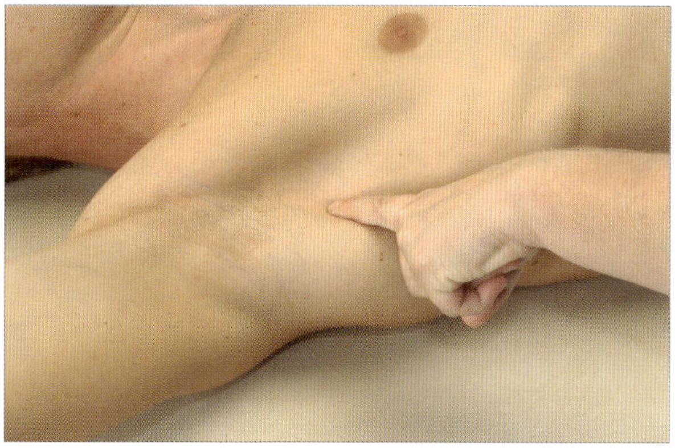

◘ **Abb. 3.73** Palpation des Bauchs des M. subscapularis

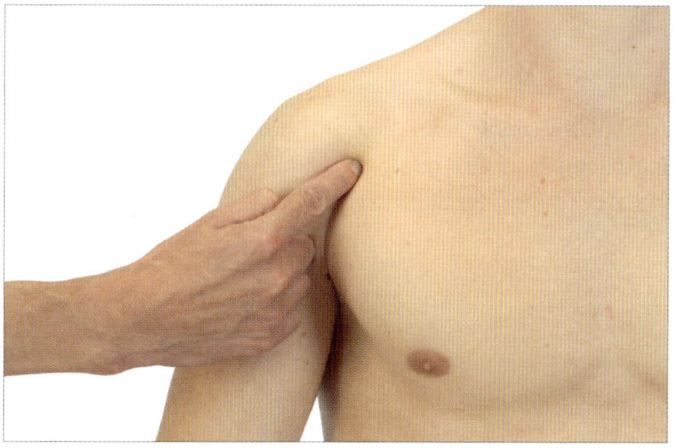

◘ **Abb. 3.74** Palpation der Bursa subtendinea m. subscapularis

3

M. supraspinatus

Anatomie

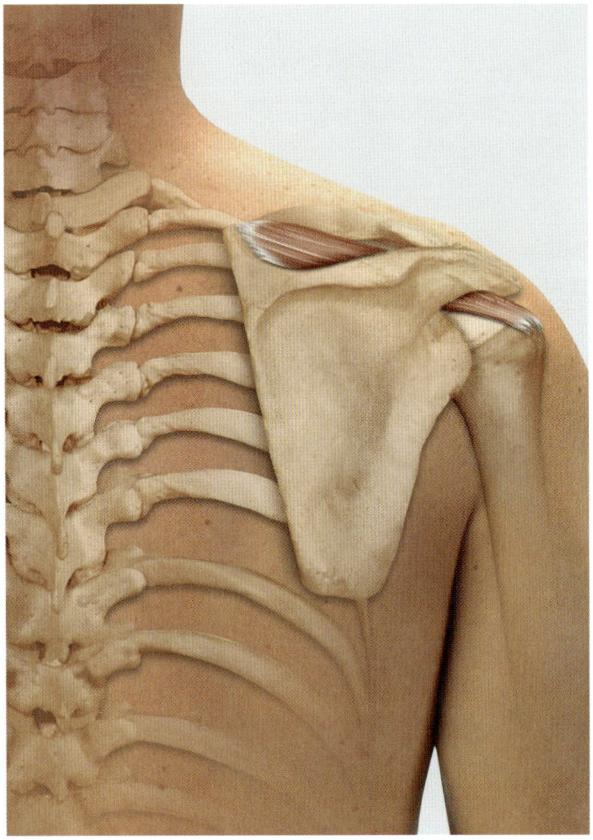

Abb. 3.75 M. supraspinatus

U: Fossa supraspinata der Scapula
A: obere Facette des Tuberculum majus des Humerus
I: N. suprascapularis (C4–C6)
F: Abduktion des Schultergelenks

Pathologie

- Ist das Schultergelenk muskulär nicht gut geführt, kann es bei Abduktionsbewegungen des Schultergelenks zur Kompression der Supraspinatussehne unter dem Schulterdach kommen (**Impingement-Syndrom**).
- Tendopathien treten meist durch Überlastung oder Traumata auf und gehen häufig mit Kalkeinlagerungen der Sehne einher (**Tendinitis calcarea**). Es treten Schmerzen unter der Abduktionsbewegung auf, da das Kalkdepot nicht ungehindert durch den subakromialen Raum gleiten kann und es zu Kompressionen oder Zugbelastungen der Muskeln oder Bursen kommt.
- **Rupturen der Supraspinatussehne** entstehen häufig als Folge degenerativer Veränderungen (vgl. Habermeyer et al. 2000).

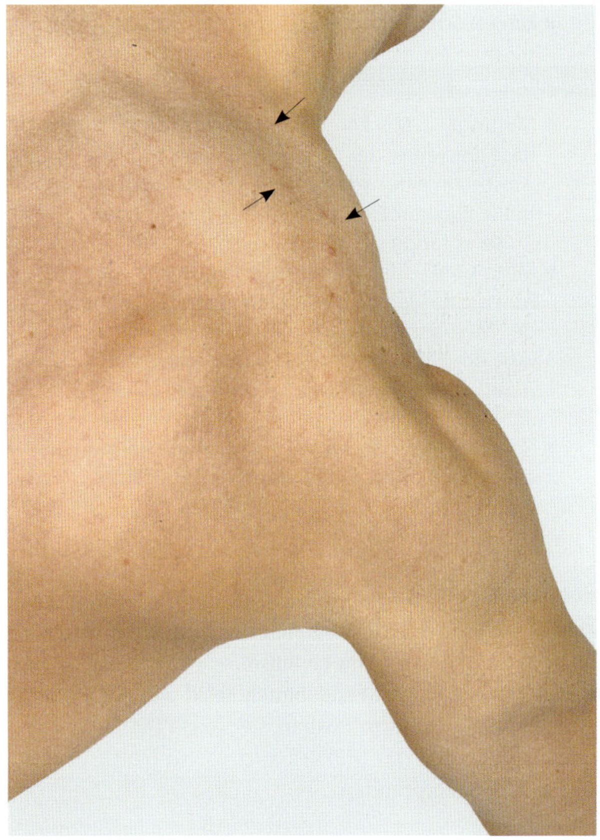

Abb. 3.76 Topografische Lage des M. supraspinatus

Beschreibung der Palpation

ASTE

Der Patient sitzt aufrecht auf einem Hocker. Für die Palpation des Muskelbauchs hängt der Arm in Neutralstellung oder wird in ca. 30° Abduktion gelagert. In neutraler Position der Schulter befindet sich der Muskelansatz unter dem Acromion. Um den Ansatz deutlicher zu tasten, wird die Schulter in Extension, Adduktion und Innenrotation hinter dem Rücken angelegt.

Durchführung

Der Therapeut palpiert den Muskelbauch in der Fossa supraspinata oberhalb der Spina scapulae mit gestütztem Zeigefinger durch den M. trapezius hindurch. Dabei lässt er den Patienten alternierend leicht in die Abduktion anspannen.

Um den Muskelansatz an der oberen Facette des Tuberculum majus (► S. 114 f.) zu palpieren, wird der Arm des Patienten hinter dem Rücken in Extension und Innenrotation angelegt. Der Therapeut kann die Insertion mit gestütztem Zeigefinger quer zum Sehnenverlauf etwa einen Patientenquerfinger distal der ventrolateralen Akromionecke tasten (Abb. 3.79).

Praxistipp

- Sehnenreizungen treten häufig auf und können einen subakromialen **schmerzhaften Bogen** (bei Abduktion von 60°–120°) verursachen.
- Wolf u. Agrawal (2001) stellten bei der transdeltoidalen Palpation eine Genauigkeit von 96,3 % bei der Diagnosestellung von **„Rotator cuff-Rupturen"** fest.
- Die oben erwähnte ASTE zur Palpation des Ansatzes wird von Ferri et al. (2005a) als sog. **„crass position"** beschrieben und für die Ultraschalldiagnostik von Supraspinatusrissen als beste Ausgangsstellung propagiert.
- Mattingly u. Mackarey (1996) finden eine Position des Schultergelenks mit dem Unterarm hinter dem Rücken und 30–40° Extension für die Palpation der Supraspinatussehne optimal. Allerdings erreicht nicht jeder Patient diese Stellung.

Palpationsqualität

Eine direkte Palpation des Muskelbauchs ist schwierig, da der Muskel vom M. trapezius überdeckt wird. Bei alten Sehnenrupturen fällt ein geringeres Muskelrelief in der Fossa auf. Die Sehne wird nur tastbar, wenn der Patient in der Lage ist, den Arm hinter dem Rücken zu halten (dies ist aufgrund von Schmerzen oft nicht möglich).

Differenzierung

Der Muskelbauch ist durch seine anatomische Lage in der Fossa supraspinata von den anderen Strukturen abgrenzbar. Für die Insertion am Tuberculum majus orientiert man sich an der höchsten Erhebung des Tuberculum, der Ansatz ist oft druckempfindlich.

Hinweis

- Der M. supraspinatus arbeitet als Starter bei der Abduktion mit dem M. deltoideus zusammen.
- Zwischen der Fornix humeri und dem Ansatz am Caput humeri befindet sich die **Bursa subacromialis.**
- Wie andere Muskeln der Rotatorenmanschette, hat auch die Sehne des M. supraspinatus Verbindung zur Gelenkkapsel und gilt als Zentrierer für den Humeruskopf.

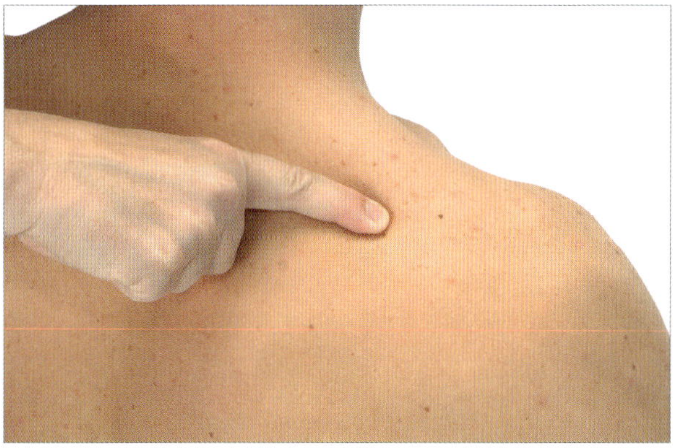

Abb. 3.77 Bauch des M. supraspinatus

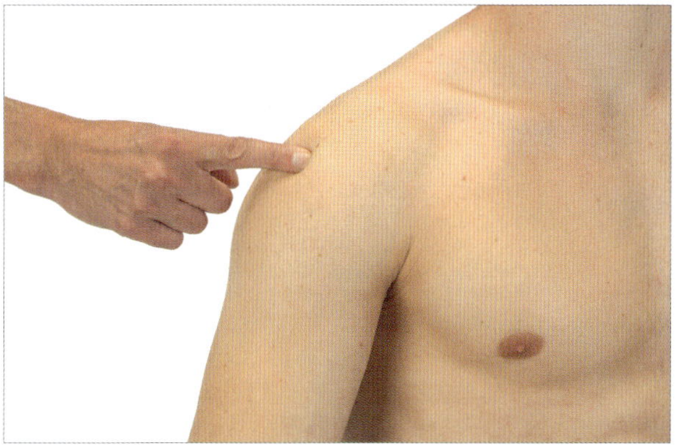

Abb. 3.78 Ansatz des M. supraspinatus in Neutralstellung

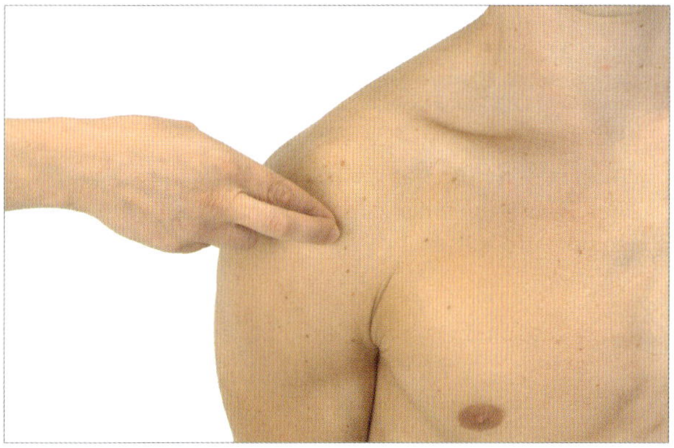

Abb. 3.79 Palpation des Ansatzes des M. supraspinatus in Extension und Innenrotation des Schultergelenks

3

M. infraspinatus, M. teres minor und M. teres major

Anatomie

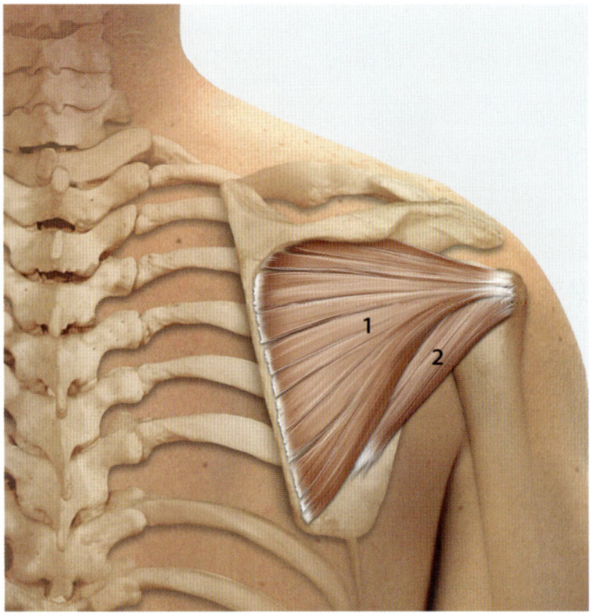

Abb. 3.80 M. infraspinatus (**1**) und M. teres minor (**2**)

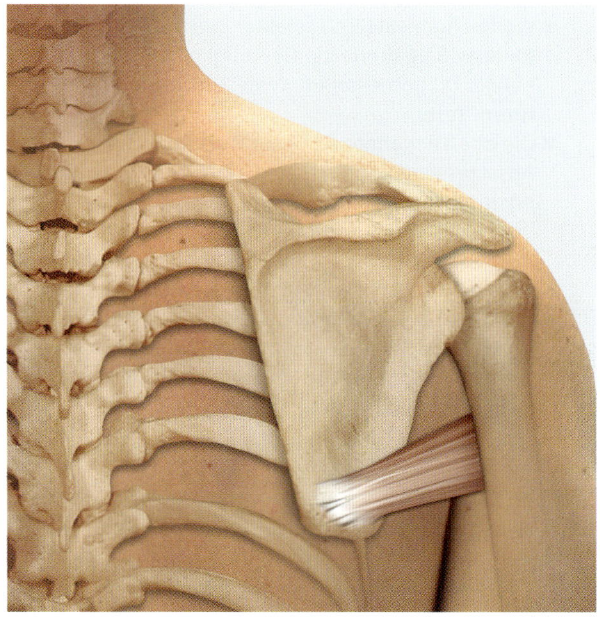

Abb. 3.81 M. teres major

M. infraspinatus

U: Fossa infraspinata der Scapula
A: von dorsal an der mittleren Facette des Tuberculum majus am Humerus
I: N. subscapularis (C4–C6)
F: Außenrotation des Schultergelenks

Hinweis

Der M. infraspinatus ist der kräftigste Außenrotator. Er stabilisiert von dorsal die Kapsel des Schultergelenks. Häufig ist er mit dem M. teres minor verwachsen.

M. teres minor

U: mittleres Drittel der Margo lateralis der Scapula
A: von dorsal an der unteren Facette des Tuberculum majus am Humerus
I: N. axillaris (C5–C6)
F:
- Außenrotation des Schultergelenks
- Adduktion des Schultergelenks

M. teres major

U: Angulus inferior und unteres Drittel der Margo lateralis der Scapula
A: Crista tuberculi minoris am Humerus
I: N. thoracodorsalis (C6–C8)
F:
- Retroversion des Schultergelenks
- Adduktion des Schultergelenks
- Innenrotation des Schultergelenks

Hinweis

Der M. teres major bildet meist einen gemeinsamen Ansatz mit dem M. latissimus dorsi am Humerus. Häufig ist er mit dem M. latissimus dorsi verwachsen, in seltenen Fällen fehlt er komplett.

Beschreibung der Palpation

ASTE

Der Patient sitzt aufrecht auf einem Hocker. Für die Palpation der Muskelbäuche hängt der Arm in Neutralstellung. Um die Ansätze deutlicher zu tasten, wird der Arm in Flexion, Adduktion und Innenrotation ventral vor dem Brustkorb gelagert, oder vom Therapeuten abgestützt.

Durchführung

Der Therapeut tastet den M. infraspinatus in der Fossa infraspinata unterhalb der Spina scapulae mit flächig angelegten Fingern quer zum Faserverlauf. Währenddessen spannt der Patient alternierend leicht in die Außenrotation an.

Mit der gleichen Technik tastet er den M. teres minor und den M. teres major zwischen dem lateralen Skapularand und dem Humerus. Bei der Palpation des M. teres major spannt der Patient allerdings in die Innenrotation.

Der Therapeut palpiert den Ansatz des M. infraspinatus mit gestütztem Zeigefinger quer zum Sehnenverlauf an der mittleren Facette des Tuberculum majus (► S. 114 f.), ca. zweieinhalb Patientenquerfinger distal-lateral des dorsalen Akromionrands.

Weiter distal, an der unteren Facette des Tuberculum majus, kann er den Ansatz des M. teres minor palpieren. Der Ansatz des M. teres major an der Crista tuberculi minoris wird von der Insertion des M. latissimus dorsi überdeckt.

Palpationsqualität

Die Muskelbäuche des M. infraspinatus und M. teres minor werden größtenteils vom M. trapezius und vom M. deltoideus überdeckt und sind durch ihn hindurch als weiche Struktur zu tasten. Bei einer länger bestehenden Läsion des M. infraspinatus fällt ein geringeres Muskelrelief in der Fossa infraspinata auf.

Der M. teres major wird größtenteils vom M. latissimus dorsi und vom M. deltoideus überlagert und ist nicht gut isoliert zu tasten.

Praxistipp

- In einer Untersuchung fanden Mattingly u. Mackarey (1996) die deutlichste Darstellungsmöglichkeit der Infraspinatus- und der Teres minor-Sehnen bei 90° Schulterflexion, 10° Adduktion und 20° Außenrotation.
- Johnson et al. (1996) fanden die Muskelinsertion des M. teres major an der medialen Seite des Sulcus intertubercularis.

Differenzierung

Wegen ihrer ähnlichen Funktion sind der M. infraspinatus und der M. teres minor nur über die anatomische Lage zu differenzieren: der Infraspinatusbauch befindet sich in der Fossa, während der M. teres minor vom mittleren Drittel des lateralen Skapularands ausgeht. Der M. infraspinatus inseriert an der mittleren Facette des Tuberculum majus, während der M. teres minor an der unteren Facette ansetzt.

Der M. teres major befindet sich zwischen dem unteren Rand des M. teres minor und dem oberen Rand des M. latissimus dorsi. Eine Abgrenzung zum M. teres minor kann der Therapeut über die unterschiedlichen rotatorischen Funktionen erzielen: bei Außenrotation spannt der M. teres minor an, bei Innenrotation der M. teres major.

Hinweis

- Die Sehnen des M. infraspinatus und des M. teres minor haben Verbindung zur Gelenkkapsel und gelten zusammen mit dem M. supraspinatus und M. subscapularis als Zentrierer des Humeruskopfes.
- Der M. teres minor zeigt laut Johnson et al. (1996) eine hohe Variabilität in seiner Breite an der Insertionsstelle.

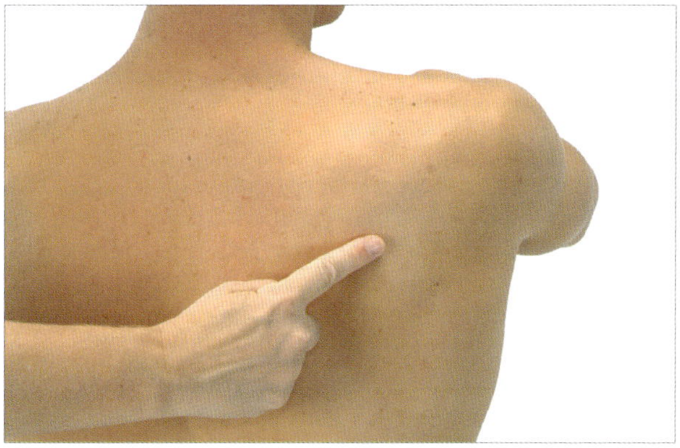

Abb. 3.82 Bauch des M. infraspinatus

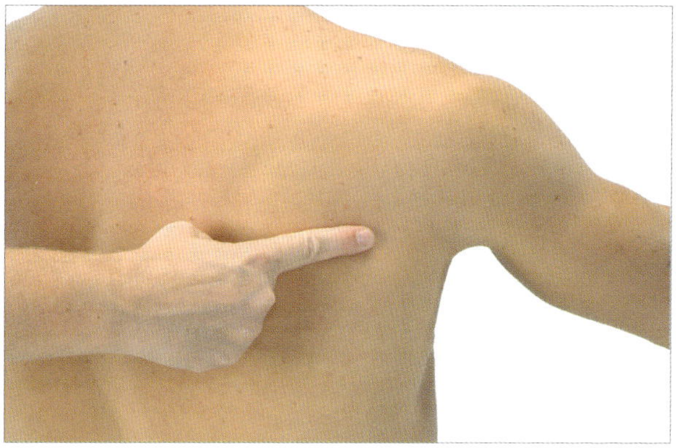

Abb. 3.83 Bauch des M. teres minor

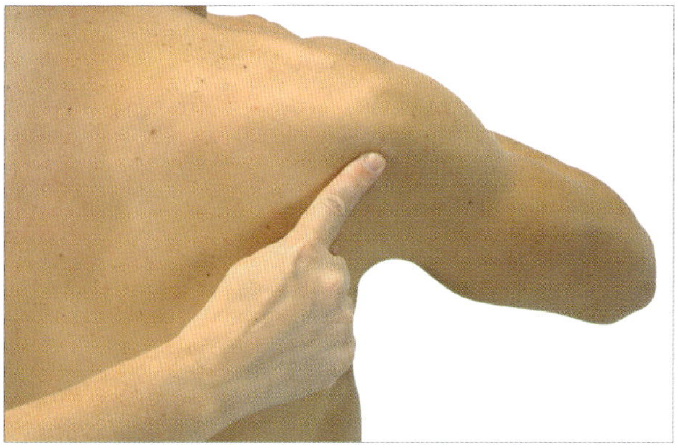

Abb. 3.84 Ansatz des M. infraspinatus

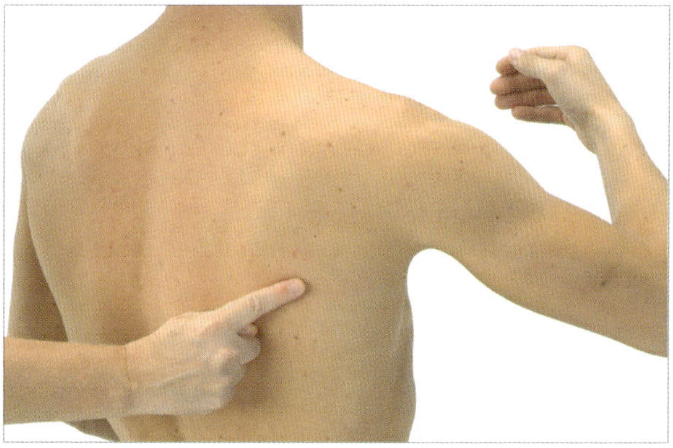

Abb. 3.85 M. teres major

3

M. latissimus dorsi

Anatomie

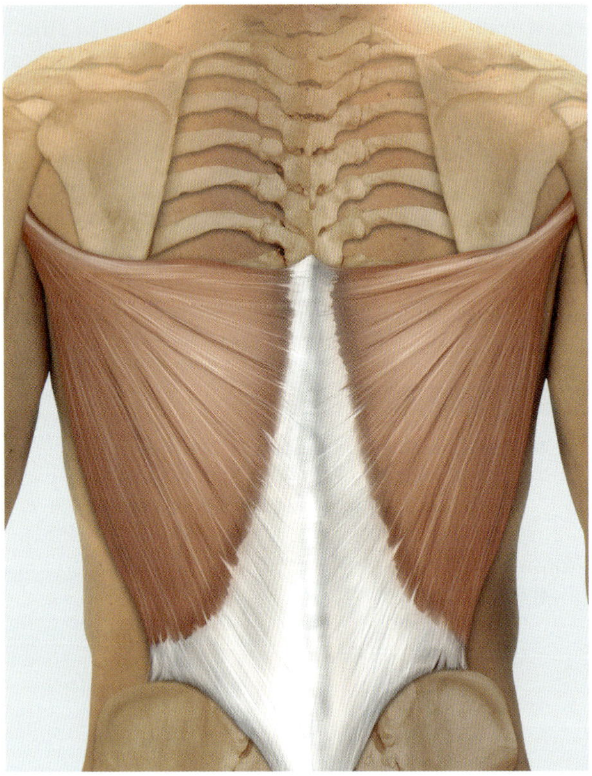

Abb. 3.86 M. latissimus dorsi

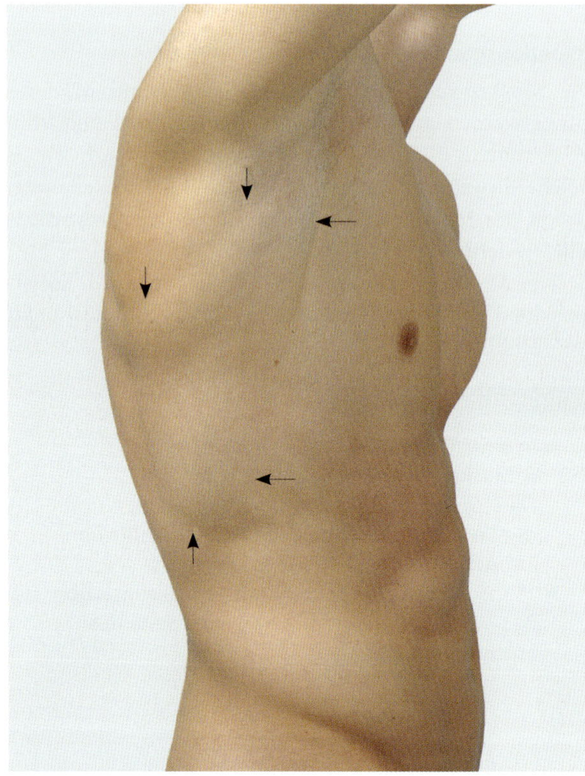

Abb. 3.87 Topografische Lage des M. latissimus dorsi

U:
- Pars vertebralis: Proc. spinosus des 7. bis 12. Brustwirbels; über die Fascia thoracolumbalis von den Procc. spinosi aller Lendenwirbel und vom Os sacrum
- Pars iliaca: dorsales Drittel der Crista iliaca
- Pars costalis: 9. bis 12. Rippe
- Pars scapularis: Angulus inferior

A: Crista tuberculi minoris des Humerus

I: N. thoracodorsalis (C6–C8)

F:
- Innenrotation des Schultergelenks
- Adduktion des Schultergelenks
- Retroversion des Schultergelenks
- Atemhilfsmuskel und „Hustenmuskel“

Pathologie

Bei insuffizienter Rotatorenmanschettenmuskulatur helfen der M. latissimus dorsi, der M. pectoralis major und der M. teres major bei der Zentrierung des Humeruskopfes, um einer möglichen Luxation entgegenzuwirken.

Hinweis

- Der M. latissimus dorsi ist der größte Muskel des Menschen. Er verbindet funktionell den Schultergürtel mit dem Becken. Der M. latissimus dorsi bildet muskulär die hintere Achselwand.
- Seine beste Effizienz hat der M. latissimus dorsi bei eleviertem Arm. Die Überkreuzung der Muskelfasern im Ansatzbereich ist aufgehoben und der Muskel ist vorgedehnt. Hier kann er z. B. beim Klettern oder Hochstemmen des Körpers seine beste Kraft entwickeln.

Beschreibung der Palpation

ASTE

Der Patient sitzt aufrecht auf einem Hocker, der Arm hängt in Neutralstellung, oder wird auf der Behandlungsbank gelagert.

Durchführung

Der Therapeut palpiert mit flächig angelegten Fingern den lateralen Muskelrand quer zum Faserverlauf über seine gesamte Strecke von der Crista iliaca über den Angulus inferior scapulae bis zur dorsalen Achselhöhle. Spannt der Patient den Arm in Adduktion und Innenrotation an, so wird der Muskel deutlich palpierbar. Die Fasern des

Muskelbauchs sind quer zu ihrem Verlauf zu tasten.

An der Crista tuberculi minoris kann der Therapeut den Ansatz mit gestütztem Zeigefinger direkt unterhalb der Insertion des M. subscapularis tasten.

Palpationsqualität

Bei Anspannung in die Schulteradduktion und -innenrotation ist der Muskelrand deutlich als feste Struktur tastbar. Die Ursprungssehnen sind faserig und sehnig, ebenso die dorsal-kaudal liegende Fascia thoracolumbalis.

Im Bereich des Muskelbauchs des M. latissimus dorsi ist bei alternierender Kontraktion eine deutliche Anspannung zu palpieren. Der Muskel kann, je nach Trainingszustand, deutlich sichtbar sein, wobei seine einzelnen Fasern sowohl visuell als auch palpatorisch zu unterscheiden sind.

Differenzierung

Der M. latissimus dorsi ist der oberflächlichste Muskel in der dorsalen Achselwand. Über seine Innenrotatorische Funktion ist er vom M. infraspinatus und M. teres minor zu differenzieren. Im Ansatzbereich überkreuzen sich die Muskelanteile ähnlich wie beim M. pectoralis major (► S. 100 f.).

Im Weiteren ist er über seine topografische Lage von den umliegenden Strukturen zu differenzieren.

Hinweis

- Der M. latissimus dorsi und das Caput longum des M. triceps brachii arbeiten bei der Schulterextension zusammen: Während der lange Trizepskopf den Humerus nach kranial gegen die Fornix humeri zieht, verhindert der M. latissimus dorsi durch seine Zugkraft nach kaudal eine subakromiale Kompression.
- Die Rippenverbindungen machen den Muskel zu einem Atem- und Hustenmuskel. Bei erschwerter Atmung (Asthma, Sportler) ist es möglich, über das Vertauschen von Punktum fixum und Punktum mobile eine bessere Atem- und Hustenfunktion zu erhalten.

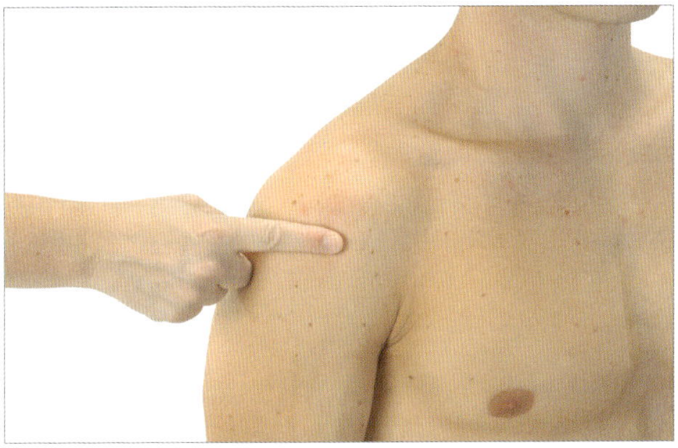

Abb. 3.88 Ansatz des M. latissimus dorsi

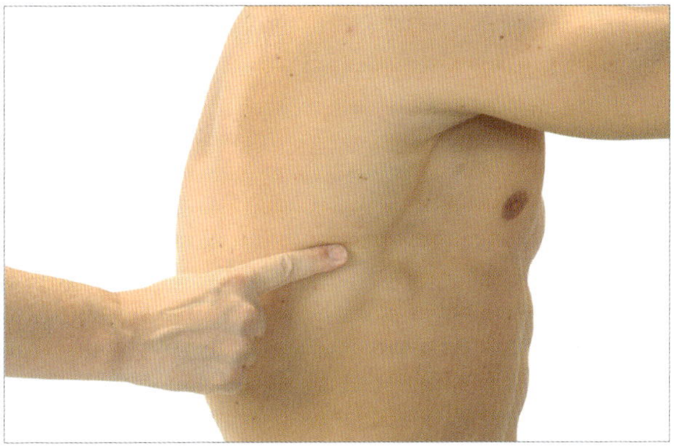

Abb. 3.89 Lateraler Rand des M. latissimus dorsi

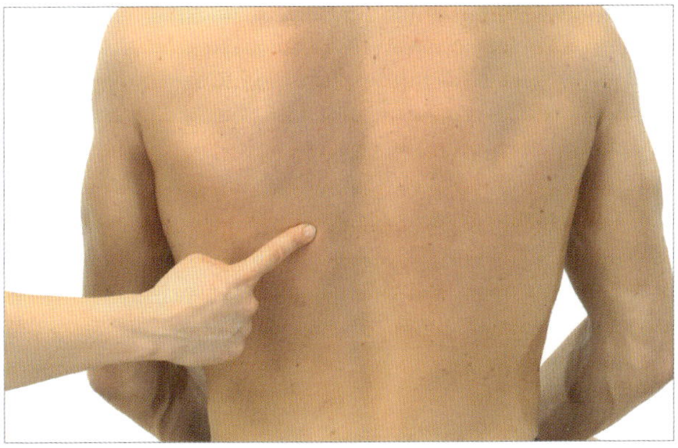

Abb. 3.90 Diagonal verlaufende Fasern des M. latissimus dorsi

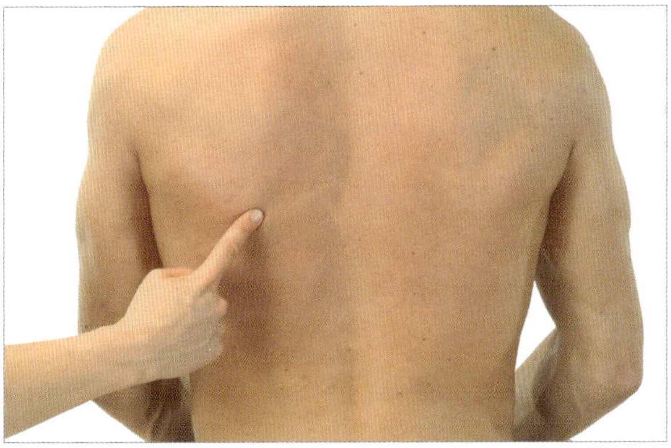

Abb. 3.91 Skapulaverbindung des M. latissimus dorsi am Angulus inferior scapulae

M. triceps brachii

Anatomie

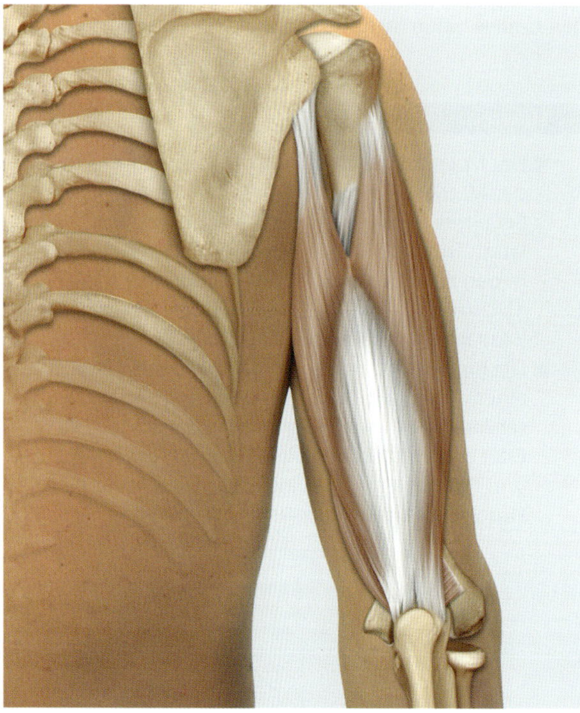

Abb. 3.92 M. triceps brachii

U:
- Caput longum: Tuberculum infraglenoidale der Scapula
- Caput mediale: dorsale Seite des Humerus, distal des Sulcus nervi radialis, Septum intermusculare mediale
- Caput laterale: dorsale Seite des Humerus, proximal des Sulcus nervi radialis, Septum intermusculare laterale

A: Olecranon ulnae

I: N. radialis (C6–C8)

F:
- Extension des Ellenbogengelenks
- Retroversion des Schultergelenks
- Adduktion des Schultergelenks (Caput longum)

Hinweis

Der M. triceps brachii ist Kennmuskel für das Rückenmarkssegment C7.

Hinweis

- Der M. triceps brachii entspringt in seltenen Fällen zusätzlich von der Margo lateralis der Scapula oder von der Gelenkkapsel des Schultergelenks.
- Häufig befindet sich ein Sehnenbogen zwischen der Ansatzsehne des M. latissimus dorsi und dem Ursprung des Caput longum.

Beschreibung der Palpation

ASTE

Der Patient sitzt aufrecht auf einem Hocker, der Arm hängt in Neutralstellung.

Durchführung

Die mediale und laterale Begrenzung der Muskelbäuche palpiert der Therapeut mit Daumen und Fingern quer zum Faserverlauf. Er folgt dem Verlauf des Muskels nach kranial. Manchmal ist der Ursprung des Caput longum bis zum Tuberculum infraglenoidale scapulae durch den M. deltoideus zu tasten.

Die Palpation der Insertion am Olecranon wird im Kapitel Ellenbogen beschrieben (► S. 166 f.).

Palpationsqualität

Im unteren und mittleren Drittel des dorsalen Oberarms ist der Muskel deutlich als weiche Struktur tastbar. Bei gut ausgeprägter Muskulatur kann der Therapeut lateral das Caput laterale, medial das Caput longum und im unteren dorsalen Oberarmbereich das Caput mediale unterscheiden.

Differenzierung

Der M. trizeps brachii befindet sich oberflächlich im dorsalen Oberarmbereich und ist daher gut abzugrenzen. Der Ursprung des Caput longum wird vom M. deltoideus und vom M. teres minor überdeckt. Die Ursprungssehne des langen Trizepskopfes verläuft zwischen dem M. teres major und dem M. teres minor.

Hinweis

Das Caput longum des M. triceps brachii und der M. latissimus dorsi führen die Extension der Schulter durch. Unter der Bewegung zieht der lange Trizepskopf den Humerus nach kranial gegen die Fornix humeri. Um eine subakromiale Kompression zu vermeiden, zieht der M. latissimus dorsi den Humerus nach kaudal.

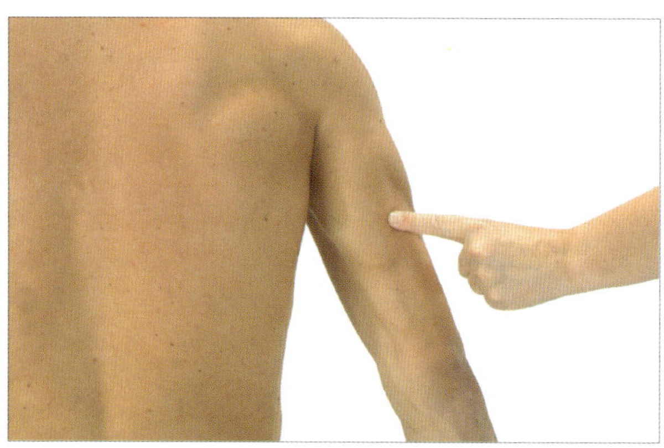

Abb. 3.93 Bauch des M. triceps brachii, Caput longum

Scapula: Margines lateralis, medialis und superior, Anguli inferior und superior, Spina scapulae

Anatomie

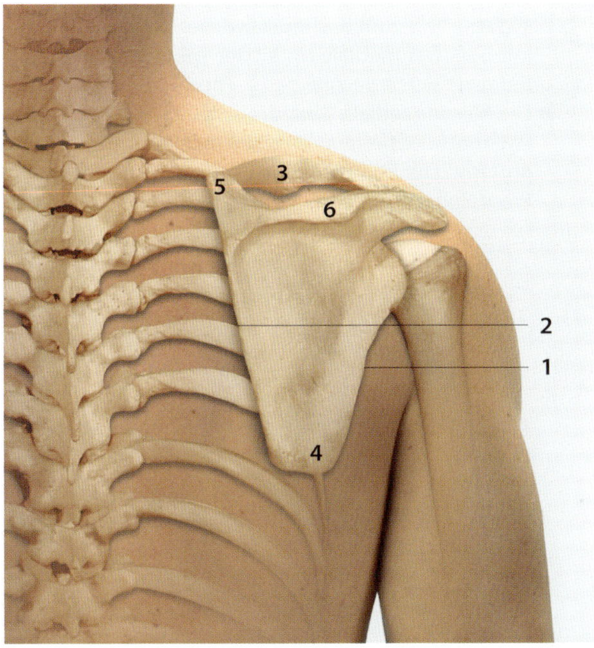

Abb. 3.94 Scapula: Margines lateralis (1), medialis (2) und superior (3), Anguli inferior (4) und superior (5), Spina scapulae (6)

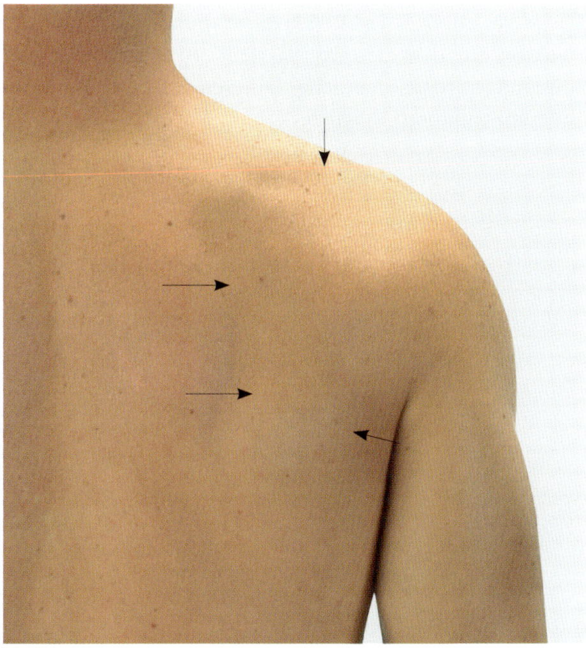

Abb. 3.95 Topografische Lage der Scapula

Die Scapula bildet eine flache dreieckige Knochenplatte. Ihre Ränder, die Margines medialis, lateralis und superior, werden durch markante Ecken, die Anguli superior und inferior, voneinander getrennt. Die Scapula ist komplett in Muskulatur gebettet und besitzt über das ACG und SCG eine knöcherne Verbindung zum Rumpf.

Sowohl die Margo medialis als auch die Margo lateralis bilden Ansatzstellen für die Schultergürtelmuskulatur, damit die Scapula auf dem Thorax positioniert und stabilisiert werden kann.

Der Angulus superior dient dem M. levator scapulae als Ansatzstelle. Gleichzeitig bildet er den höchsten Punkt der Margo superior, die sich nach lateral bis zum Proc. coracoideus erstreckt.

Die Spina scapulae erstreckt sich vom oberen Drittel der Margo medialis quer über die Scapula und bildet lateral das Acromion. Somit wird die Dorsalseite der Scapula in eine Fossa supraspinata (nimmt den M. supraspinatus auf) und die Fossa infraspinata (Ursprung für den M. infraspinatus) unterteilt.

Beschreibung der Palpation

ASTE

Der Patient befindet sich in Bauchlage. Der Kopf wird mit einem kleinen Kissen unterlagert.

Die Palpation kann auch im Sitz durchgeführt werden.

Durchführung

Mit flächig angelegten Fingern palpiert der Therapeut kranial-medial den Angulus superior scapulae und nach kaudal anschließend die Margo medialis bis zum Angulus inferior. Hier kann er den unteren Skapulawinkel umrunden.

Die Margo lateralis ist unter den Schultermuskeln in der Tiefe bis zum Schultergelenk nach kranial und lateral zu tasten.

Die Spina scapulae kann der Therapeut, ausgehend von der dorsalen Acromionspitze, mit dem Palpationsfinger nach medial-kaudal zur Margo medialis verfolgen.

Die Margo superior befindet sich oberhalb und weiter ventral als die Spina scapulae. Sie ist schwer zu palpieren, da sie vom M. trapezius, Pars descendens überdeckt wird.

Palpationsqualität

Der Angulus superior ist knöchern und aufgrund der ihn überlagernden Muskelansätze nicht direkt zu palpieren, aber häufig sehr druckempfindlich (Ansatz des M. levator scapulae).

Die Margo superior ist in der Tiefe durch die Muskulatur nur schwer zu tasten. Die Margo medialis ist deutlich zu palpieren und besser zu verfolgen als die Margo lateralis, die von Muskeln überlagert ist (M. latissimus dorsi, M. infraspinatus, Mm. teretis major und minor).

Der Angulus inferior liegt oberflächlich unter der Haut und ist gut als Knochenstruktur zu palpieren.

Die Spina scapulae ist aufgrund ihrer deutlichen Knochenstruktur ebenfalls gut zu tasten.

3

Differenzierung

Die Spina scapulae bildet eine markante Trennlinie zwischen der Fossa supraspinata (▶ M. suprasinatus, S. 132 f.) und der Fossa infraspinata (▶ M. infraspinatus, S. 134 f., ▶ M. teres minor S. 134 f.). Da die Scapula eine bewegliche Struktur auf dem Thorax darstellt, ist durch Skapulabewegungen eine deutliche Differenzierung gegenüber anderer Strukturen möglich.

Praxistipp

- Bei einem stehenden Menschen mit achsengerechter Wirbelsäulenstellung erstreckt sich die Scapula ca. vom 2. Thorakalwirbel (Angulus superior) bis zum 7. Thorakalwirbel (Angulus inferior). Der mediale Anteil der Spina scapulae befindet sich auf Höhe des 3. Thorakalwirbels.
- Die Margo medialis befindet sich 2–3 Patientenquerfinger von den Procc. spinosi entfernt. Die Skapulaebene ist um 30° aus der Frontalebene geneigt.

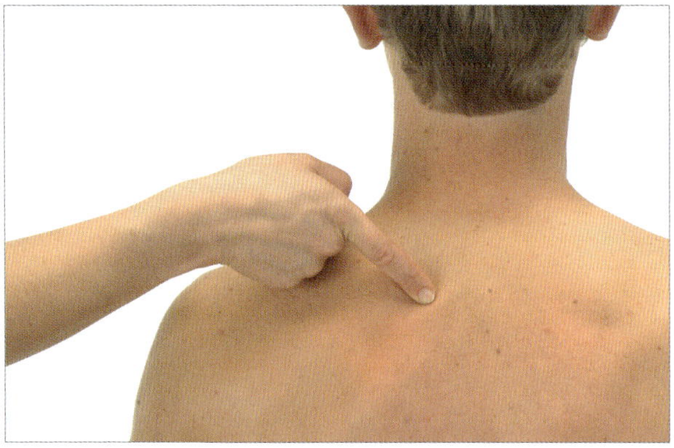

Abb. 3.96 Angulus superior

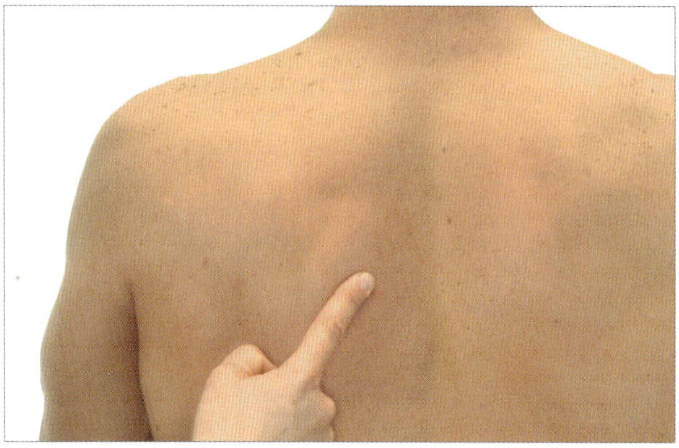

Abb. 3.97 Margo medialis

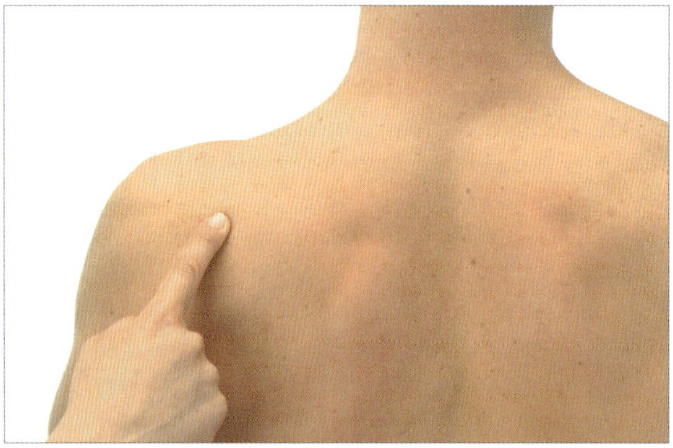

Abb. 3.98 Spina scapulae am Übergang zum dorsalen Acromion

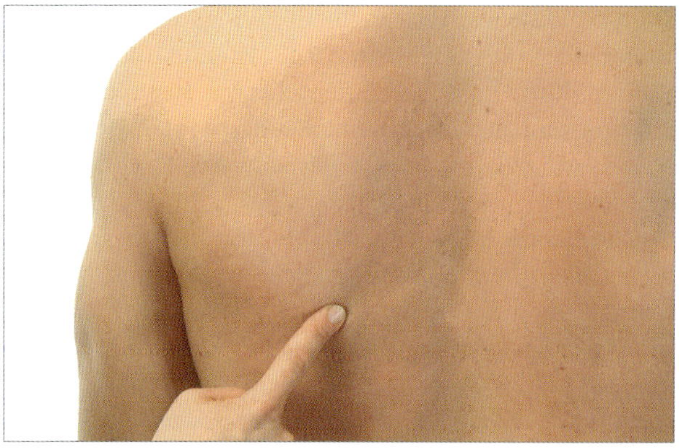

Abb. 3.99 Angulus inferior

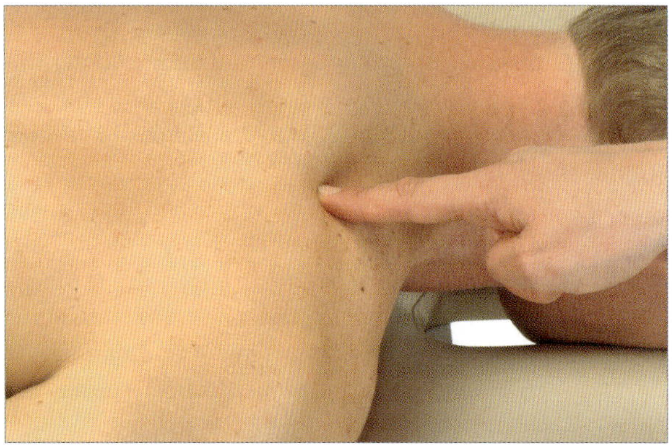

Abb. 3.100 Spina scapulae

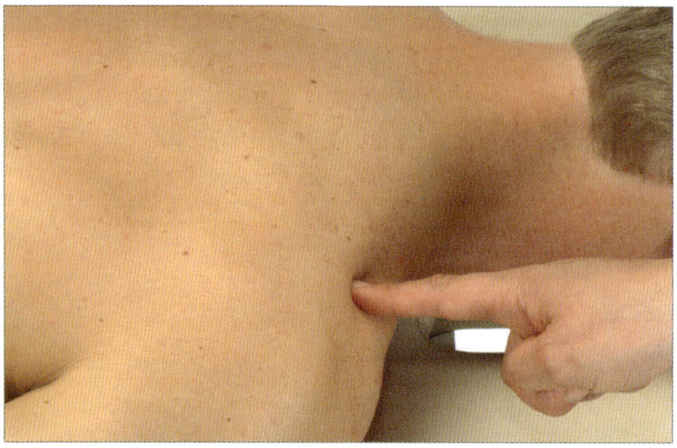

Abb. 3.101 Margo superior

N. und A. axillaris

Anatomie

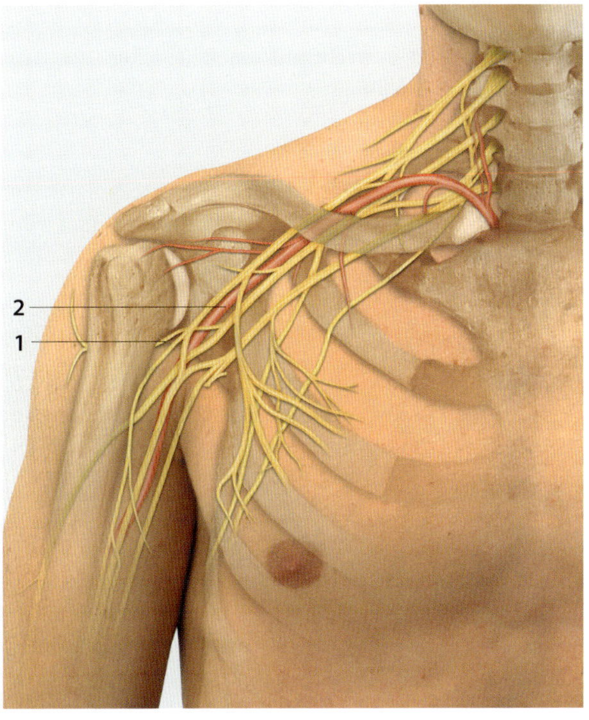

Abb. 3.102 N. (**1**) und A. (**2**) axillaris

N. axillaris (C5–C6)

Der N. axillaris geht aus dem Fasciculus posterior des Plexus brachialis hervor. Er verläuft nahe des Kapselansatzes des Schultergelenks durch die laterale Achsellücke und um das Collum chirurgicum des Humerus. Hier gibt er Hautäste zur seitlichen Schulterregion sowie zur dorsolateralen Seite des Oberarms ab. Die motorischen Fasern verlaufen zum M. deltoideus und M. teres minor, um diese zu innervieren.

Pathologie

Proximale **Humerusfrakturen** oder **Schulterluxationen** können traumatisch zu Mitverletzungen des N. axillaris führen.

A. axillaris

Die A. axillaris entspringt auf Höhe der 1. Rippe aus der A. subclavia und setzt sich am Unterrand des M. pectoralis major in die A. brachialis fort. Zunächst verläuft sie medial des M. pectoralis minor, liegt der Brustwand an und wird hier von der Fascia clavipectoralis bedeckt. Der Plexus brachialis umgibt die Arterie kranial und dorsal. Die A. axillaris unterkreuzt den M. pectoralis minor. Sie tritt ab dem seitlichen Rand des M. pectoralis minor dicht unter der Fascia axillaris durch die Achselhöhle unter den M. coracobrachialis und zieht zum Oberarm.

Beschreibung der Palpation

ASTE

Der Patient sitzt aufrecht auf einem Hocker, der Arm befindet sich in Abduktion oder Elevation.

Die Palpation kann auch in Rückenlage durchgeführt werden.

Durchführung

Die Palpation ist nur möglich, wenn der Patient das Armgewicht abgeben und entspannen kann. Der Therapeut palpiert den Nerv mit dem Palpationsfinger quer zu seinem Verlauf tief im vorderen Bereich der dorsalen Achselhöhle gegen den Humerus (Abb. 3.103).

Die A. axillaris ist aufgrund ihrer Lage kaum zu palpieren. Ihre proximalen (A. subclavia) und distalen (A. brachialis) Verläufe sind jedoch wieder gut zu tasten.

Palpationsqualität

Der N. axillaris ist isoliert kaum zu palpieren, er befindet sich im Gefäß-Nervenstrang und ist sehr druckempfindlich. Daher wird diese Palpation selten durchgeführt.

Differenzierung

Der Nerv befindet sich sehr tief in der dorsalen Achselhöhle im dorsalen Bereich des Gefäß-Nervenstrangs. Er verläuft ventral des M. subscapularis.

Da der N. axillaris recht dünn ist, ist er von den übrigen Strukturen des Plexus brachialis kaum zu differenzieren.

Hinweis

Eine isolierte **Axillarisparese** kann auftreten bei:
- Schultergelenksluxation nach ventral-kaudal
- Humerusfraktur im Bereich des Collum chirurgicum
- Druckschädigung z. B. durch die Benutzung von Achselgehstützen

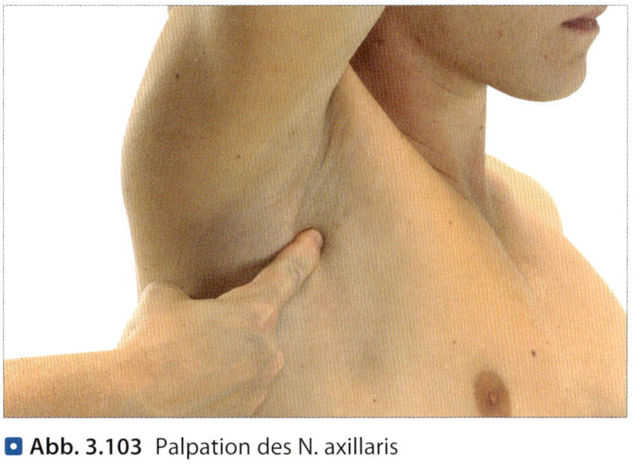

Abb. 3.103 Palpation des N. axillaris

N. suprascapularis und Lig. transversum scapulae superius

Anatomie

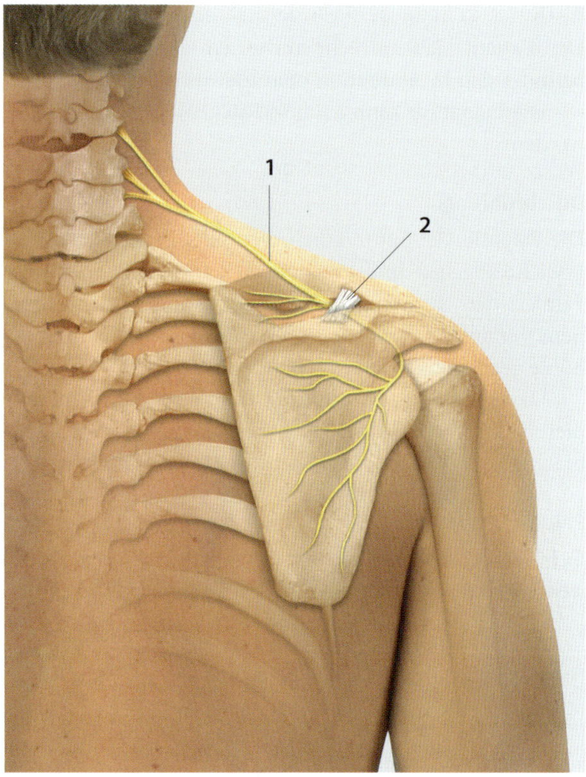

Abb. 3.104 N. suprascapularis (**1**) und Lig. transversum scapulae superius (**2**)

N. suprascapularis (C4–C6)

Der N. suprascapularis zieht im Trigonum omoclaviculare am seitlichen Rand des Plexus brachialis lateralwärts zur Incisura scapulae. Zusammen mit der A. suprascapularis verläuft er durch die Incisura scapulae, durchquert die Fossa supraspinata und gelangt zu den Mm. supraspinatus und infraspinatus.

Lig. transversum scapulae superius

Das Lig. transversum scapulae superius bildet das Dach der Incisura scapulae und spannt sich zwischen dem Hinterrand des Proc. coracoideus und der Margo superior der Scapula aus.

Aufgrund seines Verlaufs übt das Ligment keine mechanische Funktion aus.

Beschreibung der Palpation

ASTE

Der Patient sitzt aufrecht auf einem Hocker, der Arm hängt in Neutralstellung.

Durchführung

Der Therapeut palpiert den N. suprascapularis am günstigsten in Höhe der Fossa supraspinata quer zum Nervenverlauf, direkt vor seinem Eintritt in die Incisura scapulae (Abb. 3.105).

Palpationsqualität

Der N. suprascapularis ist schlecht zu palpieren, da er in der Tiefe liegt und vom M. trapezius überdeckt wird. Im Bereich der Incisura scapulae ist er ggf. in Form einer feinen Schnur zu tasten.

Differenzierung

Lateral der Mitte der Spina scapulae tastet der Therapeut den Oberrand der Fossa supraspinata. Dort kann der Nerv direkt vor seinem Eintritt in die Incisura scapulae palpiert werden.

Hinweis

In seltenen Fällen kommt es durch Kompression des Nervs zwischen der Incisura scapulae und dem Lig. transversum scapulae zu einem **Incisura scapulae-Syndrom** (z. B. bei Verknöcherung des Bandes). Auch Verletzungen des Collum scapulae können zur Läsion dieses Nervs führen.

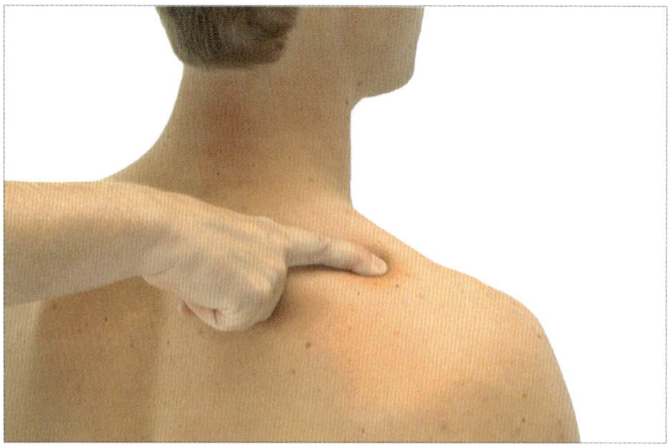

Abb. 3.105 Palpation des N. suprascapularis

N. thoracodorsalis und N. dorsalis scapulae

Anatomie

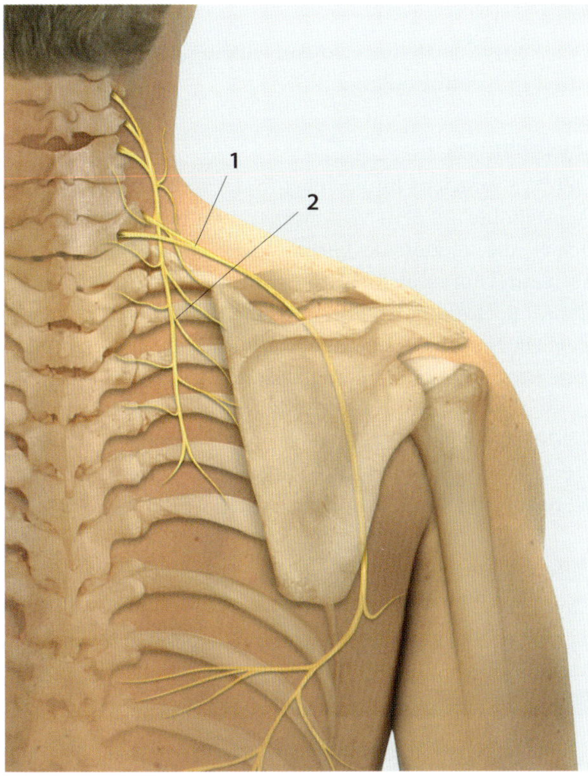

Abb. 3.106 N. thoracodorsalis (**1**) und N. dorsalis scapulae (**2**)

N. thoracodorsalis (C6–C8)

Der N. thoracodorsalis entspringt aus dem Fasciculus posterior und zieht zwischen der dorsalen Wand der Axilla und der Rumpfwand zusammen mit den Gefäßen zum M. latissimus dorsi.

Pathologie

Bei einer Ausräumung der Lymphknoten in der Achselhöhle (Mamma-CA) kann es zur Verletzung der nervalen Strukturen kommen.

N. dorsalis scapulae (C3–C5)

Der N. dorsalis scapulae durchbohrt den M. scalenus medius und zieht zum M. levator scapulae. Er verläuft unter ihm zum Angulus superior der Scapula und weiter nach kaudal zu den Mm. rhomboidei. Er innerviert den M. levator scapulae und die Mm. rhomboidei.

Beschreibung der Palpation

ASTE

Der Patient sitzt aufrecht auf einem Hocker, der Arm hängt in Neutralstellung.

Durchführung

Der Therapeut palpiert den N. thoracodorsalis in der Achselhöhle und auf dem Thorax, ventral des M. latissimus dorsi und des M. teres major (Abb. 3.107). Dort verläuft er fast senkrecht, ebenso wie der N. thoracicus longus, jedoch befindet er sich weiter dorsal.

Der N. dorsalis scapulae ist medial des M. levator scapulae und weiter kaudal mittig der Mm. rhomboidei unter der ihn bedeckenden Muskulatur zu palpieren.

Palpationsqualität

Die Palpation des N. thoracodorsalis ist schwer durchführbar, da der Nerv variabel verläuft. Ggf. ist er „spaghettiartig“ in der Tiefe zu tasten. Die feine, „schnurartige“ Struktur des N. dorsalis scapulae ist ebenso schwierig zu tasten, da er ein dünner Nerv ist und von muskulären Strukturen überlagert wird.

Differenzierung

Eine klare Differenzierung der Nerven ist nicht möglich, da sie variabel verlaufen, bzw. von Muskeln überlagert werden.

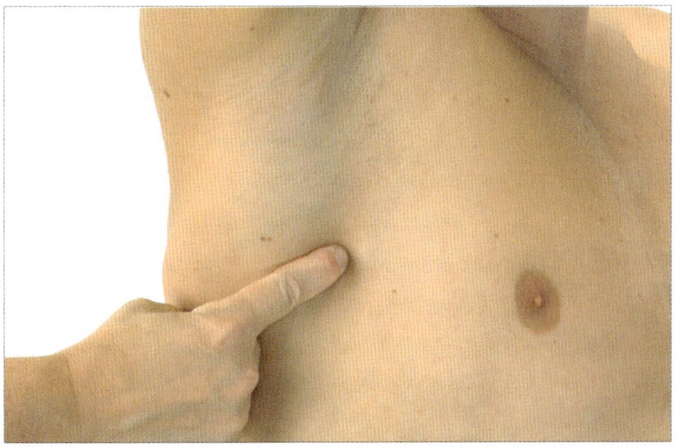

Abb. 3.107 Palpation des N. thoracodorsalis

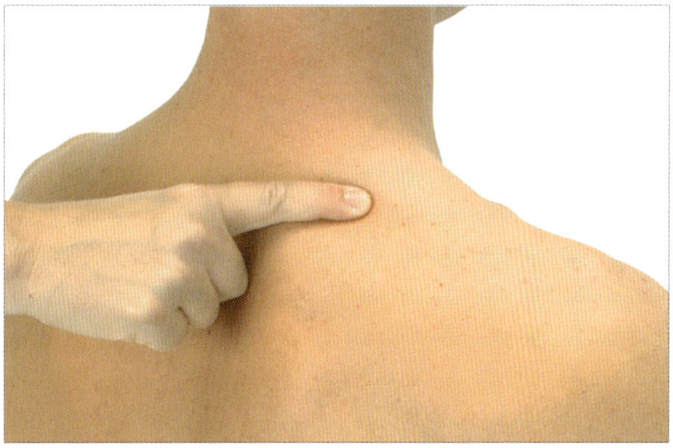

Abb. 3.108 N. dorsalis scapulae

3

N. thoracicus longus

Anatomie

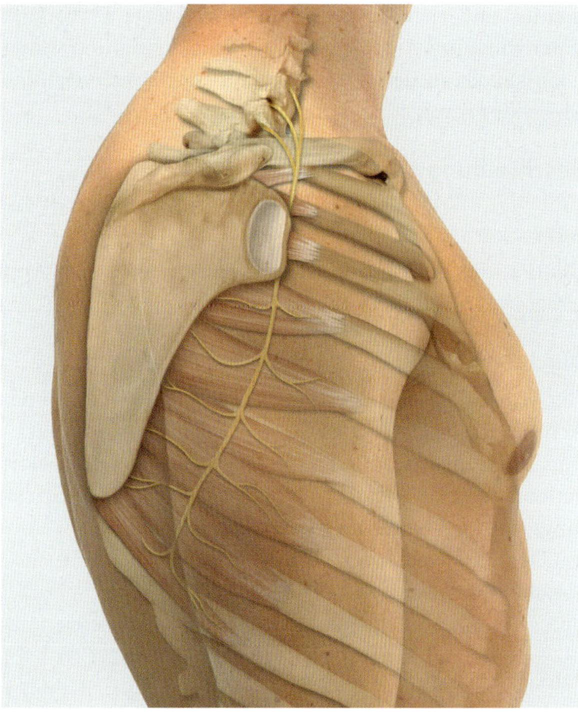

■ **Abb. 3.109** N. thoracicus longus

N. thoracicus longus (C5–C7)

Der N. thoracicus longus durchbohrt ebenso wie der N. dorsalis scapulae den M. scalenus medius und überquert seitlich die erste Rippe. Er zieht über die Außenfläche des M. serratus anterior, den er innerviert, in der mittleren Axillarlinie abwärts.

Pathologie

Eine Kompressionssymptomatik kann sowohl im oberen Bereich zwischen Clavicula und den ersten beiden Rippen (z. B. durch das Tragen eines schweren Rucksacks) als auch in der Achselhöhle (z. B. nach Lymphknotenausräumung) entstehen. Dies kann zu einer Lähmung des M. serratus anterior führen.

Beschreibung der Palpation

ASTE

Der Patient sitzt aufrecht auf einem Hocker, der Arm hängt in Neutralstellung.

Durchführung

Der N. thoracicus longus liegt in der medialen Wand der Achselhöhle auf dem M. serratus anterior und verläuft wie der N. thoracodorsalis vertikal. Der Therapeut kann ihn auf dem Thorax in Richtung vordere Achselwand, dorsal des M. pectoralis major palpieren (■ Abb. 3.110).

Der N. subscapularis ist aufgrund seiner tiefen Lage unter der Scapula nicht zu palpieren.

Palpationsqualität

Der N. thoracicus longus ist schwer zu palpieren, da der Nerv variabel verläuft und eine feine Struktur aufweist.

Differenzierung

Eine klare Differenzierung der Nerven ist nicht möglich, da sie variabel verlaufen oder nicht zu palpieren sind.

Hinweis

- Der Nerv hat eine rein motorische Funktion (Innervation des M. serratus antrior).
- Bei einer Läsion des Nervs kommt es zur „Flügelstellung" der Scapula (**Scapula alata**). Die Margo medialis scapulae steht dann etwas vom Thorax ab. Diese Stellung wird noch extremer, wenn sich der Patient im Stand mit den Händen gegen eine Wand abstützt.

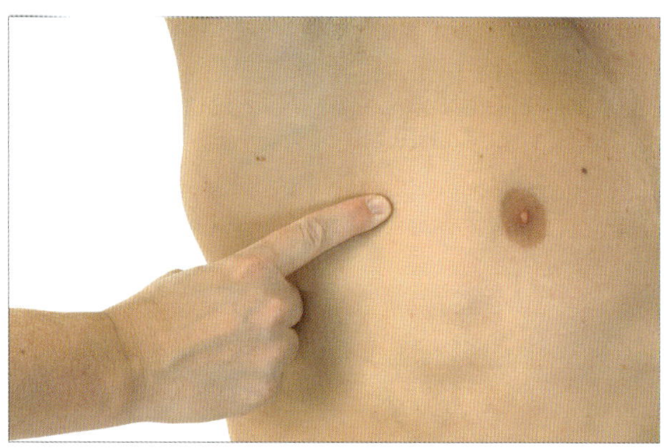

■ **Abb. 3.110** Palpation des N. thoracicus longus

3.3 Übersichtstabellen für die Schulter-Oberarm-Region

Tab. 3.1 Ventrale Muskulatur der Schulter und des Oberarms

Muskel	Funktion auf den Schultergürtel und das Schultergelenk ✓ Dehnstellungen der Muskulatur ↔						Funktion auf das Ellenbogengelenk ✓, Dehnstellungen der Muskulatur ↔				Zusatzfunktionen
	FLEX	EXT	ABD	ADD	ARO	IRO	FLEX	EXT	SUP	PRON	
M. pectoralis major, Pars clavicularis	✓	↔	↔	✓	↔	✓					Protraktion des Schultergürtels
M. pectoralis major, Partes sternocostalis und abdominalis			↔	✓	↔	✓					• Protraktion des Schultergürtels • Senken des flektierten Arms • Atemhilfsmuskel bei Punctum fixum am Arm
M. pectoralis minor											• Protraktion des Schultergürtels • zieht die Scapula nach medial • Atemhilfsmuskel bei Punctum fixum am Proc. coracoideus
M. serratus anterior											• zieht die Scapula nach lateral • Atemhilfsmuskel bei Punctum fixum am Schultergürtel
M. biceps brachii	✓	↔	✓	↔		✓	✓	↔	✓	↔	Das Caput longum hilft der Rotatorenmanschette bei der Zentrierung des Humeruskopfes.
M. coracobrachialis	✓	↔	↔	✓	↔	✓					
M. subclavius											Stabilisierung der Clavicula im SCG
M. deltoideus, Pars clavicularis	✓	↔	↔	✓(1)	↔	✓					(1) Die Funktion ist abhängig von der Oberarmposition: bei Abduktion oberhalb von ca. 60° hilft die Pars clavicularis und der Pars spinalis bei Abduktion.
M. deltoideus, Pars spinalis	↔	✓	↔	✓(1)	✓	↔					
M. deltoideus, Pars acromialis			✓	↔							

FLEX = Flexion, EXT = Extension, ABD = Abduktion, ADD = Adduktion, ARO = Außenrotation, IRO = Innenrotation, SUP = Supination, PRON = Pronation

Tab. 3.2 Dorsale Muskulatur der Schulter und des Oberarms

Muskel	Funktion auf das Schultergelenk ✓, Dehnstellungen der Muskulatur ↔						Zusatzfunktionen
	FLEX	EXT	ABD	ADD	ARO	IRO	
M. subscapularis					↔	✓	• Die kranialen Anteile führen eine leichte Abduktion, die unteren eine Adduktion durch. • Zusammen mit den anderen Muskeln der Rotatorenmanschette zentriert er den Humeruskopf in der Gelenkpfanne.
M. supraspinatus			✓	↔			• Der Muskel ist ein wichtiger Initiator der Schulterabduktion. • Zusammen mit den anderen Muskeln der Rotatorenmanschette zentriert er den Humeruskopf in der Gelenkpfanne.
M. infraspinatus					✓	↔	Zusammen mit den anderen Muskeln der Rotatorenmanschette zentriert er den Humeruskopf in der Gelenkpfanne.
M. teres minor				✓	✓		
M. teres major		✓		✓		✓	
M. latissimus dorsi		✓		✓		✓	Bei Punctum fixum am Arm kann er den Rumpf heben (Stütz) und wirkt als Atemhilfsmuskel (Pars costalis).
M. triceps brachii		✓ Caput longum		✓ Caput longum			Ellenbogenextension

FLEX = Flexion, EXT = Extension, ABD = Abduktion, ADD = Adduktion, ARO = Außenrotation, IRO = Innenrotation

Tab. 3.3 Nerven der Schulter und des Oberarms

Nerv	Innervierte Muskulatur	Segmentale Ursprungsgebiete						
		C3	C4	C5	C6	C7	C8	T1
Plexus brachialis				✓	✓	✓	✓	✓
N. suprascapularis			✓	✓	✓			
	M. supraspinatus		✓	✓	✓			
	M. infraspinatus		✓	✓	✓			
N. musculocutaneus				✓	✓	✓		
	M. biceps brachii			✓	✓	✓		
	M. coracobrachialis				✓	✓		
	M. brachialis			✓	✓	✓		
N. axillaris				✓	✓			
	M. deltoideus			✓	✓			
	M. teres minor			✓	✓			
N. medianus					✓	✓	✓	✓
	Muskulatur ▸ Tab. 4.3 Ellenbogen-Unterarm-Region							
N. ulnaris							✓	✓
	Muskulatur ▸ Tab. 4.3 Ellenbogen-Unterarm-Region							
N. radialis					✓	✓	✓	✓
	M. triceps brachii				✓	✓	✓	
	M. brachialis (lateraler und distaler Anteil)			✓	✓			
	weitere Muskeln ▸ Tab. 4.3 Ellenbogen-Unterarm-Region							
Nn. pectorales lateralis und medialis				✓	✓	✓	✓	✓
	M. pectoralis major			✓	✓	✓	✓	✓
	M. pectoralis minor				✓	✓	✓	✓
N. dorsalis scapulae		✓	✓	✓				
	M. levator scapulae		✓	✓				
	M. rhomboideus major		✓	✓				
	M. rhomboideus minor		✓	✓				
N. subscapularis				✓	✓	✓	✓	
	M. subscapularis			✓	✓			
	M. teres major				✓	✓		
N. thoracodorsalis					✓	✓	✓	
	M. latissimus dorsi				✓	✓	✓	
	M. teres major				✓	✓		
N. thoracicus longus				✓	✓	✓		
	M. serratus anterior			✓	✓	✓		
N. subclavius				✓	✓			
	M. subclavius			✓	✓			

Ellenbogen und Unterarm

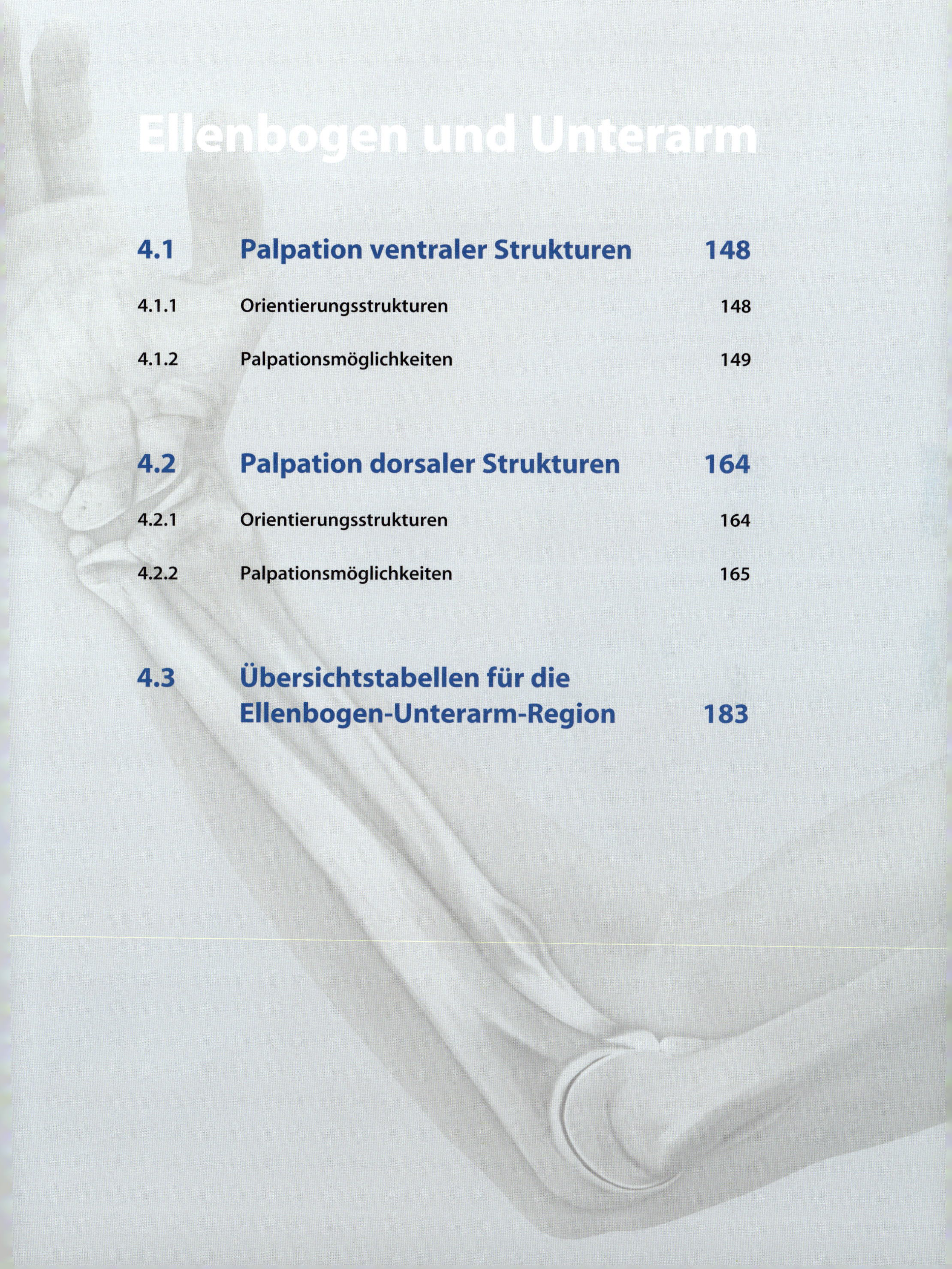

4.1 Palpation ventraler Strukturen

4.1.1 Orientierungsstrukturen

Bevor die Palpation der einzelnen Strukturen durchgeführt wird, sollten die wichtigsten Orientierungsstrukturen für die ventrale Ellenbogen-Unterarm-Region palpiert werden.

Orientierungsstrukturen für die ventrale Ellenbogen-Unterarm-Region

- Bizepssehne in der Fossa cubiti (**1**, ▶ S. 150)
- M. brachialis (**2**, ▶ S. 152)
- M. brachioradialis (**3**, ▶ S. 168)
- M. pronator teres (**4**, ▶ S. 156)
- Epicondylus medialis humeri (**5**, ▶ S. 158)
- Epicondylus lateralis humeri (**6**, ▶ S. 180)

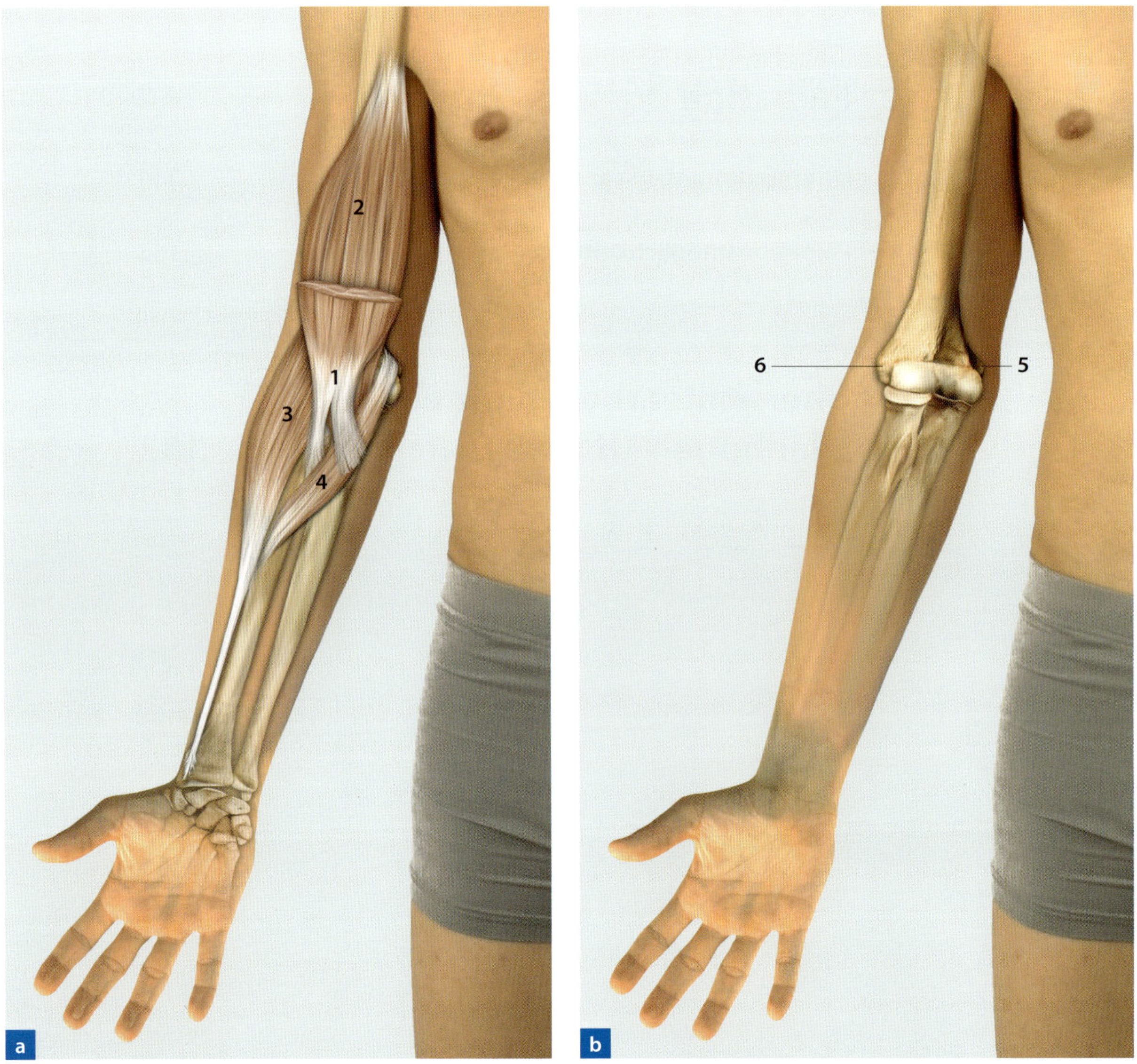

Abb. 4.1 a, b. Übersicht über die Orientierungsstrukturen für die ventrale Ellenbogen-Unterarm-Region

4.1.2 Palpationsmöglichkeiten

Muskeln und Sehnen

- M. biceps brachii, Lacertus fibrosus (Aponeurosis bicipitalis; ► S. 150 f.)
- M. brachialis (► S. 152 f.)
- Mm. flexores carpi radialis und ulnaris (► S. 154 f.)
- M. palmaris longus und M. flexor digitorum superficialis (► S. 154 f.)
- M. pronator teres und M. pronator quadratus (► S. 156)

Kapseln und Bänder

- Lig. collaterale ulnare (► S. 157)

Knochen und Gelenke

- Tuberositas radii (► S. 150 f.)
- Proc. coronoideus ulnae (► S. 152)
- Art. humeroulnaris (► S. 158 f.)
- Epicondylus medialis humeri und Crista supracondylaris medialis (► S. 158 f.)
- Sulcus nervi ulnaris (► S. 158 f.)

Bursen

- Bursa bicipitoradialis (► S. 150 f.)

Nerven und Gefäße

- N. medianus (► S. 160)
- N. ulnaris (► S. 161)
- Vasa brachialia: A. brachialis, V. basilica, V. mediana cubiti und V. cephalica (► S. 162 f.)

M. biceps brachii, Lacertus fibrosus (Aponeurosis bicipitalis) Tuberositas radii und Bursa bicipitoradialis

Anatomie

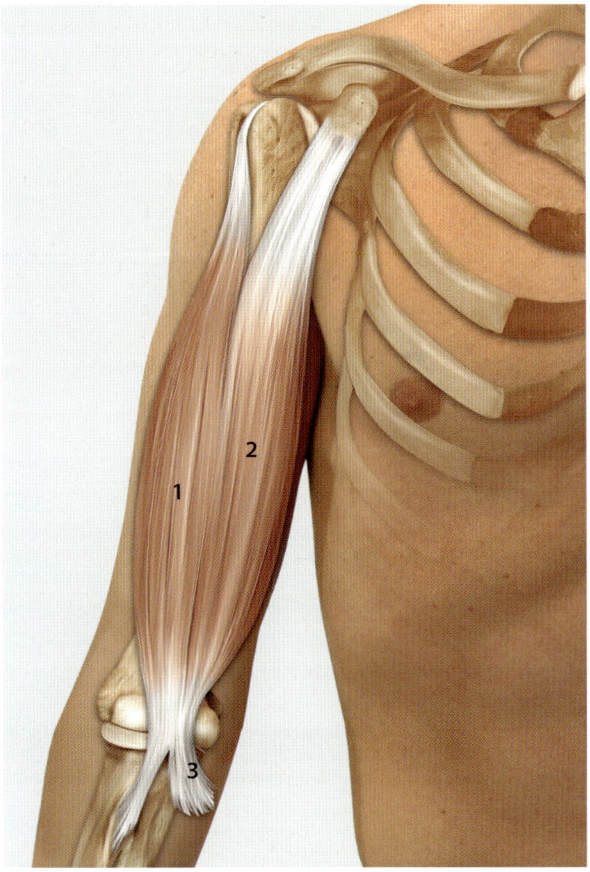

■ **Abb. 4.2** M. biceps brachii, Caput longum (**1**) und Caput breve (**2**) sowie Lacertus fibrosus (**3**)

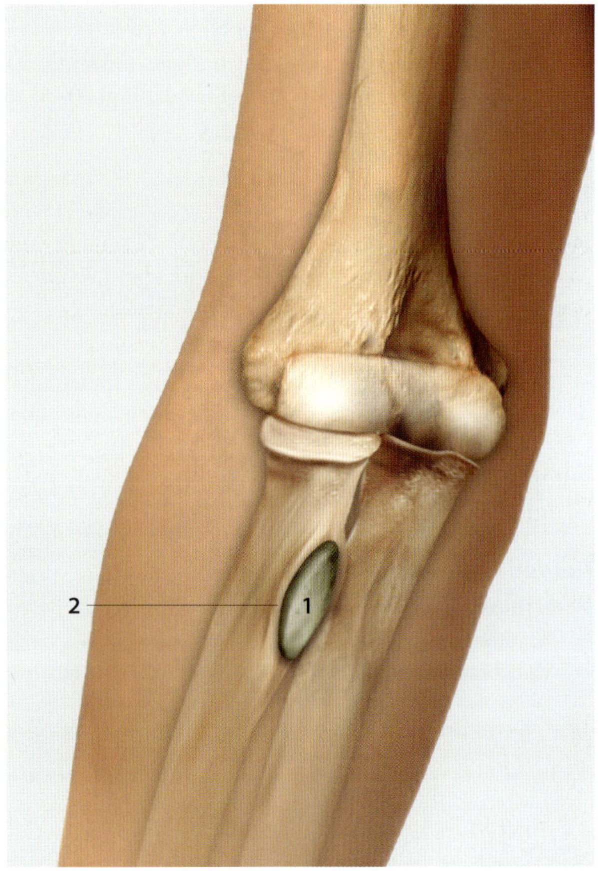

■ **Abb. 4.3** Bursa bicipitoradialis (**1**) und Tuberositas radii (**2**)

M. biceps brachii

U:
- Caput longum: Tuberculum supraglenoidale scapulae
- Caput breve: Proc. coracoideus scapulae

A: Tuberositas radii und über die Aponeurose des M. biceps brachii an der Faszie des Unterarms

I: N. musculocutaneus (C5–C6)

F:
- Anteversion im Schultergelenk (beide Köpfe)
- Abduktion und Innenrotation (Caput longum) im Schultergelenk
- Flexion des Ellenbogens
- Supination des Unterarms

Hinweis

Der M. biceps brachii ist Kennmuskel für das Rückenmarkssegment C6.

Lacertus fibrosus

Ein Anteil des M. biceps brachii inseriert an der Unterarmfaszie. Diese breite, nach medial verlaufende Sehnenplatte wird als Lacertus fibrosus bezeichnet.

Tuberositas radii

Die Tuberositas radii befindet sich proximal am Radius im Bereich zwischen dem Collum und dem Corpus radii. Die Tuberositas zeigt nach volar-medial und dient dem M. biceps brachii als Ansatzstelle.

Bursa bicipitoradialis

Die Bursa bicipitoradialis befindet sich lateral der Ansatzstelle des M. biceps brachii und liegt dem Radius auf. Bei einer Pronationsbewegung wird die Endsehne des M. biceps brachii um den Radius gewickelt. Die Bursa dient als Gleitebene für die Sehne, so dass es nicht zu Reibungen zwischen Knochen und Sehne kommt und eine mechanische Reizung vermieden wird.

Beschreibung der Palpation

ASTE

Der Patient befindet sich in Rückenlage, der Kopf und die HWS sind mit einem kleinen Kissen unterlagert. Der Unterarm wird auf der Behandlungsbank in Supination gelagert.

Die Palpation kann auch im Sitz durchgeführt werden.

Durchführung

Die Palpation von Muskelursprung und Muskelbauch wird im Kapitel Schulter beschrieben (► S. 106 f.). Mit dem Daumen und den Fingern folgt der Therapeut dem Muskelbauch quer zum Faserverlauf nach distal, während der Patient den flektierten Ellenbogen alternierend supiniert.

Im distalen Bereich gelangt er somit auf die Ansatzsehne, die er mit gestütztem Zeigefinger quer zum Verlauf palpiert. Am Unterarm inseriert sie an der Tuberositas radii.

Die Bursa bicipitoradialis ist in diesem Gebiet nur bei entzündlichen Veränderungen direkt zu palpieren.

Die Tuberositas radii liegt in der Tiefe und ist schwerer zu palpieren, zur Lokalisation sollte der Therapeut der distalen Bizepssehne so weit wie möglich nach distal folgen. Nur selten wird sie dorsal tastbar, wenn der Ellenbogen endgradig proniert wird.

Palpationsqualität

Der Muskel ist als weiche Struktur zu tasten. Die distale Sehne des M. biceps brachii ist als deutlich runde Struktur in der Ellenbogenbeuge palpierbar, während die Insertion an der Tuberositas radii nicht immer deutlich tastbar ist. Von der Endsehne spaltet sich ulnarseitig der Lacertus fibrosus (Aponeurosis musculi bicipitis brachii) als flächig, sehnige Struktur ab.

Differenzierung

Die Ansatzsehne des M. biceps brachii ist in der Ellenbogenfalte ungefähr in der Mitte der Linie zwischen Epicondylus medialis (► S. 156) und Epicondylus lateralis (► S. 180) als deutliche Sehne tastbar. Lateral davon befindet sich der M. brachioradialis (► S. 168 f.), medial der M. pronator teres (► S. 156).

Praxistipp

Als Zeichen für eine **Bizepssehnenruptur** findet man häufig einen vorgewölbten Bizepsbauch distal am Oberarm (Clarnette u. Miniacy 1988; **Popeye-Phänomen**, ► S. 107).

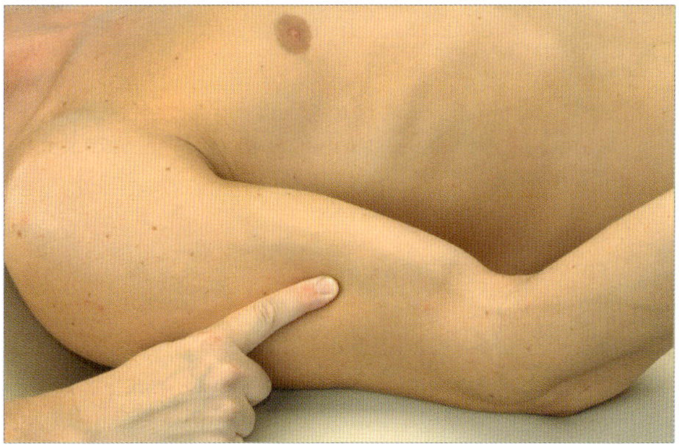

Abb. 4.4 Muskelbauch des M. biceps brachii, Caput longum

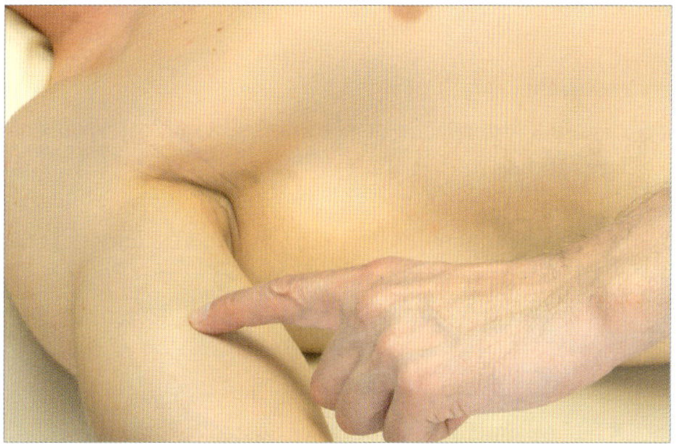

Abb. 4.5 Muskelbauch des M. biceps brachii, Caput breve

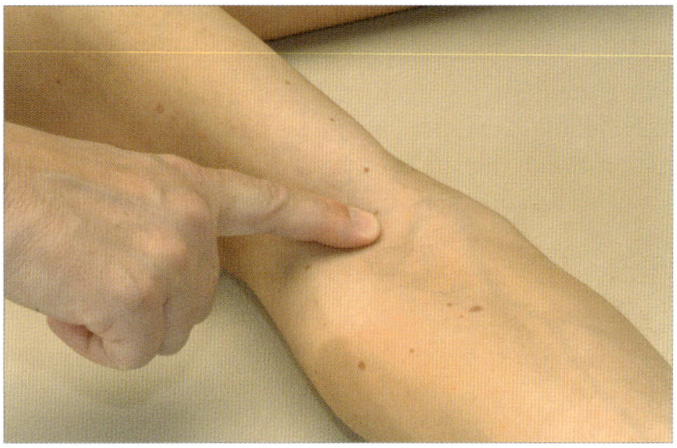

Abb. 4.6 Distale Sehne des M. biceps brachii

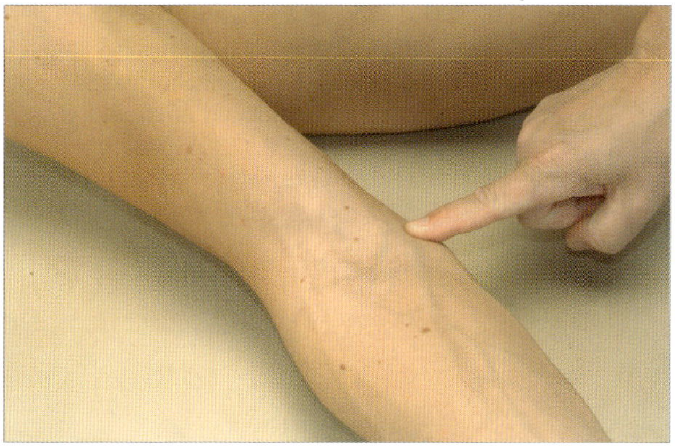

Abb. 4.7 Lacertus fibrosus des M. biceps brachii

M. brachialis und Proc. coronoideus ulnae

Anatomie

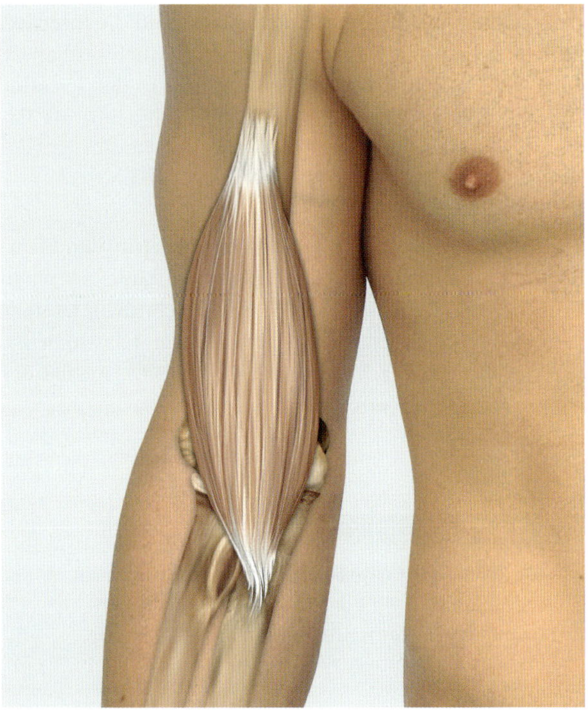

Abb. 4.8 M. brachialis

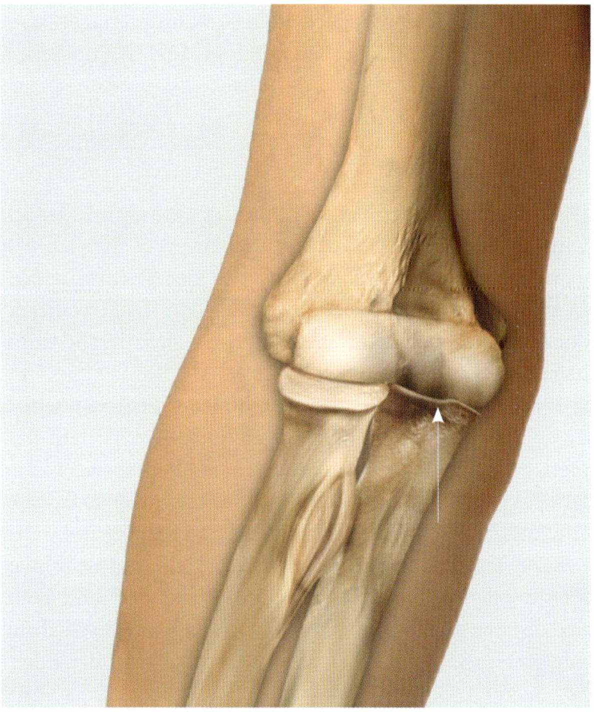

Abb. 4.9 Proc. coronoideus ulnae

M. brachialis

U: distale Vorderfläche des Humerus, Septa intermusculare laterale und mediale
A: Tuberositas ulnae
I: N. musculocutaneus (C5–C6), zu einem kleinen Teil über den N. radialis (C5–C6)
F: Ellenbogenflexion

Pathologie

- Der M. brachialis ist der wichtigste Flexor des Ellenbogengelenks, unabhängig von Pro- und Supinationsbewegungen ist er der Hauptlastenträger bei flektiertem Ellenbogen. Bei einer Verletzung (Z. b. distaler **Humerusfraktur**) kann diese Funktion eingeschränkt sein.
- Nach Traumata können **heterotope Ossifikationen**, oft im Bereich des M. brachialis entstehen (Tsuno u. Shu 1990). Kölbl et al. (2003) beschreiben beispielsweise das Auftreten von ektopen Ossifikationen nach Ellenbogengelenksluxationen in 30 % der Fälle.

Hinweis

Der M. brachialis bildet zusammen mit dem M. brachioradialis den Radialtunnel, in dem der N. radialis verläuft (► S. 181 f.).

Proc. coronoideus ulnae

Der Proc. coronoideus ulnae begrenzt ventral die Incisura trochlearis und somit das Humeroulnargelenk an der Ulna. Neben der Begrenzung des Gelenks dient der Processus als Ursprung für den M. flexor digitorum superficialis und den M. pronator teres.

Beschreibung der Palpation

ASTE

Der Patient sitzt aufrecht auf einem Hocker neben der Behandlungsbank, der Unterarm ist in Flexion und Supination auf der Behandlungsbank gelagert.

Die Palpation kann auch in Rückenlage durchgeführt werden.

Durchführung

Mit dem Daumen und den Fingern tastet der Therapeut die mediale und laterale Begrenzung des distalen M. biceps brachii quer zum Faserverlauf (► S. 151). Greift er am distalen Übergang von Muskel und Sehne etwas breiter und nach dorsal, so palpiert er die Ränder des M. brachialis.

Weiter distal in der Ellenbogenbeuge kann medial und lateral unter der Bizepssehne der M. brachialis palpiert werden. Die Palpation des Ansatzes an der Tuberositas ulnae und am Proc. coronoideus ulnae ist kaum möglich.

Der Proc. coronoideus ulnae wird mit gestütztem Zeigefinger medial der Bizepssehne palpiert.

Palpationsqualität

Vom M. brachialis sind nur die Ränder des Muskels im distalen Bereich deutlich als weiche Struktur palpierbar, da er großteils vom M. biceps brachii überdeckt wird.

Der Proc. coronoideus ist nicht direkt palpierbar. Er ist als harte knöcherne Struktur durch die Flexoren hindurch tastbar.

Differenzierung

Umgreift der Therapeut die distale Sehne des M. biceps brachii und spannt der Patient bei Ellenbogenflexion alternierend in die Supination und Pronation, so wird bei der Supination eine Spannungserhöhung in der Bizepssehne palpiert. Bei Pronation entspannt diese Sehne und es kann eine Tonuserhöhung des M. brachialis ertastet werden.

Lateral grenzt der Muskel an den M. brachioradialis, medial an den M. pronator teres.

Hinweis

Die Bedeutung des Proc. coronoideus ulnae wird oft unterschätzt, dabei hat der Knochen eine wichtige stabilisierende Aufgabe im Ellenbogen. In Extensionsstellung wird der Proc. coronoideus ulnae zusammen mit dem Radiusköpfchen zu einem wichtigen Kraftträger (Lindemann-Sperfeld et al. 2002).

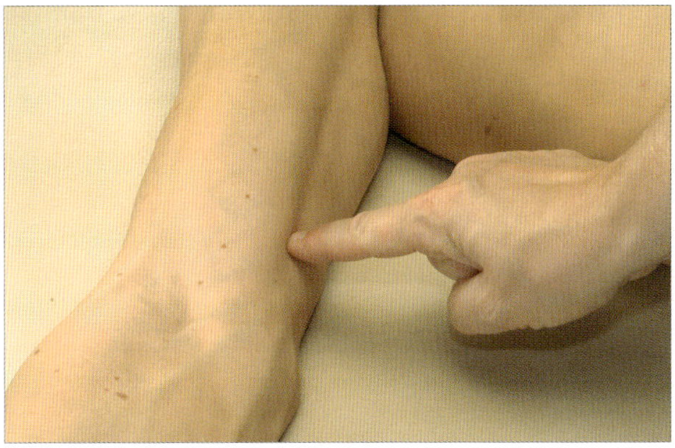

Abb. 4.10 Medialer Muskelrand des M. brachialis

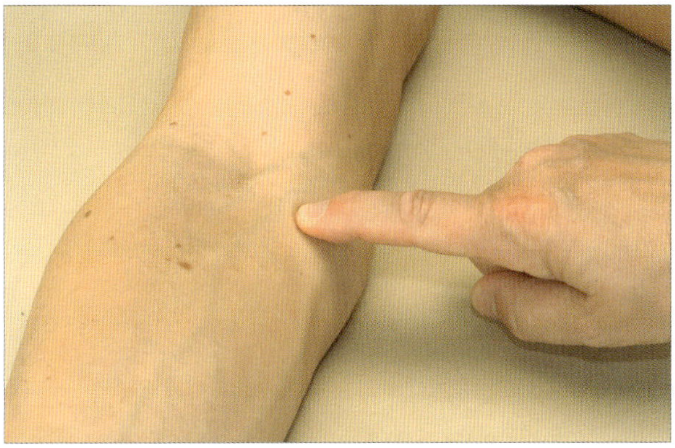

Abb. 4.11 Ansatz des M. brachialis

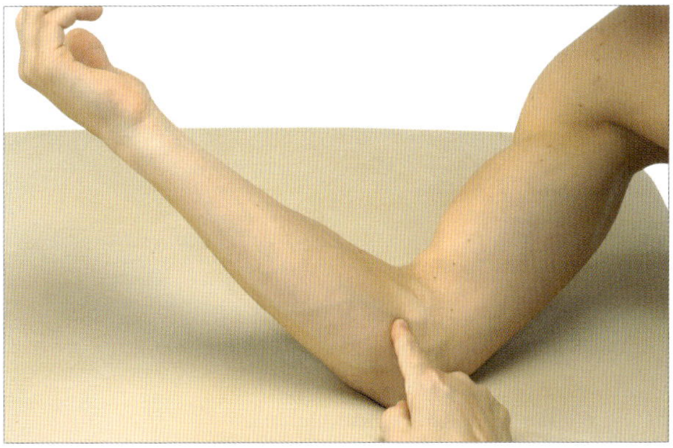

Abb. 4.12 Proc. coronoideus ulnae

Mm. flexores carpi radialis und ulnaris, M. palmaris longus und M. flexor digitorum superficialis

Anatomie

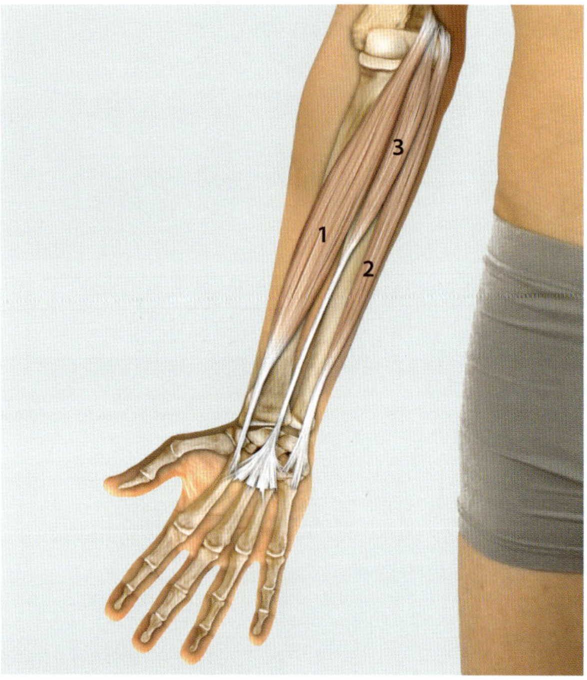

Abb. 4.13 Mm. flexores carpi radialis (**1**) und ulnaris (**2**), M. palmaris longus (**3**)

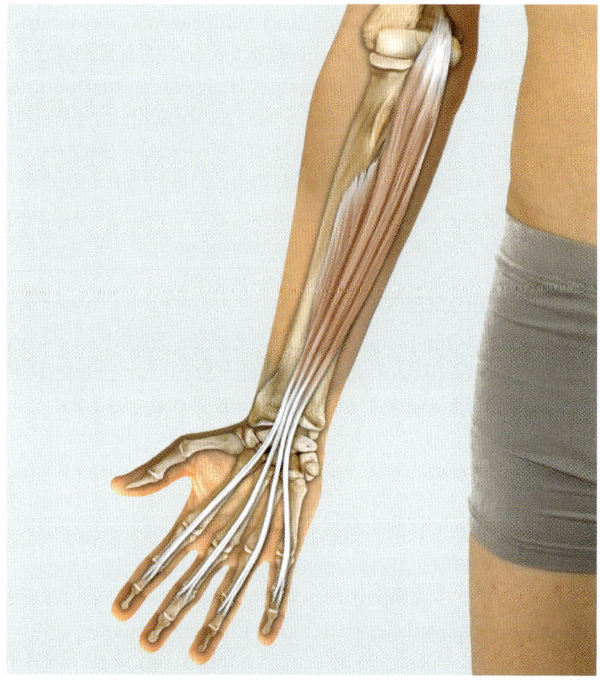

Abb. 4.14 M. flexor digitorum superficialis

M. flexor carpi radialis

U: Epicondylus medialis des Humerus
A: Palmarfläche der Basis des Os metacarpi II
I: N. medianus (C6–C8)
F:
- Palmarflexion des Handgelenks
- Radialabduktion des Handgelenks

M. flexor carpi ulnaris

U:
- Caput humerale: Epicondylus medialis des Humerus
- Caput ulnare: Olecranon der Ulna

A: Hamulus ossis hamati, Basis des Os metacarpi V
I: N. ulnaris (C7–T1)
F:
- Palmarflexion des Handgelenks
- Ulnarabduktion des Handgelenks

M. palmaris longus

U: Epicondylus medialis des Humerus
A: Palmaraponeurose der Hand
I: N. medianus (C8–T1)
F:
- Palmarflexion des Handgelenks
- Spannen der Palmaraponeurose

Hinweis

Der Muskel fehlt bei einer großen Anzahl der Bevölkerung, die Palmaraponeurose ist dennoch vorhanden.

M. flexor digitorum superficialis

U:
- Caput humerale: Epicondylus medialis des Humerus
- Caput ulnare: Proc. coronoideus
- Caput radiale: distal der Tuberositas radii

A: an den Seiten der Mittelphalangen der Finger II–V
I: N. medianus (C7–T1)
F:
- geringe Ellenbogenflexion
- Flexion des Handgelenks
- Flexion der Grund- und Mittelgelenke der Finger II–V

Pathologie

Die Sehnen des M. flexor digitorum superficialis ziehen zusammen mit dem N. medianus durch den Karpaltunnel. Bei Verletzungen oder ödematösen Veränderungen dieser Sehnen, kann es zu Kompressionssymptomatiken des N. medianus kommen (**Karpaltunnelsyndrom**).

Beschreibung der Palpation

ASTE

Der Patient sitzt aufrecht auf einem Hocker neben der Behandlungsbank, der Unterarm ist in Flexion und Supination auf der Behandlungsbank gelagert.

Durchführung

Distal vom Ursprung des M. pronator teres (▶ S. 156) und der Epicondylusspitze tastet der Therapeut mit flächig angesetzten Fingern die gemeinsame Flexorensehne am Epicondylus medialis humeri. Die Muskelbäuche verlaufen diagonal und sind schwer voneinander zu unterscheiden. Die Palpation der Ansätze wird im Kapitel Hand beschrieben (▶ S. 188 f.)

Palpationsqualität

Die Flexoren zeigen eine gemeinschaftliche feste Sehnenplatte. Die muskulären Strukturen sind unter der Haut als weiche Strukturen deutlich zu palpieren.

Differenzierung

Werden die Finger diagonal in Richtung Thenar an den Epicondylus medialis humeri angelegt, kann anhand der Lokalisation und individuellen Muskelanspannung eine Differenzierung der Muskelbäuche durchgeführt werden (◘ Abb. 4.18):

- M. pronator teres: unter dem Zeigefinger, Anspannung in Pronation
- M. flexor carpi radialis: unter dem Mittelfinger, Anspannung in Radialabduktion und leichter Palmarflexion
- M. palmaris longus: unter dem Ringfinger, Anspannung in Palmarflexion, indem Daumen und Kleinfinger aufeinandergedrückt werden
- M. flexor digitorum superficialis: unter dem M. palmaris longus, Anspannung in Fingerflexion
- M. flexor carpi ulnaris: unter dem Kleinfinger, Anspannung in Ulnarabduktion und leichter Palmarflexion

Eine andere Möglichkeit besteht darin, die Palpation der Sehnen von distal durchzuführen und dem Muskelverlauf nach proximal zu folgen (▶ Palpation der Ansätze im Kapitel Hand, S. 188 ff.).

Hinweis

Durch Überlastung an den Sehnen kommt es zu einer **Epicondylitis medialis humeri** (Werfer- oder Golferellenbogen).

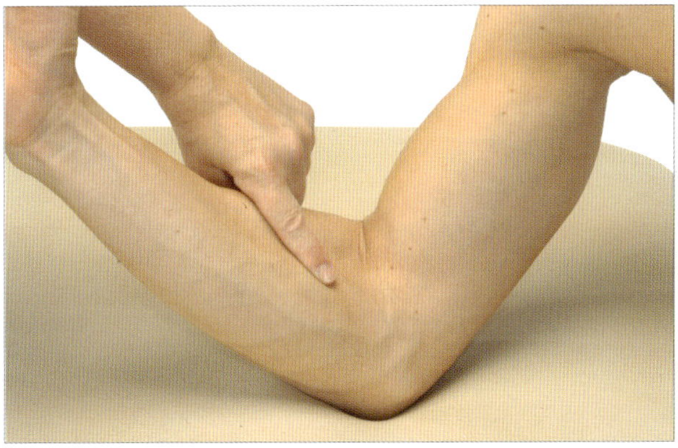

◘ **Abb. 4.15** Muskelbauch des M. flexor carpi radialis

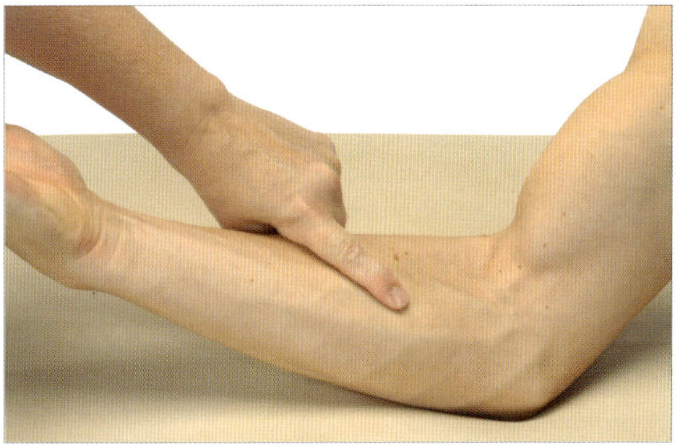

◘ **Abb. 4.16** Muskelbauch des M. flexor carpi ulnaris

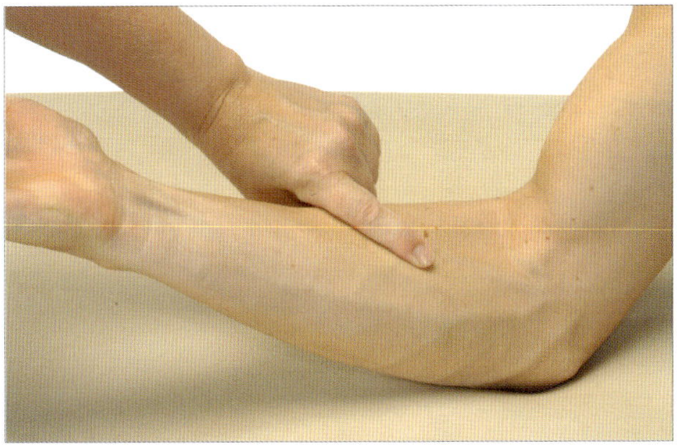

◘ **Abb. 4.17** Muskelbauch des M. flexor digitorum superficialis

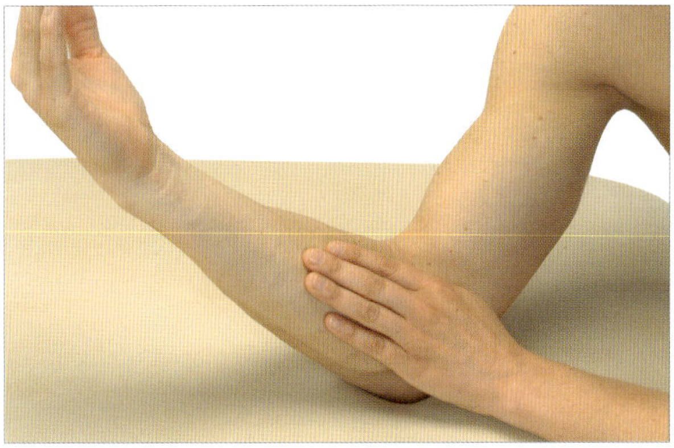

◘ **Abb. 4.18** Handhaltung zur Differenzierung der Muskulatur

M. pronator teres und M. pronator quadratus

Anatomie

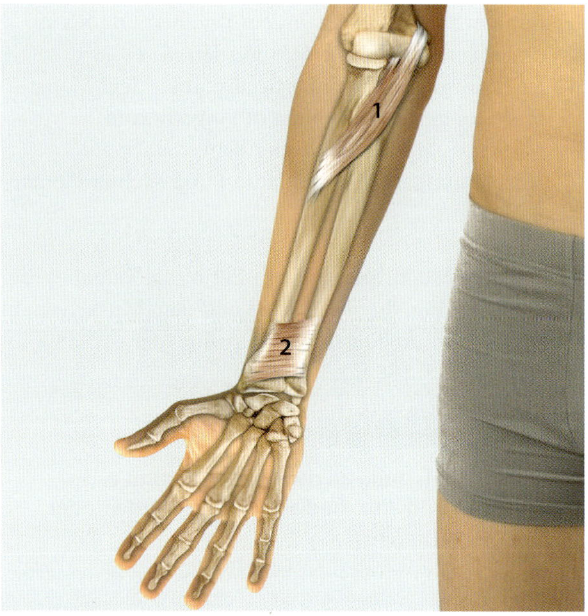

Abb. 4.19 M. pronator teres (1), M. pronator quadratus (2)

M. pronator teres

U:
- Caput humerale: Epicondylus medialis des Humerus und Septum intermusculare medialis
- Caput ulnare: Proc. coronoideus

A: Tuberositas pronatoria des Radius

I: N. medianus (C6–C7)

F:
- schwache Flexion des Ellenbogengelenks
- Pronation des Unterarms

M. pronator quadratus

U: distales Viertel der Palmarseite der Ulna

A: distales Viertel der Palmarseite des Radius

I: N. medianus (C8-T1)

F:
- Unterarmpronation
- Sicherung des distalen Radioulnargelenks

Beschreibung der Palpation

ASTE

Der Patient sitzt aufrecht auf einem Hocker neben der Behandlungsbank, der Unterarm ist auf der Behandlungsbank in Supination gelagert.

Die Palpation kann auch in Rückenlage durchgeführt werden.

Durchführung

Der Therapeut palpiert den M. pronator teres mit flächig angelegtem Daumen bei intermittierender Pronationsspannung gegen einen Widerstand vom Epicondylus medialis humeri in Richtung M. brachioradialis nach distal-radial.

Der M. pronator quadratus liegt distal am Unterarm in der Tiefe und wird von den Flexoren überdeckt. Er kann somit kaum direkt palpiert werden.

Palpationsqualität

Der M. pronator teres bildet zusammen mit den Flexoren einen breiten sehnigen Ursprung am Epicondylus medialis. Der Muskelbauch ist unter seiner Funktion gegen Widerstand in seinem diagonalen Verlauf als feste muskuläre Struktur deutlich zu tasten.

Differenzierung

Der M. pronator teres lässt sich über seine Lokalisation und Funktion von den Finger- und Handgelenksflexoren am Epicondylus medialis unterscheiden: er nimmt seinen Ursprung proximal am Epicondylus. Bei kräftiger Pronation ist er in Ellenbogenflexionsstellung als ulnare Grenze der Fossa cubiti gut zu palpieren.

Der M. pronator quadratus ist nur über seine anatomische Lage zu differenzieren.

Hinweis

Der humerale Anteil des M. pronator teres zeigt Verbindung mit dem Lig. collaterale ulnare (Putz et al. 2003).

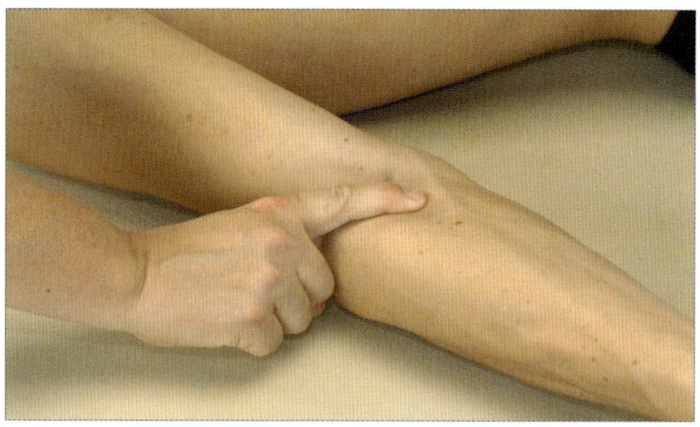

Abb. 4.20 M. pronator teres

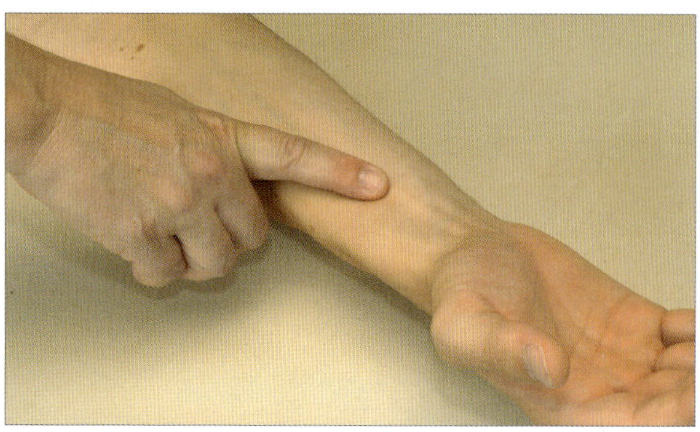

Abb. 4.21 M. pronator quadratus

Lig. collaterale ulnare (Partes anterior, posterior und medialis)

Anatomie

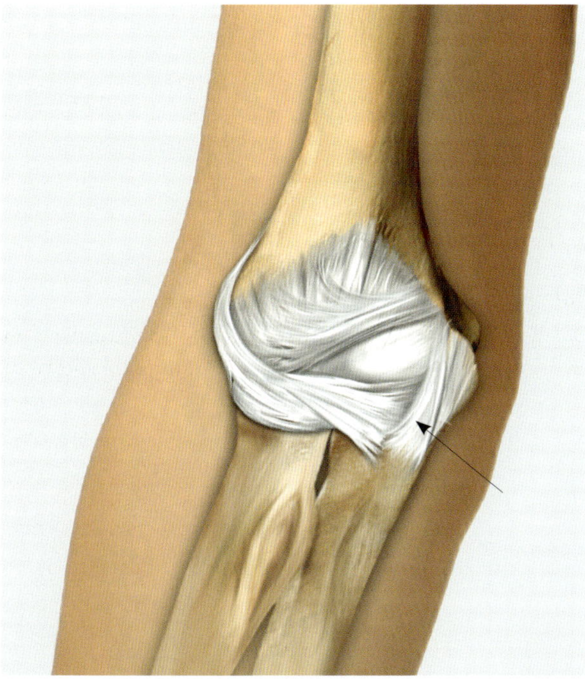

Abb. 4.22 Lig. collaterale ulnare

Lig. collaterale ulnare, Pars anterior

Das Lig. collaterale ulnare, Pars anterior verläuft vom Epicondylus medialis humeri zum Proc. coronoideus ulnae. Es stabilisiert das Ellenbogengelenk in die Extension und gegen Valgusstress.

Lig. collaterale ulnare, Pars posterior

Das Lig. collaterale ulnare, Pars posterior verläuft vom Epicondylus medialis humeri zum Seitenrand des Olecranon. Somit wird das Gelenk in die Flexion und gegen Valgusstress stabilisiert.

Pathologie

Der **N. ulnaris** verläuft unter diesem Band. Bei einer Verletzung kann es auch zur Schädigung des Nervs kommen.

Lig. collaterale ulnare, Pars medialis

Das Lig. collaterale ulnare, Pars medialis erstreckt sich zwischen dem Olecranon und dem Proc. coronoideus ulnae.

Beschreibung der Palpation

ASTE

Der Patient sitzt aufrecht auf einem Hocker neben der Behandlungsbank, der Unterarm ist auf der Behandlungsbank gelagert.

Durchführung

Da das Ligament zum Teil von Muskulatur überdeckt wird, kann der Therapeut den Verlauf nur erahnen:
- nach distal, ventral zur Basis des Proc. coronoideus (Pars anterior);
- nach distal, dorsal zum Olecranon (Pars posterior);
- quere Fasern verbinden beide Anteile (Pars medialis).

Palpationsqualität

Das Band liegt nicht oberflächlich und ist daher nicht direkt tastbar, am ehesten lassen sich die zum Olecranon verlaufenden Anteile als feste Strukturen tasten.

Differenzierung

Eine Differenzierung zu den umliegenden Strukturen ist aufgrund der Lage schwierig. Am günstigsten orientiert sich der Therapeut über den anatomischen Verlauf.

Hinweis

- Die Ligg. collaterale ulnare und radiale sind kräftige Bänder, die in die Gelenkkapsel ausstrahlen. Durch ihren fächerförmigen Verlauf bieten sie dem Gelenk in allen Positionen Stabilität.
  Die Funktion der beiden festeren Anteile des Lig. collaterale ulnare sieht die Gruppe um Putz wie folgt:
  - die Pars posterior ist in der endgradigen Flexion gespannt,
  - die Pars anterior in der endgradigen Extension.
- Es gibt kontroverse Diskussionen, welches Kollateralband größere Stabilität bei einem Sturz oder Trauma bietet. Der größere Querschnitt und die geringere Häufigkeit von Valgusverletzungen spricht für das ulnare Band (vgl. Putz et al. 2003). Andere sehen das häufigere Rupturieren des radialen Bandes als Indikator für dessen bedeutsamere Rolle (vgl. Putz et al. 2003, zit. n. O´Driscoll).

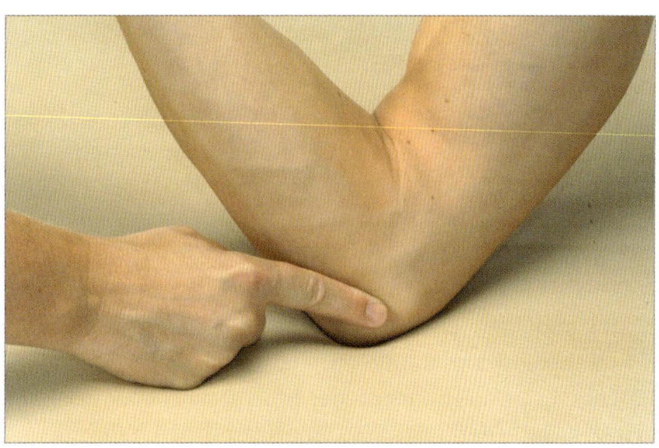

Abb. 4.23 Lig. collaterale ulnare

Art. humeroulnaris, Epicondylus medialis humeri, Crista supracondylaris medialis und Sulcus nervi ulnaris

Anatomie

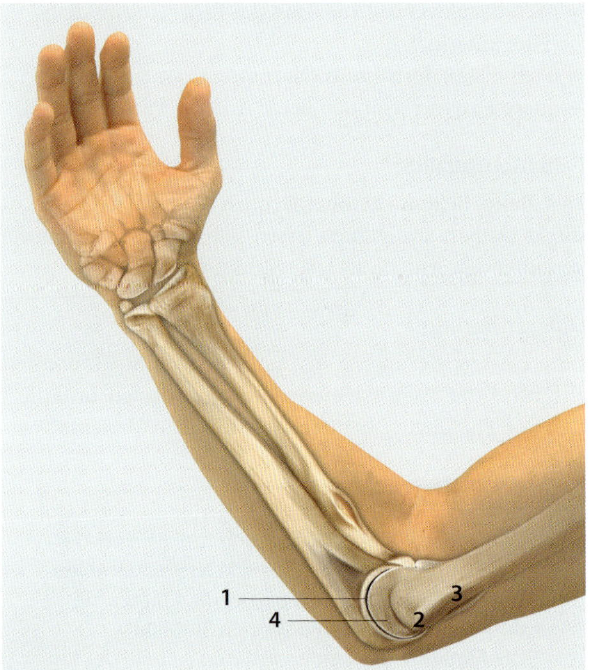

Abb. 4.24 Art. humeroulnaris (**1**), Epicondylus medialis humeri (**2**), Crista supraepicondylaris medialis (**3**) und Sulcus nervi ulnaris (**4**)

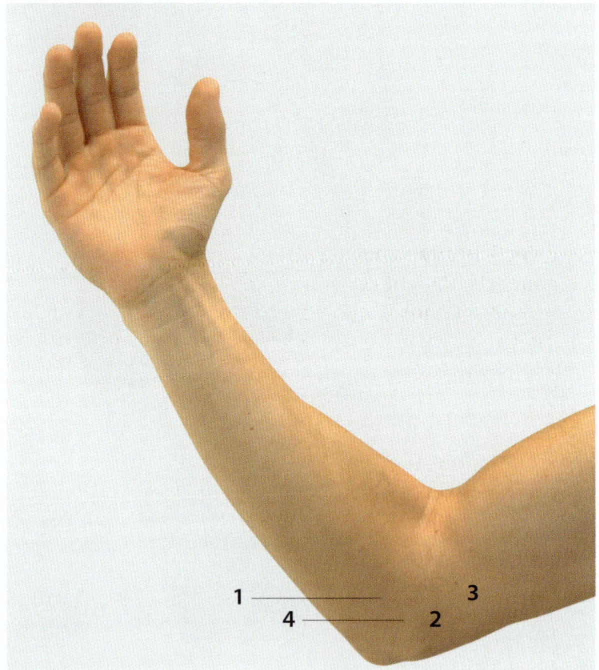

Abb. 4.25 Topografische Lage der Strukturen

Art. humeroulnaris

Die Art. humeroulnaris ist Teil des Ellenbogengelenks, das sich aus drei Gelenkkörpern zusammensetzt und eine gemeinsame Gelenkkapsel besitzt. Neben diesem Gelenk besteht es aus der Art. humeroradialis und der Art. radioulnaris proximalis. Die Art. humeroulnaris ist ein Scharniergelenk, das flexorisch-extensorisch bewegt werden kann. Es wird von der Trochlea humeri gebildet, die mit der Incisura trochlearis der Ulna artikuliert. Die Trochlea humeri weist eine Rinne auf, in die die Incisura greift und sie als Führungsrinne nutzt.

Pathologie

Ähnlich wie die Baker-Zyste am Kniegelenk können sich im Ellenbogengelenk bei entzündlichen Prozessen Zysten bilden (Lerch et al. 2003).

Epicondylus medialis

Der Epicondylus medialis ist die prominenteste und distalste Knochenvorwölbung auf der medialen Seite des Humerus. Er ist mächtiger als der Epicondylus lateralis. Er bildet das Dach des Sulcus N. ulnaris und ist Ursprungsstelle folgender Unterarmmuskeln: M. pronator teres, M. flexor carpi radialis, M. flexor carpi ulnaris, M. palmaris longus und M. flexor digitorum superficialis.

Crista supracondylaris medialis

Die Crista supracondylaris medialis setzt sich nach kranial vom Epicondylus medialis fort und bildet somit den Übergang zur Margo medialis, die die Facies medialis humeri begrenzt.

Sulcus nervi ulnaris

Medial des Olecranon und kaudal des Epicondylus medialis humeri befindet sich der Sulcus nervi ulnaris. Diese knöcherne Rinne dient dem N. ulnaris als „Straße" um den Ellenbogen.

Pathologie

Aufgrund der oberflächlichen Lage und des knöchernen Untergrundes ist der **N. ulnaris** hier besonders verletzungsanfällig.

Beschreibung der Palpation

ASTE

Der Patient sitzt aufrecht auf einem Hocker neben der Behandlungsbank, der Unterarm ist in Supination auf der Behandlungsbank gelagert.

Durchführung

Der Therapeut palpiert mit gestütztem Zeigefinger entlang der ulnaren Unterarmseite nach proximal und gelangt auf den Epicondylus medialis humeri, der proximal Richtung Crista supracondylaris medialis ausläuft.

Unterhalb des Epicondylus medialis humeri setzt er mit der radialen Zeigefingerkante an und palpiert den Gelenkspalt der Art. humeroulnaris.

Dorsal des Epicondylus medialis humeri kann er mit gestütztem Zeigefinger den Sulcus nervi ulnaris tasten.

Praxistipp

Beim Anstoßen im Sulcus nervi ulnaris merkt der Patient kurze neurale Sensationen („Musikknochen"). Auch bei zu starker Palpation melden Patienten ein „Prickeln" und Taubheit in Richtung mediale Handseite.

Palpationsqualität

Der Epicondylus medialis ist als prominenter harter Knochenvorsprung palpierbar. Ebenso die nach proximal auslaufende Crista supracondylaris. Der Gelenkspalt der Art. humeroradialis ist undeutlich zu tasten. Der N. ulnaris ist im Sulcus, obwohl er hier ligamentär überdeckt wird, sehr druckempfindlich. Daher sollte sehr vorsichtig palpiert werden.

Differenzierung

Lässt der Therapeut den Patienten alternierend in die Palmarflexion und Ulnarabduktion anspannen, so kann er den Flexoren zum Epicondylus medialis humeri folgen.

Der Gelenkspalt der Art. humeroulnaris befindet sich ca. ein bis eineinhalb Patientenquerfinger unterhalb des Epicondylus medialis humeri.

Der Sulcus nervi ulnaris liegt genau zwischen Epicondylus medialis humeri und dem Olecranon.

Hinweis

In Extension liegen die Epikondylen und das Olecranon auf einer Linie, in Flexion bilden sie ein gleichschenkeliges Dreieck (das **„Huetersche Dreieck"**).

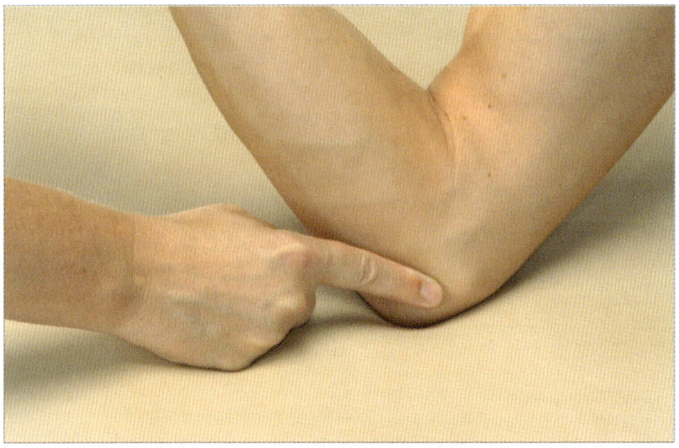

Abb. 4.26 Epicondylus medialis humeri

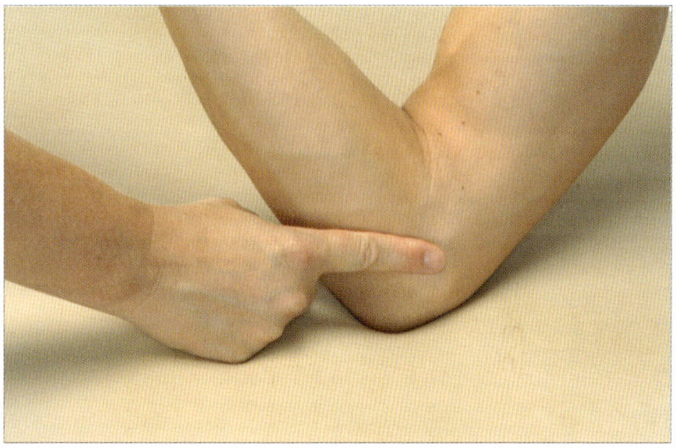

Abb. 4.27 Crista supracondylaris medialis

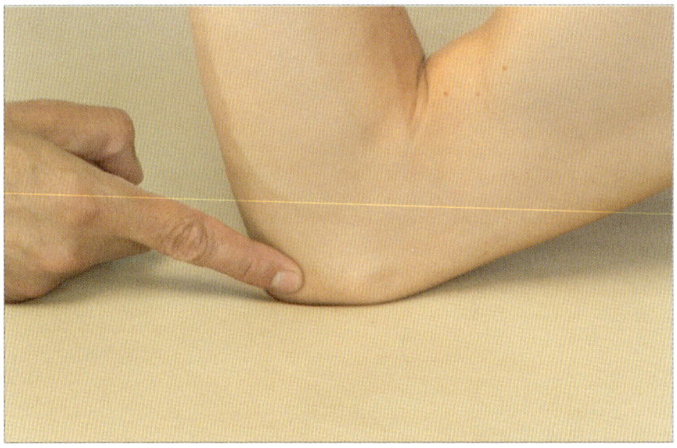

Abb. 4.28 Art. humeroulnaris

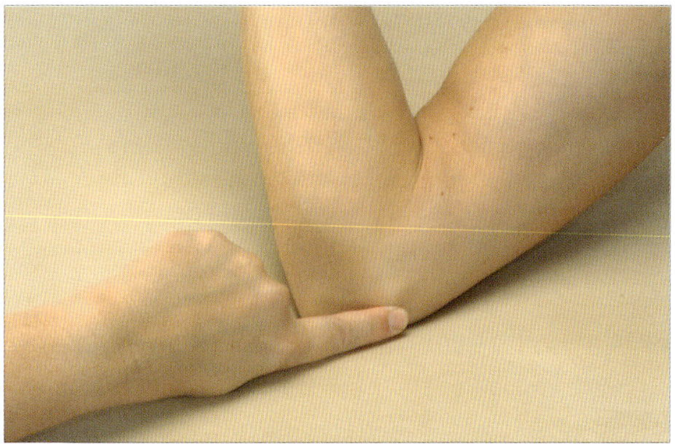

Abb. 4.29 Sulcus n. ulnaris

N. medianus

Anatomie

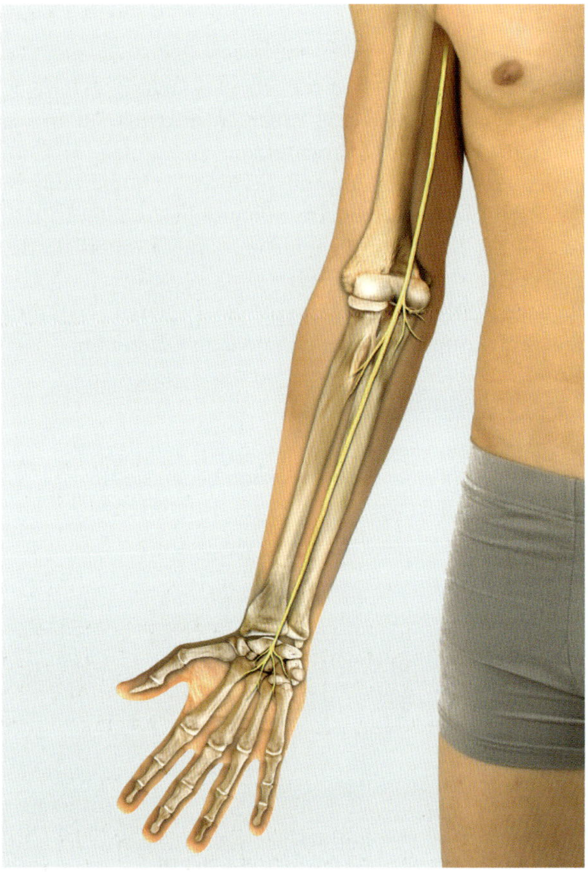

Abb. 4.30 N. medianus

N. medianus (C6–T1), Ellenbogen-Region

Der N. medianus verläuft im Sulcus bicipitalis medialis oberhalb der A. brachialis zur Ellenbeuge, durchläuft diese und zieht zwischen Caput humerale und Caput ulnare des M. pronator teres hindurch nach distal. Er verläuft auf dem M. flexor digitorum profundus zum Karpaltunnel.

Pathologie

Der N. medianus zieht durch die beiden Köpfe des M. pronator teres. Bei einer Kontraktur oder Hypertrophie dieser Muskulatur kann der Nerv in dieser Region komprimiert werden.

Beschreibung der Palpation

ASTE

Der Patient sitzt aufrecht auf einem Hocker neben der Behandlungsbank, der Unterarm ist in Supination auf der Behandlungsbank gelagert.

Durchführung

Der Therapeut startet im Sulcus bicipitalis und tastet mit dem Zeigefinger quer zum Verlauf den N. medianus bis in die Ellenbogenbeuge, wo er sich ulnar der Bizepssehne und direkt medial der A. brachialis befindet (Abb. 4.31).

Palpationsqualität

Der N. medianus ist als „Spaghetti al dente" deutlich zu tasten.

Differenzierung

In der Ellenbogenbeuge orientiert sich der Therapeut an der Pulsation der A. brachialis (► S. 162 f.) und tastet medial davon den N. medianus. Wird der Ellenbogen gestreckt und das Handgelenk dorsal extendiert, ist der Nerv deutlicher zu palpieren.

Die Palpation des Nervs sollte sanft durchgeführt werden.

Hinweis

Druckläsionen des N. medianus im proximalen Bereich (z. B. zwischen den beiden Muskelbäuchen des M. pronator teres) ergeben bei Faustschluss eine **„Schwurhand"**, bei Läsionen im distalen Bereich (z. B. **Karpaltunnelsyndrom**) zeigt der Patient Schwierigkeiten beim Umgreifen von runden Gegenständen (**„Flaschenzeichen"**).

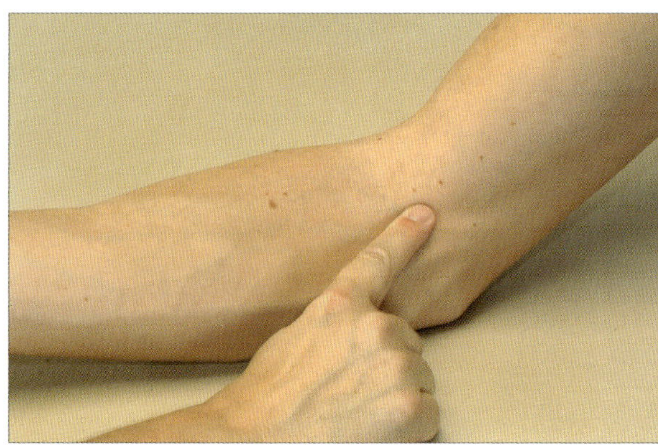

Abb. 4.31 Palpation des N. medianus in der Fossa cubiti

N. ulnaris

Anatomie

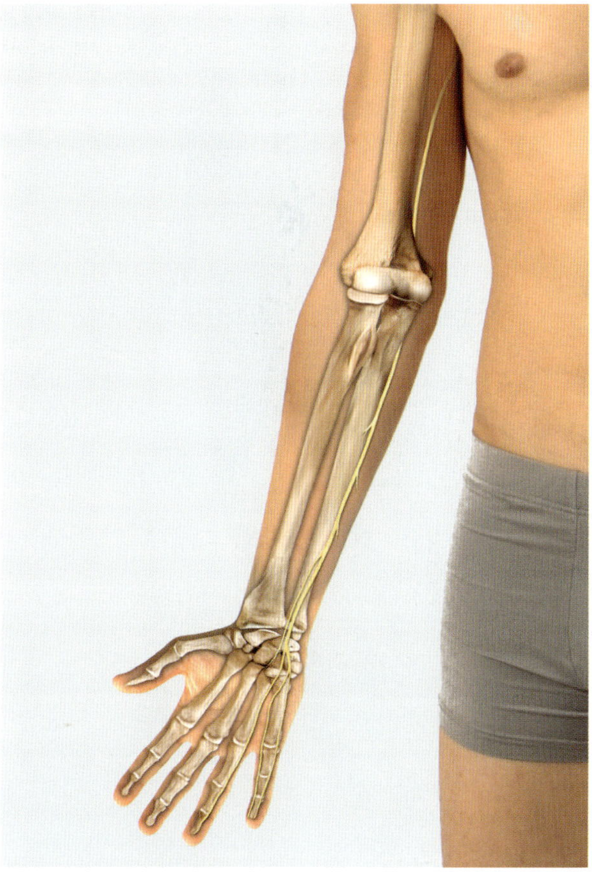

Abb. 4.32 N. ulnaris

N. ulnaris (C8–T1), Ellenbogen-Region

Auf der medialen Seite des Gelenks verläuft der N. ulnaris durch den Sulcus nervi ulnaris um das Ellenbogengelenk und zieht zwischen den beiden Köpfen des M. flexor carpi ulnaris nach distal.

Pathologie

- Bei Verletzungen oder Kontrakturen des M. flexor carpi ulnaris kann es hier zur Kompression kommen. Folgen sind sensible Ausfälle im Bereich des Hypothenars und des 4./5. Fingers sowie Bildung einer so genannten **„Krallenhand"** durch Lähmung der intrinsischen Muskulatur.
- Mechanische Schädigungen des N. ulnaris im Bereich des Ellenbogengelenks werden oft als **Sulcus ulnaris-Syndrom** klassifiziert. Es sind Kompressionen des Nervs im Bereich des Sulcus bis zum Arcus tendineus des M. flexor carpi ulnaris (vgl. Leitlinien der Dt. Ges. f. Handchirurgie 2001).
- Laut Arle und Zager (2000) ist die **Ulnarisneuropathie** die zweithäufigste Mononeuropathie nach dem Karpaltunnelsyndrom.

Beschreibung der Palpation

ASTE

Der Patient sitzt aufrecht auf einem Hocker neben der Behandlungsbank, der Unterarm ist in Supination auf der Behandlungsbank gelagert.

Durchführung

Der Therapeut palpiert den Nerv im Bereich des Sulcus nervi ulnaris (► S. 158 f.), etwas oberhalb der Rinne zwischen Olecranon und Epicondylus medialis humeri (Abb. 4.33).

Die Palpation des Nervs sollte sanft durchgeführt werden.

Palpationsqualität

Der Nerv befindet sich tief im Sulcus, er ist direkt oberhalb des Sulcus als feine Kordel tastbar, ist aber sehr druckempfindlich.

Differenzierung

Zur Orientierung dienen das Olecranon (► S. 178 f.) und der Epicondylus medialis humeri (► S. 156). Dazwischen befindet sich der Sulcus, direkt oberhalb ist der Nerv am deutlichsten zu palpieren.

Praxistipp

Als typische Zeichen für eine Ulnarisneuropathie werden das **Wartenberg**- und das **Froment-Zeichen** beschrieben. Ersteres äußert sich durch Ausfall des M. interosseus palmaris III in einer Abduktion des Kleinfingers. Letzteres zeigt sich z. B. beim Festhalten eines Blattes Papier. Dabei beugt der Patient das interphalangeale Daumengelenk gegen den Zeigefinger an, da der M. adductor pollicis ausfällt (Coppieters et al. 2004).

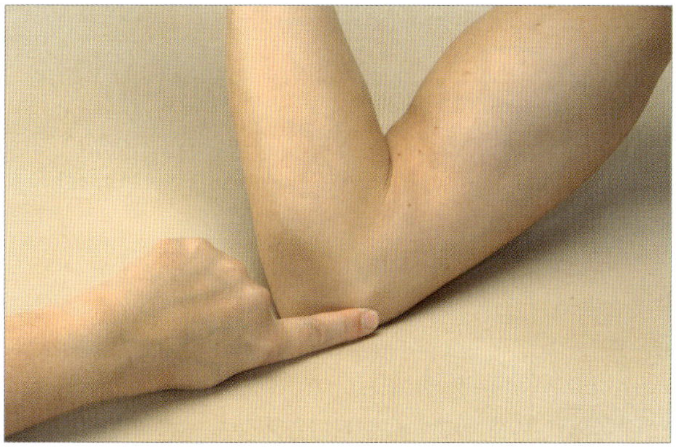

Abb. 4.33 Palpation des N. ulnaris im Sulcus

4

Vasa brachialia: A. brachialis, V. basilica, V. mediana cubiti und V. cephalica

Anatomie

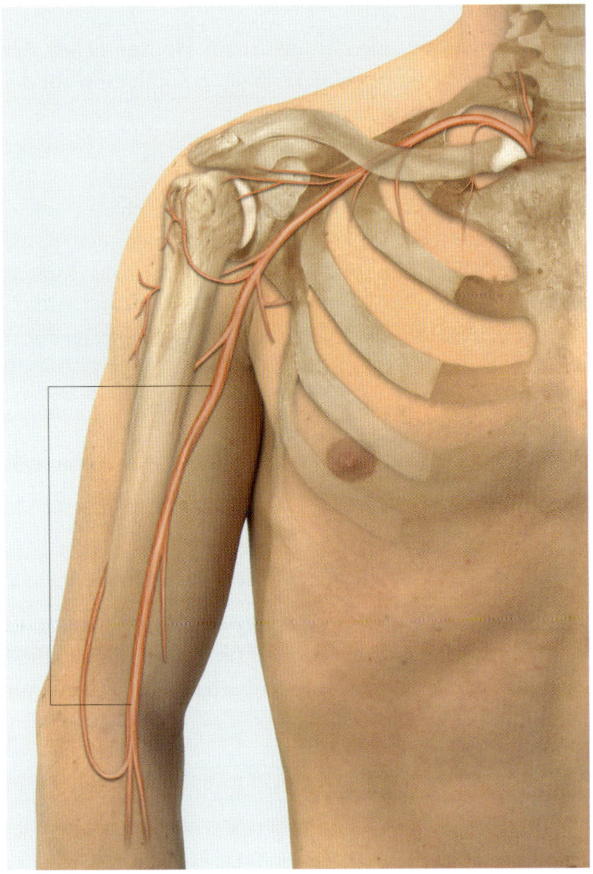

Abb. 4.34 A. brachialis

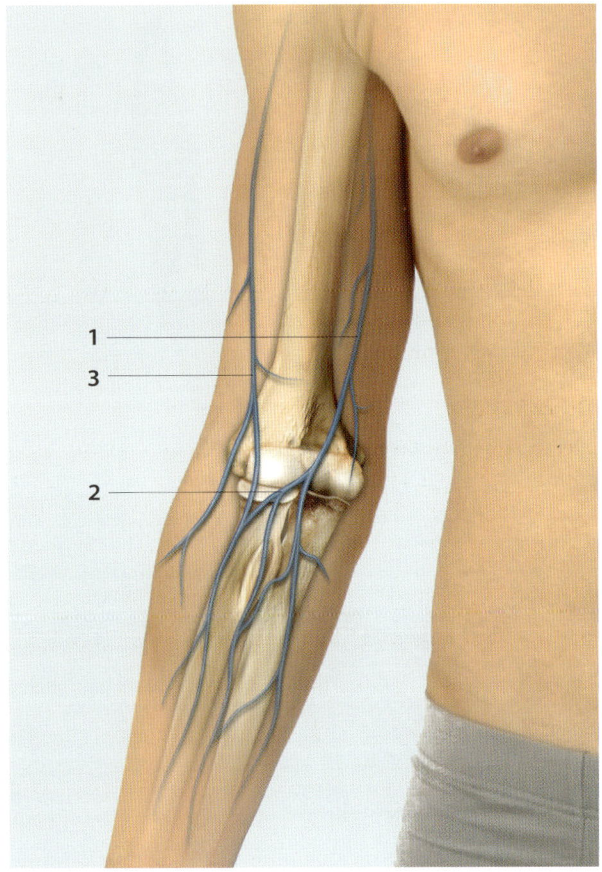

Abb. 4.35 V. basilica (**1**), V. mediana cubiti (**2**) und V. cephalica (**3**)

A. brachialis

Die A. brachialis ist die direkte Fortsetzung der A. axillaris (aus der A. subclavia). Sie verläuft durch den Sulcus bicipitalis medialis, der in der Tiefe durch den M. biceps brachii und den M. brachialis sowie vom Septum intermusculare begrenzt wird. Im Bereich der Ellenbeuge teilt sich die A. brachialis in die A. radialis und A. ulnaris.

Praxistipp

In Notfallsituationen kann die A. brachialis gut im Sulcus bicipitalis gegen den Humerus abgebunden werden.

V. basilica

Im Bereich der Ellenbeuge verläuft die V. basilica oberflächlich vental-medial am Unterarm, überquert den Lacertus fibrosus und gelangt medial des M. biceps brachii in den Sulcus bicipitalis medialis. Hier verläuft sie kranialwärts, durchläuft die Oberarmfaszie in der Mitte des Oberarms und gelangt zum Hiatus basilicus.

V. mediana cubiti

Die V. mediana cubiti befindet sich genau in der Ellenbeuge. Sie verläuft von lateral-kaudal nach medial-kranial und verbindet die V. cephalica mit der V. basilica. Auf ihrem Weg überquert sie die Ansatzsehne des M. biceps brachii.

V. cephalica

Die V. cephalica verläuft ventral-lateral am Unterarm. Sie liegt von ventral dem M. brachioradialis auf und verläuft entlang des Ansatzes des M. biceps brachii nach kranial. Am Oberarm verläuft sie lateral des M. biceps brachii und zieht dann in einer Rinne zwischen dem M. deltoideus und dem M. pectoralis major und mündet im Trigonum clavipectorale.

Hinweis

- Die Venen sind im Unterhautfettgewebe leicht verschieblich, daher spricht man auch von „Rollvenen".
- In seltenen Fällen kann die A. ulnaris oberflächlich verlaufen. Bei Injektionen ist darauf zu achten, dass diese Arterie nicht versehentlich getroffen wird.

Beschreibung der Palpation

ASTE

Der Patient sitzt aufrecht auf einem Hocker neben der Behandlungsbank, der Unterarm ist in Supination auf der Behandlungsbank gelagert.

Durchführung

Der Therapeut tastet ulnar der Bizepssehne mit dem Zeigefinger quer zum Gefäßverlauf die Vasa brachialia. Die A. brachialis (▣ Abb. 4.36), erkennbar an ihrer Pulsation, verläuft dort zusammen mit dem N. medianus und der V. brachialis.

An der Oberfläche ist die V. mediana cubiti sichtbar, die in die proximaler gelegene V. basilica mündet (▣ Abb. 4.37).

Palpationsqualität

Die Pulsation der A. brachialis ist deutlich direkt neben der Bizepssehne tastbar.

Differenzierung

Oberhalb der Ellenbogenbeuge sucht der Therapeut medial der Bizepssehne die Pulsation der A. brachialis, die bei gestrecktem Ellenbogen deutlicher wird. Direkt daneben werden beim „Beklopfen" der Region in der Fossa cubiti die venösen Strukturen deutlicher: radial die V. mediana cubiti und ulnar die V. basilica.

Hinweis

Die V. mediana cubiti, V. basilica und V. cephalica werden aufgrund ihrer oberflächlichen Lage und guten Zugänglichkeit gerne bei venösen Blutabnahmen punktiert.

Pathologie

In der Ellenbogenbeuge können Kompressionssymptome der Vasa brachialis und von neuralen Strukturen auftreten. Zusätzliche anteriore Muskelbündel des M. brachialis, M. coracobrachialis oder M. biceps brachii können diese Symptome verursachen (Paraskevas et al., 2008).

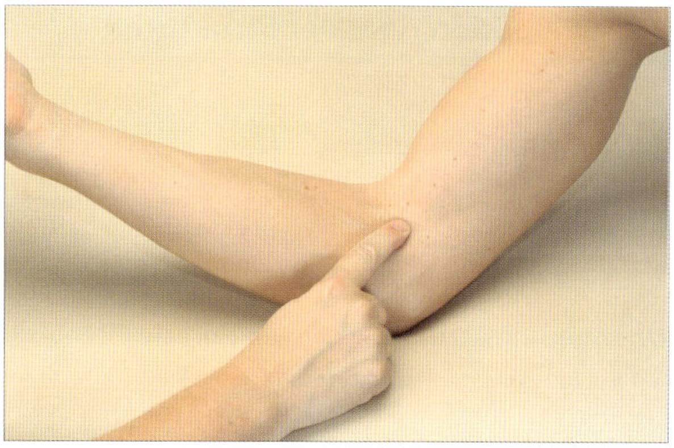

▣ **Abb. 4.36** Palpation der A. brachialis

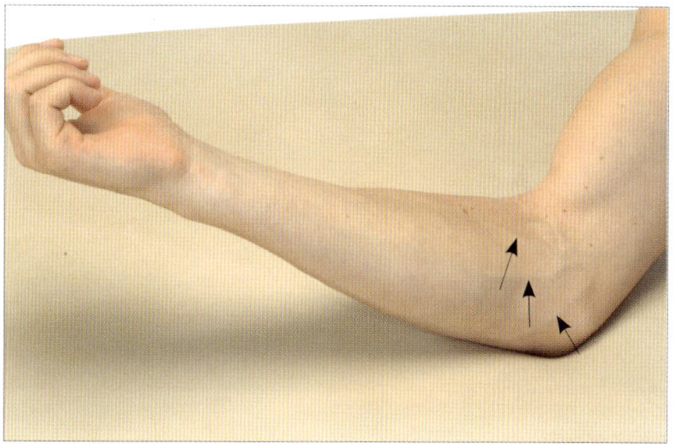

▣ **Abb. 4.37** Topografische Lage der Venen in der ventralen Ellenbogenregion

4.2 Palpation dorsaler Strukturen

4.2.1 Orientierungsstrukturen

Bevor die Palpation der einzelnen Strukturen durchgeführt wird, sollten die wichtigsten Orientierungsstrukturen für die dorsale Ellenbogen-Unterarm-Region palpiert werden.

Orientierungsstrukturen für die dorsale Ellenbogen-Unterarm-Region

- Epicondylus medialis humeri (**1**, ► S. 156)
- Epicondylus lateralis humeri (**2**, ► S. 180)
- Olecranon (**3**, ► S. 178)
- Caput radii (**4**, ► S. 176)
- Ansatzsehne des M. triceps brachii (**5**, ► S. 166)

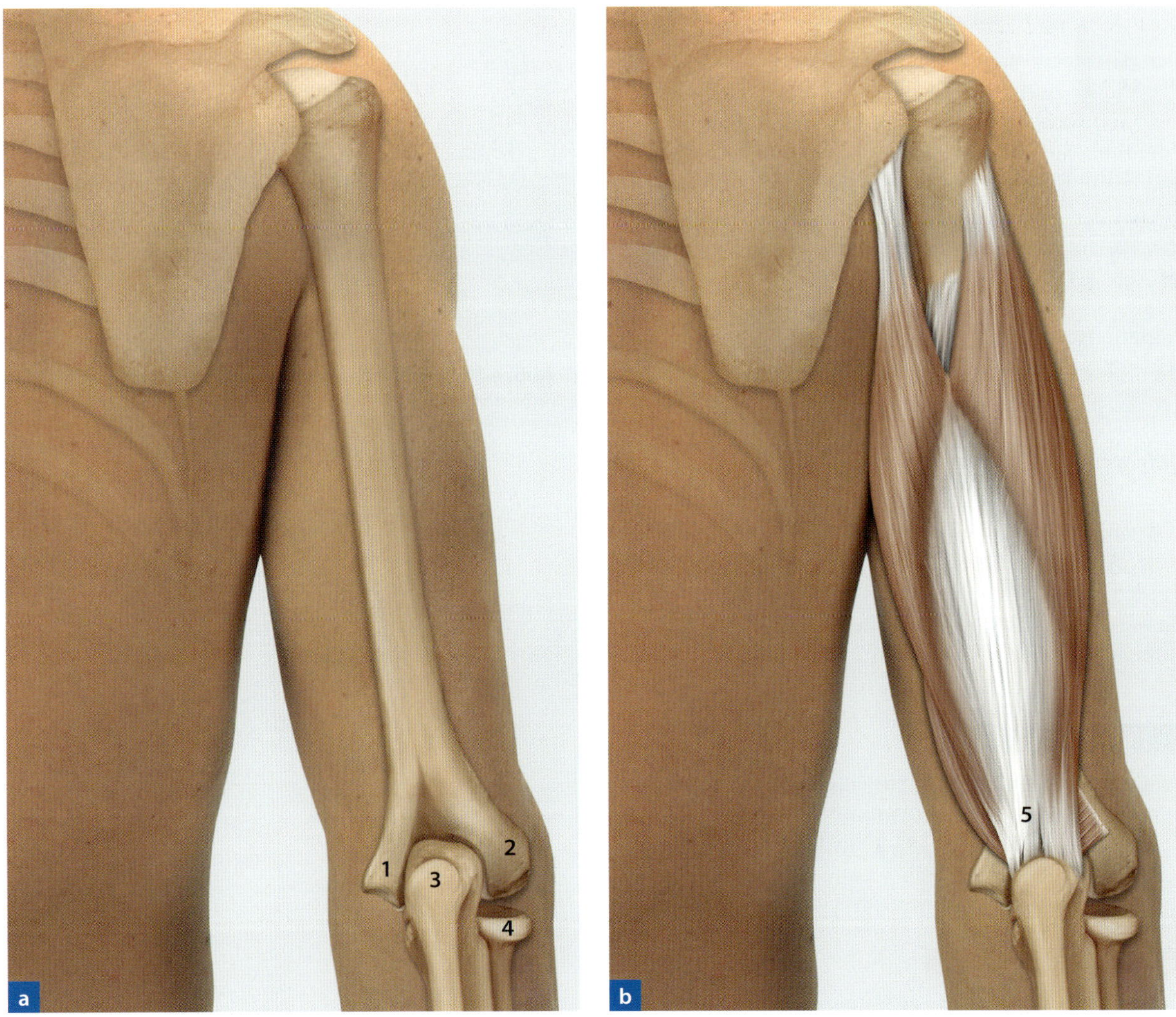

Abb. 4.38 a, b. Übersicht über die Orientierungsstrukturen für die dorsale Ellenbogen-Unterarm-Region

4.2.2 Palpationsmöglichkeiten

Muskeln und Sehnen

- M. triceps brachii und M. anconeus (► S. 166 f.)
- M. brachioradialis und M. extensor carpi ulnaris (► S. 168 f.)
- Mm. extensores carpi radialis longus und brevis (► S. 170 f.)
- M. supinator (► S. 172 f.)
- M. extensor digitorum und M. extensor digiti minimi (► S. 172 f.)

Kapseln und Bänder

- Capsula art. cubiti und Lig. collaterale radiale (► S. 174 f.)
- Lig. anulare radii (► S. 176 f.)

Knochen und Gelenke

- Art. humeroradialis, Caput radii, Collum radii (► S. 176 f.)
- Capitulum humeri, Olecranon und Fossa olecrani (► S. 178 f.)
- Epicondylus lateralis humeri und Crista supracondylaris lateralis (► S. 180)

Bursen

- Bursa olecrani (► S. 178 f.)

Nerven und Gefäße

- N. radialis (► S. 181 f.)

M. triceps brachii und M. anconeus

Anatomie

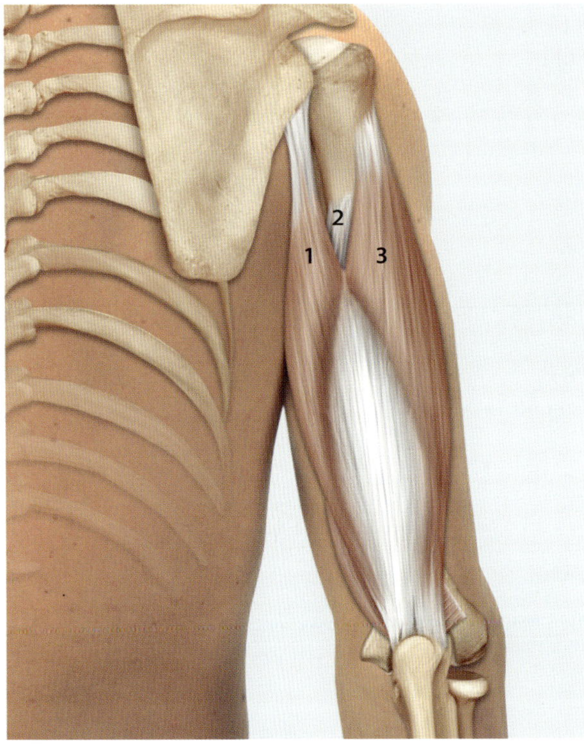

Abb. 4.39 M. triceps brachii, Caput longum (**1**), Caput mediale (**2**) und Caput laterale (**3**)

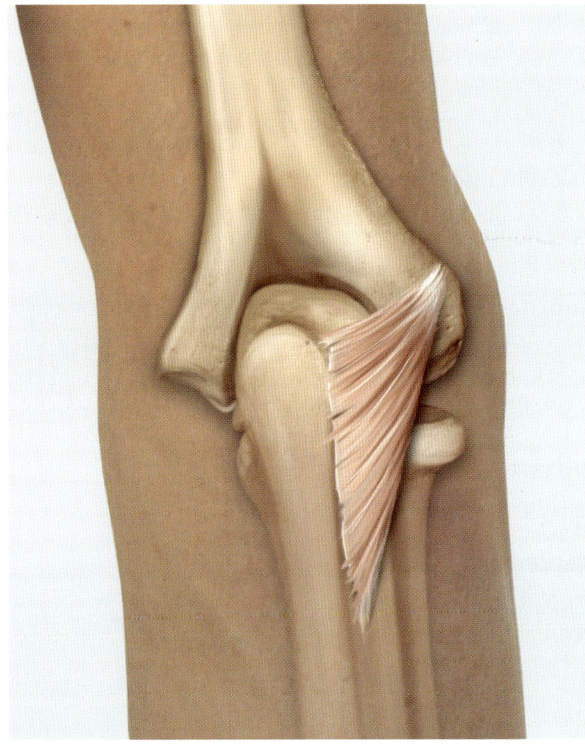

Abb. 4.40 M. anconeus

M. triceps brachii

U:
- Caput longum: Tuberculum infraglenoidale der Scapula
- Caput mediale: Dorsalseite des Humerus, distal des Sulcus nervi radialis, Septum intermusculare mediale
- Caput laterale: Dorsalseite des Humerus, proximal des Sulcus nervi radialis, Septum intermusculare laterale

A: Olecranon ulnae

I: N. radialis (C6–C8)

F:
- Extension des Ellenbogengelenks
- Retroversion und Adduktion des Schultergelenks (Caput longum)

Hinweis

- Der M. triceps brachii entspringt in seltenen Fällen zusätzlich von der Margo lateralis der Scapula oder von der Gelenkkapsel des Schultergelenks. Häufig findet sich ein Sehnenbogen von der Ansatzsehne des M. latissimus dorsi zum Ursprung des Caput longum.
- Der M. triceps brachii inseriert mit seiner derben Endsehne am Olecranon im proximalen, lateralen und medialen Bereich; die Spitze des Olecranon lässt er aus (Putz et al. 2003).

M. anconeus

U: Epicondylus lateralis des Humerus, Lig. collaterale radiale und Gelenkkapsel

A: radiale Seite des Olecranon

I: N. radialis (C6–C8)

F:
- Ellenbogenextension
- Kapselspannung

Hinweis

Der M. anconeus setzt sich an der Ulnarkante des Olecranon in den M. triceps brachii fort und strahlt dort in die Gelenkkapsel ein, er gilt als Kapselspanner (Putz et al. 2003).

Beschreibung der Palpation

ASTE

Der Patient sitzt aufrecht auf einem Hocker. Für die Palpation des Muskelbauchs hängt der Arm in Neutralstellung. Für die Palpation des M. anconeus sollte der Arm leicht flektiert auf der Behandlungsbank gelagert werden.

Durchführung

Der Therapeut tastet mit dem Daumen und den Fingern die mediale Begrenzung des M. triceps brachii, Caput longum und die laterale Begrenzung des Caput laterale quer zum Faserverlauf. In der Mitte des Oberarms folgt er dem Verlauf des Muskels nach distal bis zur Insertion am Olecranon.

Vom Epicondylus lateralis humeri kommend findet er den M. anconeus im Bereich des Olecranon. Der Therapeut setzt hierbei die Finger quer zum Faserverlauf an.

Palpationsqualität

Die Muskelbäuche des M. biceps brachii sind als weiche Strukturen deutlich zu tasten. An der Insertionsstelle palpiert man deutlich eine breite sehnige Struktur in Richtung Olecranon. Bei manchen Menschen ist sie abgeflacht, bei anderen gerundet.

Der M. anconeus ist nur im Bereich des Olecranon als flache Muskelplatte zu tasten.

Differenzierung

Der M. trizeps brachii befindet sich als oberflächlichste Muskelstruktur im mittleren und unteren dorsalen Oberarmbereich. Wird der Ellenbogen vom Patienten intermittierend gestreckt und entspannt, so fällt die Palpation leichter.

Zur Differenzierung des M. anconeus sollte sich der Therapeut den transversalen Verlauf vom Epicondylus Richtung Olecranon vorstellen. Die restliche Muskulatur des Epicondylus verläuft im Vergleich dazu eher longitudinal.

Pathologie

Bei Patienten, die Wurfsportarten ausüben, kommt es in seltenen Fällen zu Irritationen an der Insertion des M. triceps brachii im Ellenbogenbereich.

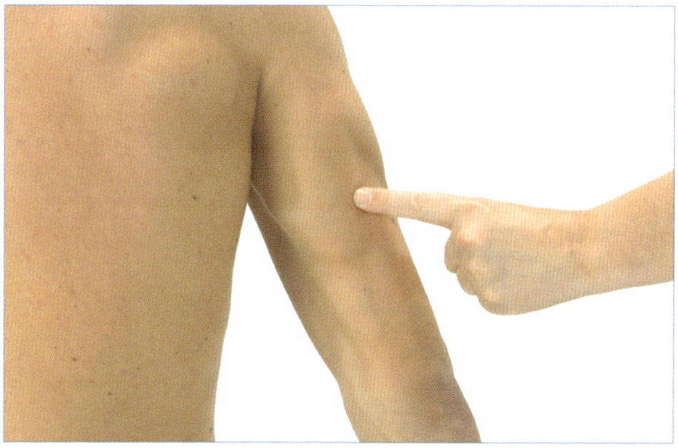

Abb. 4.41 M. triceps brachii, Caput longum

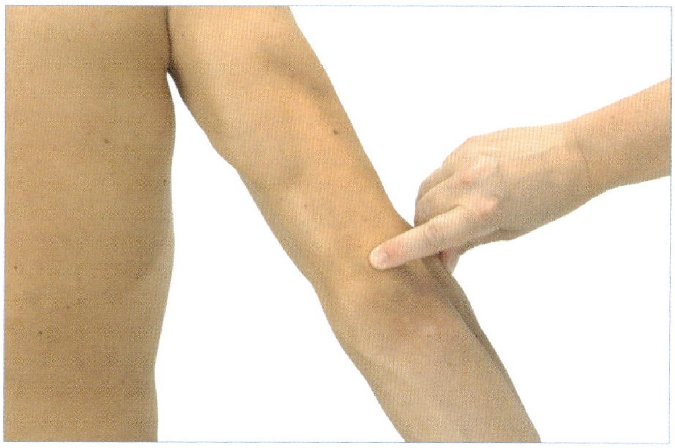

Abb. 4.42 Ansatz des M. triceps brachii

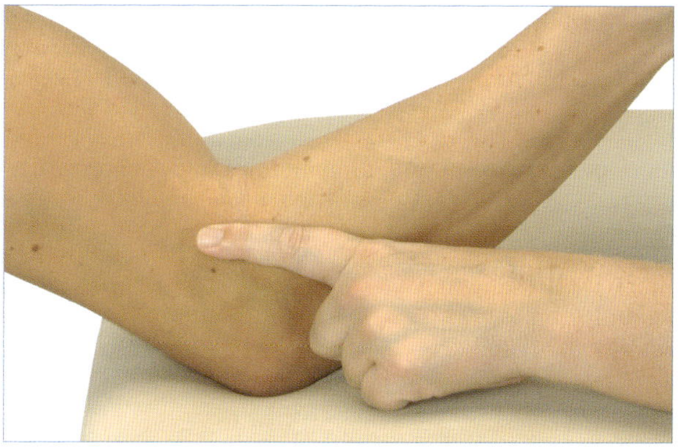

Abb. 4.43 Ursprung des M. anconeus

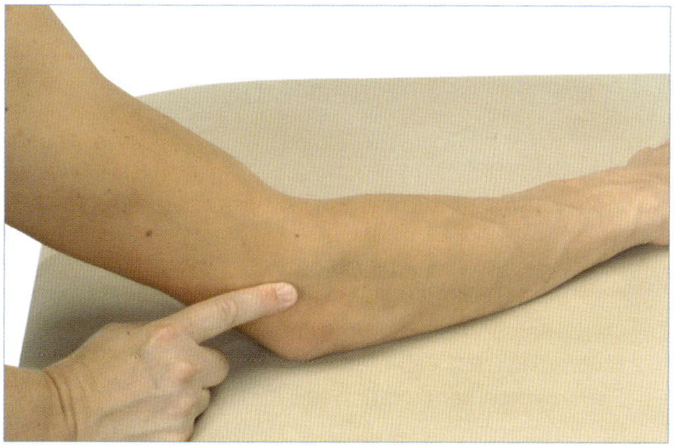

Abb. 4.44 M. anconeus

M. brachioradialis und M. extensor carpi ulnaris

Anatomie

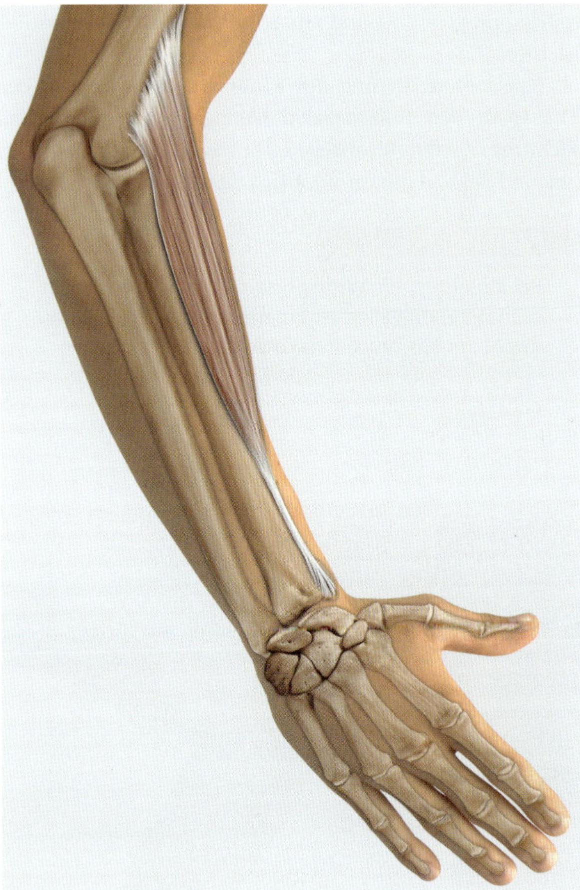

Abb. 4.45 M. brachioradialis

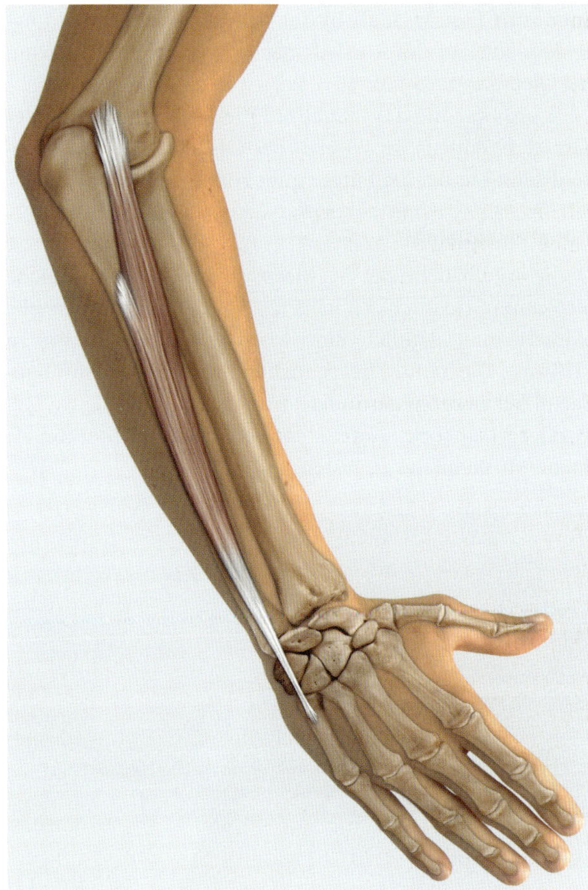

Abb. 4.46 M. extensor carpi ulnaris

M. brachioradialis

U: Crista supracondylaris lateralis des Humerus und Septum intermusculare lateralis
A: radiale Seite des Proc. styloideus radii
I: N. radialis (C5–C7)
F:
- Ellenbogenflexion
- Pro- und Supination zur Mittelstellung

Hinweis

Durch seinen Verlauf komprimiert der M. brachioradialis den Radius gegen den Humerus. Somit wird einer Luxation des Radius aus dem Radiohumeralgelenk durch den M. biceps brachii entgegengewirkt.

M. extensor carpi ulnaris

U: Epicondylus lateralis des Humerus (Caput commune), Dorsalseite der Ulna (Caput ulnare)
A: dorsale Basis des Os metacarpi V
I: N. radialis (C6–C8)
F: Dorsalextension und Ulnarabduktion des Handgelenks

Beschreibung der Palpation

ASTE

Der Patient sitzt aufrecht auf einem Hocker neben der Behandlungsbank, der Unterarm ist in leichter Flexionsstellung auf der Behandlungsbank gelagert.

Durchführung

Bei Ellenbogenflexion gegen Widerstand erscheint der proximale Muskelbauch des M. brachioradialis deutlich im lateralen Ellenbogenbereich. Mit Daumen und Zeigefinger verfolgt der Therapeut die Muskelkontur nach proximal Richtung Insertion an der Crista supracondylaris lateralis. Mit gestütztem Zeigefinger kann er den breiten Ursprung proximal des Epicondylus lateralis humeri palpieren.

Bei Dorsalextension mit ulnarer Abduktion des Handgelenks ist der M. extensor carpi ulnaris mit flächig angelegten Fingern quer zum Faserverlauf gut zu palpieren. Er ist die am weitesten ulnar gelegene Struktur am dorsalen Unterarm.

Palpationsqualität

Bei Anspannung sind die Muskelbäuche deutlich als weich-elastische Strukturen zu tasten.

Differenzierung

Der Muskelbauch des M. brachioradialis erscheint bei Anspannung als deutliche Erhebung am Unterarm und ist die am weitesten radial gelegene Struktur.

Zur Palpation der Muskelursprünge orientiert sich der Therapeut am Epicondylus lateralis (▶ S. 180). Hier tastet er den Ursprung des M. extensor carpi radialis longus und oberhalb davon die ca. zwei Patientenquerfinger breite Insertion des M. brachioradialis. Der M. extensor carpi ulnaris wird radial vom M. extensor digitorum und ulnar vom dorsalen Ulnarand begrenzt.

Hinweis

Zusammen mit dem M. brachialis bildet der M. brachioradialis den Radialistunnel, in dem der N. radialis verläuft (▶ S. 181 f.). Eine Insertionstendopathie dieser Muskeln wird seltener beschrieben.

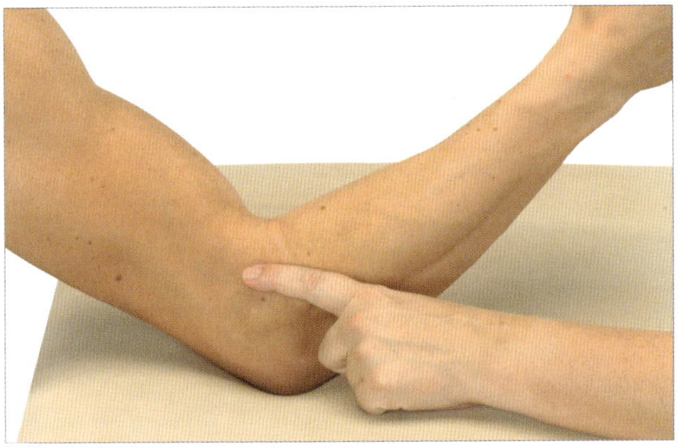

Abb. 4.47 Ursprung des M. brachioradialis

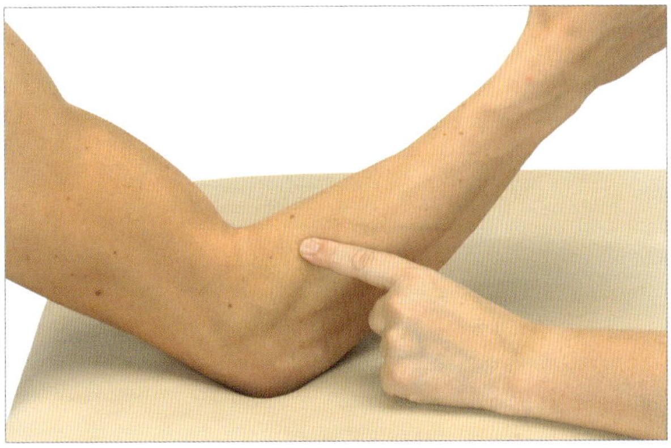

Abb.4.48 Bauch des M. brachioradialis

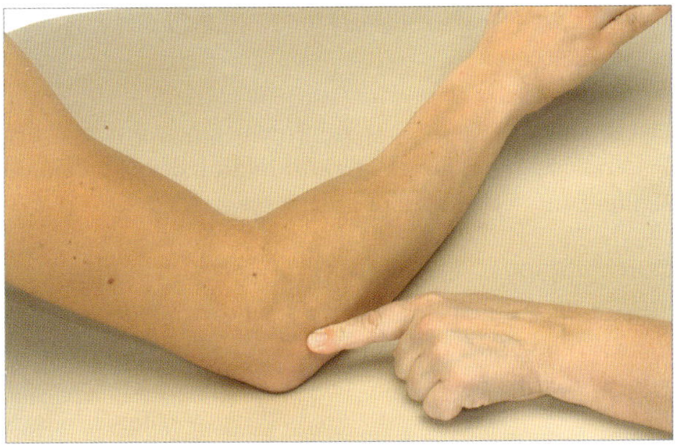

Abb. 4.49 Ursprung des M. extensor carpi ulnaris

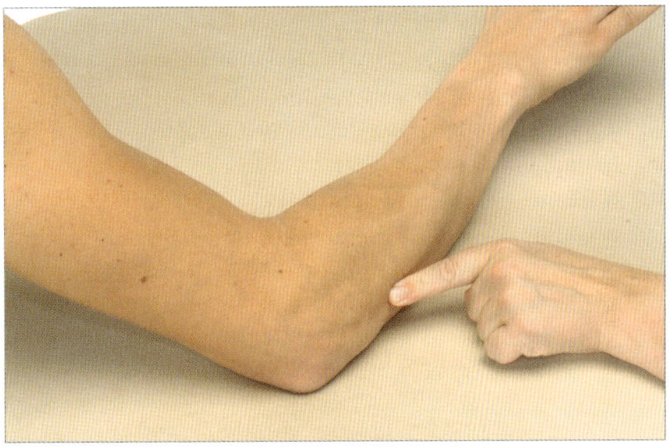

Abb. 4.50 Bauch des M. extensor carpi ulnaris

Mm. extensores carpi radialis longus und brevis

Anatomie

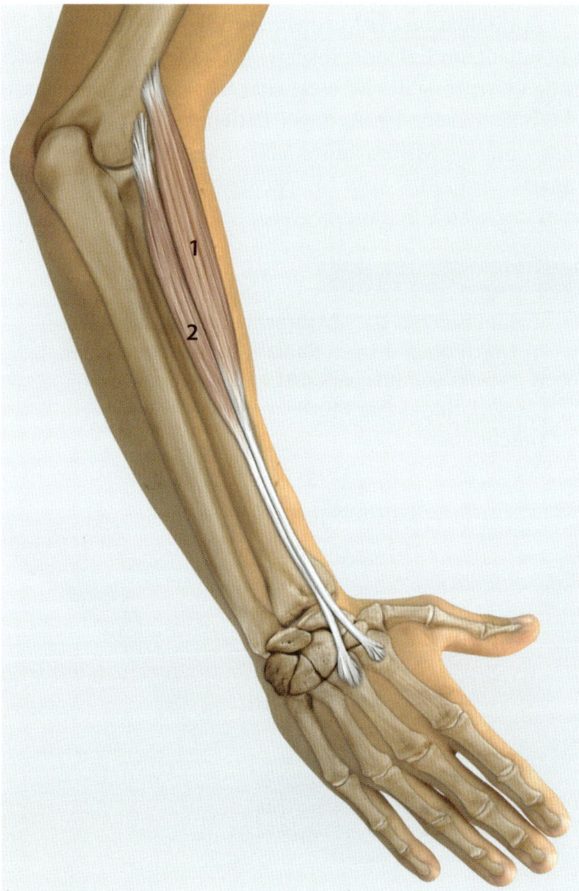

Abb. 4.51 Mm. extensores carpi radialis longus (1) und brevis (2)

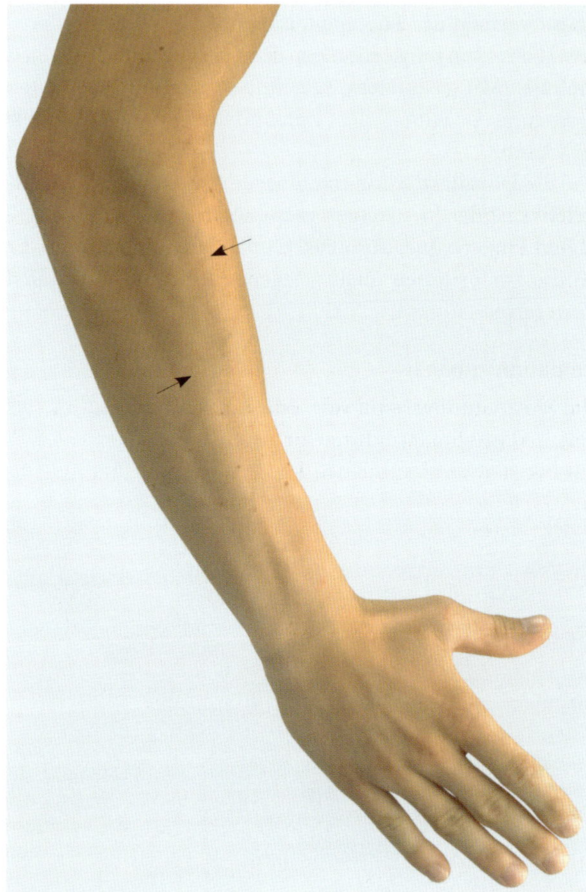

Abb. 4.52 Topografische Lage der Mm. extensores carpi radialis longus und brevis

M. extensor carpi radialis longus

U: Crista supracondylaris lateralis humeri und Septum intermusculare laterale
A: dorsale Seite der Basis des Os metacarpi II
I: N. radialis (C5–C7)
F:
- Ellenbogen: geringe Flexion
- Handgelenk: Dorsalextension und Radialabduktion

Pathologie

Bei einer operativen Versorgung einer „Epicondylitis" wird meist dieser Muskel gespalten und der Muskelursprung am Epicondylus denerviert.

M. extensor carpi radialis brevis

U: Epicondylus lateralis humeri
A: dorsale Seite der Basis des Os metacarpi III
I: N. radialis (C5–C7)
F:
- Ellenbogen: geringe Flexion
- Handgelenk: Dorsalextension und Radialabduktion

Beschreibung der Palpation

ASTE

Der Patient sitzt aufrecht auf einem Hocker neben der Behandlungsbank, der Unterarm ist in leichter Flexionsstellung auf der Behandlungsbank gelagert.

Durchführung

Spannt der Patient den Ellenbogen gegen Widerstand in die Flexion und führt gleichzeitig eine Dorsalextension mit radialer Abduktion im Handgelenk durch, so erscheint der Muskelbauch des M. extensor carpi radialis longus proximal am Unterarm im lateral-dorsalen Ellenbogenbereich (Abb. 4.54).

Bei alternierender An- und Entspannung verfolgt der Therapeut mit Daumen und Zeigefinger (Abb. 4.55) die Muskelkontur in Richtung Insertion oberhalb des Epicondylus lateralis humeri. Mit gestütztem Zeigefinger palpiert er den Ursprung an der Crista supracondylaris lateralis. Dieser Muskel überlagert den M. extensor carpi radialis brevis zum größten Teil.

Wird der Ellenbogen passiv in Flexion und Supination und das Handgelenk in Dorsalextension mit radialer Abduktion eingestellt, so ist der M. extensor carpi radialis longus entspannt. Mit gestütztem Zeigefinger kann der Therapeut nun die Insertion des M. extensor carpi radialis brevis am Epicondylus lateralis humeri und ggf. distal des Radiusköpfchens palpieren.

Palpationsqualität

Bei Anspannung sind die Muskelbäuche deutlich als weich-elastische Strukturen palpierbar. Der Ursprung des M. extensor carpi radialis longus fühlt sich muskulös und breit an, während der des M. extensor carpi radialis brevis sich eher sehnig und schmal anfühlt.

Differenzierung

Die Muskulatur verläuft vom Epicondylus lateralis humeri diagonal am Unterarm bis zur Basis des Os metacarpi II (III). Radial werden die Muskeln vom M. brachioradialis begrenzt, ulnar vom M. extensor digitorum.

Um die Muskelbäuche der Handextensoren von den Fingerextensoren (M. extensor digitorum und M. extensor digiti mimini) zu differenzieren, bekommt der Patient bei Anspannung in Dorsalextension und radialer Abduktion des Handgelenks einen Bleistift zum Greifen. Somit sind die Fingerextensoren entspannt.

Hinweis

- Durch Überbelastung kommt es häufig zu Insertionstendopathien dieser Muskeln, sie werden oft als **„Tennisellenbogen"** beschrieben. (**Epicondylitis lateralis humeri**; Howitt 2006).
- Der Muskel zeigt eine Verbindung zum Lig. collaterale radiale (Putz et al. 2003).

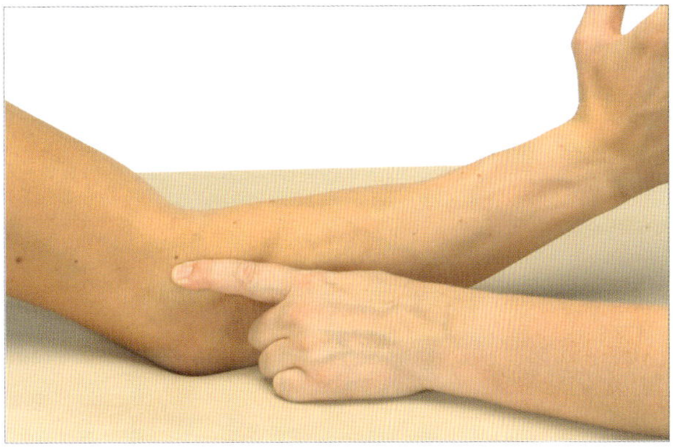

Abb. 4.53 Ursprung des M. extensor carpi radialis longus

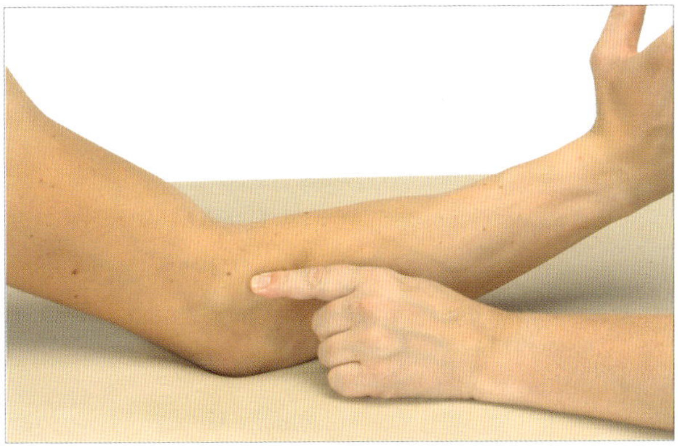

Abb. 4.54 Bauch des M. extensor carpi radialis longus

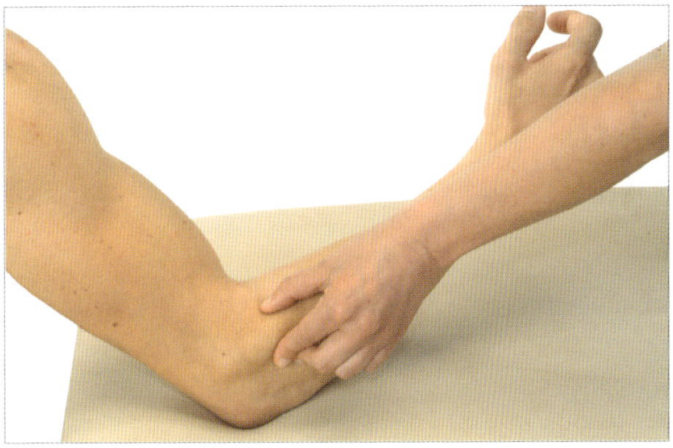

Abb. 4.55 Palpation des M. extensor carpi radialis longus

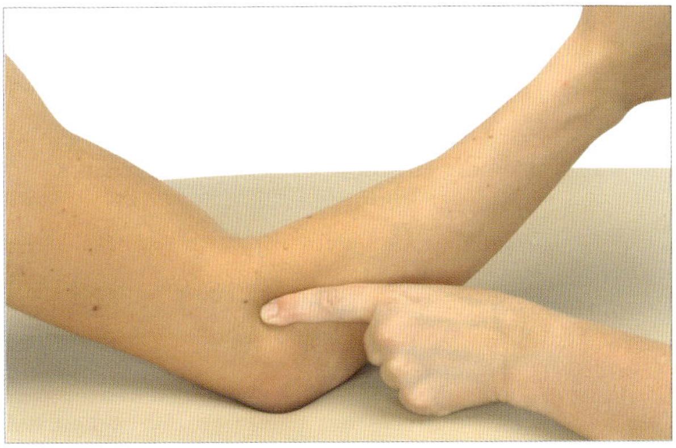

Abb. 4.56 Ursprung des M. extensor carpi radialis brevis

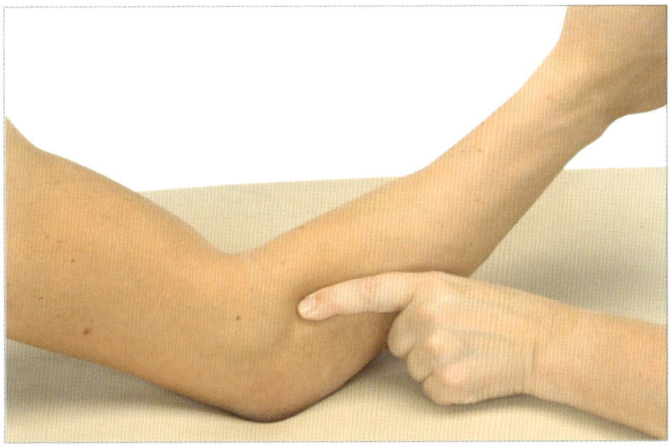

Abb. 4.57 Bauch des M. extensor carpi radialis brevis

4

M. supinator, M. extensor digitorum und M. extensor digiti minimi

Anatomie

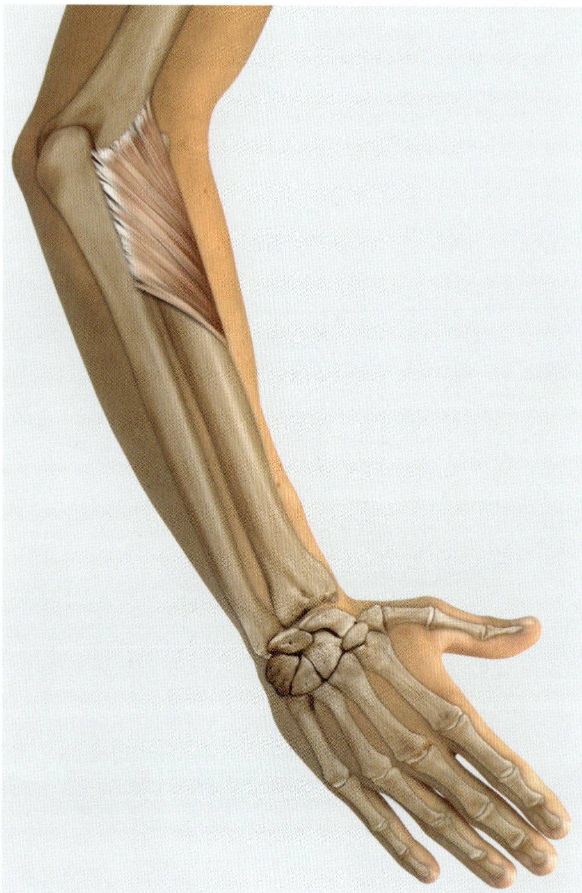

Abb. 4.58 M. supinator

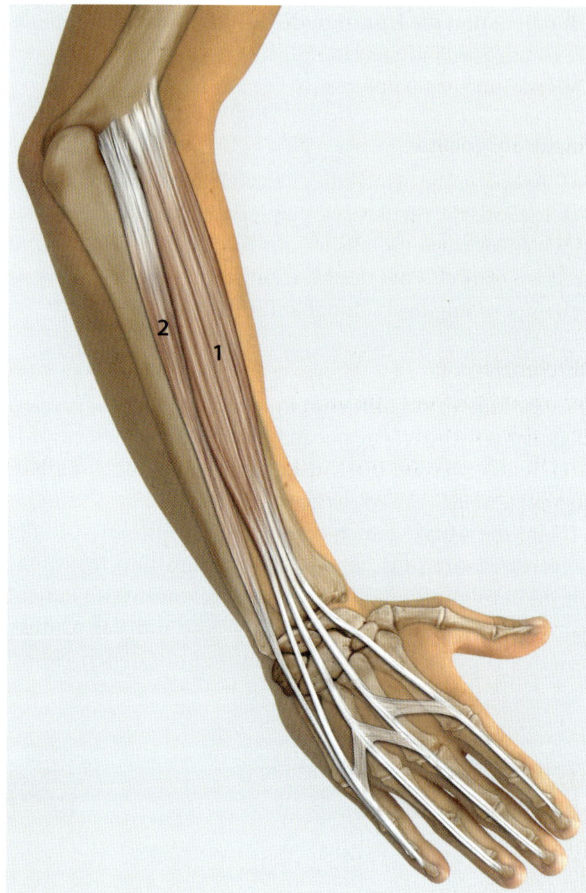

Abb. 4.59 M. extensor digitorum (1) und M. extensor digiti minimi (2)

M. supinator

U: Olecranon, Epicondylus lateralis des Humerus, Lig. collaterale radiale, Lig. anulare radii
A: Radius, zwischen der Tuberositas radii und dem Ansatz des M. pronator teres
I: N. radialis (C5–C7)
F: Supination des Unterarms

Pathologie

Äste des N. radialis ziehen durch den M. supinator. Bei Verletzungen, Kontrakturen oder Hypertrophie kann es zu Kompressionen des Nervs kommen.

M. extensor digitorum

U: Epicondylus lateralis des Humerus, Lig. collaterale radiale, Lig. anulare (Caput commune mit dem M. extensor digiti minimi)
A: Dorsalaponeurose der Finger II bis V
I: N. radialis (C6–C8)
F:
- Dorsalextension des Handgelenks
- Extension der Grund-, Mittel- und Endgelenke der Finger II bis V
- Abduktion der Finger

M. extensor digiti minimi

U: Epicondylus lateralis des Humerus (Caput commune)
A: Dorsalaponeurose des V. Fingers
I: N. radialis (C6–C8)
F:
- Dorsalextension und Ulnarabduktion des Handgelenks
- Extension der Grund-, Mittel- und Endgelenkes des V. Fingers
- Abduktion des V. Fingers

Beschreibung der Palpation

ASTE

Der Patient sitzt aufrecht auf einem Hocker neben der Behandlungsbank, der Unterarm ist in leichter Flexionsstellung auf der Behandlungsbank gelagert.

Durchführung

Der Therapeut palpiert mit flächig angesetztem Zeigefinger den M. supinator (◘ Abb. 4.60) radial des Olecranon und unterhalb des Epicondylus lateralis humeri in der Tiefe, während der Patient alternierend supinatorisch anspannt.

Für die Palpation der Extensoren startet der Therapeut mit flächig angesetzten Fingern am Epicondylus lateralis quer zum Faserverlauf der Muskulatur und palpiert sie ulnarseitig Richtung Handgelenk. Der M. extensor digitorum ist deutlich zu palpieren, wenn der Patient alternierende Fingerextensions- und -flexionsbewegungen durchführt. Für die Palpation des M. extensor digiti minimi führt der Patient alternierend eine Kleinfingerstreckung durch.

Palpationsqualität

Da der M. supinator großenteils vom M. anconeus und der Muskulatur der Epicondylen überdeckt wird, ist er nur undeutlich zu tasten.

Die Fingerextensoren haben gemeinsam mit dem M. extensor carpi ulnaris ihren Ursprung am Epicondylus lateralis (◘ Abb. 4.61) und sind dort als gemeinsame Sehne palpierbar. Der Therapeut kann den Bauch des M. extensor digitorum ca. zwei Patientenquerfinger unterhalb des Capitulum radii deutlich tasten, wenn er den Patienten auffordert, die Finger „wie beim Klavierspielen" zu bewegen und er gleichzeitig einen Widerstand in die Volarflexion des Handgelenks gibt.

Direkt ulnar davon befindet sich der Muskelbauch des M. extensor digiti minimi, der individuell sehr unterschiedlich ausgeprägt ist.

Differenzierung

Die Lokalisation des M. supinator ist nur durch seinen Verlauf vom Olecranon/Epicondylus lateralis humeri zum proximalen Drittel des Radius zu erahnen. Dort setzt er im Bereich zwischen Tuberositas radii und der Ansatzstelle des M. pronator teres an.

Zur Lokalisation der Extensoren sollte sich der Therapeut den Verlauf vom Epicondylus lateralis humeri bis zur Dorsalaponeurose der Finger verdeutlichen. Die radiale Begrenzung bildet der M. extensor carpi radialis brevis, ulnar werden sie vom M. extensor carpi ulnaris begrenzt.

Hinweis

- Der oberflächliche Teil des M. supinator bildet an seiner kranialen Begrenzung einen Bogen (**Frohsesche Arkade**). Hier kann es zur Kompression des R. profundus n. radialis kommen.
- Der M. supinator weist eine kräftige Verbindung zum Lig. anulare radii auf, distal divergieren die Muskelfasern Richtung Tuberositas radii (Putz et al. 2003).
- Insertionstendopathien der Extensoren werden seltener erwähnt.

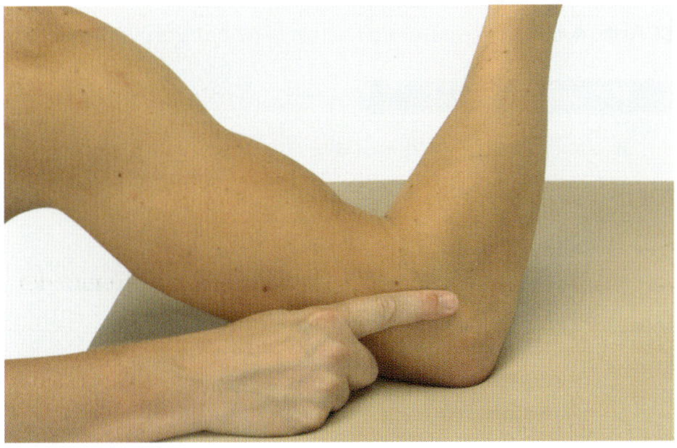

◘ **Abb. 4.60** Palpation des M. supinator

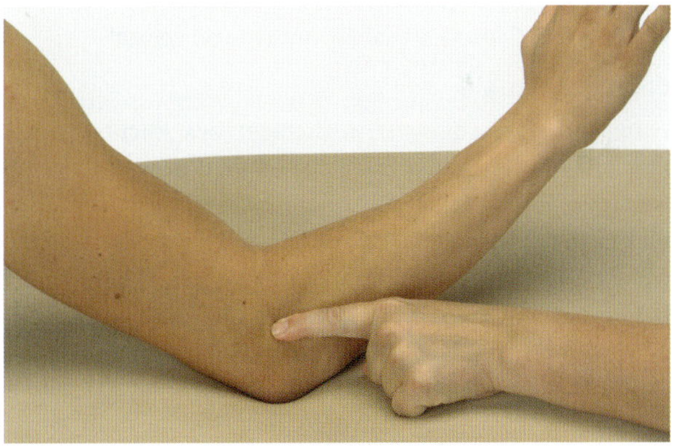

◘ **Abb. 4.61** Ursprünge der Mm. extensores digitorum und digiti minimi

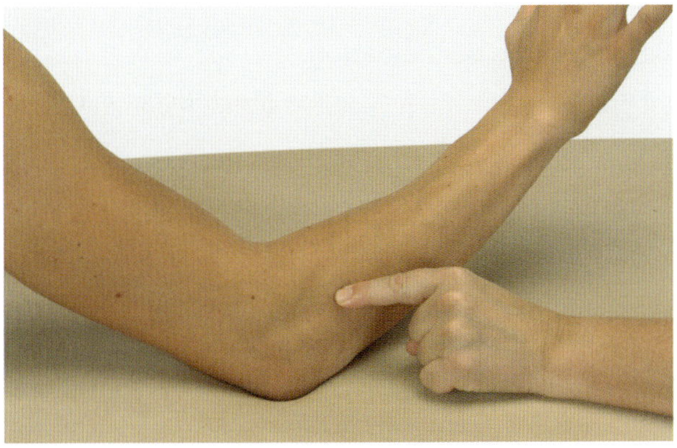

◘ **Abb. 4.62** Bauch des M. extensor digitorum

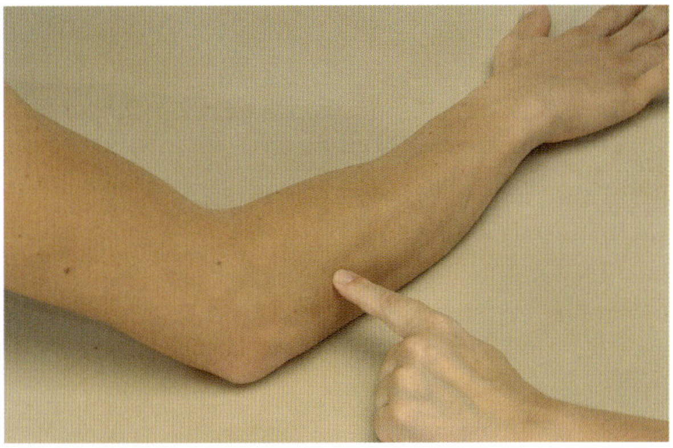

◘ **Abb. 4.63** Bauch des M. extensor digiti minimi

Capsula art. cubiti und Lig. collaterale radiale

Anatomie

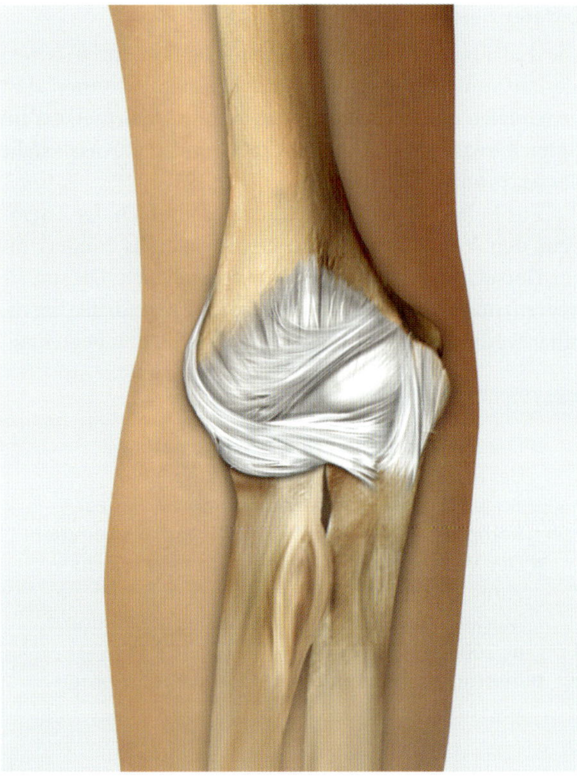

Abb. 4.64 Capsula art. cubiti, Ansicht von ventral

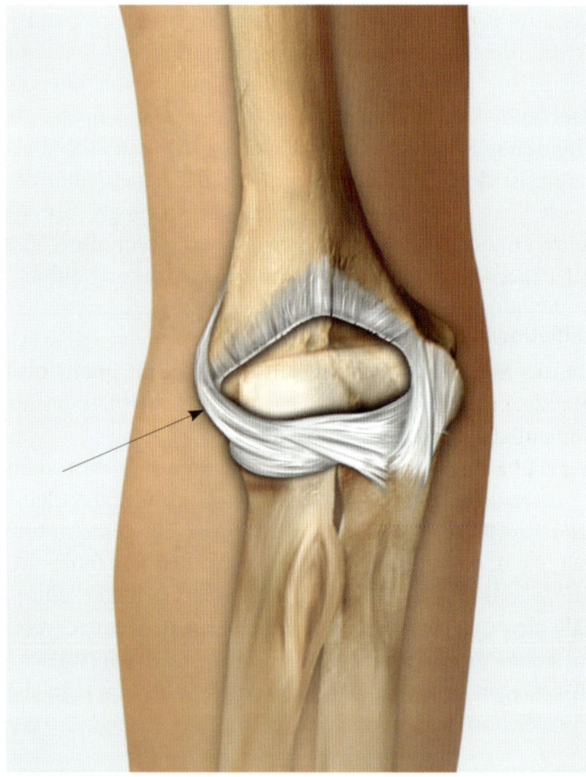

Abb. 4.65 Lig. collaterale radiale, Ansicht von ventral

Capsula art. cubiti

Aufgrund der großen Beweglichkeit des Ellenbogengelenks ist die Gelenkkapsel recht schlaff und weit. Um bei Bewegungen ein Einklemmen der Gelenkkapsel zwischen den Gelenkkörpern zu verhindern, strahlen verschiedene Muskelfasern mit ihren Mm. articulares in die Kapsel ein und straffen sie (M. brachialis, M. triceps brachii, M. anconeus). Die Gelenkkapsel umgreift alle Gelenke unter Freilassung der Epicondylen. Am Radius bildet die Gelenkkapsel unterhalb des Lig. anulare radii einen Recessus sacciformis, der bei Pro- und Supinationsbewegungen als Reservefalte dient. Die Gelekkapsel wird seitlich durch die Kollateralbänder verstärkt.

Pathologie

Eine Kapselschwellung kommt bei Entzündungen und **rheumatischer Arthritis** vor.

Lig. collaterale radiale

Das Lig. collaterale radiale verläuft vom Epicondylus lateralis humeri zum Lig. anulare. Über dieses strahlt es in die Ulna ein (Incisura radialis ulnae). In der Regel steht es in direkter Beziehung zu den Extensoren des Ellenbogengelenks.

Hinweis

- Die Kapsel umschließt alle drei Gelenke: Art. radioulnaris proximalis, Art. humeroradialis und Art. humeroulnaris. Sie wird seitlich durch die Kollateralbänder verstärkt.
- Ligamentäre und muskuläre Strukturen verstärken die Kapsel:
  - M. brachialis und die Bizepssehne in der Fossa cubiti;
  - die Unterarmstrecker und der M. brachioradialis radial;
  - die Unterarmbeuger und der M. pronator teres ulnar (vgl. Harke, 2006).

Beschreibung der Palpation

ASTE

Der Patient sitzt aufrecht auf einem Hocker neben der Behandlungsbank, der Unterarm ist in leichter Flexionsstellung auf der Behandlungsbank gelagert.

Durchführung

Die dünne, weite Kapsel (Abb. 4.66) ist schlecht palpierbar. Bei Schwellungen oder entzündlichen Veränderungen kann der Therapeut sie dorsal, medial und lateral des Olecranon mit Daumen und Zeigefinger tasten. Auch im

Bereich des Radiusköpfchens können Kapselveränderungen palpiert werden (► S. 176 f.).

Das Lig. collaterale radiale (◘ Abb. 4.67) wird von Muskulatur überdeckt und kann nur im Verlauf zwischen dem Epicondylus lateralis und dem ventralen/dorsalen Anteil der Incisura radialis ulnae palpiert werden.

Palpationsqualität

Die Kapsel ist nur bei entzündlichen Veränderungen als teigige und verdickte Struktur tastbar.

Da das Lig collaterale radiale größtenteils nicht oberflächlich liegt, ist es nur im Bereich des Epicondylus lateralis nach ventral-medial zu palpieren.

Differenzierung

Da die kapsulären und ligamentären Strukturen nicht oberflächlich liegen, sind sie schwer zu differenzieren. Sie sind am besten über ihre anatomische Lage von den benachbarten Strukturen zu unterscheiden.

Hinweis

- Die Ligg. collaterale ulnare und radiale sind kräftige Bänder, durch ihren fächerförmigen Verlauf bieten sie dem Gelenk Stabilität in allen Positionen.
- Das Lig. collaterale radiale hat Verbindung zum Lig. anulare radii und zu den Insertionen der oberflächlichen Unterarmextensoren. Die Funktion des Lig. collaterale radiale sieht die Gruppe um Putz wie folgt:
  - die Pars posterior ist bei Flexion gespannt,
  - die Pars anterior bei Extension.

Sie sehen den stabilisierenden Effekt nicht so stark wie bei dem Lig. collaterale ulnare, da die Verbindung zum Lig. anulare radii ebenfalls eine Rolle übernimmt (vgl. Putz R et al. 2003).

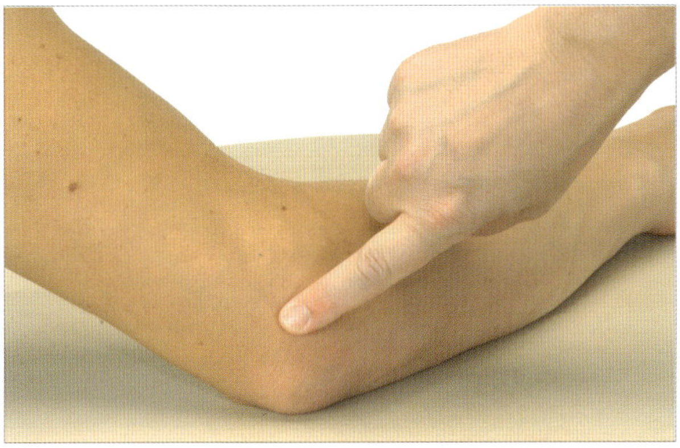

◘ **Abb. 4.66** Capsula art. cubiti

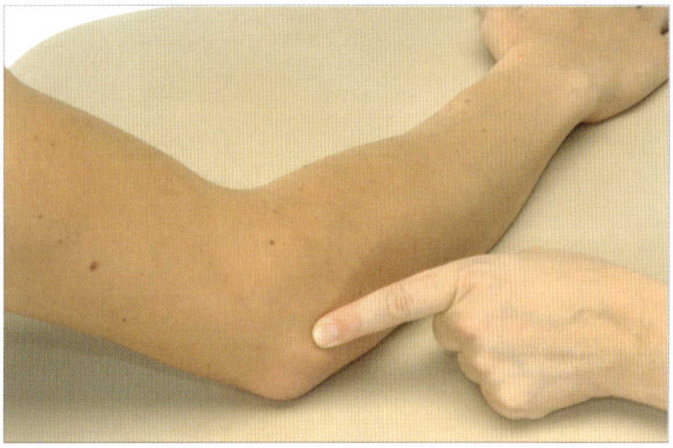

◘ **Abb. 4.67** Lig. collaterale radiale

Hinweis

An Präparaten konnte nachgewiesen werden, dass die Gelenkkapsel des Ellenbogengelenkes häufig mit sensorischen Ästen aus den vier wichtigen Armnerven versorgt wird. Im postero-medialen Bereich vom N. ulnaris, im antero-lateralen Kapselbereich vom N. radialis und N. musculocutaneous und im postero-lateralen Kapselbereich von einem separaten Ast des N. radialis. In manchen Fällen wird der anteriore Bereich auch vom N. medianus versorgt. Eine Denervation verlangt ein genaues Verständnis dieser neuralen Anatomie im Ellenbogen Bereich (Nourbakhsh et al., 2016).

Art. humeroradialis, Caput radii, Collum radii und Lig. anulare radii

Anatomie

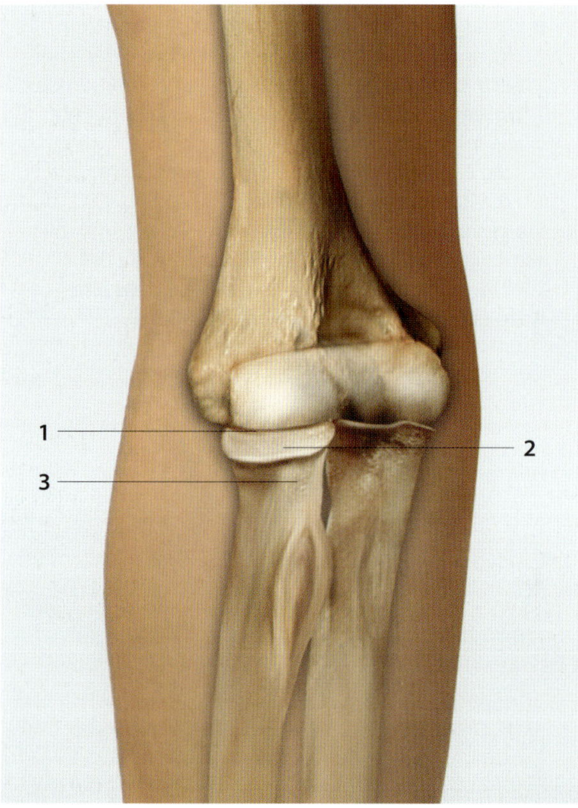

Abb. 4.68 Art. humeroradialis (**1**), Caput radii (**2**), Collum radii (**3**)

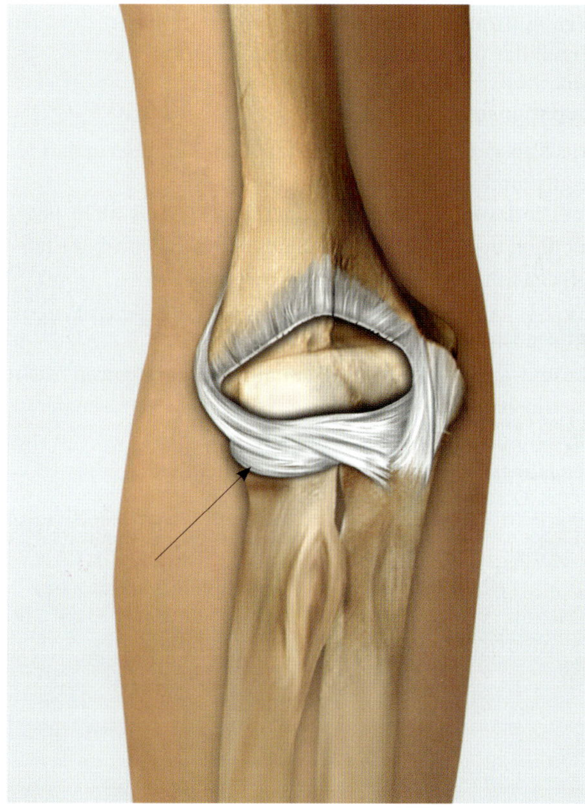

Abb. 4.69 Lig. anulare radii

Art. humeroradialis

Die Art. humeroradialis befindet sich radial am Ellenbogen und wird vom Capitulum humeri und der Fovea articularis capitis radii gebildet. Nach seiner Form entspricht es einem Kugelgelenk, wird in seiner Bewegungsfreiheit aber von den kapsuloligamentären Strukturen und den Nebengelenken in seiner Funktion limitiert.

Caput radii

Das Caput radii befindet sich am proximalen Ende des Radius. Den konkaven Abschluss bildet die Fovea articularis, die den distalen Anteil der Art. humeroradialis bildet. Die Fovea articularis setzt sich seitlich in die Circumferentia articularis fort. Dieser seitliche Teil des Caput radii bildet die Art. radioulnaris. Das Caput radii wird über das Lig. anulare an der Ulna fixiert.

Collum radii

Das Collum radii befindet sich direkt unterhalb des Caput radii und verbindet das Caput mit dem Corpus radii.

Lig. anulare radii

Das Lig. anulare befindet sich im Bereich der proximalen Ulna, es verläuft vom dorsalen zum ventralen Rand der Incisura radialis ulnae. Dabei umschließt es den Radiuskopf und presst ihn gegen die Ulna. An seiner Innenseite findet man häufig Knorpelgewebe, das als Gleitlager für den Radiuskopf bei Pro- und Supinationsbewegungen dient.

Beschreibung der Palpation

ASTE

Der Patient sitzt aufrecht auf einem Hocker neben der Behandlungsbank, der Unterarm ist in leichter Flexionsstellung auf der Behandlungsbank gelagert.

Durchführung

Mit der radialen Zeigefingerkante palpiert der Therapeut den Gelenkspalt der Art. humeroradialis bei flektiertem Ellenbogengelenk ca. 1 cm ventral des Epicondylus lateralis humeri.

Das Caput radii (Abb. 4.71) liegt direkt distal des radiohumeralen Gelenkspalts und wird mit flächig angelegtem Zeigefinger quer zum Unterarmverlauf getastet.

Ca. einen Patientenquerfinger weiter distal befindet sich das Collum radii (Abb. 4.72).

Palpationsqualität

Das Caput radii ist deutlich als knöcherne runde Struktur zu tasten und wird vom Lig. anulare radii umwickelt.

Das Caput radii lässt sich nach proximal durch eine Traktion in Längsrichtung des Radius begrenzen; so ist der Gelenkspalt der Art. humeroradialis deutlich zu palpieren.

Distal des Radiusköpfchens lässt sich das Collum radii nicht so deutlich begrenzen, da es von Muskulatur überdeckt wird.

Praxistipp

- Bei einem rheumatischen Ellenbogen ist proximal des Caput radii oft ein Erguss an der dorsolateralen Ellenbogenseite zu palpieren (Lerch et al. 2003).
- Einige Patienten geben aufgrund eines **Corpus liberum** im Ellenbogengelenk Bewegungseinschränkungen und Schmerzen in dieser Region an. Zur Diagnosestellung wird ein MRT empfohlen (Lerch et al. 2003).
- Bei Anwesenheit eines Corpus liberum sind im lateralen Gelenkspalt manchmal „Klickgeräusche" zu hören.

Differenzierung

Der Epicondylus lateralis humeri und das Capitulum humeri bieten gute Orientierungspunkte für die Art. humeroradialis. Das Caput radii ist nach distal deutlich zu palpieren, wenn der Patient alternierend supiniert und proniert. So ist der konvexe knöcherne Rand des Capitulum humeri gut begrenzbar.

Hinweis

- Die Position von Radius und Humerus wird mit den Fingerspitzen direkt im Gelenkspalt bei Flexions-Extensionsbewegungen beidseits verglichen.
- An der Innenseite des Lig. anulare radii befindet sich ein dünner Belag an fibrokartilaginösen Zellen, dies wird als ein adaptiver Vorgang aufgrund von Kompression angesehen (Benjamin u. Ralphs 1998, zit. n. Vogel u. Koob 1989).
- Im Übergangsbereich zwischen Lig. collaterale radiale und Lig. anulare radii befindet sich die nach innen vorspringende **Plica humeroradialis**, ähnlich einem Meniskus (Putz et al. 2003).

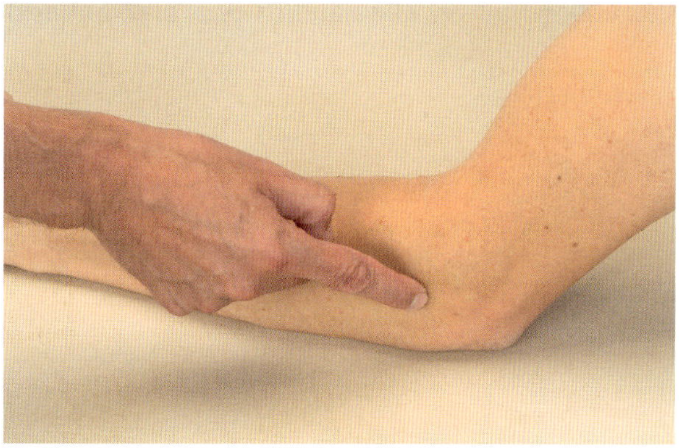

Abb. 4.70 Art. humeroradialis

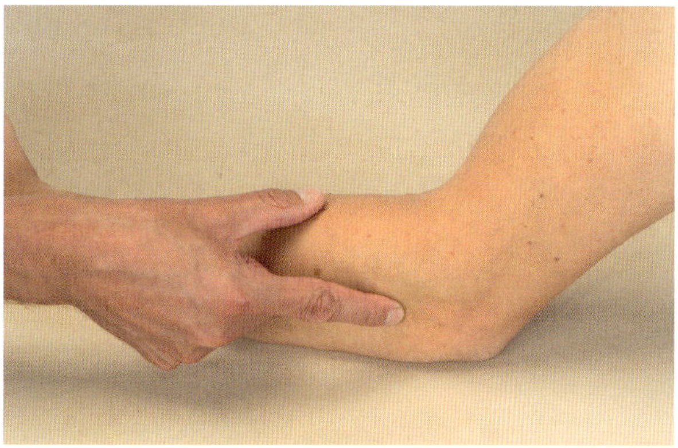

Abb. 4.71 Palpation des Caput radii

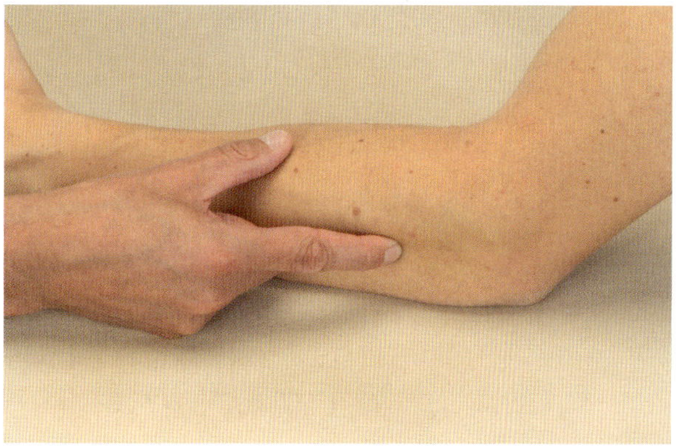

Abb. 4.72 Palpation des Collum radii

Capitulum humeri, Olecranon, Fossa olecrani und Bursa olecrani

Anatomie

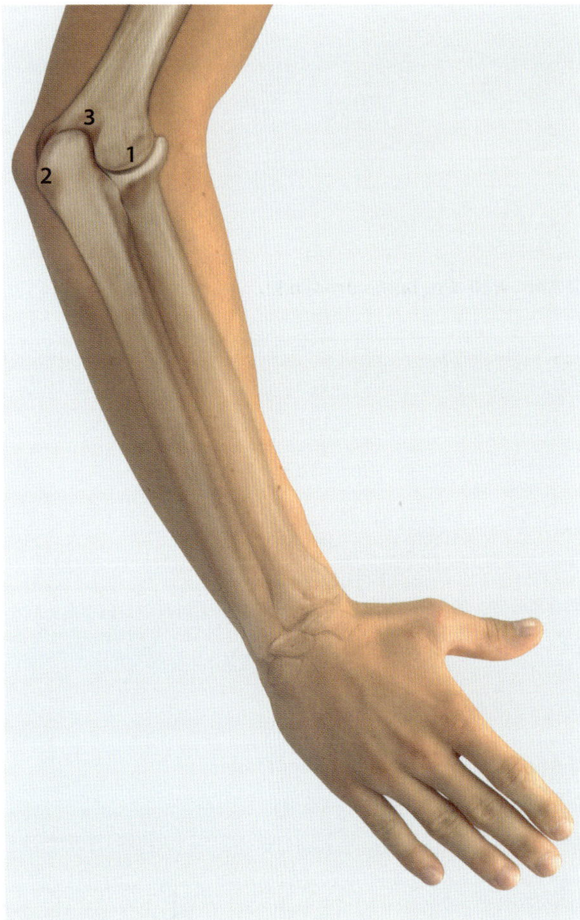

Abb. 4.73 Capitulum humeri (**1**), Olecranon (**2**) und Fossa olecrani (**3**)

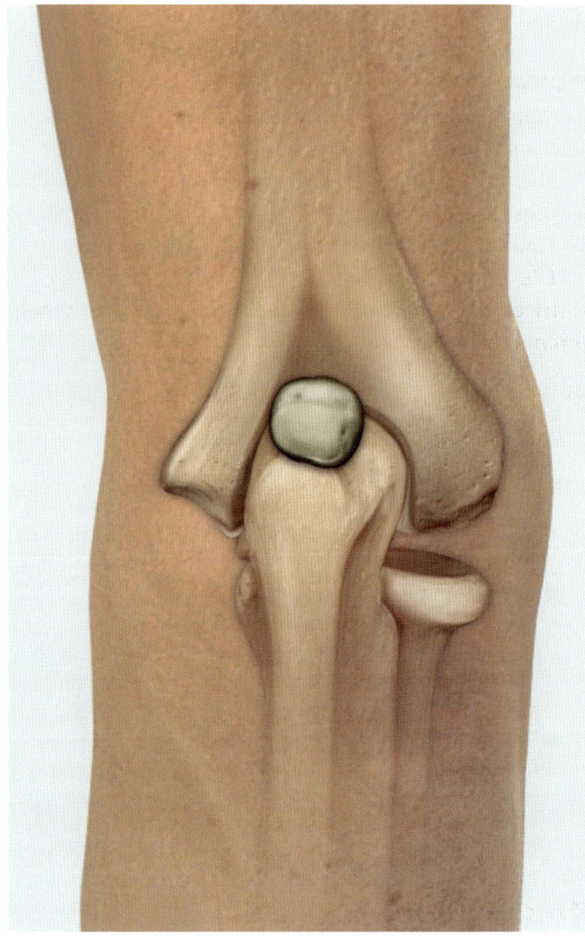

Abb. 4.74 Bursa olecrani

Capitulum humeri

Das Capitulum humeri befindet sich lateral am distalen Humerus. Es handelt sich um eine kugelförmig abgerundete Gelenkfläche des Humerus. Es bildet mit dem Caput radii, mit dem es artikuliert, die Art. humeroradialis.

Olecranon

Das Olecranon befindet sich als kräftiger und prominenter Knochenvorsprung am proximalen Ende der Ulna. Das Olecranon ist die Ansatzstelle für die Sehne des M. triceps brachii und den M. anconeus.

Bei maximaler Extension des Ellenbogengelenks wandert das Olecranon in der Fossa olecrani des Humerus.

Fossa olecrani

Die Fossa olacrani befindet sich dorsalseitig am distalen Humerus. Sie liegt proximal der Trochlea humeri und bildet eine knöcherne dreieckförmige Vertiefung. Bei Extension des Ellenbogens gelangt das Olecranon in diese Fossa.

Bursa olecrani

Die Bursa olecrani befindet sich im Ansatzbereich der Sehne des M. triceps brachii. Sie polstert die Ansatzsehne gegen das darunter liegende Gewebe.

Beschreibung der Palpation

ASTE

Der Patient sitzt aufrecht auf einem Hocker neben der Behandlungsbank, der Unterarm ist in leichter Flexionsstellung auf der Bank gelagert.

Durchführung

Direkt oberhalb des Radiusköpfchens palpiert der Therapeut mit dem Zeigefinger proximal des Gelenkspalts das Capitulum humeri (Abb. 4.75).

Dorsal am Ellenbogengelenk befindet sich die Insertion des M. triceps brachii am Olecranon. Das Olecranon ist mit flächig angelegtem Zeigefinger deutlich tastbar. Bei Extension des Ellenbogens wandert das Olecranon in der

Fossa olecrani des Humerus.

Bei endgradiger Flexion im Ellenbogen kann der Therapeut die Fossa olecrani proximal des Olecranon tasten, bei Extension füllt das Olecranon die Fossa komplett aus.

Palpationsqualität

Das Capitulum humeri lässt sich als runde, glatte knöcherne Struktur tasten.

Das Olecranon ist als deutliche knöcherne Struktur zu palpieren, die gelegentlich von der Bursa subcutanea olecrani überdeckt wird.

Die Fossa olecrani ist schwerer zu palpieren, da der M. triceps brachii genügend entspannt sein muss, um sie durch ihn hindurch tasten zu können.

Praxistipp

- Eine Irritation der Bursa olecrani kann nach längerer Druckeinwirkung, wie z. B. nach langem Stützen auf den Ellenbogen, auftreten. Die Bursitis geht meistens mit Schwellung und lokaler Temperaturerhöhung einher und ist am deutlichsten dorsal am Olecranon palpierbar. Schmerzen sind am deutlichsten durch Pronationsbewegungen provozierbar.
- Laut Lerch et al. (2003) ist die Flüssigkeit bei einer Entzündung der Bursa leicht verschieblich und komprimierbar.
- Zwischen Epicondylus medialis und Olecranon wird gelegentlich ein **Hydrops** oder **Hämarthros** palpiert.

Differenzierung

Das Capitulum humeri befindet sich distal des Epicondylus lateralis humeri und proximal des Caput radii. Um das Olecranon palpieren zu können, orientiert sich der Therapeut an der Insertion des M. triceps brachii, indem er der Sehne nach distal folgt. Wird der Ellenbogen komplett flektiert, wird die Fossa olecrani in der Tiefe durch den M. triceps brachii deutlicher palpabel.

Hinweis

- Kombinierte osteokartilaginäre Verletzungen treten selten auf. Bei Verdacht auf eine Fraktur in der Radiusköpfchen-Capitulum humeri-Region wird eine spezielle Radiusköpfchen-Capitulum humeri-Aufnahme durchgeführt. Dabei wird eine 45° Schrägaufnahme des 90° flektierten Ellenbogens gemacht, um ein überlagerungsfreies Bild der Strukturen zu erhalten.
- In Extension liegen die Epicondylen und das Olecranon auf einer Linie, in Flexion bilden sie das **„Huetersche Dreieck“**.

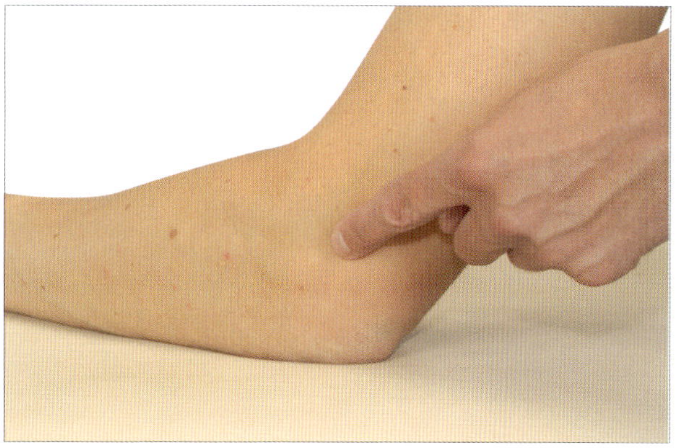

Abb. 4.75 Palpation des Capitulum humeri

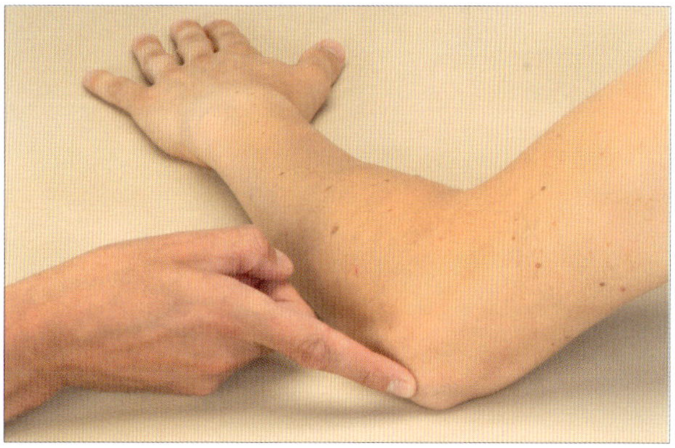

Abb. 4.76 Olecranon

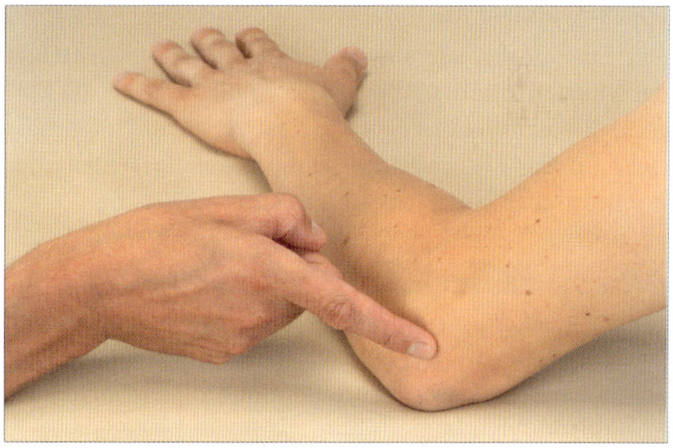

Abb. 4.77 Fossa olecrani

Epicondylus lateralis humeri und Crista supracondylaris lateralis

Anatomie

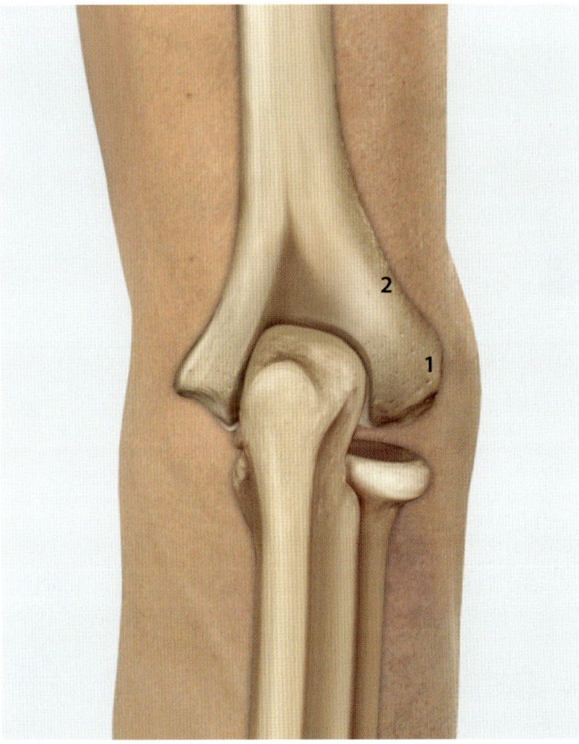

Abb. 4.78 Epicondylus lateralis humeri (**1**) und Crista supracondylaris lateralis (**2**)

Epicondylus lateralis humeri

Der Epicondylus lateralis humeri befindet sich distal auf der lateralen Seite des Humerus. Er ist filigraner als der Epicondylus medialis. Der Epicondylus lateralis ist Ursprungsstelle für das Lig. collaterale ulnare und für Anteile der extensorischen Unterarmmuskulatur (▶ S. 170 ff.).

Hinweis

Durch Überbelastung kommt es häufig zu Insertionstendopathien der Mm. extensores carpi radialis, sie werden oft als **„Tennisellenbogen"** beschrieben (**Epicondylitis lateralis humeri**; Howitt 2006).

Crista supracondylaris lateralis

Die Crista supracondylaris lateralis setzt sich nach kranial vom Epicondylus lateralis fort und bildet somit den Übergang zur Margo lateralis, die die Facies lateralis humeri begrenzt.

Beschreibung der Palpation

ASTE

Der Patient sitzt aufrecht auf einem Hocker neben der Behandlungsbank, der Unterarm ist in leichter Flexionsstellung auf der Behandlungsbank gelagert.

Durchführung

Mit gestütztem Zeigefinger palpiert der Therapeut im lateralen Ellenbogenbereich zwei Knochenvorsprünge: distal das Radiusköpfchen, proximal den Epicondylus lateralis humeri (Abb. 4.79). Proximal von diesem kann er die Crista supracondylaris humeri tasten.

Palpationsqualität

Der Epicondylus lateralis bildet einen deutlichen Knochenvorsprung. Die Crista supracondylaris ist als knöcherner Kamm gut tastbar.

Praxistipp

Zwischen dem Epicondylus lateralis und dem Olecranon wird gelegentlich ein **Hydrops** oder **Hämarthros** palpiert.

Differenzierung

Sowohl Epicondylus lateralis humeri als auch Radiusköpfchen sind meist als prominente laterale Strukturen am Ellenbogen deutlich tastbar.

Gute Orientierung für die Crista supracondylaris lateralis (Abb. 4.80) bietet der M. brachioradialis, der leicht palpierbar ist. An seinem Ursprung befindet sich die Crista.

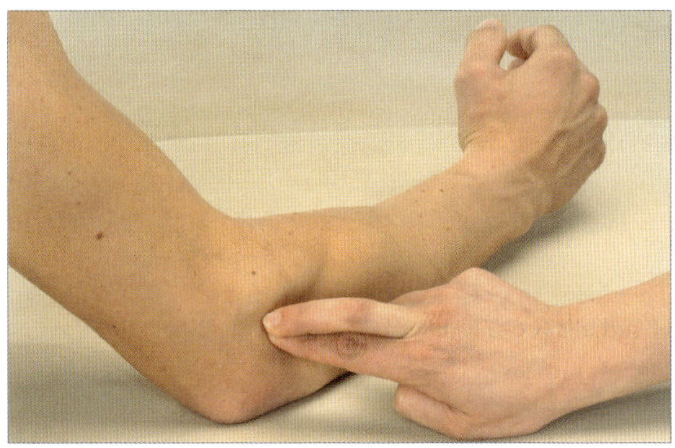

Abb. 4.79 Palpation des Epicondylus lateralis humeri

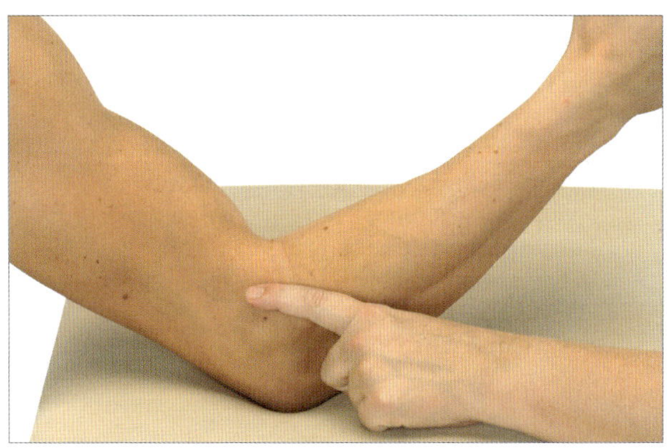

Abb. 4.80 Crista supracondylaris

N. radialis

Anatomie

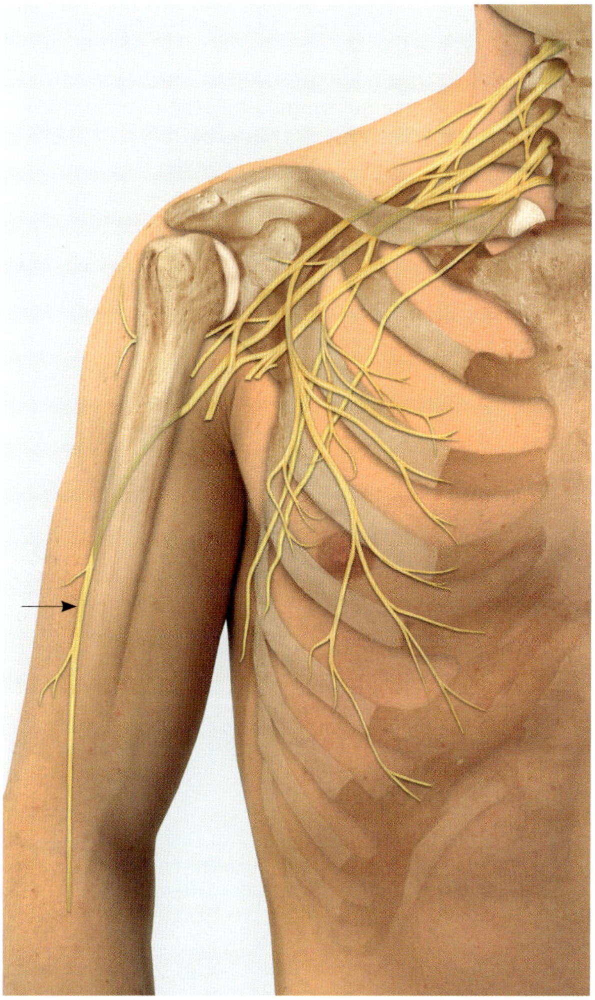

Abb. 4.81 N. radialis aus dem Plexus brachialis

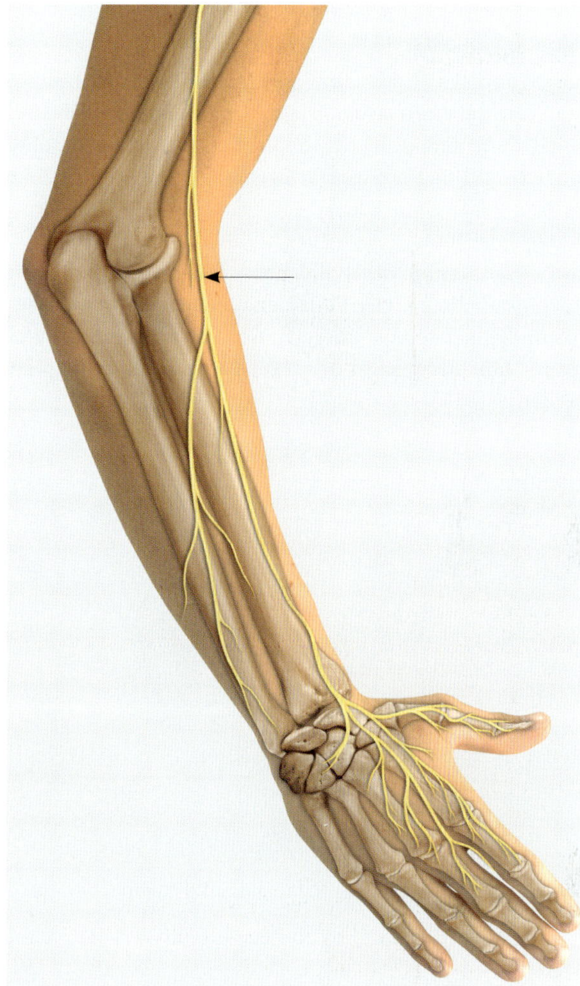

Abb. 4.82 N. radialis im Bereich des Unterarms

N. radialis (C6–T1), Ellenbogen-Region

Der N. radialis verläuft im Bereich des Oberarms schraubig um den Humerus (im Sulcus nervi radialis) und durchbohrt das Septum intermusculare laterale. Etwa 10 cm proximal des Epicondylus lateralis zieht der N. radialis zwischen dem M. brachioradialis und dem M. brachialis nach distal in die Ellenbogenbeuge. Hier verläuft er ventral des Epicondylus lateralis und teilt sich dicht lateral der Ansatzsehne des M. brachialis in seine Äste, den R. profundus und R. superficialis.

Der R. profundus durchbohrt den M. supinator (Supinatorkanal) und verläuft als N. interosseus posterior auf der Extensorenseite bis zum Handgelenk. Der R. superficialis verläuft mit der A. radialis entlang des M. brachioradialis Richtung Hand.

Pathologie

Da der N. radialis sehr nahe am Humerus verläuft, kann es hier leicht zu Kompressionen kommen (**Parkbankläsion**, Frakturen im Bereich des Humerusschaftes).

Beschreibung der Palpation

ASTE

Der Patient sitzt aufrecht auf einem Hocker neben der Behandlungsbank, der Unterarm ist in leichter Flexionsstellung auf der Behandlungsbank gelagert.

Durchführung

Der N. radialis ist im distalen Drittel des Oberarms oberhalb der Insertion des M. brachioradialis am deutlichsten zu tasten (Abb. 4.83). Hierzu palpiert der Therapeut mit dem Zeigefinger quer zum neuralen Verlauf im Bereich der proximalen Grenze des M. brachioradialis und an der lateralen Seite des M. brachialis. Im weiteren Verlauf ist er gelegentlich im Bereich des Radiusköpfchens zu tasten (▫ Abb. 4.84).

Palpationsqualität

Der N. radialis ist als feine „spaghettiartige" Struktur in den Weichteilen zu tasten. Diese Palpationsstellen sind bei vielen Patienten druckempfindlich. Die Palpation sollte daher vorsichtig durchgeführt werden.

Differenzierung

Zur Orientierung dient die obere Begrenzung des M. brachioradialis, ca. vier Patientenquerfinger oberhalb des Epicondylus lateralis humeri. An dieser Stelle, lateral des M. brachialis, kann der Nerv recht deutlich palpiert werden.

Praxistipp

- Eine Druckschädigung des N. radialis im Radialistunnel (zwischen M. biceps brachii, M. brachialis und M. brachioradialis) kann zu einer typischen **Fallhandsymptomatik** und Sensibilitätsstörungen führen.
- Dagegen zeigen Kompressionsschädigungen im Supinatorkanal nur motorische Störungen, da hier nur der R. profundus des Nervs betroffen ist. Diese posterioren interossealen Zweige des Nervs sind laut Arle u. Zager die am häufigsten betroffene Anteil des N. radialis. Der fibröse Ring, der für diese Fasern die Eintrittsstelle in den M. supinator bietet, zeigt sich oft verdickt. (Arle u. Zager 2000, zit. n. Spinner).
- Bei einer Hypertonie oder Verkürzung des M. supinator kann es zu einer Kompressionssymptomatik des N. radialis kommen (Geigenspieler etc.).

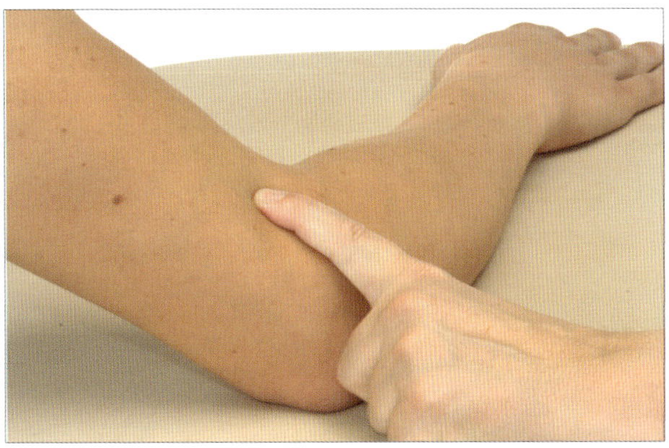

▫ **Abb. 4.83** Palpation des N. radialis am distalen Oberarm

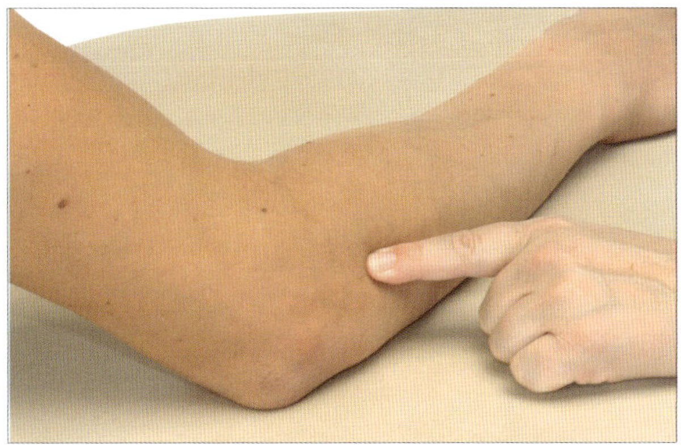

▫ **Abb. 4.84** Palpation des N. radialis im Bereich des Radiusköpfchens

Pathologie

An seiner Eintrittsstelle unter der Frohse'schen Arkade (S. 173) liegt der motorische Ast des N. radialis sehr nahe am M. extensor carpi radialis brevis (S. 170). An mehreren Ellenbogenpräparaten wurde eine Aponeurose an der Unterseite des Muskels und ein sehniger Bogen medial festgestellt, die zur Entwicklung eines Radialtunnelsyndroms beitragen könnten (Vergara-Amador & Ramírez, 2015).

4.3 Übersichtstabellen für die Ellenbogen-Unterarm-Region

Tab. 4.1 Ventrale Muskulatur des Ober- und Unterarms

Muskel	Funktion auf das Ellenbogengelenk ✓, Dehnstellungen der Muskulatur ↔				Funktion auf das Handgelenk ✓, Dehnstellungen der Muskulatur ↔				Zusatzfunktionen
	FLEX	EXT	SUP	PRON	Palmar-FLEX	Dorsal-EXT	Radial-ABD	Ulnar-ABD	
M. biceps brachii	✓	↔	✓						• Der lange Bizepskopf übt eine flektorisch, abduktorische und innenrotatorische Funktion auf das Schultergelenk aus, der kurze Kopf wirkt adduktorisch. • Im Weiteren hilft er der Rotatorenmanschette bei der Zentrierung des Humeruskopfes.
M. brachialis	✓	↔							gilt als ventraler Kapselspanner des Ellenbogengelenks
M. pronator teres	✓ leicht	↔	↔	✓					
M. pronator quadratus			↔	✓					stabilisiert das distale Radioulnargelenk
M. flexor carpi radialis					✓	↔	✓	↔	
M. flexor carpi ulnaris					✓	↔	↔	✓	
M. palmaris longus					✓	↔			spannt die Palmaraponeurose
M. flexor digitorum superficialis	✓ leicht	↔			✓	↔			Flexion der MCP und PIP II–V

FLEX = Flexion, EXT = Extension, SUP = Supination, PRON = Pronation, ABD = Abduktion, ADD = Adduktion, MCP = Metakarpophalangealgelenk, PIP = proximales Interphalangealgelenk

Tab. 4.2 Dorsale Muskulatur des Ober- und Unterarms

Muskel	Funktion auf das Ellenbogengelenk ✓, Dehnstellungen der Muskulatur ↔				Funktion auf das Handgelenk ✓, Dehnstellungen der Muskulatur ↔					Zusatzfunktionen
	FLEX	EXT	SUP	PRON	Palmar-FLEX	Dorsal-EXT	Radial-ABD	Ulnar-ABD	Finger	
M. triceps brachii	↔	✓								Das Caput longum führt eine Extension und Adduktion im Schultergelenk aus.
M. anconeus	↔	✓								gilt als dorsaler Kapselspanner des Ellenbogengelenks
M. brachioradialis	✓	↔	✓ (1)	✓ (1)						(1) proniert aus Supinationsstellung und supiniert aus Pronationsstellung bis zur Mittelstellung
M. extensor carpi ulnaris					↔	✓	↔	✓		
Mm. extensores carpi radialis longus und brevis	✓				↔	✓	✓	↔		
M. supinator			✓	↔						
M. extensor digitorum						✓			EXT	
M. extensor digiti minimi						✓		✓	EXT und ABD D V	

FLEX = Flexion, EXT = Extension, ABD = Abduktion, ADD = Adduktion, SUP = Supination, PRON = Pronation

Tab. 4.3 Nerven des Ober- und Unterarms

Nerv	Innervierte Muskulatur	Segmentale Ursprungsgebiete				
		C5	C6	C7	C8	T1
Plexus brachialis		✓	✓	✓	✓	✓
N. musculocutaneus		✓	✓	✓		
	M. biceps brachii	✓	✓	✓		
	M. coracobrachialis		✓	✓		
	M. brachialis	✓	✓	✓		
N. medianus			✓	✓	✓	✓
	M. pronator teres		✓			
	M. pronator quadratus				✓	✓
	M. flexor carpi radialis		✓	✓	✓	
	M. palmaris longus				✓	✓
	M. flexor digitorum superficialis			✓	✓	✓
	weitere Muskeln ▸ Tab. 5.6 Hand-Finger-Region					
N. ulnaris					✓	✓
	M. flexor carpi ulnaris			✓	✓	✓
	weitere Muskeln ▸ Tab. 5.6 Hand-Finger-Region					
N. radialis			✓	✓	✓	✓
	M. triceps brachii		✓	✓	✓	
	M. anconeus		✓	✓	✓	
	M. brachialis (lateraler und distaler Anteil)	✓	✓			
	M. brachioradialis	✓	✓	✓		
	M. extensor carpi ulnaris		✓	✓	✓	
	M. extensor carpi radialis longus	✓	✓	✓		
	M. extensor carpi radialis brevis	✓	✓	✓		
	M. supinator	✓	✓			
	M. extensor digitorum		✓	✓	✓	
	M. extensor digit minimi		✓	✓	✓	
	weitere Muskeln ▸ Tab. 5.6 Hand-Finger-Region					

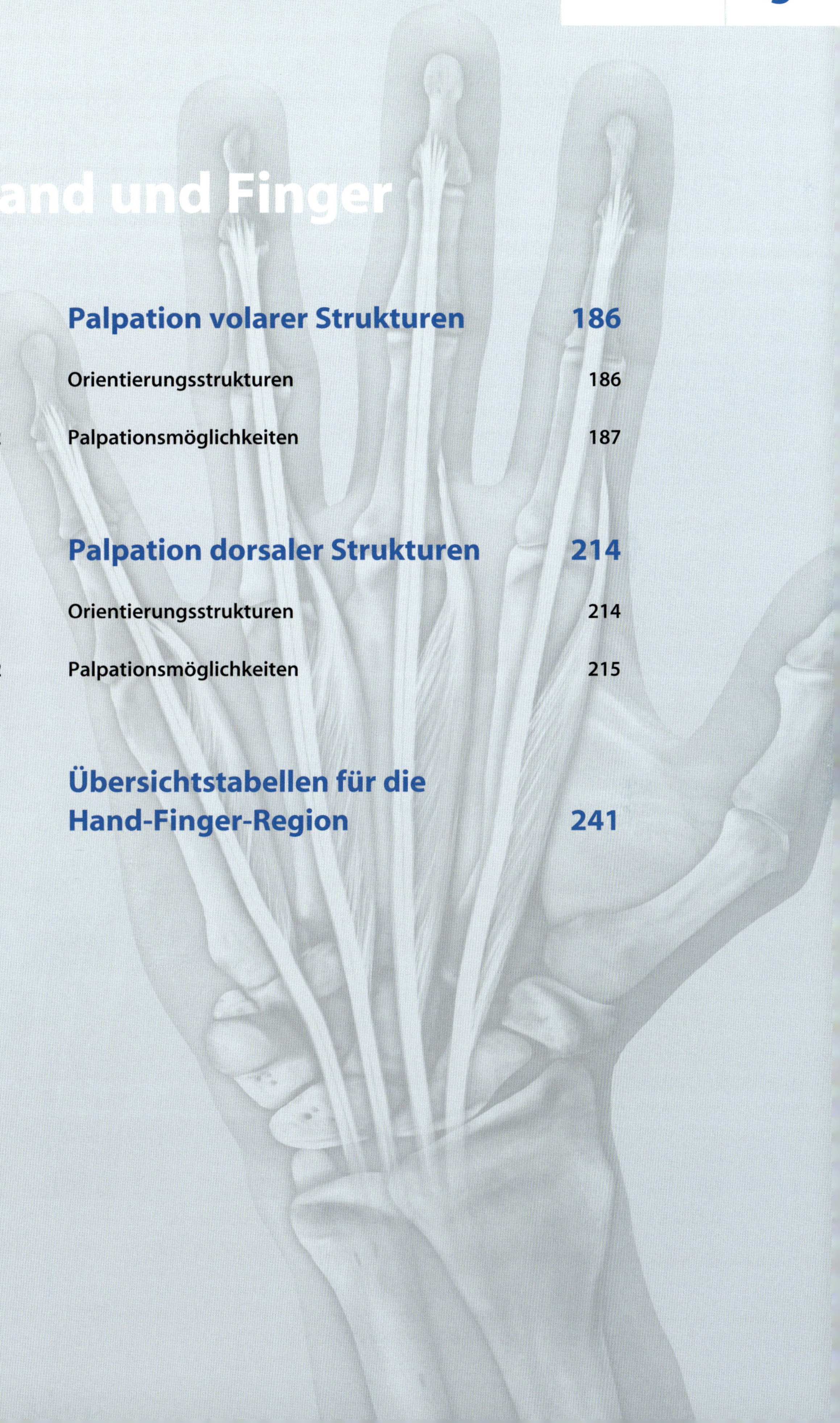

Hand und Finger

5.1 Palpation volarer Strukturen

5.1.1 Orientierungsstrukturen

Bevor die Palpation der einzelnen Strukturen durchgeführt wird, sollten die wichtigsten Orientierungsstrukturen für die volare Hand-Finger-Region ertastet werden.

Orientierungsstrukturen für die volare Hand-Finger-Region

- Proc. styloideus ulnae (**1**, ► S. 230)
- Proc. styloideus radii (**2**, ► S. 231)
- Hamulus ossis hamati (**3**, ► S. 206)
- Os pisiforme (**4**, ► S. 204)
- Artt. metacarpophalangeae (**5**, ► S. 236)
- Artt. interphalangeae proximales und distales (PIP und DIP; **6**, ► S. 238)
- Sehne des M. palmaris longus (**7**, ► S. 189)
- Sehne des M. flexor carpi radialis (**8**, ► S. 188)
- Sehne des M. flexor carpi ulnaris (**9**, ► S. 192)

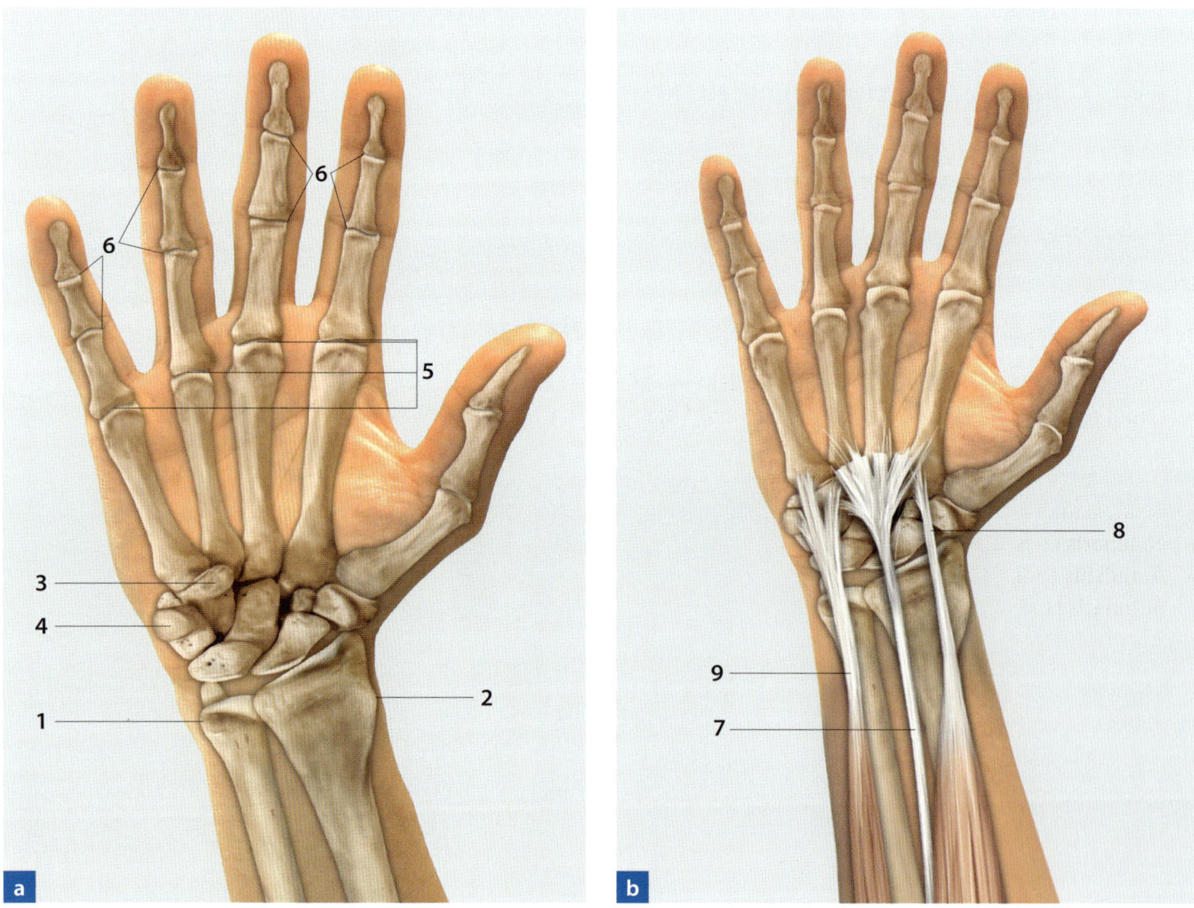

Abb. 5.1 a, b. Übersicht über die Orientierungsstrukturen für die volare Hand-Finger-Region

5.1.2 Palpationsmöglichkeiten

Muskeln und Sehnen

- M. flexor carpi radialis (► S. 188)
- M. palmaris longus und Aponeurosis palmaris (► S. 189)
- M. flexor digitorum superficialis (► S. 190)
- M. flexor digitorum profundus (► S. 191)
- M. flexor carpi ulnaris (► S. 192)
- M. flexor pollicis longus (► S. 193)
- Thenarmuskulatur:
  - M. adductor pollicis und M. flexor pollicis brevis (► S. 194 f.)
  - M. abductor pollicis brevis und M. opponens pollicis (► S. 196 f.)
- Hypothenarmuskulatur:
  - M. abductor digiti minimi manus (► S. 198 f.)
  - M. flexor digiti minimi brevis manus (► S. 198 f.)
  - M. opponens digiti minimi (► S. 198 f.)
- Mm. lumbricales und Mm. interossei palmares (► S. 200 f.)

Kapseln und Bänder

- Capsulae artt. der Hand- und Fingergelenke (► S. 202 f.)
- Ligg. collaterale carpi ulnare und radiale (► S. 202 f.)
- Ligamente im ventralen Handgelenksbereich:
  - Lig. radiocarpale palmare (► S. 204 f.)
  - Lig. ulnocarpale palmare (► S. 204 f.)
  - Ligg. intercarpalia (► S. 204 f.)
  - Ligg. carpometacarpalia (► S. 204 f.)
  - Ligg. metacarpalia (► S. 204 f.)
  - Lig. carpi transversum (Retinaculum transversum, ► S. 204 f.)

Knochen und Gelenk

- Os pisiforme (► S. 204 f.)
- Os hamatum, Hamulus ossis hamati und Loge de Guyon (► S. 206)
- Tubercula ossis trapezii und ossis scaphoidei (► S. 207)
- Caput ossis metacarpi II bis V, Phalanges und Capita phalangium (► S. 208)

Nerven und Gefäße

- N. medianus (► S. 209)
- N. ulnaris (► S. 210)
- A. radialis (► S. 211)
- A. ulnaris (► S. 212 f.)
- Aa. digitales palmares communes (► S. 212 f.)

5

M. flexor carpi radialis

Anatomie

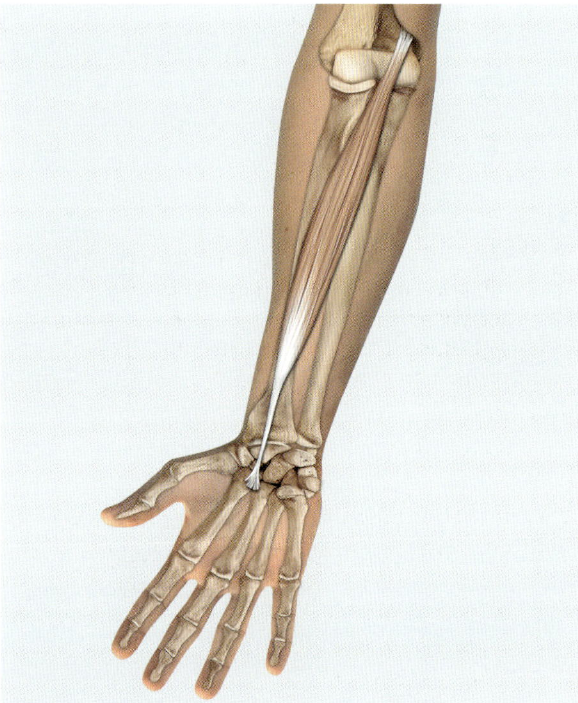

Abb. 5.2 M. flexor carpi radialis

U: Epicondylus medialis des Humerus
A: Palmarfläche der Basis des Os metacarpi II
I: N. medianus (C6–C8)
F: Palmarflexion und Radialabduktion des Handgelenks

Beschreibung der Palpation

ASTE

Der Patient sitzt aufrecht auf einem Hocker neben der Behandlungsbank, der Unterarm ist in Flexion und Supination auf der Behandlungsbank gelagert.

Durchführung

Der Therapeut palpiert mit dem Zeigefinger die distale Sehne des M. flexor carpi radialis quer zu ihrem Sehnenverlauf, ulnar der palmaren Begrenzung der Tabatière anatomique (M. abductor pollicis longus, ► S. 217) und des Radialispulses (► S. 211).

Dies gelingt am besten, wenn er den Patienten auffordert, das Handgelenk alternierend in die radiale Abduktion mit leichter palmarer Flexion anzuspannen (Abb. 5.3).

Palpationsqualität

Am distalen Drittel des Unterarms und im Bereich des Handgelenks ist die sehnige Struktur deutlich tastbar, weiter distal verschwindet sie unter dem Lig. carpi transversum Richtung Os metacarpi II.

Differenzierung

Von radial nach ulnar palpiert der Therapeut auf der volaren Seite des Handgelenks den M. abductor pollicis longus, der die Tabatière anatomique begrenzt und leicht ulnar von ihm die A. radialis.

Nach ulnar folgend palpiert er die Sehne des M. flexor carpi radialis, ulnar daneben den M. flexor pollicis longus (► S. 193) und den M. palmaris longus (► S. 189). Die Sehne des M. flexor carpi radialis befindet sich ca. einen Patientenquerfinger volar des Proc. styloideus radii.

Hinweis

- An der palmaren Handseite befinden sich zwischen den Sehnen des M. flexor carpi radialis und des M. flexor pollicis longus häufig Ganglien direkt unter der Haut (Rocchi et al. 2006).
- Die volare Seite ist die zweithäufigste Lokalisationsstelle für Ganglien an der Hand. Bei 75 untersuchten Patienten fanden Tomlinson u. Field (2006) 55 % der Ganglien im dorsalen Handbereich und 19 % der Läsionen im volaren Handbereich.

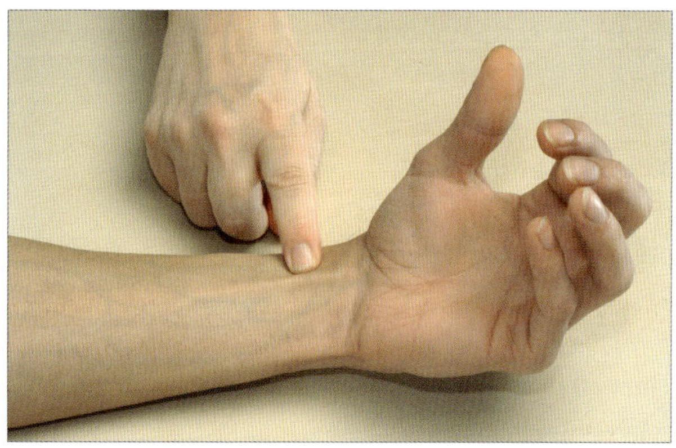

Abb. 5.3 Sehne des M. flexor carpi radialis

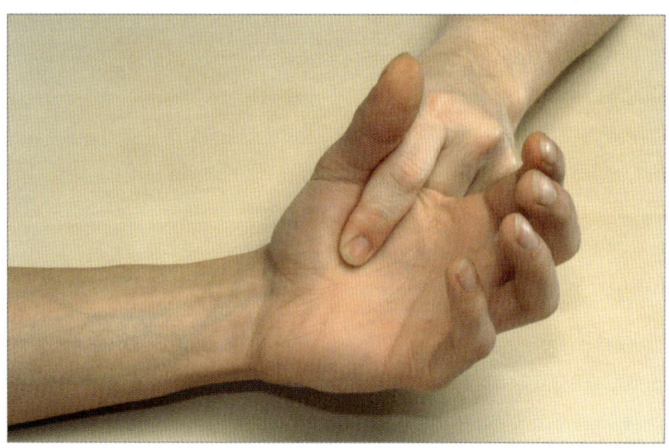

Abb. 5.4 Ansatz des M. flexor carpi radialis

M. palmaris longus und Aponeurosis palmaris

Anatomie

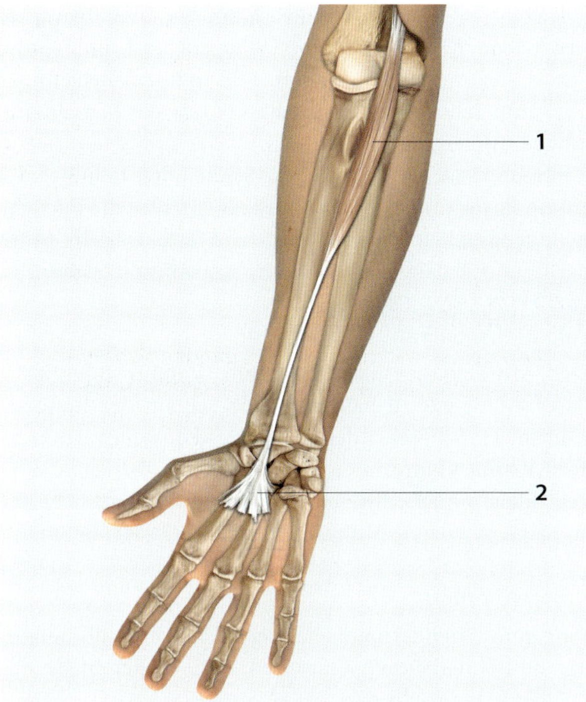

Abb. 5.5 M. palmaris longus (1) und Aponeurosis palmaris (2)

M. palmaris longus

U: Epicondylus medialis des Humerus, Fascia antebrachii
A: Palmaraponeurose der Hand
I: N. medianus (C8–T1)
F:
- Palmarflexion des Handgelenks
- Spannen der Palmaraponeurose

Hinweis

Der M. palmaris longus fehlt bei 10–20 % der Bevölkerung und zeigt bei Vorhandensein oft anatomische Varianten.

Aponeurosis palmaris

Die Palmaraponeurose ist eine Anordnung von längs, quer und transversal verlaufenden Faserzügen. Diese Faserzüge bilden eine fächerförmige, fast dreieckige Sehnenplatte in der Hohlhand. Die nach proximal weisende Spitze kommuniziert mit der Sehne des M. palmaris longus und dem Lig. carpi transversum.

Beschreibung der Palpation

ASTE

Der Patient sitzt aufrecht auf einem Hocker neben der Behandlungsbank, der Unterarm ist in Flexion und Supination auf der Behandlungsbank gelagert.

Pathologie

Bei einer **Dupuytrenschen Kontraktur** kommt es zur Knötchenbildung und zur Schrumpfung der Palmaraponeurose. Dies führt zu Kontrakturen in den MCP- und PIP-Gelenken, gelegentlich auch in den DIP-Gelenken.
Saar und Grothaus (2000) berichten über unterschiedliche Erklärungsversuche der Pathogenese des Dupuytren. Einige sehen die Entstehung als pathologische Veränderung der palmaren Faszie. Andere sind der Ansicht, dass der fibröse Prozess mit einer „De novo-Erscheinung" der Knötchen beginnt, wieder andere sehen die Knötchen- und Strangbildung als unterschiedliche Phasen des Dupuytrens an.

Durchführung

Die Sehne des M. palmaris longus wird deutlich sichtbar, wenn der Therapeut den Patienten auffordert, die Hand palmar zu flektieren und Kleinfinger und Daumen zusammenzudrücken (Abb. 5.6). So kann der Therapeut den Sehnenverlauf am distalen Unterarm mit quer angesetztem Zeigefinger bis zur Einstrahlung in die Palmaraponeurose palpieren. Der Muskelbauch ist kaum zu tasten. Die Palmaraponeurose ist als Sehnenplatte im Handteller bis zu den Grundgelenken zu palpieren.

Palpationsqualität

Im distalen Bereich des Unterarms und am Handgelenk erscheint die runde straffe Sehne des Muskels recht deutlich. Nach distal wird sie breiter und flacher, bis sie in die Aponeurose einstrahlt.

Differenzierung

Der M. palmaris longus ist palmar die mittigste und oberflächlichste Sehne im Handgelenksbereich. Wenn vorhanden, ist die Sehne direkt unter der Haut, ulnar des M. flexor carpi radialis deutlich erkennbar.

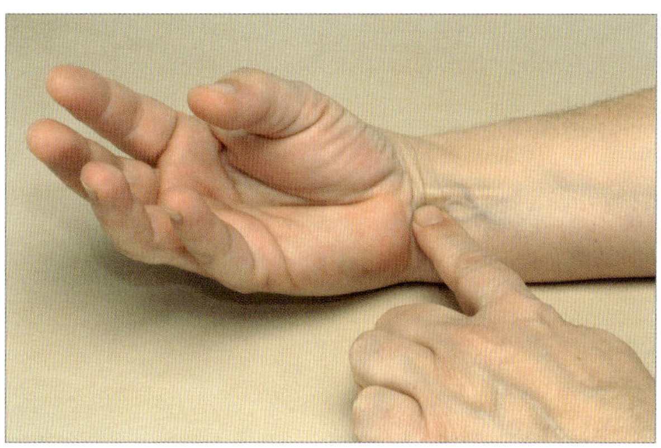

Abb. 5.6 Sehne des M. palmaris longus

M. flexor digitorum superficialis

Anatomie

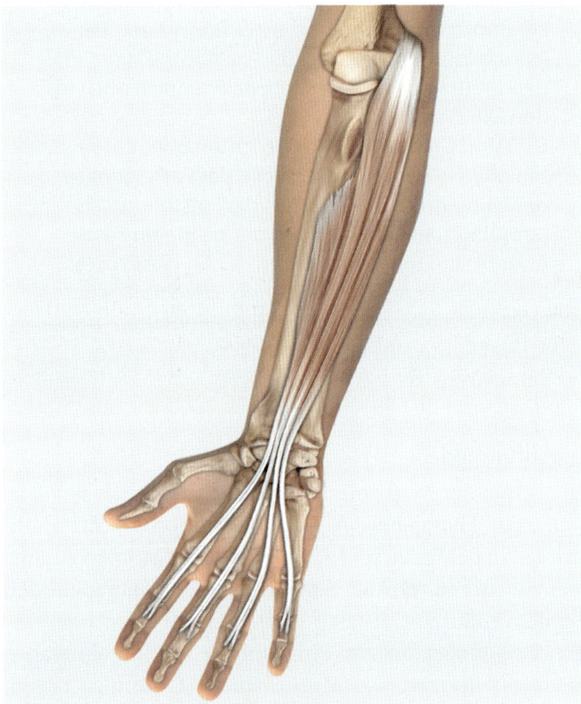

Abb. 5.7 M. flexor digitorum superficialis

U:
- Caput humerale: Epicondylus medialis des Humerus
- Caput ulnare: Proc. coronoideus der Ulna
- Caput radiale: palmare Fläche des Radius, distal der Tuberositas radii

A: seitlich in der Mitte der Mittelphalangen der Finger II–V

I: N. medianus (C7–T1)

F:
- geringe Ellenbogenflexion
- Flexion des Handgelenks
- Flexion der Grund- und Mittelgelenke der Finger II bis V

Pathologie

Durch eine **stenosierende Tenosynovitis** können Verdickungen an den Flexorensehnen entstehen, die das Gleiten der Sehne beeinflussen. Die Bewegung wird dann an den Ringbändern blockiert, der Finger verharrt in Beuge- oder Streckstellung. Diese Pathologie wird als so genanntes. **„Triggerfinger-Phänomen“** bezeichnet (Fu et al. 2006).

Beschreibung der Palpation

ASTE

Der Patient sitzt aufrecht auf einem Hocker neben der Behandlungsbank, der Unterarm ist in Flexion und Supination auf der Behandlungsbank gelagert.

Durchführung

Führt der Patient eine Flexion in den Grund- und Mittelgelenken der Finger durch, so kann der Therapeut den Muskelbauch ulnarseitig am Unterarm und die Sehnen des M. flexor digitorum superficialis mit dem Zeigefinger quer zum Sehnenverlauf radial und ulnar des M. palmaris longus palpieren.

Nach distal befindet sich die Sehne unter dem Retinaculum flexorum. Bei gutem Muskelrelief sind die Endsehnen im Mittelhandbereich sicht- und tastbar, in der Mitte der Grundphalangen sind sie bei Anspannung tastbar.

Palpationsqualität

Der Muskelbauch ist in seinem Verlauf quer zum Faserverlauf gut zu palpieren. Die Sehnen der Flexoren sind im Handbereich deutlich zu tasten, sofern sie nicht vom Retinaculum musculorum flexorum überlagert werden. Meist sind die Sehnen des III. und IV. Fingers besser zu palpieren, da die übrigen Sehnen in der Tiefe liegen.

Differenzierung

Eine gute Orientierung bietet der M. flexor carpi radialis, die Endsehnen liegen ulnar von ihm, in der Mitte des volaren Handgelenks.

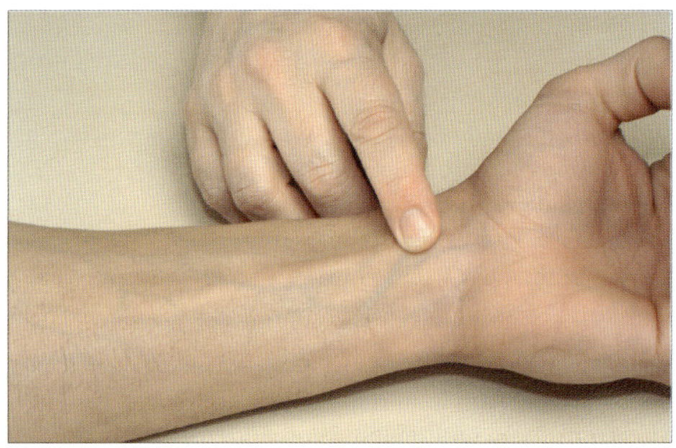

Abb. 5.8 Sehne des M. flexor digitorum superficialis

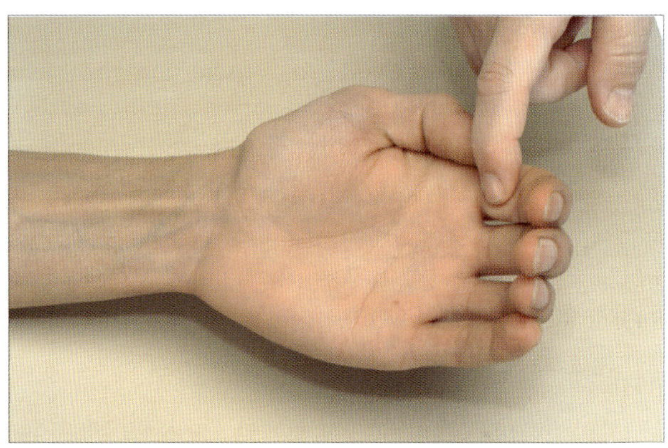

Abb. 5.9 Endsehne des M. flexor digitorum superficialis in ihrem Verlauf an der proximalen Phalanx II

M. flexor digitorum profundus

Anatomie

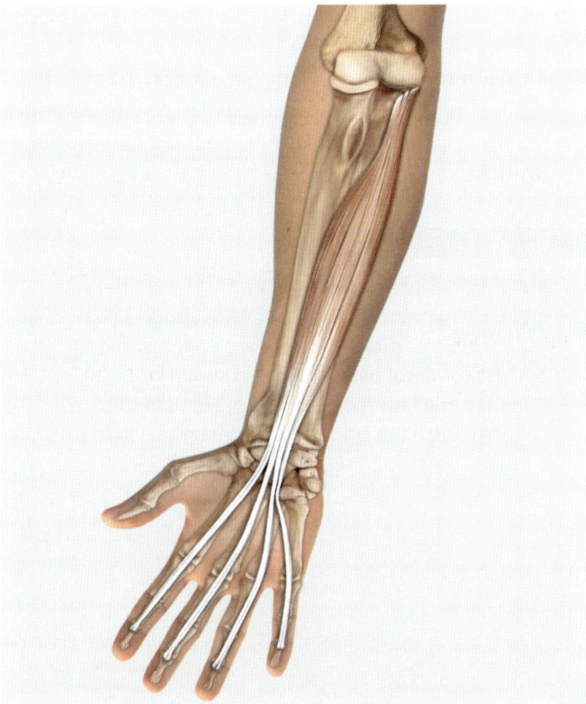

Abb. 5.10 M. flexor digitorum profundus

U: proximale zwei Drittel der Palmarseite der Ulna, Membrana interossea
A: Palmarseite der Endphalangen der Finger II bis V
I: N. medianus (II. und III. Finger, C7–T1), N. ulnaris (IV. und V. Finger, C7–T1)
F:
- Flexion des Handgelenks
- Flexion der Grund-, Mittel- und Endgelenke der Finger II bis V

Hinweis

Der M. flexor digitorum profundus durchbohrt die Endsehnen des M. flexor digitorum superficialis und wird daher auch M. perforans genannt. Die Sehne, die zum II. Finger zieht, besitzt häufig einen eigenen Muskelbauch.

Beschreibung der Palpation

ASTE

Der Patient sitzt aufrecht auf einem Hocker neben der Behandlungsbank, der Unterarm ist in Flexion und Supination auf der Behandlungsbank gelagert.

Durchführung

Der Muskelbauch (Abb. 5.12) des M. flexor digitorum profundus liegt in der Tiefe und ist der direkten Palpation nicht zugänglich. Da die Endsehnen (Abb. 5.11) des M. flexor digitorum profundus im Fingerbereich mittig bis zu den Endphalangen der II. bis V. Finger verlaufen, kann der Therapeut sie bei Anspannung mit dem Zeigefinger quer zu ihrem Verlauf in dieser Region palpieren.

Palpationsqualität

Die Sehnen sind nur im Bereich der Finger bei gut ausgeprägter Muskulatur unter Anspannung als straffe Strukturen gut tastbar. Der Muskelbauch ist undeutlich durch den M. flexor digitorum superficialis hindurch zu tasten.

Differenzierung

Die Differenzierung des Muskels vom M. flexor digitorum superficialis erfolgt im Sehnenbereich über deren unterschiedlichen Verlauf und unterschiedliche Funktionen.

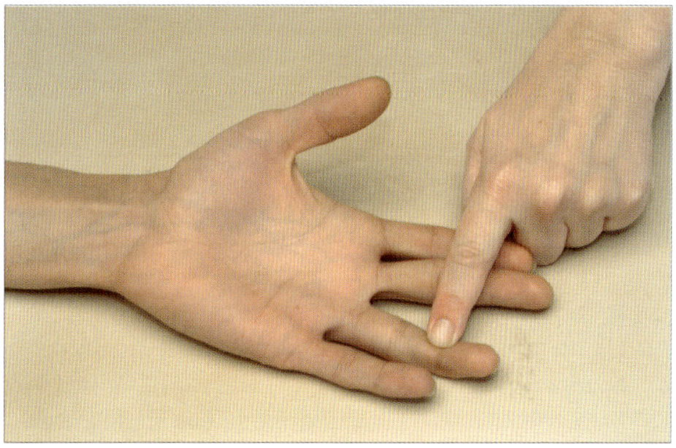

Abb. 5.11 Endsehne des M. flexor digitorum profundus an der Basis der distalen Phalanx IV

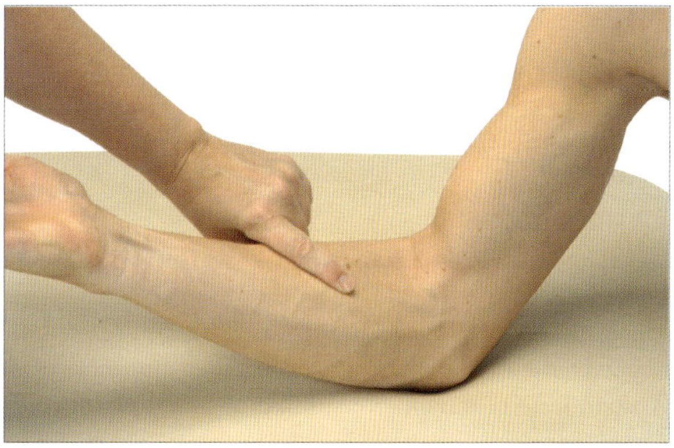

Abb. 5.12 Muskelbauch unter dem M. flexor digitorum superficialis

M. flexor carpi ulnaris

Anatomie

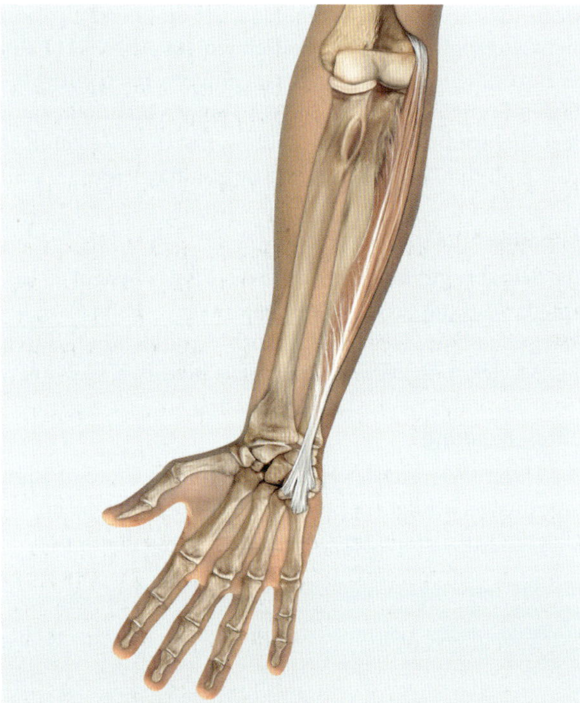

Abb. 5.13 M. flexor carpi ulnaris

U:
- Caput humerale: Epicondylus medialis des Humerus
- Caput ulnare: Olecranon der Ulna

A: Hamulus ossis hamati, Basis des Os metacarpi V
I: N. ulnaris (C7–T1)
F: Palmarflexion und Ulnarabduktion des Handgelenks

Beschreibung der Palpation

ASTE

Der Patient sitzt aufrecht auf einem Hocker neben der Behandlungsbank, der Unterarm ist in Flexion und Supination auf der Behandlungsbank gelagert.

Durchführung

Der Therapeut palpiert mit dem Zeigefinger etwa eineinhalb Patientenquerfinger volar des Proc. styloidus ulnae die Sehne des M. flexor carpi ulnaris quer zum Sehnenverlauf (Abb. 5.14). Unter einer alternierenden Anspannung in die ulnare Abduktion und Volarflektion des Handgelenks ist die Palpation leichter. Die Sehne ist bis zum Os pisiforme, Hamulus ossis hamati und zur Basis des Os metacarpi V palpierbar.

Palpationsqualität

Am distalen Drittel des Unterarms und im Bereich des Handgelenks ist die runde sehnige Struktur deutlich tastbar.

Differenzierung

Ulnar wird der Muskel von der Margo posterior der Ulna begrenzt, radial vom M. flexor digitorum superficialis und vom M. palmaris longus. Bei Abduktion des Kleinfingers ist die Anspannung der Sehne zu spüren. Im Weiteren bietet die Pulsation der A. ulnaris (► S. 212 f.) einen Orientierungspunkt: ulnar von ihr befindet sich die Sehne des Muskels.

Hinweis

- Aufgrund ihrer indirekten Verbindung über das Lig. carpi palmare kann bei Anspannung des M. abductor digiti minimi eine Spannung des M. flexor carpi ulnaris palpiert werden.
- Manchmal kommt es zu Schmerzzuständen durch Kalzifikationen an den Insertionsstellen.

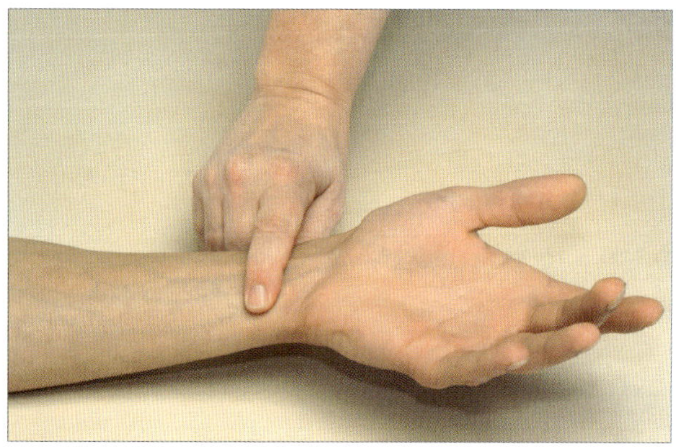

Abb. 5.14 Palpation der Sehne des M. flexor carpi ulnaris

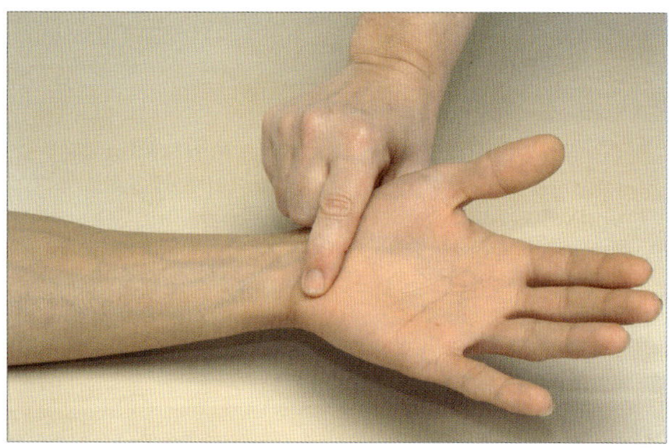

Abb. 5.15 Endsehne des M. flexor carpi ulnaris am Os pisiforme

M. flexor pollicis longus

Anatomie

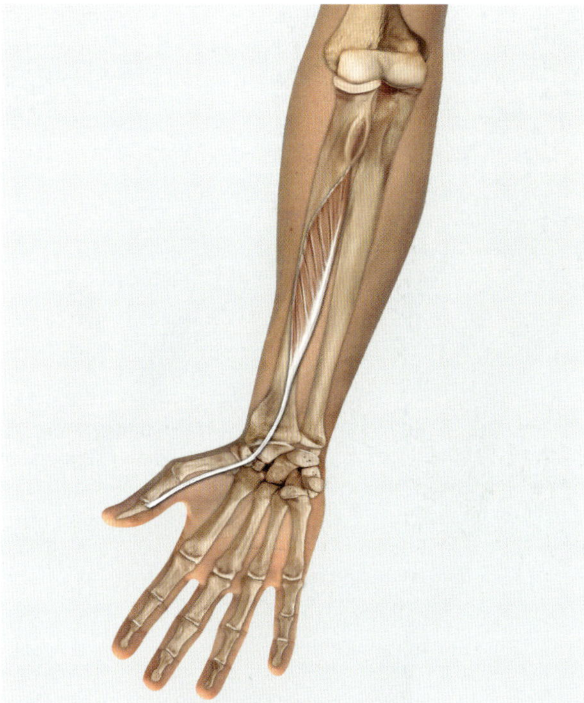

Abb. 5.16 M. flexor pollicis longus

U: Palmarseite des Radius (mittleres Drittel) und Membrana interossea
A: Palmarseite der Endphalanx des Daumens
I: N. medianus (C6–C8)
F:
- Flexion und Radialabduktion des Handgelenks
- Opposition im Daumensattelgelenk
- Flexion im Grund- und Endgelenk

Hinweis

- Der M. flexor pollicis longus besitzt häufig ein Caput humerale, dass am Epicondylus medialis humeri entspringt und mit dem M. flexor digitorum superficialis kommuniziert.
- Der M. flexor pollicis longus zieht, von einer eigenen Sehnenscheide umhüllt, gemeinsam mit den Fingerbeugern (Mm. flexores digitorum superficialis und profundus) und dem N. medianus durch den Karpaltunnel. Seine Sehne verläuft zwischen den beiden Sesambeinen, die sich distal am Os metacarpi I befinden.

Pathologie

An der Flexorsehne des Daumens kann durch eine **stenosierende Tenosynovitis** eine Verdickung entstehen, die das Gleiten der Sehne beeinflusst (sog. **„Triggerfinger-Phänomen“**, Fu et al. 2006).

Beschreibung der Palpation

ASTE

Der Patient sitzt aufrecht auf einem Hocker neben der Behandlungsbank, der Unterarm ist in Flexion und Supination auf der Behandlungsbank gelagert.

Durchführung

Im distalen Unterarm-Hand-Bereich kann der Therapeut die Sehne des M. flexor pollicis longus direkt ulnar der Sehne des M. flexor carpi radialis quer zum Sehnenverlauf palpieren. Dies gelingt am besten, wenn der Patient das Daumengrund- und -endgelenk gegen Widerstand flektiert. Der Ansatz an der Endphalanx ist mit gleicher Technik zu palpieren.

Palpationsqualität

Am distalen Drittel des Unterarms und im Bereich des Handgelenks ist die runde sehnige Struktur tastbar. Patientenabhängig ist sie unterschiedlich gut zu tasten. Unter dem Lig. carpi transversum ist sie nicht zu palpieren. Die Insertion ist als rundliche Sehne wieder gut tastbar.

Praxistipp

- Manche Patienten klagen über neurale Empfindungen bei der Palpation in dieser Region, da der N. medianus in seinem Verlauf komprimiert werden und Beschwerden hervorrufen kann.
- An der palmaren Handseite befinden sich direkt unter der Haut häufig Ganglien zwischen den Sehnen des M. flexor carpi radialis und des M. flexor pollicis longus (Rocchi et al. 2006).

Differenzierung

Eine gute Orientierung bietet die Pulsation der A. radialis. Ulnar befindet sich die Sehne des M. flexor carpi radialis, gefolgt von der Sehne des M. flexor pollicis longus.

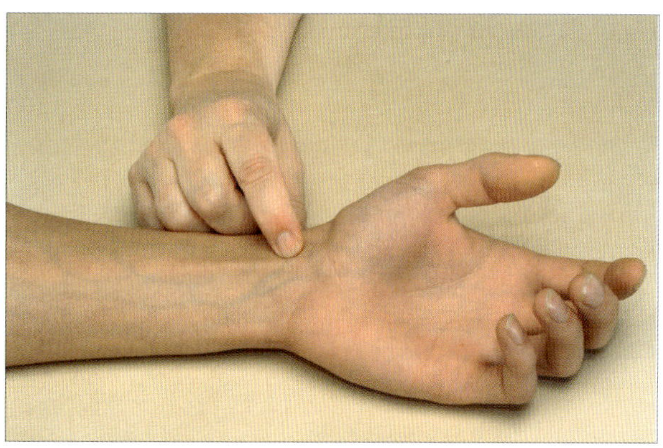

Abb. 5.17 Sehne des M. flexor pollicis longus

Thenarmuskulatur: M. adductor pollicis und M. flexor pollicis brevis

Anatomie

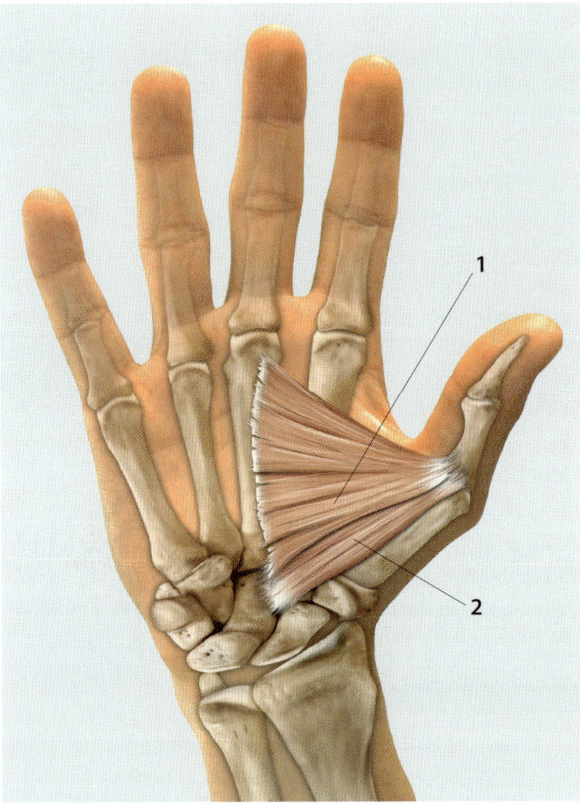

Abb. 5.18 M. adductor pollicis (**1**) und M. flexor pollicis brevis (**2**)

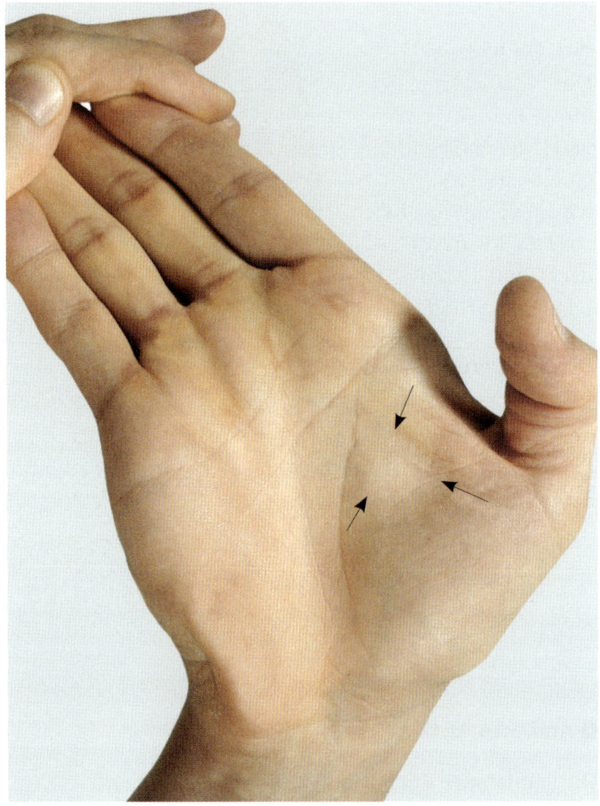

Abb. 5.19 Palpationsstelle für den M. adductor pollicis

M. adductor pollicis

U: ▪ Caput transversum: palmare Seite des Os metacarpi III
▪ Caput obliquum: Os capitatum, Basis der Ossa metacarpi II und III, Ligg. intercarpalia

A: über das ulnare Sesambein an der Basis der Daumengrundphalanx

I: N. ulnaris (C8–T1)

F: ▪ Adduktion und Opposition im Daumensattelgelenk
▪ Flexion im Grundgelenk

M. flexor pollicis brevis

U: ▪ Caput superficiale: Retinaculum flexorum, Os trapezium
▪ Caput profundum: Os capitatum und Os trapezium

A: über das radiale Sesambein an der Basis der Daumengrundphalanx

I: ▪ Caput superficialis: N. medianus (C6–T1)
▪ Caput profundum: N. ulnaris (C8–T1)

F: ▪ Flexion und Opposition im Daumensattelgelenk
▪ Flexion im Grundgelenk

Pathologie

Durch häufiges SMS-Schreiben können Insertionstendopathien der Thenarmuskulatur auftreten (sog. Phänomen des **TMI** = **„Text Message Injury"**).

Beschreibung der Palpation

ASTE

Der Patient sitzt aufrecht auf einem Hocker neben der Behandlungsbank, der Unterarm ist in Flexion und Supination auf der Behandlungsbank gelagert.

Durchführung

Der M. adductor pollicis ist der am weitesten ulnar gelegene Thenarmuskel. Von seinem Ursprung am Os metacarpi III aus tastet der Therapeut flächig quer zum Muskelverlauf. Bei alternierender Anspannung des Daumens in die Adduktion ist er bis zu seiner Insertion an der Daumengrundphalanx gut zu palpieren.

Direkt radial befindet sich der M. flexor pollicis brevis (Abb. 5.20), größtenteils vom M. abductor pollicis brevis (Abb. 5.21) überdeckt. Er inseriert gemeinsam mit dem zuletzt genannten Muskel über das radiale Sesambein an der Basis der Daumengrundphalanx (◘ Abb. 5.22).

Somit ist er parallel direkt ulnar vom Os metacarpi I quer zu seinem Verlauf zu palpieren.

Palpationsqualität

Der M. adductor pollicis bildet mit seinem Caput obliquum bei Anspannung einen deutlich palpierbaren konvexen Muskelbauch. Das Caput transversum ist weniger gut lokalisierbar, da es von der Aponeurose überlagert wird. Die sehnige Insertion ist deutlich tastbar.

Der M. flexor pollicis brevis wird größtenteils überdeckt und ist unter Kontraktion durch den M. abductor pollicis hindurch als fetste Struktur zu tasten.

Differenzierung

Für die Palpation des M. adductor pollicis orientiert sich der Therapeut am besten über die anatomische Lage. An der Basis der Daumengrundphalanx, distal des ulnaren Sesambeins, ist er der einzige dort inserierende Muskel und somit gut lokalisierbar.

Der M. flexor pollicis brevis befindet sich direkt an der radialen Grenze des Caput obliquum des M. adductor pollicis und ulnar des Os metacarpi I.

Aufgrund ihrer muskulären Palpationsqualität lassen sich die Muskeln gut von den benachbarten knöchernen und ligamentären Strukturen differenzieren.

Praxistipp

Die Muskulatur ist bei erhöhter Aktivität oftmals sehr druckdolent.

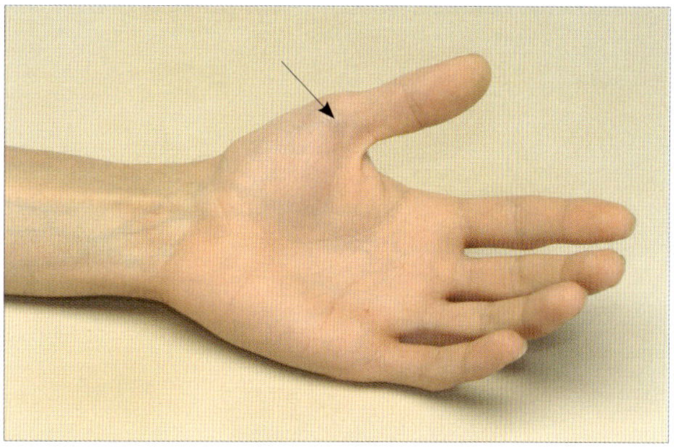

◘ **Abb. 5.20** Ansatz des M. flexor pollicis brevis

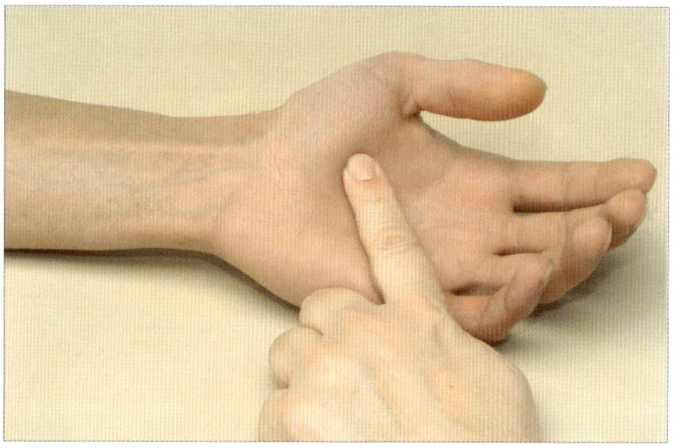

◘ **Abb. 5.21** Bauch des M. adductor pollicis

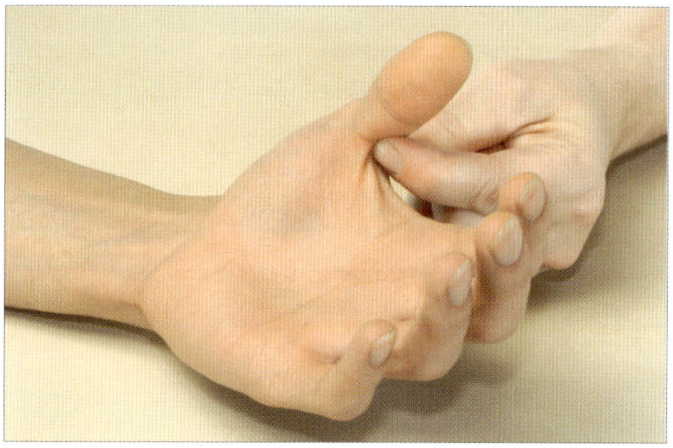

◘ **Abb. 5.22** Palpation des Ansatzes des M. adductor pollicis an der Daumengrundphalanx

5

Thenarmuskulatur: M. abductor pollicis brevis und M. opponens pollicis

Anatomie

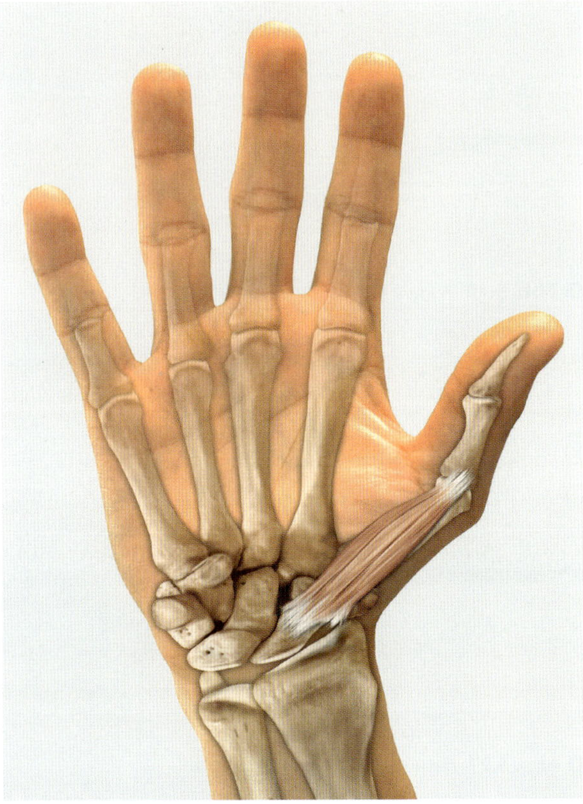

Abb. 5.23 M. abductor pollicis brevis

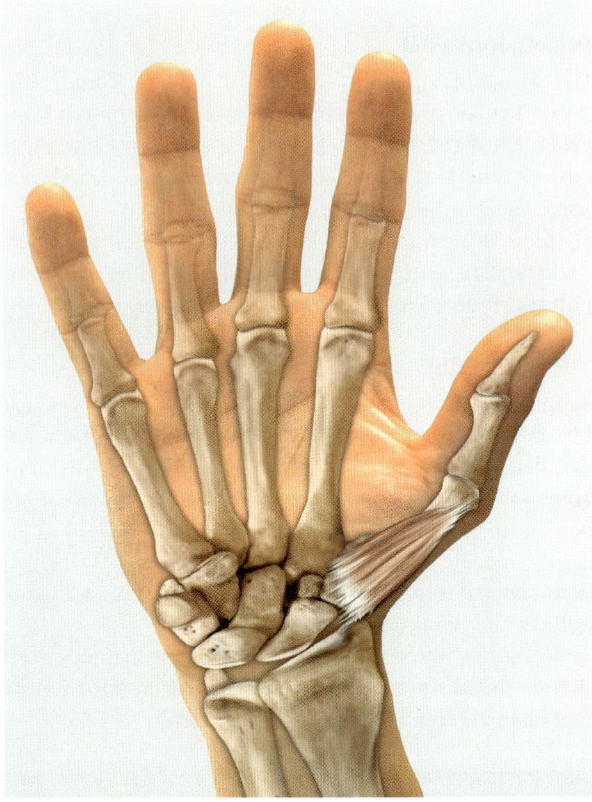

Abb. 5.24 M. opponens pollicis

M. abductor pollicis brevis

U: Os scaphoideum, Os trapezium und Retinaculum flexorum

A: über das radiale Sesambein an der Basis der Daumengrundphalanx

I: N. medianus (C6–T1)

F:
- Abduktion im Daumensattelgelenk
- leichte Extension im Grundgelenk D I

M. opponens pollicis

U: Os trapezium, Retinaculum flexorum

A: radiale Seite des Os metacarpi I

I: N. medianus (C6–C7)

F: Opposition im Daumensattelgelenk

Hinweis

Bei der Opposition des Daumens kombinieren sich die Flexions-, Abduktions- und Rotationsbewegungen im Daumensattelgelenk. Es sind also mit Ausnahme der Extensoren nahezu alle Daumenmuskeln an der Bewegung beteiligt.

Pathologie

- Durch häufiges SMS-Schreiben können Insertionstendopathien der Thenarmuskulatur auftreten (sog. Phänomen des **TMI** = **„Text Message Injury"**).
- Eine **Kompresssion des N. medianus** im Karpaltunnel führt oft zu Hypotrophie der Thenarmuskeln.

Beschreibung der Palpation

ASTE

Der Patient sitzt aufrecht auf einem Hocker neben der Behandlungsbank, der Unterarm ist in Flexion und Supination auf der Behandlungsbank gelagert.

Durchführung

Der M. opponens pollicis ist der am weitesten radial gelegene Thenarmuskel, wird aber vom M. abductor pollicis brevis größtenteils überdeckt. So palpiert der Therapeut an der radialen Thenarseite zuerst den Muskelbauch des M. abductor pollicis brevis quer zu seinem Verlauf und parallel des Os metacarpi I.

Um den M. opponens pollicis zu tasten, schiebt der Therapeut den Bauch des M. abductor pollicis brevis etwas nach ulnar und lässt den Patienten gegen Widerstand in die Opposition anspannen.

Palpationsqualität

Der M. abductor pollicis brevis bildet unter Anspannung einen deutlichen konvexen Muskelbauch und hat den größten Anteil am Relief des Daumenballens. Der gemeinsame Ansatz mit dem M. flexor pollicis brevis am radialen Sesambein und den Basen der Grundphalanx ist deutlich tastbar.

Der M. opponens pollicis ist dagegen nur an seinem radialen Rand als feste Struktur unter Kontraktion gut zu palpieren.

Differenzierung

Für den M. opponens pollicis orientiert man sich am radialen Rand des Daumenballens, er ist größtenteils vom M. abductor pollicis brevis bedeckt. Dieser bildet den oberflächlichsten Muskelbauch, der bei Abduktion deutlich wird.

Aufgrund ihrer muskulären Palpationsqualität lassen sich die Muskeln gut von den benachbarten knöchernen und ligamentären Strukturen differenzieren.

Pathologie

Bestimmte Berufsgruppen entwickeln arbeitsplatzspezifische neuromuskuläre Symptomatiken: Bei Weinbauern mit einer Karpaltunnelsymptomatik (S. 205) hat man bspw. eine motorische Schwächung der Thenarmuskulatur festgestellt (Mondelli et al., 2010).

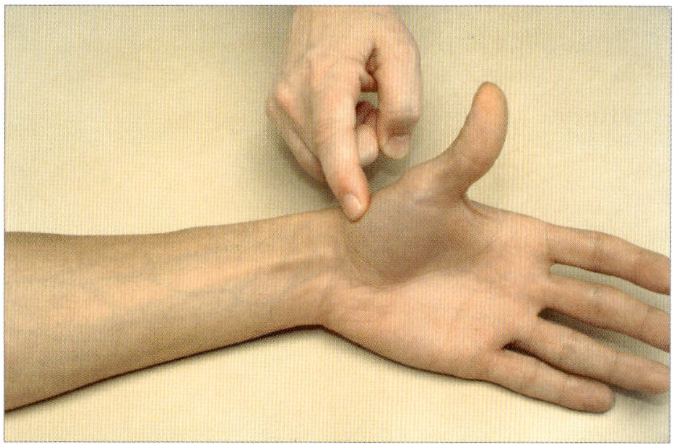

Abb. 5.25 Bauch des M. abductor pollicis brevis

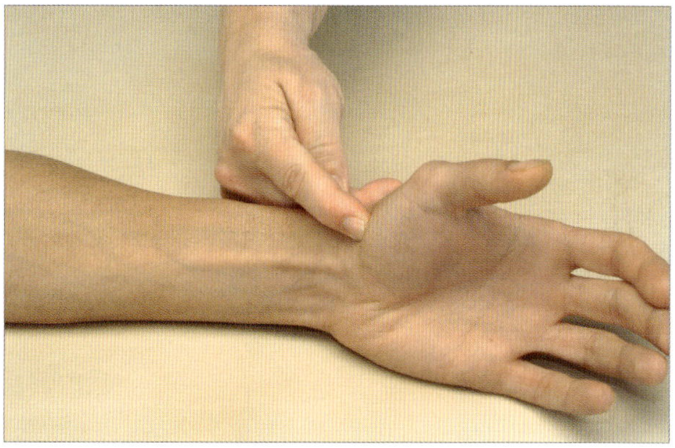

Abb. 5.26 Ursprung des M. opponens pollicis

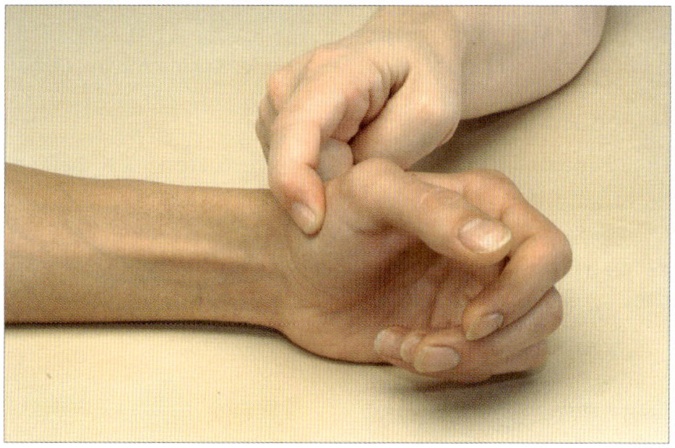

Abb. 5.27 Bauch des M. opponens pollicis

Hypothenarmuskulatur: M. abductor digiti minimi manus, M. flexor digiti minimi brevis manus und M. opponens digiti minimi

Anatomie

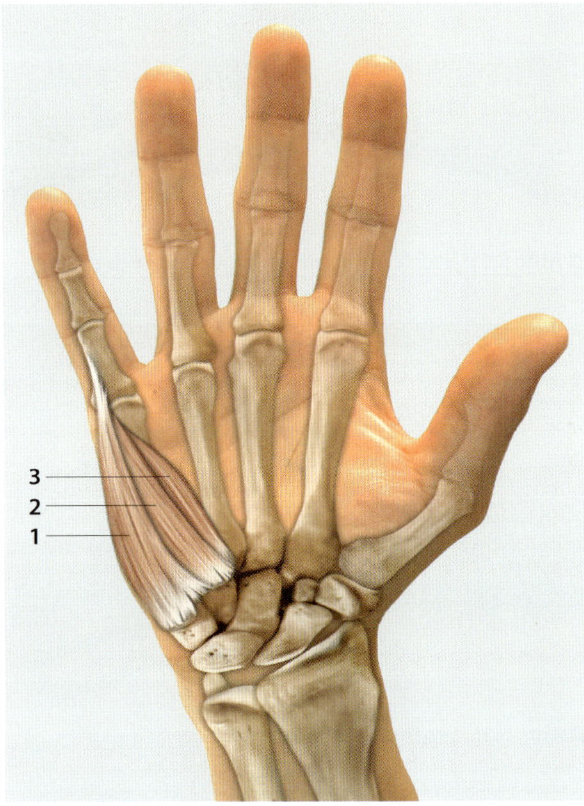

Abb. 5.28 M. abductor digiti minimi manus (**1**), M. flexor digiti minimi brevis manus (**2**) und M. opponens digiti minimi (**3**)

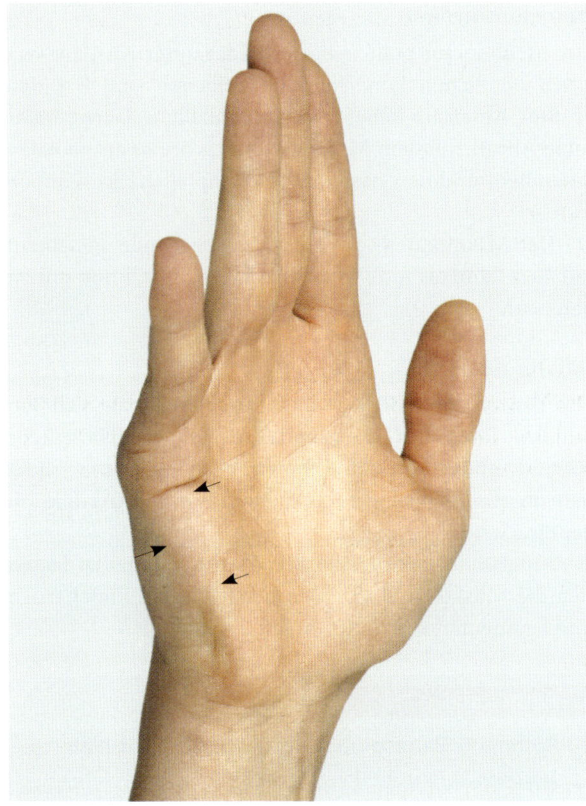

Abb. 5.29 Topografische Lage der Hypothenarmuskulatur

M. abductor digiti minimi manus

U: Os pisiforme und Retinaculum flexorum
A: ulnare Basis der Grundphalanx und Dorsalaponeurose des V. Fingers
F:
- Abduktion und Flexion des V. Fingers im Grundgelenk
- Extension im Mittel- und Endgelenk

Hinweis

Der M. abductor digiti minimi manus ist ein Kennmuskel für das Rückenmarkssegment C8.

M. flexor digiti minimi brevis manus

U: Hamulus ossis hamati, Retinaculum flexorum
A: ulnare Basis der Grundphalanx des V. Fingers
F: Flexion des V. Fingers im Grundgelenk

M. opponens digiti minimi

U: Hamulus ossis hamati, Retinaculum flexorum
A: ulnare Basis der Grundphalanx des V. Fingers
F: Opposition des V. Fingers (zieht das Os metacarpale V nach palmar)

I: aller drei Muskeln: N. ulnaris (C8–T1)

Pathologie

Durch eine **Kompresssion des N. ulnaris** in der Loge de Guyon kann es zu Abschwächung der Hypothenarmuskulatur kommen.

Beschreibung der Palpation

ASTE

Der Patient sitzt aufrecht auf einem Hocker neben der Behandlungsbank, der Unterarm ist in Flexion und Supination auf der Behandlungsbank gelagert.

Durchführung

Bei Opposition des Kleinfingers ist der Kleinfingerballen vom Therapeuten gut mit Daumen und Zeigefinger zu palpieren. Der am weitesten ulnar und oberflächlich gelegene Muskel ist der M. abductor digiti minimi manus (◘ Abb. 5.30), radial daneben liegt der M. flexor digiti minimi brevis manus (◘ Abb. 5.31) und am weitesten radial der M. opponens digiti minimi (◘ Abb. 5.32).

Der Therapeut tastet mit flächig angelegtem Zeigefinger die Muskelbäuche von ulnar nach radial quer zum Faserverlauf. Dabei lässt er den Patienten in die Abduktion, Flexion oder Opposition anspannen. An der Basis der Grundphalanx V tastet er die gemeinsame Insertion des M. abductor digiti minimi manus und des M. flexor digiti minimi brevis manus.

Palpationsqualität

Die Muskelbäuche sind in ihrer weichen Stuktur deutlich und leicht zu palpieren. Die genaue Unterscheidung zwischen den drei Muskeln ist schwierig, in der Regel werden sie als gemeinsamer konvexer Muskelbauch am Kleinfingerballen palpiert.

Differenzierung

Die drei Muskeln am Kleinfingerballen befinden sich von ulnar nach radial und von oberflächlich nach tief liegend in folgender Reihenfolge:

- M. abductor digiti minimi manus
- M. flexor digiti minimi brevis manus
- M. opponens digiti minimi

Die Anspannung in ihre Funktionen bietet eine gute Hilfe bei der Palpation.

Die proximalen Anteile werden zum Teil vom M. palmaris brevis überlagert.

Hinweis

- Das Abspreizen des Kleinfingers (Teetrinken) dient der Stabilisation des Handgelenks.
- Durch ihre indirekte Verbindung über das Lig. carpi palmare ist bei Anspannung des M. abductor digiti minimi eine Spannung des M. flexor carpi ulnaris zu beobachten.

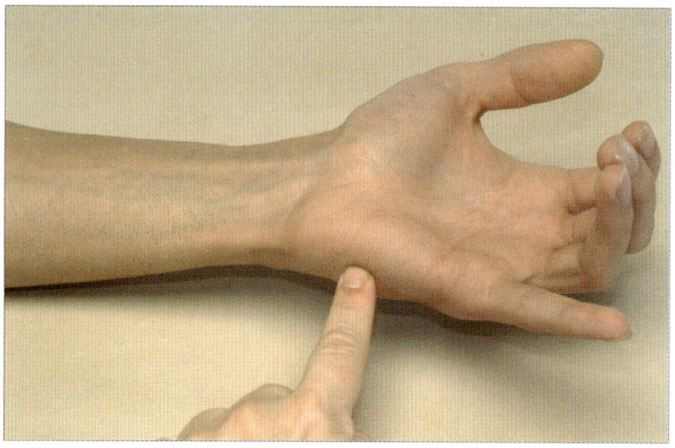

◘ **Abb. 5.30** Bauch des M. abductor digiti minimi manus

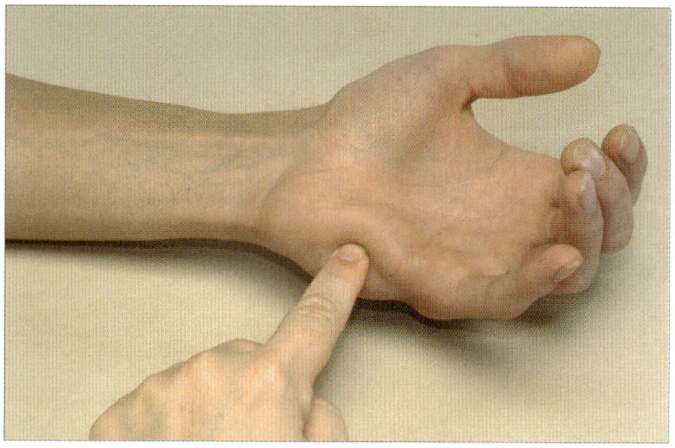

◘ **Abb. 5.31** Bauch des M. flexor digiti minimi brevis manus

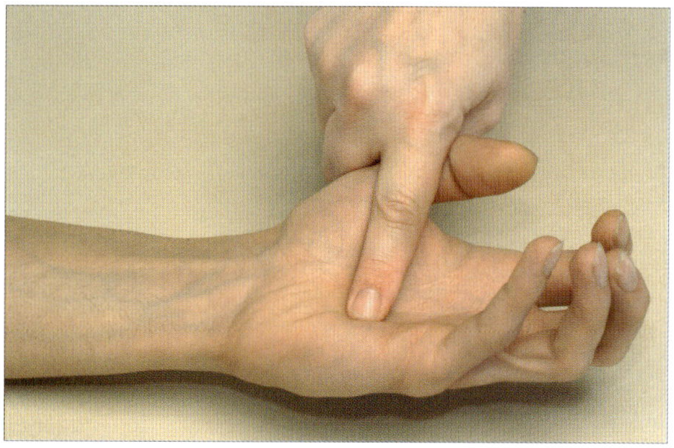

◘ **Abb. 5.32** Bauch des M. opponens digiti minimi

5

Mm. lumbricales und Mm. interossei palmares

Anatomie

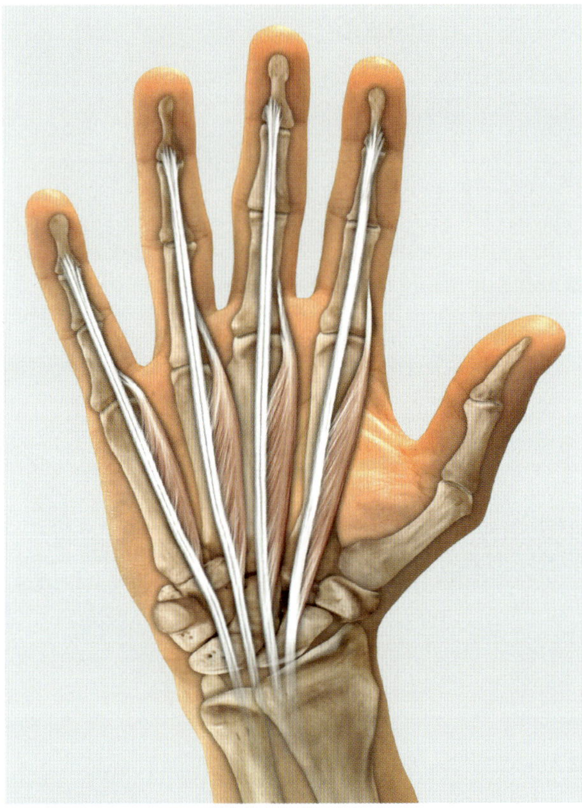

Abb. 5.33 Mm. lumbricales

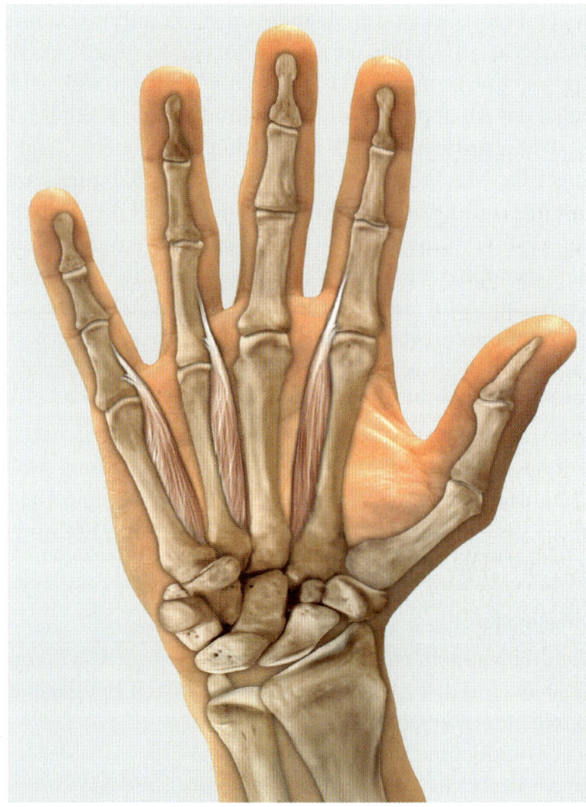

Abb. 5.34 Mm. interossei palmares

Mm. lumbricales

U: vier Muskeln, jeweils von den radialen Seiten der Sehnen des M. flexor digitorum profundus

A: jeweilige Dorsalaponeurosen der Finger, Gelenkkapseln der Grundgelenke

I:
- Mm. lumbricales I und II (der Finger II und III): N. medianus (C8–T1)
- Mm. lumbricales III und IV (der Finger IV und V): N. ulnaris (C8–T1)

F:
- Flexion der Grundgelenke
- Extension der Mittel- und Endgelenke der Finger II bis V

Mm. interossei palmares

U: zur Handmitte gerichtete Seiten der Ossa metacarpi II, IV und V

A: Basis der jeweiligen proximalen Phalanx und Dorsalaponeurose des jeweiligen Fingers

I: N. ulnaris (C8–T1)

F:
- Flexion der Grundgelenke
- Extension der Mittel- und Endgelenke der Finger II bisV
- Adduktion der Finger zum Mittelfinger

Beschreibung der Palpation

ASTE

Der Patient sitzt aufrecht auf einem Hocker neben der Behandlungsbank, der Unterarm ist in Flexion und Supination auf der Behandlungsbank gelagert.

Durchführung

Der Therapeut palpiert die Mm. lumbricales zwischen den Ossa metacarpi II bis V, während er den Patienten auffordert, bei extendierten End- und Mittelgelenken die Grundgelenke der Finger zu flektieren. Die Muskulatur ist von den Sehnen der Fingerflexoren überlagert und dadurch nicht genau abgrenzbar.

Da die Mm. interossei palmares sehr tief liegen, sind sie nicht direkt zu palpieren.

Palpationsqualität

Die Mm. lumbricales sind undeutlich als weiche Strukturen durch die Palmaraponeurose hindurch zu palpieren. Bei gut entwickelter Muskulatur oder unter intermittierender Kontraktion und Entspannung ist die Palpation etwas deutlicher.

Differenzierung

Die Mm. lumbricales werden über ihre anatomische Lage zwischen den Ossa metacarpi lokalisiert (▣ Abb. 5.35–5.38). Aufgrund ihrer anatomischen Lage muss der Therapeut tief durch die Palmaraponeurose palpieren, um die Muskulatur zu erreichen.

Die Mm. interossei palmares liegen so tief, dass sie durch die Palmaraponeurose nicht von den Mm. lumbricales zu differenzieren sind.

Hinweis

- Die interosseale Muskulatur, vor allem die Mm. lumbricales gelten aufgrund ihres kurzen Verlaufs als Gelenkstabilisatoren für die metakarpophalangealen Gelenke.
- Der Anzahl an Mm. interossei palmaris ist umstritten: Neuere Studien zeigen, dass meistens vier palmare interosseale Mm. vorhanden sind. Beim vierten Anteil handelt es sich um einen interossealen Muskel im Thenarbereich: „M. interosseous palmaris policis" (Morrison & Hill, 2011).

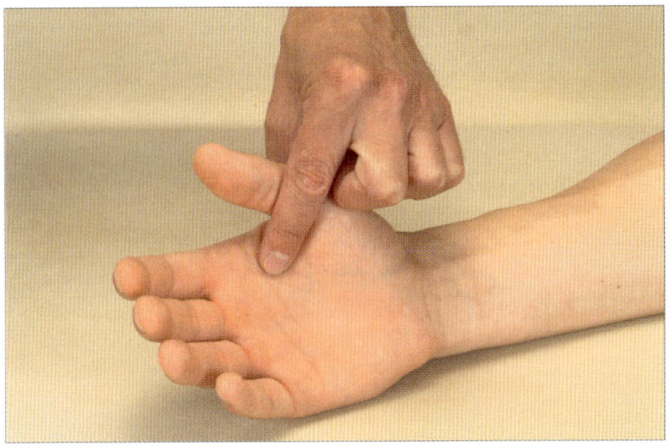

▣ **Abb. 5.35** Bauch des M. lumbricalis I

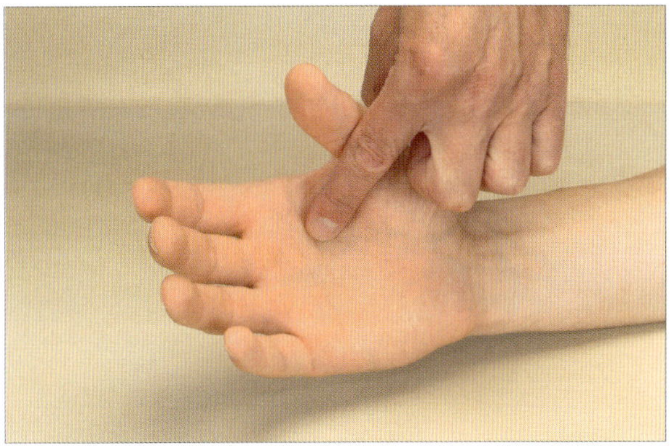

▣ **Abb. 5.36** Bauch des M. lumbricalis II

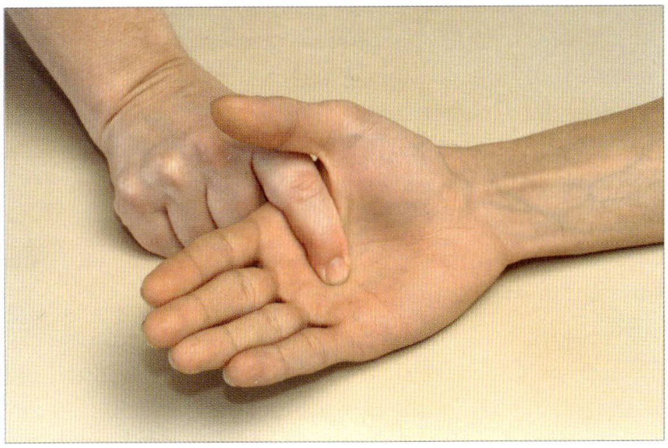

▣ **Abb. 5.37** Bauch des M. lumbricalis III

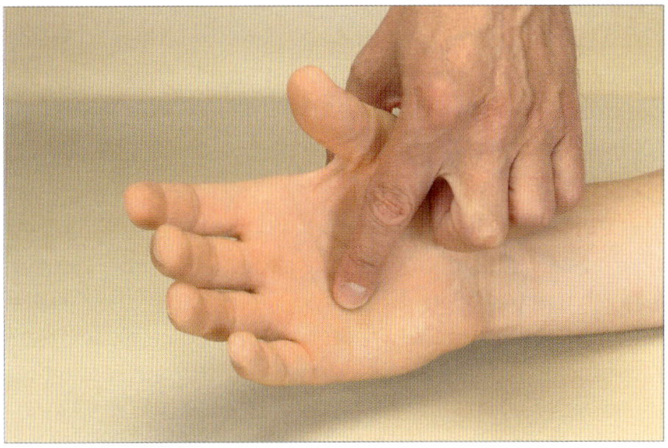

▣ **Abb. 5.38** Bauch des M. lumbricalis IV

Ligg. collaterale carpi radiale und ulnare, Capsulae artt. der Hand- und Fingergelenke

Anatomie

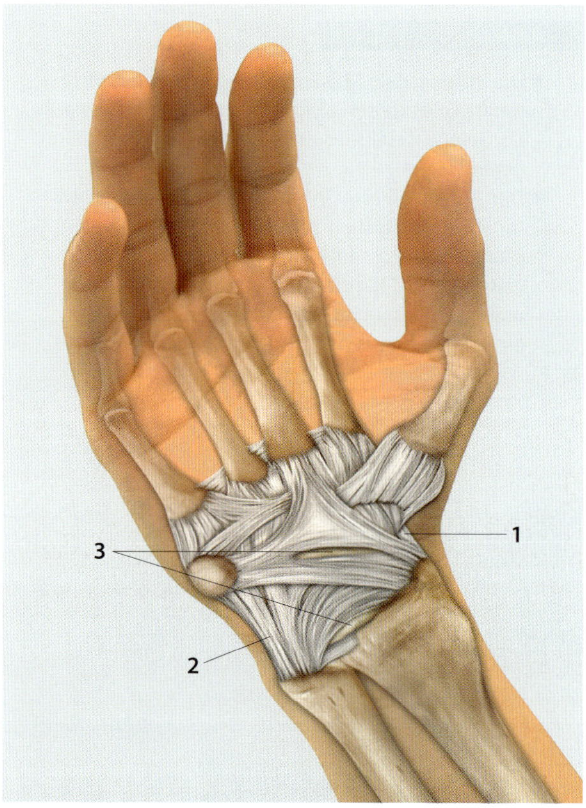

Abb. 5.39 Ligg. collaterale carpi radiale (**1**) und ulnare (**2**) und Capsulae artt. der Handgelenke (**3**)

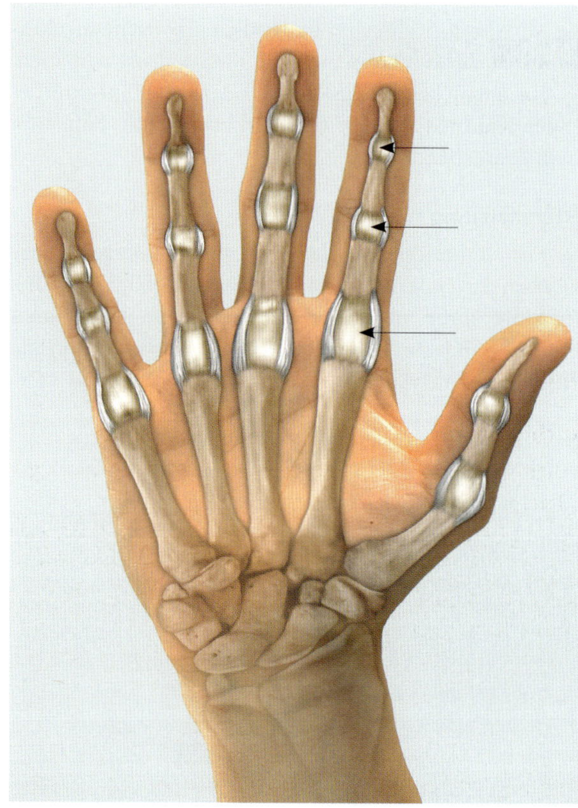

Abb. 5.40 Capsulae artt. der Fingergelenke

5

Lig. collaterale carpi radiale

Das Lig. collaterale carpi radiale zieht radial vom distalen Radius zum Os scaphoideum. Es limitiert die Ulnarabduktion und führt das Os scaphoideum bei Flexions-/Extensionsbewegungen des Handgelenks.

Lig. collaterale carpi ulnare

Der ulnare Seitenbandkomplex verläuft vom lateralen Bereich der distalen Ulna und zieht nach distal-radial zum Os triquetrum, Os pisiforme und zum Os lunatum. Die ulnaren Bänder sind deutlich kräftiger ausgeprägt als die radialen und hemmen die Radialabduktion des Handgelenks.

Capsulae artt. radiocarpalis, mediocarpalis und carpometacarpalis

Die Gelenkkapsel des proximalen Handwurzelgelenks ist palmar schlaff, wird jedoch durch massive Bandstrukturen unterstützt.

Die Gelenkkapsel des distalen Handwurzelgelenks ist palmar straff und wird ebenfalls von Bandstrukturen verstärkt. Im Bereich des Os trapezoideum und Os trapezium bestehen Verbindungen zu den Karpometakarpalgelenken. Die distale Handwurzelreihe ist durch straffe Bandzüge mit den Metakarpalknochen verbunden, so dass sie eine funktionelle Einheit bilden.

Von der Gelenkkapsel der Handgelenke gehen zahlreiche Plicae synoviales aus, die sich in den Gelenkspalten zwischen den Handwurzelknochen nachweisen lassen.

Capsulae artt. metacarpophalangeales (MCP) und Art. carpometacarpalis pollicis

Die Fingergrundgelenke besitzen schlaffe Gelenkkapseln, die palmar duch die Ligg. palmaria und lateral duch die Ligg. collateralia stabilisiert werden. Da die Kollateralbänder dorsal des Drehpunktes verlaufen, wird somit die Flexion limitiert und die Abduktion der Finger in Flexion nahezu unmöglich. Passiv kann in den Grundgelenken bis zu 50° rotiert werden, so dass (durch die Flexion/Extension und Abduktion/Adduktion) funktionell von einem Kugelgelenk gesprochen werden kann.

Die Gelenkkapsel des Daumensattelgelenks ist locker, so dass eine große Beweglichkeit in diesem Gelenk möglich ist. Dorsale und palmare karpometakarpale Bandzüge sichern das Gelenk vor Luxationen.

Capsulae artt. interphalangeae (PIP/DIP)

Die proximalen und distalen Interphalangealgelenke besitzen eine lockere Kapsel, die seitlich und palmar duch die Ligg. collateralia und palmaria stabilisiert wird.

Hinweis

Das ulnare Kollateralband hat Verbindung zum Discus articularis.

Beschreibung der Palpation

ASTE

Der Patient sitzt aufrecht auf einem Hocker neben der Behandlungsbank, der Unterarm ist in Flexion und Supination auf der Behandlungsbank gelagert.

Durchführung

Radial und ulnar der Handwurzelknochen sind die Ligg. collaterale carpi radiale und ulnare quer zu ihrem Verlauf nach proximal zu palpieren (◘ Abb. 5.41 u. 5.42).

Der Therapeut kann die Kapseln der Art. radiocarpalis, Art. mediocarpalis, Artt. carpometacarpales und Art. carpometacarpalis pollicis von palmar kaum palpieren, da sie durch ligamentäre, sehnige und muskuläre Strukturen überdeckt werden.

Auch die Gelenkkapseln der Artt. metacarpophalangeales (MCP), Artt. interpahalangeales proximales (PIP), Artt. interphalangeales distales (DIP) werden palmar von Flexorensehnen bedeckt und sind nur zu papieren, wenn die Sehnen zur Seite geschoben werden.

Die kollateralen Ligamente der Fingergelenke sind vom Therapeuten, wenn er Daumen und Zeigefinger radial und ulnar ansetzt, zusammen mit den Kapseln an den PIP und DIP zu tasten.

Praxistipp

- Bei Patienten mit **rheumatoider Arthritis** sind oft Kapselverdickungen tastbar.
- An der palmaren Handseite können an verschiedenen Stellen Ganglien vorkommen: Im Bereich der metakarpophalangealen Gelenke tastet man ein sog. **„Ringbandganglion"**, welches selten zu Bewegungseinschränkungen führt, aber Druckschmerzen auslöst.
- Auch an den distalen interphalangealen Gelenken können Ganglien vorkommen. Tomlinson und Field (2006) fanden bei ihrer Untersuchung (n = 75) bei 19 % der Patienten körnige Ganglia an der Fingerbasis und bei 7 % muköse Zysten an den distalen interphalangealen Gelenken.

Palpationsqualität

Die Ligg. collaterale carpi radiale und ulnare sind deutlich als feste Strukturen strangartig zu tasten. Im Bereich des PIP und DIP sind radial und ulnar die Kapseln und Ligg. collateralia oft als Verdickung zu palpieren.

Differenzierung

Es ist kaum möglich, die Gelenkkapseln genau zu lokalisieren. Lediglich im Bereich des PIP und DIP werden sie zusammen mit den kollateralen Ligamenten tastbar.

Die kollateralen Bänder am Handgelenk sind bei ulnarer/radialer Abduktion deutlicher zu palpieren und von den umliegenden Strukturen zu differenzieren.

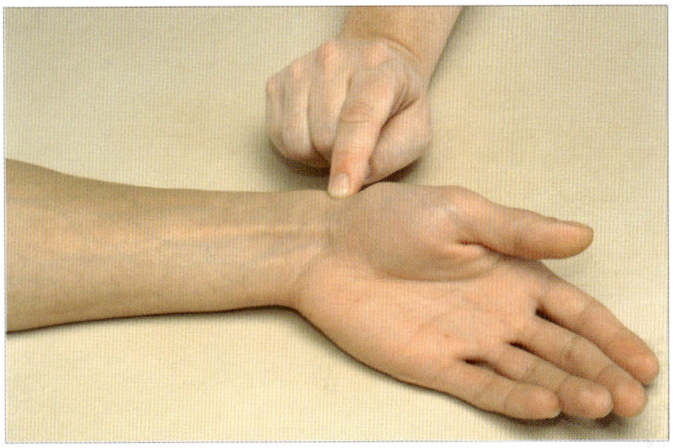

◘ **Abb. 5.41** Palpation des Lig. collaterale carpi radiale

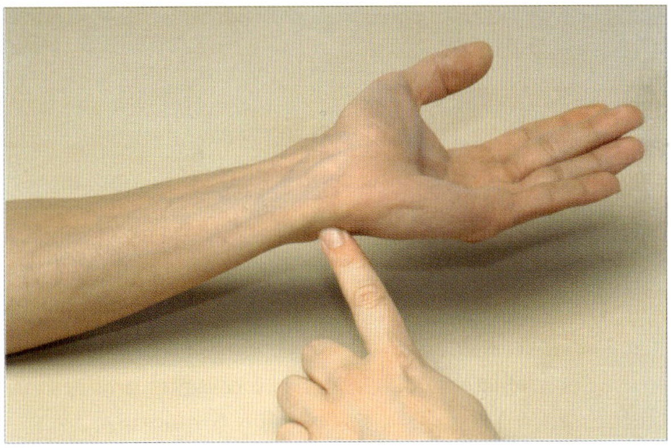

◘ **Abb. 5.42** Palpation des Lig. collaterale carpi ulnare

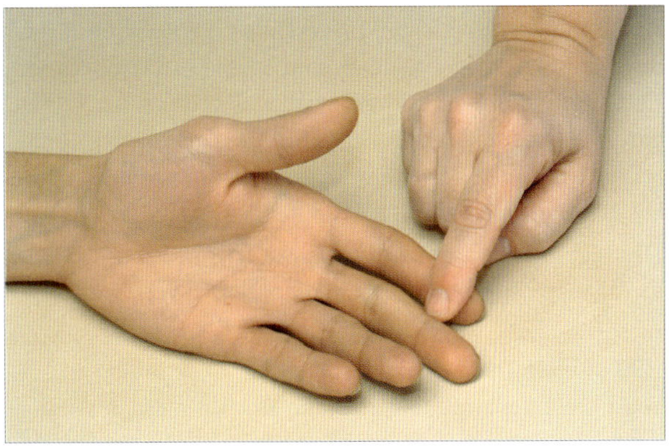

◘ **Abb. 5.43** Lig. collaterale im Bereich des PIP III

5

Os pisiforme und Ligamente im ventralen Handgelenksbereich

Anatomie

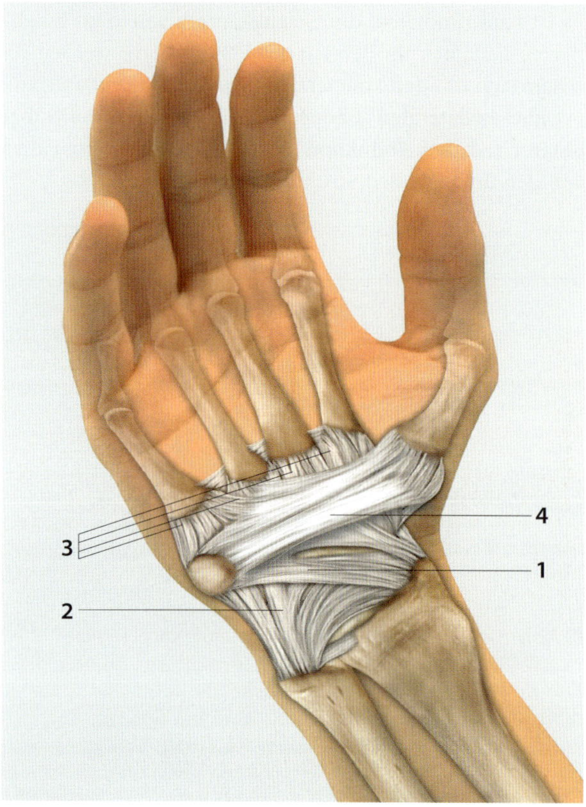

Abb. 5.44 Lig. radiocarpale palmare (**1**), Lig. ulnocarpale palmare (**2**), Ligg. carpometacarpalia (**3**) und Lig. carpi transversum (**4**)

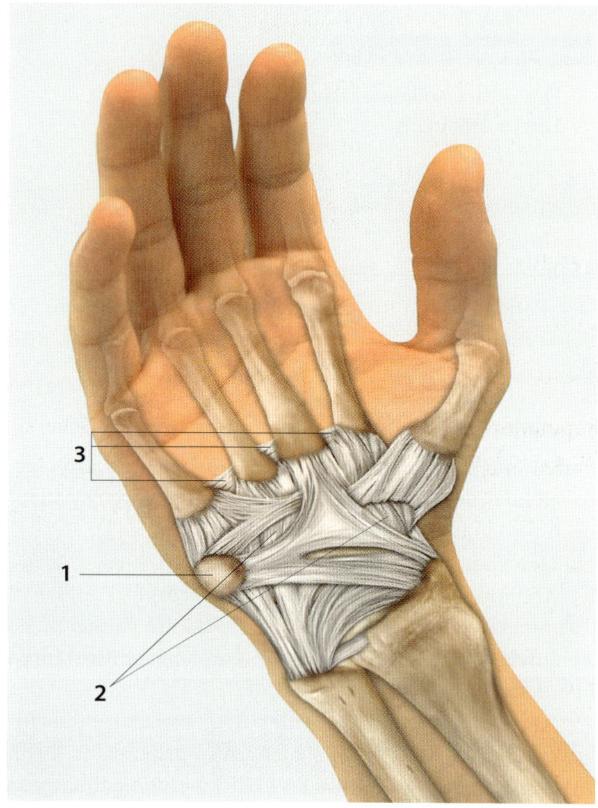

Abb. 5.45 Os pisiforme (**1**), Ligg. intercarpalia (**2**) und Ligg. metacarpalia (**3**)

Os pisiforme

Das Os pisiforme ist ein Sesambein, dass sich in der distalen Ansatzsehne des M. flexor carpi ulnaris befindet. Er ist der kleinste Knochen der Handwurzel und artikuliert an seiner Dorsalseite mit dem Os triquetrum.

Lig. radiocarpale palmare

Das Lig. radiocarpale palmare verbindet den Unterarm mit den Handwurzelknochen. Es verläuft vom äußeren Drittel des Radius nach distal-ulnar und inseriert am Os capitatum, Os lunatum und Os triquetrum. Durch diesen Verlauf wird die Ulnarabduktion des Handgelenks limitiert.

Lig. ulnocarpale palmare

Das Lig. ulnocarpale palmare verläuft vom Proc. styloideus ulnae in die palmare Gelenkkapsel und verstärkt diese.

Ligg. intercarpalia

Die Ligg. intercarpalia verbinden sowohl palmar als auch dorsal die Handwurzelknochen untereinander. Neben den Ligg. intercarpalia gehören das Lig. carpi radiatum und das Lig. pisohamatum zu dieser Gruppe.

Ligg. carpometacarpalia

Die Ligg. carpometacarpalia verbinden die Handwurzelknochen mit den Mittelhandknochen. Da diese Strukturen sehr straff sind, zählen die distale Handwurzelreihe und die Mittelhandknochen als funktionelle Einheit.

Ligg. metacarpalia

Die Ligg. metacarpalia verlaufen zwischen den Basen der Mittelhandknochen. Sie werden in Ligg. metacarpalia dorsalia, interossea und palmaria untergliedert.

Lig. carpi transversum (Retinaculum flexorum)

Die Handwurzelknochen bilden von palmar eine konkave Rinne, die durch das Lig. carpi transversum zu einem osteofibrösen Kanal geschlossen wird. Durch diesen Kanal verlaufen der N. medianus sowie zehn in Sehnenscheiden eingebettete Beugesehnen.

Pathologie

- Verengungen im Canalis carpi führen zu einer Kompression des N. medianus **(Karpaltunnelsyndrom)**.
- Dieses häufigste periphere neurale Engpasssyndrom verursacht Symptome wie Dysästhesie und nächtliche Schmerzen. Zudem können die motorischen Funktionen, wie bspw. das Greifen, herabgesetzt sein. Ein Zusammenhang mit Arbeitsplatzbelastungen scheint gegeben (Newington et al. 2015).

Hinweis

- Der Bandapparat stabilisiert die Handwurzelknochen und ihre Verbindung mit dem Unterarm, außerdem gelten die Flächenbänder zusammen mit den Ligg. radio- und ulnocarpale palmare als Kapselverstärker.
- Die Ligg. carpometacarpalia gelten als sehr straffe Bänder, die keine Bewegung zulassen. Auch die Ligg. metacarpalia bilden feste Züge, die aber leichte Verformungen erlauben.

Beschreibung der Palpation

ASTE

Der Patient sitzt aufrecht auf einem Hocker neben der Behandlungsbank, der Unterarm ist in Flexion und Supination, die Hand in Palmarflexion auf der Behandlungsbank gelagert.

Durchführung

Distal des ulnaren Gelenkspalts der Art. radiocarpea (► S. 228 f.) lässt sich das Os pisiforme vom Therapeuten mit Daumen und Zeigefinger gut palpieren (◘ Abb. 5.48).

Außer einem kleinen Teil des Lig. carpi transversum sind die Bänder nicht an der Oberfläche zu palpieren. Der Therapeut kann das Lig. carpi transversum (◘ Abb. 5.46) mit quer zum Faserverlauf angelegtem Zeigefinger ulnar und radial unter der Sehne des M. palmaris longus tasten.

Palpationsqualität

Das Os pisiforme ist als harte knöcherne und runde Erhebung tastbar. Das Lig. carpi transversum ist bei den meisten Personen nur undeutlich als feste ligamentäre Struktur zu palpieren.

Differenzierung

Orientiert sich der Therapeut am ulnaren Gelenkspalt des Handgelenks, so befindet sich das Os pisiforme direkt radial und palmar davon. Im Weiteren ist der Sehne des M. flexor carpi ulnaris (► S. 192) zu folgen, die dort teilweise inseriert. Befindet sich das Handgelenk passiv in Palmarflexion, ist das Os pisiforme leicht zu bewegen. In Dorsalextension ist es durch die ligamentäre Verspannung fest auf dem Os triquetrum verankert.

Das Lig. carpi transversum verspannt sich als Retinaculum flexorum zwischen dem Os pisiforme, dem Hamulus ossis hamati (► S. 206) und den Tubercula ossis trapezii und ossis scaphoidei (► S. 207). Es ist am besten unmittelbar unter der Sehne des M. palmaris longus in palmarer Flexion auffindbar. Bringt der Therapeut die Hand des Patenten in Dorsalextension, so kann die Spannung des Bandes palpiert werden.

Die übrigen Bänder sind nur über ihren anatomischen Verlauf zu lokalisieren.

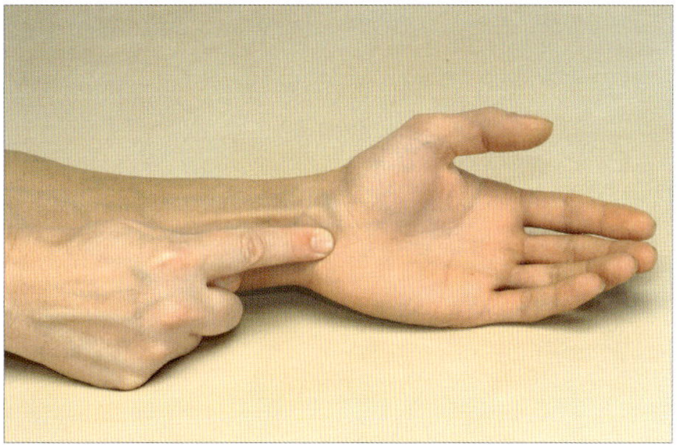

◘ **Abb. 5.46** Palpation des Lig. carpi transversum

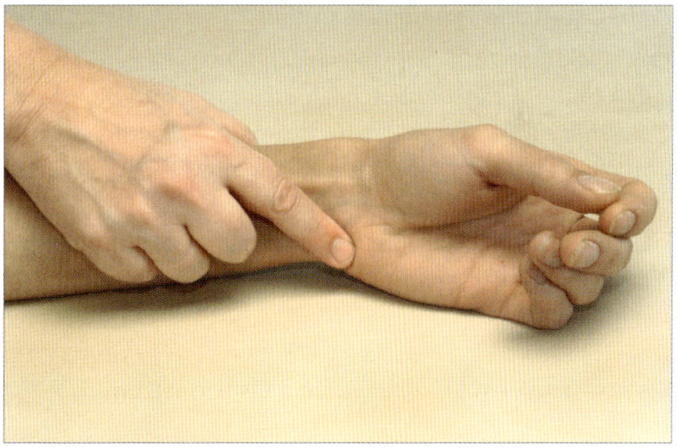

◘ **Abb. 5.47** Os pisiforme

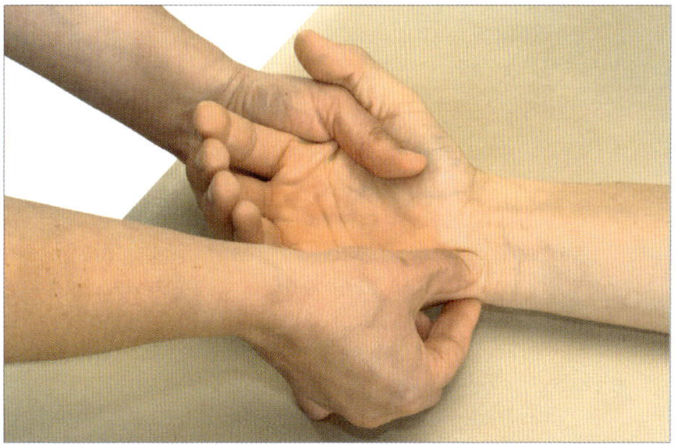

◘ **Abb. 5.48** Palpation des Os pisiforme

5

Os hamatum, Hamulus ossis hamati und Loge de Guyon

Anatomie

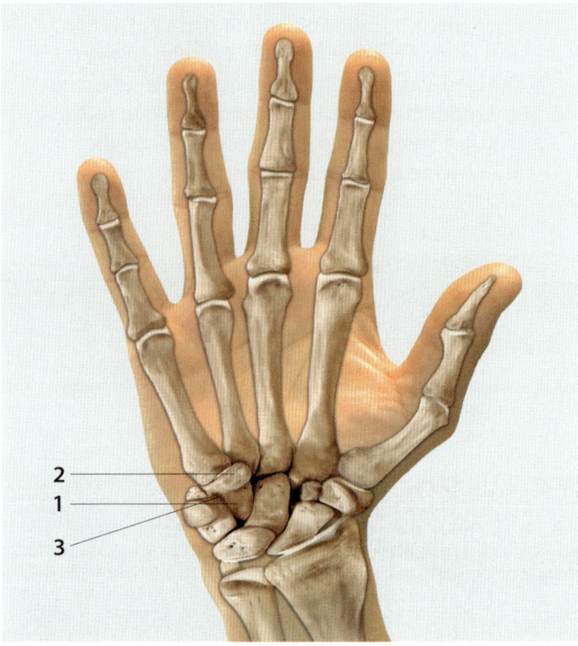

Abb. 5.49 Os hamatum (**1**), Hamulus ossis hamati (**2**) und Loge de Guyon (**3**)

Os hamtum und Hamulus ossis hamati

Das Os hamatum ist Bestandteil der distalen Handwurzelreihe. Es artikuliert nach distal mit den Basen der Ossa metacarpi IV und V, nach radial mit dem Os capitatum und nach proximal-ulnar mit dem Os triquetrum.

Palmarseitig besitzt es einen hakenförmigen Knochenvorsprung, den Hamulus ossis hamati, er bildet die Ansatzstelle für den M. flexor digiti minimi und für das Lig. pisihamatum.

Loge de Guyon

Die Loge de Gyon liegt ulnar am Handgelenk. Den Boden der Loge bildet das Retinaculum flexorum, das von Faserzügen des Lig. carpi palmare überspannt wird. Die Loge bildet eine Durchtrittsstelle für die A. und V. ulnaris sowie den R. profundus des N. ulnaris.

Pathologie

- Der M. palmaris brevis, der keine mechanische Funktion besitzt, liegt in diesem Bereich über dem N. ulnaris, um ihn vor Kompression zu schützen. Bei längerem Stützen auf die ulnare Handwurzel (mit Stützen laufen, Rad fahren etc.) kann es zur Kompression des N. ulnaris in dieser Region kommen.
- Die Loge de Guyon bildet eine Engpassstelle für den N. ulnaris und auch die A. ulnaris. Bei Irritation dieser Strukturen spricht man vom **„Guyon-Tunnelsyndrom"**.

Beschreibung der Palpation

ASTE

Der Patient sitzt aufrecht auf einem Hocker neben der Behandlungsbank, der Unterarm ist in Flexion und Supination auf der Behandlungsbank gelagert.

Durchführung

Der Therapeut palpiert mit dem Zeigefinger das Os hamatum mit dem Hamulus ossis hamati (Abb. 5.50) leicht distal und radial des Os pisiforme (► S. 204 f.).

Zwischen dem Os pisiforme und dem Os hamatum befindet sich die Loge von Guyon (Abb. 5.51).

Palpationsqualität

Der Hamulus ossis hamati ist als harte knöcherne Erhebung deutlich tastbar. In der Loge de Guyon ist ggf. der N. ulnaris aufgrund einer Irritation druckdolent.

Differenzierung

Wird eine Verbindungslinie zwischen Os pisiforme und Caput des MCP II gebildet, so befindet sich der Hamulus ossis hamati einen halben Patientenzeigefinger distal-radial des Os pisiforme auf dieser Linie.

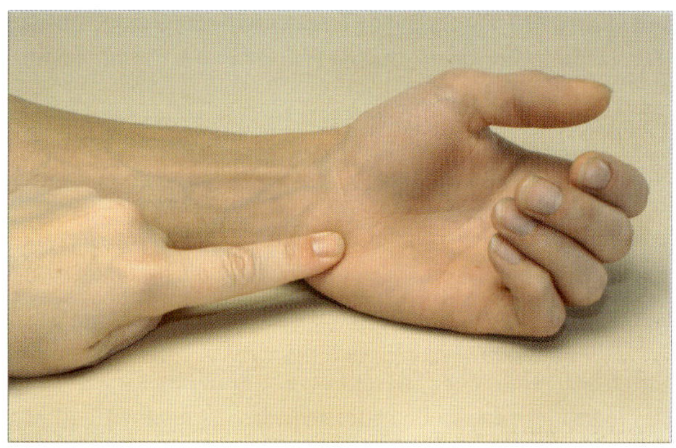

Abb. 5.50 Palpation des Hamulus ossis hamati

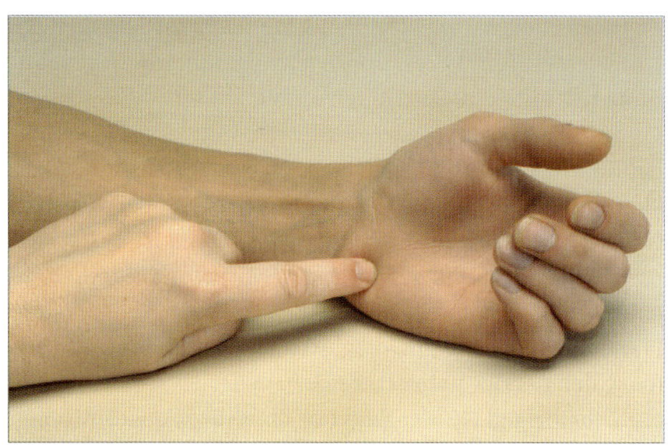

Abb. 5.51 Palpation der Loge de Guyon

Tubercula ossis trapezii und ossis scaphoidei

Anatomie

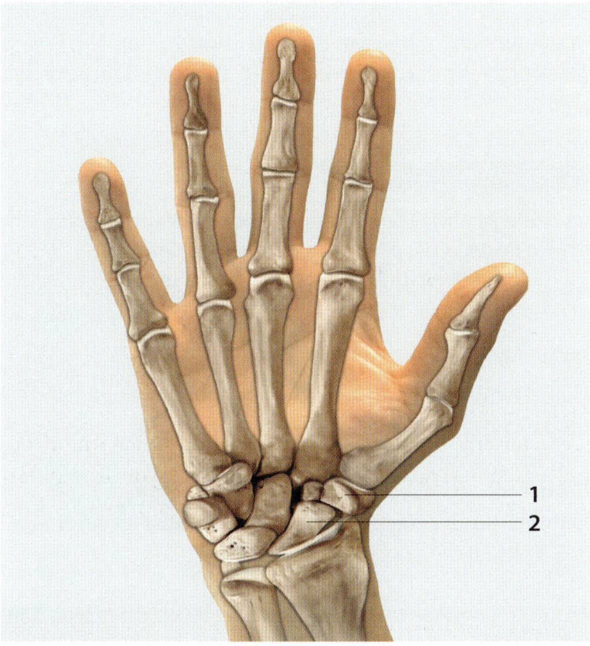

Abb. 5.52 Tubercula ossis trapezii (1) und ossis scaphoidei (2)

Beide Tubercula sind kleiner Höcker, die sich auf der Volarseite der gleichnamigen Handwurzelknochen befinden.

Beschreibung der Palpation

ASTE

Der Patient sitzt aufrecht auf einem Hocker neben der Behandlungsbank, der Unterarm ist in Flexion und Supination auf der Behandlungsbank gelagert.

Durchführung

Der Therapeut palpiert mit dem Zeigefinger vom Proc. styloideus radii (▶ S. 231) ausgehend das Tuberculum ossis trapezii (Abb. 5.53) nach distal und leicht ulnar. Das Tuberculum ossis scaphoidei (Abb. 5.54) tastet er ulnar und leicht distal des Proc. styloideus radii.

Palpationsqualität

Die beiden knöchernen Erhebungen sind direkt nebeneinander als harte Strukturen zu palpieren.

Differenzierung

Der Therapeut palpiert vom Proc. styloideus radii ausgehend etwa eineinhalb Patienquerfinger weiter distal und ulnar beide Erhebungen direkt nebeneinander: Die proximalere Erhebung ist das Tuberculum ossis scaphoidei, welches deutlicher bei radialer Abduktion und Extension des Handgelenks zu tasten ist. Das distalere Tuberculum ossis trapezii liegt etwa einen halben Patientenquerfinger weiter distal des Tuberculum ossis scaphoidei.

Hinweis

- Zwischen dem Os pisiforme/Hamulus ossis hamati und den Tubercula ossis trapezii und ossis scaphoidei verläuft das Retinaculum flexorum (▶ S. 204 f.).
- Durch seine prominente Position kann das Tuberculum ossis scaphoidei beim Sturz und Abstützen auf die extendierte Hand frakturieren. Aufgrund der indirekten Blutversogung über den Hals des Os scaphoideum treten manchmal Komplikationen bei der Heilung auf.

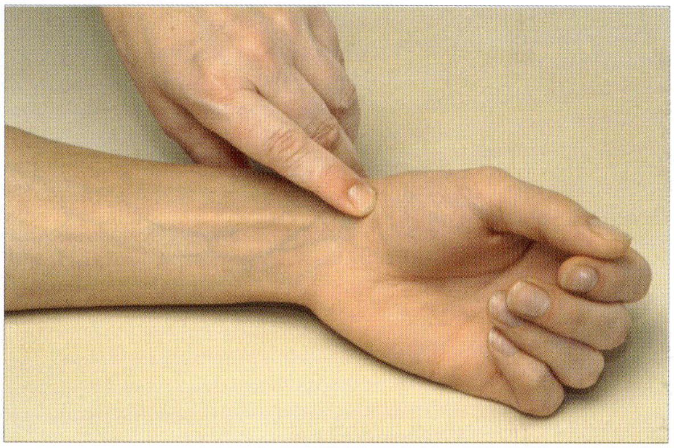

Abb. 5.53 Palpation des Tuberculum ossis trapezii

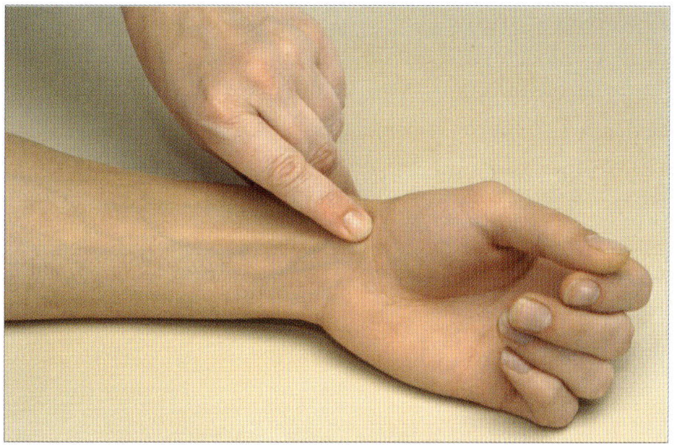

Abb. 5.54 Palpation des Tuberculum ossis scaphoidei

Caput ossis metacarpi II bis V, Phalanges und Capita phalangium

Anatomie

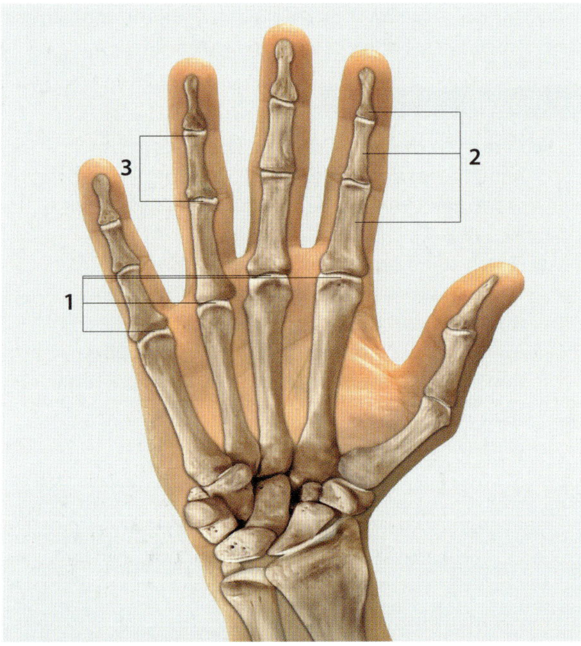

■ **Abb. 5.55** Caput ossis metacarpi II bis V (**1**), Phalanges von D II (**2**) und Capita phalangium von D IV (**3**)

Caput ossis metacarpi II bis V, Phalanges und Capita phalangium

Das Caput ossis metacarpi bildet den distalen Abschluss des Mittelhandknochens und artikuliert mit der Basis der Fingergrundphalanx. Es ist nach distal konvex und durch die Haut als „Fingerknöchel" gut zu erkennen.

Die Finger II bis V besitzen drei Phalangen, die Phalanges proximalis, media und distalis. Der Daumen hingegen besitzt nur die Phalanges proximalis und distalis.

Die Grund- und Mittelphalangen besitzen an ihrem distalen Ende jeweils ein Caput phalangis.

Beschreibung der Palpation

ASTE

Der Patient sitzt aufrecht auf einem Hocker neben der Behandlungsbank, der Unterarm ist in Flexion und Supination, die Finger sind in leichter Flexion auf der Behandlungsbank gelagert.

Durchführung

Der Therapeut palpiert mit quer zum Metakarpalverlauf angesetztem Zeigefinger, ca. einen Patientenquerfinger proximal der Fingerzwischenhäute, die Metakarpalköpfchen. Mit der gleichen Technik tastet er nach distal den Corpus phalangis und das Caput phalangis (■ Abb. 5.56).

Palpationsqualität

Die volaren Seiten der Carpalia, Metacarpalia und Phalangen sind von Muskeln bedeckt und knöchern undeutlich zu palpieren. Bei Extension in den MCP sind die Köpfchen der Ossa metacarpi II bis V deutlicher zu tasten.

> **Praxistipp**
>
> Gelegentlich können degenerative Veränderungen im Bereich der Köpfchen aufgrund einer Fingergelenkspolyarthrose palpiert werden.

Differenzierung

Zur Orientierung kann der Therapeut die Köpfchen der Phalangen erst von dorsal aufsuchen und dann volar auf der gleichen Höhe weiter tasten. Medial und lateral der Köpfchen befinden sich kleine Erhebungen, die mit Daumen und Zeigefinger zur Orientierung getastet werden können.

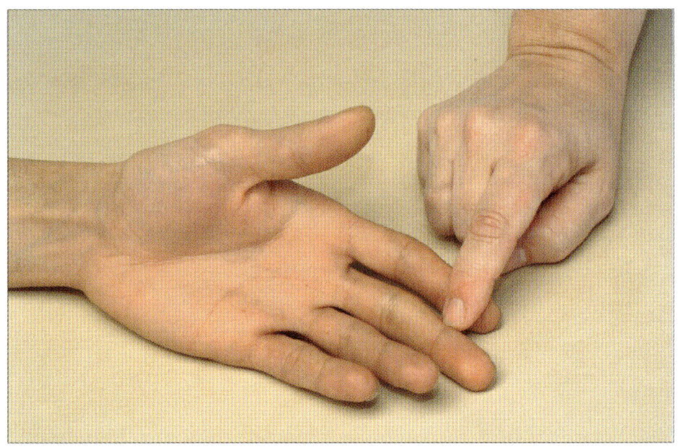

■ **Abb. 5.56** Palpation des Caput der Phalanx media des III. Fingers

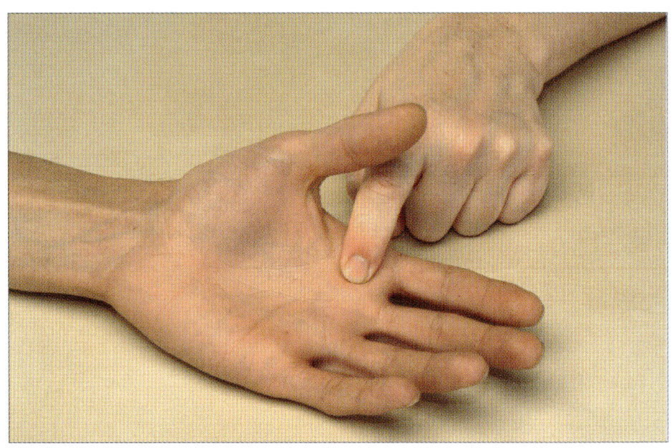

■ **Abb. 5.57** Caput ossis metacarpi III

N. medianus

Anatomie

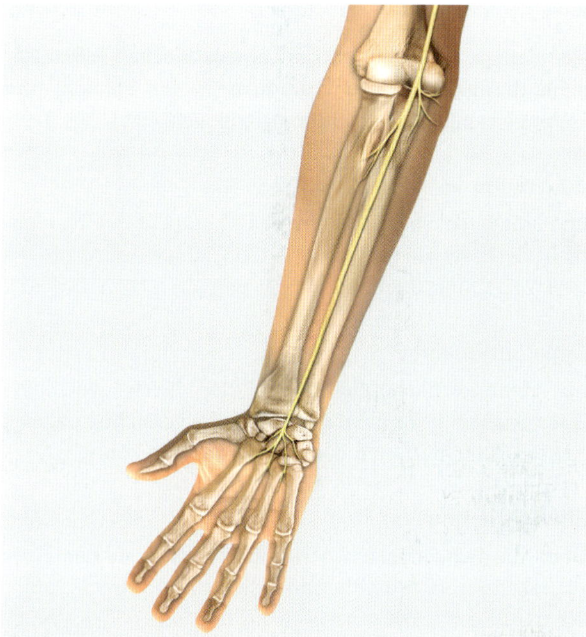

Abb. 5.58 N. medianus

N. medianus (C6–T1), Unterarm-Hand-Region

Der N. medianus zieht zwischen dem Caput humerale und Caput ulnare des M. pronator teres hindurch nach distal. Er verläuft am Unterarm zwischen dem M. flexor digitorum profundus und dem M. flexor digitorum superficialis zum Handgelenk. In seinem Verlauf gibt er motorische Äste zu den Flexoren und Pronatoren am Unterarm ab.

Vor dem Karpaltunnel liegt der N. medianus oberflächlich zwischen den Sehnen des M. flexor carpi radialis und des M. palmaris longus. Im Karpaltunnel teilt er sich in seine motorischen und sensiblen Endäste auf.

Pathologie

- Typische distale **N. medianus-Läsionen** sind Kompressionen im Bereich des Karpaltunnels durch raumfordernde Prozesse. Dazu zählen Luxationen oder Frakturen der Handwurzelknochen, entzündliche Veränderungen der Sehnenscheiden oder Bindegewebseinlagerungen aufgrund endokrin-metabolischer Störungen.
- Traumatische Verletzungen (z.B. Schnittverletzungen) können auftreten, da der N. medianus im distalen Unterarmbereich oberflächlich verläuft.

Beschreibung der Palpation

ASTE

Der Patient sitzt aufrecht auf einem Hocker neben der Behandlungsbank, der Unterarm ist in Flexion und Supination auf der Behandlungsbank gelagert.

Durchführung

Im Handgelenksbereich palpiert der Therapeut den N. medianus mit dem Zeigefinger quer zum Verlauf und zwar ulnar der Sehne des M. flexor pollicis longus (▶ S. 193) und radial der Sehne des M. palmaris longus (Abb. 5.59).

Palpationsqualität

Bei manchen Patienten ist der Nerv „wie eine Gitarrensaite“ zu zupfen. Es sollte vorsichtig palpiert werden, da Irritationen des Nervs leicht auftreten.

Praxistipp

- Durch Beklopfen des N. medianus am extendierten Handgelenk im Bereich des Lig. carpi transversum werden irritierte Nervenfasern provoziert, wodurch es zu einem Ausstrahlungsschmerz kommt (positives **Hoffmann-Tinel-Zeichen**).
- Durch eine forcierte Dorsalextension oder Volarflexion können Kribbel- oder Taubheitsgefühle ausgelöst werden **(Phalentest)**.

Differenzierung

Sollte der M. palmaris longus fehlen, kann der Therapeut den Nerv zwischen den Sehnen des M. flexor pollicis longus und des M. flexor digitorum superficialis aufsuchen.

Hinweis

Rempel u. Diao (2004) beschreiben verschiedene Ursachen für **„Entrapment-Neuropathien“**:

- Ödembildung und eventuelle Fibrosierung nach wiederholten Kompressionen (zit. n. Rempel, Lundborg u. Dahlin)
- Durch Vernarbungen kommt es zur Einschränkung der Nervenbeweglichkeit, im Folgenden kann eine Ischämie entstehen (zit. n. Nakamichi u. Tachibana; n. Valls-Solé et al.; n. Wilgis u. Murphy)
- Zerstörung des Nervs durch einen lokalen mechanischen Druck, z. B. durch das Retinaculum flexorum (zit. n. Ochoa et al.)

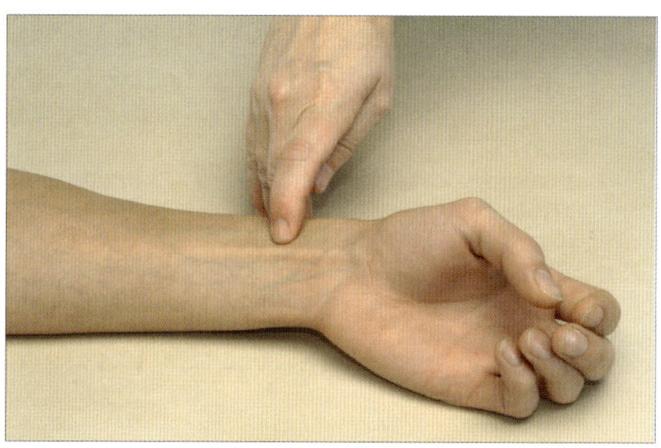

Abb. 5.59 Palpation des N. medianus

N. ulnaris

Anatomie

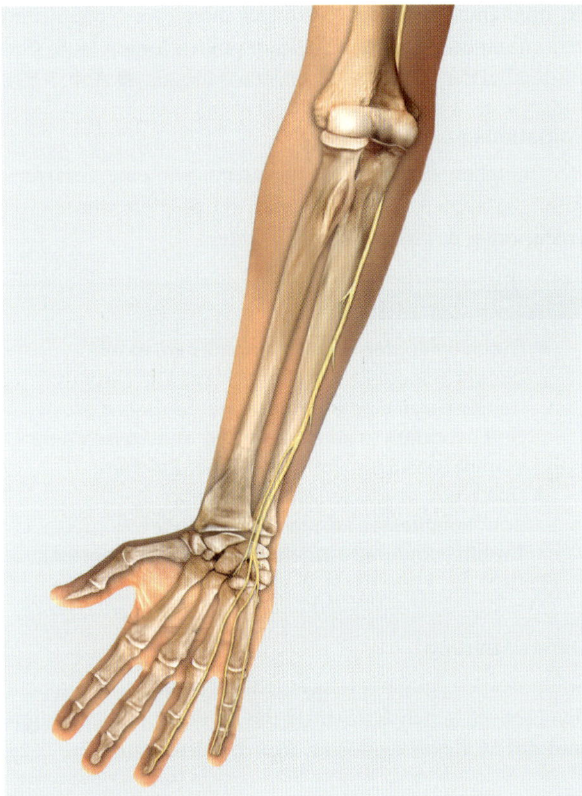

Abb. 5.60 N. ulnaris

N. ulnaris (C8–T1), Unterarm-Hand-Region

Nachdem der N. ulnaris den Sulcus nervi ulnaris verlassen hat, verläuft er unter dem M. flexor carpi ulnaris zum Handgelenk und gibt auf diesem Weg motorische und sensible Äste ab. Der N. ulnaris zieht nicht durch den Karpaltunnel, sondern verläuft ulnar über das Retinaculum flexorum und radial des Os pisiforme duch die Loge de Gyon zur palmaren Handfläche, wo er sich in seine motorischen (R. profundus) und sensiblen (R. superficialis) Endäste aufteilt.

Pathologie

- Der N. ulnaris verläuft zusammen mit den Vasa ulnaris außerhalb des Karpaltunnels durch die Loge von Guyon (► S. 206), hier kann es zu Engpasssyndromen kommen.
- Laut Zumhasch (2003) können lang anhaltende Abstützaktivitäten der Hand Irritation der sensiblen Nervenfasern hervorrufen.
- Die **Krallenhand** und das **„Signe de Jeanne"** (Hyperextension des Daumengrundgelenks) sind typische Zeichen für eine **Ulnaris-Parese** (► Kap. Schulter, N. ulnaris, S. 126).

Beschreibung der Palpation

ASTE

Der Patient sitzt aufrecht auf einem Hocker neben der Behandlungsbank, der Unterarm ist in Flexion und Supination auf der Behandlungsbank gelagert.

Durchführung

Im Handgelenksbereich kann der Therapeut den N. ulnaris in der Loge de Guyon (► S. 206) ulnar der A. ulnaris (► S. 212 f.) mit dem Zeigefinger palpieren (Abb. 5.62).

Palpationsqualität

Im Handgelenksbereich kann der Nerv „wie eine Gitarrensaite" gezupft werden. Es sollte vorsichtig palpiert werden, da Irritationen des Nervs auftreten können.

Differenzierung

Über die benachbarten Strukturen lässt sich der Nerv gut lokalisieren: radial befindet sich die A. ulnaris, ulnar der M. flexor carpi ulnaris. Aufgrund seiner „spaghettiartigen" Struktur lässt er sich gut gegen die Sehnen im Handgelenksbereich differenzieren.

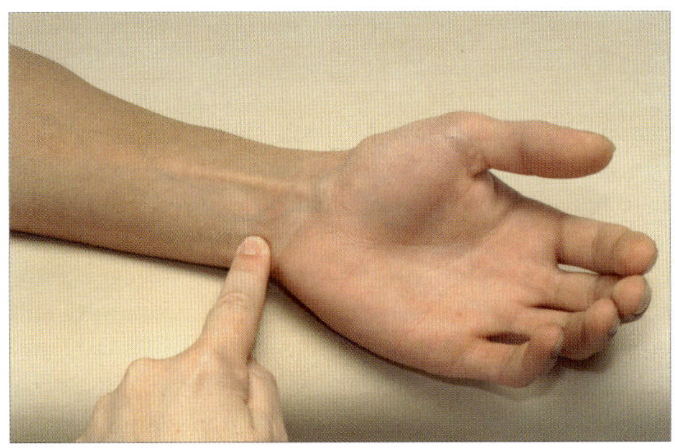

Abb. 5.61 N. ulnaris proximal des Handgelenks

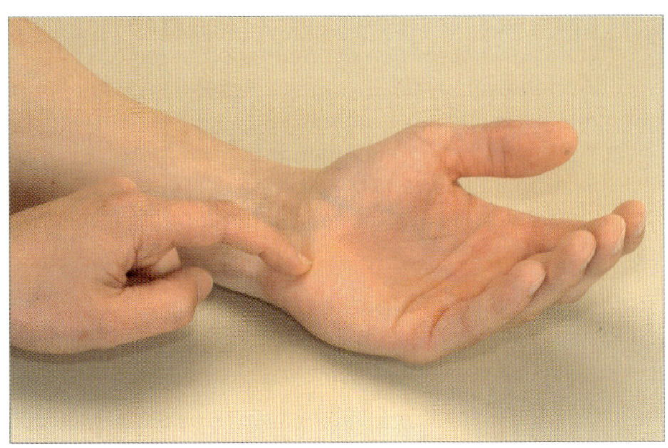

Abb. 5.62 Palpation des N. ulnaris in der de Guyon-Loge

A. radialis

Anatomie

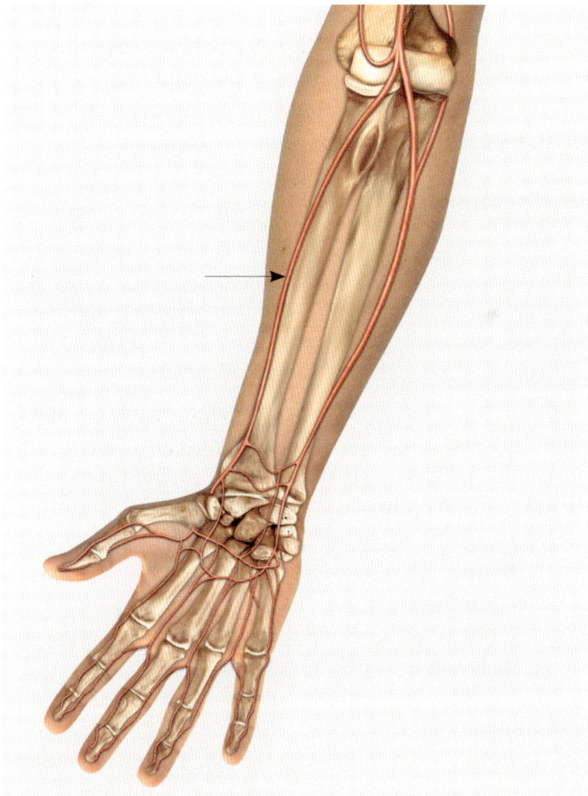

■ Abb. 5.63 A. radialis

A. radialis, Unterarm-Hand-Region

Im Bereich der Ellenbeuge teilt sich die A. brachialis in die A. radialis und die A. ulnaris. Nach der Teilung verläuft die A. radialis zwischen der Ansatzsehne des M. biceps brachii und dem Lacertus fibrosus nach radial-distal. Sie zieht unter den M. brachioradialis und entlang seiner Sehne zum Handgelenk. Die A. radialis verläuft in der Tiefe der Tabatière zwischen dem Os trapezium und dem Os scaphoideum. Somit zieht die Arterie von der Volar- auf die Dorsalseite des Handgelenks und teilt sich in verschiedene Äste zur Versorgung der Hand-Finger-Region.

Beschreibung der Palpation

ASTE

Der Patient sitzt aufrecht auf einem Hocker neben der Behandlungsbank, der Unterarm ist in Flexion und Supination auf der Behandlungsbank gelagert.

Durchführung

Radial des M. flexor carpi radialis kann der Therapeut die Pulsation der A. radialis palpieren, wobei er Zeige- und Mittelfinger quer zum Gefäß anlegt (■ Abb. 5.64). Im Weiteren kann die A. radialis in der Tabatière palpiert werden (■ Abb. 5.65). Hier tastet der Therapeut die Arterie an der Grenze zwischen dem Os trapezium und dem Os scaphoideum.

Die Palpation ist bei Abduktion des Daumens leichter.

Palpationsqualität

Wird die Arterie sanft gegen den Radius gedrückt, ist eine deutliche Pulsation tastbar.

Differenzierung

Das Auffinden der Arterie ist durch die leichte Lokalisierung des M. flexor carpi radialis und durch eine deutliche Pulsation des Gefäßes recht einfach. Aufgrund der Pulsation lässt sich das Gefäß gut von den Sehnen im Handgelenksbereich differenzieren.

Praxistipp

Der Radialispuls wird meist am Unterarm gemessen. Ein häufig auftretender Fehler ist der hierbei zu stark ausgeübte Druck, wodurch der eigene Puls gemessen wird.

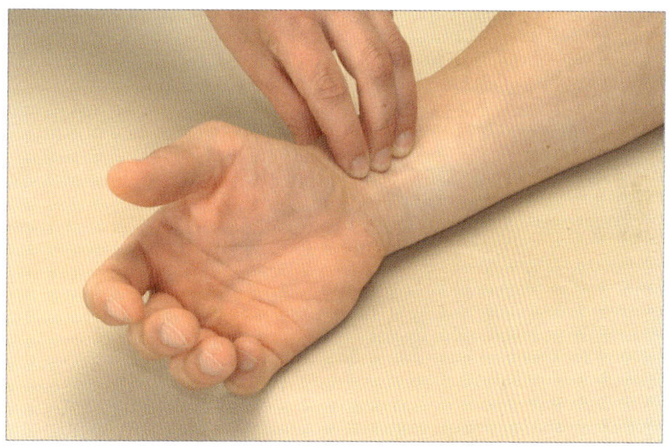

■ Abb. 5.64 Palpation der A. radialis am Handgelenk

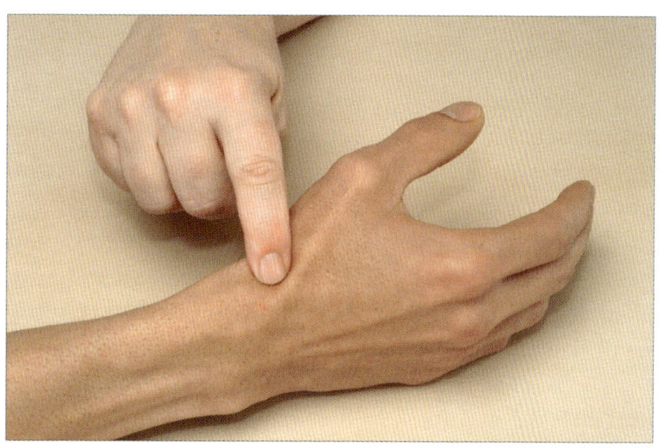

■ Abb. 5.65 Palpation der A. radialis in der Tabatière anatomique

A. ulnaris und Aa. digitales palmares communes

Anatomie

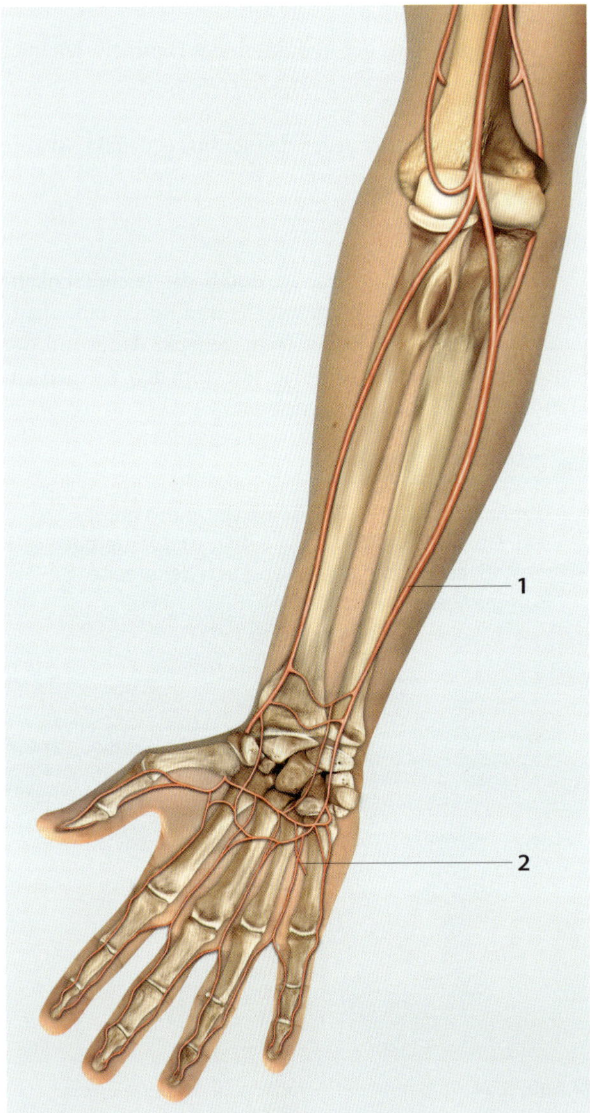

Abb. 5.66 A. ulnaris (1) und Aa. digitales palmares communes (2)

Nach der Abzweigung von der A. brachialis in der Ellenbeuge, unterkreuzt die A. ulnaris den M. pronator teres im proximalen Drittel und zieht zum M. flexor carpi ulnaris.

Zwischen dem M. flexor digitorum profundus und dem M. flexor carpi ulnaris verläuft sie in Begleitung des N. ulnaris zum Handgelenk. Zusammen mit dem N. ulnaris überquert die Arteria das Retinaculum flexorum.

Die A. ulnaris versorgt die Muskulatur der Beugeseite und über die A. interossea die Streckseite.

Die Aa. digitales palmares communes zweigen sich im Bereich der proximalen Hohlhand von der A. ulnaris ab und verlaufen unter der Palmaraponeurose zwischen den Mittelhandknochen nach distal. Zwischen den Fingergrundgelenken durchbohren sie die Palmaraponeurose, verzweigen sich in die Aa. digitales palmares propriae und verlaufen seitlich der Finger weiter nach distal.

Beschreibung der Palpation

ASTE

Der Patient sitzt aufrecht auf einem Hocker neben der Behandlungsbank, der Unterarm ist in Flexion und Supination auf der Behandlungsbank gelagert.

Durchführung

Im Handgelenksbereich kann der Therapeut die A. ulnaris radial des M. flexor carpi ulnaris (► S. 192) mit dem Zeigefinger sanft gegen die Ulna pressen und die Pulsation tasten (Abb. 5.67).

Die Pulsation der Aa. digitales palmares communes ist gelegentlich zwischen den Capita ossis metacarpi quer zum Gefäßverlauf zu palpieren (Abb. 5.68).

Palpationsqualität

Die Pulsation der A. ulnaris ist für den Therapeuten nicht so deutlich wie bei der A. radialis zu palpieren. Daher sollte nur wenig Druck ausgeübt werden. Die Aa. digitales palmares communes sind aufgrund ihrer Lage unter der Palmaraponeurose und ihrer feinen Struktur nur schwer zu tasten.

Differenzierung

Die A. ulnaris befindet sich ungefähr einen Patientenquerfinger ulnar des M. palmaris longus, direkt radial des M. flexor carpi ulnaris und etwa einen Patientenquerfinger proximal der medialen Seite des Os pisiforme. Aufgrund seiner Pulsation ist das Gefäß gut von den Sehnen im Handgelenksbereich zu differenzieren. Die Aa. digitales palmares communes sollten aufgrund ihrer Lage über den anatomischen Verlauf zwischen den Mittelhandknochen differenziert werden.

Hinweis

- Die A. ulnaris verläuft zusammen mit dem N. ulnaris durch die Loge de Guyon, in der es zu Engpässen kommen kann (Abb. 5.69).
- Die Pulsation der Aa. digitales palmares wird getastet, um die arterielle Versorgung der Finger zu kontrollieren.

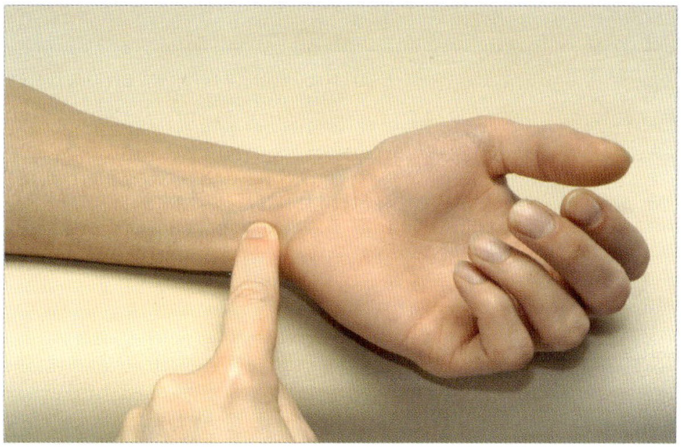

Abb. 5.67 Palpation der A. ulnaris am Handgelenk

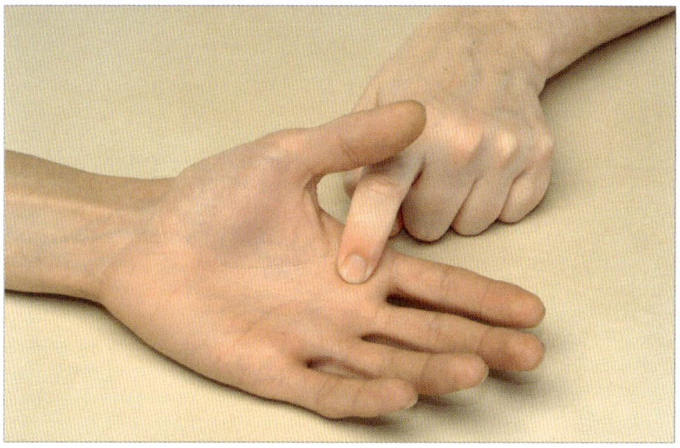

Abb. 5.68 Palpation der Aa. digitales palmares communes zwischen den Metakarpalköpfchen

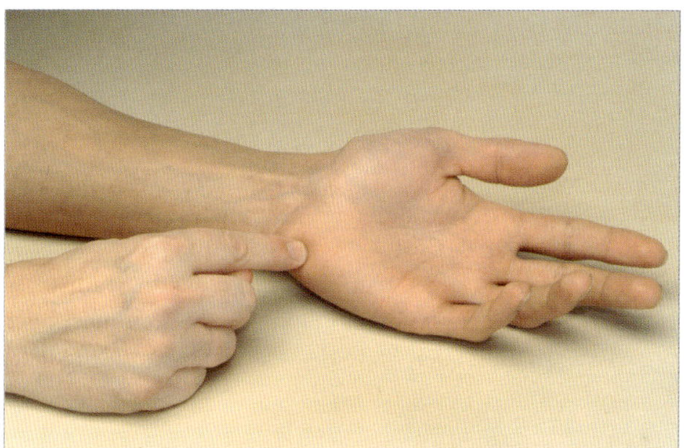

Abb. 5.69 A. ulnaris in der Loge de Guyon

5.2. Palpation dorsaler Strukturen

5.2.1 Orientierungsstrukturen

Bevor die Palpation der einzelnen Strukturen durchgeführt wird, sollten die wichtigsten Orientierungsstrukturen für die dorsale Hand-Finger-Region ertastet werden.

Orientierungsstrukturen für die dorsale Hand-Finger-Region

- Proc. styloideus ulnae (**1**, ▶ S. 230)
- Proc. styloideus radii (**2**, ▶ S. 231)
- Os triquetrum (**3**, ▶ S. 232)
- Os capitatum (**4**, ▶ S. 234)
- Ossa metacarpi (**5**, ▶ S. 236)
- Sehnen des M. extensor digitorum (**6**, ▶ S. 220)
- M. extensor pollicis longus (**7**, ▶ S. 219)
- Tabatière anatomique (**8**, ▶ S. 219)

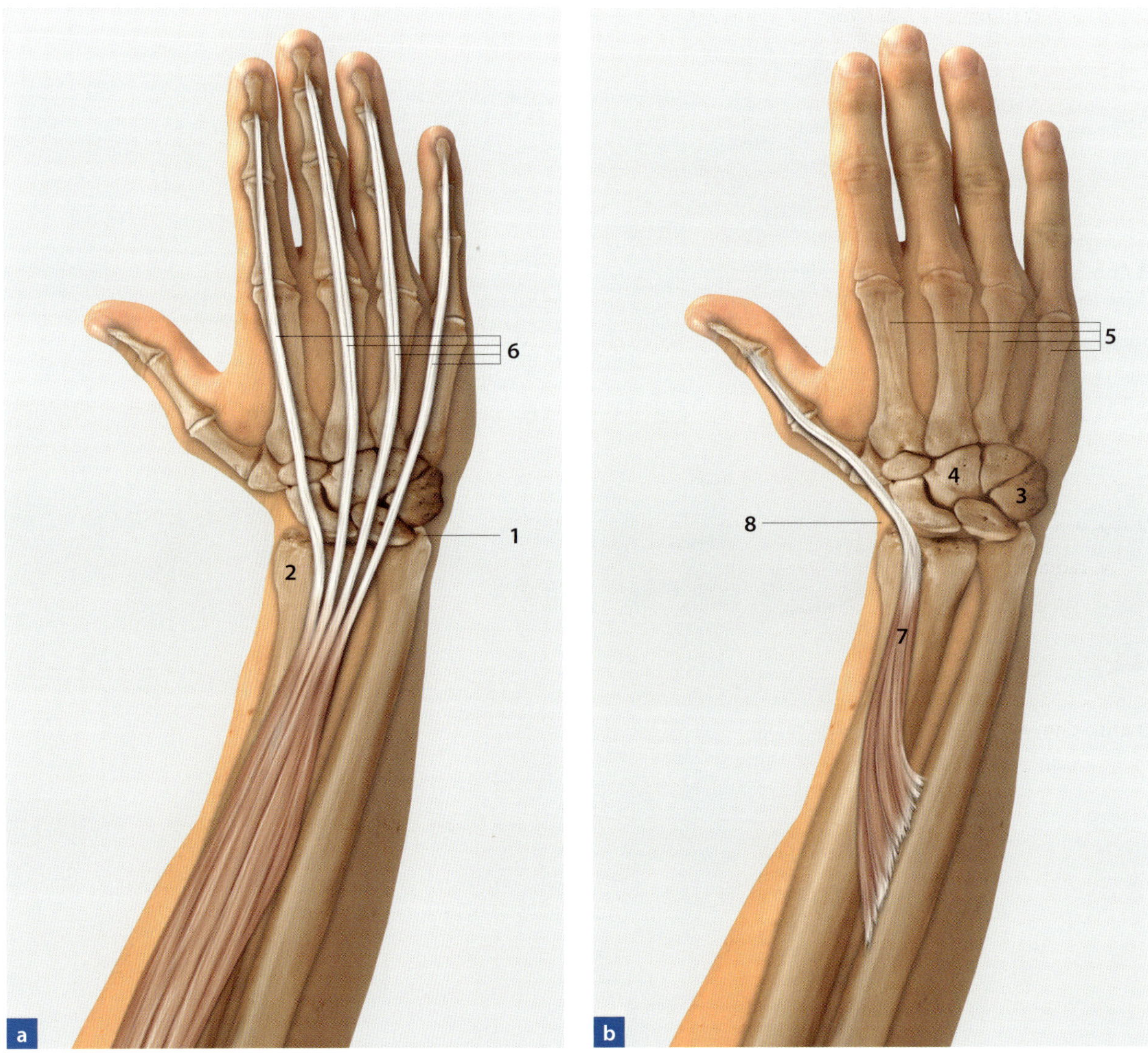

Abb. 5.70 a, b. Übersicht über die Orientierungsstrukturen für die dorsale Hand-Finger-Region

5.2.2 Palpationsmöglichkeiten

Muskeln und Sehnen

- M. brachioradialis (► S. 216)
- M. abductor pollicis longus und M. extensor pollicis brevis (1. Sehnenfach, ► S. 217)
- Mm. extensores carpi radialis longus und brevis (2. Sehnenfach, ► S. 218)
- M. extensor pollicis longus (3. Sehnenfach, ► S. 219)
- Mm. extensores digitorum und indicis (4. Sehnenfach) und M. extensor digiti minimi (5. Sehnenfach, ► S. 220 f.)
- M. extensor carpi ulnaris (6. Sehnenfach) und Mm. interossei dorsales (► S. 222 f.)

Kapseln und Bänder

- Capsulae artt. der Hand-und Fingergelenke (► S. 224 f.)
- Ligamente im dorsalen Handgelenksbereich:
  - Lig. radiocarpale dorsale (► S. 226 f.)
  - Lig. radioulnare dorsale (► S. 226 f.)
  - Lig. intercarpale (► S. 226 f.)
  - Lig. carpi arcuatum (► S. 226 f.)
  - Ligg. carpometacarpalia dorsalia (► S. 226 f.)
  - Ligg. metacarpalia dorsalia (► S. 226 f.)
  - Lig. collaterale carpi radiale (► S. 226 f.)
  - Lig. collaterale carpi ulnare (► S. 226 f.)

Knochen und Gelenke

- Art. radiocarpea, Discus articularis und Art. radioulnare distale (► S. 228 f.)
- Caput ulnae und Proc. styloideus ulnae (► S. 230)
- Tuberculum von Lister und Proc. styloideus radii (► S. 231)
- Proximale Handwurzelreihe: Os scaphoideum, Os lunatum und Os triquetrum (► S. 232 f.)
- Art. mediocarpea und distale Handwurzelreihe: Os trapezium, Os trapezoideum, Os capitatum und Os hamatum (► S. 234 f.)
- Art. metacarpophalangea und Ossa metacarpi II bis V (► S. 236)
- Art. carpometacarpea pollicis und Os metacarpi I (► S. 237)
- Artt. interphalangeae proximales (PIP) und distales (DIP, ► S. 238)
- Phalanges proximalis I und distalis I (► S. 239)

Nerven und Gefäße

- N. radialis (► S. 240)

M. brachioradialis

Anatomie

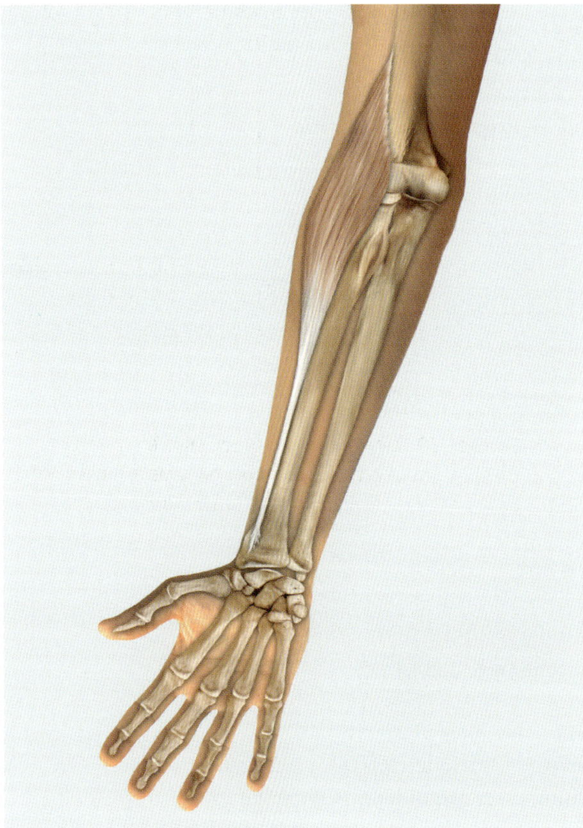

Abb. 5.71 M. brachioradialis

U: Crista supracondylaris lateralis des Humerus und Septum intermusculare lateralis
A: radiale Seite des Proc. styloideus radii
I: N. radialis (C5–C7)
F:
- Ellenbogenflexion
- Pro- und Supination zur Mittelstellung

Beschreibung der Palpation

ASTE

Der Patient sitzt aufrecht auf einem Hocker neben der Behandlungsbank, der Unterarm ist in Flexion auf der Behandlungsbank gelagert.

Durchführung

Bei Ellenbogenflexion gegen Widerstand erscheint der Muskelbauch deutlich im radialen Ellenbogenbereich. Mit Daumen und Zeigefinger kann der Therapeut die Muskelkontur und die Sehne nach distal bis zum Proc. styloideus radii verfolgen.

Palpationsqualität

Bei Anspannung ist der Muskelbauch deutlich palpierbar. Im distalen Bereich ist die Sehne nicht mehr so gut tastbar, da sie vom M. abductor policis longus und M. extensor pollicis brevis überkreuzt wird.

Differenzierung

Bei Anspannung in die Ellenbogenflexion erscheint der Muskelbauch als die am weitesten radial gelegene Struktur am Unterarm. Die Sehne verläuft genau mittig Richtung Proc. styloideus radii und wird im distalen Bereich vom M. abductor pollicis longus überdeckt.

Hinweis

Durch seinen Verlauf komprimiert der M. brachioradialis den Radius gegen den Humerus. Somit wird einer Luxation des Radius aus dem Radiohumeralgelenk durch den M. biceps brachii entgegengewirkt.

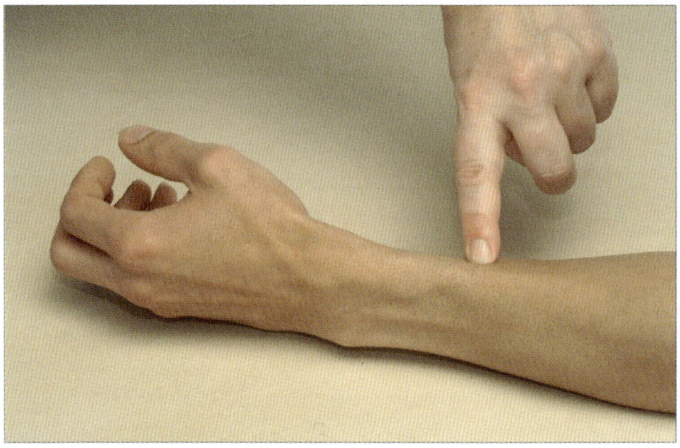

Abb. 5.72 Sehne des M. brachioradialis

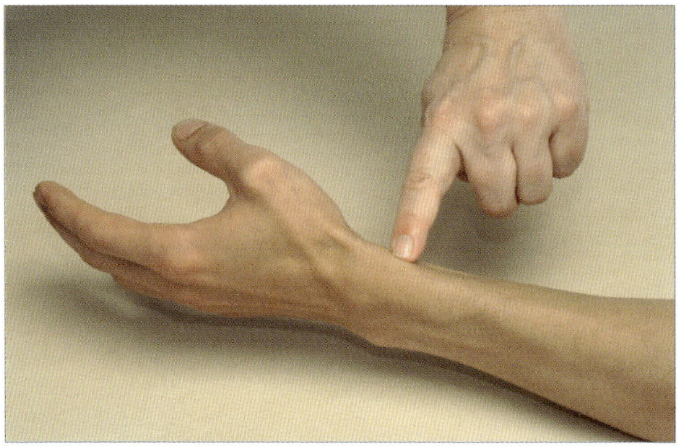

Abb. 5.73 Ansatz des M. brachioradialis am Proc. styloideus radii

M. abductor pollicis longus und M. extensor pollicis brevis (1. Sehnenfach)

Anatomie

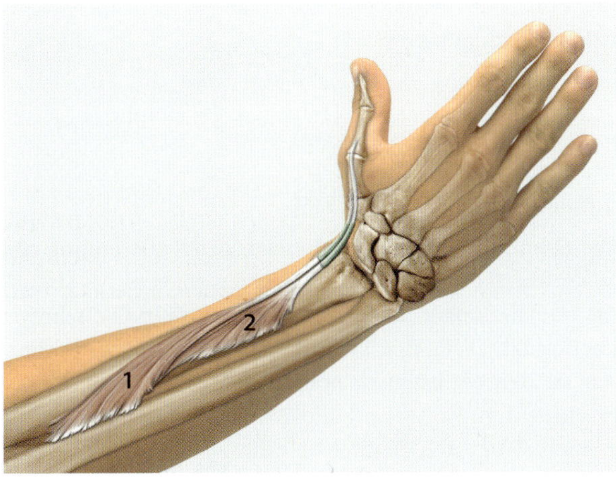

Abb. 5.74 M. abductor pollicis longus (1) und M. extensor pollicis brevis (2)

M. abductor pollicis longus

U: Facies dorsalis der Ulna und des Radius, Membrana interossea
A: Basis des Os metacarpi I
I: N. radialis (C6–C8)
F:
- Radialabduktion des Handgelenks
- Abduktion und Extension im Daumensattelgelenk

M. extensor pollicis brevis

U: Facies dorsalis der Ulna und des Radius, Membrana interossea
A: Basis der Grundphalanx des Daumens
I: N. radialis (C6–C8)
F:
- Radialabduktion des Handgelenks
- Extension im Daumensattel- und Grundgelenk

Hinweis

Beide Muskeln werden von einer gemeinsamen Sehnenscheide umhüllt. Sie bilden die radiale Begrenzung der Tabatière. Die ulnare Begrenzung stellt die Sehne des M. extensor pollicis longus dar.

Beschreibung der Palpation

ASTE

Der Patient sitzt aufrecht auf einem Hocker neben der Behandlungsbank, der Unterarm ist in Flexion auf der Behandlungsbank gelagert.

Durchführung

Da die Muskelbäuche in der Tiefe liegen, sind sie nicht direkt zu palpieren. Proximal des Proc. styloideus radii kann der Therapeut mit quer zum Verlauf angesetztem Zeigefinger den Übergang der Muskelbäuche zu den Sehnen palpieren, während der Patient in die Abduktion und Extension des Daumens anspannt. Distal des Proc. styloideus radii sind beide Sehnen nebeneinander zu tasten und in ihrem Verlauf bis zum Ansatz zu verfolgen.

Palpationsqualität

Die Muskelbäuche liegen undeutlich in der Tiefe, die Sehnen sind deutlich sicht- und tastbar.

Differenzierung

Die Sehnen bilden die radiale Begrenzung der Tabatière anatomique (Abb. 5.83, S. 219). Die palmar gelegene Sehne ist die des M. abductor pollicis longus.

Praxistipp

- Bereits 1895 berichtete de Quervain über eine erhöhte Druckempfindlichkeit mit ausstrahlenden Schmerzen im Bereich der Sehnenscheide dieser Muskulatur: **„Tendovaginitis stenosans de Quervain“** (de Quervain 2005).
- Wird bei einer „Tendovaginitis stenosans“ der Daumen in Opposition gebracht und eine ulnare Abduktion im Handgelenk durchgeführt, können Beschwerden auftreten (**Finkelstein-Zeichen**).

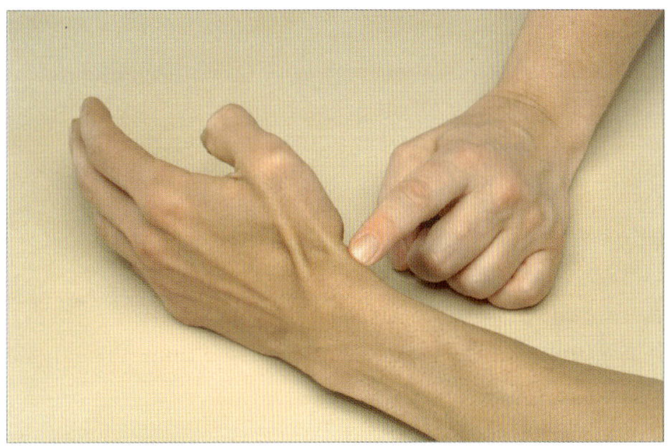

Abb. 5.75 Sehne des M. abductor pollicis longus

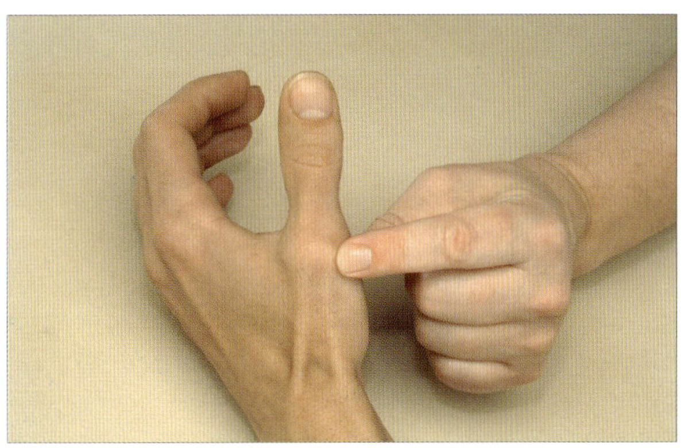

Abb. 5.76 Ansatz des M. extensor pollicis brevis

Mm. extensores carpi radialis longus und brevis (2. Sehnenfach)

Anatomie

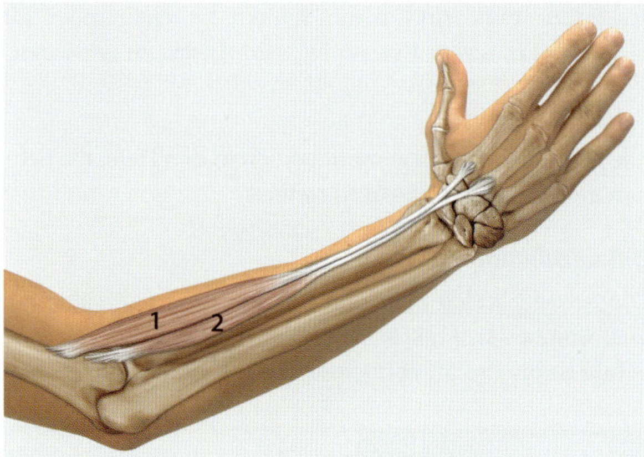

Abb. 5.77 Mm. extensores carpi radialis longus (**1**) und brevis (**2**)

M. extensor carpi radialis longus

U: Crista supracondylaris lateralis humeri und Septum intermusculare lateralis
A: dorsale Seite der Basis des Os metacarpi II
I: N. radialis (C5–C7)
F:
- Ellenbogen: geringe Flexion
- Handgelenk: Dorsalextension und Radialabduktion

Pathologie

Bei einer operativen Versorgung einer **Epikondylitis** wird dieser Muskel oft gespalten und der Ursprung am Epicondylus lateralis humeri denerviert.

M. extensor carpi radialis brevis

U: Epicondylus lateralis humeri
A: dorsale Seite der Basis des Os metacarpi III
I: N. radialis (C5–C7)
F:
- Flexion des Ellenbogens
- Dorsalextension und Radialabduktion des Handgelenks

Beschreibung der Palpation

ASTE

Der Patient sitzt aufrecht auf einem Hocker neben der Behandlungsbank, der Unterarm ist in Flexion auf der Behandlungsbank gelagert.

Durchführung

Die Palpation der Muskelbäuche wurde bereits im Kapitel Ellenbogen-Unterarm beschrieben (► S. 170 f.). Der Therapeut kann distal die Sehnen radial-distal des Tuberculum von Lister am deutlichsten palpieren. Bei Anspannung in die Dorsalextension und radiale Abduktion sind sie dort mit quer zum Verlauf angelegtem Zeigefinger zu tasten. Die distalen Ansätze sind quer zur Insertion an der Basis ossis metacarpi II bzw. III zu palpieren.

Palpationsqualität

Bei Anspannung der Muskulatur sind die Strukturen deutlich fest tastbar. In Höhe des Os scaphoid ist die Gabelung der Sehnen zu tasten.

Differenzierung

Die Sehnen liegen nur im Bereich des Tuberculum von Lister oberflächlich. Proximal werden sie vom M. abductor pollicis longus und vom M. extensor pollicis brevis überkreuzt. Distal des Tuberculum von Lister unterkreuzen sie den M. extensor pollicis longus. Aufgrund ihrer prominenten Lage, sind die Muskeln von den umliegenden Strukturen deutlich zu differenzieren.

Hinweis

- Durch Überbelastung kommt es häufig zu Insertionstendopathien dieser Muskeln, sie werden oft als **„Tennisellenbogen"** oder **Epicondylitis lateralis humeri** beschrieben (Howitt 2006).
- Der Muskel zeigt eine Verbindung zum Ligamentum collaterale radiale (Putz et al. 2003)

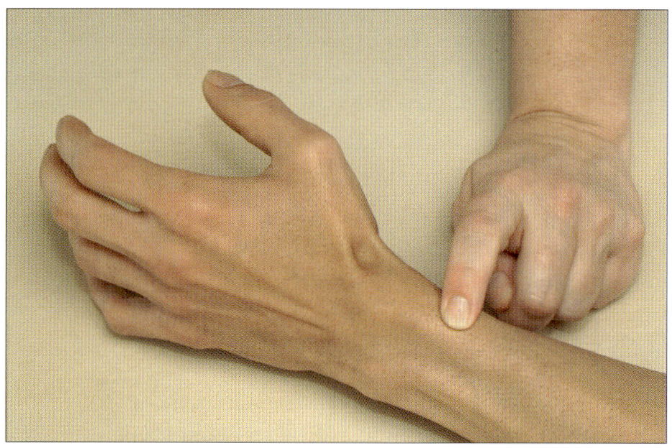

Abb. 5.78 Sehnen der Mm. extensores carpi radialis longus und brevis

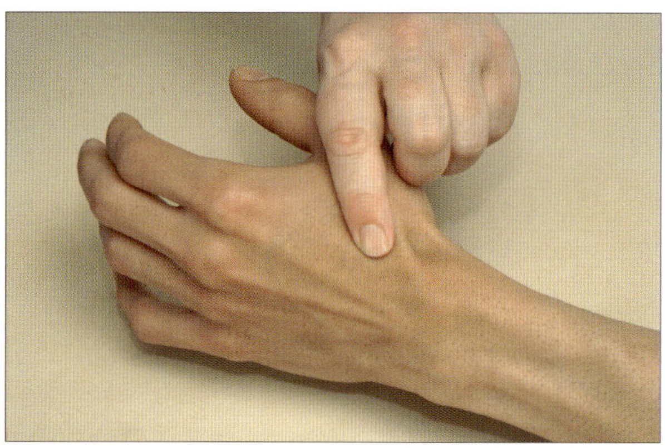

Abb. 5.79 Ansatz des M. extensor carpi radialis longus

M. extensor pollicis longus (3. Sehnenfach)

Anatomie

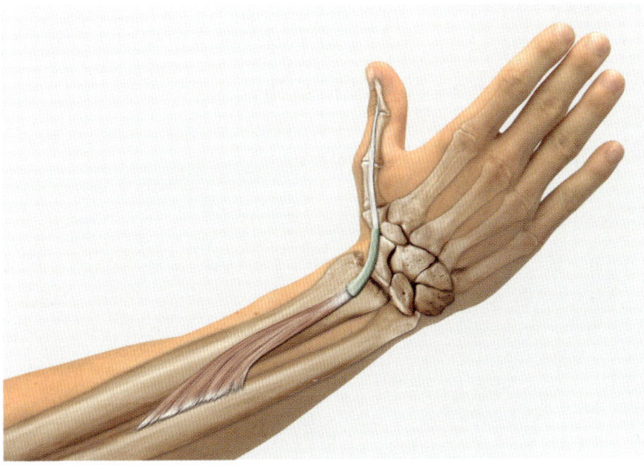

Abb. 5.80 M. extensor pollicis longus

U: Facies dorsalis der Ulna, Membrana interossea
A: Basis der Endphalanx des Daumens
I: N. radialis (C6–C8)
F:
- Dorsalextension und Radialabduktion des Handgelenks
- geringe Adduktion im Daumensattelgelenk
- Extension im Grund- und Endgelenk des Daumens

Hinweis

Der M. extensor pollicis longus bildet die ulnare Begrenzung der Tabatière anatomique (Abb. 5.83).

Pathologie

- Neben der Thenarmuskulatur kann auch der M. extensor pollicis longus Tendopathien in Folge von häufigem SMS-Schreiben entwickeln **(TMI = Text Message Injury)**.
- Bei einer rheumatoiden Arthritis kommt es gelegentlich zur Ruptur der Sehne.

Beschreibung der Palpation

ASTE

Der Patient sitzt aufrecht auf einem Hocker neben der Behandlungsbank, der Unterarm ist in Flexion und Pronation auf der Behandlungsbank gelagert.

Durchführung

Der Muskelbauch ist aufgrund seiner Lage nicht direkt zu palpieren, die Sehne kann jedoch direkt ulnar des Tuberculum von Lister bei Daumenextension palpiert werden. Mit dem Zeigefinger tastet der Therapeut die Sehne in ihrem Verlauf bis zum Ansatz an der Basis der Endphalanx des Daumens.

Palpationsqualität

Die Sehne ist ab dem Tuberculum von Lister bis zum Ansatz als feste Struktur tastbar.

Differenzierung

Der Muskelbauch wird von den Extensoren überdeckt. Die Sehne ist im distalen Bereich gut zu palpieren, wenn sich der Therapeut am Tuberculum von Lister orientiert und ist so von den umgebenden Strukturen zu differenzieren.

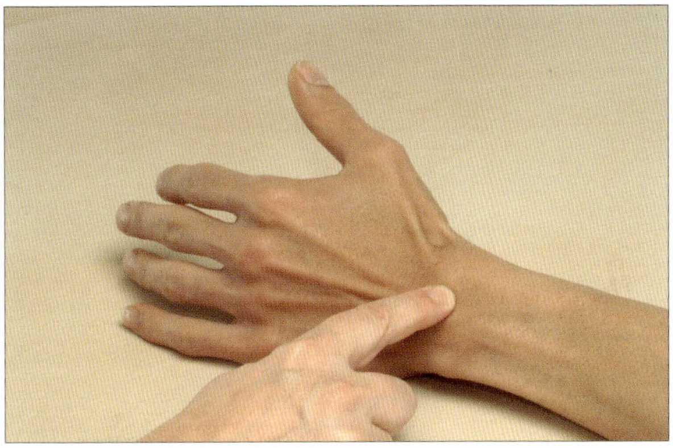

Abb. 5.81 Sehne des M. extensor pollicis longus

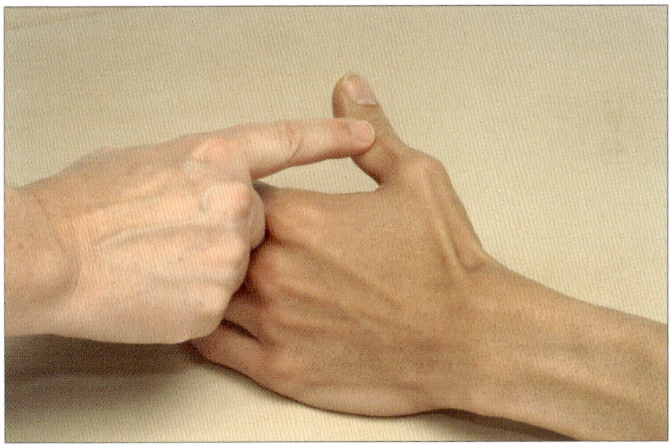

Abb. 5.82 Ansatz des M. extensor pollicis longus an der Basis der Endphalanx

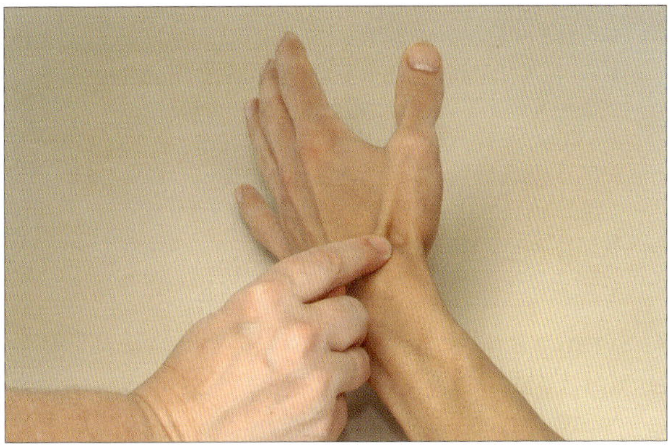

Abb. 5.83 Tabatière anatomique

Mm. extensores digitorum und indicis (4. Sehnenfach) und M. extensor digiti minimi (5. Sehnenfach)

Anatomie

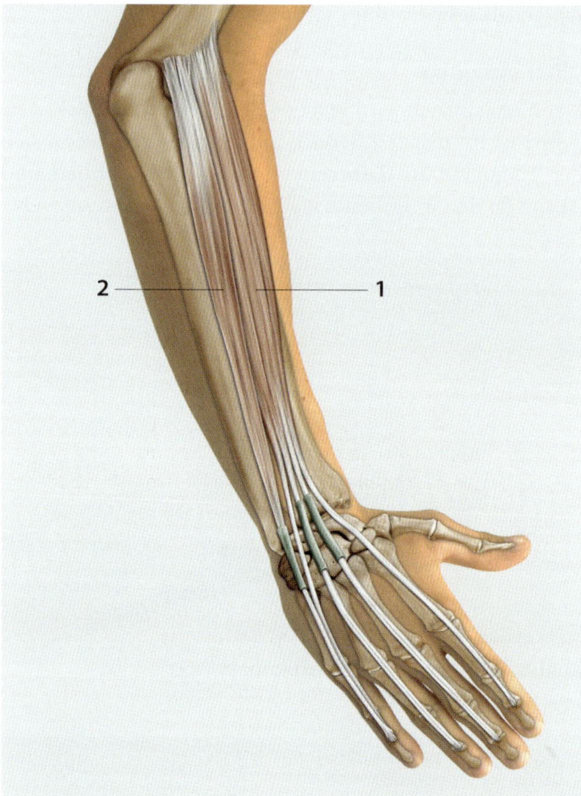

Abb. 5.84 M. extensor digitorum (**1**) und M. extensor digiti minimi (**2**)

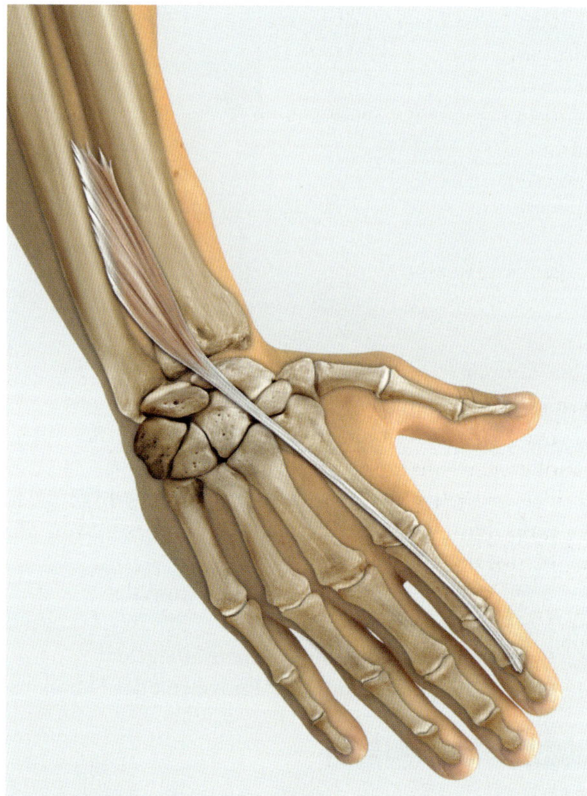

Abb. 5.85 M. extensor indicis

M. extensor digitorum

U: Caput commune am Epicondylus lateralis humeri, Lig. collaterale radiale und Lig. anulare

A: Dorsalaponeurose der Finger II bis V

I: N. radialis (C6–C8)

F:
- Dorsalextension des Handgelenks
- Extension der Grund-, Mittel- und Endgelenke der Finger II bis IV
- Abduktion der Finger

Hinweis

- Im Bereich des Handrückens sind die Sehnen durch Querbrücken (Konnexusintertendinei) miteinander verbunden. Somit ist die Einzelbeweglichkeit der Finger (bes. D IV) eingeschränkt.
- Die Sehne von D V fehlt häufig, dann zweigt sich eine Nebensehne von D IV zum V. Finger ab.

M. extensor indicis

U: distales Drittel der Facies dorsalis der Ulna, Membrana interossea

A: Dorsalaponeurose des II. Fingers

I: N. radialis (C6–C8)

F:
- Dorsalextension des Handgelenks
- Extension der Grund-, Mittel- und Endgelenke des Zeigefingers

M. extensor digiti minimi

U: Caput commune am Epicondylus lateralis humeri

A: Dorsalaponeurose des V. Fingers

I: N. radialis (C6–C8)

F:
- Dorsalextension und Ulnarabduktion des Handgelenks
- Extension der Grund-, Mittel- und Endgelenke des V. Fingers
- Abduktion des V. Fingers

Beschreibung der Palpation

ASTE

Der Patient sitzt aufrecht auf einem Hocker neben der Behandlungsbank, der Unterarm ist in Flexion und Pronation auf der Behandlungsbank gelagert.

Durchführung

Die Palpation des Muskelbauchs der Mm. extensores digitorum und digiti minimi wurde bereits im Kapitel Ellenbogen beschrieben (► S. 172 f.). Bei Streckung der Finger kann der Therapeut die Sehnen vom Handgelenk bis zur Sehnenspaltung an der Basis der Phalanx media quer zu ihrem Verlauf tasten.

Der M. extensor indicis liegt in der Tiefe, die Sehne wird gemeinsam mit der Sehne des M. extensor digitorum palpiert.

Der Therapeut tastet die Sehne des M. extensor digiti minimi (◘ Abb. 5.89) mit dem Zeigefinger quer zum Faserverlauf radial des Proc. styloideus ulnae, bevor sie in die Dorsalaponeurose des Kleinfingers einstrahlt.

Palpationsqualität

Ab dem Handgelenk sind die Sehnen der Finger II bis V deutlich als feste Strukturen tastbar, die ulnare und radiale Abspaltung der Sehnen zur Basis der Phalanx distalis ist weniger gut zu palpieren.

Die Sehne des M extensor indicis verläuft im Mittelhandbereich ulnar der Extensorsehne des II. Fingers und ist deutlich zu palpieren. Die Sehne des M. extensor digiti minimi ist als runde Struktur am besten dorsal des MCP V zu tasten.

Differenzierung

Die Extensorensehnen sind bei Anspannung im Handbereich deutlich sichtbar und gut zu differenzieren.

Im distalen Unterarmbereich liegt die Sehne des M. extensor digitorum radial der Sehne des M. extensor digiti minimi; ulnar des M. extensor digiti minimi liegt die Sehne des M. extensor carpi ulnaris.

Hinweis

- Sehnenreizungen werden selten beschrieben, wenn überhaupt, dann im Ursprungsbereich.
- Rupturen der Extensorensehnen, die als Komplikation bei Arthrose- oder bei Arthritispatienten auftreten, werden häufiger erwähnt. Raimbeau et al. (1996) schildern Spontanrupturen der Extensorensehne im Bereich des V. Fingers, ggf. kombiniert mit Rupturen der Sehnen des III. und IV. Fingers (bei Patienten mit isolierter Arthrose des distalen Radioulnargelenks). Ebenso beschreiben Borisch u. Haußmann (2004) diese Rupturen an den Strecksehnen, vor allem im Bereich des Klein- und Ringfingers.

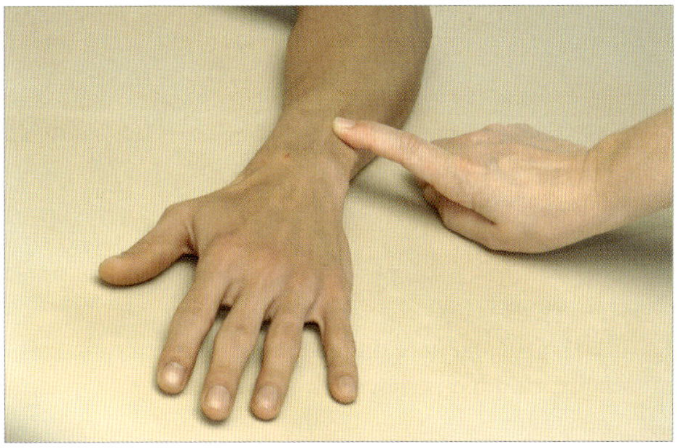

◘ **Abb. 5.86** Sehne des M. extensor digitorum

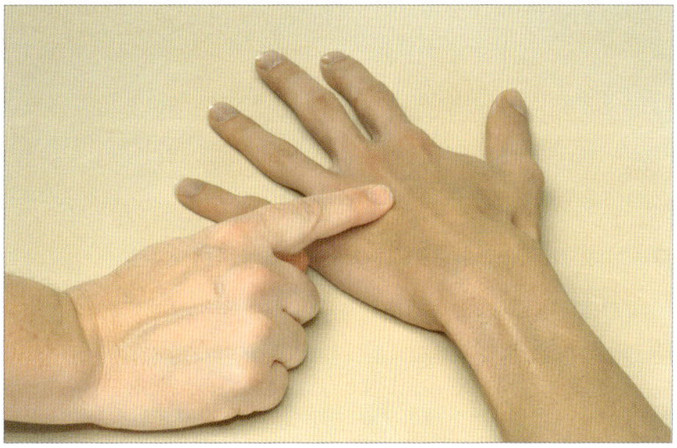

◘ **Abb. 5.87** Sehne des M. extensor digitorum im Bereich des Os metacarpi III

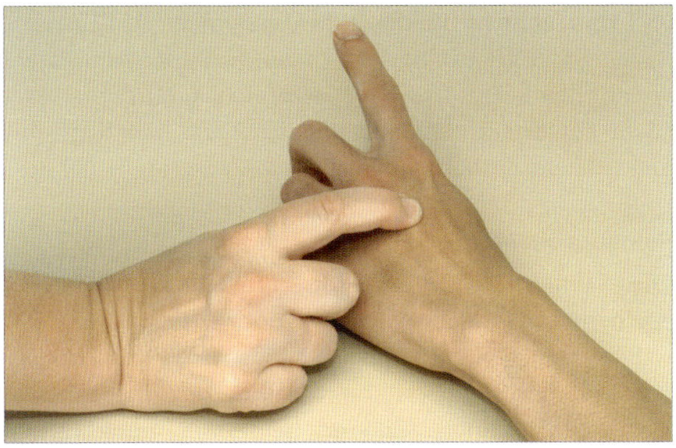

◘ **Abb. 5.88** Sehne des M. extensor indicis

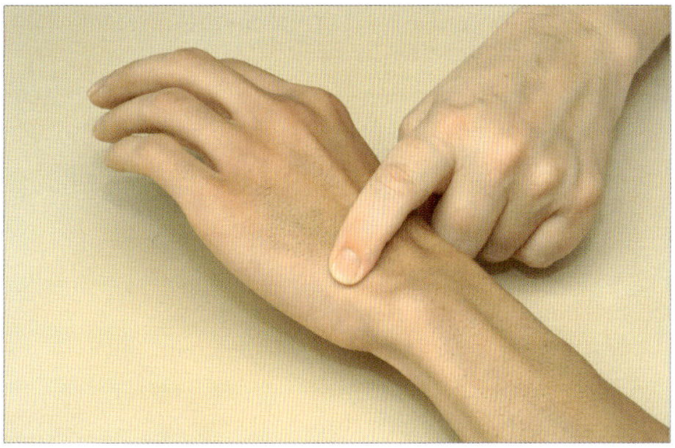

◘ **Abb. 5.89** Palpation der Sehne des M. extensor digiti minimi

M. extensor carpi ulnaris (6. Sehnenfach) und Mm. interossei dorsales

Anatomie

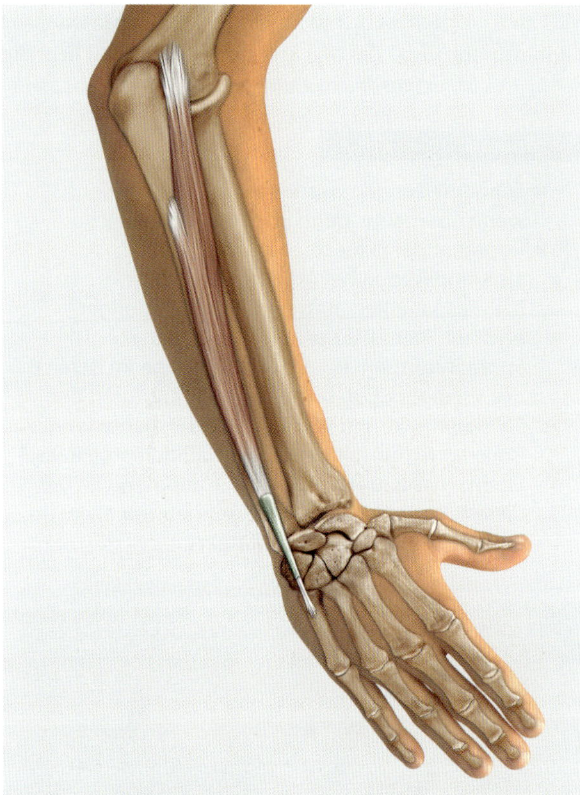

■ **Abb. 5.90** M. extensor carpi ulnaris

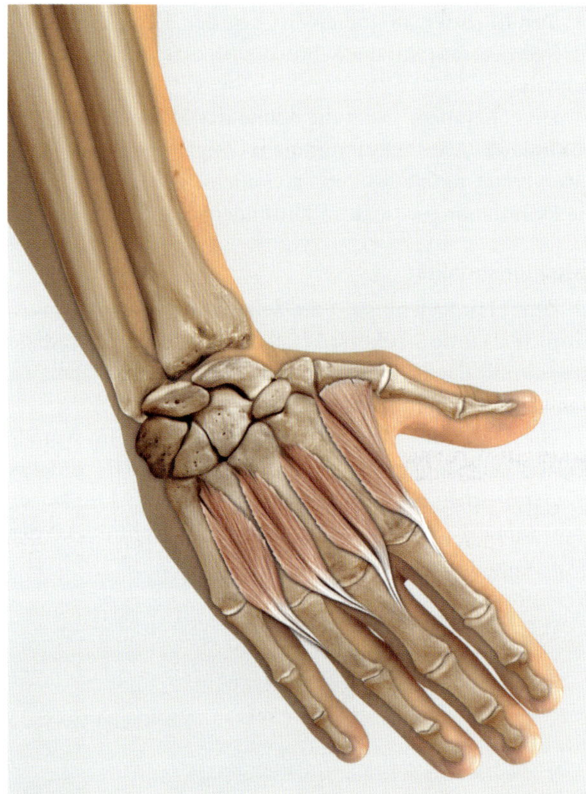

■ **Abb. 5.91** Mm. interossei dorsales

M. extensor carpi ulnaris

U: Epicondylus lateralis des Humerus (Caput commune), Dorsalseite der Ulna (Caput ulnare)
A: dorsale Basis des Os metacarpi V
I: N. radialis (C6–C8)
F: Dorsalextension und Ulnarabduktion des Handgelenks

Mm. interossei dorsales

U: mit je zwei Köpfen von einander zugewandten Seiten der Ossa metacarpi I bis V
A: Basis der Ossa metacarpi II bis IV, Dorsalaponeurosen der Finger II bis IV
I: N. ulnaris (C8–T1)
F:
- Flexion der Fingergrundgelenke II bis IV
- Extension der Mittel- und Endgelenke
- Abduktion des II. und IV. Fingers vom Mittelfinger

Beschreibung der Palpation

ASTE

Der Patient sitzt aufrecht auf einem Hocker neben der Behandlungsbank, der Unterarm ist in Flexion und Pronation auf der Behandlungsbank gelagert.

Durchführung

Der Therapeut palpiert die Sehne des M. extensor carpi ulnaris im Handgelenksbereich mit angelegtem Zeigefinger quer zum Faserverlauf und zwar distal des Proc. styloideus ulnae bis zu seinem Ansatz an der Basis des Os metacarpi V.

Die Mm. interossei sind aufgrund ihrer Lage schwer zu palpieren, nur zwischen den Ossa metacarpi I und II ist der Muskelrand mit dem Zeigefinger quer zum Faserverlauf deutlich zu tasten. Die restlichen Mm. interossei sucht der Therapeut zwischen den Ossa metacarpi mit angesetztem Zeigefinger auf.

Palpationsqualität

Die Sehne des M. extensor carpi ulnaris wird bei Anspannung in die ulnare Abduktion und dorsale Extension des Handgelenks deutlich als runde Struktur tastbar und ist gut bis zu ihrem Ansatz zu verfolgen.

Die Mm. interossei sind bei Anspannung in die Flexion der MCP und Extension der DIP und PIP mäßig gut tastbar.

Differenzierung

Die Sehne des M. extensor carpi ulnaris wird radial von der Sehne des M. extensor digiti minimi begrenzt, sie wird bei Anspannung in die ulnare Abduktion und dorsale Extension deutlicher.

Der M. interosseus I wird zwischen Daumen und Zeigefinger bei Adduktion des Daumens deutlich tastbar. Legt der Patient seine Finger z. B. flach auf eine Tischplatte und spreizt er den Zeigefinger nach radial ab, wird der Muskelrand sichtbar.

Für die Palpation des M. interosseus II fordert ihn der Therapeut auf, den Mittelfinger Richtung Zeigefinger abzuspreizen.

Bei Abspreizung des Mittelfingers Richtung Ringfinger wird der M. interosseus III deutlicher und beim Abspreizen des IV. Fingers nach ulnar tastet man den M. interosseus IV.

Hinweis

- Die interosseale Muskulatur, aber vor allem die Mm. lumbricales, gelten aufgrund ihres kurzen Verlaufs als Gelenkstabilisatoren für die metakarpophalangealen Gelenke.
- Die Sehnenscheide des M. extensor carpi ulnaris gehört mit zum ulnokarpalen Kompartiment, das für die Stabilität und Druckübertragung im ulnaren Handgelenksbereich mit verantwortlich ist (Schmidt 2004).
- Auch Borisch u. Haußmann (2004) sehen im M. extensor carpi ulnaris einen wichtigen Stabilisator im radiokarpalen Bereich und im distalen radioulnaren Gelenk. Bei einer Arthritis in diesem Bereich lockert sich die Gelenkkapsel vor allem an der dorsalen Seite. Im Weiteren werden die Bänder und der Discus in diesem Bereich in Mitleidenschaft gezogen; dies führt zu Instabilität des distalen radioulnaren Gelenks, der Radius und die Karpalknochen sacken nach ulnar und palmar ab, scheinbar tritt die Ulna nach dorsal hervor **(Caput ulnae-Syndrom)**.

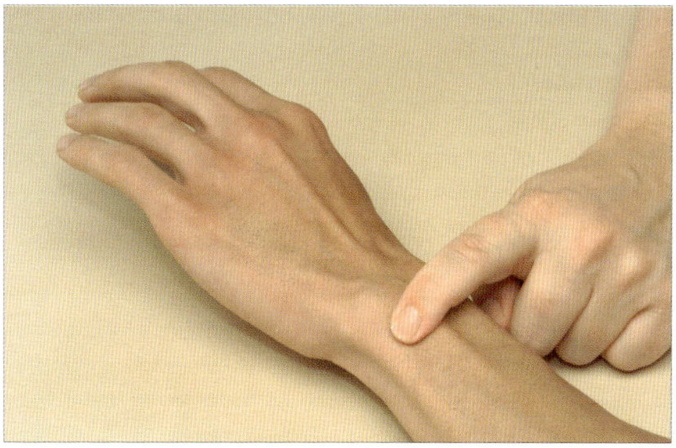

Abb. 5.92 Sehne des M. extensor carpi ulnaris

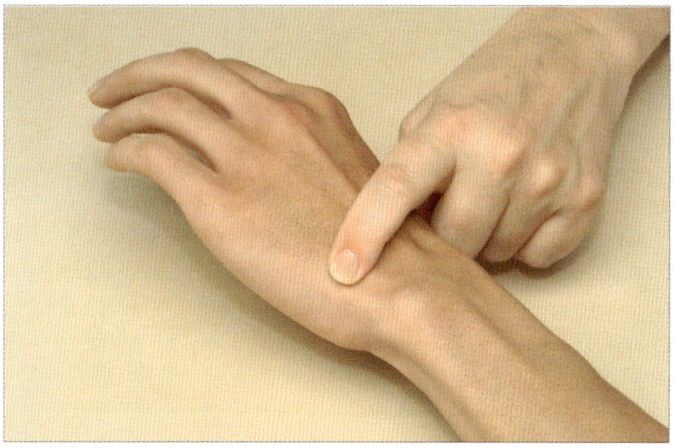

Abb. 5.93 Ansatz des M. extensor carpi ulnaris an der Basis von Os metacarpi V

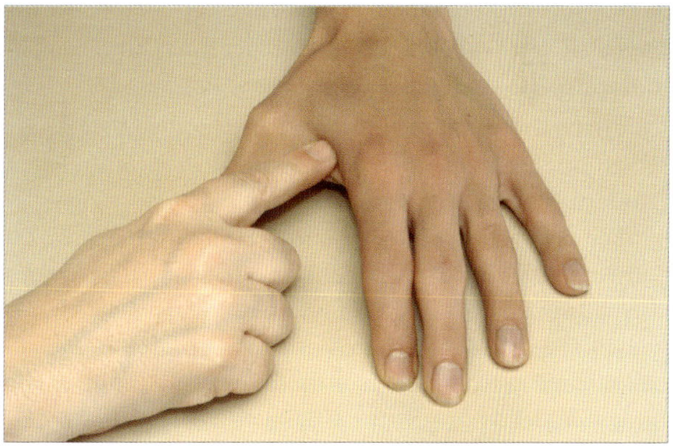

Abb. 5.94 Bauch des M. interosseus dorsalis I

Capsulae artt. der Hand- und Fingergelenke

Anatomie

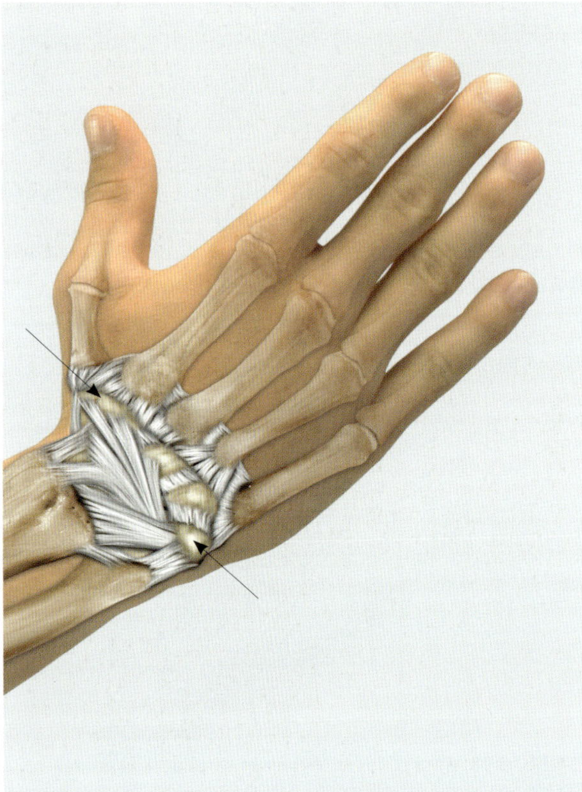

Abb. 5.95 Capsulae artt. der Handgelenke

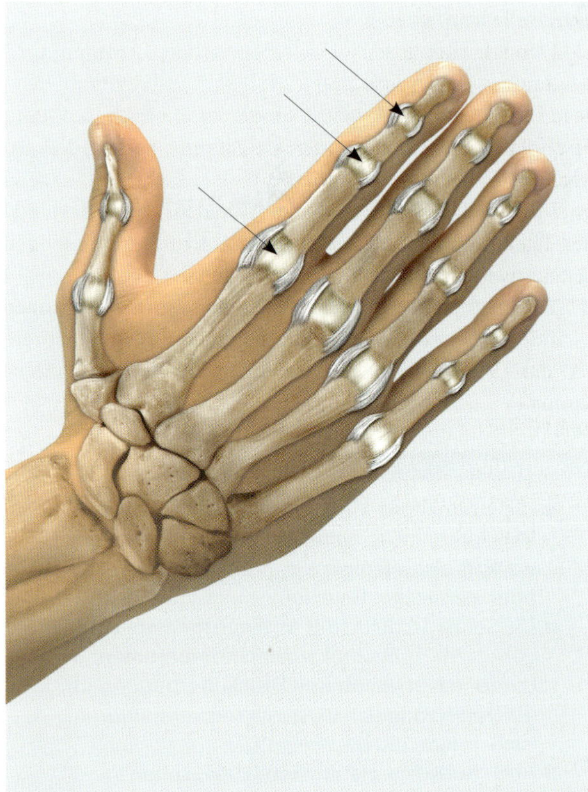

Abb. 5.96 Capsulae artt. der Fingergelenke

Capsulae artt. radiocarpalis, mediocarpalis und carpometacarpalis

Da die Gelenkkapsel des proximalen Handwurzelgelenks schlaff und dorsal sehr dünn ist, wird sie von zahlreichen Bändern verstärkt.

Die Gelenkkapsel des distalen Handwurzelgelenks ist palmar straff, dorsal jedoch sehr schlaff, sie wird deswegen ebenfalls von Bandstrukturen verstärkt. Die distale Handwurzelreihe ist durch straffe Bandzüge mit den Metakarpalknochen verbunden, so dass sie eine funktionelle Einheit bilden.

Von der Gelenkkapsel der Handgelenke gehen zahlreiche Plicae synoviales aus, die sich in den Gelenkspalten zwischen den Handwurzelknochen nachweisen lassen. Die Artt. carpometacarpales sind Amphiarthrosen und durch straffe Bänder fixiert, die die schlaffe Gelenkkapsel unterstützen.

Capsulae artt. metacarpophalangeae (MCP) und Art. carpometacarpalis pollicis

Die Fingergrundgelenke besitzen schlaffe Gelenkkapseln, die palmar duch die Ligg. palmaria und lateral duch die Ligg. collateralia stabilisiert werden. Da die Kollateralbänder dorsal des Drehpunktes verlaufen, wird somit die Flexion limitiert und die Abduktion der Finger in Flexion nahezu unmöglich. Passiv kann in den Grundgelenken bis zu 50° rotiert werden, so dass (durch die Flexion/Extension und Abduktion/Adduktion) funktionell von einem Kugelgelenk gesprochen werden kann.

Die Gelenkkapsel des Daumensattelgelenks ist locker, so dass eine große Beweglichkeit in diesem Gelenk möglich ist. Dorsale und palmare karpometakarpale Bandzüge sichern das Gelenk vor Luxationen.

Capsulae artt. interphalangeae (PIP/DIP)

Die proximalen und distalen Interphalangealgelenke besitzen eine lockere Kapsel, die seitlich und palmar duch die Ligg. collateralia und palmaria stabilisiert wird.

Beschreibung der Palpation

ASTE

Der Patient sitzt aufrecht auf einem Hocker neben der Behandlungsbank, der Unterarm ist in Flexion und ggf. in Pronation auf der Behandlungsbank gelagert.

Durchführung

Von dorsal sind die Kapseln der Art. radiocarpalis, Art. mediocarpalis, Artt. carpometacarpales und Art. carpometacarpalis pollicis leichter zu palpieren als von volar.

Aber auch hier werden sie von den ligamentären und sehnigen Strukturen überdeckt.

Am deutlichsten kann der Therapeut mit gestütztem Zeigefinger radial und ulnar an der Art. radiocarpalis eventuelle Kapselveränderungen des Handgelenks und die Ligg. collaterale carpi radiale, bzw. ulnare palpieren.

Auch die Gelenkkapseln der Artt. metacarpophalangeae (MCP), der Artt. interpahalangeae proximales (PIP) und der Artt. interphalangeae distales (DIP) werden dorsal von den Extensorensehnen bedeckt. Mit radial und ulnar angesetztem Daumen und Zeigefinger kann der Therapeut die Gelenkkapseln der MCP, PIP und DIP tasten, wenn er die Extensorensehnen etwas zur Seite schiebt.

Die kollateralen Ligamente sind seitlich der Kapseln zu palpieren.

Praxistipp

- Bei Patienten mit **rheumatoider Arthritis** sind oft Kapselverdickungen tastbar.
- Die kollateralen Ligamente der Grundgelenke sind in Funktionsstellung der Hand am deutlichsten zu tasten.

Palpationsqualität

Nur bei Veränderungen der Kapselkonturen (z. B. bei rheumatischen Gelenken) sind die Gelenkkapseln deutlich zu palpieren.

Differenzierung

Wie beschrieben, sind die Gelenkkapseln nicht genau lokalisierbar. Lediglich im Bereich der PIP und der DIP sind sie zusammen mit den kollateralen Ligamenten gut auffindbar.

Hinweis

- Das ulnare Kollateralband des Handgelenks steht in Verbindung mit dem Discus articularis.
- An der dorsalen Handgelenksseite sind oft Ganglien sicht- und tastbar. In einer Studie mit 75 betroffenen Personen zeigten 55 % der Untersuchten Ganglien an der dorsalen Handgelenksseite. Ganglien in diesem Bereich wurden schmerzhafter empfunden als an anderen Regionen (Tomlinson u. Field 2006).
- Laut Rocchi et al. (2006) ist nur der extrakapsuläre Anteil eines Ganglions zu palpieren, während sich ein verborgener Stiel, der hauptsächlich für Handgelenksschmerzen verantwortlich ist, intraartikulär befindet.

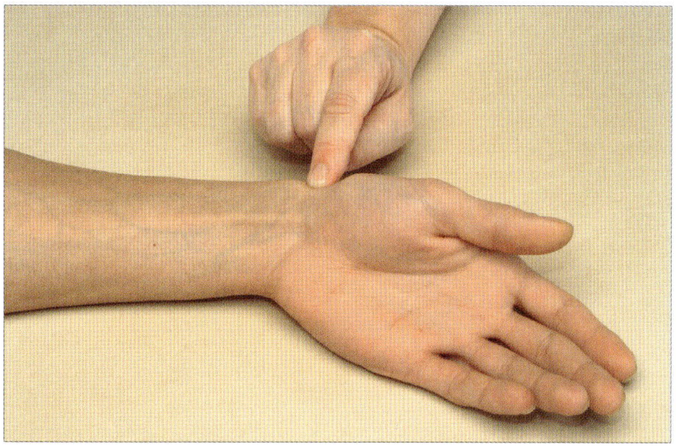

Abb. 5.97 Capsula art. radiocarpalis

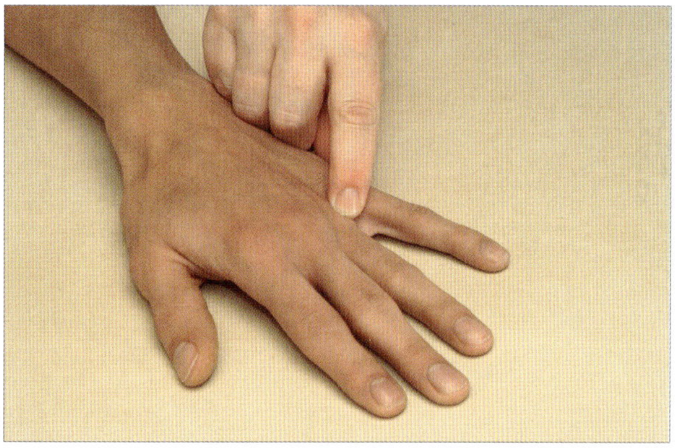

Abb. 5.98 Capsula art. metacarpophalangeae IV (MCP IV)

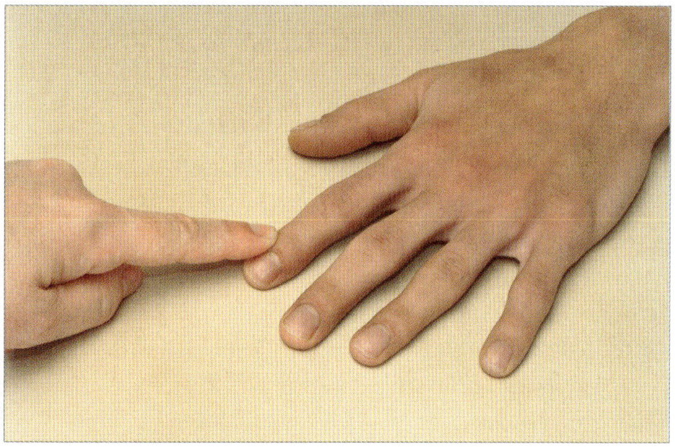

Abb. 5.99 Capsula art. interphalangeae distalis II (DIP II)

Ligamente im dorsalen Handgelenksbereich

Anatomie

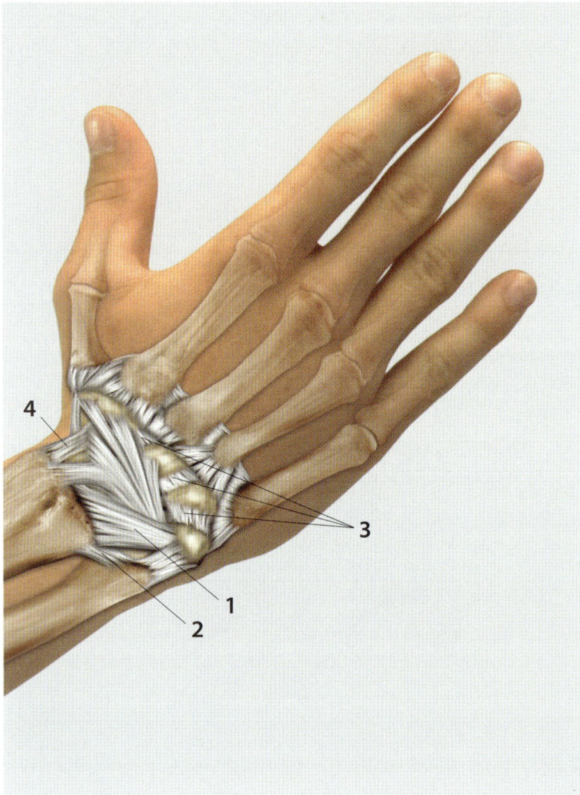

Abb. 5.100 Lig. radiocarpale dorsale (**1**), Lig. radioulnare dorsale (**2**), Lig. intercarpale dorsale (**3**) und Lig. collaterale carpi radiale (**4**)

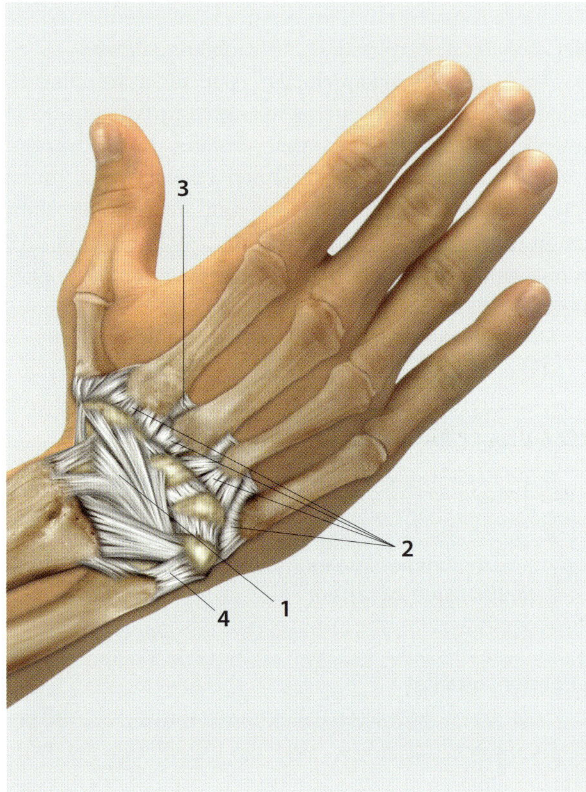

Abb. 5.101 Lig. carpi arcuatum (**1**), Ligg. carpometacarpalia dorsalia (**2**), Ligg. metacarpalia dorsalia (**3**) und Lig. collaterale carpi ulnare (**4**)

Lig. radiocarpale dorsale und Lig. radioulnare dorsale

Das Lig. radiocarpale dorsale verbindet den Unterarm mit den Handwurzelknochen. Es handelt sich hierbei um dreigeteilte Bandmassen, die vom äußeren Drittel des Radius nach distal-ulnar verlaufen und an den Ossa capitatum, lunatum und triquetrum inserieren. Durch diesen Verlauf wird die Ulnarabduktion des Handgelenks limitiert.

Das Lig. radioulnare dorsale erstreckt sich am distalen Ende des Unterarms quer zwischen der Ulna und dem Radius und sichert somit das distale Radioulnargelenk.

Lig. intercarpale dorsale

Das Lig. intercarpale dorsale verläuft über dem Gelenkspalt des distalen Handgelenks und verbindet mit seinen proximalen und distalen Faserzügen alle Handwurzelknochen außer dem Os lunatum.

Lig. carpi arcuatum

Das Lig. carpi arcuatum verläuft quer vom Os scaphoideum zum Os triquetrum mit Abzweigungen zum Os lunatum, zum Lig. collaterale radiale und zur distalen Handwurzelreihe.

Ligg. carpometacarpalia dorsalia

Die Ligg. carpometacarpalia dorsalia verbinden dorsalseitig die distalen Handwurzelknochen mit den Basen der Mittelhandknochen. Da es sich um sehr straffe Verbindungen handelt, kann man die Verbindungen als funktionelle Einheit sehen.

Ligg. metacarpalia dorsalia

Die Ligg. metacarpalia dorsalia verlaufen zwischen den Basen der Mittelhandknochen.

Lig. collaterale carpi radiale

Das Lig. collaterale carpi radiale zieht radial vom distalen Radius zum Os scaphoideum. Es limitiert die Ulnarabduktion und führt das Os scaphoideum bei Flexions-/Extensionsbewegungen des Handgelenks.

Lig. collaterale carpi ulnare

Der ulnare Seitenbandkomplex verläuft vom lateralen Bereich der distalen Ulna und zieht nach distal-radial zum Os triquetrum, Os pisiforme und zum Os lunatum. Die ulnaren Bänder sind deutlich kräftiger ausgeprägt als die radialen und hemmen die Radialabduktion des Handgelenks.

Beschreibung der Palpation

ASTE

Der Patient sitzt aufrecht auf einem Hocker neben der Behandlungsbank, der Unterarm ist in Flexion auf der Behandlungsbank gelagert.

Durchführung

Diese Bänder werden größtenteils von der Fascia dorsalis manus und den Strecksehnen überdeckt. Der Therapeut kann sie mit flächig angesetztem Zeigefinger gemäß ihrer anatomischen Lage quer zum Faserverlauf palpieren.

Radial und ulnar der Handwurzelknochen sind die Ligg. collaterale carpi radiale und ulnare quer zu ihrem Verlauf zu palpieren.

Palpationsqualität

Die Ligg. collaterale radiale und ulnare sind deutlich strangartig, die übrigen Ligamente nicht deutlich palpierbar.

Differenzierung

Die Bänder können aufgrund ihrer Faserrichtung und ihres anatomischen Verlaufs differenziert werden.

- Das Lig. radiocarpale dorsale verläuft vom Radius nach distal, ulnar zum Os triquetrum und in der Tiefe zum Os lunatum.
- Die Ligg. intercarpalia dorsalia sind nicht so ausgeprägt wie die palmaren, wobei starke Züge das Os triquetrum mit dem Os lunatum verbinden.
- Das Lig. carpi arcuatum verläuft quer vom Os scaphoideum bis zum Os triquetrum mit Abzweigungen zum Os lunatum, Lig. collaterale radiale und zur distalen Handwurzelreihe.
- Die Ligg. carpometacarpalia dorsalia verbinden die distale Handwurzelreihe sehr fest mit den Basen der Ossa metacarpi.
- Die Ligg. metacarpalia dorsalia bilden Verbindungen zwischen den Basen der Ossa metacarpi.

Hinweis

Der Bandapparat der Handgelenke stabilisiert die Handwurzelknochen und ihre Verbindung mit dem Unterarm. Die Ligg. carpometacarpalia dorsalia und die Ligg. metacarpalia dorsalia bilden feste Verbindungen, wobei letztere etwas elastischer sind als die Erstgenannten.

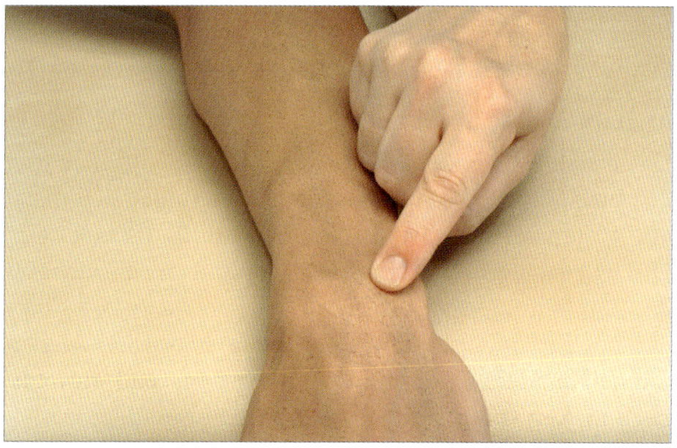

Abb. 5.102 Ligg. radiocarpalia dorsalia

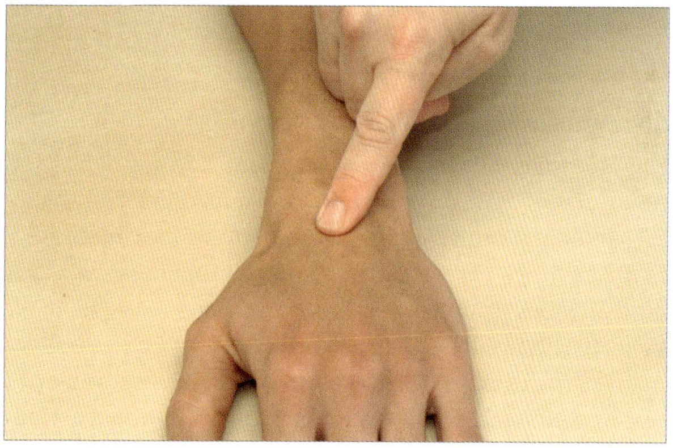

Abb. 5.103 Ligg. carpometacarpalia dorsalia

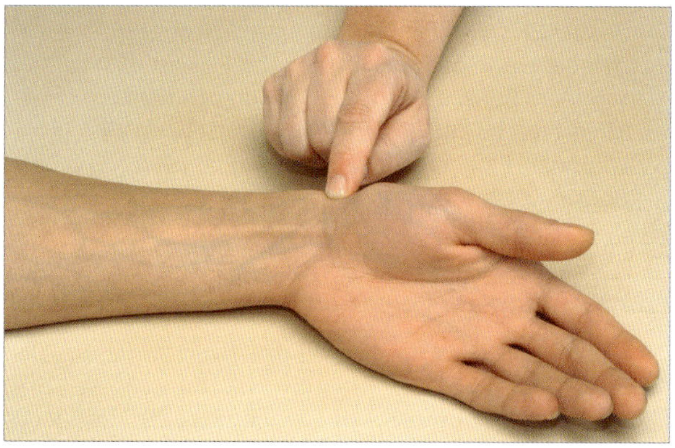

Abb. 5.104 Lig. collaterale carpi radiale

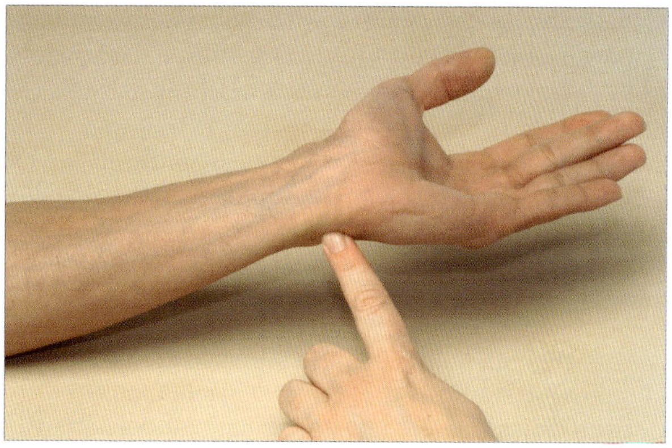

Abb. 5.105 Lig. collaterale carpi ulnare

Art. radiocarpea, Discus articularis und Art. radioulnare distale

Anatomie

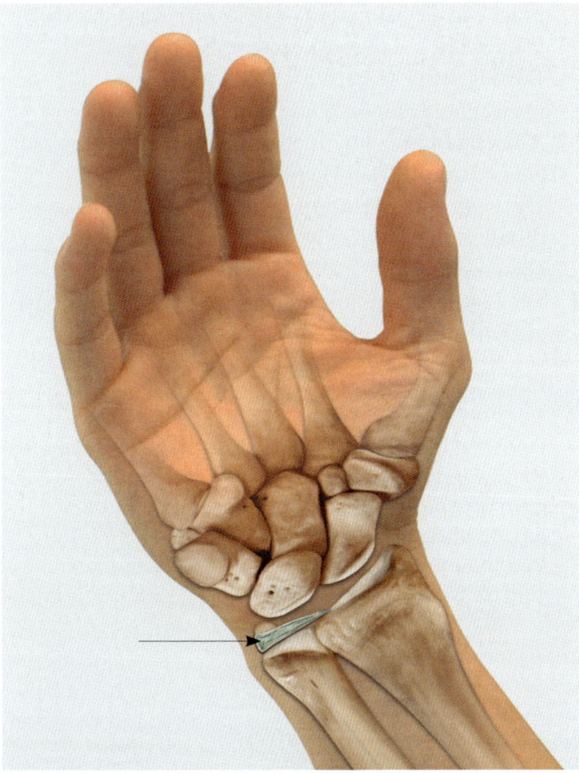

Abb. 5.106 Discus articularis

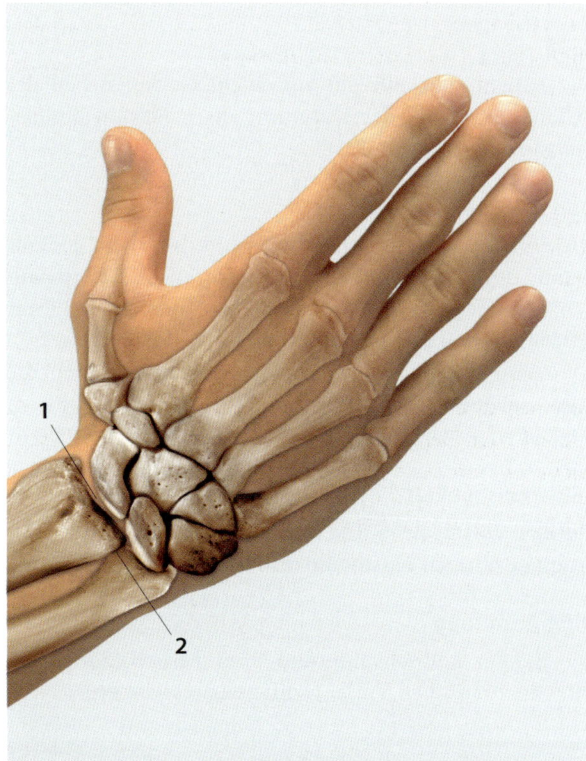

Abb. 5.107 Artt. radiocarpea (**1**) und radioulnare distale (**2**)

Art. radiocarpea und Discus articularis

Das Handgelenk setzt sich aus dem proximalen (Art. radiocarpea) und distalen (Art. mediocarpea) Handwurzelgelenk zusammen und bildet eine funktionelle Einheit. Es besitzt zwei Freiheitsgrade. In Kombination mit den Unterarmbewegungen ermöglicht es der Hand, in jeder Winkelstellung einen Gegenstand zu greifen und zu halten.

Den proximalen Gelenkpartner der Art. radiocarpea bilden das distale Ende des Radius und der Discus articularis, der die radiale Gelenkfläche nach ulnar verlängert und sich zwischen die proximale Handwurzelreihe und den distalen Anteil der Ulna schiebt.

Der distale Gelenkanteil wird von der proximalen Handwurzelreihe gebildet (Os scaphoideum, Os lunatum und Os triquetrum). Funktionell handelt es sich um ein Eigelenk.

Da die Gelenkkapsel des proximalen Handwurzelgelenks schlaff und dorsal sehr dünn ist, wird sie von zahlreichen Bändern verstärkt.

Hinweis

Das Os triquetrum steht nicht immer in Kontakt zum Discus articularis. Bei einer Ulnarabduktion wird dieser Kontakt verloren, bei Radialabduktion verstärkt.

Art. radioulnare distale

Das distale Radioulnargelenk wird vom Caput ulnae und der Incisura ulnaris radii gebildet. Es befindet sich distal am Unterarm und ist funktionell ein Radgelenk. Der Discus articularis trennt die Art. radioulnare distale von der Art. radiocarpea.

Das proximale und distale Radioulnargelenk stellen zwangsweise eine funktionelle Einheit dar und ermöglichen die Pro- und Supinationsbewegung des Unterarms.

Pathologie

Bei Patienten mit einer isolierten Arthrose im Bereich des distalen Radioulnargelenks treten gelegentlich Spontanrupturen der Extensorensehne im Bereich des V. Fingers, manchmal kombiniert mit Rupturen im Bereich der Sehnen des IV. und III. Fingers auf (Raimbeau et al. 1996, Borisch u. Haußmann 2004).

Beschreibung der Palpation

ASTE

Der Patient sitzt aufrecht auf einem Hocker neben der Behandlungsbank, der Unterarm ist in Flexion und Pronation auf der Behandlungsbank gelagert.

Durchführung

Vom Proc. styloideus radii gelangt der Therapeut mit dem Zeigefinger nach distal in den Gelenkspalt der Art. radiocarpea. Bei leicht alternierender Dorsalextension und Palmarflexion ist der Gelenkspalt entlang der proximalen Handwurzelreihe gut zu palpieren.

Im ulnaren Bereich gelangt der Therapeut auf den Discus articularis. Distal des Proc. styloideus ulnae kann er den Discus zwischen Daumen und Zeigefinger gut tasten. Für die Palpation der distalen Art. radioulnare umgreift er mit Daumen und Zeigefinger das breite distale Radiusende und palpiert das Gelenk in der Kuhle proximal des Handgelenks.

Palpationsqualität

Vor allem im radialen und ulnaren Bereich ist der Gelenkspalt der Art. radiocarpea deutlich als Einkerbung lokalisierbar. Bei manchen Patienten lässt sich der Discus leicht hin und her schieben.

Differenzierung

Für die Palpation des Gelenkspalts der Art. radiocarpea hilft die Lokalisation der knöchernen Orientierungspunkte:

- der Proc. styloideus radii (► S. 231) und Proc. styloideus ulnae (► S. 230) liegen proximal;
- das Os scaphoideum, Os lunatum und Os triquetrum (► S. 232 f.) befinden sich distal.

Zwischen diesen Orientierungspunkten ist der Gelenkspalt radial und ulnar gut zu palpieren.

Zur Palpation des distalen radioulnaren Gelenks dient die Sehne des M. extensor digiti minimi (► S. 220 f.) als Orientierung, die das Gelenk dorsal überlagert. Bei leichter Pro- und Supinationsbewegung ist die Bewegung zwischen dem Radius und der Ulna zu tasten.

Hinweis

- In der Arbeit von Jantea et al. (1996) werden verschiedene Literaturquellen zitiert, die auf die Wichtigkeit des Discus für eine intakte Funktion des Handgelenks hinweisen. Der Discus dient der Stabiltät des Handgelenks und ist essenziell für die Kraftübertragung vom Handgelenk auf den Unterarm.
- Schmidt (2004) sowie Borisch u. Haußmann (2004) beschreiben die Wichtigkeit des ulnokarpalen Komplexes für die Bewegungsführung und für die Stabilität und Druckübertragung. Dieser Komplex wird aus dem Discus articularis und der ligamentären Verbindungen zwischen Ulna und Radius, den Ossa lunatum, triquetrum und capitatum gebildet. Weitere Bestandteile des ulnokarpalen Komplexes sind der Meniscus ulnocarpalis, der Recessus ulnaris, das Lig. collaterale carpi ulnare und die Sehenscheide des M. extensor carpi ulnaris.

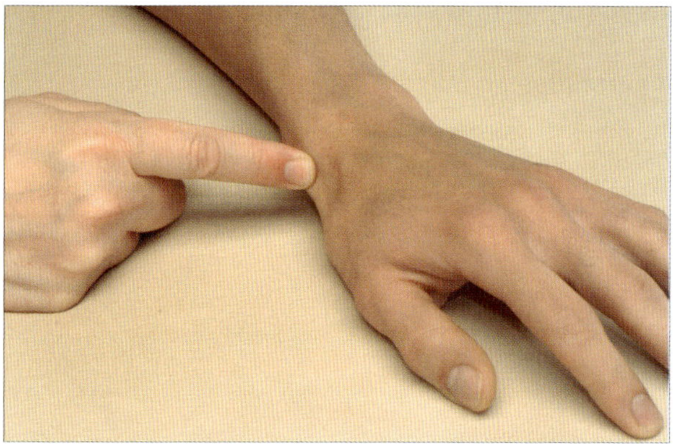

Abb. 5.108 Gelenkspalt der Art. radiocarpea, radiale Seite

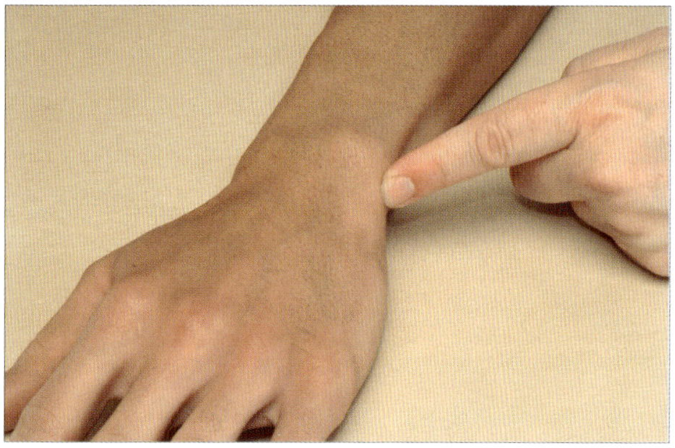

Abb. 5.109 Gelenkspalt der Art. radiocarpea, ulnare Seite

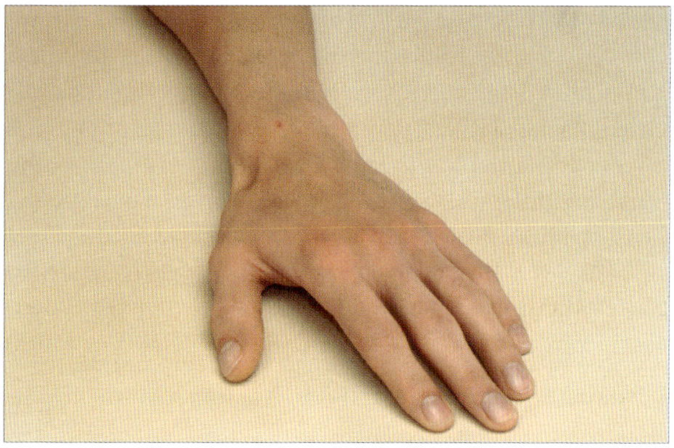

Abb. 5.110 Art. radioulnare distale

Caput ulnae und Proc. styloideus ulnae

Anatomie

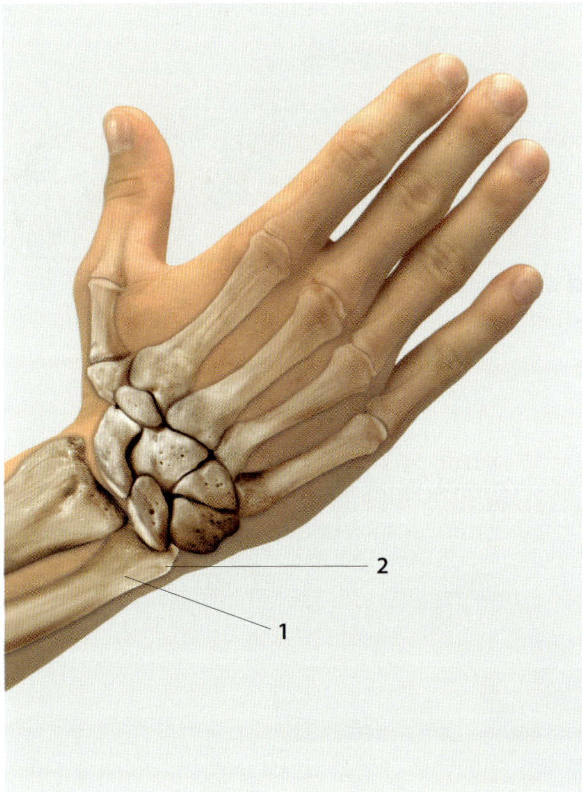

Abb. 5.111 Caput ulnae (**1**) und Proc. styloideus ulnae (**2**)

Das Caput ulnae bildet die distale Begrenzung der Ulna. Am Caput liegt die Circumferencia ulnae, welche die Gelenkfläche des distalen Radioulnargelenks bildet und mit der Incisura ulnaris radii artikuliert. Dorsal am Caput ulnae befindet sich ein kleiner knöcherner Fortsatz, der Proc. styloideus.

Pathologie

Eine Arthritis in diesem Bereich kann zum **Caput ulnae-Syndrom** führen (Borisch u. Haußmann 2004).

Beschreibung der Palpation

ASTE

Der Patient sitzt aufrecht auf einem Hocker neben der Behandlungsbank, der Unterarm ist in Flexion und Pronation auf der Behandlungsbank gelagert.

Durchführung

Der Therapeut palpiert entlang der Ulna nach distal. Am distalen Ende der Ulna tastet er das Caput ulnae zwischen Daumen und Zeigefinger. Im Anschluss befindet sich der Proc. styloideus ulnae, der nach distal und leicht radial zu tasten ist.

Palpationsqualität

Sowohl das Caput ulnae als auch der Proc. styloidues ulnae sind als deutliche, spitze Knochenvorsprünge tastbar.

Differenzierung

Dorsal, am distalen Ende der Ulna, ist das Caput ulnae mit dem Proc. styloideus ulnae deutlich durch die Haut sichtbar. Die Palpation wird leichter, wenn der Patient das Handgelenk radial abduziert. Aufgrund ihrer harten Struktur und ihrer prominenten Lage sind sie deutlich von den umliegenden Strukturen zu differenzieren.

Hinweis

- Der Proc. styloideus ulnae wird oft als Orientierungspunkt am Unterarm benutzt. Er bietet z. B. einen Referenzpunkt bei Längenmessungen des Arms.
- Der Proc. styloideus ulnae ragt ca. 1 cm weiter nach distal als das Caput ulnae. Bei einer Reposition, z. B. bei Frakturen, ist darauf zu achten!

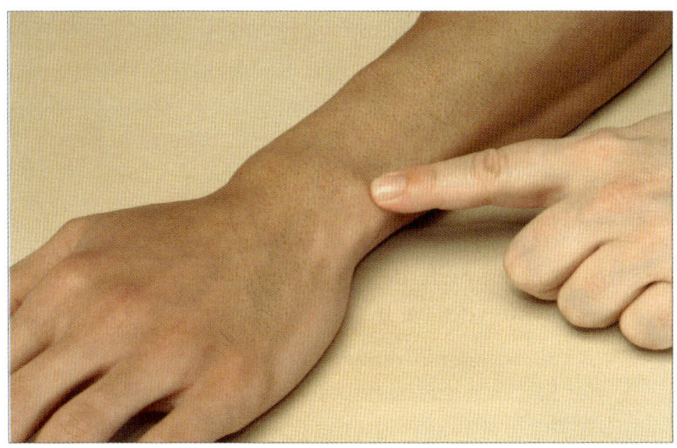

Abb. 5.112 Proc. styloideus ulnae am Caput ulnae

Tuberculum von Lister und Proc. styloideus radii

Anatomie

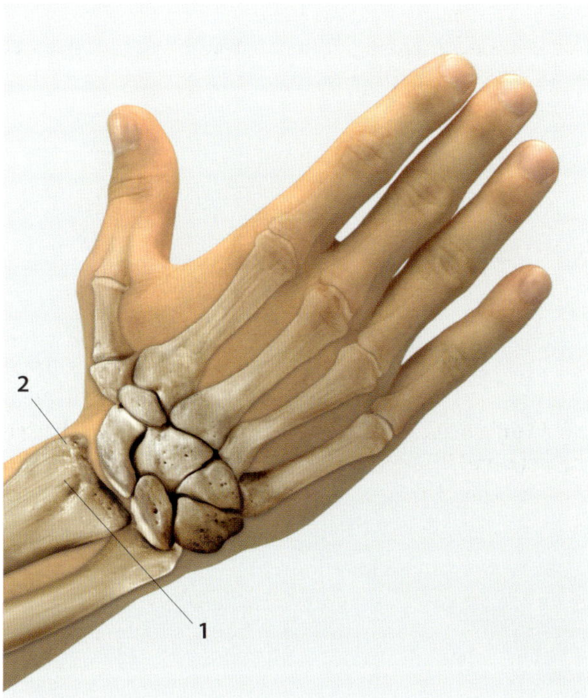

Abb. 5.113 Tuberculum von Lister (**1**) und Proc. styloideus radii (**2**)

Das Tuberculum von Lister (Tuberculum dorsale) befindet sich auf der Dorsalseite am distalen Radius. Es begrenzt den dritten Sulcus nach radial. Das Tuberculum von Lister dient der Sehne des M. extensor pollicis longus als Hypomochlion und bewirkt so die adduktorische Wirkung des Muskels im Daumensattelgelenk.

Der Proc. styloideus radii liegt radial am distalen Radius. Er bildet eine knöcherne Erhöhung zwischen dem ersten und zweiten Sulcus der langen Extensorensehnen. An der radialen Seite des Proc. styloideus radii inseriert die Ansatzsehne des M. brachioradialis.

Beschreibung der Palpation

ASTE

Der Patient sitzt aufrecht auf einem Hocker neben der Behandlungsbank, der Unterarm ist in Flexion und Pronation auf der Behandlungsbank gelagert.

Durchführung

Gleitet der Therapeut mit dem Daumen zwischen den Ossa metacarpi II und III nach proximal zum distalen Radiusbereich, so gelangt er auf das Tuberculum von Lister. Um die Erhebung deutlicher zu tasten, ist der Zeigefinger quer zur Radiuslängsachse flächig anzulegen.

Der Proc. styloideus radii wird am distalen Ende des Radius zwischen Daumen und Zeigefinger palpiert.

Palpationsqualität

Das Tuberculum ist als feine, längliche Knochenleiste deutlich spürbar. Der Proc. styloideus radii ist als deutlicher runder Knochenvorsprung zu palpieren.

Differenzierung

Das Tuberculum von Lister ist die einzige kleine tastbare Knochenerhebung an der dorsalen, distalen Seite des Radius. Es befindet sich ca. eineinhalb Patientenquerfinger ulnar und leicht proximal des Proc. styloideus radii.

Der Proc. styloideus radii befindet sich ca. 1 cm distaler als der Proc. styloideus ulnae.

Hinweis

- Das Tuberculum von Lister stellt zur Palpation der Extensorensehnen einen wichtigen Orientierungspunkt am Unterarm dar. Radial davon verlaufen die Sehnen der Mm. extensores carpi radialis longus und brevis.
- Für die Sehne des M. extensor pollicis longus, der ulnar verläuft, bildet das Tuberculum dorsale ein Widerlager.
- Der Proc. styloideus radii stellt einen wichtigen Orientierungspunkt am Unterarm dar (Längenmessungen).

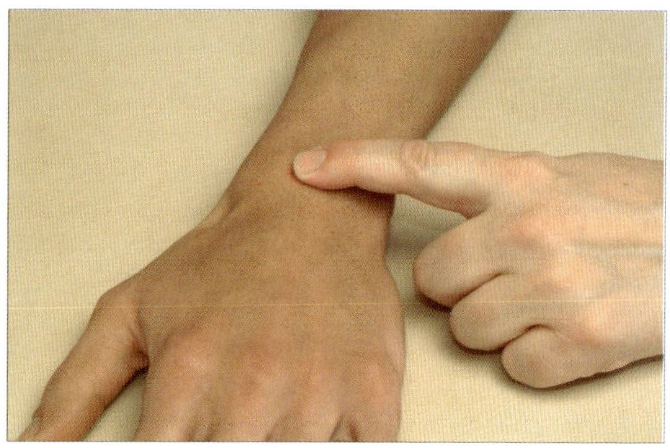

Abb. 5.114 Tuberculum von Lister

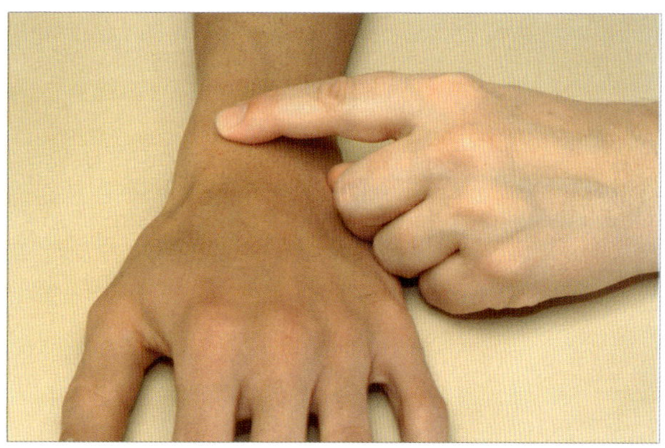

Abb. 5.115 Proc. styloideus radii

Proximale Handwurzelreihe: Os scaphoideum, Os lunatum und Os triquetrum

Anatomie

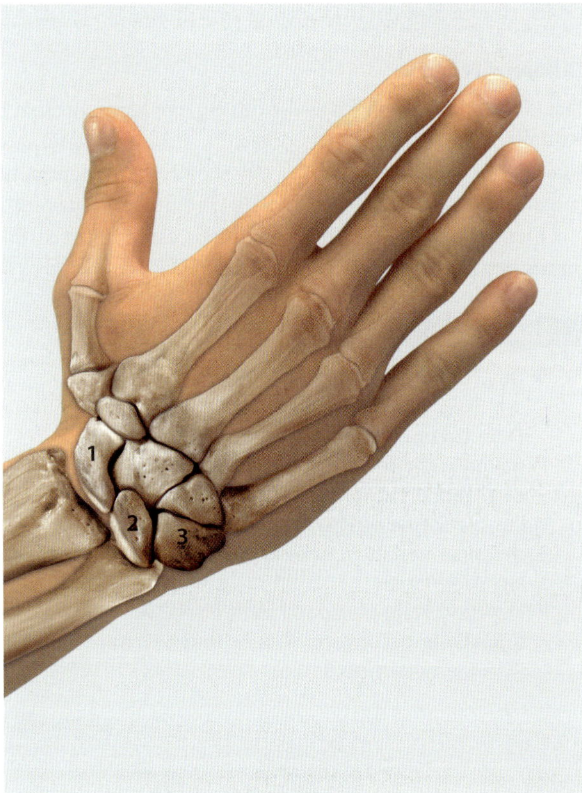

Abb. 5.116 Proximale Handwurzelreihe: Os scaphoideum (**1**), Os lunatum (**2**) und Os triquetrum (**3**)

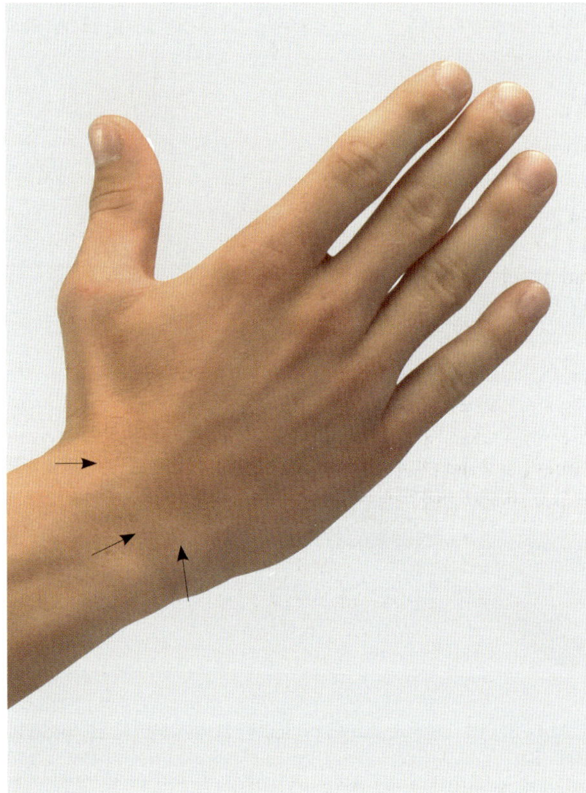

Abb. 5.117 Topografische Lage der proximalen Handwurzelreihe

Proximale Handwurzelreihe

Die proximale Handwurzelreihe bildet den distalen Gelenkpartner der Art. radiocarpea, sie wird aus den im Folgenden näher beschriebenen Knochen gebildet.

Os scaphoideum

Das Os scaphoideum ist der größte der proximalen Handwurzelknochen. Es befindet sich an der radialen Seite der Handwurzel. Proximal artikuliert das Os scaphoideum mit dem distalen Ende des Radius. Ulnar artikuliert das Os scaphoideum mit dem Os lunatum, distal mit dem Os trapezium, dem Os trapezoideum und dem Os capitatum.

Pathologie

Bei einem Sturz auf den ausgestreckten Arm bei gestrecktem Handgelenk kommt es häufig zu Luxationen oder Frakturen der proximalen Handwurzelknochen.

Os lunatum

Das halbmondförmige Os lunatum grenzt radial an das Os scaphoideum und ulnar an das Os triquetrum. Proximal artikuliert das Os lunatum mit dem distalen Anteil des Radius. Distal grenzt das Os lunatum an das Os capitatum und das Os hamatum.

Os triquetrum

Das wie ein Dreieck geformte Os triquetrum befindet sich an der ulnaren Seite der Handwurzel. Radial grenzt es an das Os lunatum. Proximal artikuliert das Os triquetrum mit der distalen Fläche der Ulna und distal mit dem Os hamatum.

Hinweis

Das Os pisiforme gehört anatomisch mit zur proximalen Handwurzelreihe, hat aber keine direkte Artikulation zu den Handgelenken.

Beschreibung der Palpation

ASTE

Der Patient sitzt aufrecht auf einem Hocker neben der Behandlungsbank, der Unterarm ist in Flexion und Pronation auf der Behandlungsbank gelagert.

Durchführung

Zunächst sucht der Therapeut das Os capitatum in der distalen Handwurzelreihe auf (► S. 234 f.). Von dort aus palpiert er proximal und leicht ulnar zwischen Daumen und Zeigefinger das Os lunatum (◘ Abb. 5.119). Direkt radial tastet er das Os scaphoideum und ulnar das Os triquetrum.

Palpationsqualität

Os scaphoideum und Os triquetrum sind als harte knöcherne Struktur leicht palpierbar. Sie befinden sich auf einer Linie distal der Procc. styloidei. In Flexionsstellung ist die Palpation der proximalen Handwurzelreihe noch leichter. Bei ulnarer Abduktion wird an der radialen Handseite das Os scaphoideum deutlicher tastbar, bei radialer Abduktion an der ulnaren Seite das Os triquetrum.

Das Os lunatum ist schwerer zu finden. Bei Palmarflexion verlagert es sich etwas nach dorsal.

Differenzierung

Der Therapeut kann das Os scaphoideum leicht auffinden, wenn er vom Proc. styloideus radii nach distal in der Tabatière anatomique tastet. Das Os triquetrum findet er distal des Proc. styloideus ulnae.

Hinweis

Laut Rocchi et al. (2006) befindet sich im radiokarpalen oder midkarpalen Bereich in der Nähe des Lig. scapulolunatum die Basis der meisten dorsalen Ganglien.

Pathologie

Bei Verdacht auf eine Scaphoidfraktur wird das Os scaphoideum in unterschiedlichen Positionen palpiert, um eine möglichst große Fläche des Scaphoids untersuchen zu können. In neutraler Position, unter maximaler ulnarer Abduktion und in neutraler Deviationsstellung unter maximaler Flexion (Giugale et al. 2015)

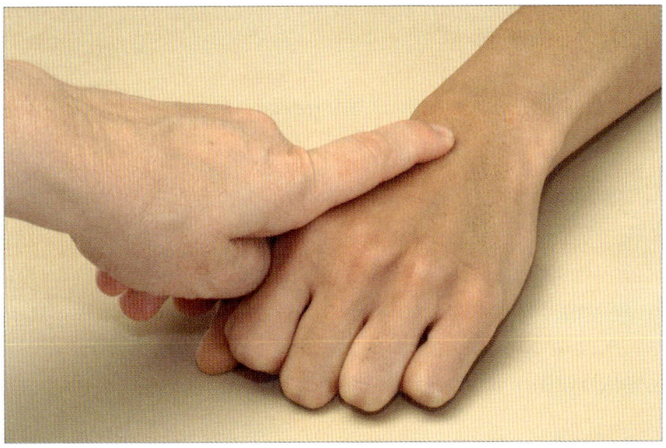

◘ **Abb. 5.118** Os lunatum

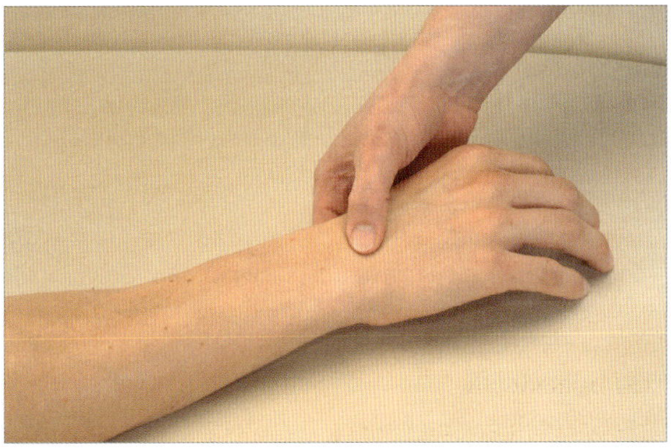

◘ **Abb. 5.119** Palpation des Os lunatum

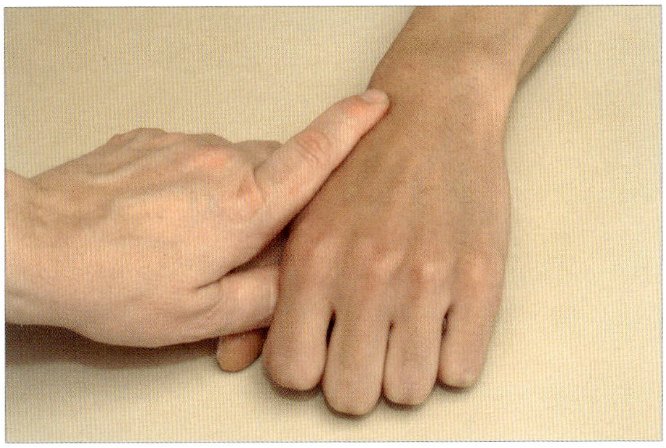

◘ **Abb. 5.120** Os scaphoideum

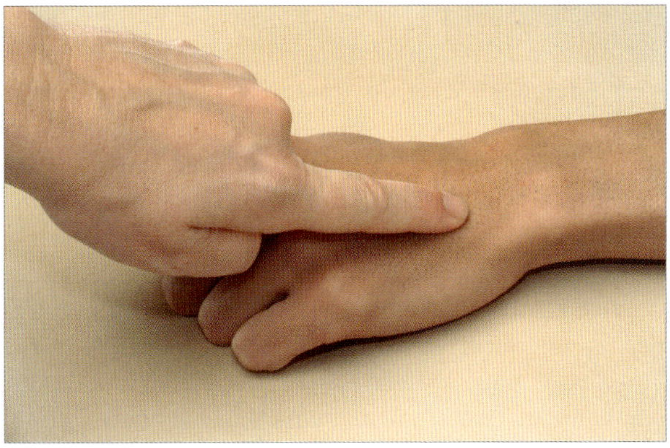

◘ **Abb. 5.121** Os triquetrum

Art. mediocarpea und distale Handwurzelreihe: Os trapezium, Os trapezoideum, Os capitatum und Os hamatum

Anatomie

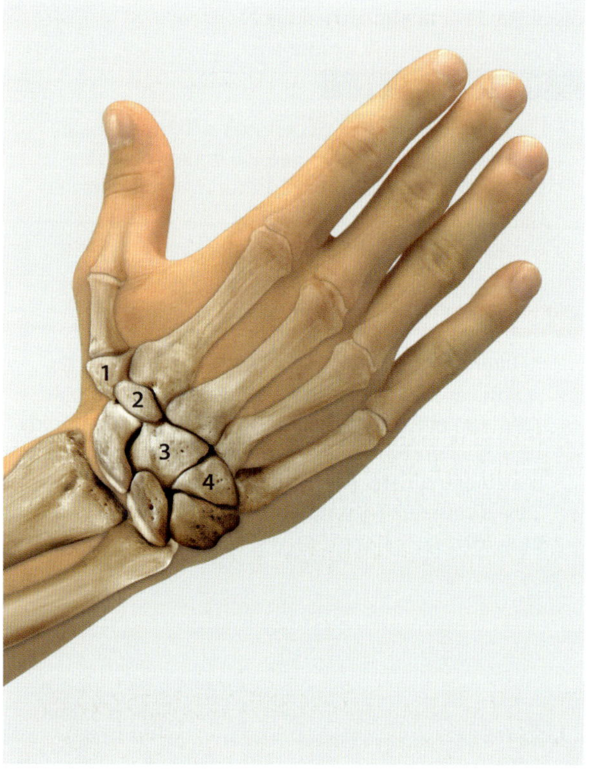

Abb. 5.122 Distale Handwurzelreihe: Os trapezium (**1**), Os trapezoideum (**2**), Os capitatum (**3**) und Os hamatum (**4**)

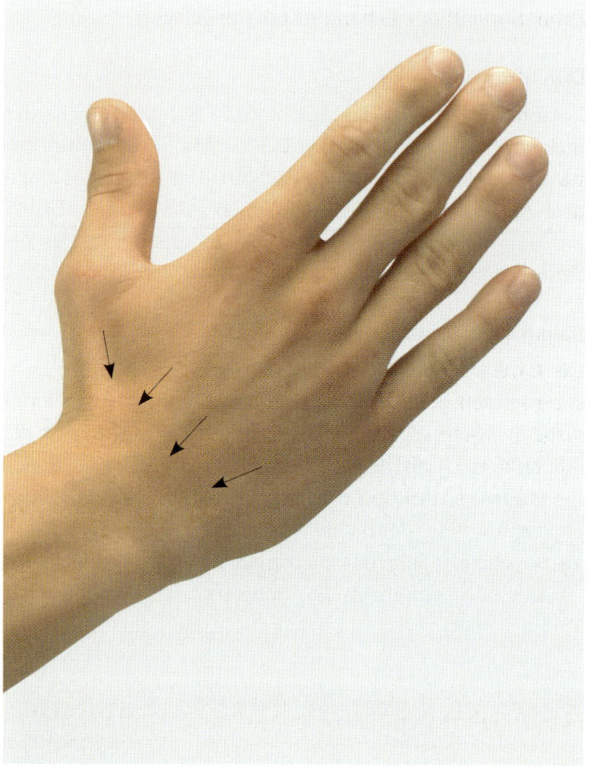

Abb. 5.123 Topografische Lage der distalen Handwurzelreihe

Art. mediocarpea

Die proximale und distale Handwurzelreihe bilden die gelenkigen Partner der Art. mediocarpea. Der Gelenkspalt ist nahezu S-förmig, so dass die beiden Gelenkreihen ineinander verzahnt sind. Die Knochen der distalen Handwurzelreihe sind ligamentär sehr fest miteinander verbunden. Sie wird aus den im Folgenden näher beschriebenen Knochen gebildet.

Os trapezium

Das Os trapezium befindet sich an der radialen Seite der distalen Handwurzel. Ulnar bildet es eine gelenkige Verbindung mit dem Os trapezoideum. Proximal artikuliert das Os trapezium mit der distalen Fläche des Os scaphoideum und distal mit dem Os metacarpi I.

Os trapezoideum

Das Os trapezoideum befindet sich etwa in der Mitte der distalen Handwurzelreihe. Radial grenzt es an das Os trapezium und ulnar an das Os capitatum. Proximal artikuliert das Os trapezoideum mit der distalen Fläche des Os scaphoideum und distal mit dem Os metacarpi II.

Os capitatum

Das Os capitatum steht radial mit dem Os trapezoideum und ulnar mit dem Os hamatum in gelenkiger Verbindung. Proximal artikuliert das Os capitatum mit dem Os scaphoideum und dem Os lunatum. Distal grenzt das Os capitatum an das Os metacarpi III.

Pathologie

Bei Sportlern, die extremen Belastungen der Handgelenke ausgesetzt sind (Gewichtheben, Turnen), treten oft unklare Schmerzen im Bereich der Handgelenke auf, dies kann an einer **avaskulären Nekrose** des Os capitatum liegen (Bürger et al. 2006).

Os hamatum

Das Os hamatum artikuliert nach distal mit den Basen der Ossa metacarpi IV und V, nach radial mit dem Os capitatum und nach proximal-ulnar mit dem Os triquetrum.

Beschreibung der Palpation

ASTE

Der Patient sitzt aufrecht auf einem Hocker neben der Behandlungsbank, der Unterarm ist in Flexion und Pronation auf der Behandlungsbank gelagert.

Durchführung

Folgt der Therapeut mit Daumen und Zeigefinger dem Os metacarpi III nach proximal, gelangt er auf das Os capitatum. Von dort aus tastet er ulnar das Os hamatum, radial das Os trapezoideum und daneben das Os trapezium.

Palpationsqualität

Das Os capitatum lässt sich wegen seiner Lokalisation direkt unterhalb des Os metacarpi III gut auffinden. Als harte knöcherne Struktur ist es gut von den Extensorensehnen zu unterscheiden. Ebenso sind die anderen distalen Handwurzelknochen über die Orientierung an den benachbarten Strukturen gut zu lokalisieren.

Differenzierung

Vom Os metacarpi III proximalwärts tastend, gelangt der Therapeut in eine kleine Kuhle auf dem Os capitatum. Auf dieselbe Art sucht er das Os hamatum direkt proximal der Ossa metacarpi IV und V auf.

Vom Os matacarpi II ausgehend, gelangt er zum Os trapezoideum. Das Os trapezium liegt proximal des Os metacarpi I und distal des Os scaphoid, welches in der Tabatière anatomique liegt.

Hinweis

Das Os capitatum ist der größte Handwurzelknochen und hat Kontakt mit fast allen Karpalknochen mit Ausnahme der Ossa pisiforme, triquetrum und trapezium.

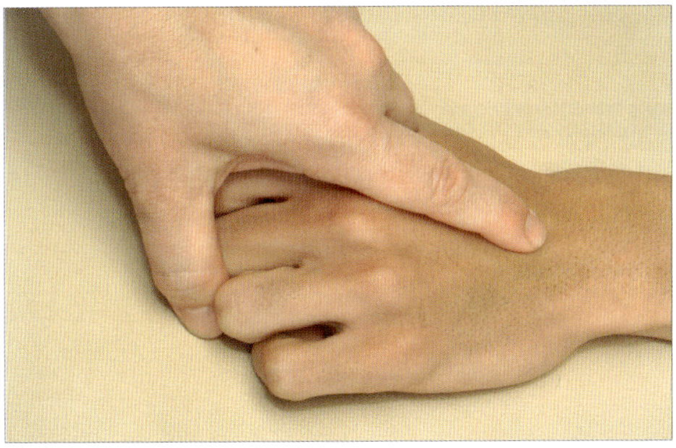

Abb. 5.124 Os capitatum

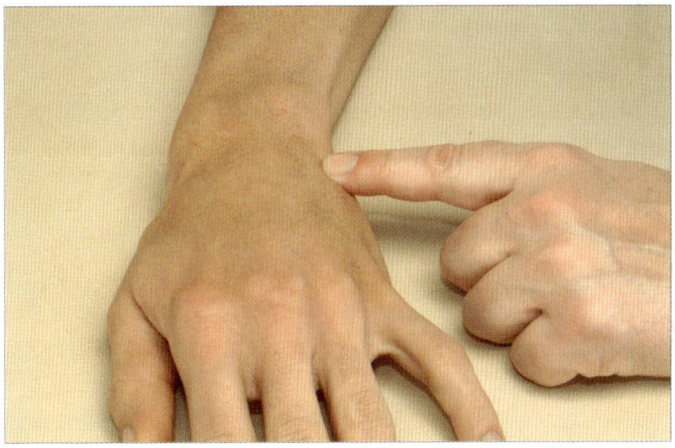

Abb. 5.125 Os hamatum

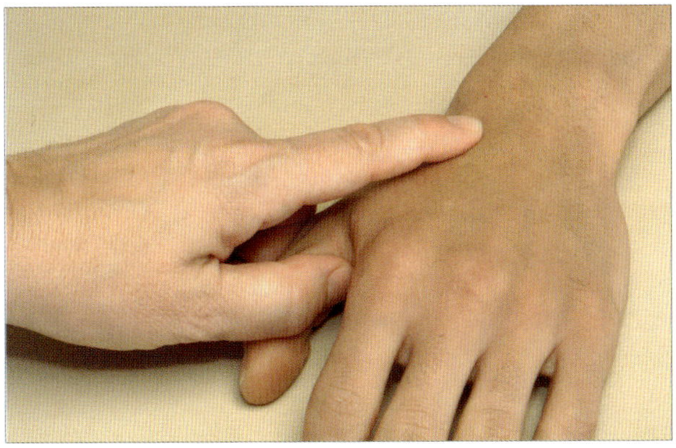

Abb. 5.126 Os trapezoideum

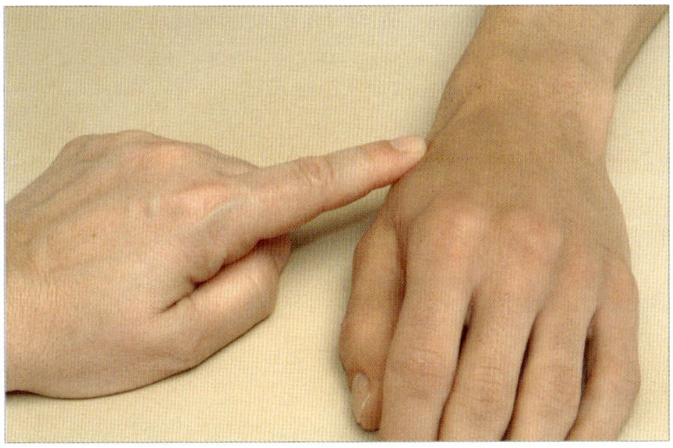

Abb. 5.127 Os trapezium

5

Art. metacarpophalangea und Ossa metacarpi II bis V

Anatomie

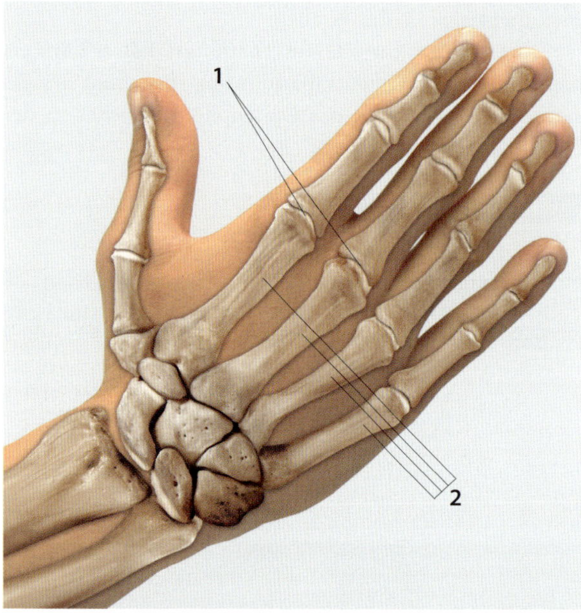

Abb. 5.128 Art. metacarpophalangea von D II und III (**1**) und Ossa metacarpi II bis V (**2**)

Art. metacarpophalangea

Die Köpfe der Metakarpalknochen und die Basen der Grundphalangen bilden die Grundgelenke der Finger. Sie besitzen schlaffe Gelenkkapseln, die palmar duch die Ligg. palmaria und lateral durch die Ligg. collateralia stabilisiert werden. Da die Kollateralbänder dorsal des Drehpunktes verlaufen, wird somit die Flexion limitiert und die Abduktion der Finger in Flexion nahezu unmöglich.

Passiv kann in den Grundgelenken bis zu 50° rotiert werden, so dass (durch die FLEX/EXT und ABD/ADD) funktionell von einem Kugelgelenk gesprochen werden kann.

Ossa metacarpi II–V

Die Ossa metacarpi sind Röhrenknochen und bestehen aus Basis ossis metacarpi, Corpus metacarpi und Caput metacarpi. Sie bilden gelenkige Verbindungen nach proximal zum Carpus und nach distal zu den Phalangen.

Beschreibung der Palpation

Pathologie

Bei longitudinaler Krafteinwirkung auf die Ossa metacarpi (Faustschlag) kann es zu Frakturen der Knochen kommen.

ASTE

Der Patient sitzt aufrecht auf einem Hocker neben der Behandlungsbank, der Unterarm ist in Flexion und Pronation auf der Behandlungsbank gelagert.

Durchführung

Der Therapeut umfasst, startend von den deutlich sichtbaren Metakarpalköpfchen, die Ossa metacarpi II–V zwischen Daumen und Zeigefinger und palpiert sie nach proximal.

Mit dem gleichen Griff werden distal der Knöchel die metakarpophalangealen Gelenke palpiert.

Palpationsqualität

Die festen knöchernen Konturen der Ossa metacarpi sind deutlich tastbar, der Gelenkspalt ist medial und lateral der Extensorensehnen gut palpierbar.

Differenzierung

Zur Erleichterung der Palpation kann der Therapeut den Patienten auffordern, die Finger leicht zu flektieren. Zur Palpation des Gelenkspalts können die Finger intermittierend leicht gestreckt und gebeugt werden.

Aufgrund ihrer knöchernen Struktur sind die Mittelhandknochen und die Gelenke gut von den Weichteilen zu differenzieren.

Hinweis

Bei Arthrose oder Arthritis ist die Palpation der Gelenke oft schmerzhaft.

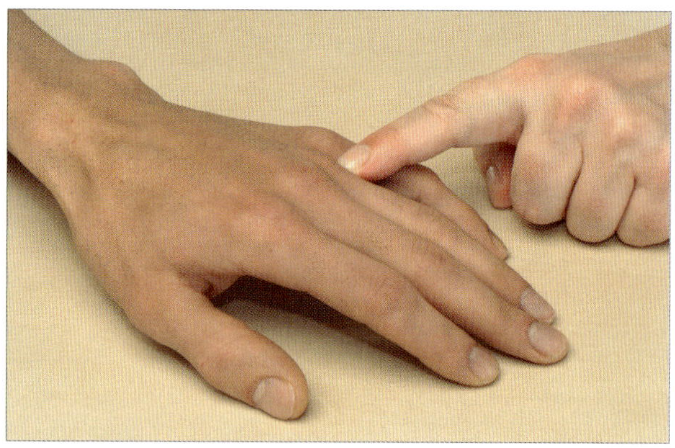

Abb. 5.129 Art. metacarpophalangea IV

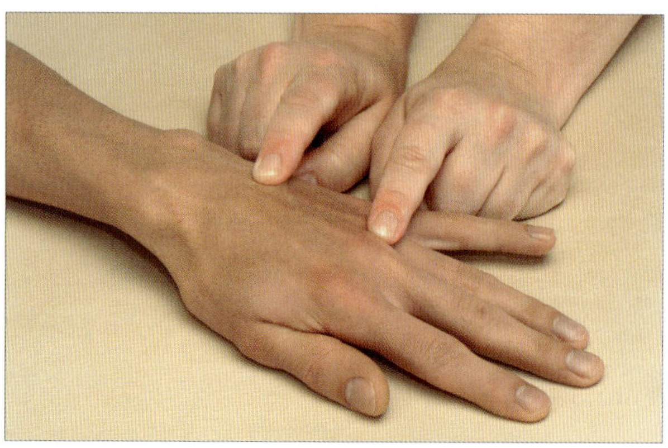

Abb. 5.130 Ausdehnung des Os metacarpi III

Art. carpometacarpalis pollicis und Os metacarpi I

Anatomie

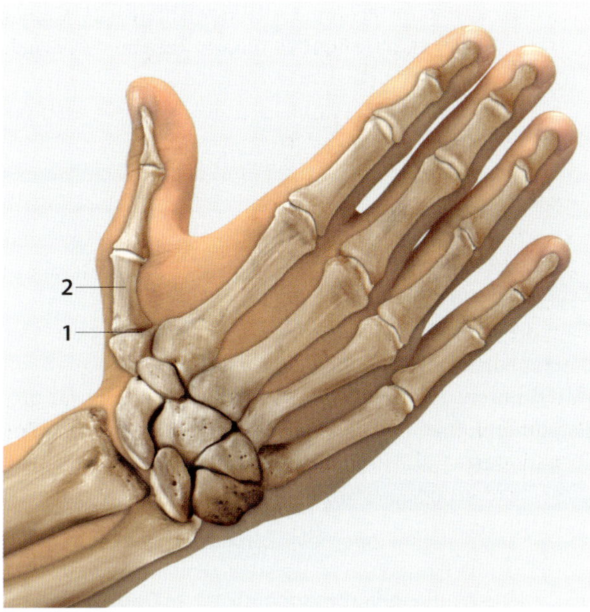

Abb. 5.131 Art. carpometacarpalis pollicis (**1**) und Os metacarpi I (**2**)

Os trapezium und Os metacarpi I bilden mit den jeweils konkaven Gelenkflächen das Sattelgelenk des Daumens (Art. carpometacarpalis pollicis). Aufgrung der Form der Gelenkflächen besitzt dieses Gelenk einen sehr großen Bewegungsradius. Das Os metacarpi I ist distal mit der Grundphalanx des Daumens verbunden und bildet somit das Grundgelenk D I.

Pathologie

Durch die funktionelle Beanspruchung des Daumensattelgelenks kommt es oft zu arthrotischen Veränderungen. Die **Rizarthrose** ist eine der häufigsten Arthroseformen an der Hand.

Beschreibung der Palpation

ASTE

Der Patient sitzt aufrecht auf einem Hocker neben der Behandlungsbank, der Unterarm ist in Flexion und Semipronation auf der Behandlungsbank gelagert.

Durchführung

Vom Caput metacarpi I am Metakarpophalangealgelenk I palpiert der Therapeut zwischen Daumen und Zeigefinger das Os metacarpi I nach proximal bis zur Art. carpometacarpalis pollicis.

Palpationsqualität

Das Os metacarpi I ist als kurzer, breiter Knochen deutlich palpierbar. Das Daumensattelgelenk ist ebenfalls als harte Struktur gut zu tasten, aber bei vielen Patienten druckempfindlich.

Differenzierung

Die Basis des Os metacarpi I ist an seinem Tuberculum deutlich erkennbar. Zum Auffinden des Daumensattelgelenks kann der Therapeut den Patienten auffordern, über den M. abductor pollicis longus in die Daumenextension anzuspannen: mitten in der Tabatière anatomique befindet sich das Gelenk. Auch bei ulnarer Abduktion des Handgelenks ist die Art. carpometacarpea pollicis in der Tabatière gut auffindbar.

Hinweis

Das Os metacarpi I ist deutlich kürzer als die anderen Ossa metacarpi, dafür aber breiter. Das erste karpometakarpale Gelenk zeigt mehr Beweglichkeit als die metakarpophalangealen Gelenke, was z. B. die Oppositionsbewegung des Daumens möglich macht.

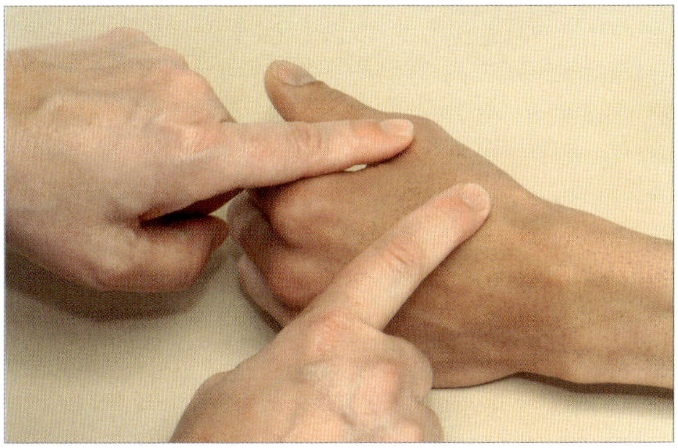

Abb. 5.132 Ausdehnung des Os metacarpi I

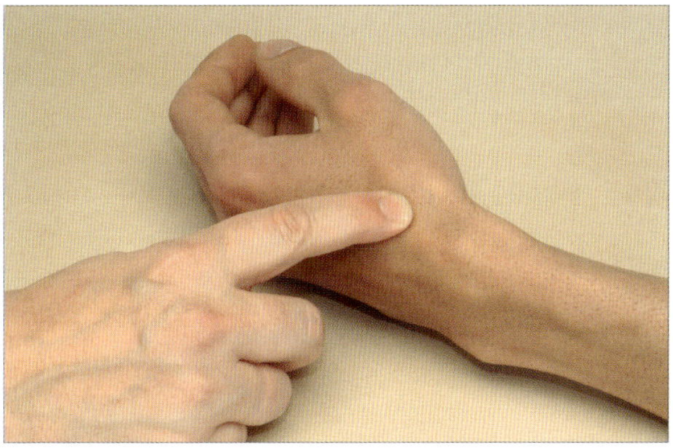

Abb. 5.133 Art. carpometacarpalis pollicis

Artt. interphalangeae proximales (PIP) und distales (DIP)

Anatomie

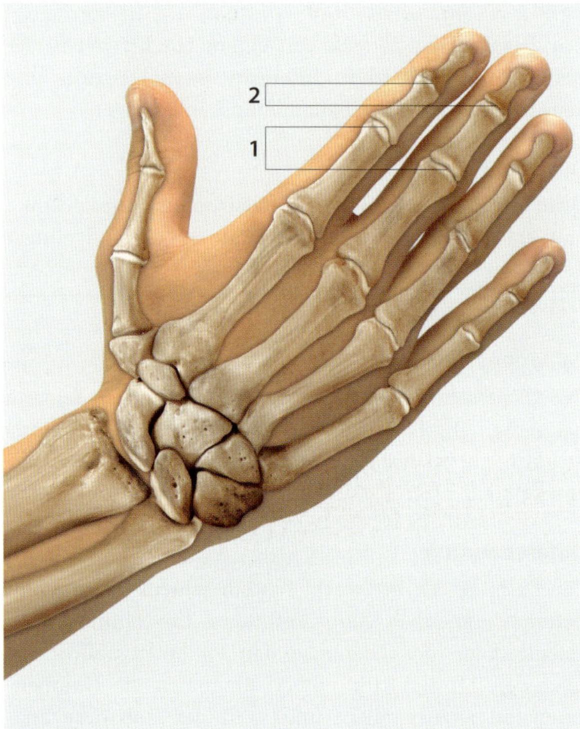

Abb. 5.134 Artt. interphalangeae proximales (PIP, **1**) und distales (DIP, **2**) von D II und D III

Die Grundphalangen II bis V bilden mit den Mittelphalangen II bis V die proximalen Interphalangealgelenke (PIP).

Die Mittelphalangen II bis V bilden wiederum mit den Endphalangen II bis V die distalen Interphalangealgelenke (DIP).

Die proximalen und distalen Interphalangealgelenke sind Scharniergelenke, die eine lockere Kapsel besitzen. Seitlich und palmar wird diese duch die Ligg. collateralia und palmaria stabilisiert.

Pathologie

Bei Patienten mit **rheumatoider Arthritis** sind oft Kapselverdickungen tastbar, die Palpation sollte vorsichtig durchgeführt werden.

Beschreibung der Palpation

ASTE

Der Patient sitzt aufrecht auf einem Hocker neben der Behandlungsbank, der Unterarm ist in Flexion und Pronation auf der Behandlungsbank gelagert.

Durchführung

Die Artt. interpahalangeae proximales (PIP) und distales (DIP) werden dorsal von den Extensorensehnen bedeckt. Der Therapeut palpiert den Gelenkspalt mit dem Zeigefinger radial oder ulnar der Strecksehne (Abb. 5.135).

Alternativ kann er den Gelenkspalt beidseits palpieren. Hierzu legt er den Daumen ulnarseitig und den Zeigefinger radialseitig an (Abb. 5.136).

Palpationsqualität

Aufgrund der Extensorensehnen und der Ligg. collateralia ist der Gelenkspalt nur in einem engen Bereich dorsolateral als harte Struktur zu palpieren.

Differenzierung

Um die Gelenkspalten deutlicher zu tasten, kann der Therapeut eine Traktion des distalen Gelenkpartners durchführen. Auch bei leichter intermittierender Fingerflexion und -extension wird die Palpation leichter.

Hinweis

An den kleinen Fingergelenken findet man oft so genannte Fingerknöchelpolster („knuckle pads"), welche häufig in Verbindung mit einer **Dupuytrenschen Kontraktur** auftreten (Saar u. Grothaus 2000).

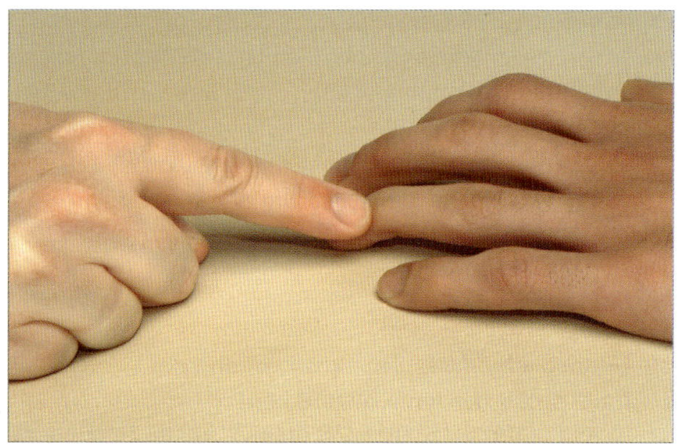

Abb. 5.135 Distales Interphalangealgelenk IV

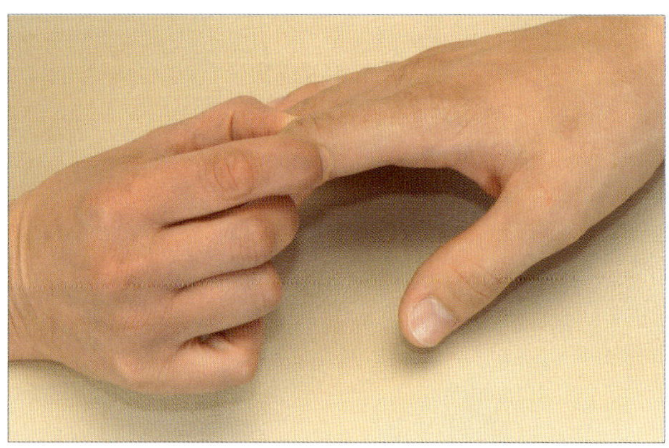

Abb. 5.136 Palpation des proximalen Interphalangealgelenks II

Phalanges proximalis I und distalis I

Anatomie

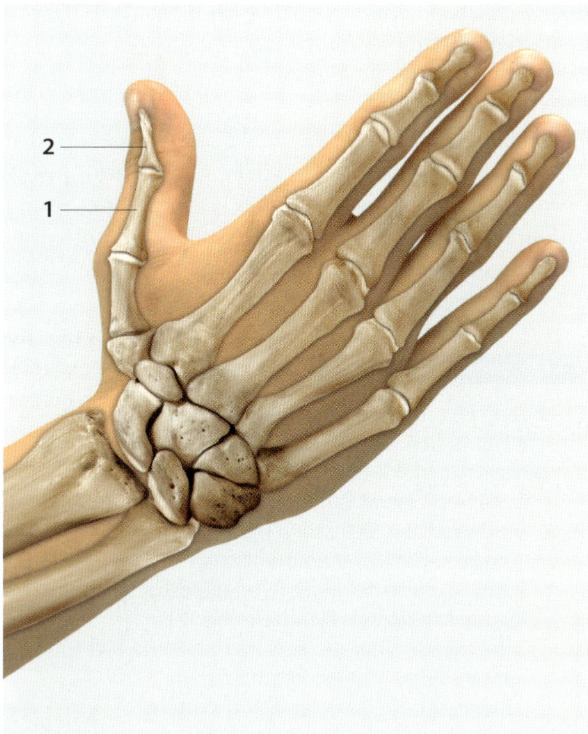

Abb. 5.137 Phalanges proximalis I (**1**) und distalis I (**2**)

Da der Daumen keine Mittelphalanx besitzt, besteht er nur aus der proximalen und distalen Phalanx. Die Phalanx proximalis bildet mit dem Os metacarpi I das Grundgelenk des Daumens. Das Endgelenk besteht aus den Phalanges proximalis und distalis.

Hinweis

- Bei der **Heberden-Arthrose** kommt es zu den so genannten „Heberden-Knötchen" an der Basis der distalen Phalanx.
- Durch plötzliche Gewalteinwirkung gegen die Finger, z. B. bei Ballspielen, kann die Strecksehne an ihrem Ansatz abreißen **(Mallet-Finger)**, oder die Sehne reißt zusammen mit einem Knochenstück aus **(knöcherner Strecksehnenabriss)**.

Beschreibung der Palpation

ASTE

Der Patient sitzt aufrecht auf einem Hocker neben der Behandlungsbank, der Unterarm ist in Flexion auf der Behandlungsbank gelagert.

Durchführung

Vom Caput metacarpi I palpiert der Therapeut nach distal die Phalanx proximalis, wobei er den Daumen dorsal und den Zeigefinger radial ansetzt. Distal des interphalangealen Gelenks wird mit gleicher Technik die distale Phalanx palpiert.

Palpationsqualität

Die Phalangen sind als kurze, breite Knochen deutlich palpierbar.

Differenzierung

Von dem Gelenkspalt der Art. interphalangealis I sind die Phalangen deutlich abgrenzbar.

Aufgrund der harten knöchernen Struktur sind die Phalangen ebenfalls deutlich von den umliegenden Weichteilen zu differenzieren.

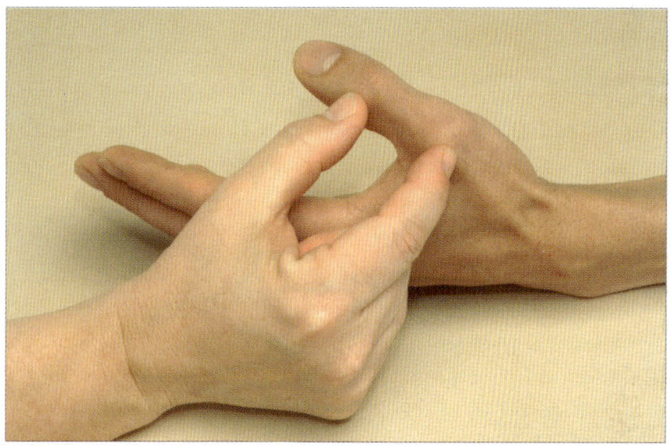

Abb. 5.138 Ausdehnung der Phalanx proximalis I

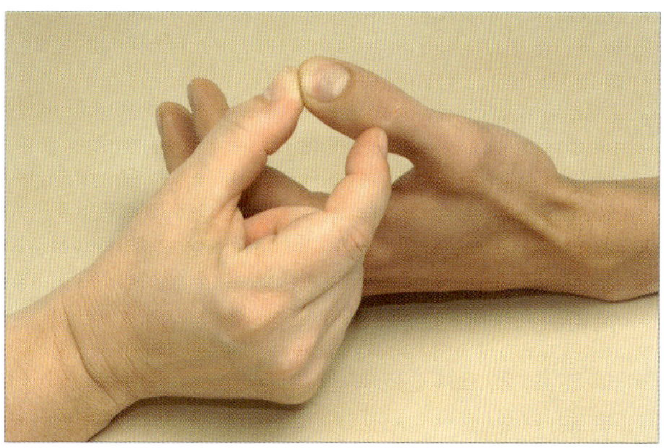

Abb. 5.139 Ausdehnung der Phalanx distalis I

5

N. radialis

Anatomie

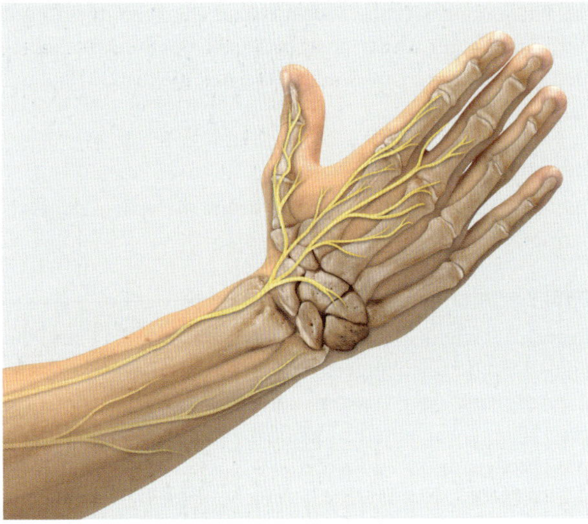

Abb. 5.140 N. radialis

N. radialis (C6–T1), Unterarm-Hand-Region

Der N. radialis verläuft ventral des Epicondylus lateralis humeri und teilt sich im Bereich der Ansatzsehne des M. brachialis in den R. profundus und den R. superficialis. Der R. profundus durchbohrt den M. supinator (Supinatorkanal) und verläuft als N. interosseus posterior auf der Extensorenseite bis zum Handgelenk.

Der R. superficialis verläuft mit der A. radialis entlang des M. brachioradialis nach distal. Im distalen Drittel des Unterarms gelangt er auf die Streckerseite und teilt sich in seine sensiblen Äste. Sie verlaufen auf dem radialen Handrücken sowie dorsalseitig der Finger I, II und III (radial).

Pathologie

Distale Läsionen des N. radialis können auftreten, wenn der M. supinator kontrakt oder hypertrophiert ist. Im Weiteren kann der Nerv beim Eintritt in den Supinatorkanal durch eine Sehne des M. supinator, Pars superficialis (Frohse-Arkade) irritiert werden.

Beschreibung der Palpation

ASTE

Der Patient sitzt aufrecht auf einem Hocker neben der Behandlungsbank, der Unterarm ist in Flexion und Semipronation auf der Behandlungsbank gelagert.

Durchführung

Der Therapeut palpiert den Nerv mit quer zum Verlauf angesetztem Finger zwischen dem ersten und zweiten Sehnenfach (► S. 217 f.) distal am Radius.

Palpationshilfen

An seiner Palpationsstelle ist der Nerv aufgrund seiner oberflächlichen Lage gut zu palpieren, er lässt sich wie eine „Gitarrensaite“ zupfen.

Differenzierung

Der Therapeut sucht den N. radialis zwischen dem M. abductor pollicis longus, dem M. extensor pollicis brevis und den Mm. extensores carpi radialis longus und brevis auf. Bei Daumenflexion und -opposition und Einstellung des Handgelenks in ulnare Abduktion wird er deutlicher tastbar.

Hinweis

- Der Nerv liegt oberflächlich und ist deswegen empfindlich für Druckschädigungen.
- Ikiz u. Üçerler (2004) untersuchten 24 Präparate auf anatomische Varianten des superfizialen Astes des N. radialis. Sie fanden nur bei 16,67 % einen sensiblen Ast in der anatomischen Tabatière. Bei 89,53 % wurde folgender Verlauf festgestellt:
  - erster Ast: dorsale Handseite bis D II;
  - zweiter Ast: über die dorsale Handseite Richtung ersten metakarpalen Raum;
  - dritter Ast: zur lateralen Daumenseite.

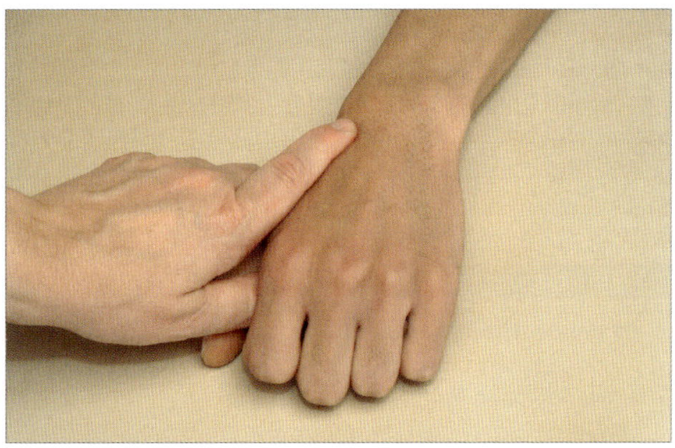

Abb. 5.141 N. radialis im Bereich des 1. und 2. Sehnenfachs

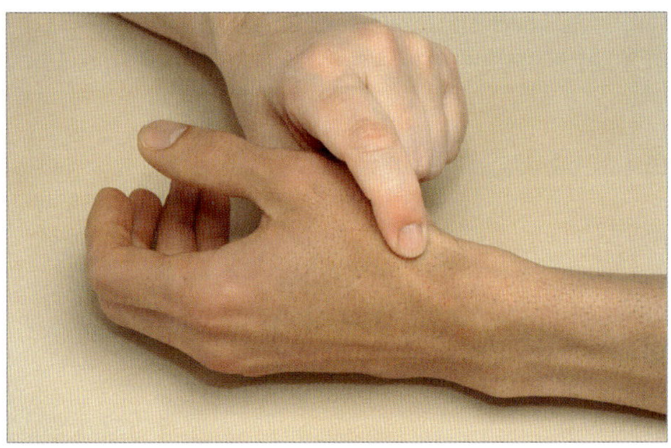

Abb. 5.142 N. radialis in der Tabatière anatomique

5.3 Übersichtstabellen für die Hand-Finger-Region

Tab. 5.1 Muskulatur des volaren Unterarms und der Hand

Muskel	Funktion auf das Ellenbogengelenk ✓, Dehnstellungen der Muskulatur ↔				Funktion auf das Handgelenk ✓, Dehnstellungen der Muskulatur ↔				Funktion auf die Fingergelenke ✓, Dehnstellungen der Muskulatur ↔		Zusatzfunktionen
	FLEX	EXT	SUP	PRON	Palmar-FLEX	Dorsal-EXT	Radial-ABD	Ulnar-ABD	FLEX	EXT	
M. flexor carpi radialis					✓	↔	✓	↔			
M. palmaris longus		↔			✓	↔					spannt die Palmaraponeurose
M. flexor digitorum superficialis	✓ leicht	↔			✓	↔			im MCP und PIP II–V	↔	
M. flexor digitorum profundus					✓	↔			im MCP, PIP und DIP II–V	↔	
M. flexor carpi ulnaris					✓	↔	↔	✓			
M. flexor pollicis longus					✓	↔	↔		im MCP und IP von D I		Opposition im Daumensattelgelenk

FLEX = Flexion, EXT = Extension, SUP = Supination, PRON = Pronation, ABD = Abduktion, ADD = Adduktion, MCP = Metakarpophalangealgelenk, PIP = proximales Interphalangealgelenk, DIP = distales Interphalangealgelenk, IP = Interphalangealgelenk

Tab. 5.2 Muskulatur des Daumens

Muskel	Funktion auf das Sattelgelenk D I ✓, Dehnstellungen der Muskulatur ↔						Funktion auf das Grundgelenk D I ✓, Dehnstellungen der Muskulatur ↔		Zusatzfunktionen
	FLEX	EXT	ABD	ADD	OPP	REPO	FLEX	EXT	
M. adductor pollicis			↔	✓	✓	↔	✓	↔	bildet zusammen mit den anderen kurzen Handmuskeln die Hohlhand
M. flexor pollicis brevis	✓	↔			✓	↔	✓	↔	
M. abductor pollicis brevis			✓	↔			↔	✓ leicht	
M. opponens pollicis					✓	↔			

FLEX = Flexion, EXT = Extension, ABD = Abduktion, ADD = Adduktion, OPP = Opposition, REPO = Reposition, MCP = Metakarpophalangealgelenk, PIP = proximales Interphalangealgelenk, DIP = distales Interphalangealgelenk

5

Tab. 5.3 Muskulatur des Kleinfingers

Muskel	Funktion auf das Grundgelenk D V ✓, Dehnstellungen der Muskulatur ↔						Funktion auf das DIP und PIP von D V ✓, Dehnstellungen der Muskulatur ↔		Zusatzfunktionen
	FLEX	EXT	ABD	ADD	OPP	REPO	FLEX	EXT	
M. abductor digiti minimi	✓	↔	✓	↔			↔	✓	
M. flexor digiti minimi	✓	↔							
M. opponens digiti minimi					✓	↔			zieht das Os metacarpi V nach palmar

FLEX = Flexion, EXT = Extension, ABD = Abduktion, ADD = Adduktion, OPP = Opposition, REPO = Reposition, MCP = Metakarpophalangealgelenk, PIP = proximales Interphalangealgelenk, DIP = distales Interphalangealgelenk

Tab. 5.4 Muskulatur der Mittelhand

Muskel	Funktion auf das Grundgelenk D V ✓, Dehnstellungen der Muskulatur ↔				Funktion auf die DIP und PIP von D II–V ✓, Dehnstellungen der Muskulatur ↔		Zusatzfunktionen
	FLEX	EXT	ABD	ADD	FLEX	EXT	
Mm. lumbricales	✓	↔			↔	✓	leichte Abduktion von D II und D IV vom Mittelfinger
Mm. interossei palmares	✓	↔	↔	✓(1)	↔	✓	(1) Adduktion von D II, IV und V zum Mittelfinger

FLEX = Flexion, EXT = Extension, ABD = Abduktion, ADD = Adduktion, PIP = proximales Interphalangealgelenk, DIP = distales Interphalangealgelenk

Tab. 5.5 Muskulatur des dorsalen Unterarms und der Hand

Muskel	Funktion auf das Ellenbogengelenk ✓, Dehnstellungen der Muskulatur ↔				Funktion auf das Handgelenk ✓, Dehnstellungen der Muskulatur ↔				Funktion auf die Fingergelenke ✓, Dehnstellungen der Muskulatur ↔				Zusatzfunktionen
	FLEX	EXT	SUP	PRON	Palmar-FLEX	Dorsal-EXT	Radial-ABD	Ulnar-ABD	FLEX	EXT	ABD	ADD	
M. brachioradialis	✓	↔	✓(1)	✓(1)									(1) proniert aus Supinationsstellung und supiniert aus Pronationsstellung bis zur Mittelstellung
M. abductor pollicis longus					↔	✓	✓	↔	↔	✓D I	✓D I	↔	Wirkung nur auf das Sattelgelenk
M. extensor pollicis brevis					↔	✓	✓	↔	↔	✓D I	✓D I	↔	
Mm. extensores carpi radialis longus und brevis	✓				↔	✓	✓	↔					
M. extensor pollicis longus					↔	✓	✓	↔		✓D I			
M. extensor digitorum					↔	✓				✓(1)	✓		(1) D II–V im MCP, PIP und DIP
M. extensor indicis					↔	✓			↔	✓D II			
M. extensor digiti minimi					↔	✓	↔	✓	↔	✓D V	✓D V	↔	
M. extensor carpi ulnaris					↔	✓	↔	✓					
M. interossei dorsales									✓(1)	✓(1)			(1) FLEX im MCP und EXT der PIP und DIP von D II bis D IV

FLEX = Flexion, EXT = Extension, SUP = Supination, PRON = Pronation, ABD = Abduktion, ADD = Adduktion, MCP = Metacarpophalangealgelenk, PIP = proximales Interphalangealgelenk. DIP = distales Interphalangealgelenk, IP = Interphalangealgelenk

Tab. 5.6 Nerven der Hand-Finger-Region

Nerv	Innervierte Muskulatur	Segmentale Ursprungsgebiete				
		C5	C6	C7	C8	T1
Plexus brachialis		✓	✓	✓	✓	✓
N. ulnaris					✓	✓
	M. flexor carpi ulnaris			✓	✓	✓
	M. flexor digitorum profundus			✓	✓	✓
	M. adductor pollicis brevis				✓	✓
	M. flexor pollicis brevis				✓	✓
	M. abductor digiti minimi				✓	✓
	M. flexor digiti minimi				✓	✓
	M. opponens digiti minimi				✓	✓
	Mm. lumbricales (III und IV)				✓	✓
	Mm. interossei palmares				✓	✓
	Mm. interossei dorsales				✓	✓
	M. palmaris brevis				✓	✓
N. medianus			✓	✓	✓	✓
	M. pronator teres		✓			
	M. pronator quadratus				✓	✓
	M. flexor carpi radialis		✓	✓	✓	
	M. palmaris longus				✓	✓
	M. flexor digitorum superficialis			✓	✓	✓
	M. flexor digitorum profundus			✓	✓	✓
	M. flexor pollicis longus		✓	✓	✓	✓
	M. flexor pollicis brevis		✓	✓	✓	✓
	Mm. lumbricales (I und II)				✓	✓
	M. opponens pollicis		✓	✓		
	M.abductor pollicis brevis		✓	✓		
N. radialis			✓	✓	✓	✓
	M. triceps brachii		✓	✓	✓	
	M. anconeus		✓	✓	✓	
	M. brachialis (lateraler und distaler Anteil)	✓	✓			
	M. brachioradialis	✓	✓	✓		
	M. extensor carpi ulnaris		✓	✓	✓	
	M. extensor carpi radialis longus	✓	✓	✓		
	M. extensor carpi radialis brevis	✓	✓	✓		
	M. supinator	✓	✓			
	M. extensor digitorum		✓	✓	✓	
	M. extensor digiti minimi		✓	✓	✓	
	M. abductor pollicis longus		✓	✓	✓	
	M. extensor pollicis brevis		✓	✓	✓	
	M. extensor pollicis longus		✓	✓	✓	
	M. extensor indicis		✓	✓	✓	

Rumpf und Sakrum

Bärbel Junginger

6.1 Palpation ventraler Strukturen

6.1.1 Orientierungsstrukturen

Bevor die Palpation der einzelnen Strukturen durchgeführt wird, sollten die wichtigsten Orientierungsstrukturen für die ventrale Rumpf-Sakrum-Region palpiert werden.

Orientierungsstrukturen für die ventrale Rumpf-Sakrum-Region

- Clavicula (**1**, ► S. 121)
- Incisura jugularis (**2**, ► S. 260)
- Manubrium sterni (**3**, ► S. 260)
- Angulus sterni (**4**, Angulus Ludovici; ► S. 260)
- Proc. xiphoideus (**5**, ► S. 260)
- unterer Rippenbogen (**6**, ► S. 264)
- M. rectus abdominis (**7**, ► S. 248)
- Crista iliaca (**8**, ► S. 326)
- Spina iliaca anterior superior (**9**, ► S. 326)
- Lig. inguinale (**10**, ► S. 323)
- Os pubis (**11**, ► S. 328)

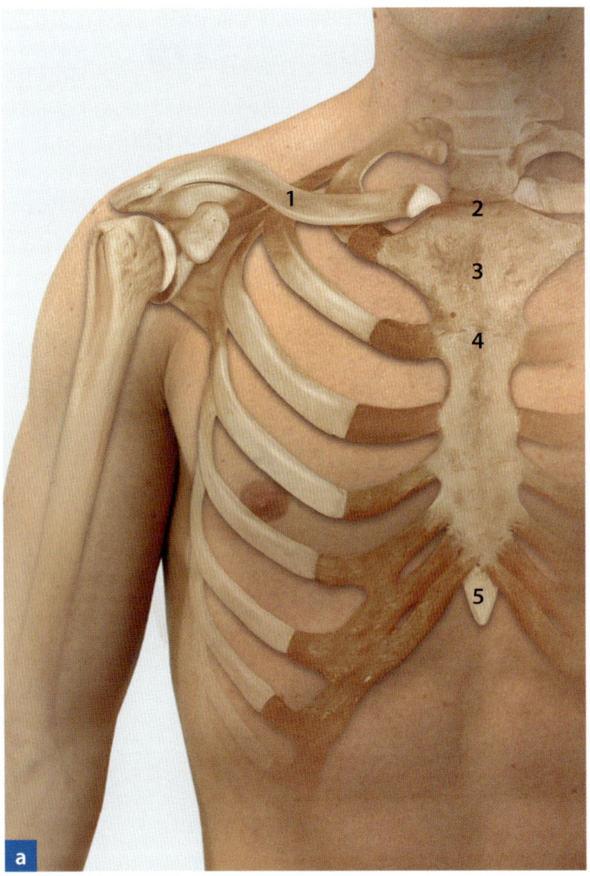

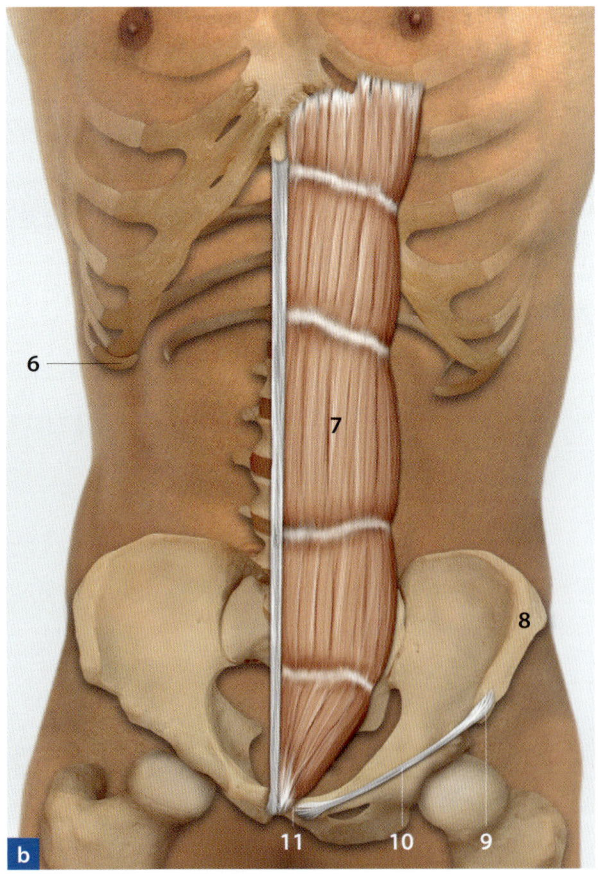

Abb. 6.1 a, b. Übersicht über die Orientierungsstrukturen für die ventrale Rumpf-Sakrum-Region

6.1.2 Palpationsmöglichkeiten

Muskeln und Sehnen

- M. rectus abdominis und Vagina m. recti abdominis (Rektusscheide; ► S. 248 f.)
- M. pyramidalis (► S. 248 f.)
- M. obliquus externus abdominis (► S. 250 f.)
- M. obliquus internus abdominis (► S. 252 f.)
- M. transversus abdominis (► S. 254 f.)
- Mm. intercostales externi (► S. 256)
- M. diaphragma (► S. 257)

Kapseln und Bänder

- Lig. costoclaviculare anterius (► S. 258)
- Capsulae artt. sternocostales und Ligg. sternocostalia radiata (► S. 259)
- Ligg. costoxiphoidea (► S. 260 f.)

Knochen und Gelenke

- Sternum (► S. 260 f.)
  - Incisura jugularis
  - Manubrium sterni
  - Angulus sterni (Angulus Ludovici)
  - Corpus sterni
  - Proc. xiphoideus
- Rippen
  - Costae verae (1. bis 7.) und Artt. sternocostales (► S. 262 f.)
  - Costae spuriae (8. bis 10.; ► S. 264)
  - Costae fluctuantes (11. und 12.; ► S. 264)
- Corpus vertebrae der LWS (► S. 265)

Nerven und Gefäße

- N. ilioinguinalis und N. genitofemoralis (► S. 266)
- N. iliohypogastricus (► S. 268)
- Aorta abdominalis (► S. 269)

M. rectus abdominis, Vagina m. recti abdominis (Rektusscheide) und M. pyramidalis

Anatomie

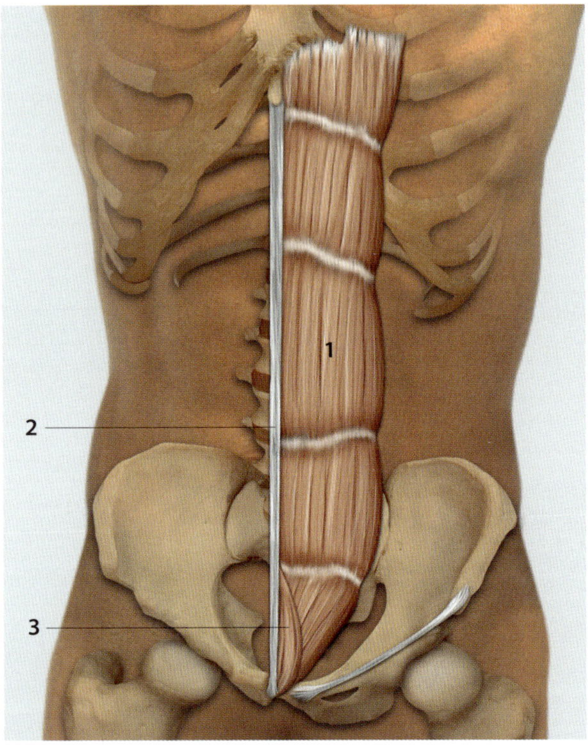

Abb. 6.2 M. rectus abdominis (**1**), Vagina m. recti abdominis (**2**) und M. pyramidalis (**3**)

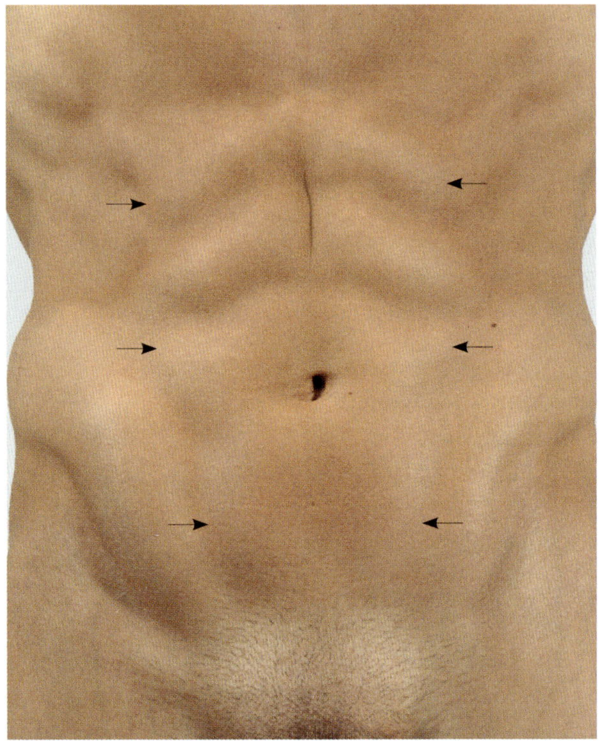

Abb. 6.3 Topografische Lage des M. rectus abdominis

6

M. rectus abdominis

U: Außenfläche der 5. bis 7. Rippenknorpel, Proc. xiphoideus
A: Crista pubica zwischen Tuberculum pubicum und Symphyse
I: Nn. intercostales (T5–T12)
F:
- Flexion des Rumpfes
- Beckenaufrichtung
- Bauchpresse, Ausatemhilfsmuskel

Hinweis

Im Verlauf des Muskels befinden sich bis zum Nabel drei **Intersectiones tendineae**, dies sind quere Zwischensehnen, die mit dem vorderen Rektusscheidenblatt verwachsen sind. Selten befinden sich unterhalb des Nabels ein bis zwei weitere Zwischensehen.

Vagina m. recti abdominis

Der M. rectus abdominis verläuft jeweils in der Rektusscheide, die von den Aponeurosen der seitlichen Bauchmuskulatur gebildet wird. Oberhalb der Linea arcuata spaltet sich die Aponeurose des M. obliquus internus in ein hinteres und ein vorderes Blatt (Laminae posterior und anterior).

Die Aponeurose des M. transversus strahlt in die Lamina posterior, die Aponeurose des M. obliquus externus in die Lamina anterior ein. Beide verstärken die jeweilige Lamina. Im Bereich der Linea alba kommt es zur Verflechtung der posterioren und anterioren Fasern. Somit verbindet die Linea alba sowohl die beiden Mm. recti als auch die seitlichen Bauchmuskeln zu einer funktionellen Einheit.

Unterhalb der Linea arcuata verlaufen die Aponeurosen aller Muskeln vor dem M. rectus abdominis. In diesem Bereich wird der M. rectus abdominis nach dorsal von der Bauchwandfaszie begrenzt.

M. pyramidalis

U: Os pubis, ventral des Ansatzes des M. rectus abdominis
A: Linea alba, innerhalb der Rektusscheide
I: N. subcostalis T12–L1
F: Spannen der Linea alba

Hinweis

Der M. pyramidalis fehlt bei 16–25 % der Bevölkerung.

Beschreibung der Palpation

ASTE

Der Patient befindet sich in Rückenlage, der Kopf und die HWS sind mit einem kleinen Kissen unterlagert.

Bei Bedarf können die Knie mit einer kleinen Rolle unterlagert werden, damit der M. iliopsoas und die Bauchdecke entspannter sind.

Durchführung

Zur Orientierung sucht der Therapeut den Proc. xiphoideus am unteren Sternumanteil auf. Mit flächig angesetztem Zeigefinger ist die Rektusscheide vom Proc. xiphoideus (◘ Abb. 6.6) bis zum Os pubis (► S. 328) quer zum Faserverlauf, zu palpieren (◘ Abb. 6.4). Der Therapeut kann die medialen Fasern des M. rectus abdominis quer zum Faserverlauf lateral der Rektusscheide, von der 6. und 7. Rippe nach kaudal ertasten.

Die lateraleren Fasern beginnen von der 5. Rippe und deren Knorpel-Knochenübergang und sind somit kranialer zu palpieren. Der Muskel verjüngt sich nach kaudal und ist quer zum Faserverlauf bis zu seiner Ansatzstelle am Os pubis zu verfolgen.

Der M. pyramidalis befindet sich ventral des Ansatzes des M. rectus abdominis am Os pubis. Der gesamte Muskel ist nur wenige Zentimeter groß und wird vom Therapeuten leicht diagonal zur Linea alba palpiert.

Palpationsqualität

Unter alternierender An- und Entspannung (leichtes Abheben des Kopfes und der Schultern von der Unterlage) sind die Muskelanteile des M. rectus abdominis deutlich als feste Strukturen zu lokalisieren. Über den gesamten Muskelverlauf sind die einzelnen Muskelanteile durch die Intersectiones tendineae getrennt. Die Intersectiones tendineae sind deutliche Sehnenstrukturen, die zwischen den Muskelanteilen bei Kontraktion gut zu palpieren sind.

Der M. pyramidalis ist selbst unter intermittierender Kontraktion des M. rectus abdominis nur schwer zu lokalisieren.

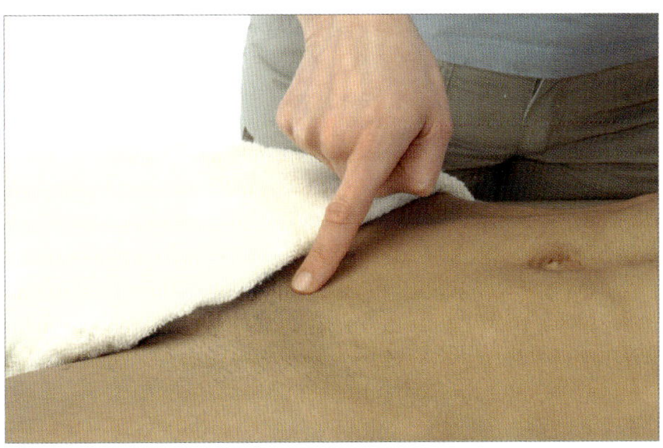

◘ **Abb. 6.4** Palpation des Ansatzes des M. rectus abdominis am Os pubis

Differenzierung

Bei gutem Trainingszustand sind die Muskel- und Sehnenanteile des M. rectus abdominis optisch gut von den umliegenden Strukturen zu unterscheiden. Der M. pyramidalis ist nicht vom M. rectus abdominis zu differenzieren, da eine selektive Anspannung nicht möglich ist.

Hinweis

- Im gesamten Bereich der Bauchwand können **Hernien** an mechanischen Schwachstellen (Loci minoris resistentiae) auftreten.
  Meist sind es Übergänge der einzelnen Bauchmuskeln zueinander, wo ausschließlich Bindegewebsstrukturen vorliegen. Hernien entstehen durch einen starken intraabdominalen Druck.
  Epigastrische Hernien treten durch präformierte Lücken der Linea alba zwischen dem Xiphoid und dem Nabel auf.
- Während der Schwangerschaft dehnt sich die Linea alba in beide laterale Richtungen aus. Die gedehnte Rektusdiastase kann sich nach der Entbindung unterschiedlich lange halten und auch bestehen bleiben.

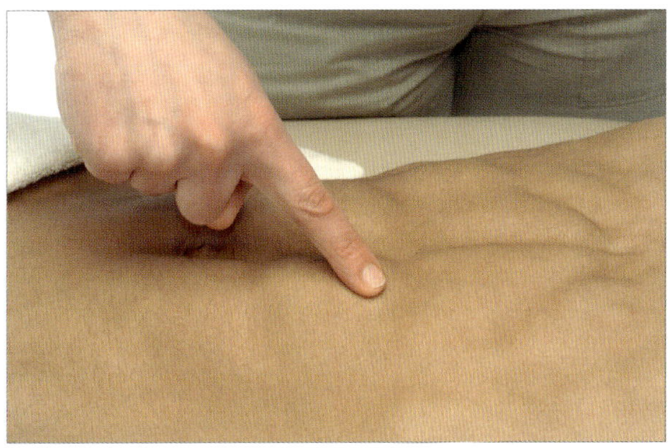

◘ **Abb. 6.5** M. rectus abdominis mit Intersectiones tendineae

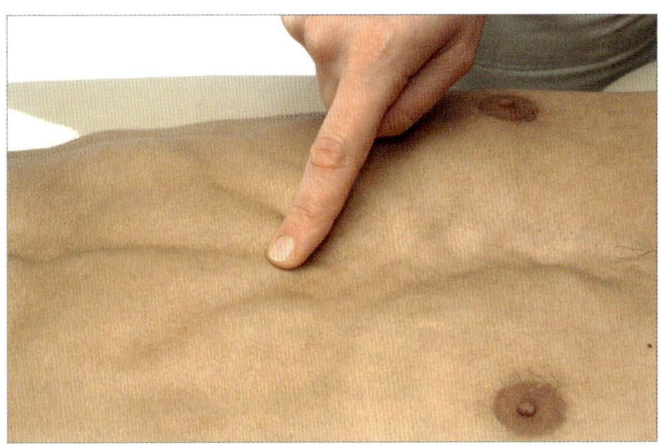

◘ **Abb. 6.6** Palpation der Rektusdiastase

M. obliquus externus abdominis

Anatomie

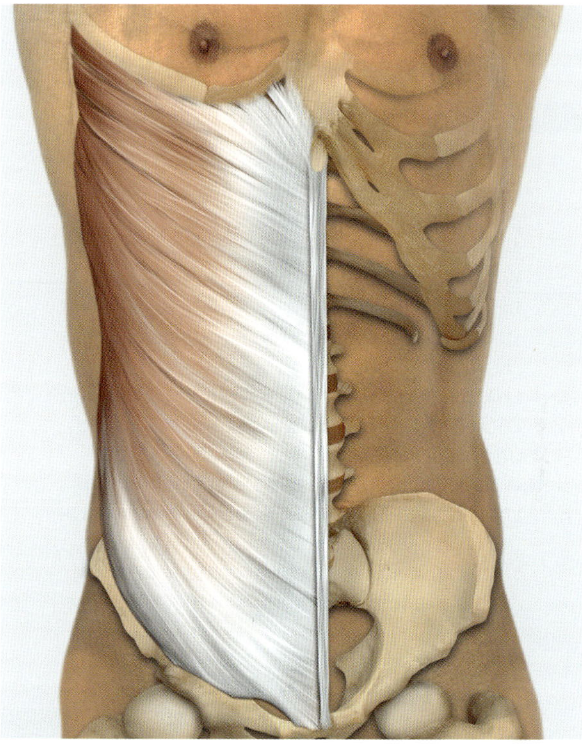

Abb. 6.7 M. obliquus externus abdominis

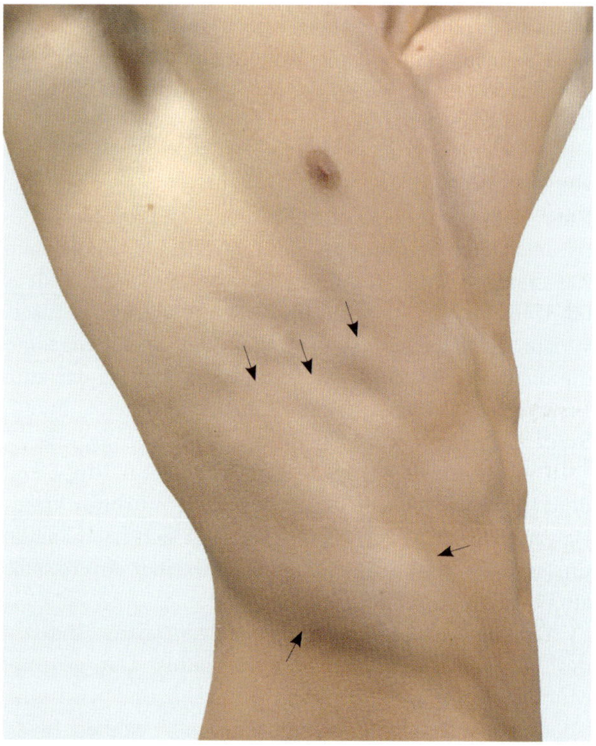

Abb. 6.8 Topografische Lage des M. obliquus externus abdominis

U: Außenfläche der 5. bis 12. Rippe
A: Crista iliaca, Labium externum; vorderes Blatt der Rektusscheide und Linea alba
I: Nn. intercostales (T5–T12), N. iliohypogastricus
F:
- einseitig: Lateralflexion des Rumpfes zur gleichen Seite und Rotation des Rumpfes zur Gegenseite
- beidseitig: Flexion des Rumpfes, Beckenaufrichtung, Bauchpresse und Exspiration

Hinweis

- Der M. obliquus externus abdominis kann auch mehr oder weniger Ursprungszacken aufweisen. Gelegentlich besitzt er Intersectiones tendineae.
- Die Muskelursprünge interferieren zwischen der 5. bis 9. Rippe mit dem M. serratus anterior, zwischen der 10. bis 12. Rippe mit dem M. latissimus dorsi. Hier könnten Verwachsungen der Muskulatur auftreten.
- Die Aponeurose des M. obliquus externus setzt sich nach kaudal-medial in das Lig. inguinale fort.

Beschreibung der Palpation

ASTE

Der Patient befindet sich in Rückenlage, der Kopf und die HWS sind mit einem kleinen Kissen unterlagert.

Bei Bedarf können die Knie mit einer kleinen Rolle unterlagert werden, damit der M. iliopsoas und die Bauchdecke entspannter sind.

Durchführung

Der oberflächlichste Bauchmuskel ist durch das Abheben der gleichseitigen Schulter und des Oberkörpers gegen die Schwerkraft zu aktivieren (Rotation zur Gegenseite). Der Therapeut palpiert den Muskel mit flächig angesetztem Zeigefinger parallel zu seinem Faserverlauf von kranial-lateral nach kaudal-medial über seine gesamte Fläche von der Außenseite der Rippen bis zur Linea semilunaris und zum Lig. inguinale (Abb. 6.9).

Die Insertion am Übergang in das Leistenband und in die Aponeurose an der Linea semilunaris ist fest und sehnig zu palpieren (Abb. 6.11).

Palpationsqualität

Die einzelnen Muskelbäuche und -fasern sind kranial, besonders bei alternierender Kontraktion, deutlich sichtbar und weich zu palpieren. Die Insertionen sind als feste Strukturen zu tasten. Die Palpation im Bereich des Leistenbandes ist häufig druckdolent.

Differenzierung

Eine Differenzierung zum M. pectoralis major ist über eine Anspannung des Arms in Adduktion/Innenrotation möglich.

Die Differenzierung zum M. serratus anterior, dessen Zacken zum Teil interferieren, erfolgt über die Inspiration oder über die Protraktion der Schulter. Seine Muskelbäuche verlaufen in dorsale und kraniale Richtung zur Scapula.

Eine Differeinzierung vom M. rectus abdominus erfolgt über seine Funktion der Rumpfflexion.

Hinweis

- Die Aponeurosen des M. externus obliquus und des M. internus obliquus verlaufen im gesamten Bereich über dem M. rectus abdominis.
- Eine Kontraktion des Muskels kann durch Einziehen des Oberbauchs (Bikinigang) veranschaulicht werden.
- Der M. obliquus externus abdominis wird bei der forcierten Exspiration als Hilfsmuskel eingesetzt.

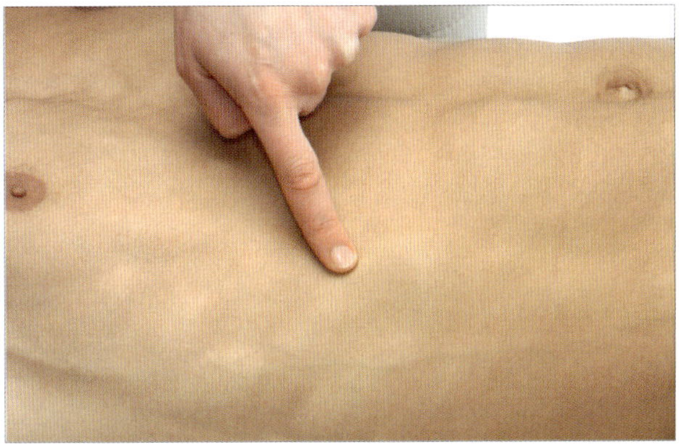

Abb. 6.9 Palpation eines Muskelbauchs des M. obliquus externus abdominis

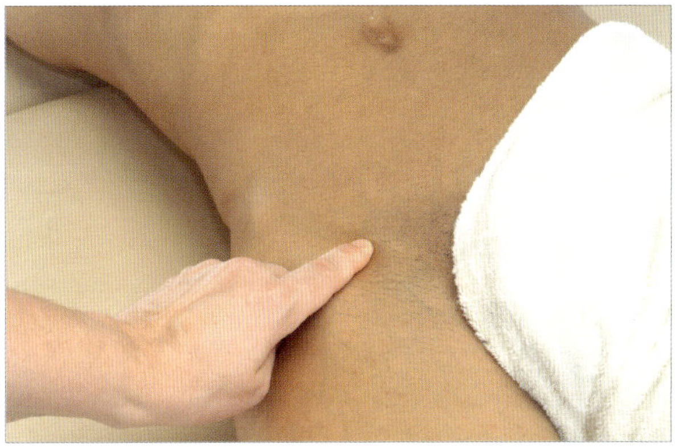

Abb. 6.10 Muskelansatz des M. obliquus externus am Lig. inguinale

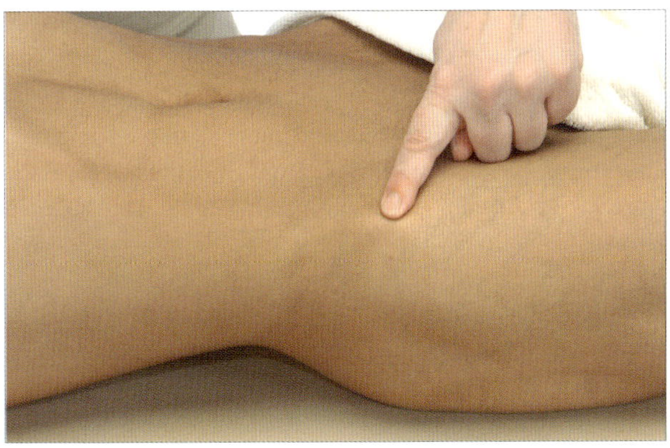

Abb. 6.11 Palpation des sehnigen Ansatzes des M. obliquus externus an der Spina iliaca anterior superior

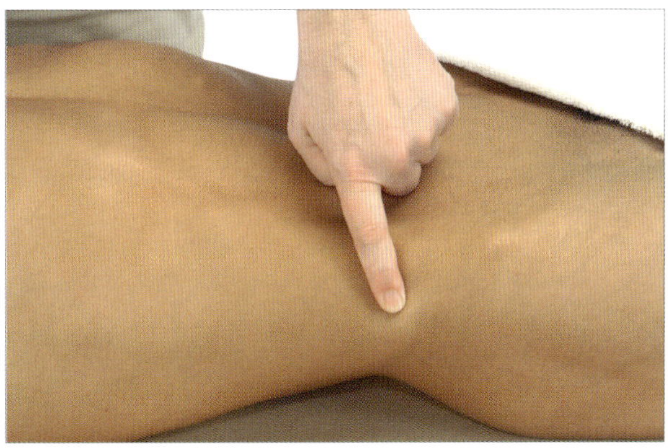

Abb. 6.12 Muskelansatz des M. obliquus externus an der Crista iliaca

M. obliquus internus abdominis

Anatomie

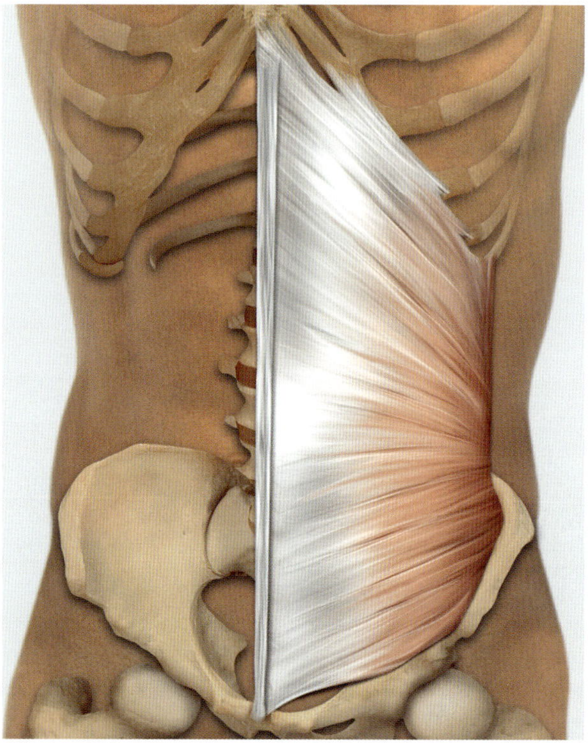

Abb. 6.13 M. obliquus internus abdominis

- **U:** lateraler Rand des Lig. inguinale, Spina iliaca anterior superior, Crista iliaca; Linea intermedia, tiefes Blatt der Fascia thoracolumbalis
- **A:** Unterrand der 10. bis 12. Rippe; Laminae anterior und posterior der Rektusscheide (► S. 248) und Linea alba
- **I:** Nn. intercostales (T8–T12), N. iliohypogastricus, N. ilioinguinalis
- **F:**
  - einseitig: Lateralflexion des Rumpfes zur gleichen Seite, Rotation des Rumpfes zur gleichen Seite
  - beidseitig: Flexion des Rumpfes, Beckenaufrichtung, Bauchpresse und Exspiration

Hinweis

- Gelegentlich weist der Muskel **Intersectiones tendineae** auf.
- Die kaudalen Fasern des M. obliquus internus abdominis setzen sich beim Mann als **M. cremaster** fort.

Beschreibung der Palpation

ASTE

Der Patient befindet sich in Rückenlage, der Kopf und die HWS sind mit einem kleinen Kissen unterlagert.

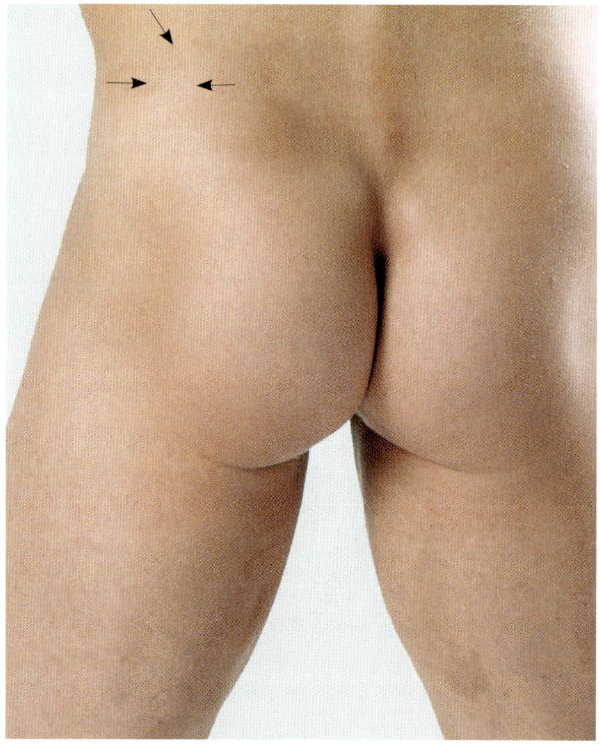

Abb. 6.14 Trigonum lumbale

Bei Bedarf können die Knie mit einer kleinen Rolle unterlagert werden, damit der M. iliopsoas und die Bauchdecke entspannter sind.

Durchführung

Die beste Palpationsstelle für den M. obliquus internus abdominis befindet sich medial der Spina iliaca anterior superior (SIAS) und im Trigonum lumbale (Abb. 6.15 u. 6.18).

Der Therapeut palpiert den Muskelursprung an der Crista iliaca (► S. 326) und am Leistenband (Abb. 6.17) mit flächig angesetzten Fingern. Sie werden mit den Fingerspitzen der anderen Hand gestützt, um eine größere Tiefe zu erreichen (Abb. 6.16). Der Muskel ist durch eine bewusste Kontraktion (Einziehen des Unterbauchs) oder durch Stützaktivität der Rumpfes („bracing") zu aktivieren.

Im Bereich des Trigonum lumbale setzt der Therapeut den Palpationsfinger flächig auf und fordert den Patienten auf, die Muskulatur zu aktivieren (Abb. 6.18).

Die Muskelfasern des M. obliquus internus abdominis sind von seinem Ursprung bis zur Linea semilunaris zu verfolgen, wo sie in die Aponeurose eingehen.

Palpationsqualität

Bei Anspannung des M. obliquus internus abdominis ist medial der SIAS ein sanftes „Heraushebeln" des Palpationsfingers zu spüren, da die Bauchdecke fester wird und die Spannung im Muskel steigt.

Differenzierung

Zur Differenzierung des M. obliquus internus abdominis vom M. transversus abdominis legt der Therapeut den Finger medial der SIAS an. Bei Anspannung des M. obliquus internus abdominis kann er unter dem Palpationsfinger eine schnelle, teilweise ruckartige Spannung palpieren, wohingegen die Spannung des M. transversus abdominis (► S. 254 f.) langsamer und weicher ist und ein nach innen gerichtetes Einziehen des Bauchs darstellt.

Die am weitesten kaudal gelegenen Fasern des Muskels bilden oberhalb des medialen Leistenkanals beim Mann den M. cremaster, sie sind jedoch nicht zu differenzieren.

Hinweis

- Beim Einziehen des Bauchs ist der M. transversus abdominis stärker aktiv als die anderen Bauchmuskeln (Urquhart et al. 2005).
- Die oberflächlichen Bauchmuskeln sind zusätzlich an Bewegungen des Beckens gegenüber dem Thorax beteiligt. Dies zeigt, dass die oberflächlichen Muskeln globale, mehr bewegende Funktionen durchführen, während der M. transversus abdominis eher tonische, statische Aktivität aufweist (► S. 254 f.).

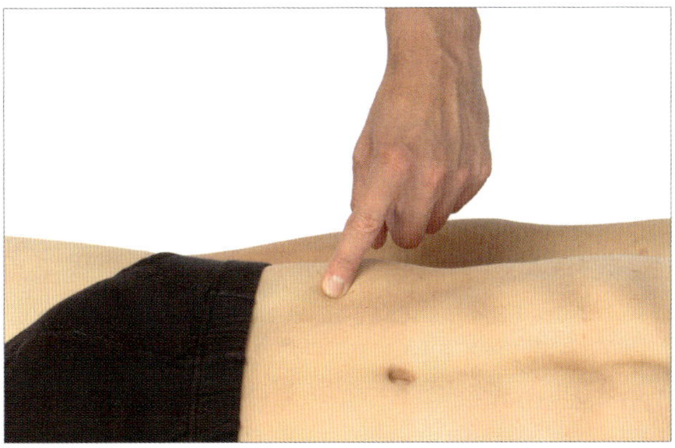

Abb. 6.15 Palpation des M. internus obliquus abdominis medial der SIAS

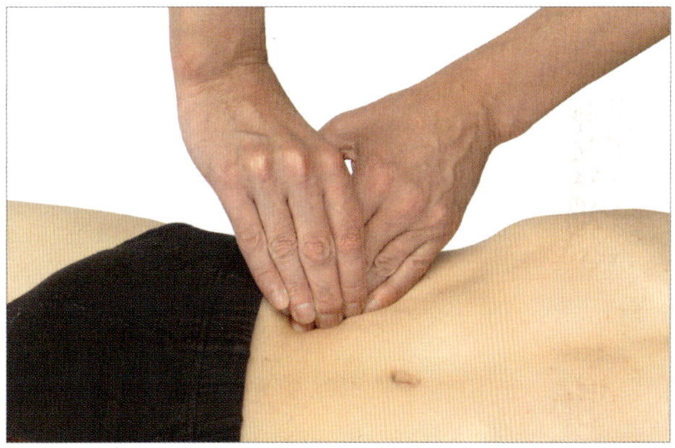

Abb. 6.16 Palpation des M. obliquus internus abdominis

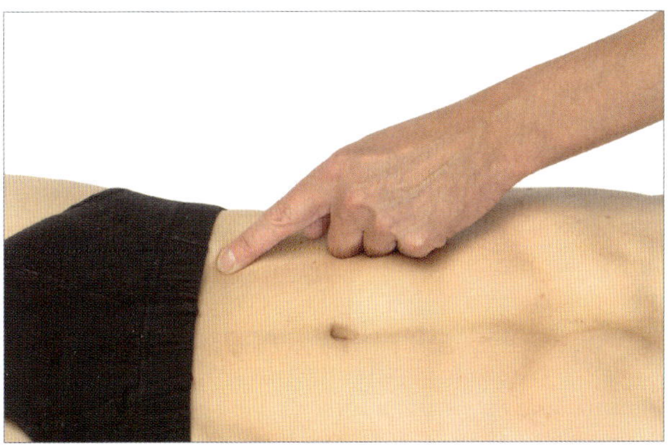

Abb. 6.17 Muskelursprung am Lig. inguinale

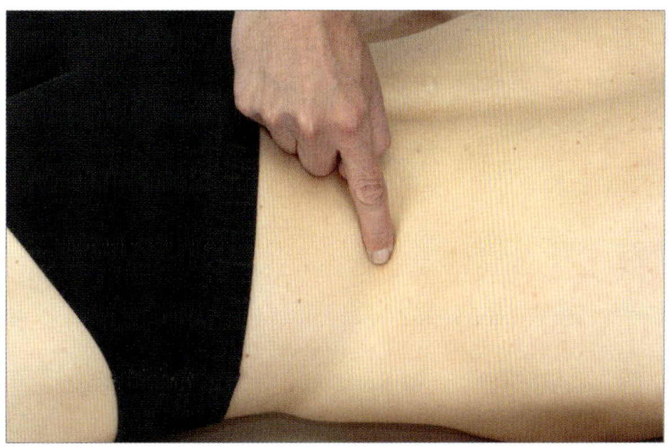

Abb. 6.18 Palpation des M. obliquus internus abdominis im Trigonum lumbale

M. transversus abdominis

Anatomie

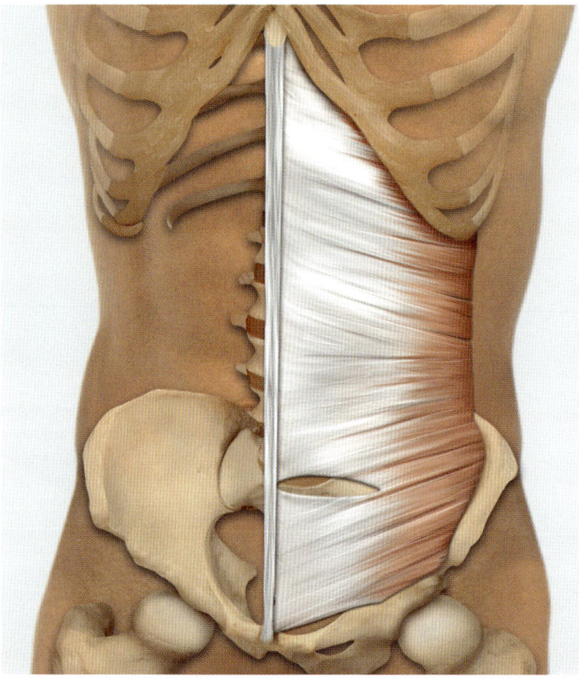

Abb. 6.19 M. transversus abdominis

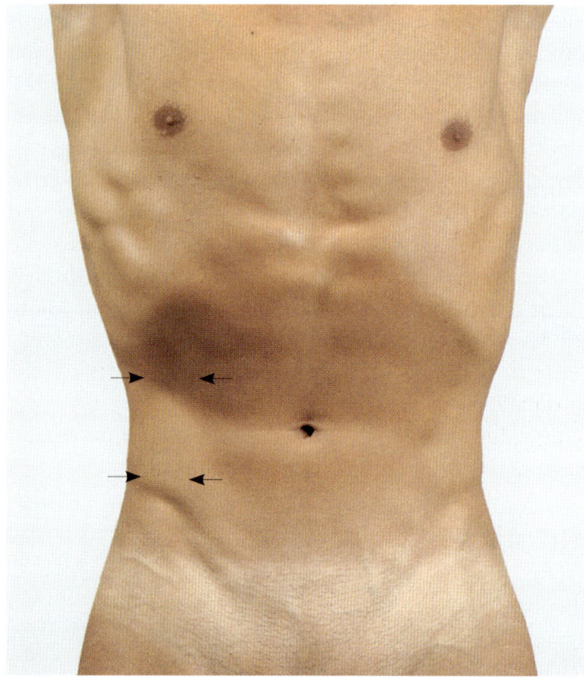

Abb. 6.20 Topografische Lage des M. transversus abdominis. Er befindet sich unter den anderen Bauchmuskeln.

U: Innenfläche der 7. bis 12. Rippenknorpel, tiefes Blatt der Fascia thoracolumbalis, Crista iliaca labium internum, Spina iliaca anterior superior, laterales Lig. inguinale

A: Lamina posterior der Rektusscheide (► S. 248) und Linea alba

I: Nn. intercostales (T5–T12), N. iliohypogastricus, N. ilioinguinalis und N. genitofemoralis

F:
- einseitig: Rotation des Rumpfes zur gleichen Seite
- beidseitig: Bauchpresse und Exspiration

Hinweis

- Der M. transversus kann in seinem kaudalen Bereich mit dem M. obliquus internus abdominis verschmelzen und wird dann als M. complexus bezeichnet.
- Unterhalb der Linea arcuata verläuft die Aponeurose des M. transversus abdominis ventral des M. rectus abdominis. Im Gegensatz dazu bildet sie oberhalb der Linea arcuata das tiefste Blatt der Bauchmuskelfaszien und befindet sich unter dem M. rectus abdominis.

Beschreibung der Palpation

ASTE

Der Patient befindet sich in Rückenlage, der Kopf und die HWS sind mit einem kleinen Kissen unterlagert.

Bei Bedarf können die Knie mit einer kleinen Rolle unterlagert werden, damit der M. iliopsoas und die Bauchdecke entspannter sind.

Durchführung

Der Muskel ist nur indirekt zu palpieren, da er den tiefsten Anteil der Bauchmuskeln darstellt. Medial der SIAS palpiert der Therapeut den Muskel in der Tiefe. Dabei sollte er vorsichtig und flächig tasten, um ein Gegenspannen des Patienten mit den oberflächlich liegenden Mm. obliqui internus und externus an dieser Stelle zu verhindern.

Der Therapeut legt die Fingerspitzen von Zeige- und Mittelfingel medial-distal der SIAS quer zum Faserverlauf an. Sie werden mit den Fingerspitzen der anderen Hand gestützt, um eine größere Tiefe zu erreichen (Abb. 6.22).

Lässt der Therapeut den Patienten husten, so spürt er die Aktivität der „globalen" Muskeln (Mm. obliqui internus und externus abdominis).

Ist die Bauchdecke entspannt, wird der Patient aufgefordert, den Unterbauch sanft einzuziehen. Die Aktivität des M. transversus abdominis ist nun unter dem Finger zu tasten.

Palpationsqualität

Bei einer selektiven Aktivierung zeigt der M. transversus abdominis ein langsames Einziehen des Bauchs mit Beginn an der kaudalsten Stelle, oberhalb der Symphyse. Die Qualität der Anspannung differiert in der Geschwindigkeit sowie der flächigeren Kontraktion der Mm. obliqui internus und externus abdominis.

Mit dem Palpationsfinger kann der Therapeut an o. g. Palpationsstelle bei isolierter Kontraktion ein Zurückweichen der Bauchdecke palpieren. Bei langsamer Anspannung der Bauchdecke nach innen („hollowing") ist der Muskel recht gut zu palpieren.

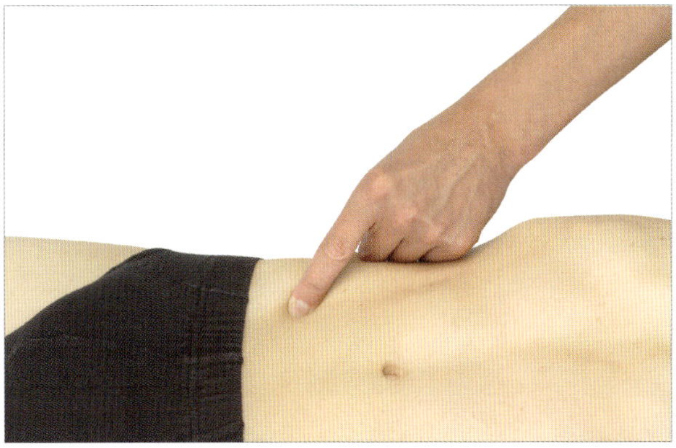

Abb. 6.21 Palpationsstelle des M. transversus abdominis medial der SIAS

Differenzierung

Der M. transversus abdominus kann infolge der Kontraktionsqualität recht deutlich vom M. obliquus internus, der topographisch über ihm liegt (► S. 252 f.), differenziert werden.

Bei Aktivierung des M. obliquus internus zeigt sich an dieser Stelle ein schnelleres Anspannen und eine sehnigere Palpationsqualität, beim M. transverus abdominis ein langsames Wegziehen vom Palpationsfinger.

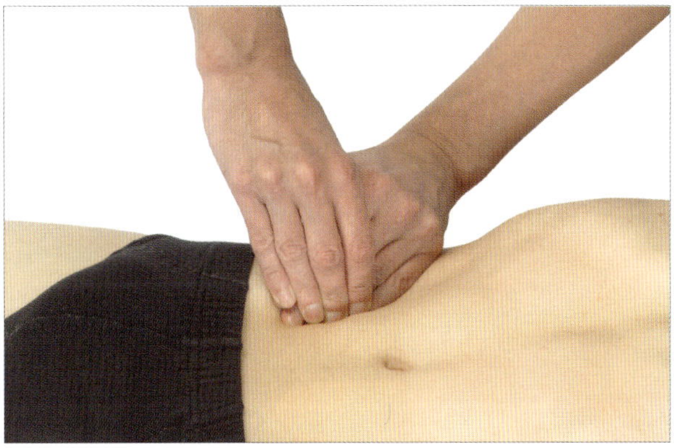

Abb. 6.22 Palpation des M. transversus abdominis

Hinweis

- Hodges et al. (1996) beschreiben bei Rückenschmerzpatienten einen verzögerten Beginn der Aktivität („muscle-onset") gegenüber der vorprogrammierten Aktivierung bei gesunden Probanden. Im Weiteren bieten Richardson et al. (2004) eine ausführliche Darstellung über die lumbopelvische Stabilität.
- Zentrale Mechanismen der motorischen Hemmung im Schmerzfall sowie motorisches Lernen in der Rehabilitation (Tsao et al. 2007) sind in den Mittelpunkt der Behandlung gerückt.

Mm. intercostales externi

Anatomie

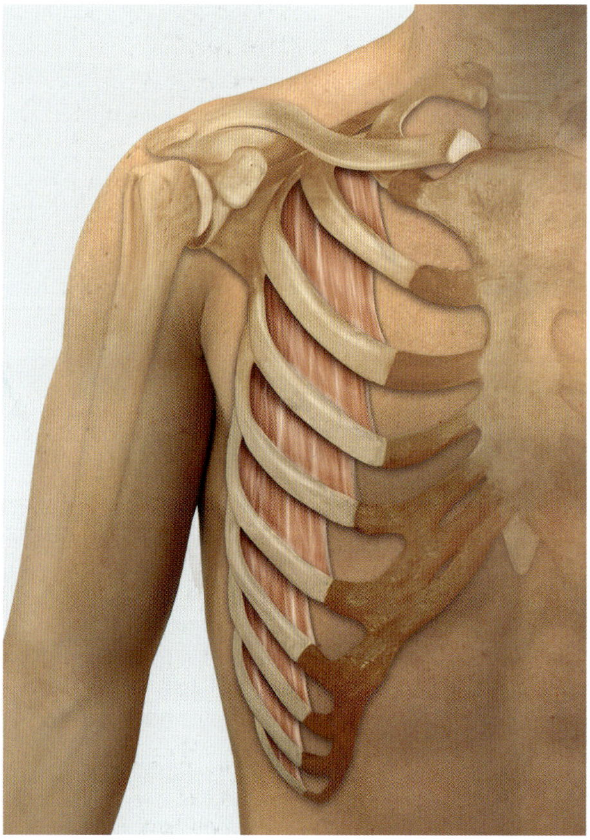

Abb. 6.23 Mm. intercostales externi

U: Unterrand aller Rippen im Bereich zwischen dem Tuberculum costae bis zur Knorpel-Knochengrenze

A: Oberrand der nächsten tieferen Rippe zwischen dem Tuberculum costae und der Knorpel-Knochengrenze
Der Faserverlauf ist schräg von hinten-oben nach vorne-unten.

I: Nn. intercostales (T1–T11)

F:
- Inspiration (Rippenheber)
- Stabilisation der Thoraxwand

Pathologie

- Bei beatmeten Patienten kommt es häufig zur Überblähung der Lunge und zur sekundären Insuffizienz der Mm. intercostales externi.
- Bei Patienten mit einer **Interkostalneuralgie** können die Mm. intercostales externi den N. intercostalis auf der entsprechenden Höhe komprimieren, was zu starken Schmerzen entlang der Rippe führen kann.

Beschreibung der Palpation

ASTE

Der Patient befindet sich in Rückenlage, der Kopf und die HWS sind mit einem kleinen Kissen unterlagert.

Durchführung

Mit der Radialseite des Zeigefingers tastet der Therapeut zwei aufeinander folgende Rippen und palpiert im jeweiligen Zwischenrippenraum die Interkostalmuskulatur (Abb. 6.24).

Die Palpation ist bei Inspiration quer zum Faserverlauf leichter durchzuführen. Sie kann im gesamten Verlauf der Muskulatur erfolgen, die beste Palpation gelingt lateral der Papillae mammae, medial sind die Mm. intercostales interni besser zu tasten.

Palpationsqualität

Unter einer Muskelkontraktion (Inspiration) sind die Fasern deutlich zu tasten.

Differenzierung

Eine Differenzierung von den Mm. intercostales interni und intimi, die sich unter den Mm. interconstales externi befinden, ist über ihre unterschiedliche Funktion zu erzielen. Dies ist besonders deutlich, wenn eine Dysfunktion oder Schmerzen in der Muskulatur vorliegen (Inspirationsschmerz).

Praxistipp

Ein Inspirationsschmerz deutet auf eine Pathologie der Mm. intercostales externi, ein Exspirationsschmerz auf eine Pathologie der Mm. intercostales interni hin.

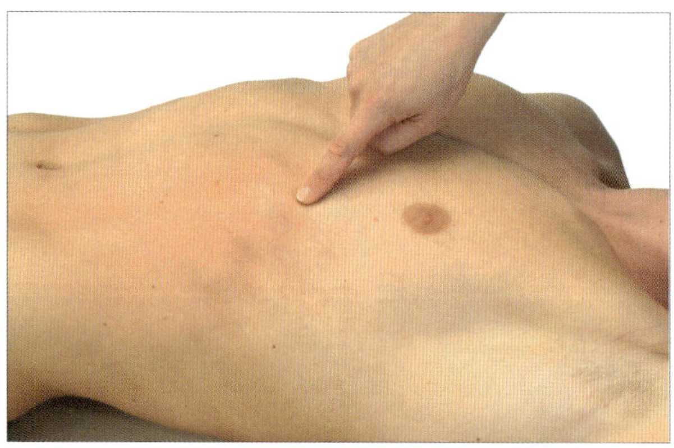

Abb. 6.24 Palpation der Mm. intercostales externi

M. diaphragma

Anatomie

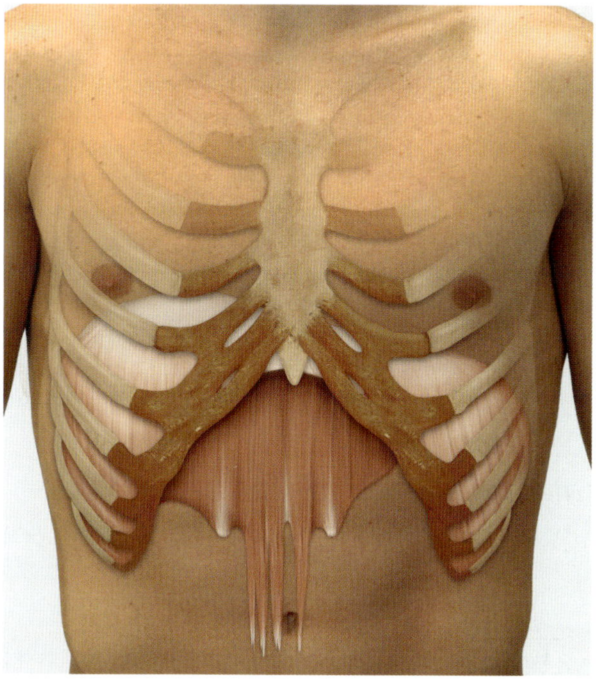

Abb. 6.25 M. diaphragma

U:
- Pars costalis: Innenseite der 7. bis 12. Rippe (Unterrand des Rippenbogens)
- Pars lumbalis (Crux dextrum und Crux sinistrum):
  - mediale Anteile: LWK 1 bis 3 und die dazwischen liegenden Bandscheiben, Lig. longitudinale anterius
  - laterale Anteile: Sehnenbogen der Psoasarkade (Lig. arcuatum mediale), 2. LWK und Rippenfortsatz; Sehnenbogen der Quadratusarkade (Lig. arcuatum laterale) vom Rippenfortsatz zur Spitze der 12. Rippe
- Pars sternalis: Dorsalseite des Proc. xiphoideus sterni

A: Centrum tendineum

I: N. phrenicus (C3–C5)

F:
- wichtigster Inspirationsmuskel
- Bauchpresse

Beschreibung der Palpation

ASTE

Der Patient befindet sich in Rückenlage, der Kopf und die HWS sind mit einem kleinen Kissen unterlagert.

Bei Bedarf können die Knie mit einer kleinen Rolle unterlagert werden, um die Bauchdecke zu entspannen.

Durchführung

Mit den flächig angelegten Daumen übt der Therapeut unterhalb des unteren Rippenbogens bei der Ausatmung einen bimanuellen Druck nach kranial und leicht lateral aus. Bei Inspiration wird die Tiefe beibehalten und bei jeder Exspiration der Druck erhöht, um tiefer ins Gewebe zu palpieren und das Diaphragma zu erreichen (Abb. 6.26).

Nur bei Inspiration ist das Diaphragma in seiner Aktivität gut zu tasten.

Palpationsqualität

Das Zwerchfell ist atemabhängig zu palpieren. Bei Inspiration ist eine deutliche Muskelkontraktion zu spüren. Die Palpation sollte schmerzfrei durchgeführt werden, dies ist aufgrund der Tonusverhältnisse der Bauchmuskulatur jedoch nicht immer möglich.

Differenzierung

Bei Inspiration entsteht ein Druck gegen die Palpationsfinger, da sich das Diaphragma nach kaudal bewegt. Bei Exspiration löst sich dieser Druck. Der Verlauf des Diaphragma kann von medial (seitlich der Ansatzsehnen des M. rectus abdominis) nach lateral (bis zu den freien Rippen) verfolgt werden.

Der Therapeut kann nicht das gesamte Diaphragma palpieren, da nur die kaudalen Fasern ventral und lateral zu tasten sind.

Hinweis

- Die Exkursion des Diaphragma bei In- und Exspiration wird unterschiedlich angegeben. So wird der höchste Punkt des Diaphragma dorsal meist auf Höhe des 9. Brustwirbels sowie ventral auf Höhe des 5. Interkostalraums angegeben.
- Coster u. Pollaris (2007) geben an, dass bei tiefer Inspiration eine Senkung des Diaphragma bis T11, bei tiefer Exspiration eine Hebung bis oberhalb des 7. Brustwirbels erfolgt.
- Lumley (2002) beschreiben die Postition und Stellung des Diaphragma bei der Exspiration auf Höhe des 4. Interkostalraums rechts und des 5. Interkostalraums links.

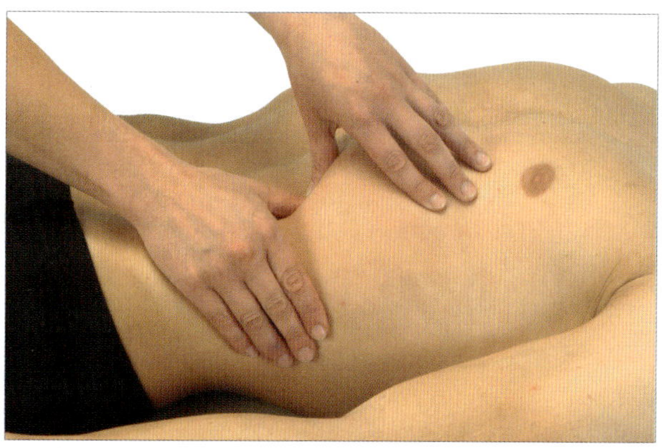

Abb. 6.26 Palpation des M. diaphragma

Lig. costoclaviculare anterius

Anatomie

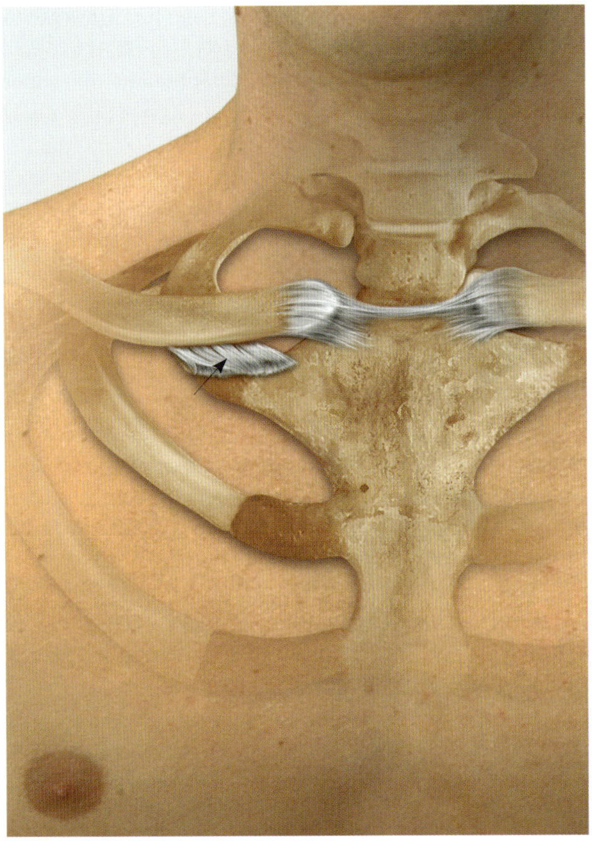

Abb. 6.27 Lig. costoclaviculare anterius

Das Lig. costoclaviculare anterius verläuft zwischen dem medial-kaudalen Ende der Clavicula und dem Oberrand des Rippenknorpels der 1. Rippe. Das Ligament hat einen Verlauf von außen-oben nach innen-unten und verstärkt somit die Gelenkkapsel des SCG.

Pathologie

- Posttraumatische Ossifikationen in diesem Band können den kostoklavikulären Raum einengen und zu einem **„Thoracic outlet-Syndrom"** (TOS) führen (Prescher u. Schuster 2006).
- Das Band kommt bei Elevation und bei Retraktion des Schultergürtels unter Spannung. Somit kann es durch diese Positionen und gleichzeitige Bewegungen zu einer Überlastung und Reizung der ligamentären Strukturen des SCG und des Lig. costoclaviculare kommen.

Beschreibung der Palpation

ASTE

Der Patient befindet sich in Rückenlage. Der Kopf und die HWS sind mit einem kleinen Kissen unterlagert.

Durchführung

Mit gestütztem Palpationsfinger tastet der Therapeut das Band am Unterrand des medialen Drittels der Clavicula quer zu seinem Verlauf. Durch Elevation und Depression des Schultergürtels können Spannungsunterschiede des Bandes palpiert werden.

Palpationsqualität

Bei entspannter Muskulatur ist das Band deutlich als feste Struktur zu palpieren.

Differenzierung

Das Band ist aufgrund seiner Struktur gut von den Bandstrukturen des SCG (► S. 120) am Unterrand der medialen Clavicula zu unterscheiden. Es befindet sich lateral des Ansatzes des M. subclavius (► S. 108 f.).

Der M. pectoralis major, Pars clavicularis (► S. 100 f.) verläuft über dem Band und sollte bei der Palpation entspannt sein.

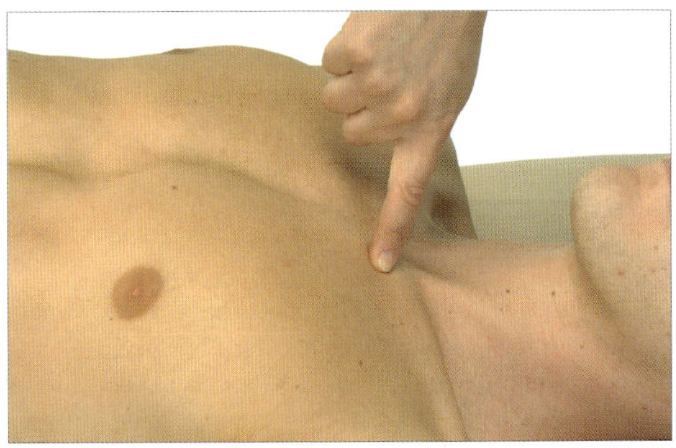

Abb. 6.28 Lig. costoclaviculare anterius

Capsulae artt. sternocostales und Ligg. sternocostalia radiata

Anatomie

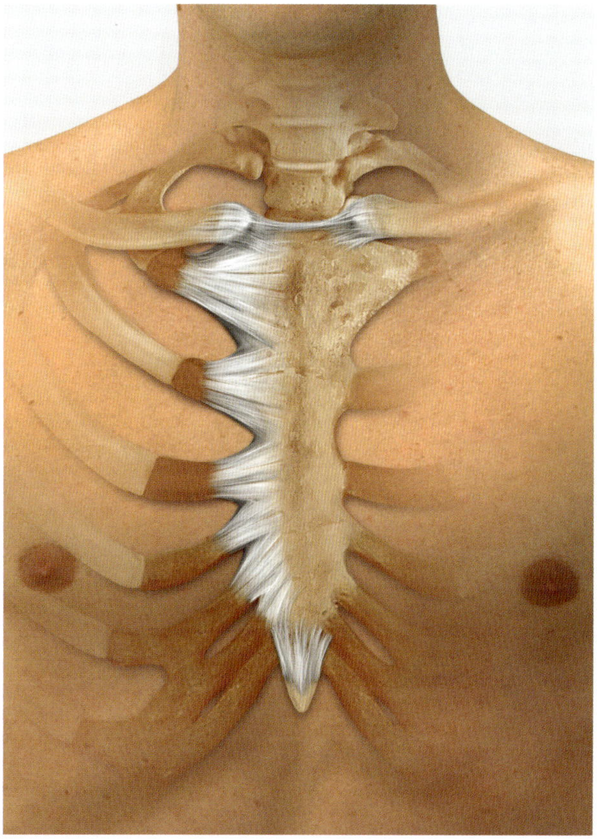

Abb. 6.29 Capsulae artt. sternocostales und Ligg. sternocostalia radiata

Die sternokostalen Verbindungen der 2. bis 5. Rippe weisen i. d. R. einen Gelenkspalt auf und sind demnach als echte Gelenke zu bezeichnen.

Die Gelenke werden durch feste Fasersysteme miteinander verbunden. Sie beginnen am Periost auf dem Rippenknochen, setzen sich kontinuierlich über den Knorpel fort, bilden die Gelenkkapseln der Sternokostalgelenke und gehen in die Ligg. sternocostalia radiata über, bevor sie fächerförmig am Sternum ansetzen.

Pathologie

Bei einer erhöhten Druckbelastung der Sternokostalgelenke kann es zu einer Reizung dieser Gelenke kommen, was mit einer gesteigerten Druckdolenz einhergeht (**Morbus Tietze**).

Beschreibung der Palpation

ASTE

Der Patient befindet sich in Rückenlage, der Kopf und die HWS sind mit einem kleinen Kissen unterlagert.

Durchführung

Der Therapeut palpiert mit der radialen Zeigefingerkante von kranial in den Interkostalraum und tastet entlang einer Rippe in medialer Richtung zum Sternum. Wenige Zentimeter lateral der Mediallinie sind die Gelenke mit gestütztem Zeigefinger als leicht vorgewölbte Strukturen zwischen Rippe und Sternum zu tasten (Abb. 6.30).

Die Gelenke der kranialen Rippen befinden sich etwas lateraler als die der kaudalen Rippen. Gelenke und Bandstrukturen werden gemeinsam palpiert.

Palpationsqualität

Die kapsulär-ligamentären Strukturen sind als Verdickung von der Rippe Richtung Sternum zu palpieren. Sie haben die Form eines Trichters mit Öffnung zur Rippe hin. Bei einer Reizung/Schwellung der Sternokostalgelenke ist die Verbindung deutlicher zu palpieren.

Differenzierung

Eine Differenzierung gegenüber dem Sternum ist durch tiefe Atemzüge oder durch Bewegungen der Brustwirbelsäule (Lateralflexion) möglich. Eine Unterscheidung durch Gewebsunterschiede zwischen Sternum und Kapsel-Band-Strukturen ist schwierig, da das Sternum von der Membrana sterni, einer festen Bindegewebsschicht, überzogen ist.

Hinweis

- Ein Gelenkspalt findet sich nur an den Gelenken der 2. bis 5. Rippen.
- Die Ligg. sternocostalia radiata sind bei allen Knorpel-Knochenverbindungen vorhanden, die die Membrana sterni bilden.
- Im Alter verliert der Rippenknorpel durch Verkalkung und Ossifikation zunehmend an Elastizität. Es kann zu Bewegungseinschränkungen der Rippengelenke und somit zu einer Verminderung der Thoraxmobilität kommen. Folgen können restriktive Lungenprobleme sein (Chaitow 1997).

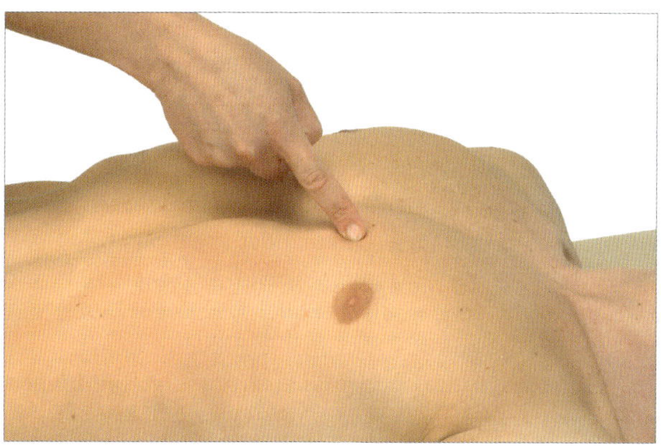

Abb. 6.30 Palpation der Kapsel und des Lig. sternocostalis radiata

Sternum: Incisura jugularis, Manubrium sterni, Angulus sterni (Angulus Ludovici), Corpus sterni, Proc. xiphoideus und Ligg. costoxiphoidea

Anatomie

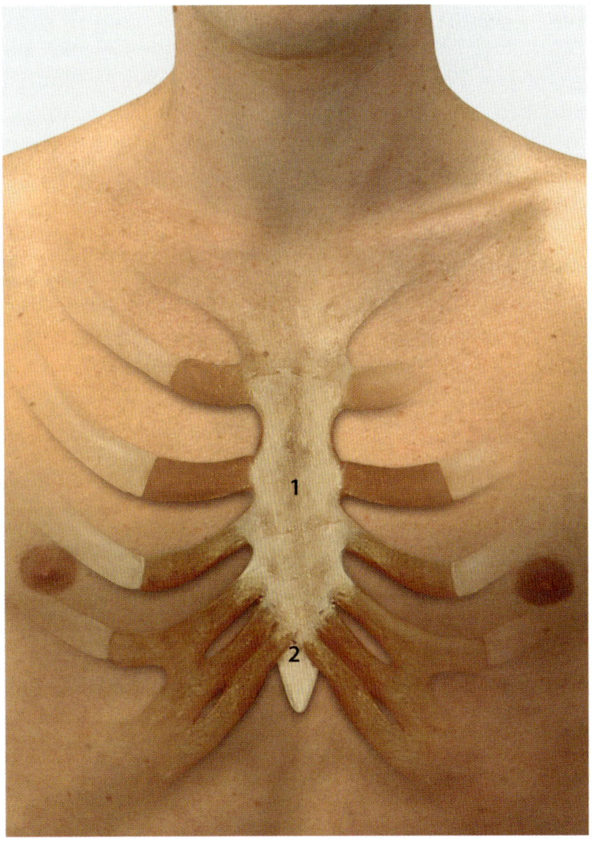

Abb. 6.31 Corpus sterni (**1**) und Proc. xiphoideus (**2**)

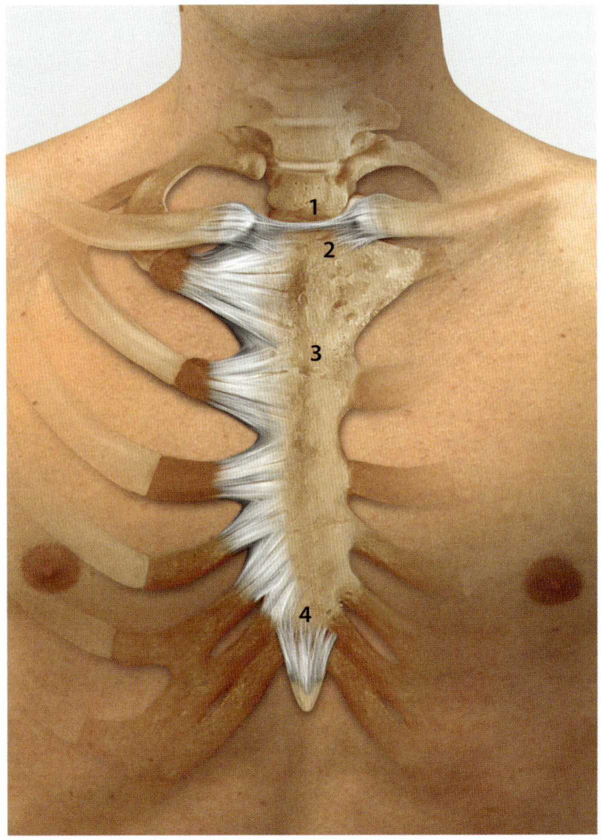

Abb. 6.32 Incisura jugularis (**1**), Manubrium sterni (**2**), Angulus sterni (**3**) und Ligg. costoxiphoidea (**4**)

Das Sternum setzt sich aus dem Manubrium, dem Corpus sterni und dem meist knorpelig auslaufenden Proc. xiphoideus zusammen.

Das Manubrium besitzt kranial zu beiden Seiten Gelenkverbindungen mit den Claviculae. Zwischen den Gelenkverbindungen befindet sich auf der kranialen Seite des Sternum die Incisura jugularis. Lateral befinden sich die synchondrotischen Verbindungen zu den 1. Rippen, die Incisurae costales.

Der Angulus sterni (Angulus Ludovici) bildet eine markante Knochenleiste, die den Übergang vom Manubrium zum Corpus sterni herstellt. Hierbei handelt es sich um eine synchondrotische (90 %) oder synostotische (10 %) Verbindung. Meist sind die beiden Anteile des Sternum in einem flachen Winkel gegeneinander abgeknickt.

Auf Höhe des Angulus sterni befindet sich die zweite Art. sternocostalis. An den lateralen Seiten des Corpus sterni befinden sich die Gelenkverbindungen der 3. bis 5. Artt. sternocostales und die Knorpelverbindungen der 6. und 7. Rippe.

Der Proc. xiphoideus setzt sich nach kaudal an der Hinterfläche des Sternum fort. Er besitzt keine Verbindung zu den Rippenknorpeln und verschmilzt im Alter synostotisch mit dem Sternum. Der Processus weist unterschiedliche Variationen in seiner Form auf. Häufig ist er gabelig geteilt oder weist Löcher auf.

Die Ligg. costoxiphoidea verlaufen paarig angelegt zwischen dem proximalen Anteil des Os xiphoideum und den medialen Rippenknorpelanteilen der 5. bis 7. Rippe.

Hinweis

Sternalpunktionen werden in der Medianlinie im Corpus sterni auf Höhe des Ansatzes der 2. und 3. Rippe durchgeführt.

Beschreibung der Palpation

ASTE

Der Patient befindet sich in Rückenlage, der Kopf und die HWS sind mit einem kleinen Kissen unterlagert.

Die Palpation kann auch im Sitz durchgeführt werden.

Durchführung

Mit dem Palpationsfinger tastet der Therapeut die Incisura jugularis zwischen den beiden Sternoklavikulargelenken. Nach kaudal palpierend gelangt er auf das Manubrium sterni, das beidseits flächig nach lateral bis an den Rand des Sternum zu verfolgen ist (Abb. 6.33 u. 6.34).

Weiter nach kaudal gelangt der Therapeut an den prominentesten Teil des Sternum, den Angulus sterni (Angulus Ludivici). Nach kaudal folgend ist der Corpus sterni bis zum kaudalen Ende des Sternum mit dem Proc. xiphoideus zu tasten. Vom Proc. xiphoideus aufsteigend sind bis zu den 5. bis 7. Rippen bds. die Ligg. costoxiphoidea quer zu ihrem Verlauf zu palpieren (Abb. 6.35 u. 6.36).

Praxistipp

Druckschmerzen im Bereich des Proc. xiphoideus (**„jump sign"**) geben einen Verdacht auf eine Fibromyalgie. Sie treten z. B. bei Funktionsstörungen des 7. Brustwirbels und der 7. Rippe auf (Bitsch 1997).

Palpationsqualität

Die Incisura jugularis erscheint als eine konkave, nach kranial offene Grube. Das gesamte Sternum stellt eine harte knöcherne Struktur dar, die mit ihren benachbarten Strukturen über Bandstrukturen fest verhaftet ist. Den prominentesten Punkt bildet der hervorstehende Angulus Ludovici. Der Proc. xiphoideus ist aufgrund des fehlenden dorsalen Gegendrucks als beweglicher Knochenvorsprung federnd zu tasten.

Differenzierung

Die Fossa jugularis ist knöchern gut gegen die Fasern des M. sternocleidomastoideus (► S. 38 f.) und des Lig. interclaviculare (► S. 120) abzugrenzen. Der Übergang von den Costae (► S. 262 f.) zum Sternum ist nicht sehr deutlich.

Die Höhenbestimmung der einzelnen Rippen kann anhand des Sternum erfolgen, da sich auf Höhe des Angulus Ludovici das 2. Sternokostalgelenk befindet.

Der Proc. xiphoideus grenzt sich gut gegen die Linea alba ab, die an ihm inseriert.

Hinweis

- Da das Sternum einen prominenten Knochen darstellt, der leicht zugänglich ist und nicht durch Weichteilstrukturen überlagert ist, dient es bei komatösen Patienten zum Testen von Schmerzreflexen.
- Fehlbildungen im Thoraxbereich können zur Protrusion des Sternum und der Rippen führen (Pectus carinatum). Bei einem Pectus excavatum sinkt der ventrale Sternum-Rippenbereich ein.

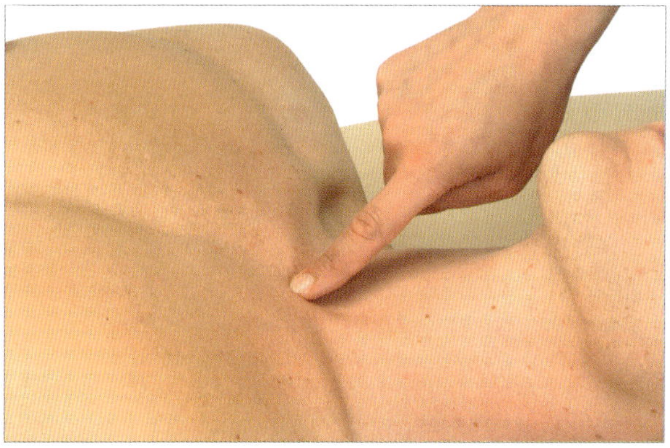

Abb. 6.33 Palpation der Incisura jugularis

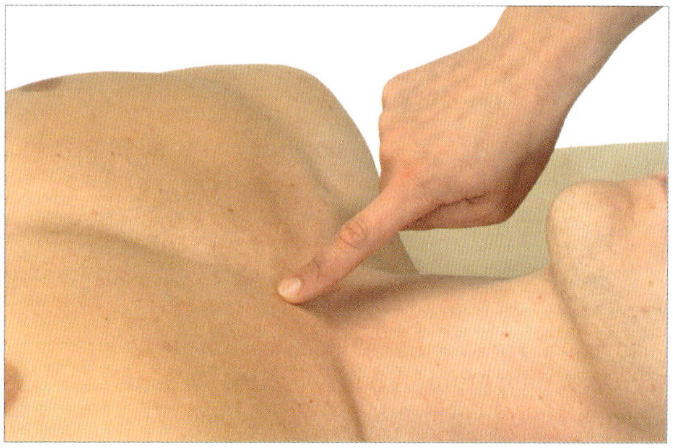

Abb. 6.34 Palpation des Manubrium sterni

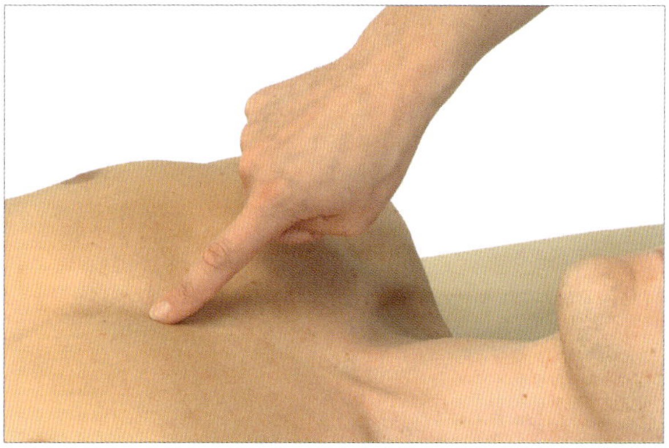

Abb. 6.35 Palpation des Corpus sterni

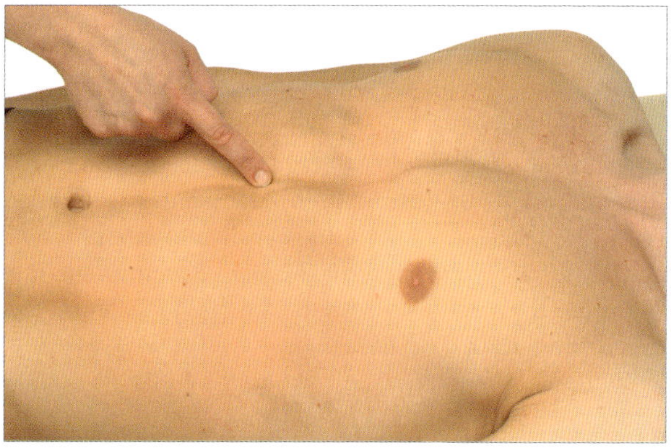

Abb. 6.36 Palpation des Proc. costoxiphoideus und der Ligg. costoxiphoidea

Rippen: Costae verae (1. bis 7.) und Artt. sternocostales

Anatomie

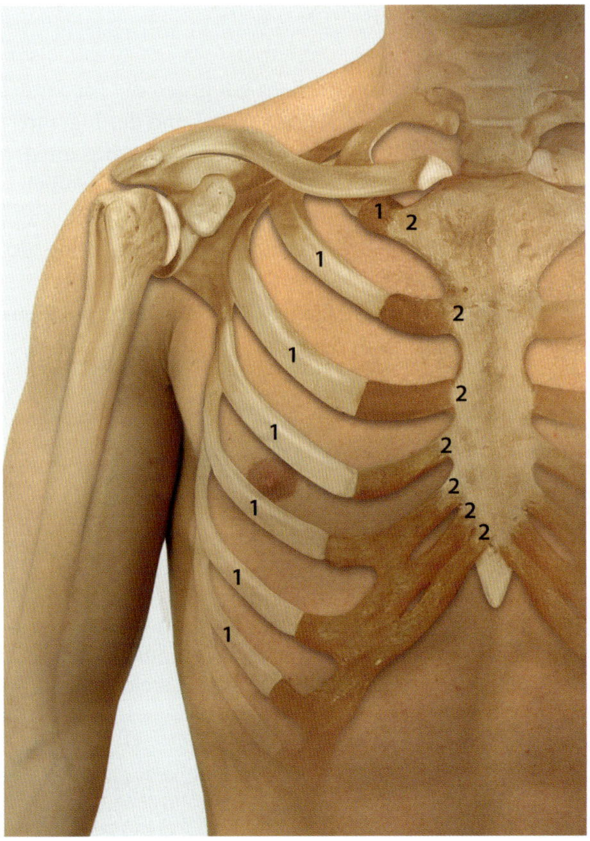

Abb. 6.37 Costae verae (**1**) und Artt. sternocostales (**2**)

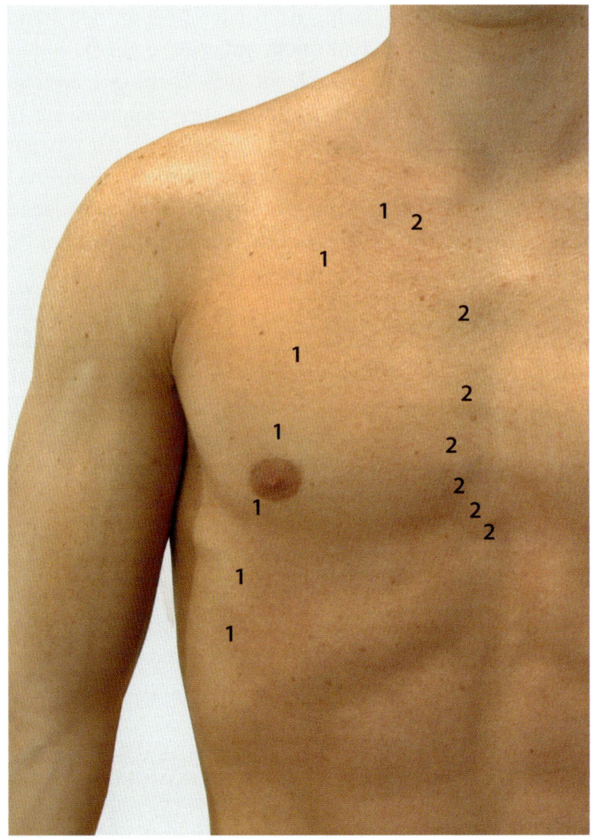

Abb. 6.38 Topografische Lage der Costae verae (**1**) und der Artt. sternocostales (**2**)

Die ersten sieben Rippenpaare werden als echte Rippen (Costae verae) bezeichnet, da sie eine direkte Verbindung zum Brustbein haben.

Die 1. Rippe ist relativ klein und flach. An der inneren Krümmung der kranialen Fläche befindet sich das Tuberculum m. scaleni anterioris, an dem der M. scalenus anterior inseriert (► S. 40 f.). Dorsal des Tuberculum befindet sich der Sulcus a. subclaviae und ventral der Sulcus v. subclaviae, die der Überquerung gleichnamiger Gefäße dienen. Mit dem Sternum geht die erste Rippe eine synchondrotische Verbindung ein.

Die sternokostalen Verbindungen der 2. bis 5. Rippe weisen i. d. R. einen Gelenkspalt auf und sind demnach als echte Gelenke zu bezeichnen. Die Gelenkpartner werden durch feste Bandstrukturen miteinander verbunden (► S. 259). Die 6. und 7. Rippe gehen wiederum synchondrotische Verbindungen mit dem Sternum ein. Die Form der Rippen ist sehr variabel und gestaltet somit das Erscheinungsbild des Thorax.

Pathologie

Rachitis ist eine Knochenerkrankung, die mit einer Auftreibung im ventralen thorakalen Knorpel-Knochen-Bereich einhergehen kann **(Rachitischer Rosenkranz)**. Die Erkrankung wurde in Australien aufgrund von mangelnder Lichtexposition wieder beobachtet (Schutz vor Sonne). In früheren Jahren trat die Erkrankung, besonders in der Nachkriegszeit infolge von Mangelernährung (Vitamin D-, Kalzium-, und Phosphormangel) und bei Bergarbeitern auf.

Beschreibung der Palpation

ASTE

Der Patient befindet sich in Rückenlage, der Kopf und die HWS sind mit einem kleinen Kissen unterlagert.

Die Palpation kann auch im Sitz durchgeführt werden.

Durchführung

Mit der radialen Zeigefingerkante palpiert der Therapeut den Angulus Ludovici (► S. 260 f.). Auf seiner Höhe befindet sich nach lateral das 2. Sternokostalgelenk und somit die 2. Rippe. Nach kranial befindet sich, unter der Clavicula gelegen, das 1. Rippengelenk und die 1. Rippe, die schwer zu palpieren sind.

Von der 2. Rippe aus kann der Therapeut die weiteren Rippen nach kaudal gut palpieren. Durch verstärkte Atmung sind die Sternokostalgelenke zu verifizieren (◘ Abb. 6.41).

Palpationsqualität

Bei der Palpation der Gelenke und der Rippen ist zu beachten, dass der Therapeut vom Sternum kommend zuerst die Cartilago costalis palpiert und erst lateral auf die Knochenstruktur trifft. Die Übergänge von Membrana sterni, Ligg. sternocostales radiata und Rippenknorpel sind schwer zu differenzieren.

Die an die Cartilago angrenzende Rippe stellt eine deutlich knöcherne und gut zu palpierende Struktur dar.

Differenzierung

Beim Mann befinden sich die Brustwarzen ca. auf Höhe der 4. Rippe, bei der Frau breitet sich die Brust von der 2. bis 7. Rippe aus. Die Rippen sind durch forciertes Ein- und Ausatmen leicht von umgebenden Strukturen zu differenzieren. Sämtliche Rippen sind vom Therapeuten durch Abzählen von der 2. Rippe, die am Angulus sterni liegt, zu bestimmen.

Die 1. Art. sternocostalis befindet sich ca. eineinhalb Patientenquerfinger lateral-kaudal des Sternoklavikulargelenks.

Praxistipp

Die Schroth-Therapie (spezielle Methode zur Behandlung von Skoliosen) erreicht u. a. durch eine gezielte Atemlenkung eine verbesserte Vitalkapazität und Thoraxexpansion bei einem Skoliose-Patienten (Weiss 1991).

Hinweis

Frisch (1995) beschreibt unterschiedliche Thoraxformen wie den Glockenthorax, den Platythorax (besonders flacher Thorax, kongenital), den Birnenthorax (auf dem Kopf stehende Birne), den Fassthorax (infolge eines Lungenemphysems) und den phtisischen Thorax (enge Thoraxapertur v. a. kranial).
Mit den unterschiedlichen Thoraxformen ist eine variable Verlaufsrichtung der Rippen verbunden und damit ist eine einheitliche Beschreibung der Rippenform nicht möglich.

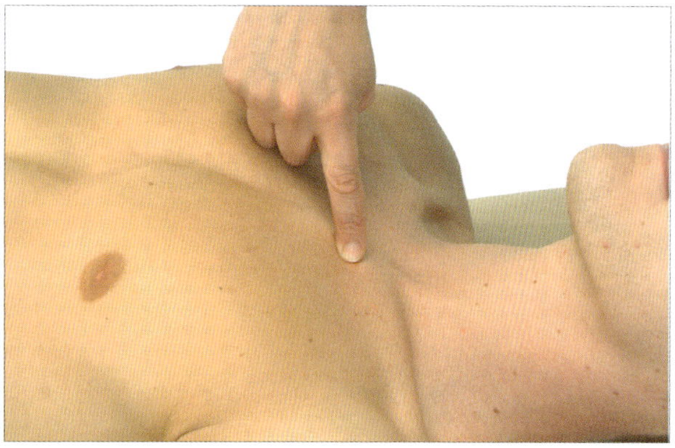

◘ **Abb. 6.39** 1. Sternokostalgelenk

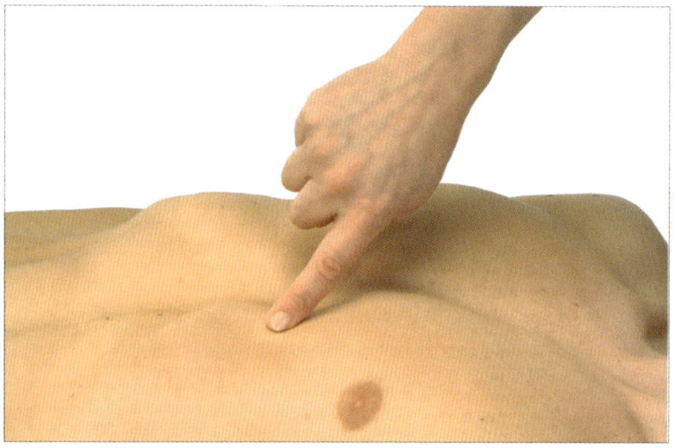

◘ **Abb. 6.40** Untere „echte“ Rippe

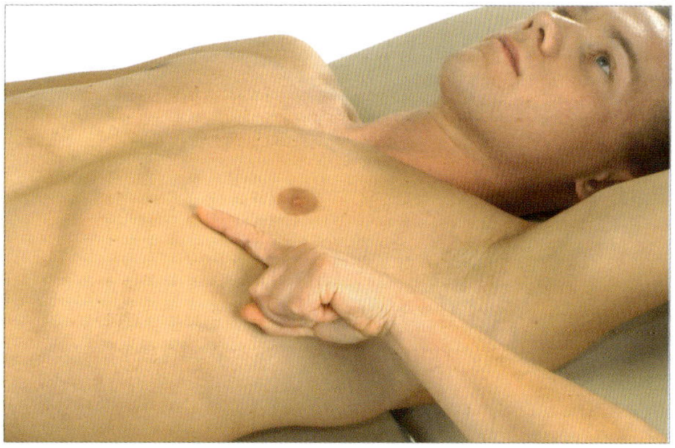

◘ **Abb. 6.41** Palpation einer Rippe im Verlauf

Rippen: Costae spuriae (8. bis 10.) und Costae fluctuantes (11. und 12.)

Anatomie

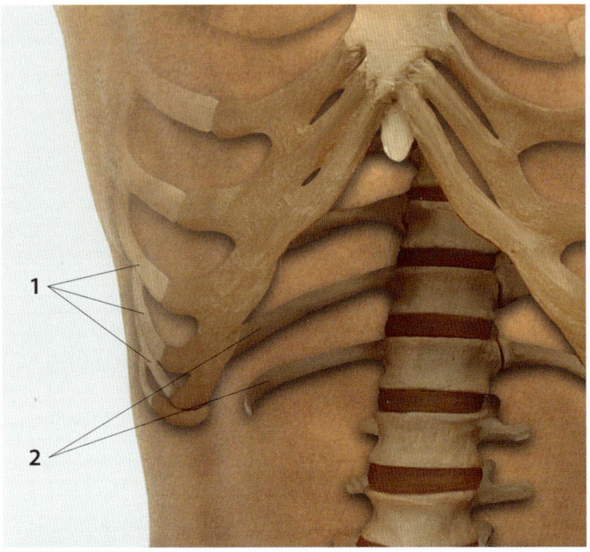

Abb. 6.42 Costae spuriae (1) und Costae fluctuantes (2)

Die untersten fünf Rippenpaare werden als Costae spuriae (falsche Rippen) bezeichnet, da sie keinen direkten Kontakt zum Sternum haben. Die 8. bis 10. Rippenpaare binden sich indirekt ans Sternum, indem sich ihre Knorpelanteile an die des nächst höheren Rippenpaares anlegen. Sie bilden somit den Rippenbogen, den Arcus costalis. Die 11. und 12. Rippen haben keinen Anschluss an die höheren Rippen und werden somit als Costae fluctuantes (fliegende Rippen) bezeichnet.

Hinweis

Bei Inspiration bewirkt die Bewegung der unteren Rippen eine Vergrößerung des frontotransversalen Thoraxdurchmessers, während die Inspirationsbewegungen der kranialen Rippen in sagittotransversale Richtung verlaufen. Bei den anderen Rippen findet eine Kombination statt.

Beschreibung der Palpation

ASTE

Der Patient befindet sich in Rückenlage, der Kopf und die HWS sind mit einem kleinen Kissen unterlagert.

Die Palpation kann auch im Sitz durchgeführt werden.

Durchführung

Der Therapeut sucht mit dem Palpationsfinger am unteren Rippenbogen von medial die Verbindung der 7. zur 8. Rippe auf. Nach lateral verlaufend palpiert er nun den Übergang zur 9. und 10. Rippe (Costae spuriae). Durch einen federnden Druck auf die Rippen lassen sie sich fast komplett in ihrem Verlauf verfolgen.

Die Costae fluctuantes (11. und 12. Rippe) sind lateral gelegen und durch leichten intermittierenden Druck auf die Knochenstrukturen zu palpieren. Die Palpation ist sowohl in ihrem Verlauf als auch an ihrem freien Ende möglich.

Hinweis

Die Anzahl der Rippenpaare insgesamt kann variieren. Manchmal sind 11 oder 13 Rippenpaare zu beobachten. Bei 13 Paaren ist an eine Hals- oder Lendenrippe zu denken.

Palpationsqualität

Der Therapeut kann die Rippen und Rippenknorpel deutlich als feste Struktur von der Bauchwand und den darunter liegenden Organen differenzieren. Die einzelnen Costae spuriae und freien Rippen sind durch ihre Lage voneinander zu unterscheiden.

Differenzierung

Die Unterscheidung der Rippen erfolgt über das Abzählen. Costae spuriae und costae fluctuantes sind beweglicher als die übrigen Rippen. Dies ist eine wichtige Voraussetzung für das Heranwachsen des Embryos im Mutterleib während der Schwangerschaft.

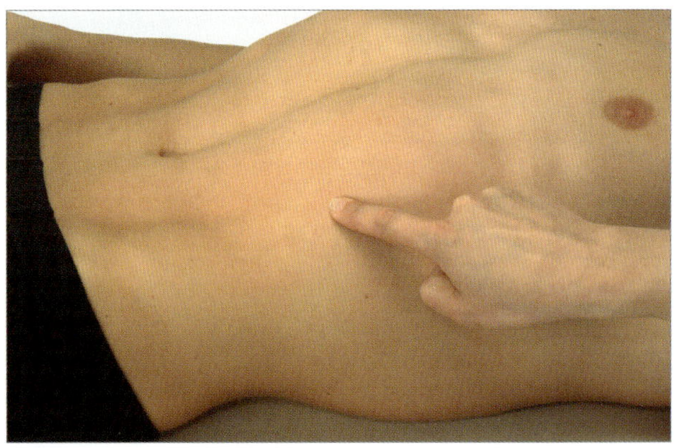

Abb. 6.43 Costae spuriae

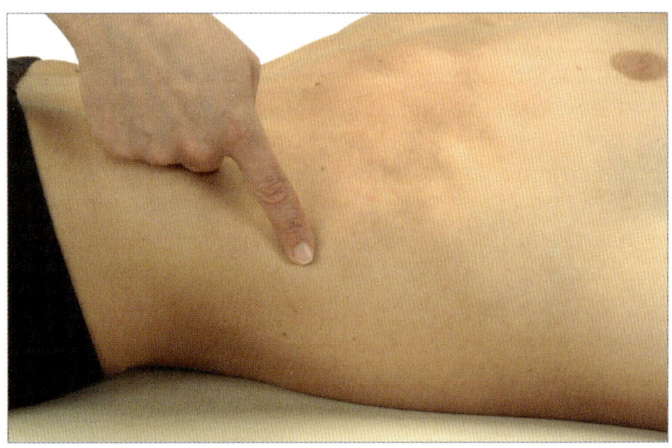

Abb. 6.44 Costae fluctuantes

Corpus vertebrae der LWS

Anatomie

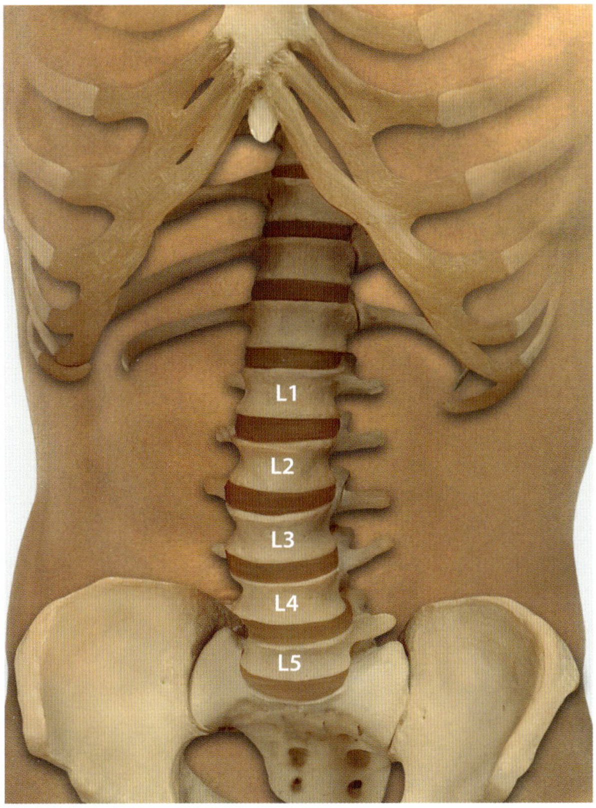

Abb. 6.45 Corpus vertebrae (L1–L5)

Die Wirbelkörper der Lendenwirbelsäule sind größer und kräftiger als die übrigen Wirbelkörper, da sie die größte Körperlast zu tragen haben. Die Deckplatten sind über die Bandscheiben miteinander verbunden und werden durch massive Bandstrukturen stabilisiert.

Hinweis

Der 5. Lendenwirbel kann mit dem Sacrum verwachsen. Dies wird als Sakralisation des Wirbels L5 bezeichnet.

Beschreibung der Palpation

ASTE

Der Patient befindet sich in Rückenlage, der Kopf und die HWS sind mit einem kleinen Kissen unterlagert.

Die Knie werden mit einer kleinen Rolle unterlagert, damit der M. iliopsoas und die Bauchdecke entspannter sind.

Durchführung

Mit flächig aufgesetzten Palpationsfingern tastet der Therapeut die Lendenwirbel in der Mittellinie des Bauchs auf der gewünschten Höhe (L1–L5). Mit der Ausatmung gewinnt der Therapeut an Tiefe, bis er die Wirbelsäule erreicht hat. Die Palpation hängt vor allem von der Entspannungsfähigkeit des Patienten sowie von der Grundspannung der Bauchmuskulatur ab.

Da sich die Aorta abdominalis leicht linksseitig der Wirbelsäule befindet, ist es günstig, die Wirbelkörper von leicht rechts zu palpieren (Abb. 6.46).

Palpationsqualität

Die Wirbelkörper stellen eine feste knöcherne Struktur dar, allerdings ist es eine indirekte Palpation, da die Wirbelsäule ventral vom Lig. longitudinale anterius und Strukturen des Bauchinnenraums überdeckt ist.

Differenzierung

Aufgrund der Straffheit des Lig. longitudinale anterius ist eine Differenzierung von der Bandscheibe kaum möglich. Gelegentlich ist eine Stufenbildung, eine Ventralisation oder eine Dorsalisation eines Wirbels zu palpieren.

Die Bifurkation der Aorta (Höhe L4) dient als Orientierungsstelle zur Differenzierung der einzelnen Wirbel.

Die Palpation sollte langsam und schmerzfrei durchgeführt werden, da sonst eine Abwehrspannung aufgebaut wird.

Hinweis

Diese Palpation ist bei schlanken Patienten leichter als bei adipösen. Es ist notwendig, dass der Patient die Bauchdecke entspannen kann. Organirritationen können eine tiefe Palpation erschweren, da eine Abwehrspannung aufgebaut wird.

Praxistipp

Die Palpation sollte vorsichtig durchgeführt werden, damit kein zu starker Druck auf die Aorta abdominalis oder auf die Aa. ilicae communes ausgeübt wird.

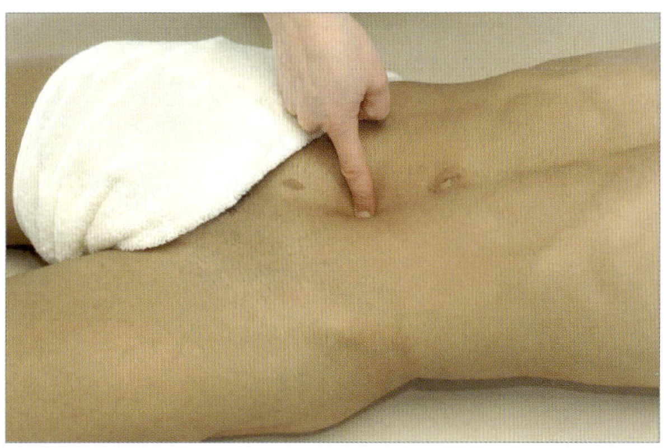

Abb. 6.46 Palpation eines Wirbelkörpers der LWS

N. ilioinguinalis und N. genitofemoralis

Anatomie

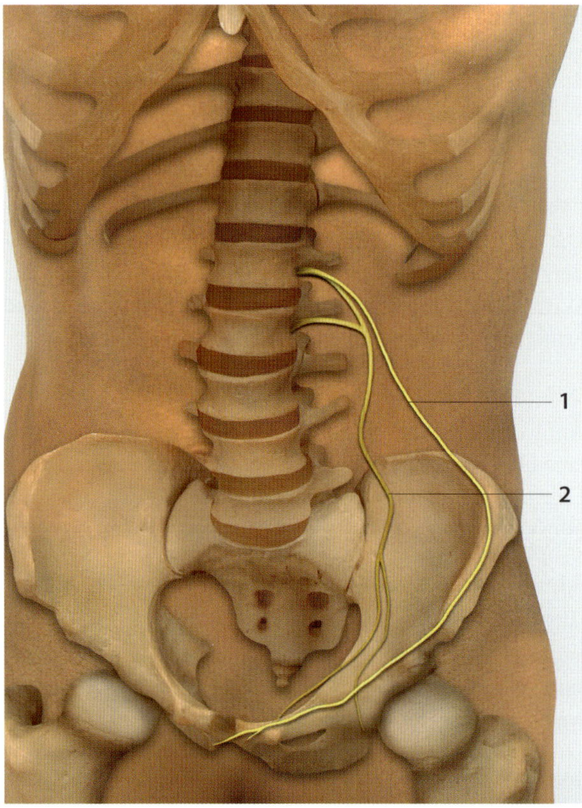

Abb. 6.47 N. ilioinguinalis (**1**) und N. genitofemoralis (**2**)

N. ilioinguinalis

Der N. ilioinguinalis kommt aus dem Plexus lumbalis und erhält seine Fasern aus dem Segment L1. Er verläuft gemeinsam mit dem N. iliohypogastricus vor dem M. quadratus lumborum und zieht dann zwischen dem M. transversus und M. obliquus internus abdominis oberhalb der Crista iliaca nach ventral. Auf seinem Weg gibt er motorische Äste für die Bauchmuskulatur ab.

Er verläuft parallel zum Lig. inguinale nach medial und gibt sensible Äste zur Haut oberhalb der Symphyse und zur Region der Labien/des Scrotum ab.

N. genitofemoralis

Der N. genitofemoralis entspringt dem Plexus lumbalis mit Fasern aus den Segmenten L1–L2. Er durchbohrt den M. psoas major nach ventral und teilt sich hier in seine zwei Endäste. Der sensible R. femoralis zieht durch die Laguna vasorum, tritt an die Oberfläche und versorgt die Haut unterhalb des Leistenbandes.

Der gemischte R. genitalis zieht beim Mann in den Funiculus spermaticus und bei der Frau, zusammen mit dem Lig. teres uteri, durch den Leistenkanal. Die sensiblen Äste verlaufen bei der Frau zu den Labien, beim Mann zum Scrotum. Zusätzlich wird der M. cremaster motorisch innerviert.

Pathologie

- Es kann ein **Nervus ilioinguinalis-Syndrom**, eine Einengung eines Nervs infolge einer Verspannung des M. transversus abdominis oder des M. obliquus internus, auftreten (Kopell u. Thompson 1963).
- Eine sog. Spermatikusneuralgie (N. genitofemoralis, Mummenthaler u. Schliack 1998) wird für Sensibilitätsveränderungen wie Hypoästhesie und Schmerzen im Bereich des Scrotum und der Labien beschrieben. Die Schmerzqualität wird als reißend und brennend angegeben. Eine gute Differenzialdiagnose ist in diesem Gebiet wichtig, da es raumfördernde Prozesse von den Organen und/oder den Lymphknoten geben kann.

Beschreibung der Palpation

ASTE

Der Patient befindet sich in Rückenlage, der Kopf und die HWS sind mit einem kleinen Kissen unterlagert.

Die Knie werden mit einer kleinen Rolle unterlagert, damit die Bauchdecke entspannter ist.

Durchführung

Unter Tiefengewinn und Berücksichtigung des Darmgewebes palpiert der Therapeut indirekt den N. ilioinguinalis in einem „V", das aus M. psoas und M. iliacus gebildet wird. Er folgt ihm nach lateral bis oberhalb der Crista iliaca. Bei entspannter Bauchmuskulatur ist er auf der Crista iliaca bis zur SIAS zu tasten. Sein Endast kann parallel zum Leistenband palpiert werden (Abb. 6.51 u. 6.52).

Der N. genitofemoralis ist indirekt im und vor dem M. psoas major zu palpieren, wo er steil nach kaudal zieht. Der Therapeut vergegenwärtigt sich die Austrittsstelle des Nervs auf dem M. psoas major auf Höhe der Crista iliaca. Unter Tiefengewinn und unter Berücksichtigung der inneren Organe wird hier der Nerv aufgesucht (Abb. 6.48–6.50).

Palpationsqualität

An seiner oberflächlichsten Stelle, medial der SIAS und parallel des Leistenbandes, ist eine charakteristische Zuckung des N. ilioinguinalis in seinem Innervationsgebiet auszulösen. Ansonsten kann der Therapeut über eine direkte oder indirekte Palpation auf den Nerv ein Ausstrahlen in die Endregion des Nervs auslösen. An der Austrittsstelle aus dem M. psoas major ist der N. genitofemoralis zu reizen. Es resultiert eine Ausstrahlung zu einer kleinen Stelle am Oberschenkel im Anschluss an das Leistenband (R. femoralis) und eine Ausstrahlung in den lateralen Hoden und in die Labia majora (R. genitalis). Bei einer Reizung der Nerven ist diese Symptomatik eindeutig, da ein Druck auf den Nerv die typische Symptomatik reproduziert.

Differenzierung

Eine Differenzierung zur Muskulatur ist über die Palpationsqualität, die für einen Nerv typisch zuckend oder in seine Endäste ausstrahlend ist, möglich. Vom N. iliohypogastricus ist der N. ilioinguinalis nicht zu differenzieren, da sie recht nah beieinander verlaufen.

Eine Differenzierung des N. genitofemoralis von den anderen Lumbalnerven ist über seinen anatomischen Verlauf möglich. Sein genitaler Endast verläuft mehr in der Tiefe als der des N. ilioinguinalis. Da er einen motorischen Anteil über den M. cremaster hat, ist durch eine Provokation des Nervs beim Mann eine Muskelkontraktion zu erzielen und so eine Identifikation des Nervs möglich.

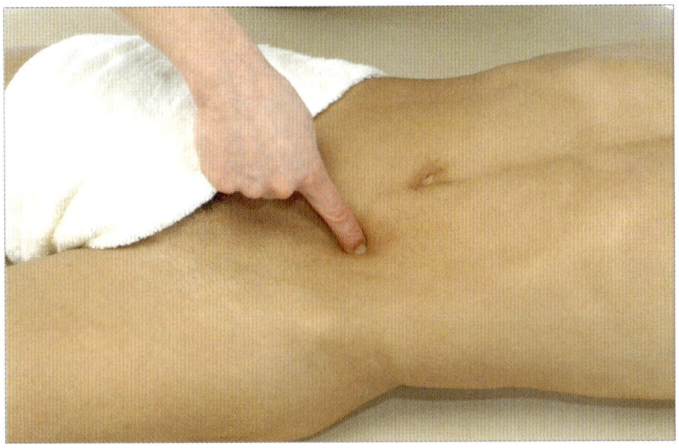

Abb. 6.48 Palpation des N. genitofemoralis an seiner Austrittsstelle aus dem M. psoas major

Praxistipp

- Ausstrahlungen des N. ilioinguinalis befinden sich an der Symphse, an der Peniswurzel, der proximalen Partie des Scrotum bzw. der Labia majora und an einer kleinen Stelle an der Innenseite des Oberschenkels.
- Symptome entlang des Leistenbandes können über den R. recurrens entstehen, wobei Läsionen am Scrotum und an den Labien die Ursache sein können (Mummenthaler u. Schliack 1998). Zu differenzieren ist hier ein Schmerz des Penis, der über den Endast des N. pudendus ensteht und infolge einer Operation der Genitalien auftreten kann.
- Kompression auf den N. genitofemoralis kann ebenso durch einen Muskelengpass infolge Muskelhypertonie des M. iliacus und M. psoas major bestehen. Diese Muskeln sollten durch eine Kontraktion gegen Widerstand geprüft werden. In diesem Fall würde sich die Intensität der Ausstrahlungsschmerzen verstärken. Ist ein anderer raumfordernder Prozess für die Schmerzen verantwortlich, so ist die Schmerzqualität durch diesen Provokationstest unberührt.

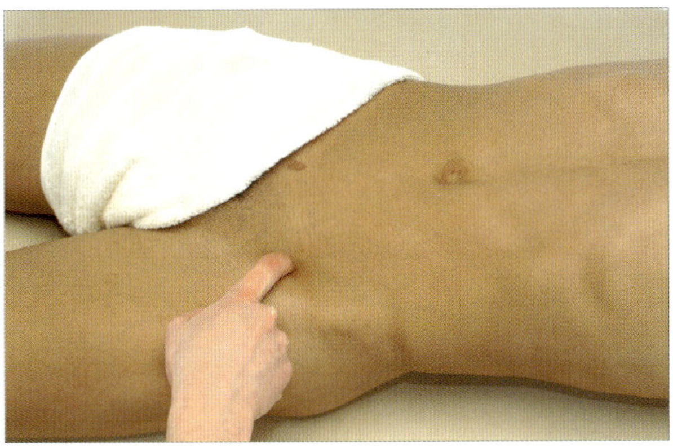

Abb. 6.49 Palpation des N. genitofemoralis: R. femoralis

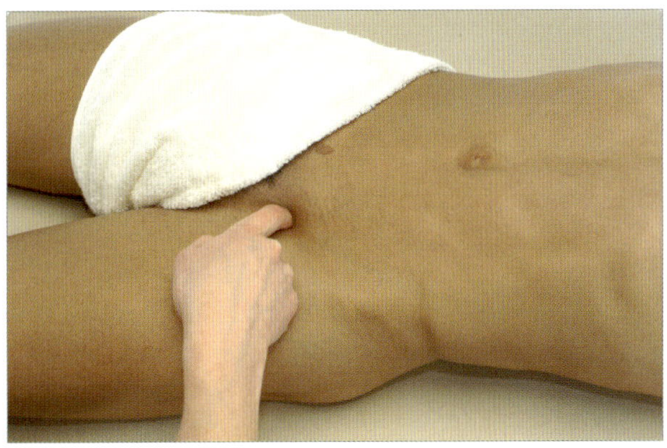

Abb. 6.50 Palpation des N. genitofemoralis: R. genitalis

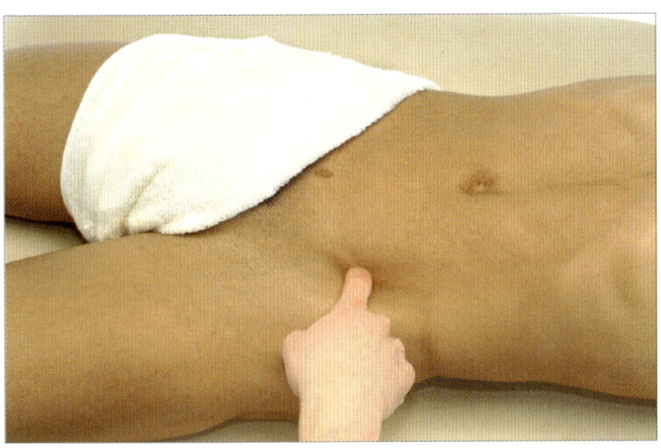

Abb. 6.51 Palpation des N. ilioinguinalis im Bereich der Darmbeinschaufel

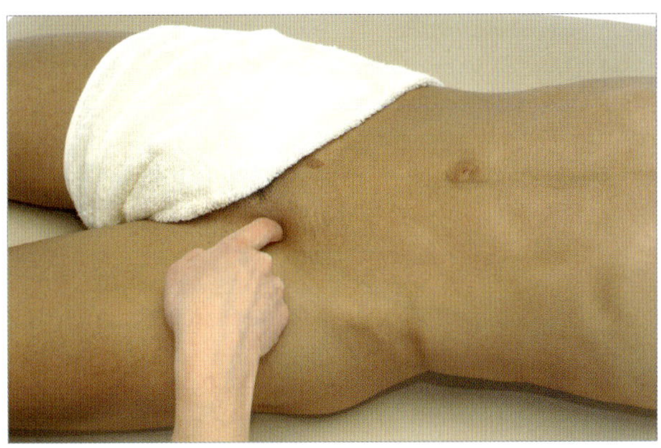

Abb. 6.52 Palpation des N. ilioinguinalis im Bereich des Leistenbandes

N. iliohypogastricus

Anatomie

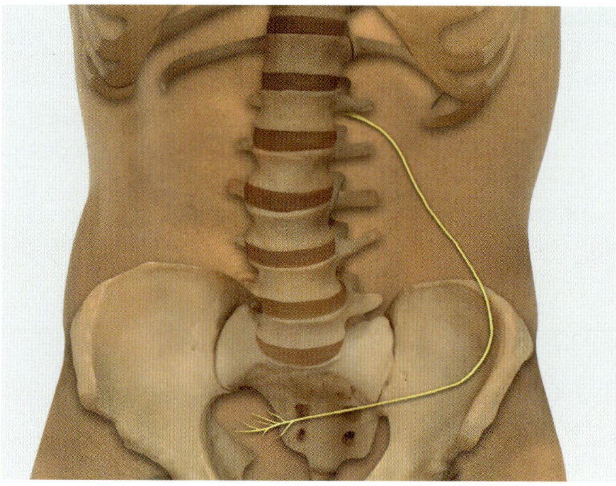

Abb. 6.53 N. iliohypogastricus

Der N. iliohypogastricus entspringt dem Plexus lumbalis und erhält seine Fasern aus den Segmenten T12–L1. Er tritt gemeinsam mit dem N. ilioinguinalis am lateralen Rand des M. psoas major aus, verläuft an der Vorderseite des M. quadratus lumborum und zieht dann zwischen dem M. transversus und dem M. obliquus internus oberhalb der Crista iliaca nach ventral. Auf seinem Weg gibt er motorische Äste für diese Muskeln und sensible Äste an die seitliche Hüftregion ab. Sein sensibler Endast verläuft oberhalb des Lig. inguinale nach medial und innerviert die Hautregion der Regio pubica.

Beschreibung der Palpation

ASTE

Der Patient befindet sich in Rückenlage, der Kopf und die HWS sind mit einem kleinen Kissen unterlagert.

Die Knie werden mit einer kleinen Rolle unterlagert, damit die Bauchdecke entspannter ist.

Durchführung

Unter Tiefengewinn und unter Berücksichtigung des Darmgewebes kann der Therapeut den N. iliohypogastricus indirekt in dem Dreieck palpieren, das aus M. psoas und M. iliacus gebildet wird und ihn nach lateral bis oberhalb der Darmbeinschaufel verfolgen (Abb. 6.54 u. 6.55).

Medial der SIAS ist er bei entspannter Bauchmuskulatur oberhalb des Leistenbandes zu tasten.

Palpationsqualität

Der Nerv kann über eine direkte oder indirekte Palpation irritiert werden, was zu einem Ausstrahlen in die Endregion des Nervs führt. Durch eine Reizung ist der Nerv eindeutig zu identifizieren, da ein Druck auf ihn eine typische Symptomatik als Ausstrahlung in sein Innervationsgebiet reproduziert.

Differenzierung

Die Differenzierung zur Muskulatur ist über die Palpationsqualität, die für einen Nerv typisch zuckend oder in seine Endäste ausstrahlend ist, möglich.

Vom N. ilioinguinalis ist er nicht zu differenzieren, da sie recht nah beieinander verlaufen.

Praxistipp

- Aufgrund seiner anatomischen Lage zu den Bauchmuskeln kann eine Einklemmungssymptomatik („**Entrapments**") infolge von Muskelveränderungen erfolgen, die sich als sensible Schmerzsyndrome entlang der Endäste des Nervs äußern. Beim N. iliohypogastricus ist dies über dem R. cutaneus lateralis an der Außenseite des Beckens und der Hüfte, über dem R. cutaneus anterior an der Haut, in der Inguina und über der Symphyse (Mummenthaler u. Schliack 1998).
- Erkrankungen innerer Organe und raumfordernde Prozesse können eine Symptomatik des Nervs verursachen. Eine mechanische Druckschädigung und Parese infolge von Kompression durch enge Hosen wurden von Mummenthaler ebenfalls erwähnt.

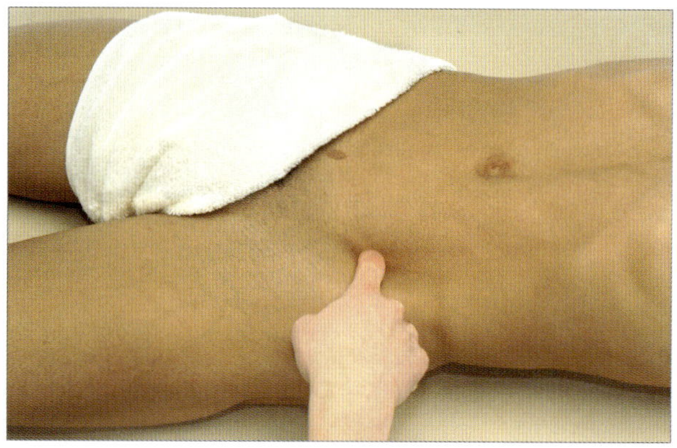

Abb. 6.54 Palpation des N. iliohypogastricus in der Darmbeinschaufel, dem M. iliacus aufliegend

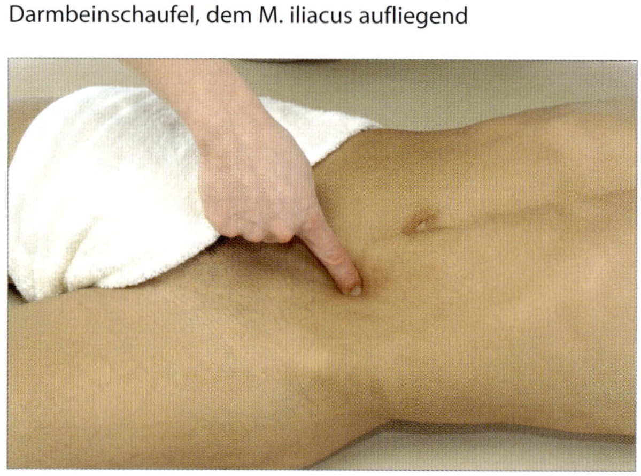

Abb. 6.55 Palpation des N. iliohypogastricus und N. ilioinguinalis beim Austritt aus dem M. psoas

Aorta abdominalis

Anatomie

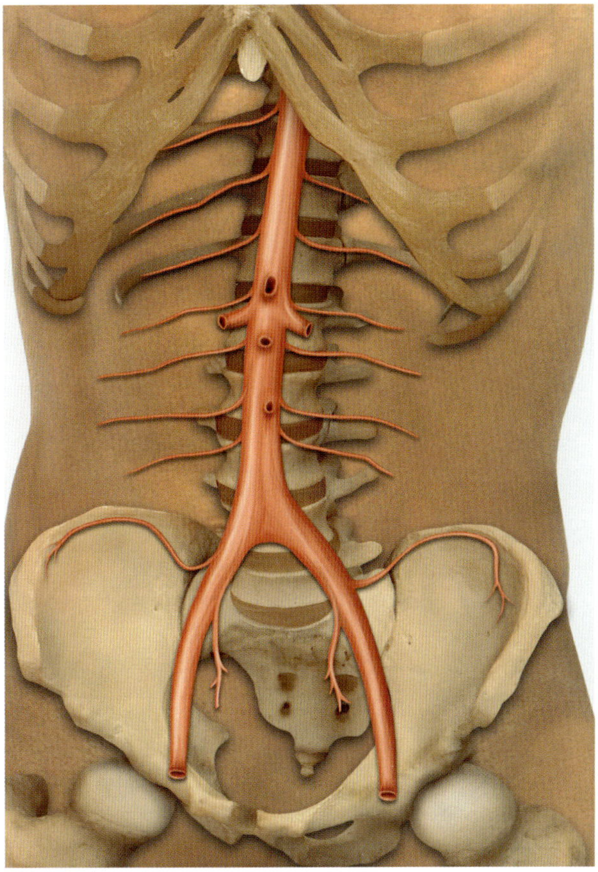

Abb. 6.56 Aorta abdominalis

Die Körperschlagader ist die größte Arterie des menschlichen Körpers, aus der alle Arterien des Körperkreislaufs hervorgehen. Sie steigt aus der linken Herzkammer leicht nach rechts auf (Aorta ascendens), neigt sich dann als Arcus aortae über die linke Lungenwurzel und gelangt zur linken Seite der Wirbelsäule. Der Scheitelpunkt des Aortenbogens befindet sich auf Höhe des 2. Rippenansatzes. Das Ende des Bogens ist etwas verjüngt und die Aorta geht in ihren absteigenden Ast, die Aorta descendens über.

Links der Wibelsäule verläuft sie als Aorta thoracica durch den Brustkorb nach kaudal, durchläuft den Hiatus aorticus des Diaphragma und wird zur Aorta abdominalis. Auf Höhe des 4. Lendenwirbels teilt sie sich in die Aa. iliacae communes.

Beschreibung der Palpation

ASTE

Der Patient befindet sich in Rückenlage, der Kopf und die HWS sind mit einem kleinen Kissen unterlagert.

Die Knie werden mit einer kleinen Rolle unterlagert, damit die Bauchdecke entspannter ist.

Durchführung

Der Therapeut palpiert mit dem Palpationsfinger die Pulsation der Aorta unter der Linea alba in mäßiger Tiefe vor den Wirbelkörpern. Zur Orientierung dient die Bifurkation der Aorta (Höhe des 4. Lendenwirbels). Kaudal davon gabelt sie sich auf in die Aa. iliacae communis dextra und sinistra (Abb. 6.57 u. 6.58).

Palpationsqualität

Es ist eine deutliche und charakteristische Pulsation zu tasten.

Differenzierung

Die höchste Stelle der Crista iliaca befindet sich ca. auf Höhe des 4. Lendenwirbelkörpers. Ventral der Wirbelsäule befindet sich die Bifurkation der Aorta. Kranial davon lässt sich die Aorta abdominalis palpieren.

Hinweis

Eine tiefe Palpation ist für die Arterie nicht nötig. Bei dünnen Patienten ist eine Verlaufspalpation der Aorta, die Lokalisation der Bifurkation und die Palpation der beiden Aa. iliacae bis zu ihrem Verlauf in die Tiefe möglich.

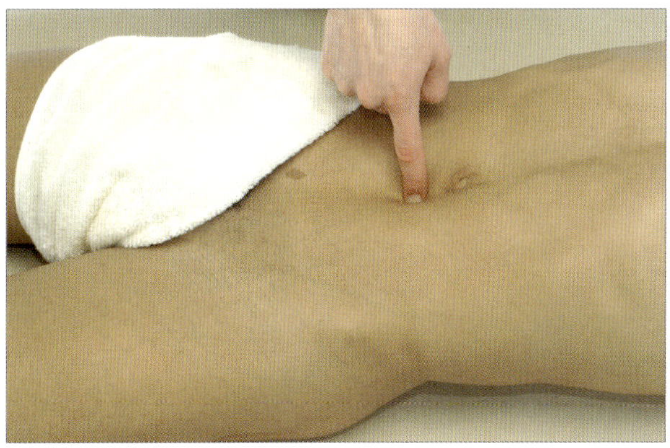

Abb. 6.57 Palpation der Aorta abdominalis

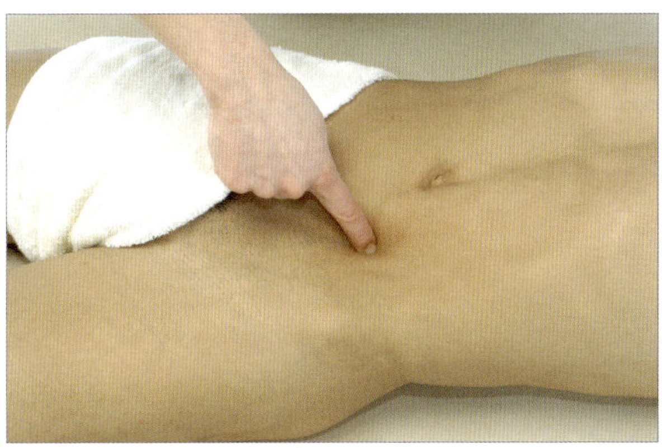

Abb. 6.58 Palpation der A. iliaca communis sinistra

6.2 Palpation dorsaler Strukturen

6.2.1 Orientierungsstrukturen

Bevor die Palpation der einzelnen Strukturen durchgeführt wird, sollten die wichtigsten Orientierungsstrukturen für die dorsale Rumpf-Sakrum-Region ertastet werden.

Orientierungsstrukturen für die dorsale Rumpf-Sakrum-Region

- M. trapezius (**1**, ► S. 272)
- Proc. spinosus T1 (**2**, ► S. 295)
- Procc. spinosi der BWS (•, ► S. 296)
- 11. und 12. Rippe (**3**, ► S. 264)
- Proc. spinosus L1 (**4**, ► S. 297)
- Proc. spinosus S1 (**5**, ► S. 350)
- Crista iliaca (**6**, ► S. 350)
- Spina iliaca posterior superior (**7**, ► S. 350)

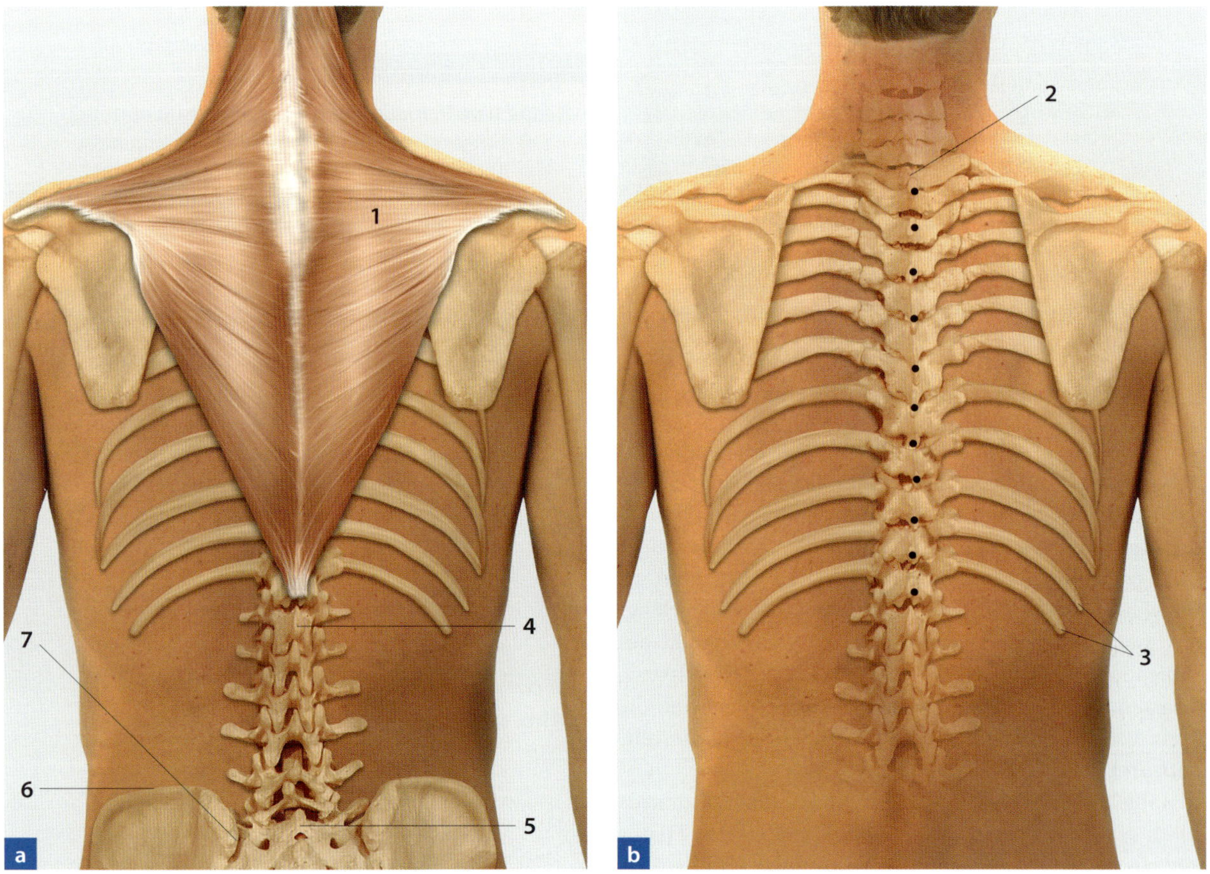

Abb. 6.59 a, b. Übersicht über die Orientierungsstrukturen für die dorsale Rumpf-Sakrum-Region

6.2.2 Palpationsmöglichkeiten

Muskeln und Sehnen

- M. trapezius, Pars transversa (► S. 272 f.)
- M. trapezius, Pars ascendens (► S. 272 f.)
- Mm. rhomboidei major und minor (► S. 274 f.)
- Mm. serrati posteriores superior und inferior (► S. 276 f.)
- M. erector spinae, medialer Trakt: (► S. 278 f.)
  - M. spinalis thoracis
  - Mm. rotatores brevis und longi
  - M. semispinalis thoracis
- M. erector spinae, lateraler Trakt: (► S. 280 f.)
  - M. iliocostalis thoracis
  - M. longissimus thoracis
  - Mm. levatores costarum
- M. iliocostalis lumborum (► S. 282)
- M. quadratus lumborum (► S. 283)
- Mm. multifidi (► S. 284 f.)

Kapseln und Bänder

- Art. und Capsula art. costotransversaria (► S. 286)
- Lig. costotransversarium laterale (► S. 286)
- Art. und Capsula art. zygapophysialis (► S 287)
- Ligg. interspinale und supraspinale (► S. 288)
- Ligg. iliolumbale superius und inferius (► S. 289)
- Lig. sacroiliacum posterius und Ligg. sacroiliaca interossea (► S. 290)
- Lig. sacrotuberale (► S. 291)
- Lig. sacrospinale (► S. 292)
- Ligg. sacrococcygea (► S. 301)

Knochen und Gelenke

- 1. Rippe (► S. 293)
- Anguli costae (► S. 294)
- Procc. spinosi T1–T12 (► S. 295)
- Procc. transversi der Brustwirbel (► S. 296)
- Procc. spinosi L1–L5 (► S. 297)
- Procc. costales und mamillares der LWS (► S. 298)
- Os sacrum (► S. 299)
- Cornua sacralia und Hiatus sacralis (► S. 300)
- Os coccygeum und Art. sacrococcygealis (► S. 301)
- Art. sacroiliaca (ISG; ► S. 302 f.)

Nerven und Gefäße

- Nn. intercostales (► S. 304)
- N. pudendus (► S. 305)

M. trapezius, Partes transversa und ascendens

Anatomie

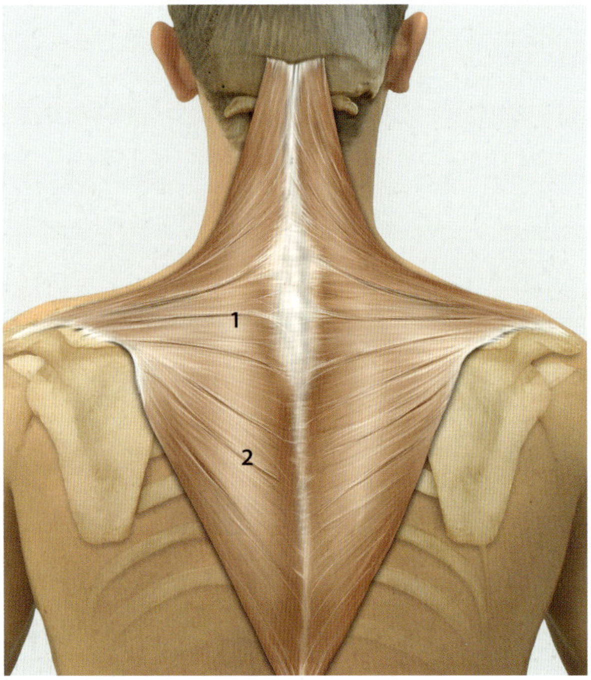

Abb. 6.60 M. trapezius, Partes transversa (1) und ascendens (2)

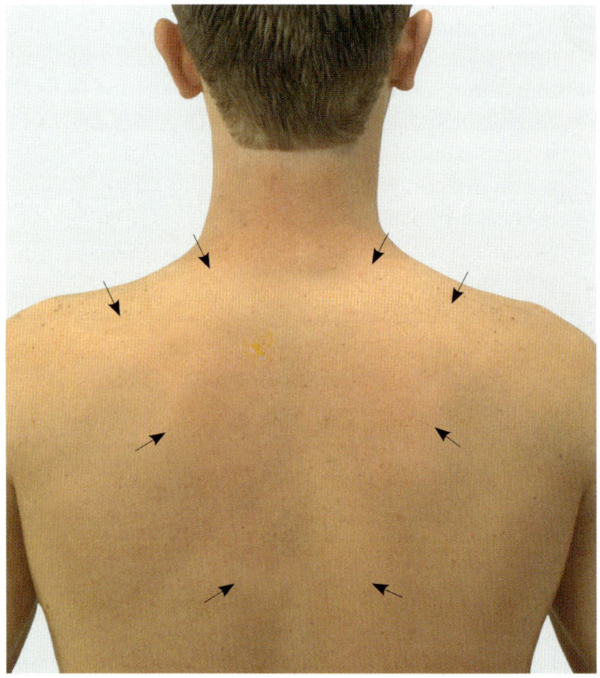

Abb. 6.61 Topografische Lage des M. trapezius, Partes transversa und ascendens

M. trapezius, Pars transversa

U: Sehnenspiegel, der von den Procc. spinosi und den Ligg. supraspinalia zwischen dem 7. Halswirbel und dem 4. Brustwirbel entspringt

A: Acromion mit angrenzenden lateralen Anteilen der Clavicula und der Spina scapulae

F: zieht die Scapula nach medial zur Wirbelsäule

M. trapezius, Pars ascendens

U: Procc. spinosi und Ligg. supraspinalia des 5. bis 12. Brustwirbels

A: Spina scapulae

F:
- zieht die Scapula nach kaudal-medial zur Wirbelsäule
- unterstützt die rotatorische Wirkung der Pars descendens
- gemeinsame Funktion: Positionierung und Stabilisierung der Scapula auf dem Thorax

I: beider Anteile: N. accessorius, Plexus cervicalis (C2–C4)

Pathologie

Bei einer Schädigung des N. accessorius kommt es zum Ausfall aller Anteile des M. trapezius und zu einer Fehlstellung der Scapula. Erfolgsaussichten der Rehabilitation wurden von Wiater u. Bigliani (1999) zusammengefasst.

Beschreibung der Palpation

ASTE

Der Patient sitzt aufrecht auf einem Hocker neben der Behandlungsbank, der Arm ist auf der Behandlungsbank gelagert.

Die Palpation kann auch in Bauchlage durchgeführt werden, dabei sollte der Kopf symmetrisch gelagert werden.

Durchführung

Der Therapeut palpiert mit flächig angesetztem Palpationsfinger den Muskelbauch der Pars transversa quer zu seinem Faserverlauf über seine gesamte Strecke. Dabei ist zu beachten, dass sich der Muskel von der Wirbelsäule nach lateral verjüngt. Seine Ursprungssehnen sind zwischen dem 7. Halswirbel und dem 4. Brustwirbel deutlich sichtbar und palpabel. Der Muskelansatz am Acromion (► S. 118 f.) ist aufgrund seiner oberflächlichen Lage leicht zu palpieren.

Die Ursprungssehne und der Sehnenspiegel der Pars ascendens sind an der Oberfläche vom Proc. spinosus des 5. Brustwirbel bis zum Proc. spinosus des 12. Brustwirbels zu palpieren.

Da der Muskel oberflächlich verläuft, kann der Therapeut seinen gesamten Verlauf über die Scapula hinweg quer zum Faserverlauf bis zur Aponeurose an der medialen Spina scapulae verfolgen.

Palpationsqualität

Der Muskel ist sehr häufig im Tonus erhöht und teilweise sehr empfindlich. Er zeigt ein deutliches Muskelrelief. Bei alternierender Schulterretraktion ist die Kontraktion der Pars transversa noch deutlicher zu erkennen. Die Ursprünge der Pars ascendens sind entlang der Procc. spinosi und der Ligg. supraspinalia als Sehnenspiegel zu palpieren. Die dreieckige Ansatzsehne am medialen Ende der Spina scapulae ist als feste Struktur tastbar.

Der Muskelbauch ist bei langsamer Anspannung des Muskels über die Retroposition des Schultergürtels (Differenzierung vom M. erector spinae) deutlich zu palpieren und in seinem Verlauf zu verfolgen.

Differenzierung

Der Übergang der Pars transversa zur Pars ascendens ist über den 5. Brustwirbel zu ertasten. Zur Differenzierung vom M. levator scapulae, der sich unter der Pars transversa befindet, dient die unterschiedliche Ausrichtung der Muskelfasern sowie die abweichende Funktion (Elevation).

Eine Differenzierung vom M. rhomboideus major erfolgt über seine anatomische Lage. Der M. supraspinatus, der in der Fossa supraspinata vom M. trapezius überlagert wird, kann vom Therapeuten über intermitterende Abduktionsbewegungen des Schultergelenks differenziert werden. Die Pars ascendens ist über eine Depression/Adduktion des Schultergürtels zu aktivieren. Hierbei wird der Angulus inferior nach medial-kaudal bewegt. Damit es nicht zu einer Co-Kontraktion der Pars transversa oder des M. erctor spinae kommt, sollte die Bewegung langsam durchgeführt werden.

Hinweis

Der Muskel gehört zur „segmental stabilisierenden Muskulatur" (Valerius et al. 2007).

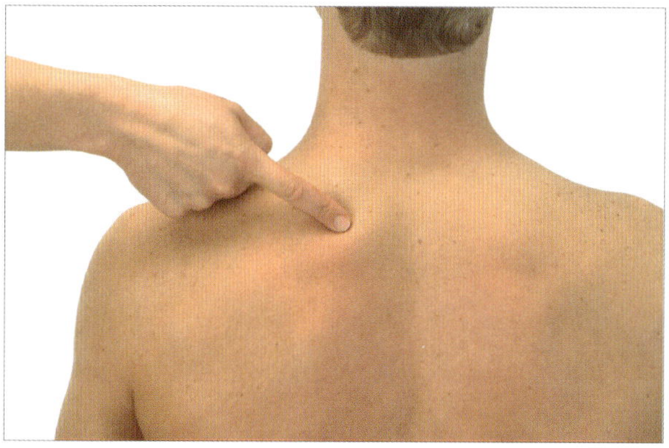

Abb. 6.62 Ursprungsspiegel des M. trapezius, Pars transversa an der Brustwirbelsäule

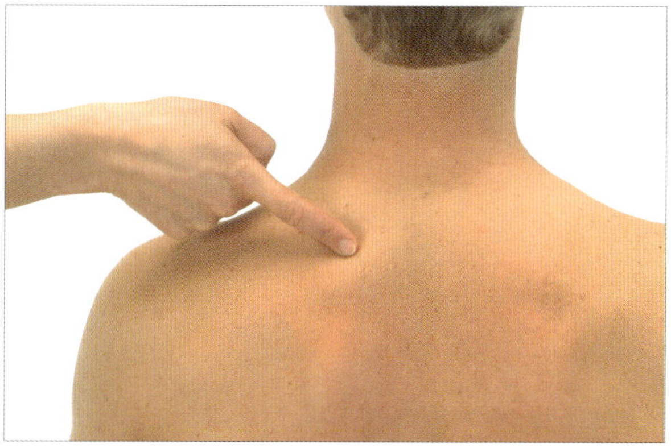

Abb. 6.63 Muskelbauch des M. trapezius, Pars transversa

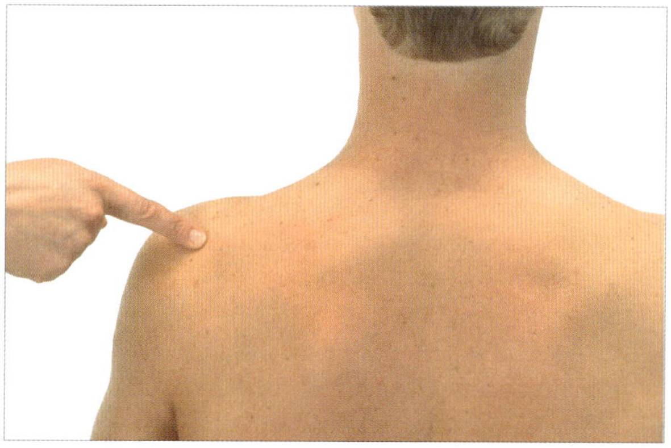

Abb. 6.64 Ansatzsehne am Acromion

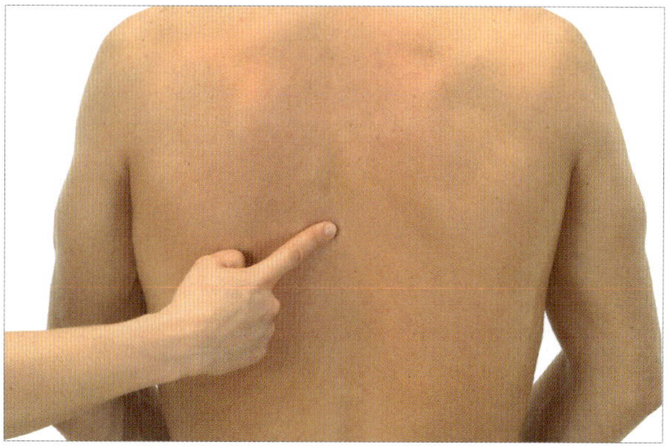

Abb. 6.65 Vertikale Fasern des M. trapezius, Pars ascendens

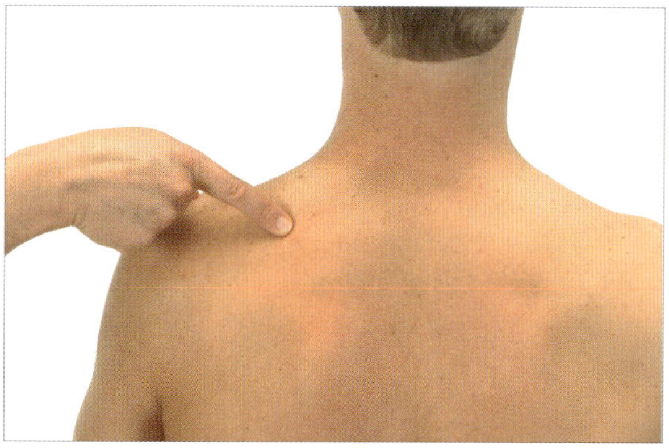

Abb. 6.66 Ansatz des M. trapezius, Pars ascendens an der medialen Spina scapulae

Mm. rhomboidei major und minor

Anatomie

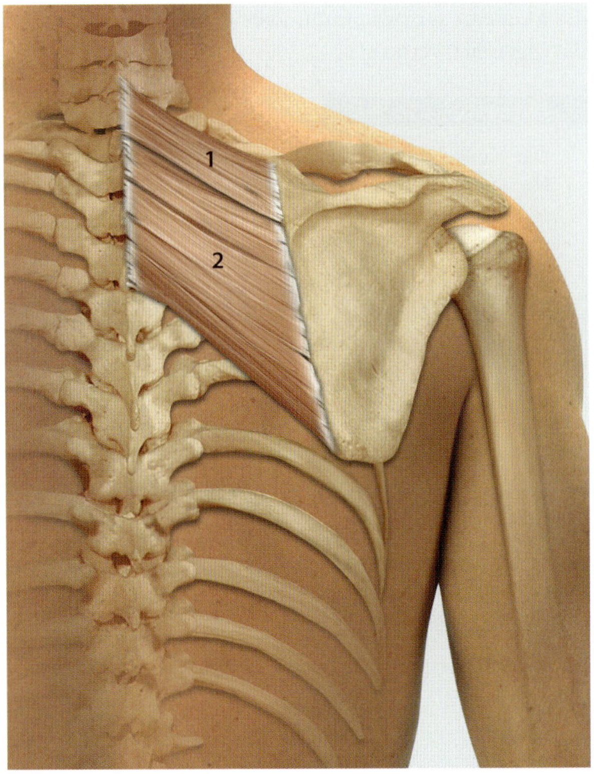

Abb. 6.67 Mm. rhomboidei minor (**1**) und major (**2**)

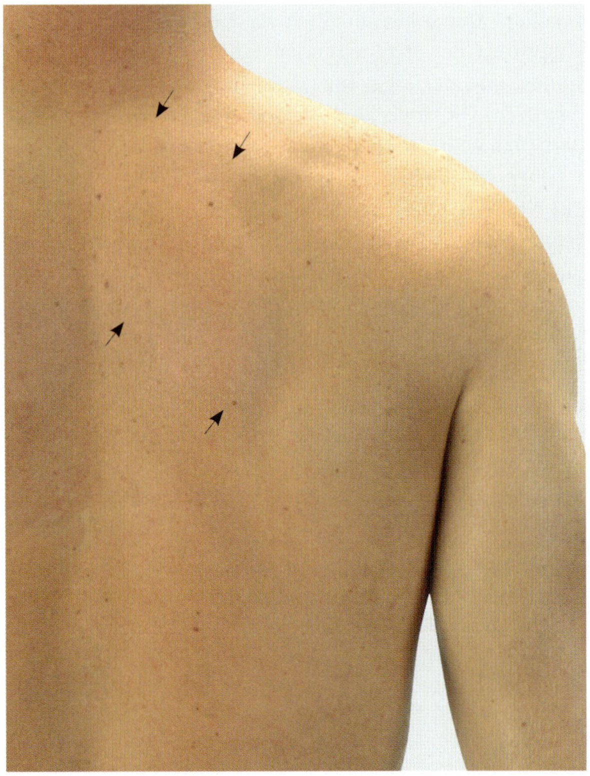

Abb. 6.68 Topografische Lage der Mm. rhomboidei major und minor

M. rhomboideus major

U: Procc. spinosi des 1. bis 4. Brustwirbels
A: Margo medialis der Scapula (kaudal der Spina scapulae)
I: N. dorsalis scapulae (C4–C5)
F:
- zieht die Scapula nach medial-kranial
- im Verbund mit anderen die Scapula umgebenden Muskeln: Positionierung und Stabilisierung der Scapula auf dem Thorax

M. rhomboideus minor

U: Procc. spinosi des 6. und 7. Halswirbels
A: Margo medialis der Scapula (kranial der Spina scapulae)
I: N. dorsalis scapulae (C4–C5)
F:
- zieht die Scapula nach medial-kranial
- im Verbund mit anderen die Scapula umgebenden Muskeln: Positionierung und Stabilisierung der Scapula auf dem Thorax

Pathologie

Bei einer Insuffizienz oder Innervationsstörung der Mm. rhomboidei kommt es zur **Scapula alata**, da die Margo medialis scapulae nicht adäquat auf dem Thorax fixiert wird.

Hinweis

- Gelegentlich verschmelzen die beiden Muskeln zu einem einheitlichen M. rhomboideus.
- Die unteren Muskelanteile wirken dem M. serratus anterior entgegen, in Zusammenarbeit bewirken sie eine stabilisierende Wirkung der Scapula auf dem Thorax.

Beschreibung der Palpation

ASTE

Der Patient sitzt aufrecht auf einem Hocker neben der Behandlungsbank, der Arm ist auf der Behandlungsbank gelagert.

Die Palpation kann auch in Bauchlage durchgeführt werden, dabei sollte der Kopf symmetrisch gelagert werden.

Durchführung

Die Mm. rhomboidei werden vom Therapeuten mit flächig angesetztem Palpationsfinger quer zu ihrem Faserverlauf zwischen den Dornfortsätzen und der Margo medialis der Scapula palpiert. Der Ansatz des M. rhomboideus minor befindet sich kranial der Spina scapulae, der des M. rhomboideus major liegt kaudal davon. Unter alternierender Anspannung der Scapula nach medial-kranial ist der Verlauf deutlicher zu palpieren.

Palpationsqualität

Der M. rhomboideus ist als flacher weicher Muskel zu palpieren, dessen einzelne Muskelfasern von kranial-medial nach kaudal-lateral zur Scapula verlaufen.

Unter Gewichtsabnahme des Arms (Entspannung des M. trapezius) kann der Therapeut die Fasern der Mm. rhomboidei diagonal der Fasern des M. trapezius, Partes transversa und ascendens palpieren. Bei alternierender Anspannung erscheinen sie als feste kontraktile Stränge.

Differenzierung

Die Mm. rhomboidei sind fast vollständig vom M. trapezius überdeckt und können nur über ihre Funktion von ihm differenziert werden. Nach kranial schließt sich an der Margo medialis der M. levator scapulae an, der am Angulus superior scapulae inseriert.

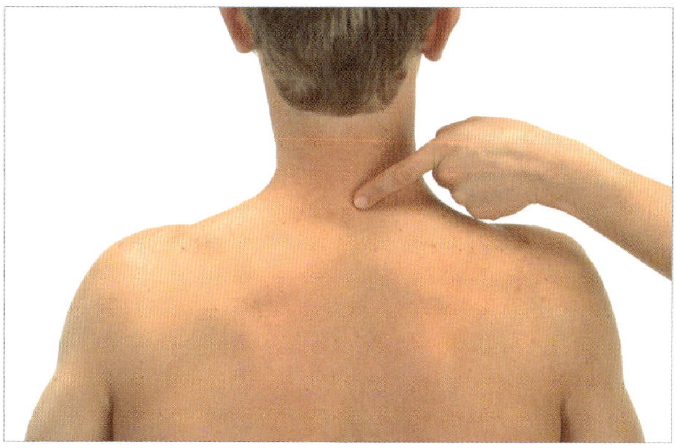

Abb. 6.69 Ursprung des M. rhomboideus minor

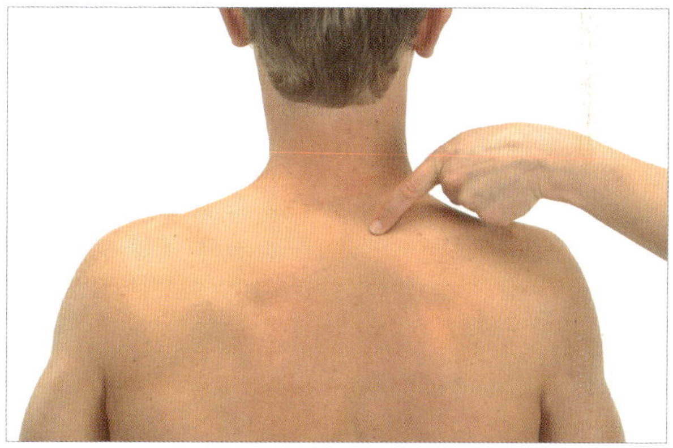

Abb. 6.70 Muskelbauch des M. rhomboideus minor

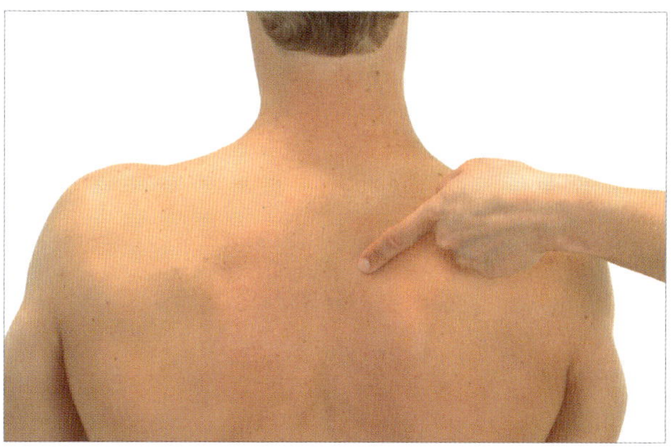

Abb. 6.71 Muskelbauch des M. rhomboideus major

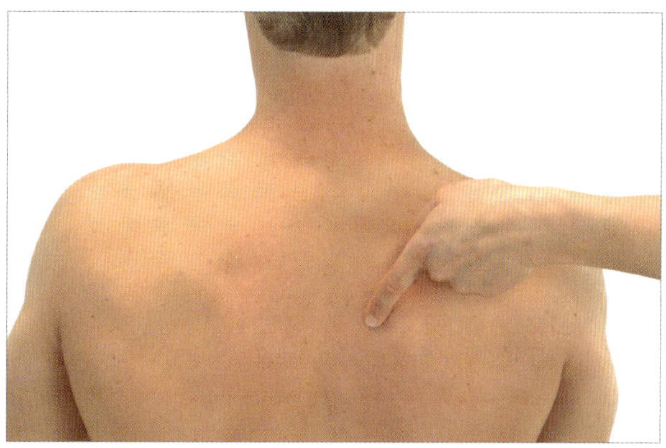

Abb. 6.72 Ansatz des M. rhomboideus major an der Margo medialis der Scapula

Mm. serrati posteriores superior und inferior

Anatomie

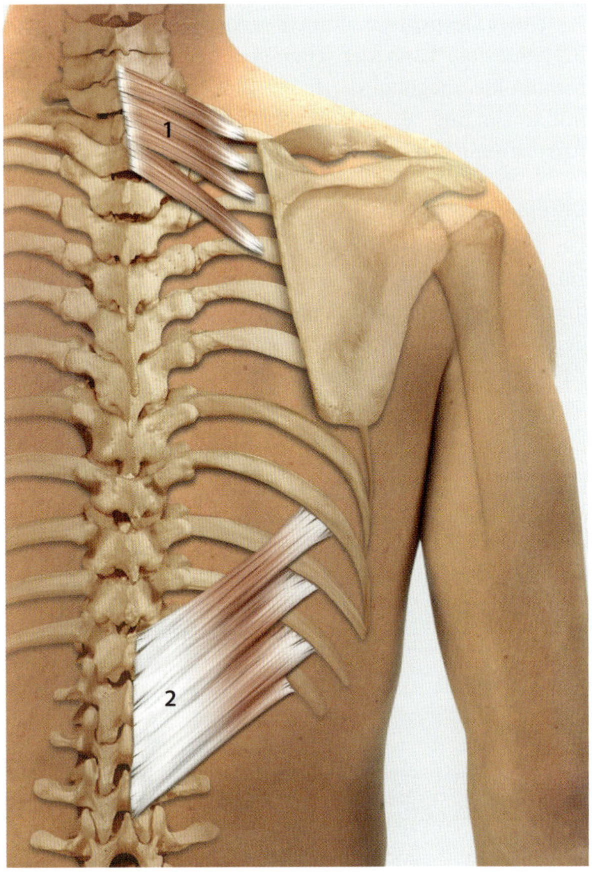

Abb. 6.73 Mm. serrati posteriores superior (1) und inferior (2)

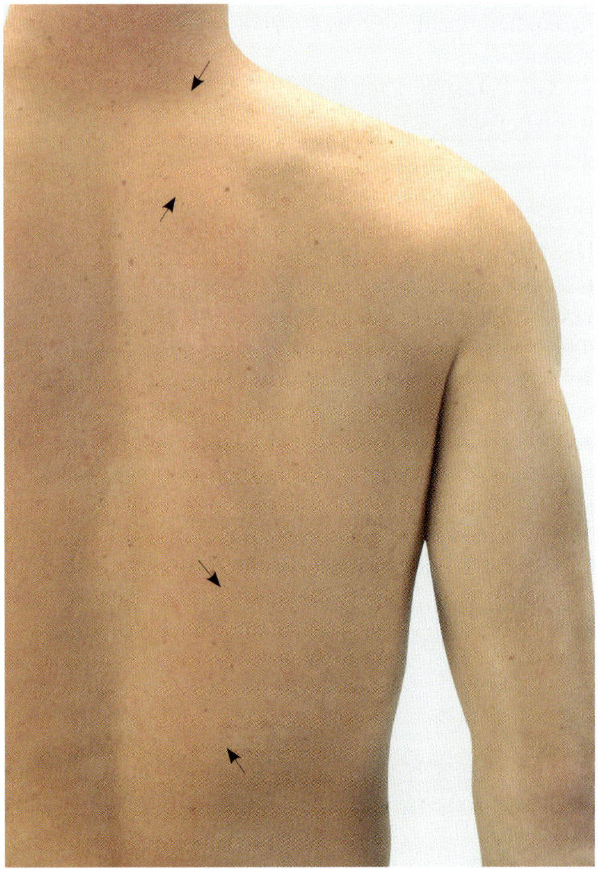

Abb. 6.74 Topografische Lage der Mm. serrati posteriores superior und inferior

M. serratus posterior superior

- **U:** Procc. spinosi des 6. und 7. Halswirbels sowie des 1. und 2. Brustwirbels
- **A:** von kranial an der 2. bis 5. Rippe, lateral des Angulus costae
- **I:** Nn. intercostales (T1–T4)
- **F:** hebt die Rippen, hilft bei der Inspiration

M. serratus posterior inferior

- **U:** Fascia thoracolumbalis im Bereich zwischen dem 12. Brustwirbel und dem 3. Lendenwirbel
- **A:** von kaudal an der 9. bis 12. Rippe
- **I:** Nn. intercostales (T9–T12)
- **F:** senkt die Rippen

Hinweis

Die Atemfunktion beider Muskeln wird kontrovers diskutiert, es wird beschrieben, dass beide Muskeln inspiratorische Aufgaben haben (Rosse u. Gaddum-Rosse 1997; Moore u. Dalley 1999). Andere Autoren sind der Meinung, dass sie gegensinnige Aufgaben haben (Clemente 1985; Snell 2000). Es liegen keine verwertbaren EMG-Studien vor, die eine der Aussagen verifizieren können (Vilensky et al. 2001).

Beschreibung der Palpation

ASTE

Der Patient sitzt aufrecht auf einem Hocker neben der Behandlungsbank, der Arm kann auf der Behandlungsbank gelagert werden.

Die Palpation kann auch in Bauchlage durchgeführt werden. Eventuell ist eine Unterlagerung der Schulter von ventral notwendig, um den M. trapezius zu entspannen.

Durchführung

Der M. serratus posterior superior liegt unter dem M. trapezius, Pars transversa und dem M. rhomboideus minor und kann vom Therapeuten quer zu seinem Faserverlauf indirekt palpiert werden. Die Palpation erfolgt seitlich der aufsteigenden Kontur des M. trapezius.

Die Palpation des M. serratus posterior inferior erfolgt durch das Muskelrelief des M. latissimus dorsi hindurch. Auch er ist tief und quer zu seinem Faserverlauf zu palpieren.

Palpationsqualität

Aufgrund ihrer tiefen anatomischen Lage sind die Fasern des M. serratus posterior inferior als Muskelstränge nur bei guter Ausprägung zu tasten.

Die Fasern des M. serratus posterior superior sind aufgrund ihrer tiefen Lage ebenfalls nur indirekt zu palpieren. Eine ausreichende Entspannung der darüber liegenden Muskeln ist notwendig, um diesen Muskel in der Tiefe tasten zu können.

Differenzierung

Eine Differenzierung ist nur über die Kenntnis der anatomischen Lage möglich. Der M. serratus posterior inferior kann über eine Annäherung des M. latissimus dorsi durch ipsilaterale Lateralflexion besser palpiert werden.

Für den superioren Anteil führt der Therapeut eine passive Retraktion des Schultergürtels durch, um den M. trapezius und die Mm. rhomboidei zu entspannen.

Praxistipp

Beide Muskeln neigen zur Entwicklung von **Triggerpunkten**, die zu Ausstrahlungsschmerzen in die Vorderseite der Schulter führen können (Travell u. Simons 1983).

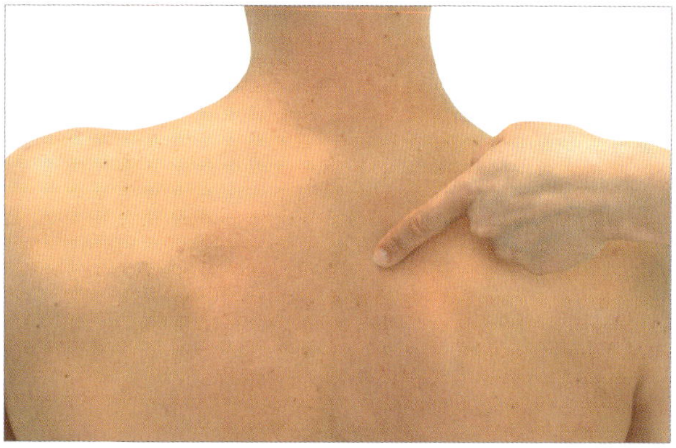

Abb. 6.75 Muskelbauch des M. serratus posterior superior

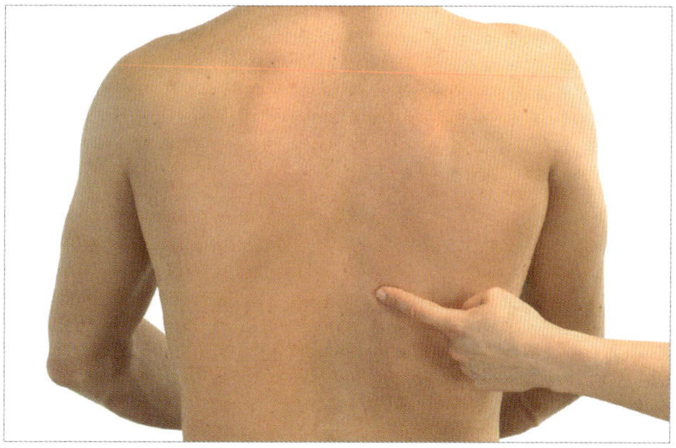

Abb. 6.76 Muskelbauch des M. serratus posterior inferior

M. erector spinae, medialer Trakt: M. spinalis thoracis, Mm. rotatores breves und longi, M. semispinalis thoracis

Anatomie

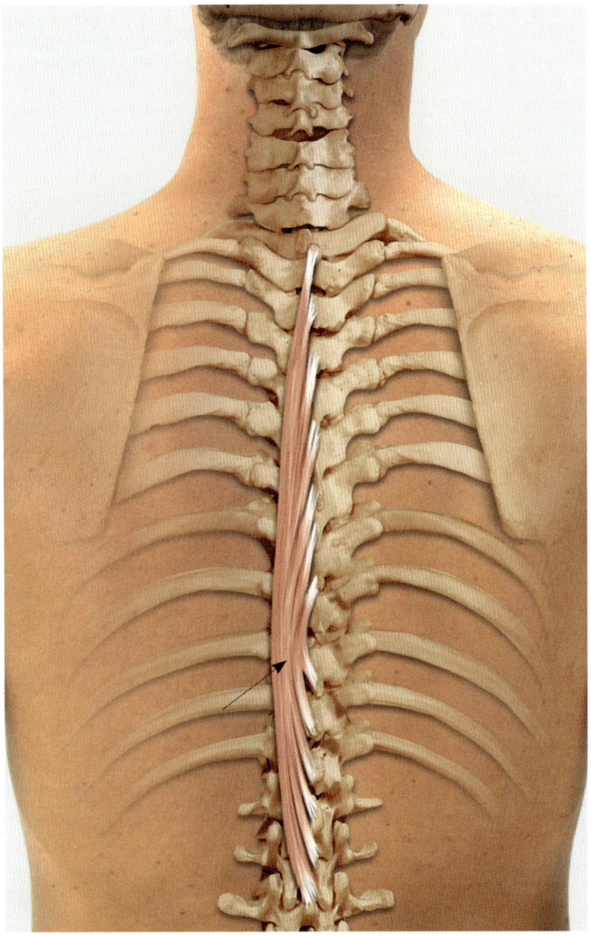

Abb. 6.77 M. spinalis thoracis

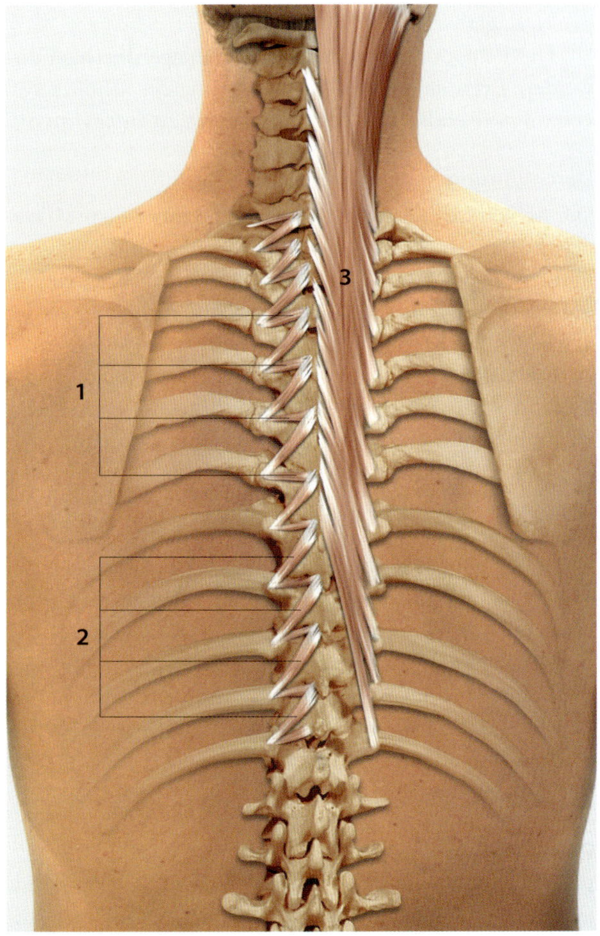

Abb. 6.78 Mm. rotatores breves (**1**) und longi (**2**), M. semispinalis thoracis (**3**)

M. spinalis thoracis

U: Seitenfläche der Procc. spinosi des 10. bis 12. Brustwirbels sowie des 1. und 3. Lendenwirbels
A: Seitenfläche der Procc. spinosi des 2. bis 8. Brustwirbels
I: Rr. dorsales der Spinalnerven
F:
- beidseitig: Extension der BWS
- einseitig: Lateralflexion der WS zur gleichen Seite

Mm. rotatores breves

U: Procc. transversi der gesamten BWS
A: Procc. spinosi des nächst höheren Wirbels

Mm. rotatores longi

U: Procc. transversi der gesamten BWS
A: Procc. spinosi des übernächsten höheren Wirbels

I: aller Mm. rotatores: Rr. dorsales der Spinalnerven
F: aller Mm. rotatores:
- beidseitig: Extension der BWS
- einseitig: Rotation der BWS zur Gegenseite

M. semispinalis thoracis

U: Procc. transversi des 6. bis 12. Brustwirbels
A: Procc. spinosi des 6. Hals- bis 4. Brustwirbels
I: Rr. dorsales der Spinalnerven
F:
- beidseitig: Extension der BWS
- einseitig: Lateralflexion der WS zur gleichen Seite, Rotation der WS zur Gegenseite

Beschreibung der Palpation

ASTE

Der Patient befindet sich in Bauchlage, der Kopf ist mit einem kleinen Kissen unterlagert.

Durchführung

Mit dem Palpationsfinger palpiert der Therapeut die einzelnen Muskelfasern bei intermittierender Extension und/oder Rotation quer zum Faserverlauf zwischen ihren Ursprüngen und Ansätzen. Der M. spinalis thoracis ist der medialste Anteil des M. erector spinae. Er wird an der Seitenfläche der Procc. spinosi palpiert und in seinem Verlauf nach kranial aufsteigend verfolgt (◘ Abb. 6.79).

Zur genauen Beurteilung ist es wichtig, dass sich der Therapeut die anatomische Lage der einzelnen Muskeln vergegenwärtigt. Es ist zu beachten, dass sich diese tief liegenden Muskeln überlagern und häufig mehrere Muskeln gleichzeitig palpiert werden. Dabei sind die Fasern des spinalen Systems (M. spinalis) von medial nach lateral zu palpieren (quer zum Verlauf), die Muskeln des transversospinalen Systems (Mm. rotatores und M. semispinalis) verlaufen deutlich schräger.

Palpationsqualität

Bei der Palpation ist ein fester Muskelstrang lateral der Procc. spinosi zu palpieren. Bei einer bestehenden Hypertonie einiger Muskelanteile ist die Palpation sehr einfach, kann aber schmerzhaft sein.

Differenzierung

Zur Unterscheidung der einzelnen Muskelanteile sind gute Anatomiekenntnisse und eine Vorstellung des Verlaufs der jeweiligen Muskeln wichtig. Dabei ist eine Differenzierung über die Bewegungsfunktionen nur bedingt möglich, da alle Muskeln beteiligt sind.

Die Anteile der Mm. rotatores sind durch eine Rotation gegenüber dem M. spinalis thoracis zu differenzieren. Die Bewegungen sollten langsam durchgeführt werden, so dass die oberflächlichen Muskeln nicht mit in Aktion treten (Muskelrekrutierung).

Hinweis

In einer vergleichenden Studie von Sirka u. Kostevc (1985) wird deutlich, dass der thorakale M. erector spinae anders aufgebaut ist, als der lumbale. So zeigt der thorakale Muskelanteil zu 75 % einen durchgehenden Anteil von Typ I-Fasern, während der lumbale Muskel tiefenabhängige Faserkompositionen aufweist.

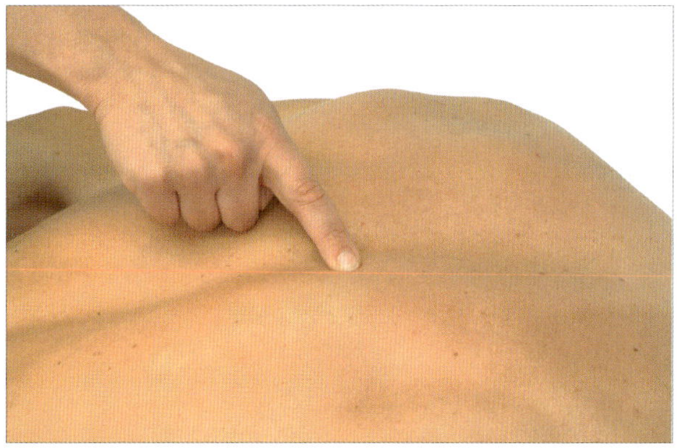

◘ **Abb. 6.79** Palpation des M. spinalis thoracis

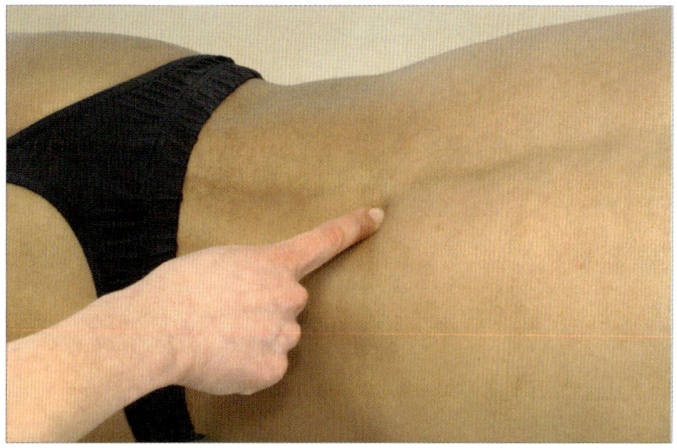

◘ **Abb. 6.80** M. spinalis thoracis, kaudaler Ursprung

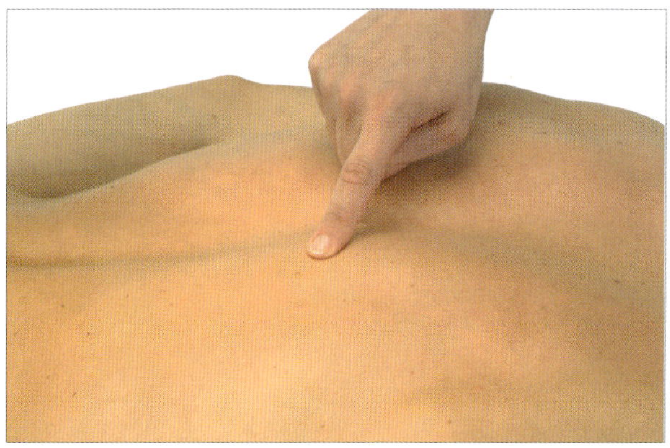

◘ **Abb. 6.81** Mm. rotatores breves und longi

M. erector spinae, lateraler Trakt: M. iliocostalis thoracis, M. longissimus thoracis und Mm. levatores costarum

Anatomie

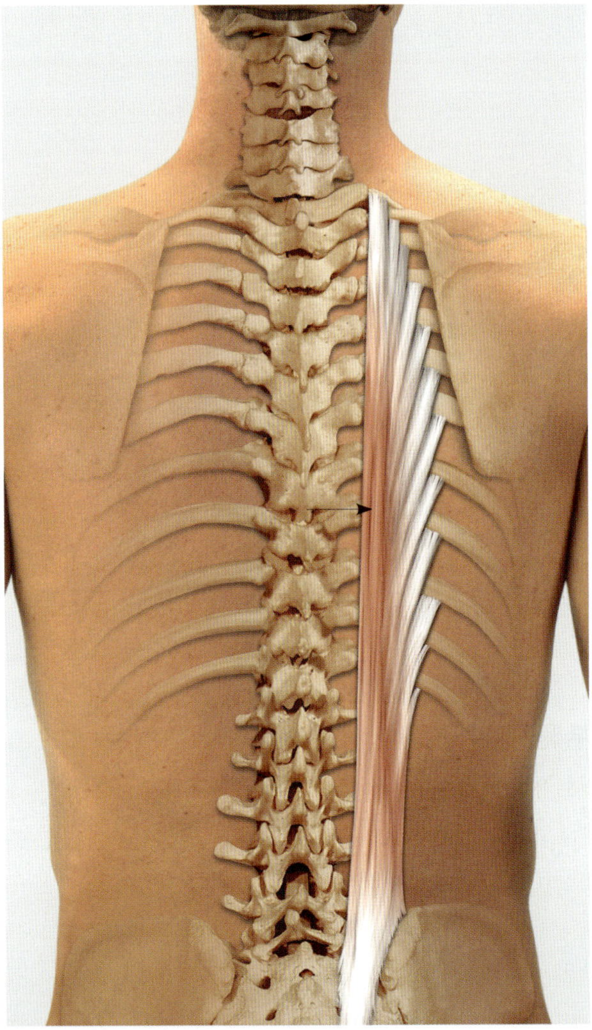

Abb. 6.82 M. iliocostalis thoracis

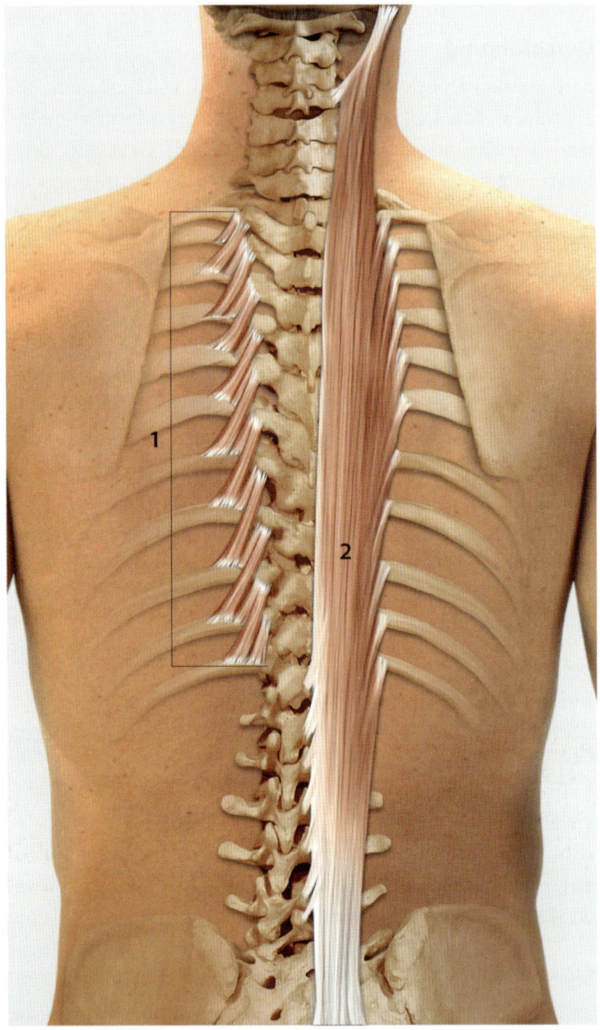

Abb. 6.83 Mm. levatores costarum (**1**) und M. longissimus thoracis (**2**)

M. iliocostalis thoracis

U: 7. bis 12. Rippe, medial des Angulus costae
A: 1. bis 6. Rippe, medial des Angulus costae
I: laterale Äste der Rr. dorsales der Spinalnerven
F:
- beidseitig: Extension der BWS
- einseitig: Lateralflexion der BWS zur gleichen Seite

M. longissimus thoracis

U: Os sacrum, Crista iliaca, Procc. spinosi der LWS und Procc. transversi der unteren BWS
A:
- Procc. accessorii der LWS, Procc. transversi der BWS sowie 2. bis 12. Rippe

I: laterale Äste der Rr. dorsales der Spinalnerven
F:
- beidseitig: Extension der WS
- einseitig: Lateralflexion der WS zur gleichen Seite

Mm. levatores costarum

U: Procc. transversi des 7. Hals- bis 11. Brustwirbels
A: Angulus costae der nächst oder übernächst tiefer liegenden Rippe
I: Rr. dorsales und ventrales der Spinalnerven
F:
- beidseitig: Extension der BWS
- einseitig: Lateralflexion der BWS zur gleichen Seite

Beschreibung der Palpation

ASTE

Der Patient befindet sich in Bauchlage, der Kopf ist mit einem kleinen Kissen unterlagert.

Durchführung

Mit flächig angesetztem Palpationsfinger tastet der Therapeut von lateral kommend die einzelnen Muskelfasern bei intermittierender Extension/Flexion quer zum Faserverlauf zwischen ihren Ursprüngen und Ansätzen. Dieser Anteil des M. erector spinae liegt lateral des medialen Traktes und verläuft zu den Rippen.

Der M. longissimus ist an seinem Ursprung am Sacrum und am Ilium neben dem Iliosakralgelenk (▸ S. 302 f.) sowie an den Seitenflächen der Procc. spinosi der LWS zu palpieren (◘ Abb. 6.86). In seinem weiteren Verlauf nach kranial wird er vom M. latissimus dorsi überdeckt. An den oberflächlicheren Stellen nahe der Wirbelsäule ist er quer zu seinem Faserverlauf zu tasten.

Der M. iliocostalis thoracis verläuft lateral, parallel zum M. longissimus thoracis. Er ist ebenfalls quer zu seinen Fasern und an seinen Ansätzen an den Rippen zu palpieren (◘ Abb. 6.85).

Der M. levator costae ist quer zu seinem Faserverlauf von den Procc. transversi zur kaudal liegenden Rippe zu tasten.

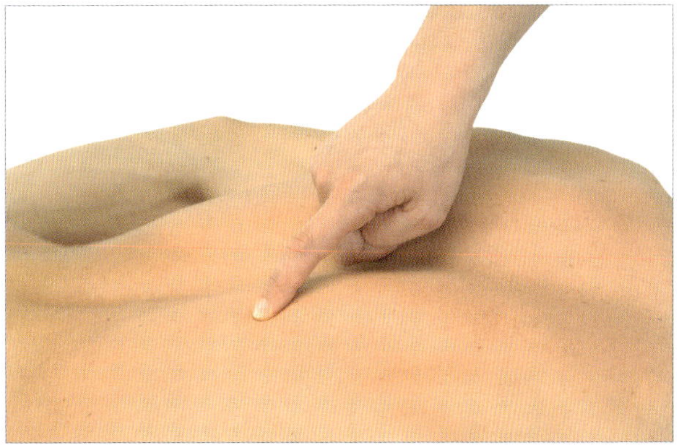

◘ **Abb. 6.84** Mm. levatores costarum

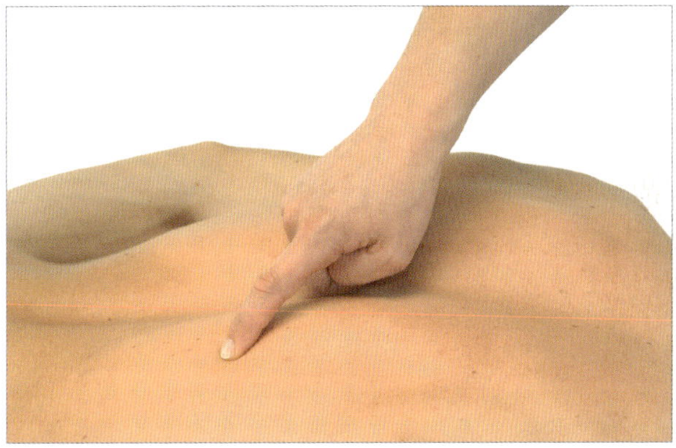

◘ **Abb. 6.85** Palpation des M. longissimus thoracis

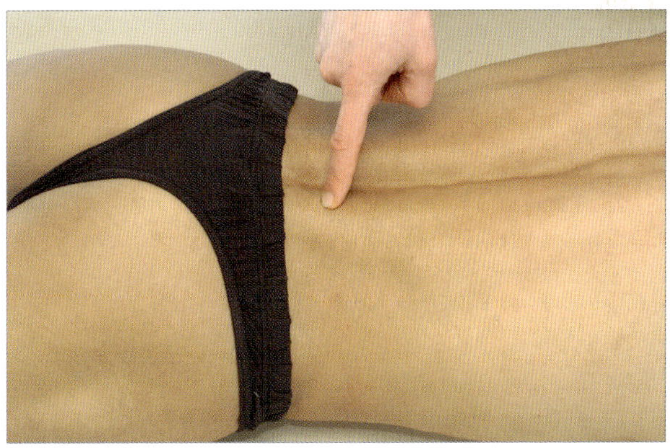

◘ **Abb. 6.86** Palpation des Sehnen-Muskel-Übergangs des M. longissimus thoracis

Palpationsqualität

Die Muskeln erscheinen insbesondere bei alternierender Kontrakion wie ein Strang. Besonders bei einer Hypertonie ist die Palpation schmerzhaft. Hierbei fühlen sich einzelne Muskelstränge seitlich der Procc. transversi bis zu den Rippeninsertionen wie Drähte an.

Differenzierung

Zur Differenzierung der Muskulatur sind gute Anatomiekenntnisse wichtig. Die Mm. levatores costarum sind von der Margo medialis der Scapula und den Mm. rhomboidei überdeckt. Die Mm. rhomboidei haben den gleichen Verlauf und sind somit nicht zu unterscheiden.

Hinweis

Die lateralen Anteile des M. erector spinae können wegen ihrer größeren Hebelwirkung als kräftige Wirbelsäulenbeweger bezeichnet werden. Dies gilt sowohl bei isometrischer (Tragen, Halten von Gegenständen) als auch bei konzentrischer Arbeit (Anheben von Gegenständen).

M. iliocostalis lumborum

Anatomie

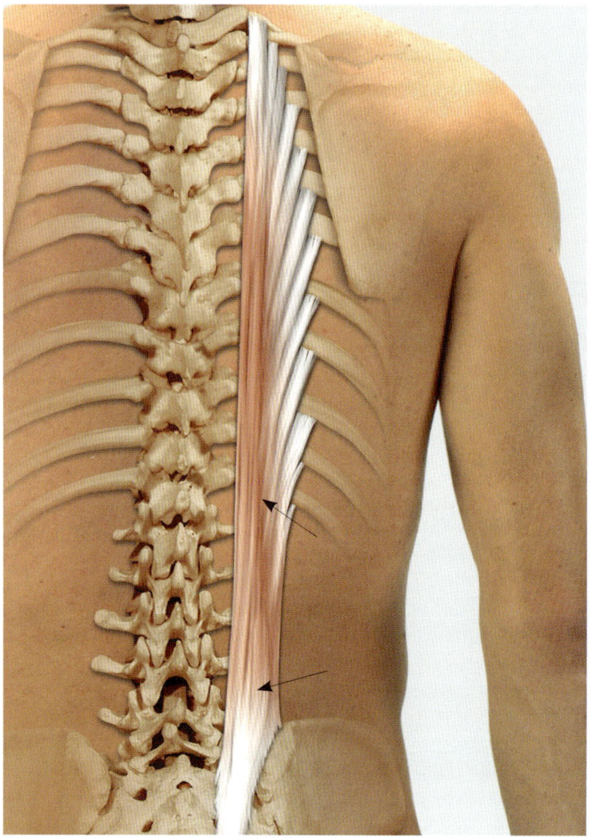

Abb. 6.87 M. iliocostalis lumborum

U: Os sacrum, dorsale Crista iliaca, Fascia thoracolumbalis

A: 6. bis 12. Rippe, tiefes Blatt der Fascia thoracolumbalis, Procc. transversi der oberen LWS

I: Rr. dorsales der Spinalnerven der entsprechenden Segmente

F:
- einseitig: Lateralflexion des entsprechenden Wirbelsäulenabschnitts zur gleichen Seite
- beidseitig: Extension des entsprechenden Wirbelsäulenabschnitts

Beschreibung der Palpation

ASTE

Der Patient befindet sich in Bauchlage, die Unterschenkel sind oberhalb der Malleolen mit einem Kissen unterlagert.

Durchführung

Der Therapeut palpiert den M. iliocostalis lumborum an seinem gemeinsamen Ursprung mit dem M. longissimus thoracis im Bereich des Sacrum und des Ilium (Abb. 6.88). In seinem Verlauf wird der M. iliocostalis lumbo-rum vom M. latissimus dorsi und von der Fascia thoracolumbalis bedeckt. Somit kann er nur durch sie hindurch, quer zu seinem Verlauf palpiert werden.

Palpationsqualität

Bei einer Hypertrophie fühlt sich der Muskel sehnig an, ansonsten ist er als flache muskuläre Struktur zu palpieren.

Differenzierung

Eine Differenzierung von den anderen Extensoren und Lateralflexoren der Wirbelsäule ist meist nur durch ihre anatomische Lage möglich, da sich die verschiedenen Anteile der Rückenstrecker nicht deutlich voneinander unterscheiden.

Hinweis

- Der M. erector spinae ist häufig schmerzreflektorisch hyperton. Dies geschieht in Folge von Pathologien unterschiedlicher Anteile der Wirbelsäulensegmente (Diskus, Ligament, Kapsel, Gelenke, etc.).
- Anders als die Mm. multifidi, die segmentspezifisch eine Reaktion auf Schmerzen zeigen (Hides et al. 1996), wird der M. erector spinae großflächig hyperton verschaltet.

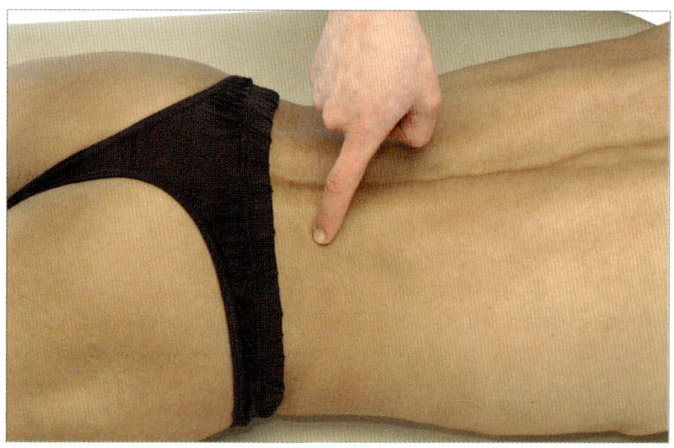

Abb. 6.88 Palpation der Sehne des M. iliocostalis lumborum

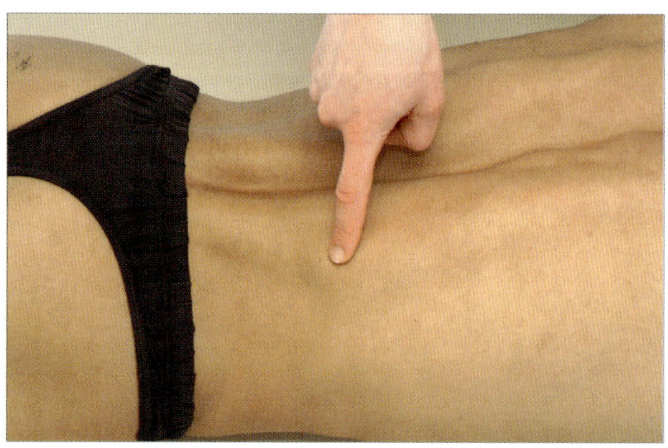

Abb. 6.89 Muskelbauch des M. iliocostalis lumborum

M. quadratus lumborum

Anatomie

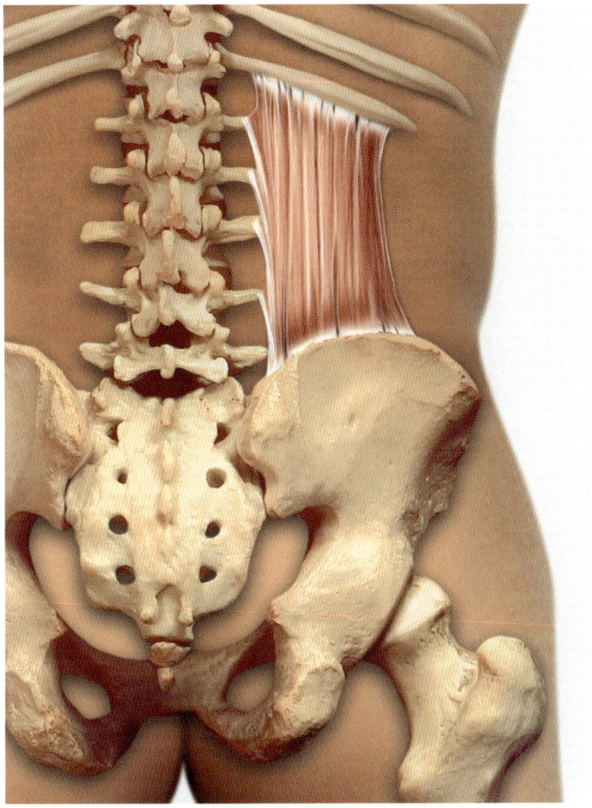

Abb. 6.90 M. quadratus lumborum

U: Labium interna der dorsalen Crista iliaca

A: Unterrand der 12. Rippe, Procc. costales des 1. bis 4. Lendenwirbels

I: N. subcostalis (N. intercostalis XII)

F:
- einseitig: Lateralflexion der WS zur gleichen Seite
- beidseitig: unterstützt die Bauchpresse

Beschreibung der Palpation

ASTE

Der Patient befindet sich in Bauchlage, die Unterschenkel sind oberhalb der Malleolen mit einem Kissen unterlagert.

Durchführung

Da der Muskel zu der tiefsten Schicht der Rumpfmuskulatur gehört, ist er nur indirekt zu palpieren. In einem Dreieck, das aus dem tiefsten Blatt der aufsteigenden Fascia thoracolumbalis, dem dorsalen Rand des M. obliquus externus abdominis und der dorsalen Darmbeinschaufel gebildet wird, kann der Therapeut den Muskel in der Tiefe palpieren (Abb. 6.91).

Er wird vom M. obliquus internus abdominis überdeckt. Mit dem Palpationsfinger sind die Fasern quer zu ihrem Verlauf in der Tiefe zu tasten. Durch eine Anspannung der entsprechenden Beckenseite nach kranial wird der Muskel aktiviert und ist besser zu palpieren.

Palpationsqualität

Die Anspannung des Muskels ist lateral des M. erector spinae vom Unterrand der 12. Rippe bis zur Christa iliaca als feste Struktur zu tasten.

Differenzierung

Eine Differenzierung von den Extensoren der Wirbelsäule erfolgt über seine anatomische Lage. Unter Kontraktion ist er gut von der Bauchmuskulatur und dem M. erector spinae zu differenzieren.

Hinweis

- Bei Patienten mit neurologischen Ausfällen oder Muskelläsionen der unteren Extremität kann der M. quadratus lumborum eine kompensatorische Funktion beim Gang übernehmen.
- Bei einer Peroneusläsion oder einer Hemiparese führt er eine Circumflexion des Beckens durch und unterstützt die Schwungbeinphase.

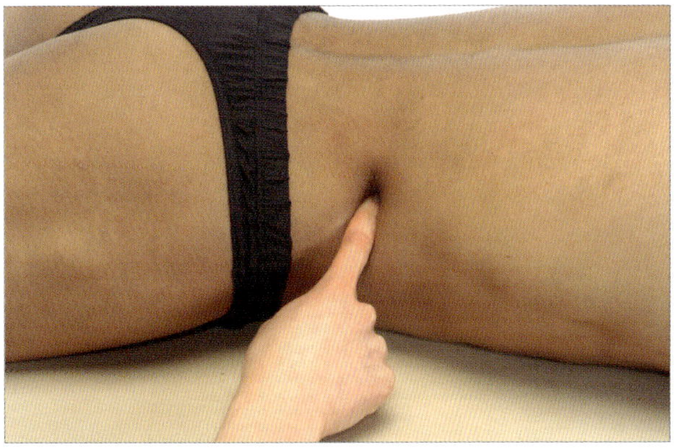

Abb. 6.91 Palpation des M. quadratus lumborum

6

Mm. multifidi

Anatomie

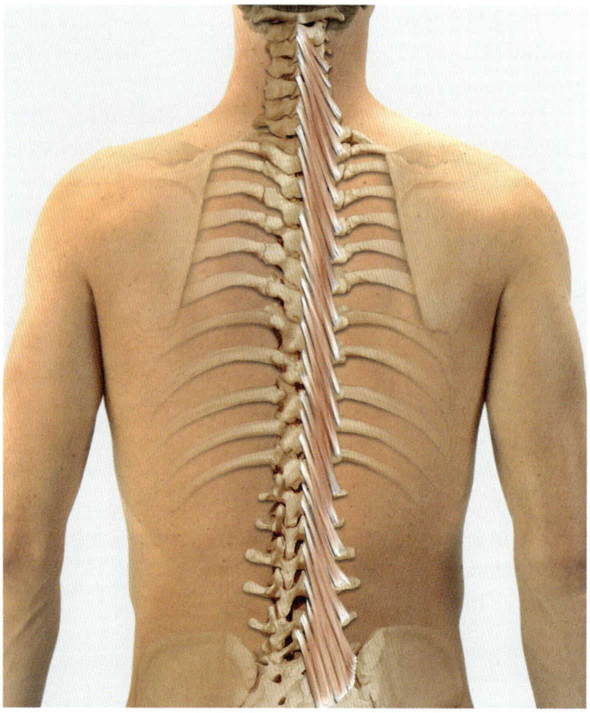

Abb. 6.92 Mm. multifidi

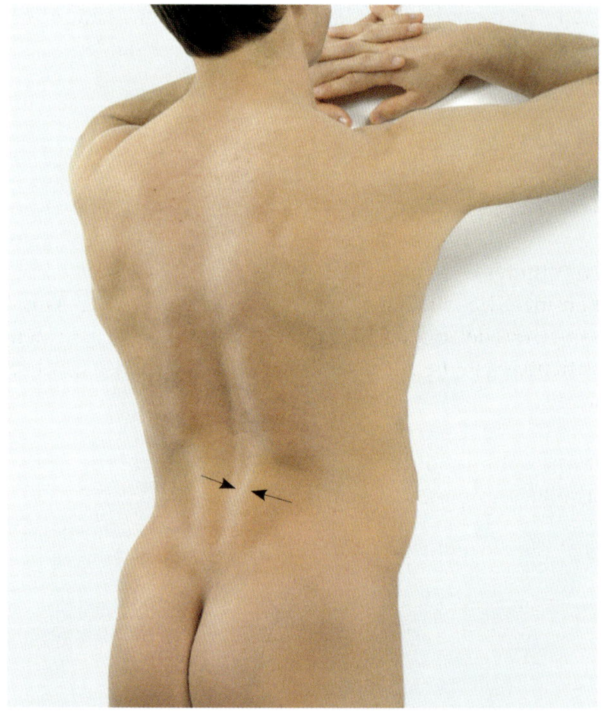

Abb. 6.93 Topografische Lage der lumbalen Mm. multifidi

U und A: Verlauf vom Os sacrum und den Procc. transversi zu höher gelegenen Procc. spinosi der gesamten Wirbelsäule bis C2, am stärksten in der LWS ausgebildet; Muskelfasern des tiefen Systems laufen über zwei bis drei Segmente, Fasern des oberflächlichen Systems über drei bis fünf Segmente.

I: Rr. dorsales der Spinalnerven der entsprechenden Segmente

F:
- einseitig: Lateralflexion des entsprechenden Wirbelsäulenabschnitts zur gleichen Seite, Rotation des entsprechenden Wirbelsäulenabschnitts zur Gegenseite
- beidseitig: Extension des entsprechenden Wirbelsäulenabschnitts, segmentale Stabilisation der Wirbelsäule

Praxistipp

Patienten mit einer segmentalen Instabilität geben häufig folgende Symptome an:
- Durchbrechgefühl,
- Verstärkte Schmerzen nach der Nachtruhe,
- Schmerzen nach Belastung.

Beschreibung der Palpation

ASTE

Der Patient befindet sich in Bauchlage, die Unterschenkel sind oberhalb der Malleolen mit einem Kissen unterlagert.

Durchführung

Mit gestütztem Zeigefinger lokalisiert der Therapeut die Procc. spinosi und palpiert die laminären Strukturen des Wirbels leicht lateral davon (Abb. 6.95). Die Muskelfasern der Mm. multifidi können segmental nach kaudal und lateral zum übernächsten Wirbel verfolgt werden. Die jeweilige Insertion ist am kaudal liegenden Wirbel nur wenig lateral von den Ursprüngen zu tasten.

Die Ansätze der längeren Fasern sind segmental entsprechend weiter kaudal und lateral an den Procc. transversi zu palpieren. Dabei verlaufen sie wie die Äste an einem Weihnachtsbaum. Die Fasern, die am Sacrum und am Ilium inserieren, verlaufen deutlich weiter nach lateral.

Als alternative Palpationstechnik kann der Daumen und die radiale Seite des PIP von D II rechts und links der Dornfortsätze paravertabral angesetzt werden, um die Muskulatur globaler zu tasten (Abb. 6.96).

Palpationsqualität

Unter der Palpation sollte der Patient eine langsame Anspannung der Muskulatur durchführen. So ist es möglich, die Aktivität der Slow twich-Fasern des Muskels zu selektieren und eine charakteristische Kontraktion zu palpieren, ohne dass es zur Rekrutierung der umliegenden Muskulatur kommt. Es ist ein Anschwellen des Muskels in der Tiefe zu tasten.

Differenzierung

Bei einer Kontraktion dieser Muskulatur in die Extension ist sie nicht von den anderen Extensoren der Wirbelsäule zu differenzieren, da es zu einer Massenkontraktion kommt. Die einzige Möglichkeit stellt die sehr langsame Aktivierung dar. Hierzu fordert der Therapeut den Patienten auf, die entsprechenden Wirbelsäulenabschnitte leicht zu extendieren.

Die tiefen Anteile der Mm. multifidi sind nur anhand ihres anatomischen Verlaufs und ihrer Kontraktionsqualität zu differenzieren.

Hinweis

- Die tiefen Anteile der Muskeln gelten als die segmental stabilisierenden Muskeln, die keine direkte Bewegung durchführen. Ihre Aufgabe ist die Verstärkung passiver, Gelenk stabilisierender Strukturen. Ihre Wirkung ist unabhängig von der Position der Wirbelsäule (Haltung und Bewegung).
- Funktionsstörungen, die als Folge einer Schmerzhemmung entstehen, sind von Hides et al. (1996) publiziert worden, dies führte fortan zu einer neuen Sichtweise auf rezidivierende Rückenschmerzen.

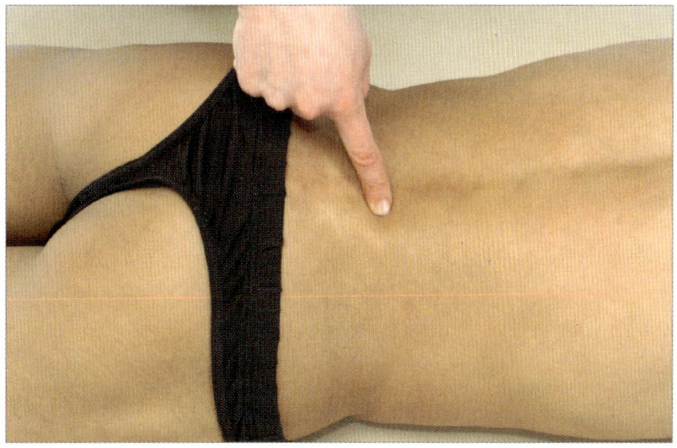

Abb. 6.94 Muskelbauch des lumbalen M. multifidus

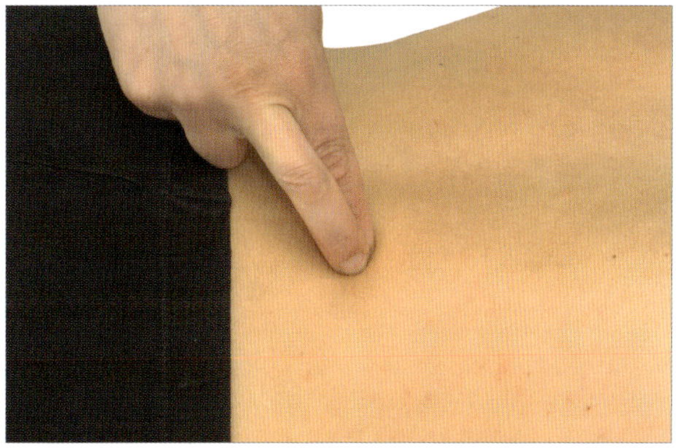

Abb. 6.95 Palpation des lumbalen M. multifidus

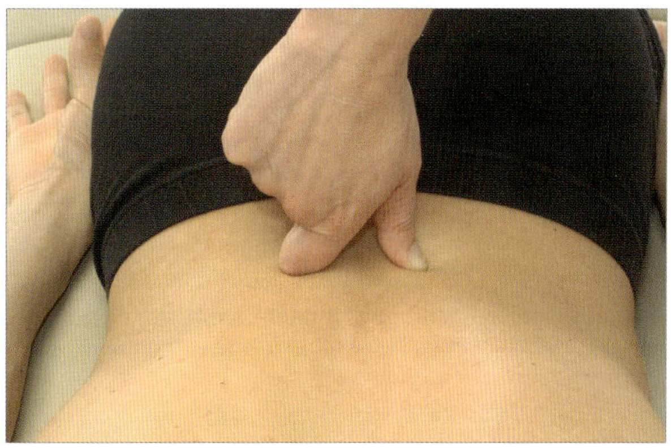

Abb. 6.96 Palpation des lumbalen M. multifidus

Art. und Capsula art. costotransversaria und Lig. costotransversarium laterale

Anatomie

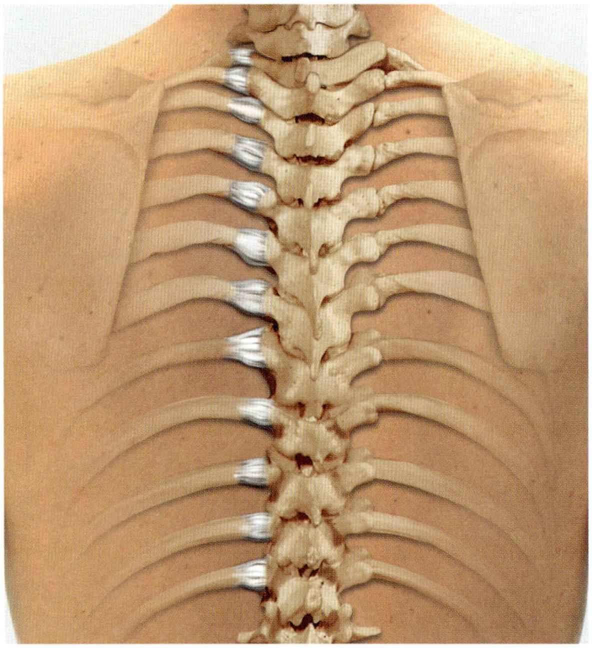

Abb. 6.97 Art. costotransversaria, Capsula art. costotransversaria und Lig. costotransversarium laterale

Die 1. bis 10. Rippe steht neben der Art. capitis costae zusätzlich über das Tuberculum costae mit den Procc. transversi der entsprechenden Wirbel in gelenkigem Kontakt (Art. costotransversaria). Somit finden alle Bewegungen der Rippen zwangsläufig in beiden Gelenken statt. Die Gelenkkapseln dieser Gelenke sind sehr dünn und werden durch Bandstrukturen verstärkt.

Das Lig. costotransversarium laterale verläuft gelenknah zwischen dem Tuberculum costae und dem Proc. transversus des entsprechenden Segments. Da der Verlauf parallel zur Gelenkkapsel liegt, kann das Band seiner unterstützenden Funktion gut nachkommen.

Pathologie

Bei rezidivierenden Beschwerden der Brustwirbelsäule werden häufig die Kostotransversal- oder Kostovertebralgelenke als Ursache angegeben.

Beschreibung der Palpation

ASTE

Der Patient befindet sich in Bauchlage, der Kopf ist mit einem kleinen Kissen unterlagert.

Durchführung

Mit dem Palpationsfinger tastet der Therapeut eine Rippe von lateral nach medial, bis er ca. 2 bis 3 cm lateral des Proc. spinosus auf die Art. costotransversaria stößt. Nach medial überquert er die Fovea costalis proc. transversi und palpiert die Gelenkkapsel und das darüber laufende Band.

Zur Palpation des Kostotransversalgelenks wird der Daumen flächig an das Gelenk angelegt und mit dem Hypothenar der anderen Hand gestützt (Abb. 6.99).

Palpationsqualität

Die Palpation des Gelenks erfolgt durch die Gelenkkapsel. Durch einen passiven Druck auf die Rippe nach ventral ist der Gelenkspalt besser zu palpieren, da es zu einer Separation kommt. Der Therapeut kann ein deutliches Federn der Rippe bei gleichzeitigem Aufklaffen des Gelenks spüren.

Die Palpation ist indirekt, da die Strukturen von Muskulatur überlagert werden. Bei Irritationen besteht häufig eine Schmerzhaftigkeit dieser Strukturen.

Differenzierung

Das Gelenk kann von umliegenden Strukturen differenziert werden, wenn über die Rippe ein Druck nach ventral ausgeübt wird. Ein einseitiger Druck auf den Proc. transversus der Gegenseite lässt den Wirbel rotieren und macht die Palpation leichter. Da sich auf diese Weise eine Dehnung auf die ligamentären und kapsulären Strukturen ergibt, dient dieser Druck auch der Schmerzprovokation.

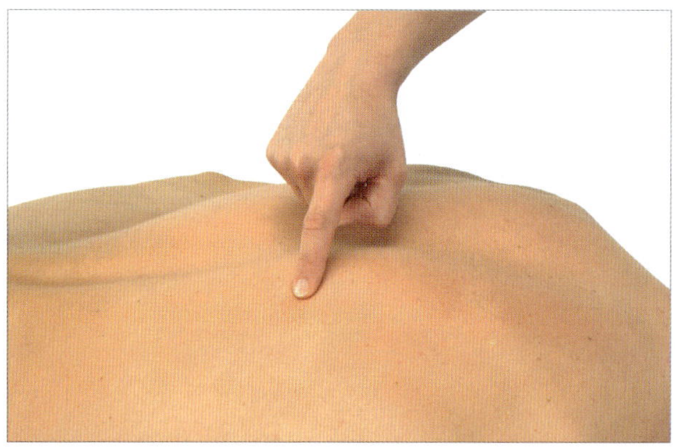

Abb. 6.98 Art. costotransversaria mit Kapsel und Lig. costotransversarium

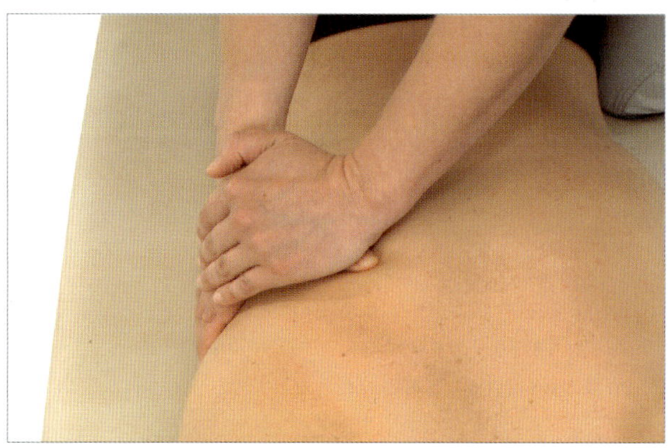

Abb. 6.99 Palpation der Art. costotransversaria

Art. und Capsula art. zygapophysialis

Anatomie

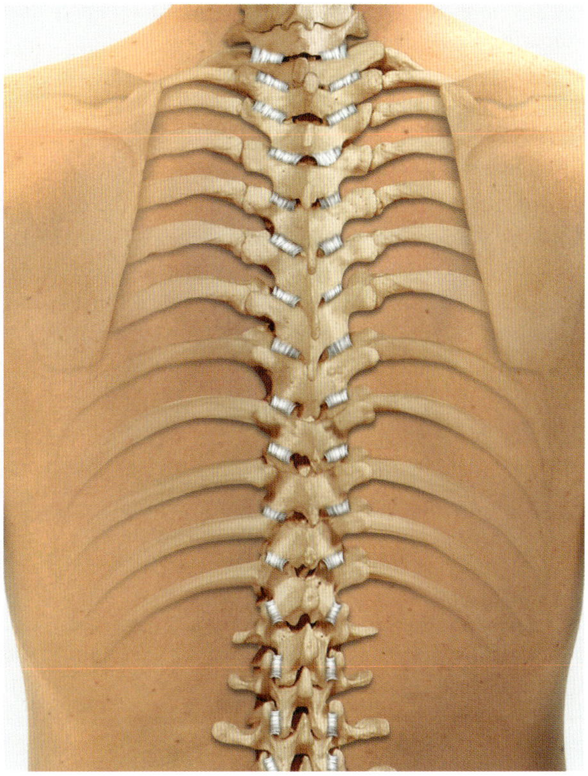

Abb. 6.100 Capsula art. zygapophysialis

Die Gelenkkapseln der Wirbelbogengelenke entspringen an den Rändern der Gelenkflächen. Im Bereich der BWS und der LWS sind die Gelenkkapseln straffer als im Bereich der HWS.

In den Gelenkkapseln befinden sich meniskoide Synovialfalten, die sichelförmig in den Gelenkspalt hineinragen und somit Inkongruenzen der Gelenkflächen ausgleichen.

Beschreibung der Palpation

ASTE

Der Patient befindet sich in Bauchlage, die Unterschenkel sind oberhalb der Malleolen mit einem Kissen unterlagert.

Durchführung

Zum Auffinden der Facettengelenke sucht der Therapeut zuerst die Procc. spinosi auf. Etwa zwei Patientenquerfinger lateral davon verläuft vertikal eine Linie, auf der sich die Facettengelenke befinden. Diese palpiert er mit flächig aufgesetztem Daumen in der Tiefe (Abb. 6.101).

Von den Procc. spinosi aus befinden sich die Facettengelenke des entsprechenden Segments der LWS leicht kranial auf dieser Linie.

Palpationsqualität

Von dorsal sind die Facettengelenke der Palpation nicht direkt zugänglich, sie sind nur bei einer Symptomatik infolge einer Kapselschwellung zu palpieren. Wird durch die Schicht der Rückenstreckermuskeln in die Tiefe palpiert, zeichnen sich die Facettengelenke als harte knöcherne Strukturen in der Tiefe ab.

Durch eine Palpation von der Seite ist es möglich, das Facettengelenk und die Kapsel direkter zu tasten.

Differenzierung

Bei der Palpation von dorsal besteht die Möglichkeit, durch eine Bewegungspalpation die Gelenke zu identifizieren. Dabei führt der Therapeut mit der nicht palpierenden Hand eine leichte passive Extensionsbewegung des Segments durch Druck nach ventral aus (Springing-Test; Abb. 6.102).

Praxistipp

Durch den **„Springing-Test"** ist es möglich, Bewegungsqualitäten und Abwehrspannungen des Patienten zu testen. Dazu werden Schmerzaussagen der Patienten und Bewegungsunterschiede benachbarter Gelenke beurteilt.

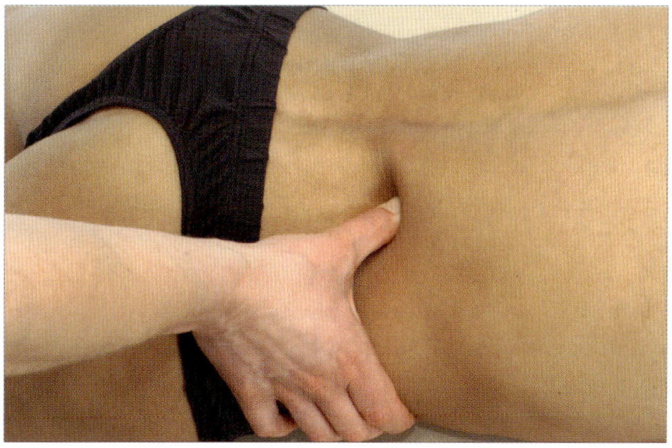

Abb. 6.101 Palpation des Facettengelenks

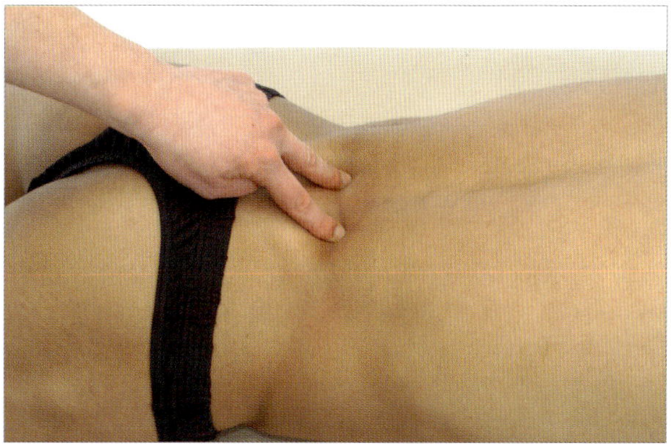

Abb. 6.102 Palpation mittels Springing-Test

Ligg. interspinale und supraspinale

Anatomie

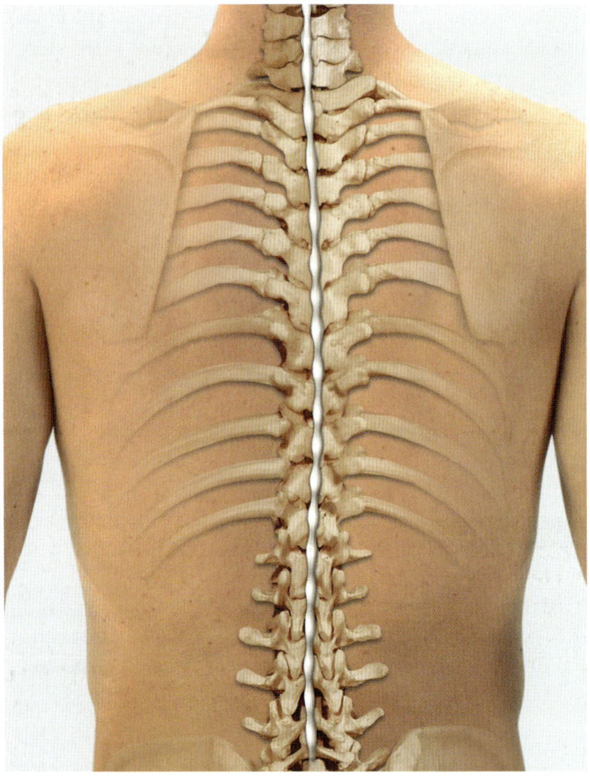

Abb. 6.103 Lig. interspinale (verdeckt) und Lig. supraspinale

Die Ligg. interspinalia sind kurze Bänder, die zwischen benachbarten Dornfortsätzen verlaufen. Das Lig. supraspinale liegt den Procc. spinosi von dorsal auf und verbindet so die Dornfortsatzreihe mit dem Os sacrum. In diese Ligamente strahlen Fasern der Fascia thoracolumbalis ein.

Die Ligg. interspinalia der LWS haben einen schräg nach hinten ansteigenden Verlauf. Somit wird ein Abgleiten des kaudalen Wirbels nach ventral vermieden.

Die Ligg. inter- und supraspinale limitieren gemeinsam die Bewegung der Wirbelsäule in die Flexion. Die Mm. interspinales verlaufen parallel der Ligg. und unterstützen aktiv ihre Funktion.

Beschreibung der Palpation

ASTE

Der Patient befindet sich in Bauchlage, die Unterschenkel sind oberhalb der Malleolen mit einem Kissen unterlagert.

Durchführung

Der Therapeut palpiert mit der ulnaren Zeigefingerspitze zwei Procc. spinosi der Wirbelsäule. Dazwischen ist eine deutliche Sehnenstruktur mit dem Palpationsfinger von lateral zu tasten, die das in der Tiefe liegende Lig. interspinale darstellt (Abb. 6.104). Es kann mit der Kante des Fingers palpiert werden.

Das oberflächlich liegende Lig. supraspinale palpiert der Therapeut mit der Fingerspitze entlang der Procc. spinosi.

Palpationsqualität

Die Bänder sind als feste, sehnenartige Strukturen gegenüber den knöchernen Procc. spinosi zu palpieren.

Differenzierung

Eine deutliche Differenzierung zwischen den Procc. spinosi und den Ligamenten ist durch die Palpationsqualität möglich. Mit zunehmendem Alter treten Kalkeinlagerungen der Bänder auf, welche die Beweglichkeit einschränken können. In diesem Fall ist eine Differenzierung von Ligament und Processus erschwert.

Praxistipp

Pathologien im Bereich der Ligamente können über den so genannten **„Coin-Test“** reproduzierend getestet werden. Hierbei wird mit einem Geldstück (coin) zwischen den Procc. spinosi ein Druck auf das Lig. interspinale und Lig. supraspinale in der Tiefe punktuell ausgeübt. Dieser Test ist positiv, wenn eine Reproduktion des Schmerzes möglich ist.

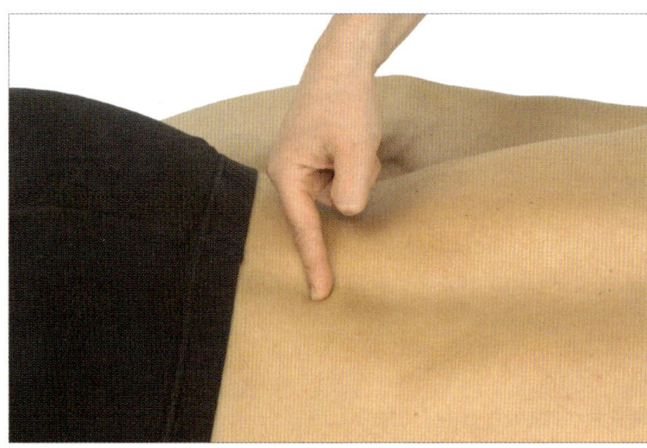

Abb. 6.104 Palpation des Lig. interspinale

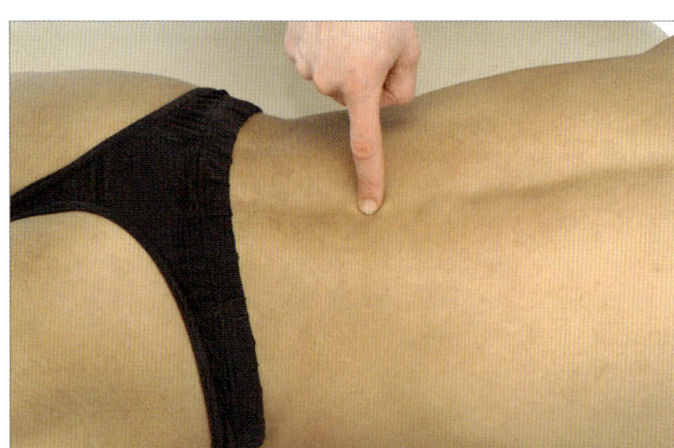

Abb. 6.105 Lig. supraspinale

Ligg. iliolumbale superius und inferius

Anatomie

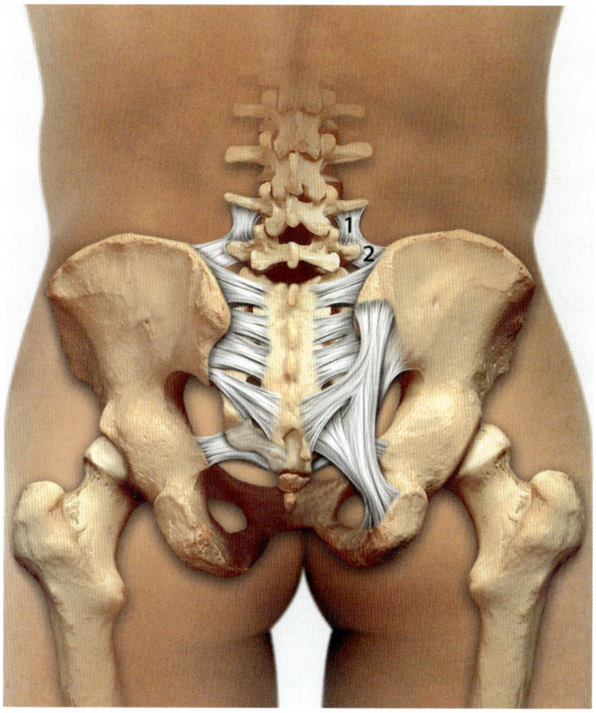

Abb. 6.106 Ligg. iliolumbale superius (1) und inferius (2)

Das Lig. iliolumbale superius verläuft vom Proc. costalis des 5. und manchmal 4. Lendenwirbels zur dorsalen Crista iliaca. Das Lig. iliolumbale inferius strahlt, vom Proc. costalis kommend, in die Ligg. sacroiliaca anteriora ein und verstärkt diese.

Das Ligament verhindert im Einbeinstand und bei Lateralflexion des Rumpfes das Auseinanderweichen von Darmbeinschaufeln und Sacrum.

Beschreibung der Palpation

ASTE

Der Patient befindet sich in Bauchlage, die Unterschenkel werden oberhalb der Malleolen mit einem Kissen unterlagert.

Durchführung

Mit angesetztem Finger palpiert der Therapeut von der Crista iliaca ausgehend weiter nach medial; er befindet sich ungefähr auf Höhe des Proc. transversus des 4. Lendenwirbels (Abb. 6.107). Das Lig. iliolumbale superius ist dort in der Tiefe von Muskeln und Faszien überlagert und nur indirekt zu palpieren. Es ist von den Procc. transversi der unteren zwei Lendenwirbel tief bis zur Crista iliaca zu verfolgen.

Das Lig. iliolumbale fächert sich von der Crista iliaca nach kranial zum 4. Lendenwirbelkörper (Lig. iliolumbale superius), nach horizontal zur Bandscheibe L4/L5 und nach kaudal zum 5. Lendenwirbel (Lig. iliolumbale inferius) auf (Abb. 6.108).

Palpationsqualität

Die Qualität der Palpation ist von der Spannung der Bänder und ggf. von Schmerzhaftigkeiten abhängig. Obwohl es von sehr vielen Muskeln überlagert ist, kann eine deutliche feste Struktur getastet werden.

Differenzierung

Die Ligg. iliolumbale superius und inferius sind palpatorisch nicht zu unterscheiden. Allein die Faserverläufe geben einen Hinweis.

Die Strukturen sind aufgrund ihrer Palpationsqualität von den umliegenden muskulären und knöchernen Strukturen zu differenzieren.

Hinweis

Die Bänder spielen für die Stabilität in der lumbosakralen und in der iliosakralen Region eine große Rolle. Dies wurde von Pool-Goudzwaard et al. (1998, 2001, 2003) an Präparaten und mittels biomechanischer Modelle nachgewiesen.

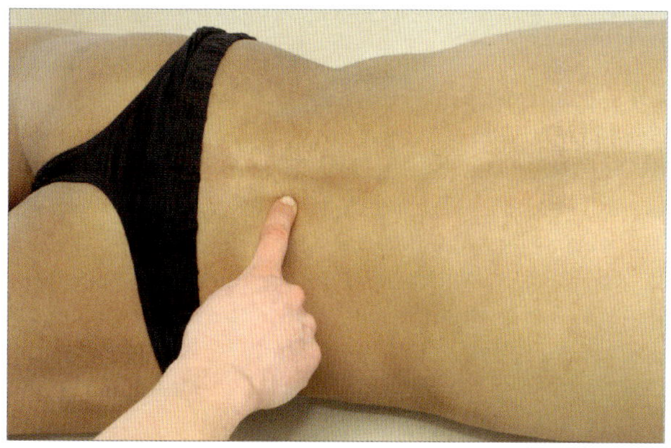

Abb. 6.107 Palpation des Lig. iliolumbale superius

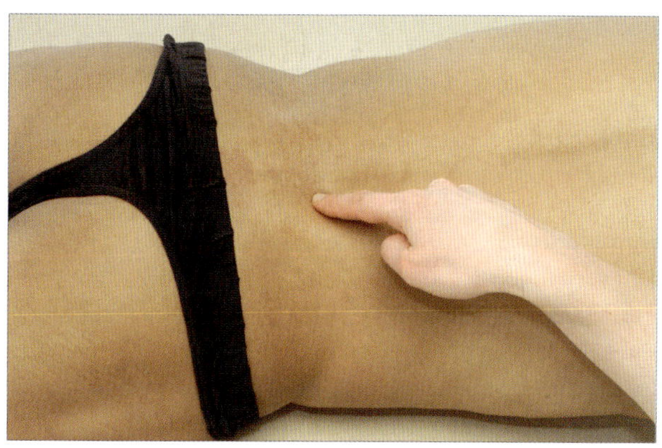

Abb. 6.108 Palpation des Lig. iliolumbale inferius

Lig. sacroiliacum posterius und Ligg. sacroiliaca interossea

Anatomie

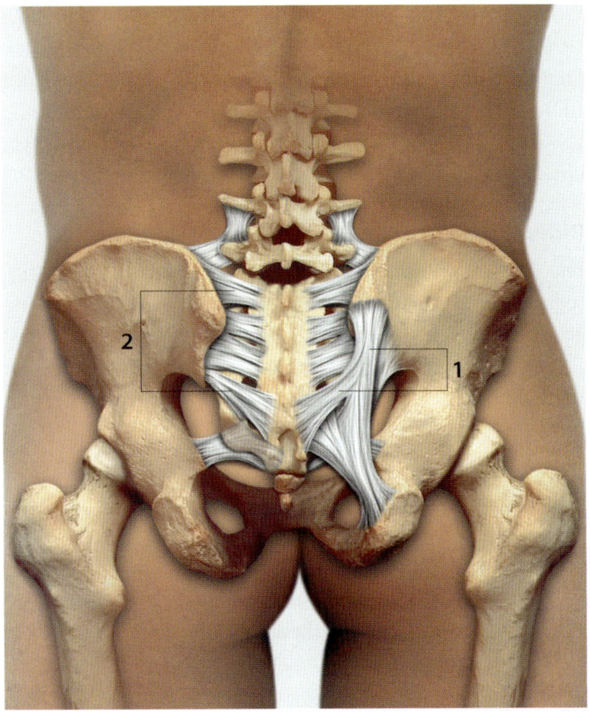

Abb. 6.109 Lig. sacroiliacum posterius (**1**) und Ligg. sacroiliaca interossea (**2**)

Die mächtigen Bandmassen des Lig. sacroiliacum posterius ziehen dorsalseitig vom Os ilium nach kaudal-medial auf die dorsolaterale Fläche des Os sacrum. Die Bandstrukturen füllen somit die tiefe Lücke zwischen der Tuberositas iliaca und dem Os sacrum.

Die Ligg. sacroiliaca interossea füllen den schmalen Raum zwischen dem Os ilium und Os sacrum aus, der sich dorsal des ISG befindet. Dieser komplexe „Aufhängeapparat" verhindert das Abgleiten des Os sacrum unter der Körperlast in das Becken. Das Gewicht des Rumpfs wird somit in Zugkräfte über diese Bänder umgewandelt und die Last auf die gesamte Tuberositas iliaca verteilt.

Beschreibung der Palpation

ASTE

Der Patient befindet sich in Bauchlage, die Unterschenkel sind oberhalb der Malleolen mit einem Kissen unterlagert.

Durchführung

Die Ligg. sacroiliaca interossea befinden sich in der Tiefe und sind nicht direkt zu palpieren. Mit dem Palpationsfinger tastet der Therapeut von der Crista sacralis mediana (► S. 299) auf Höhe des 1. bis letzten Sakralwirbels nach kranial-lateral zum Ilium, dabei überquert er das ISG (► S. 302 f.).

Das Lig. sacroiliacum posterius wird von der Spina iliaca posterior superior (SIPS) nach kaudal und quer zum Faserverlauf palpiert. Es ist bis zu seinem Einstrahlen in das Lig. sacrotuberale zu verfolgen.

Palpationsqualität

Die Ligg. sacroiliaca interossea sind bei Provokationstests häufig schmerzhaft, was mit Irritationen des ISG zusammenhängen kann. Grundsätzlich sind die Bänder meist als feste Bandstrukturen zu palpieren.

Das Lig. sacroiliacum posterius ist als deutliche Bandstruktur fest und sehnig zu palpieren.

Die Palpationen sind indirekt, da sich die Bandstrukturen zum Teil unter der Muskulatur befinden.

Differenzierung

Eine Differenzierung von der Fascia thoracolumbalis ist nur im medialen Bereich des Bandes möglich. Aufgrund seines Verlaufs ist das Lig. sacroiliacum posterius einfach zu lokalisieren, eine Differenzierung gegenüber dem Muskelgewebe ist über intermittierende Anspannung der Mm. glutei möglich.

Hinweis

- Da das ISG durch die Bandstrukturen stark stabilisiert wird, sind ISG-Probleme häufig mit einer Pathologie der Bänder vergesellschaftet.
- Es besteht eine hormonelle Abhängigkeit der Bandfestigkeit vom weiblichen Zyklus. Daher zeigen sich typische Symptomatiken wie funktionelle Instabilitäten und Hypermobilitäten in Intervallen, sie treten auch während der Frühschwangerschaft auf.

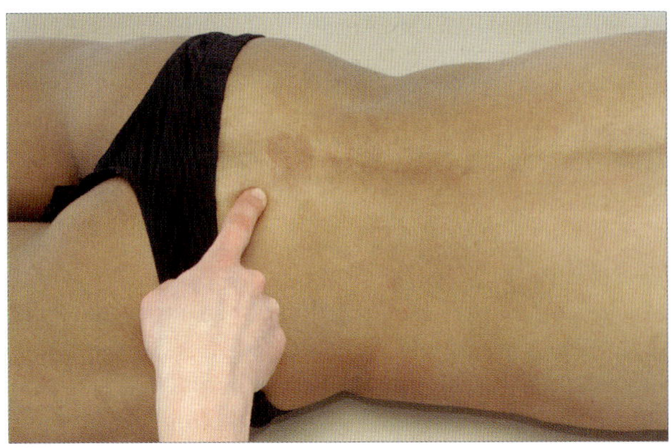

Abb. 6.110 Lig. sacroiliacum posterius

Lig. sacrotuberale

Anatomie

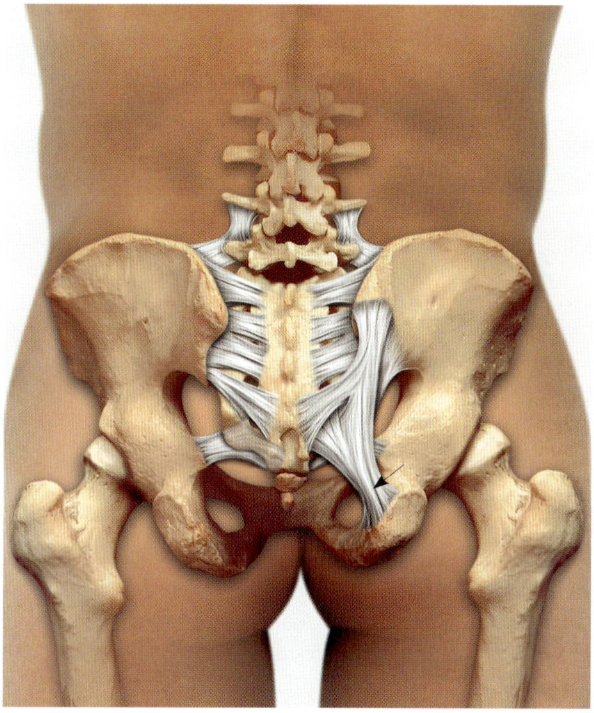

Abb. 6.111 Lig. sacrotuberale

Das Lig. sacrotuberale verläuft vom dorsolateralen Rand des gesamten Os sacrum und von einem Teil des Os coccygis zum Tuber ischiadicum. Dem Ramus inferior des Os pubis folgend zieht es bis zum Rand des M. obturatorius internus. An den jeweiligen Ansatzstellen ist das Band weit aufgefächert. Im mittleren Abschnitt konvergieren die Fasern durch Überkreuzungen und weiten sich zu den Enden wieder auf.

Das Lig. sacrotuberale dient den kaudalen Fasern des M. gluteus maximus als Ansatz und wird von Ästen der kaudalen Glutealgefäße durchbohrt.

Beschreibung der Palpation

ASTE

Der Patient befindet sich in Bauchlage, die Unterschenkel sind oberhalb der Malleolen mit einem Kissen unterlagert.

Durchführung

Der Therapeut palpiert mit der Spitze des Palpationsfingers das Band in der Tiefe von der lateralen, kaudalen Kante des Os sacrum bis zum Tuber ischiadicum quer zu seinem Faserverlauf. Kaudale Anteile des M. gluteus maximus nehmen hier ihren Ursprung. So kann durch eine intermittierende Kontraktion dieser Muskulatur das Band lokalisiert werden.

Palpationsqualität

Das Band ist als feste ligamentäre Struktur deutlich palpabel, bei Nutation des Sacrum kommt es mehr unter Spannung als in Gegennutation. Bei einer Symptomatik ist es häufig schmerzhaft und teilweise aufgequollen.

Differenzierung

Durch seinen Verlauf, seine Spannung und seine Struktur ist das Band deutlich von der umgebenden Muskulatur zu unterscheiden.

Hinweis

- Bewegungen von Sacrum und Ilium haben Auswirkungen auf die Spannung des Bandes.
- Muskeln, die an der Hüft- und Wirbelsäulenbewegung beteiligt sind, können einen direkten Einfluss auf das Band ausüben.

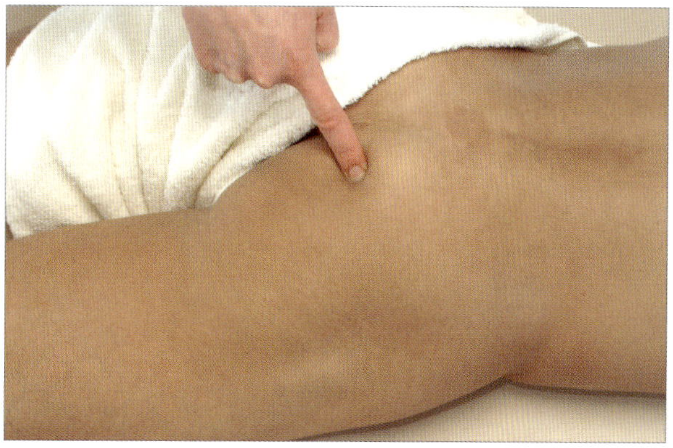

Abb. 6.112 Topografische Lage des Lig. sacrotuberale

Lig. sacrospinale

Anatomie

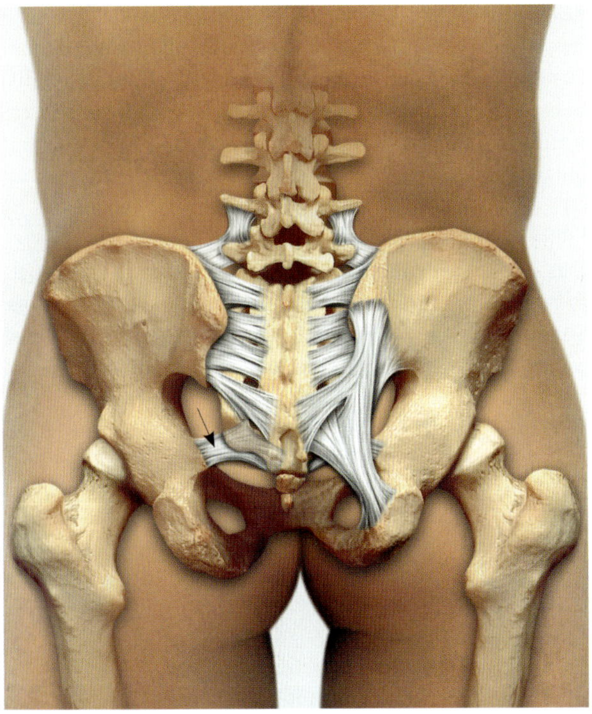

Abb. 6.113 Lig. sacrospinale

Das Lig. sacrospinale hat ein breites Ansatzgebiet an der ventrolateralen Seite des Os sacrum. Es verläuft fast horizontal, konvergierend zur Spina ischiadica.

Hinweis

Die Ligg. sacrotuberale und sacrospinale verhindern die Nutationsbewegung des Os sacrum gegen das Os ilium. Aufgrung ihres kaudalen Ansatzes am Os sacrum haben sie dafür einen sehr guten Hebel.

Beschreibung der Palpation

ASTE

Der Patient befindet sich in Bauchlage, die Unterschenkel sind oberhalb der Malleolen mit einem Kissen unterlagert.

Durchführung

Der Therapeut palpiert unter Tiefengewinn mit der Spitze des Palpationsfingers das Lig. sacrospinale quer zu seinem Faserverlauf. Die Glutealmuskulatur sollte hierbei entspannt sein. Bei der Palpation orientiert sich der Therapeut am kaudalen Viertel des Sacrum und am horizontalen Verlauf des Bandes.

Palpationsqualität

Das Band ist selektiv schwer zu tasten. Oft ist es etwas leichter, wenn der Therapeut von lateral palpiert. Bei Schmerzzuständen kann das Lig. sacrospinale sehr empfindlich sein. Es stellt ebenso wie das Lig. sacrotuberale eine sehr feste Struktur dar.

Hinweis

Das Band ist für Operationen im uro-gynäkologischen Bereich wichtig. Bei einer Sakrokolpopexie dient das Lig. sacrospinale als Aufhängepunkt für die hintere Scheidenwand.

Differenzierung

Das Band ist wegen seiner Nachbarschaft zum Lig. sacrotuberale und aufgrund häufiger gemeinsamer Symptomatik zwar gemeinschaftlich zu palpieren, allerdings ist eine Differenzierung der beiden Bänder fraglich.

Besonders bei ausgeprägter Glutealmuskulatur kann es schwierig sein, die notwendige Tiefe für die Palpation des Bandes zu erzielen. In der Tiefe ist das Band durch seinen Verlauf und seine feste Struktur deutlich von der umgebenden Muskulatur zu unterscheiden.

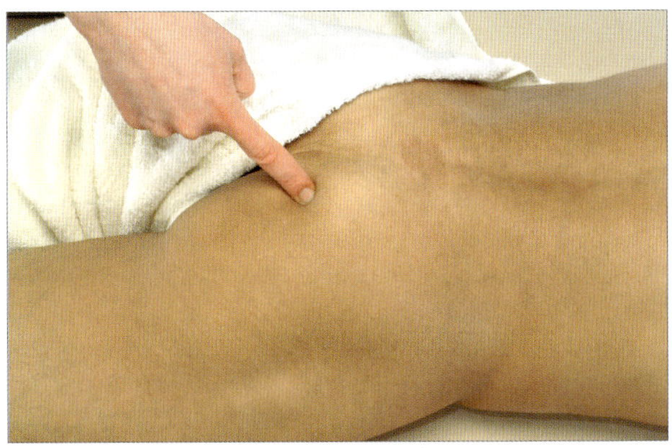

Abb. 6.114 Topografische Lage des Lig. sacrospinale

1. Rippe

Anatomie

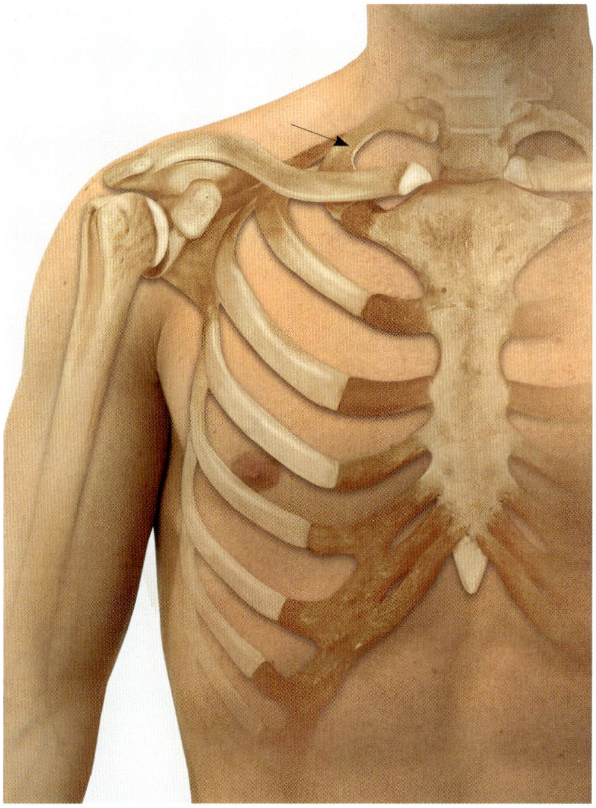

Abb. 6.115 1. Rippe, Ansicht von ventral

Die 1. Rippe ist relativ klein und flach. An der inneren Krümmung der kranialen Fläche befindet sich das Tuberculum m. scaleni anterioris, an dem der M. scalenus inseriert. Dorsal des Tuberculum befindet sich der Sulcus a. subclaviae, ventral der Sulcus v. subclaviae für die Überquerung gleichnamiger Gefäße.

Mit dem Sternum geht die erste Rippe eine synchondrotische Verbindung ein, dorsal ist sie über die Artt. costotransversale und capitis costae mit dem 1. Brustwirbel verbunden.

Pathologie

- Die1. Rippe kann in der „Einatmungshemmung" blockiert sein (Chaitow 2004). Die Skalenusmuskulatur ist dabei hyperton eingestellt.
- Ein Hochstand der 1. Rippe (Inspirationsstellung) kann die Ursache für ein **„Thoracic outlet-Syndrom"** sein. Der Gefäß-Nervenstrang kann ventral zwischen der 1. Rippe und der Clavicula komprimiert werden. Im Weiteren kann es zu einer „Dehnung" des Nervs über die 1. Rippe kommen, die zu einer Neuropathie führen kann.

Beschreibung der Palpation

ASTE

Der Patient befindet sich in Bauchlage, der Kopf ist mit einem kleinen Kissen unterlagert.

Die Palpation kann auch im Sitz durchgeführt werden.

Durchführung

Mit flächig aufgelegtem Finger schiebt der Therapeut von ventral kommend den M. trapezius nach dorsal. Nun kann er die nicht mehr überlagerte 1. Rippe mittig der Clavicula in der Fossa supraclaviculare von kranial-dorsal palpieren (Abb. 6.116). In der Regel ist so der posteriore Schaft der Rippe zu tasten.

Wird die Palpation im Sitz durchgeführt, hat es den Vorteil, dass durch die Einstellung der HWS in die Lateralflexion zur Palpationsseite und Rotation zur Gegenseite der M. trapezius angenähert werden kann.

Palpationsqualität

Die 1. Rippe ist als harte Knochenstruktur deutlich zu palpieren. Die Palpation kann sehr schmerzhaft sein, wenn die überlagernde Muskulatur hyperton ist.

Differenzierung

Eine Differenzierung von den umliegenden Weichteilen ist aufgrund der knöchernen Palpationsqualität sehr einfach. Das Tuberculum der 1. Rippe befindet sich ca. einen Patientenquerfinger lateral und leicht kaudal des Proc. spinosus von C7.

Hinweis

Leffert u. Perlmutter (1999) sowie Jamieson u. Chinnik (1996) beschreiben Operationen zur Entfernung der 1. Rippe oder zur supraklavikulären Dekompressionsoperation für den Fall, dass anatomische Anomalien der 1. Rippe den Gefäß-Nervenstrang komprimieren.

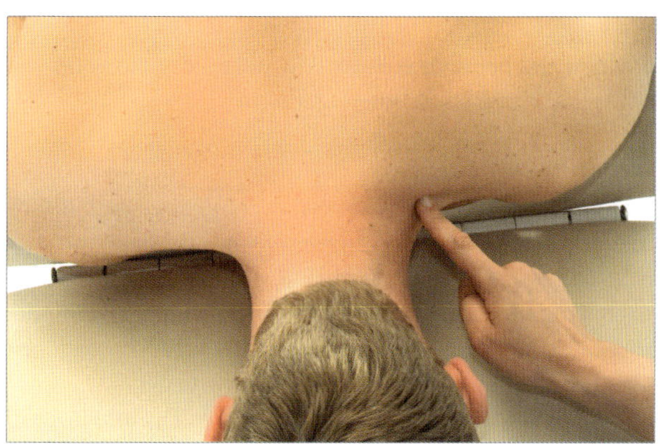

Abb. 6.116 Palpation der 1. Rippe

Anguli costae

Anatomie

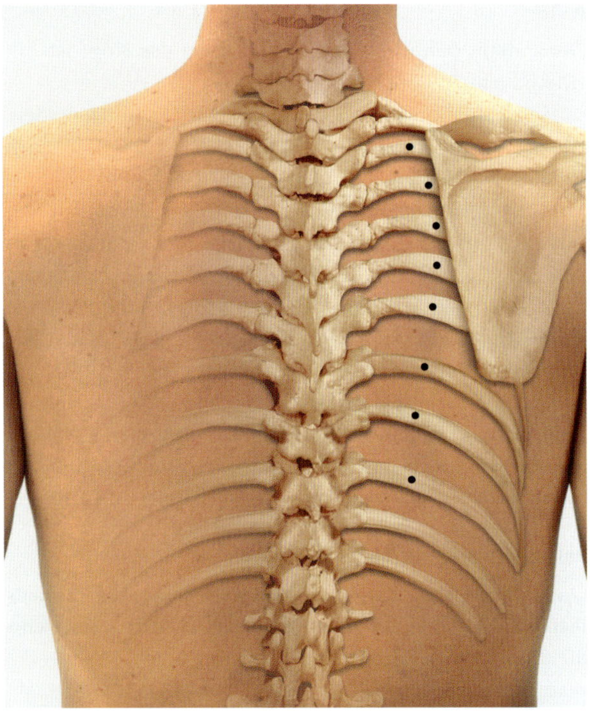

Abb. 6.117 Anguli costae

Der Angulus costae bildet eine markante Krümmungsstelle der Rippe in ihrem Verlauf von dorsomedial nach lateral-ventral.

Bei der 1. Rippe befindet sich der Angulus dicht am Tuberculum costae, bei den folgenden Rippen wandert diese „Knickstelle“ deutlich mehr nach lateral. An den unteren Rippen ist er nicht mehr vorhanden. Durch diese anatomische Form der Rippen bildet sich eine Rinne aus dem dorsomedialen Rippenanteil, dem Proc. transversus und dem Proc. spinosus, die somit Raum für den M. erector spinae schaffen.

Beschreibung der Palpation

ASTE

Der Patient befindet sich in Bauchlage, der Kopf ist mit einem kleinen Kissen unterlagert.

Durchführung

Der Therapeut überquert von der Wirbelsäule kommend das Kostotransversalgelenk und palpiert mit flächig angesetztem Finger entlang der Rippe von medial nach lateral. Die Anguli costae sind erreicht, wenn die Rippen ihren Verlauf ändern und nach ventral abknicken (Abb. 6.118).

Je nach Stellung der Scapula sind nicht alle Anguli palpabel.

Palpationsqualität

Die Anugli costae stellen einen Teil der Rippen dar und sind als harte Knochenstruktur deutlich zu palpieren.

Differenzierung

Die Differenzierung der Knochenstruktur von den Interkostalstrukturen ist sehr leicht, da die Zwischenrippenstrukturen (Mm. intercostales externi und interni) weicher sind als die Knochenstruktur. Für eine genaue segmentale Zuordnung der palpierten Rippe ist die Lokalisation durch Abzählen notwendig.

Hinweis

- Da die Scapula die Anguli costae der oberen Rippen überdeckt, sind erst die der 6. oder 7. Rippe zu palpieren. Die Anguli sind bis zur 11. Rippe zu verfolgen.
- Bei einer Skoliose wird der höchste Punkt des „Rippenbuckels“ durch die Anguli costae gebildet.

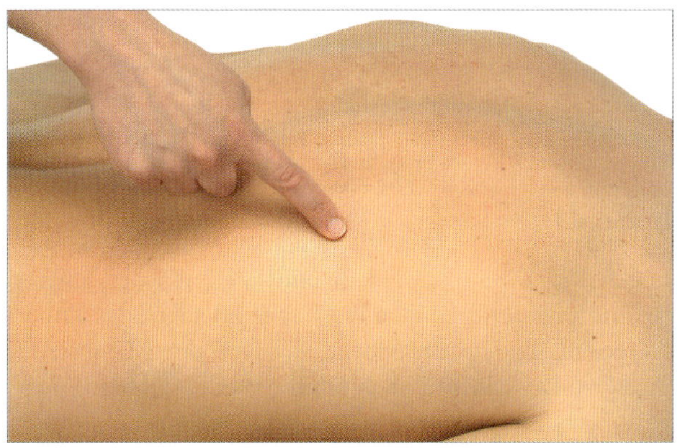

Abb. 6.118 Palpation eines Angulus costae (etwa 10. Rippe)

Procc. spinosi T1–T12

Anatomie

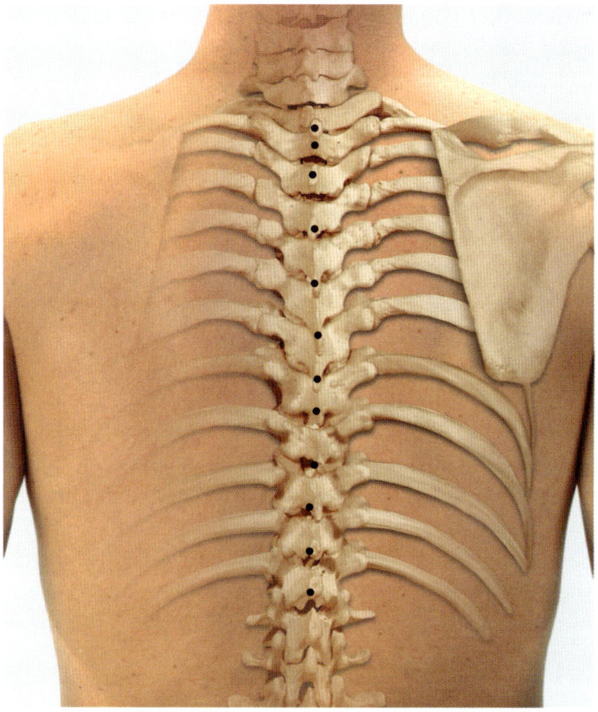

Abb. 6.119 Procc. spinosi T1–T12

Die Procc. spinosi der 1. bis 9. Brustwirbelkörper verlaufen schräg nach dorsal-kaudal und liegen wie Dachziegel übereinander. Ihre Enden liegen ein- bis eineinhalb Wirbelhöhen tiefer als ihr entsprechender Wirbelkörper.

Die Procc. spinosi der Wirbelkörper 10 bis 12 verlaufen nahezu horizontal, so dass sich ihre Enden ungefähr auf Höhe des Unterrandes des entsprechenden Wirbelkörpers befinden.

Beschreibung der Palpation

ASTE

Der Patient sitzt aufrecht auf einem Hocker neben der Behandlungsbank. Sitzt der Patient „krumm" (mit kyphosierter BWS) so wandern die Procc. spinosi auseinander und treten deutlicher hervor.

Alternativ kann die Palpation auch in Bauchlage durchgeführt werden.

Durchführung

Mit der Fingerspitze palpiert der Therapeut die Procc. spinosi der BWS entlang der Mittellinie des Rumpfes. Dabei sind die Processus in Abhängigkeit von Flexion und Extension der Wirbelsäule deutlicher bzw. weniger deutlich prominent zu palpieren (Abb. 6.120).

Palpationsqualität

Die Procc. spinosi sind als am weitesten hervorstehende Anteile der Wirbelsäule und als harte Knochenstruktur gut zu palpieren. Bei gestreckter Brustwirbelsäule wandern die Procc. spinosi zueinander, bei Flexion auseinander.

Differenzierung

Da die Procc. spinosi vom Lig. supraspinale (▶ S. 288) überzogen werden, kann die Palpationsqualität differieren. Befindet sich die Brustwirbelsäule in Flexionsstellung, so ist das Lig. supraspinale gespannt und füllt den Raum zwischen den Dornfortsätzen aus. Die Differenzierung zwischen den Procc. spinosi und dem Lig. supraspinale fällt dann schwerer.

Praxistipp

Beim BWS-Beweglichkeitstest nach Ott (Göbel et al. 1998) wird eine Strecke 30 cm nach kaudal von C7 abgemessen. Diese Strecke verlängert sich bei einer Flexion um 4–6 cm. Diese Verlängerung gilt als Norm.

Hinweis

- Die Procc. spinosi der oberen Brustwirbelsäule sind häufig druckempfindlich. Wird der Kopf nach ventral translatiert (Schildkrötenhals), ist die HWS hyperextendiert und es kommt zur kompensatorischen Flexion der oberen BWS und zum massiven Zug auf die Ligg. supraspinalia.
- Im Bereich der oberen Procc. spinosi kann es zu einer Fetteinlagerung kommen (**zervikothorakaler Gibbus**).

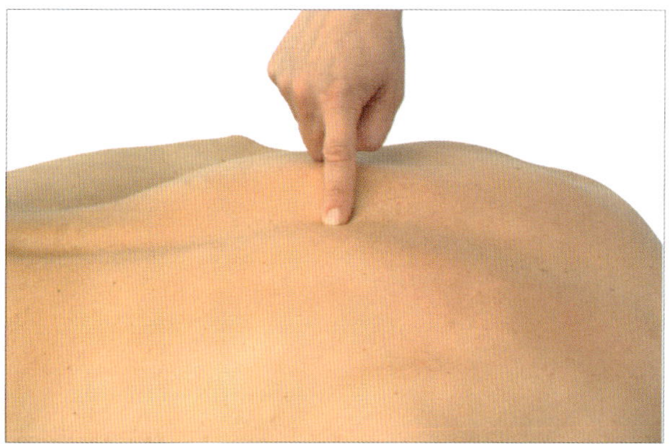

Abb. 6.120 Palpation eines Proc. spinosus

Procc. transversi der Brustwirbel

Anatomie

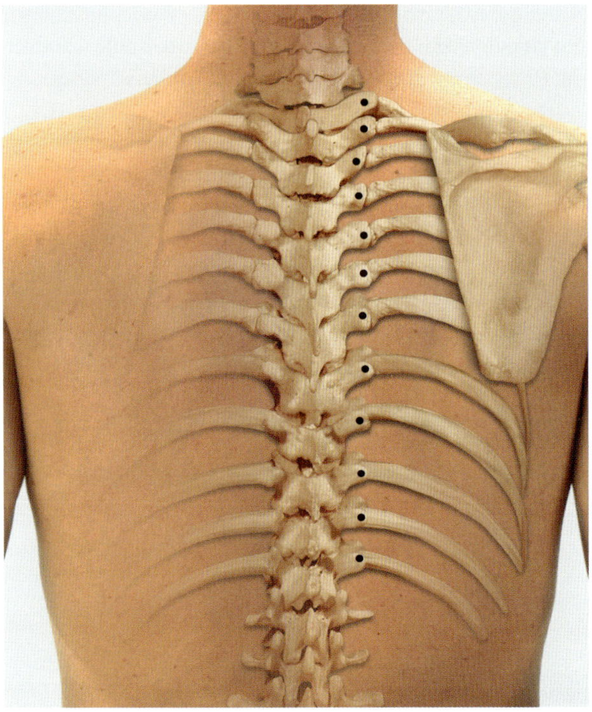

Abb. 6.121 Procc. transversi der Brustwirbel

Die Procc. transversi der BWS sind deutlich kürzer als die Procc. transversi der LWS. Sie verlaufen nach lateral und leicht dorsal. Wie die Procc. spinosi bilden sie Ansatzstellen für zahlreiche Muskeln der autochthonen Rückenmuskulatur.

Der 1. bis 10. Proc. transversus besitzt eine Fovea costalis processus transversi, die der Artikulation mit dem Tuberculum costae dient. Die Form dieser Gelenkflächen ist unterschiedlich, was zu variablen Bewegungsrichtungen der Rippen führt.

Beschreibung der Palpation

ASTE

Der Patient befindet sich in Bauchlage, der Kopf ist mit einem kleinen Kissen unterlagert.

Durchführung

Der Therapeut palpiert einen Proc. spinosus, wandert mit dem flächig aufgesetzten Finger nach lateral und überquert den M. erector spinae (spinales System). An der lateralen Begrenzung des Muskelreliefs ist in der Tiefe der Proc. transversus zu palpieren (Abb. 6.122).

Dabei ist darauf zu achten, dass sich die Procc. transversi nicht auf gleicher Höhe befinden wie die segmental zugehörigen Procc. spinosi (▶ Differenzierung).

Palpationsqualität

Die Procc. transversi sind als deutliche Knochenstrukturen unter der Muskulatur zu palpieren.

Differenzierung

Medial der Procc. transversi ist der M. erector spinae als weichere Struktur deutlich zu differenzieren.

Auf Höhe T1 bis T4 liegen die Procc. transversi ca. zwei Patientenquerfinger kranialer als die Procc. spinosi, bei T5 bis T9 ca. drei Querfinger und bei T10 bis T12 wieder ca. zwei Patientenquerfinger. Über diese Angaben werden jedoch in der Literatur unterschiedliche Aussagen gemacht.

Hinweis

Die Procc. transversi der mittleren BWS sind am besten zu palpieren, da sie oberflächlicher liegen als in der oberen und unteren BWS.

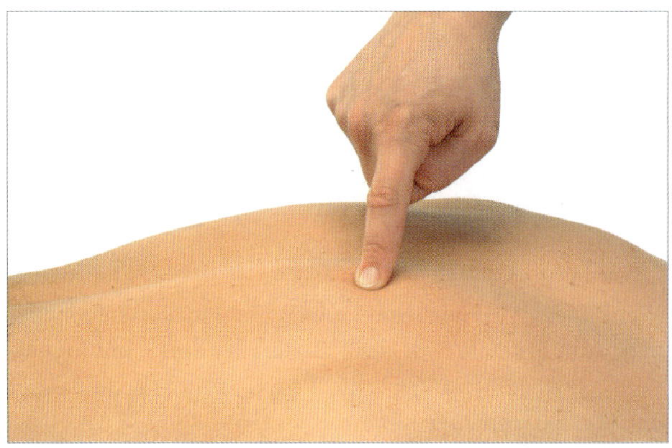

Abb. 6.122 Palpation eines Proc. transversus in der Mitte der BWS

Procc. spinosi L1–L5

Anatomie

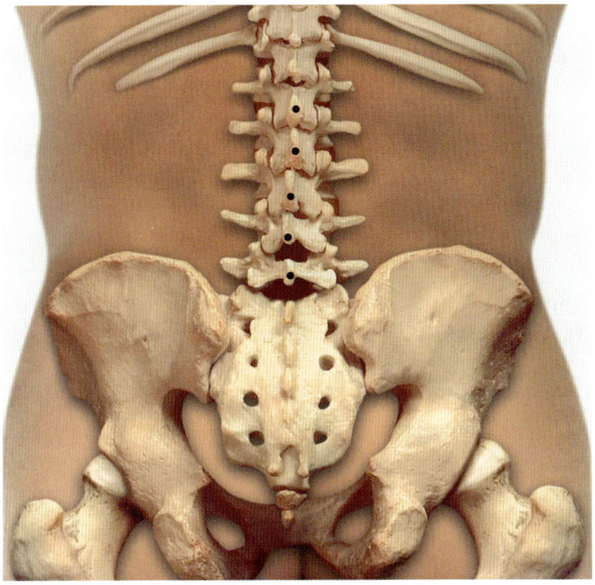

Abb. 6.123 Procc. spinosi L1–L5

Die Procc. spinosi der Lendenwirbelsäule sind schmal und hoch. Sie richten sich in sagittaler Richtung aus. Somit befindet sich der Processus auf gleicher Höhe mit seinem Wirbelkörper und etwas kranialer als sein Proc. articularis inferior. Da die Procc. spinosi weit nach dorsal reichen, bieten sie gute Hebel für die ansetzende Muskulatur.

Pathologie

Bei einem **Morbus Baastrup** oder **„Kissing spine"** besteht eine Engstellung der Procc. spinosi zueinander, es kommt ggf. zum vollkommenen Verlust des Zwischenraums. Die Symptomatik kann ebenso als Folge einer Verschmälerung der Bandscheibe auftreten. Durch den Kontakt können Hypertrophien der Procc. spinosi aufteten, die die Beweglichkeit der Wirbelsäule limitieren können.

Beschreibung der Palpation

ASTE

Der Patient befindet sich in Bauchlage, die Unterschenkel sind oberhalb der Malleolen mit einem Kissen unterlagert.

Durchführung

Mit dem Palpationsfinger tastet der Therapeut die Procc. spinosi entlang der Mittellinie der Wirbelsäule als hervorstehende Knochenpunkte (Abb. 6.124 u. 6.125).

Palpationsqualität

Die knöchernen Strukturen sind deutlich zu palpieren, obwohl die Höhe der einzelnen Procc. spinosi unterschiedlich sein kann. Über die Procc. spinosi verläuft das Lig. supraspinale (► S. 288).

Differenzierung

Aufgrund ihrer Palpationsqualität sind die Processus gut von den umliegenden Strukturen zu unterscheiden. Zur Differenzierung der Höhe der Dornfortsätze dient die Crista iliaca. Sie befindet sich etwa auf Höhe des 4. Proc. spinosus. Gelegentlich wird auch die Höhe zwischen L3 und L4 angegeben.Von ihm aus können nach kranial und kaudal die anderen Procc. spinosi abgezählt werden.

Hinweis

- Zur Beurteilung einer Ventralisation oder Dorsalisation eines Wirbels dient der Proc. spinosus. Hierzu werden funktionelle Ausgangsstellungen eingenommen, in denen der Patient Beschwerden angibt und die Stellung der Procc. spinosi zueinander beurteilt.
- Zur Differenzierung des 5. Lendenwirbels vom 1. Sakralwirbel kann eine Flexion der Wirbelsäule durchgeführt oder Druck auf den Apex sacralis ausgefüht werden, hierdurch entfernen sich die Proc. spinosi voneinander.

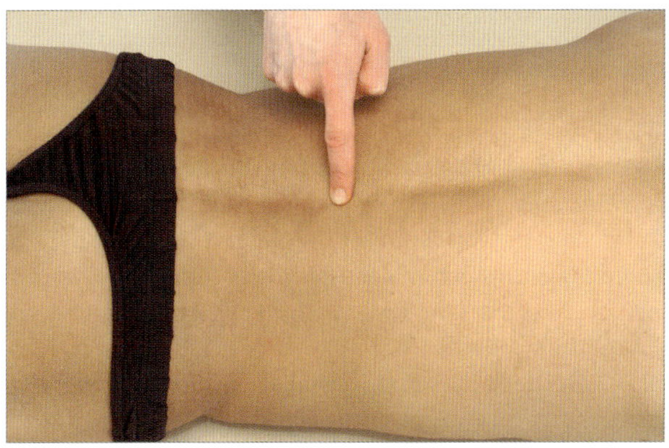

Abb. 6.124 Palpation des Dornfortsatzes des 1. Lendenwirbels

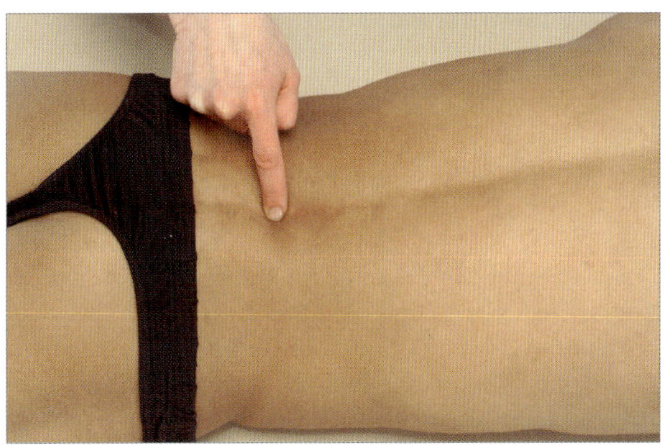

Abb. 6.125 Palpation des Dornfortsatzes des 5. Lendenwirbels

Procc. costales und Procc. mamillares der LWS

Anatomie

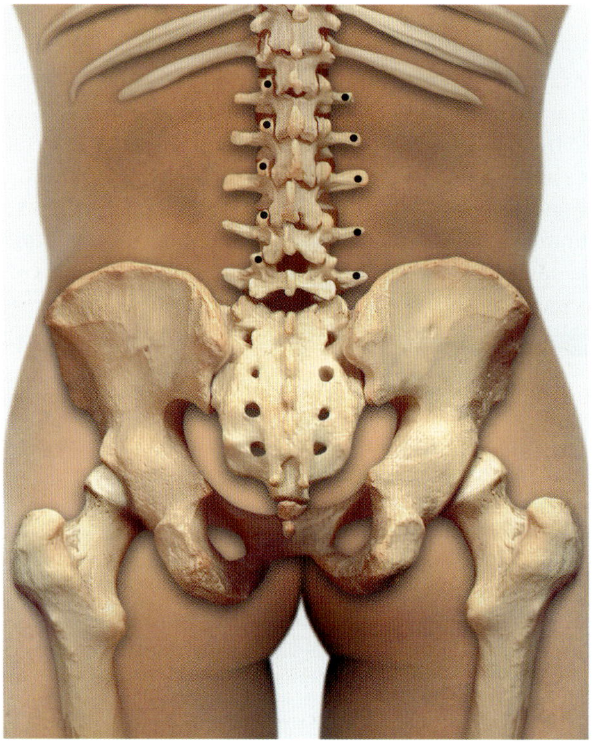

Abb. 6.126 Procc. mamillares (links) und Procc. costales (rechts) der LWS

Die Proc. costales bildet den seitlichen Fortsatz der Lendenwirbel und lateralsten Teil des Proc. transversus. Sie entstammen den Rippenanlagen und sind mit dem Wirbelkörper verschmolzen. Topographisch liegen sie einen Fingerbreit kranialer als ihr Proc. spinosus und dienen als Muskelansatz für die Rückenmuskulatur und die Fascia thoracolumbalis.

Dorsomedial des Proc. costalis befindet sich der Proc. mamillaris. Er schließt sich nach dorsal dem Proc. articularis superior an und dient als Ansatzstelle der tiefen Rückenmuskulatur.

Beschreibung der Palpation

ASTE

Der Patient befindet sich in Bauchlage, die Unterschenkel sind oberhalb der Malleolen unterlagert.

Durchführung

Der Therapeut palpiert mit dem Palpationsfinger kaudal der unteren Rippen auf Höhe des 1. Lendenwirbels von lateral zur Wirbelsäule. Eine ruhige Ausatmung kann zur Entspannung notwendig sein, um die erforderliche Tiefe zu erreichen. Auf diese Weise sucht der Therapeut in verschiedenen Höhen der Wirbelsäule die Procc. costales eines jeweiligen Lendenwirbels auf (Abb. 6.127).

Zur Palpation der Procc. mamillares palpiert der Therapeut mit dem Palpationsfinger einen Proc. spinosus und tastet weiter nach lateral. Unter Tiefengewinn palpiert er durch die Anteile des M. erector spinae (M. spinalis, ► S. 278 f. und Mm. multifidi, ► S. 284 f.) indirekt die Procc. mamillares (Abb. 6.128).

Eine zweite Möglichkeit bietet die Palpation von lateral, sofern die Rückenstrecker einen hohen Tonus aufweisen.

Palpationsqualität

Bei guter Entspannung der umliegenden Strukturen ist die Palpation der Processus in der Tiefe gut möglich. Sie sind oft druckempfindlich, da hier Muskeln und Bänder ansetzen.

Differenzierung

Bei schlanken oder entspannten Patienten können die Processus gut ertastet werden. Aufgrund ihrer knöchernen Struktur sind sie gut von der umliegenden Muskulatur zu differenzieren.

Hinweis

Die Procc. mamillares sind die Ansatzstellen des lumbalen M. multifidus (Pars laminaris).

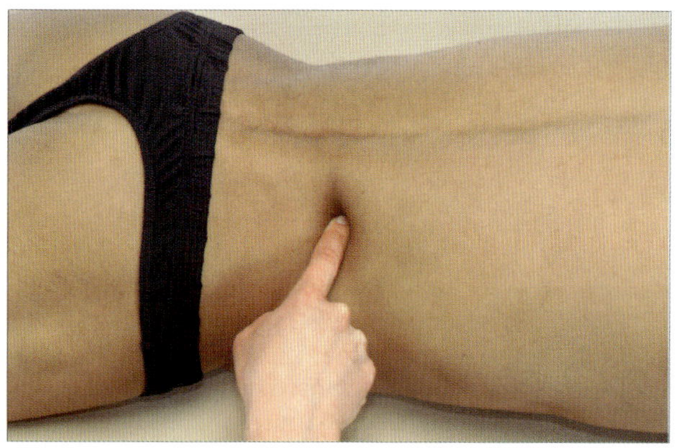

Abb. 6.127 Palpation des Proc. costalis des 3. Lendenwirbels

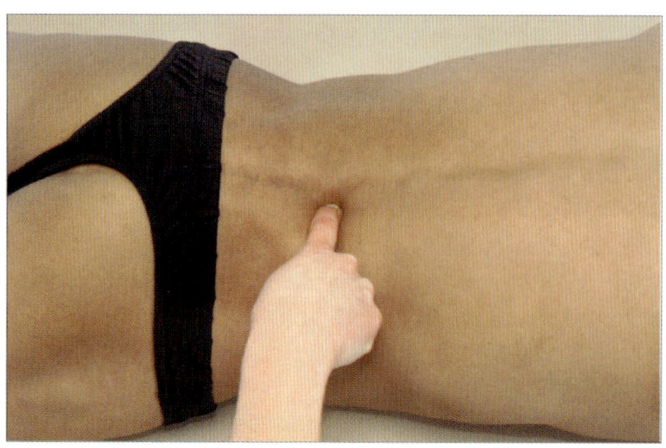

Abb. 6.128 Palpation des Proc. mamillaris des 3. Lendenwirbels

Os sacrum

Anatomie

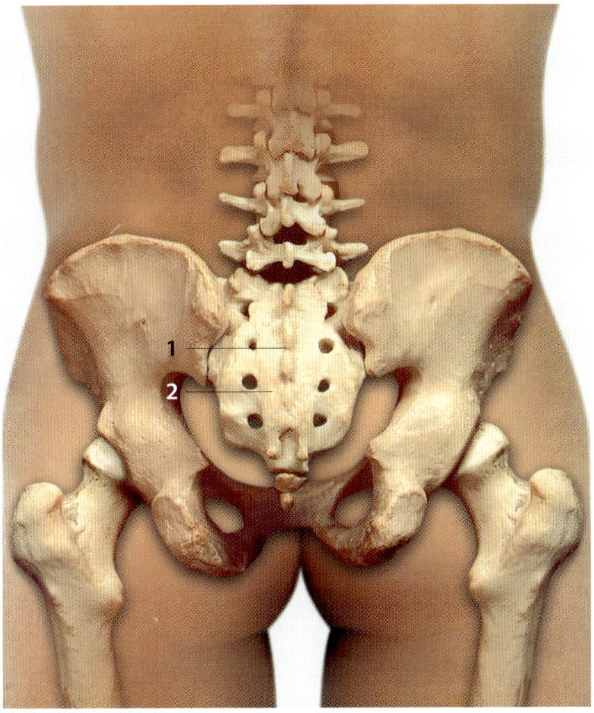

Abb. 6.129 Os sacrum mit Crista sacralis mediana (**1**) und Crista sacralis medialis (**2**)

Das Os sacrum hat eine nahezu dreieckige Form und hat sich aus fünf Sakralwirbeln mit zugehörigen Bandscheiben und Rippenanlagen gebildet. Die Basis ossis sacri ist nach kranial gerichtet und bildet die Verbindungsstelle zum 5. Lumbalwirbel. Nach kaudal verjüngt sich das Os sacrum und läuft in seine Spitze, den Apex ossis sacri aus, der wiederum mit dem Os coccygis in Verbindung steht.

Das Os sacrum ist nach dorsal konvex gewölbt, in medianer Längsrichtung verläuft die Crista sacralis mediana, die sich aus den verschmolzenen Procc. spinosi gebildet hat. Lateral dieser Crista hat sich die Crista sacralis medialis aus den Verschmelzungen der Gelenkfortsätze gebildet.

In Verlängerung der Crista sacralis medialis nach kranial befinden sich die Procc. articulares superiores, die eine gelenkige Verbindung mit dem Wirbel L5 bilden.

An der Ventralseite des Os sacrum liegen vier paarige Foramina sacralia anteriora, aus denen die ventralen Äste der Nn. spinales hervortreten.

Beschreibung der Palpation

ASTE

Der Patient befindet sich in Bauchlage, die Unterschenkel sind oberhalb der Malleolen mit einem Kissen unterlagert.

Durchführung

Mit dem Palpationsfinger ertastet der Therapeut den Proc. spinosus des 1. und 2. Sakralwirbels auf Höhe der Verbindungslinie der SIPS. Von hier ausgehend palpiert er auf- und abwärts die Dornfortsätze der übrigen Sakralwirbel (Abb. 6.130).

Die Crista sacralis mediana ist ein mehr oder weniger prominenter Knochengrat, der sich aus den einzelnen Procc. spinosi der Sakralwirbel gebildet hat und in der Mittellinie zu verfolgen ist.

Mit dem Palpationsfinger kann der Therapeut lateral dieser Mittellinie die Crista sacralis medialis beidseits als eine Linie tasten, die unterschiedliche Ausprägung aufweist.

Palpationsqualität

Obwohl durch Aponeurosen und die Fascia thoracolumbalis hindurch palpiert wird, sind die knöchernen Strukturen deutlich zu tasten.

Differenzierung

Die Differenzierung zwischen dem 5. Lendenwirbel und dem 1. Sakralwirbel wird über eine Bewegung in Nutation und Gegennutation des Os sacrum ermöglicht.

Die Mittellinie ist meist sehr deutlich zu erkennen. Zwischen der Crista sacralis mediana und Crista sacralis medialis ist die knöcherne Struktur des Os sacrum nicht von Bändern überdeckt, was einen deutlichen Qualitätsunterschied in der Palpation ausmacht.

Die Crista sacralis medialis bildet die Ansatzlinie der Ligg. sacroiliaca interossea.

Hinweis

Seitlich am Os sacrum befinden sich die Facies auricularis, die gelenkige Verbindungen des Sacrum mit dem Os ilium eingehen.

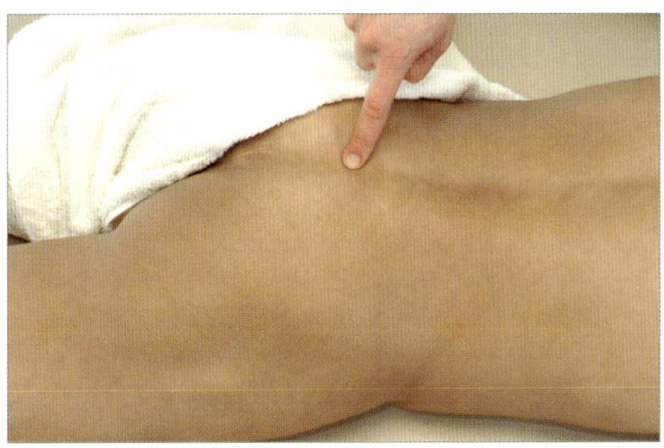

Abb. 6.130 Palpation der Crista sacralis mediana

Cornua sacralia und Hiatus sacralis

Anatomie

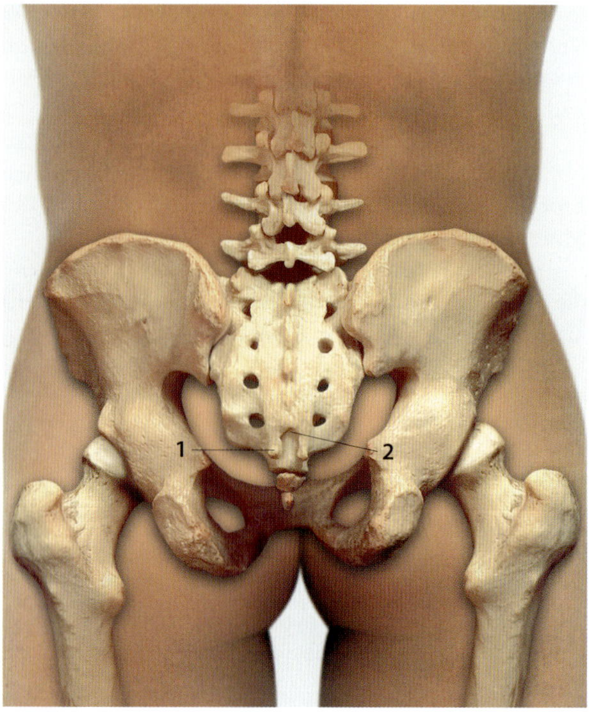

Abb. 6.131 Cornua sacralia (1) und Hiatus sacralis

Die verschmolzenen Wirbelbögen der Sakralwirbel bilden den Canalis sacralis. Er hat auf Höhe von S3 seine engste Stelle und öffnet sich nach kaudal in den Hiatus sacralis. Seitlich wird dieser von den beiden Cornua sacralia, die den kaudalen Abschluss der Cristae medialis bilden, begrenzt.

Beschreibung der Palpation

ASTE

Der Patient befindet sich in Bauchlage, die Unterschenkel sind oberhalb der Malleolen mit einem Kissen unterlagert.

Durchführung

Mit angesetztem Finger palpiert der Therapeut die Crista sacralis medialis nach kaudal. Am Ende ist eine Erhebung tastbar, danach eine Vertiefung. Diese Stelle, die von kaudal kommend als hervorspringender Punkt palpiert werden kann, stellt die Cornua sacralia dar (Abb. 6.132).

Zwischen den Erhebungen der Cornua sacralia ist der Hiatus sacralis als Vertiefung zu palpieren (Abb. 6.133). Da indirekt auf Nervengewebe palpiert wird, sollte die Palpation des Hiatus vorsichtig vorgenommen werden.

Palpationsqualität

Die Cornua ist als ein harter Knochenpunkt zu lokalisieren, während der Hiatus eine weichere Struktur darstellt, da aus ihm die Neuralstrukturen austreten.

Differenzierung

Die Cornua sacralia und der Hiatus sacralis sind wegen ihrer exponierten Lage leicht aufzufinden. Aufgrund der Palpationsqualität sind sie gut von den umliegenden Geweben zu differenzieren.

Hinweis

- Durch den Hiatus sacralis erfolgt die Hiatus sacralis-Anästhesie, die vor allem zur Leitungsanästhesie des Plexus pudendus vorgenommen wird.
- Der Hiatus sacralis zeigt häufig Varianten in seiner Ausprägung nach kranial. In den meisten Fällen beginnt er nach dem 4. Sakralwirbel, aber er kann auch bis zum 2. Sakralwirbel hinaufreichen. In extremen Fällen fehlt sogar die Crista sacralia medialis und die Neuralstruktur liegt offen (überdeckt mit Weichteilgewebe = Spina bifida occulta, oder ohne Weichteildeckung = Spina bifida apperta).

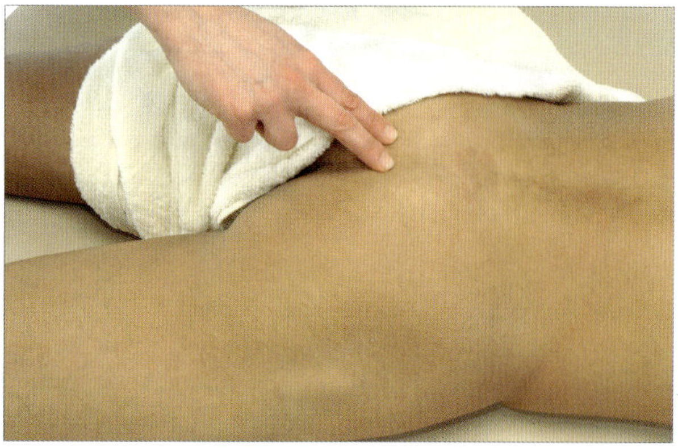

Abb. 6.132 Palpation der Cornua sacralia beidseits

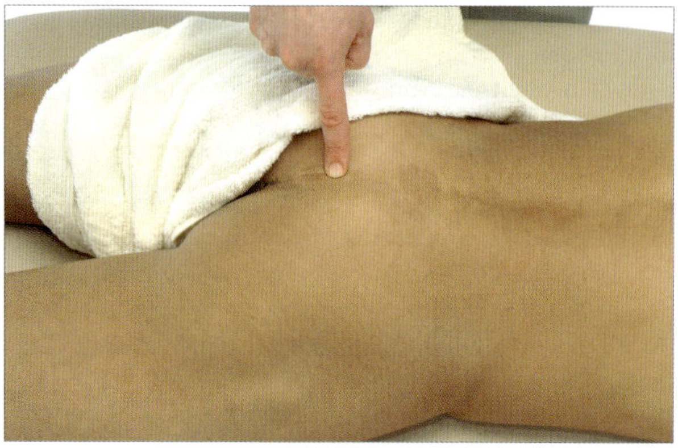

Abb. 6.133 Palpation des Hiatus sacralis

Os coccygeum, Art. sacrococcygealis und Ligg. sacrococcygea

Anatomie

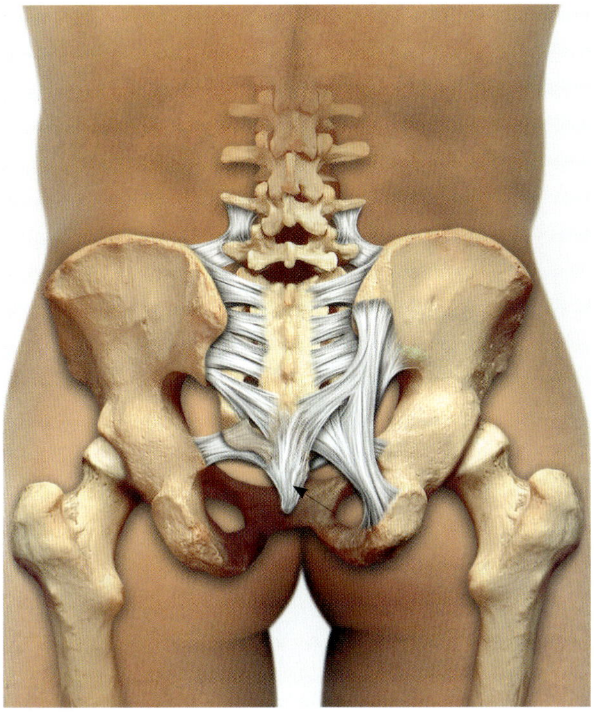

Abb. 6.134 Ligg. sacrococcygea über der Art. sacrococcygealis

Das Os coccygeum bildet sich aus der Verschmelzung der am weitesten kaudal gelegenen drei bis fünf Wirbel. Sie bilden die Basis eines rudimentären Schwanzskeletts. In Form und Größe ist es daher unterschiedlich.

Beim ersten Steißwirbel ist kranial die Cornua coccygea zu erkennen, die aus Resten der Gelenkfortsätze und Querfortsätzen gebildet wird. Die übrigen Wirbel sind als kleine würfelförmige Körper vorhanden.

Zwischen dem Apex ossis sacri und dem obersten Sakralwirbel befindet sich meist die Art. sacrococcygealis. Es handelt sich um einen gelenkartigen Spalt, der aus einem Riss in der Bandscheibe hervorgeht und mit Faserknorpel überzogen ist.

Das Lig. sacrococcygeum laterale verläuft beidseitig von den Cornua coccygea zum seitlichen Rand des Apex. Die Ligg. sacrococcygea anterior und posterior verlaufen in Längsrichtung, verbinden das Os coccygis mit dem Os sacrum und stabilisieren somit die Art. sacrococcygealis.

Pathologie

Die **Kokzygodynie** stellt eine schmerzhafte, teilweise entzündliche Erkrankung des Os coccygeum dar. Die Ursachen reichen von einem direkten Trauma (Sturz) über Verletzungen bei der Geburt bis zu Stellungsveränderungen bedingt durch überhöhte Muskelaktivität.

Beschreibung der Palpation

ASTE

Der Patient befindet sich in Bauchlage, die Unterschenkel sind oberhalb der Malleolen mit einem Kissen unterlagert.

Durchführung

Der Therapeut tastet mit dem Palpationsfinger entlang der Crista sacralis mediana (► S. 299) nach kaudal, überquert den Hiatus sacralis und erreicht die Art. sacrococcygealis (Abb. 6.135). Nach kaudal folgend kann er das Os coccygeum palpieren. Die Bänder sind entsprechend ihrer anatomischen Lage quer zu ihrem Verlauf zu tasten.

Palpationsqualität

Während der Hiatus sacralis aufgrund der deckenden Weichteile relativ weich zu palpieren ist, sind die Art. sacrococcygealis und das Os coccygeum als feste knöcherne Struktur zu tasten.

Differenzierung

Aufgrund der anatomischen Lage und der knöchernen Struktur sind die Strukturen deutlich von der Umgebung zu differenzieren. Die ligamentären Strukturen sind nicht direkt abzugrenzen und nur aufgrund ihrer Lage zu differenzieren.

Hinweis

- Das Os coccygeum kann in Form und Größe variieren, ebenso kann es zu Stellungsanomalien, meist durch direkte Traumata, kommen.
- Bei der Geburt muss eine passive Bewegung des Os coccygis der Gebärenden nach dorsal erfolgen, damit sich die Conjugata recta vergrößern kann.

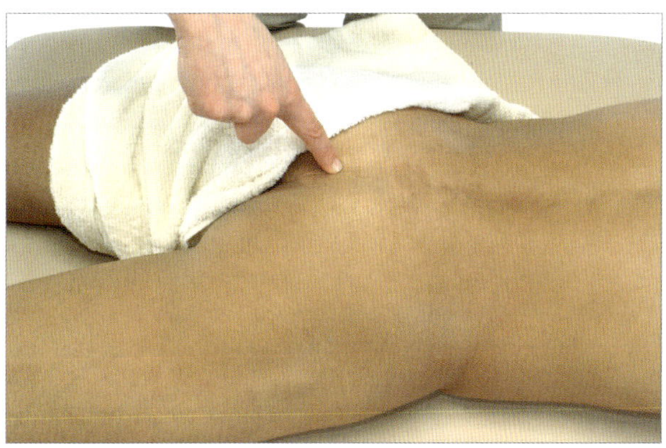

Abb. 6.135 Palpation der Art. sacrococcygealis

Art. sacroiliaca (ISG)

Anatomie

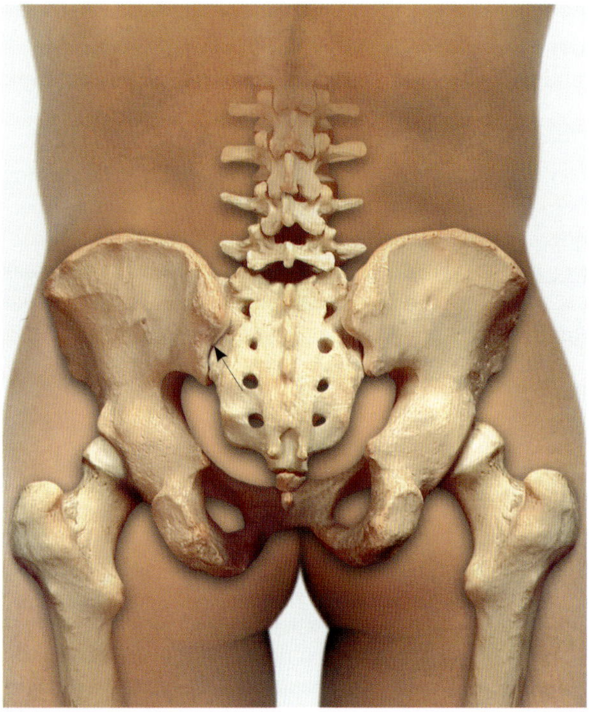

Abb. 6.136 Art. sacroiliaca

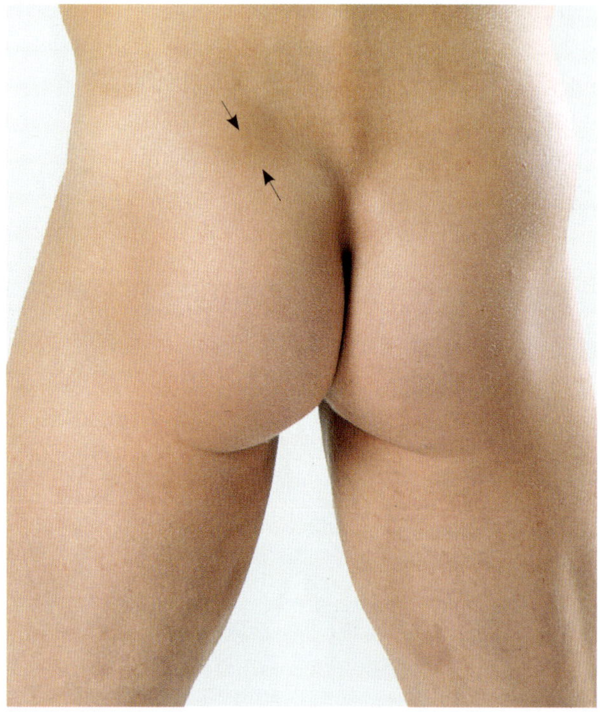

Abb. 6.137 Topografische Lage der Art. sacroiliaca

Bei der Art. sacroiliaca handelt es sich um eine Amphiarthrose. Es ist ein extrem straffes Gelenk mit einer sehr geringen Beweglichkeit. Die Gelenkflächen werden von den Facies articulares des Os ilium und Os sacrum gebildet. Die Gelenkflächen sind nach Größe, Form und Oberflächengestaltung individuell sehr unterschiedlich ausgebildet. Die straffe Gelenkkapsel wird von den Bändern direkt (Lig. sacroiliacum und Ligg. sacroiliaca interossea) oder indirekt (Lig. sacrotuberale, Lig. sacrospinale) weiter verstärkt.

Pathologie

- Eine Reizung des Gelenks tritt häufiger bei Frauen auf, da es ein ligamentär stabilisiertes Gelenk ist und auf hormonelle Veränderungen reagiert. Ist das Gelenk gereizt, liegt es eher an einer Hypermobilität als an einer Hypomobilität (Blockierung).
- Die Mechanismen für eine Blockierung sind noch immer unklar, ein Trauma (Hängenbleiben des Fußes mit extremer Extension der Hüfte oder eine unerwartete Kompression, Tritt in ein Loch etc.) ist die häufigste Erklärung. Eine muskuläre Stabilisierung des Gelenks ist kaum möglich und nur indirekt zu erreichen. So sollten durch die Therapie muskuläre Dysbalancen, die Scherbewegungen auf das Gelenk verursachen, abgebaut werden.

Beschreibung der Palpation

ASTE

Der Patient befindet sich in Bauchlage, die Unterschenkel sind oberhalb der Malleolen mit einem Kissen unterlagert.

Durchführung

Zur Palpation des Iliosakralgelenks tastet der Therapeut von kaudal kommend mit dem Palpationsfinger die SIPS (► S. 350), medial davon liegt die Rinne des ISG (Abb. 6.141). Das ISG befindet sich in der Tiefe, das Ilium steht prominenter gegenüber dem Sakrum.

Praxistipp

Über die Aktivität der Faszien straffenden Muskulatur (z. B. M. transversus abdominis) ist eine indirekte Stabilisation des ISG möglich (Richardson et al., 2004).

Palpationsqualität

Eine direkte Palpation des Gelenks ist nicht möglich, da es in der Tiefe liegt. Die von den beiden knöchernen Anteilen Sacrum und Ilium gebildete Rinne (Sakralsulkus) ist deutlich als feste Struktur zu tasten, allerdings besteht aufgrund der darüber liegenden Ligg. sacroiliaca interossea (► S. 290) palpatorisch keine knöcherne, sondern eine Bänderqualität.

Differenzierung

Da sich das ISG topografisch vom Proc. spinosus des 4. Lendenwirbels (► S. 297) bis zum Proc. spinosus des 2. Sakralwirbels (► S. 299) erstreckt, ist die Lokalisation und Differenzierung vom umliegenden Gewebe recht einfach. Lateral des Proc. spinosus tastet der Therapeut, sofern er Kontakt mit dem Sacrum behält, das weiter dorsal gelegene Ilium. Dabei wird die Stelle auf Höhe des 4. Lendenwirbels als der „obere Pol des ISG", die auf Höhe des 2. Sakralwirbels als „unterer Pol des ISG" bezeichnet (Abb. 6.139 u. 6.140).

Hinweis

- Da dieses Gelenk eine sehr geringe Bewegungsamplitude aufweist, ist eine Bewegungspalpation kaum möglich.
- Bei Schmerzhaftigkeiten ist das ISG mit seinen Bandstrukturen deutlich von seinen umliegenden Strukturen zu unterscheiden.

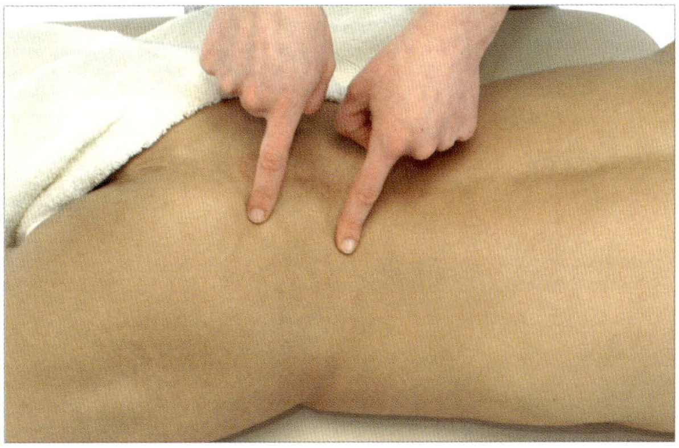

Abb. 6.138 Ausmaß des ISG vom unteren bis zum oberen Pol

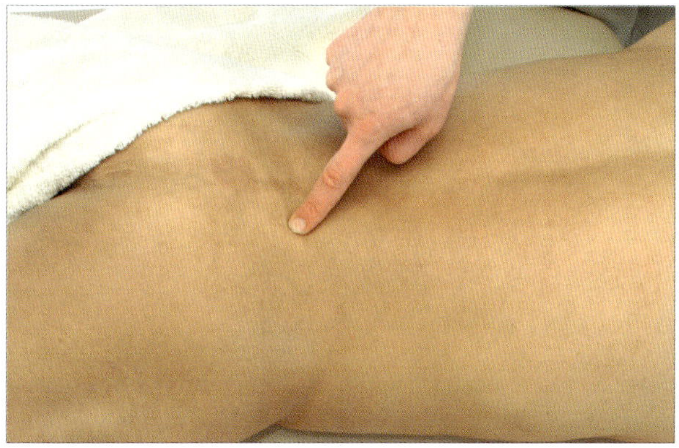

Abb. 6.139 Oberer Pol des ISG

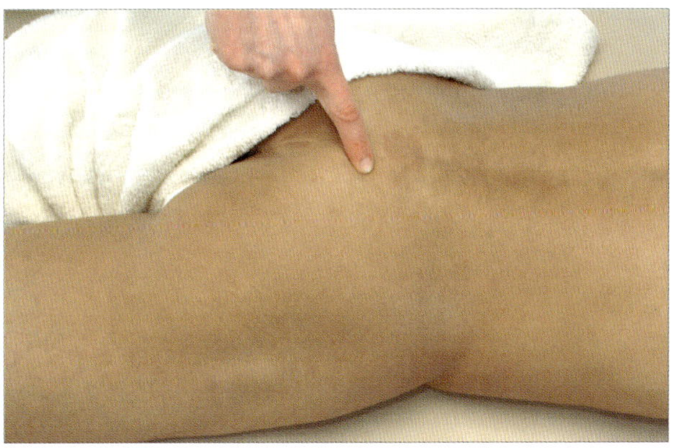

Abb. 6.140 Unterer Pol des ISG

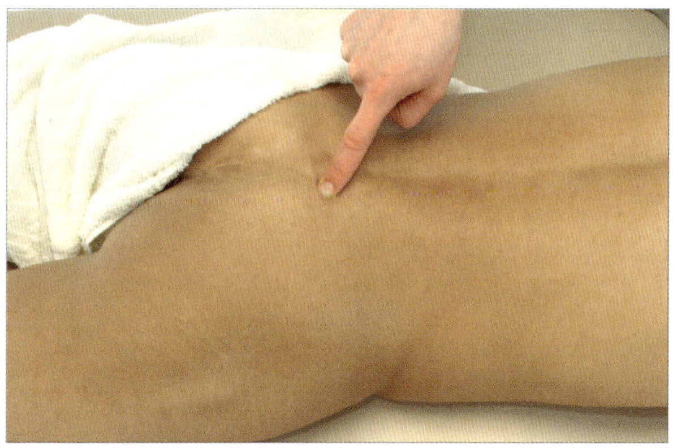

Abb. 6.141 Palpation des ISG im Sakralsulkus

Nn. intercostales

Anatomie

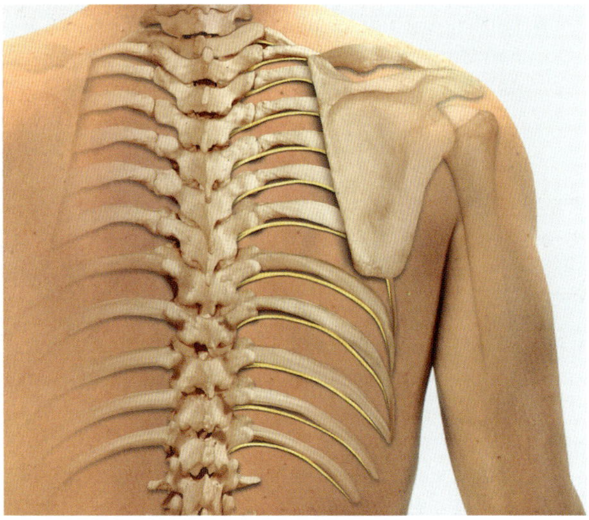

Abb. 6.142 Nn. intercostales

Die Nn. intercostales sind die Rr. ventrales der segmental entspringenden Spinalnerven der zwölf Thorakalsegmente. Sie verlaufen in den Zwischenrippenräumen nach ventral. Zwischen den Mm. intercostales interni und intimi befindet sich am Unterrand einer jeden Rippe ein bindegewebiger Spalt, der das Nerven- und Gefäßgeflecht aufnimmt und schützt.

Pathologie

Eine **Interkostalneuralgie** kann auch die Ursache für Abdominalschmerzen sein, da die Interkostalnerven 10 bis 12 Ausstrahlungen in die Bauchregion haben. So beschreiben Goecke (1992) sowie Roumen u. Scheltinga (2006) die Wichtigkeit einer Differenzialdiagnose zu Salpingitis, Appendizitis und intraabdominellen Adhäsionen.

Hinweis

- Vom 1. Interkostalnerv zweigt ein Ast in den Plexus brachialis ab, während der 2. Interkostalnerv über den N. intercostobrachialis Verbindung mit dem N. cutaneus brachii medialis aufnimmt.
- Durch die Verbindung der beiden oberen Nn. intercostales mit brachialen Neuralstrukturen können Irritationen der Interkostalnerven auch Schmerzen im brachialen Bereich verursachen.

Beschreibung der Palpation

ASTE

Der Patient befindet sich in Bauchlage, der Kopf ist mit einem kleinen Kissen unterlagert.

Die Palpation kann auch im Sitz durchgeführt werden.

Praxistipp

Da die Bauchlage komprimierend auf die Nerven wirkt, kann sie bei einer Interkostalneuralgie ggf. nicht eingenommen werden.

Durchführung

Mit einem Palpationsfinger tastet der Therapeut die Interkostalräume jeweils zwischen zwei Rippen. Die Nerven sind nicht direkt, sondern nur durch die Interkostalmuskulatur zu palpieren. Die Nerven befinden sich am Unterrand der jeweiligen Rippe und sind durch den kaudalen Rippenanteil überlagert. Somit ist nur eine indirekte Palpation der Nerven möglich, die an den Procc. transversi beginnt und nach ventral zum Sternum durchgeführt werden kann (Abb. 6.143).

Hinweis

Unter der Palpation wird ein Druck auf die Mm. intercostales interni und externi ausgeübt, der im Sinne eines „Entrapments" eine Durchblutungsreduktion bewirkt (Oesch et al. 2001). Dies führt zu einer Verschlimmerung der Symptomatik.

Palpationsqualität

Da die Nn. intercostales sehr geschützt liegen, ist eine genaue Lokalisation nur bei einer Symptomatik möglich. In diesem Fall ist der Druck auf die umgebende Muskulatur oder auf die überlagernde Rippe schmerzhaft.

Differenzierung

Eine Differenzierung von der Interkostalmuskulatur ist palpatorisch nicht möglich, da die Muskeln und der Rippenanteil die Nerven überlagern. Bei einer Nervensymptomatik ist durch Inspiration eine Verstärkung der Symptome möglich. Es handelt sich meist um einen fortgeleiteten Schmerz, der sich entlang der entsprechenden Rippe unterschiedlich weit nach ventral erstreckt.

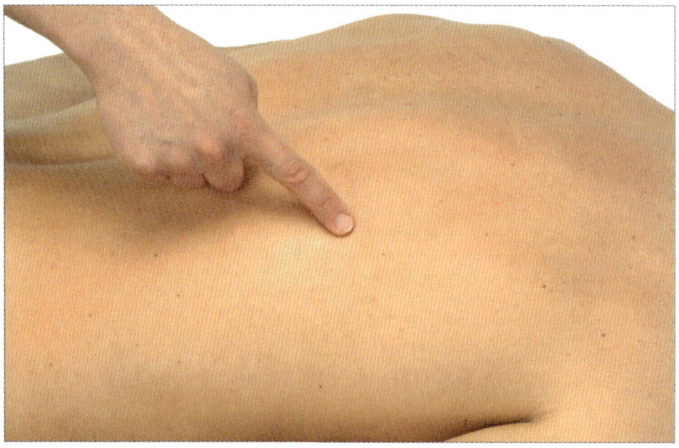

Abb. 6.143 Indirekte Palpation eines N. intercostalis im mittleren Thoraxbereich

N. pudendus

Anatomie

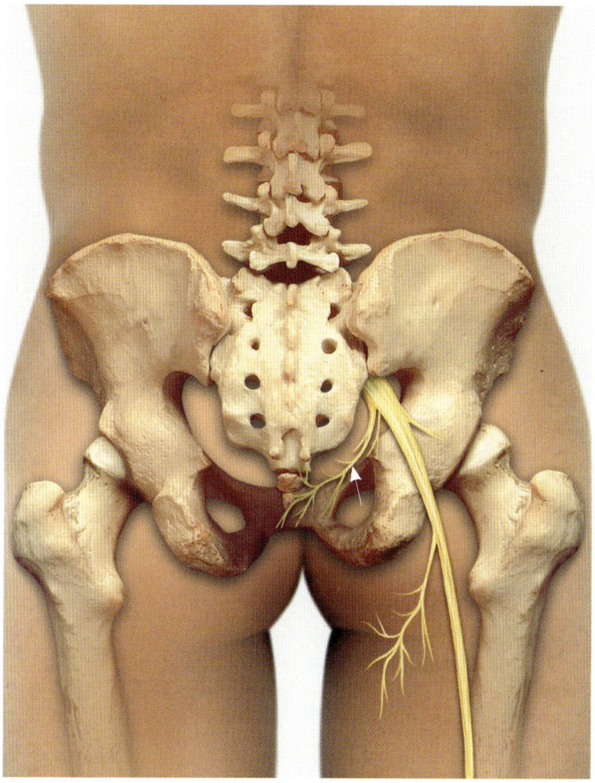

Abb. 6.144 N. pudendus

Der N. pudendus erhält seine Nervenfasern aus den Segmenten S1 bis S4. Er besitzt motorische Anteile zur Versorgung der Beckenbodenmuskulatur sowie sensible Anteile zur Innervation der Genital- und Analregion. Der N. pudendus verlässt das kleine Becken durch das Foramen ischiadicum majus, zieht um die Spina ischiadica und verläuft durch das Foramen ischiadicum minor in die Fossa ischioanalis.

Zusammen mit den Vasa pudenda verläuft er durch den Alcock-Kanal nach ventral. Diese Durchtrittsstelle wird auch Canalis pudendalis genannt und aus einer Duplikatur der Fascia obturatoria interna gebildet. Unterhalb der Symphyse gelangt der N. pudendus zum Penisrücken/zur Clitoris.

Beschreibung der Palpation

ASTE

Der Patient befindet sich in Bauchlage, die Unterschenkel sind oberhalb der Malleolen mit einem Kissen unterlagert.

Durchführung

Der Therapeut palpiert mit Zeige- und Mittelfinger die Incisura ischiadica minor (► S. 352) in der Tiefe. Der Nerv verläuft mittig um die Spina ischiadica. Als kontraktiler Orientierungspunkt dient der M. piriformis (► S. 344), der durch intermittierende Anspannung in die Hüftaußenrotation lokalisiert wird. An seinem unteren Rand befindet sich der N. pudendus (Abb. 6.145).

Palpationsqualität

Der Nerv ist als Struktur nicht direkt palpabel, doch kann der Patient, besonders wenn der Nerv irritiert ist, eine genaue Angabe machen. Bei länger anhaltendem palpatorischem Druck gibt er Ausstrahlungen in den Genitalbereich an.

Differenzierung

Der Nerv ist von Muskeln geschützt und wird von ihnen überlagert (M. piriformis, ► S. 344 und M. gluteus maximus, ► S. 340 f.). Die Differenzierung erfolgt über die typische Palpationsqualität, die der Patient bei einer Nervenpalpation angibt.

Hinweis

Es können Kompessionen des Nervs u. a. im Bereich der Ligg. supraspinatum und sacrococcygeum oder im Bereich des M. obturatorius internus auftreten und zu Schmerzen im Beckenbodenbereich führen (Robert et al. 2005).

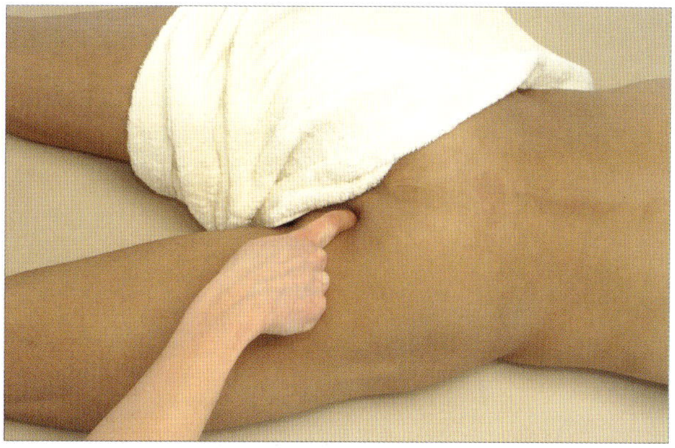

Abb. 6.145 Palpation des N. pudendus

6.3 Übersichtstabellen für die Rumpf-Sakrum-Region

Tab. 6.1 Muskulatur des ventralen Rumpfs

Muskel	Funktion auf die Wirbelsäule ✓, Dehnstellungen der Muskulatur ↔						Zusatzfunktionen
	EXT	FLEX	ROT (gleichseitig)	ROT (gegenseitig)	LATFLEX (gleichseitig)	LATFLEX (gegenseitig)	
M. rectus abdominis	↔	✓					• richtet das Becken auf • Bauchpresse, Ausatmung
M. pyramidalis							spannt die Linea alba
M. obliquus externus abdominis	↔ beidseitig	✓ beidseitig	↔ einseitig	✓ einseitig	✓ einseitig	↔ einseitig	• richtet das Becken auf • Bauchpresse, Ausatmung
M. obliquus internus abdominis	↔ beidseitig	✓ beidseitig	✓ einseitig	↔ einseitig	✓ einseitig	↔ einseitig	• richtet das Becken auf • Bauchpresse, Ausatmung
M. transversus abdominis			✓ einseitig	↔ einseitig			• Bauchpresse, Ausatmung • stabilisiert die Wirbelsäule
Mm. intercostales externi							• heben die Rippen (Einatmung) • stabilisieren den Thorax
M. diaphragma							• wichtigster Einatemmuskel • Bauchpresse

FLEX = Flexion, EXT = Extension, ROT = Rotation, LATFLEX = Lateralflexion

Tab. 6.2 Muskulatur des dorsalen Rumpfs

Muskel	Funktion auf die Wirbelsäule ✓, Dehnstellungen der Muskulatur ↔						Zusatzfunktionen
	EXT	FLEX	ROT (gleichseitig)	ROT (gegenseitig)	LATFLEX (gleichseitig)	LATFLEX (gegenseitig)	
M. trapezius, Pars transversa							• zieht die Scapula nach medial zur Wirbelsäule • positioniert und stabilisiert die Scapula auf dem Thorax
M. trapezius, Pars ascendens							• zieht die Scapula nach kaudal-medial zur Wirbelsäule • positioniert und stabilisiert die Scapula auf dem Thorax • unterstützt die rotatorische Wirkung der Pars descendens auf die Scapula
Mm. rhomboidei major und minor							• zieht die Scapula nach medial-kranial • stabilisiert die Scapula auf dem Thorax
M. serratus posterior superior							hebt die Rippen und hilft bei der Einatmung
M. serratus posterior inferior							senkt die Rippen
M. spinalis thoracis	✓ beidseitig	↔ beidseitig			✓ einseitig	↔ einseitig	
Mm. rotatores brevis und longi	✓ beidseitig	↔ beidseitig	↔ beidseitig	✓ beidseitig			
M. semispinalis thoracis	✓ beidseitig	↔ beidseitig	↔ einseitig	✓ einseitig	✓ einseitig	↔ einseitig	
M. iliocostalis thoracis	✓ beidseitig	↔ beidseitig			✓ einseitig	↔ einseitig	Funktion nur auf die BWS
M. longissimus thoracis	✓ beidseitig	↔ beidseitig			✓ einseitig	↔ einseitig	
Mm. levatores costarum	✓ beidseitig	↔ beidseitig			✓ einseitig	↔ einseitig	Funktion nur auf die BWS
M. iliocostalis lumborum	✓ beidseitig	↔ beidseitig			✓ einseitig	↔ einseitig	
M. quadratus lumborum					✓ einseitig	↔ einseitig	unterstützt die Bauchpresse
M. multifidus	✓ beidseitig	↔ beidseitig		✓ einseitig	✓ einseitig	↔ einseitig	stabilisiert die Wirbelsäule segmental

FLEX = Flexion, EXT = Extension, ROT = Rotation, LATFLEX = Lateralflexion

Tab. 6.3 Nerven des kranialen Rumpfes

Nerv	Innervierte Muskulatur	Segmentale Ursprungsgebiete					
		C1	C2	C3	C4	C5	C6
N. accessorius (11. Hirnnerv)							
	M. trapezius, Pars transversa						
	M. trapezius, Pars ascendens						
Plexus cervicalis (direkte Äste)		✓	✓	✓	✓		
	M. trapezius, Pars transversa		✓	✓	✓		
	M. trapezius, Pars ascendens		✓	✓	✓		
N. dorsalis scapulae					✓	✓	
	M. rhomboideus major				✓	✓	
	M. rhomboideus minor				✓	✓	

Tab. 6.4 Nerven des kaudalen Rumpfes und des Sakrums

Nerv	Innervierte Muskulatur	Segmentale Ursprungsgebiete													
		T1	T2	T3	T4	T5	T6	T7	T8	T9	T10	T11	T12	L1	L2
Nn. intercostales		✓	✓	✓	✓	✓	✓	✓	✓	✓	✓	✓	✓		
	M. serratus posterior superior	✓	✓	✓	✓										
	M. rectus abdominis					✓	✓	✓	✓	✓	✓	✓	✓		
	M. obliquus externus abdominis					✓	✓	✓	✓	✓	✓	✓	✓		
	M. obliquus internus abdominis								✓	✓	✓	✓	✓		
	M. transversus abdominis					✓	✓	✓	✓	✓	✓	✓	✓		
	M. serratus posterior inferior									✓	✓	✓	✓		
	Mm. intercostales externi und interni	✓	✓	✓	✓	✓	✓	✓	✓	✓	✓	✓			
N. subcostalis (N. intercostalis XII)										✓	✓	✓	✓		
	M. pyramidalis												✓		
	M. quadratus lumborum												✓		
N. iliohypogastricus													✓	✓	
	M. obliquus externus abdominis												✓	✓	
	M. obliquus internus abdominis												✓	✓	
	M. transversus abdominis												✓	✓	
N. ilioinguinalis														✓	
	M. obliquus internus abdominis													✓	
	M. transversus abdominis													✓	
N. genitofemoralis														✓	✓
	M. transversus abdominis													✓	✓
	M. cremaster													✓	✓

Die autochthone Rückenmuskulatur wird von den Rr. dorsales der Spinalnerven innerviert. Die Beckenbodenmuskulatur vom N. pudendus (S1–S4)

Becken und Oberschenkel

7.1 Palpation ventraler Strukturen

7.1.1 Orientierungsstrukturen

Bevor die Palpation der einzelnen Strukturen durchgeführt wird, sollten die wichtigsten Orientierungsstrukturen für die ventrale Becken-Oberschenkel-Region palpiert werden.

Orientierungsstrukturen für die ventrale Becken-Oberschenkel-Region

- Crista iliaca (**1**, ► S. 326)
- Spina iliaca anterior superior (**2**, ► S. 326)
- Symphysis pubica und Tuberculum pubicum (**3**, ► S. 328)
- Trochanter major (**4**, ► S. 330)
- A. femoralis (**5**, ► S. 336)
- M. tensor fasciae latae (**6**, ► S. 314)
- M. sartorius (**7**, ► S. 315)
- M. rectus femoris (**8**, ► S. 316)

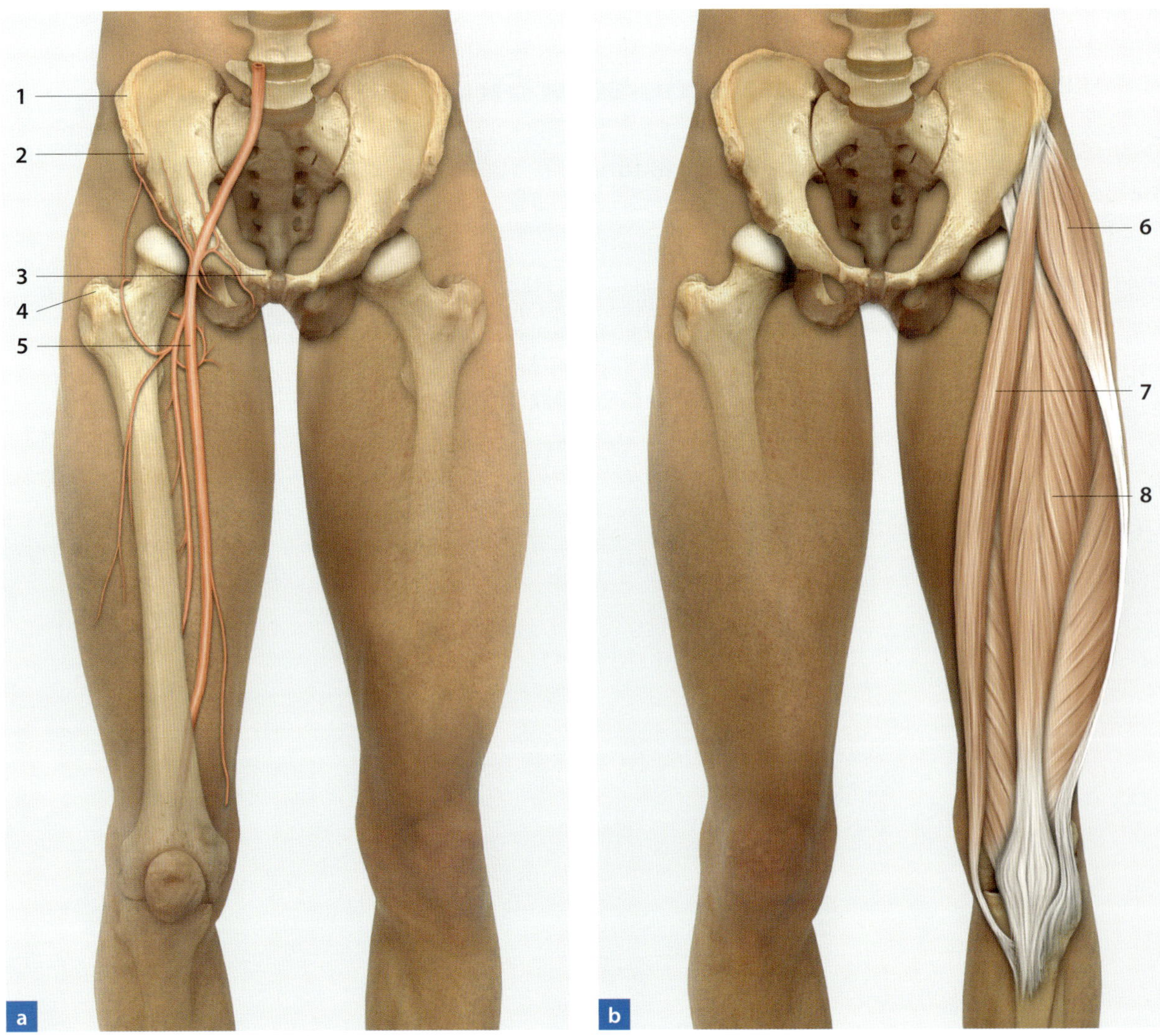

Abb. 7.1 a, b. Übersicht über die Orientierungsstrukturen für die ventrale Becken-Oberschenkel-Region

7.1.2 Palpationsmöglichkeiten

Muskeln und Sehnen

- M. iliopsoas (▶ S. 312 f.)
- M. tensor fasciae latae (▶ S. 314)
- M. sartorius (▶ S. 315)
- M. rectus femoris (▶ S. 316 f.)
- M. pectineus (▶ S. 318)
- M. adductor longus (▶ S. 319)
- M. adductor brevis, M. gracilis und M. adductor magnus (▶ S. 320 f.)

Kapseln und Bänder

- Capsula art. coxae (▶ S. 322)
- Lig. inguinale (▶ S. 323)
- Ligg. iliofemorale und pubofemorale (▶ S. 324)
- Ligg. pubicum superius und arcuatum pubis (▶ S. 328 f.)

Knochen und Gelenke

- Art. coxae und Caput femoris (▶ S. 325)
- Crista iliaca, Spina iliaca anterior superior, Spina iliaca anterior inferior und Tuberculum iliacum (▶ S. 326 f.)
- Symphysis pubica mit Tuberculum pubicum und Discus interpubicus (▶ S. 328 f.)
- Trochanter major (▶ S. 330)
- Trochanter minor (▶ S. 331)

Bursen

- Bursa iliopectinea (▶ S. 312 f.)

Nerven und Gefäße

- N. femoralis (▶ S. 332)
- N. obturatorius (▶ S. 333)
- N. cutaneus femoris lateralis (▶ S. 334)
- N. saphenus (▶ S. 335)
- A. femoralis (▶ S. 336)
- V. femoralis (▶ S. 337)

M. iliopsoas und Bursa iliopectinea

Anatomie

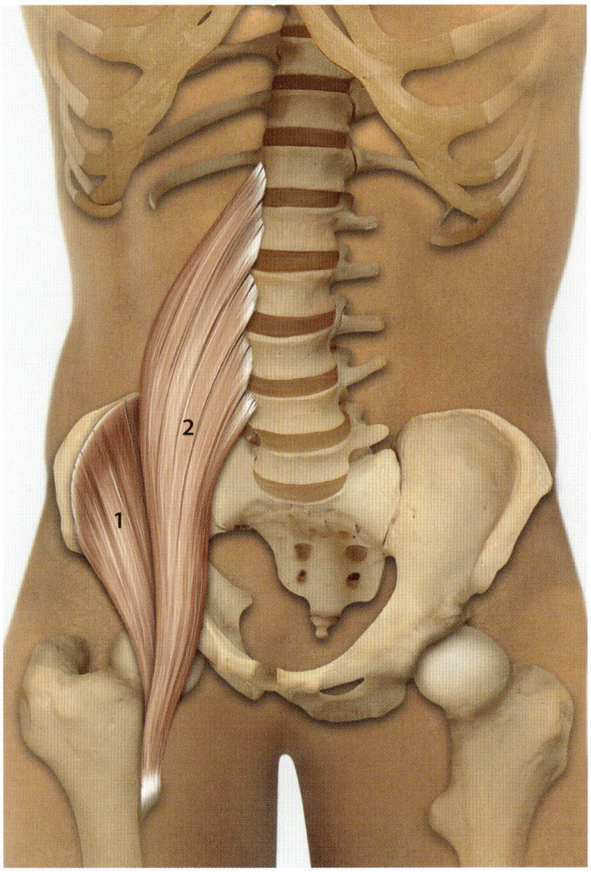

Abb. 7.2 M. iliopsoas: M. iliacus (**1**) und M. psoas major (**2**)

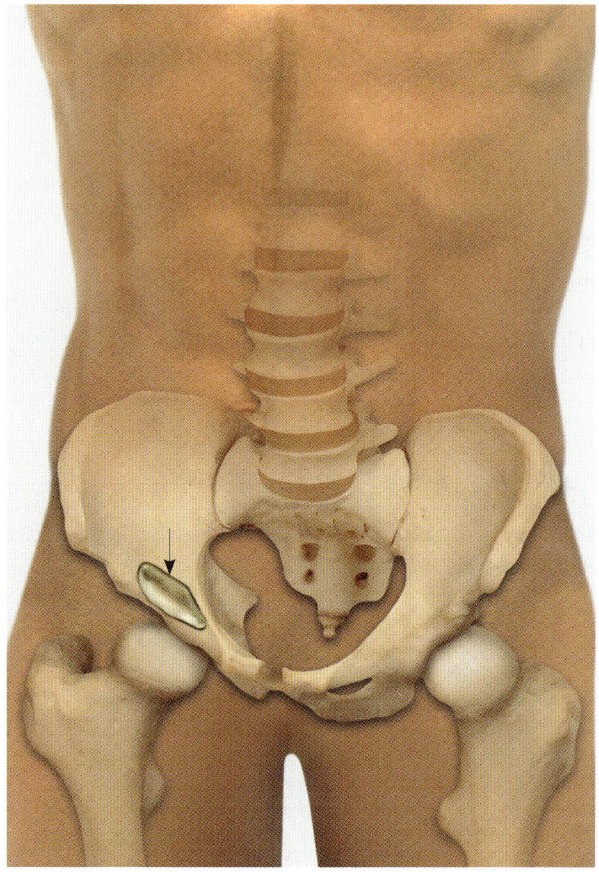

Abb. 7.3 Bursa iliopectinea

Der M. iliopsoas setzt sich aus dem M. iliacus und dem M. psoas major zusammen.

M. psoas major

U:
- oberflächlicher Anteil: Seitenflächen der 12 Brustwirbel und der 1. bis 4. Lendenwirbel sowie entsprechende Bandscheiben
- tiefer Anteil: Procc. costales der 1. bis 5. Lendenwirbel

M. iliacus

U: Fossa iliaca

Für beide Muskeln gilt:

A: gemeinsam als M. iliopsoas am Trochanter minor des Os femoris

I: N. femoralis (T12–L4), direkte Äste aus dem Plexus lumbalis

F:
- Flexion und Außenrotation des Hüftgelenks
- einseitig: Lateralflexion der LWS zur gleichen Seite
- beidseitig: Heben des Rumpfes aus der Rückenlage

Pathologie

Der M. psoas major wird von einem Faszienschlauch umhüllt. Er verläuft vom Arcus lumbocostalis bis zum Oberschenkel. Somit können eitrige Prozesse im BWS-Bereich als Senkungsabzesse durch den Faszienschlauch bis zum Oberschenkel gelangen.

Bursa iliopectinea

Die Bursa iliopectinea befindet sich zwischen der Eminentia iliopubica und dem darüber verlaufenden M. iliopsoas. Eine mechanische Reibung zwischen dem Knochen und der Muskulatur wir somit verhindert.

Beschreibung der Palpation

ASTE

Der Patient befindet sich in Rückenlage, der Kopf und die HWS sind mit einem kleinen Kissen unterlagert.

Zur Entspannung der Bauchdecke werden zusätzlich die Knie mit einer Rolle unterlagert.

Durchführung

Zur Palpation des M. psoas major setzt der Therapeut die Palpationsfinger flächig auf die Bauchdecke, leicht lateral der Mittellinie. Es ist notwendig, durch die Bauchmuskeln hindurch zu palpieren, daher ist ein „Gewinn an Tiefe" durch mehrmaliges Ausatmen des Patienten unter Beibehaltung der erzielten Tiefe erforderlich ist. Der Therapeut tastet den Muskel lateral der Wirbelkörper und palpiert parallel zum Faserverlauf. Durch eine leichte Hüftflexion werden die Palpationsfinger aus der Tiefe herausgedrückt.

Der M. iliacus ist in der Tiefe, medial der SIAS, abhängig von der Ruhemuskelspannung der Bauchmuskulatur flächig zu palpieren.

Den gemeinsamen Verlauf des M. iliacus verfolgt der Therapeut lateral der Pulsation der A. femoralis bis zu seinem Ansatz am Trochanter minor.

Die Bursa iliopectinea ist nicht direkt zu palpieren.

Palpationsqualität

Der M. psoas ist besonders bei Verkürzung oder Hypertrophie als deutlicher Strang zu palpieren. Häufig ist er unter der Palpation empfindlich und schmerzhaft.
Die indirekte Palpation des M. iliacus in der Beckenschaufel ist bei einem hohen Ruhetonus der Bauchmuskeln oft schwierig. Der Ansatz am Trochanter minor ist ebenfalls oft druckdolent.

Bei einer Bursitis ist der Schleimbeutel durch den M. iliopsoas hindurch schmerzhaft zu tasten.

Differenzierung

Der M. iliopsoas ist aufgrund seiner Lage und durch eine leichte Hüftbeugung leicht von umliegenden Strukturen zu differenzieren. Ein hoher Tonus der Bauchmuskulatur kann die Differenzierung erschweren.

Zur Differenzierung der distalen Anteile und der Insertionsstelle dient die Pulsation der A. femoralis (► S. 336) und der M. pectineus (► S. 318), da zwischen ihnen die Sehne des M. iliopsoas verläuft.

Praxistipp

Die Palpation des Ansatzes am Trochanter minor lässt sich aus der sog. „FABER-Position" gut durchführen. Dabei wird die laterale Fußkante der zu untersuchenden Seite in Höhe des Recessus suprapatellaris des kontralateralen Knies gelagert und die Hüfte, der zu untersuchenden Seite, in Flexion, Abduktion und maximaler Außenrotation gelagert (vgl. Balius et al, 2014). Der Patient sollte hierbei gut entspannen können.

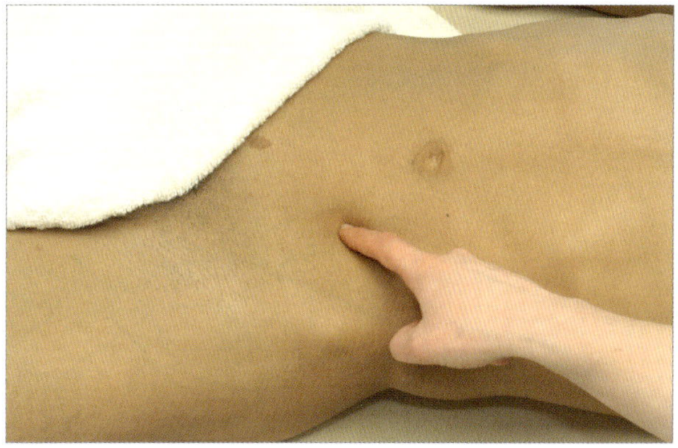

Abb. 7.4 Muskelbauch des M. psoas major

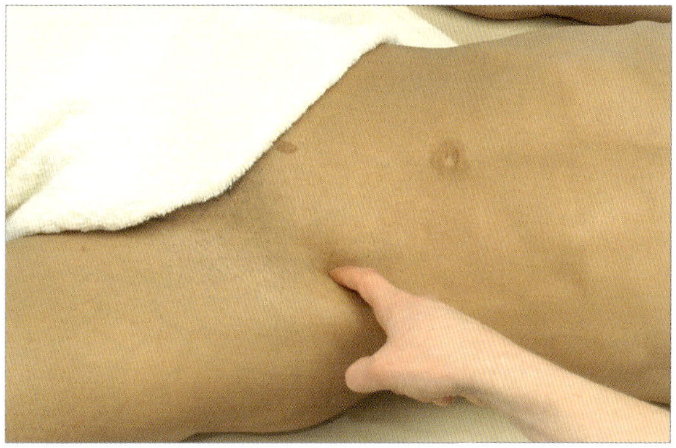

Abb. 7.5 Ursprung des M. iliacus

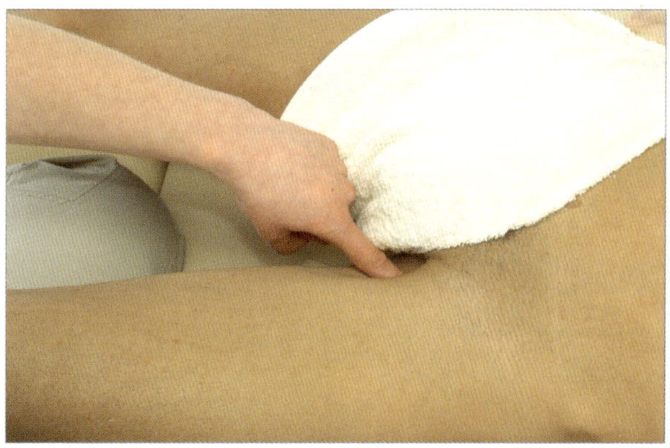

Abb. 7.6 Gemeinsamer Ansatz des M. psoas major und des M. iliacus am Trochanter minor

Pathologie

Bei einem **„inneren Hüftschnappen"** kommt es zu einem Überspringen der Sehne des M. iliopsoas über die Eminentia iliopectinea, meist ist eine Verspannung des Muskels die Ursache.

M. tensor fasciae latae

Anatomie

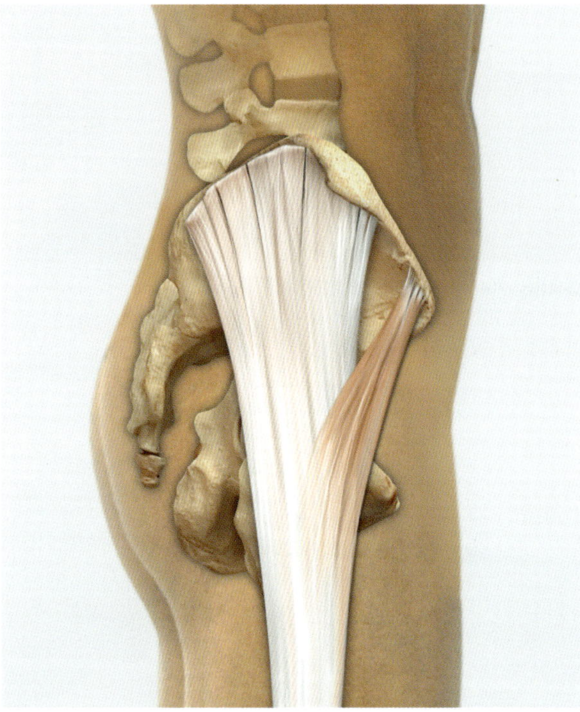

Abb. 7.7 M. tensor fasciae latae

U: Spina iliaca anterior superior
A: Tractus iliotibialis, im Bereich des oberen und mittleren Femurdrittels
I: N. gluteus superior (L4–S1)
F:
- Flexion, Abduktion und Innenrotation des Hüftgelenks
- spannt die Fascia lata und presst somit den Hüftkopf in die Pfanne

Hinweis

In seltenen Fällen kann der M. tensor fasciae latae fehlen.

Praxistipp

Eine Hypertrophie oder Hypertonie des M. tensor fasciae latae kann zum „Schnappen" des Tractus iliotibialis über den Trochantor major führen (**Coxa saltans, „snapping hip"**). Die „Schnappgeräusche" treten bei Flexions- und Extensionsbewegungen im Hüftgelenk auf.

Palpationsqualität

Die Struktur ist fest-muskulös und deutlich tastbar.

Differenzierung

Bei zusätzlicher Anspannung der Glutealmuskulatur in die Hüftabduktion ist ventral der neu entstandenen Kuhle sowie ventral des Trochanter major der laterale Rand des M. tensor fasciae latae zu palpieren. Der M. tensor fasciae latae bildet die laterale Begrenzung des Trigonum femorale laterale.

Vom M. sartorius ist der M. tensor fasciae latae an der Spina iliaca über die Innenrotation der Hüfte zu differenzieren.

Hinweis

- Paluska (2005) beschreibt, dass neben der Verdickung des iliotibialen Bandes oder des M. tensor fascia latae, auch die Gluteussehne eine „snapping hip" verursachen kann (zit. n. Janzen et al.).
- Birnbaum et al. (2004) stellten bei Untersuchungen des Tractus iliotibialis fest, dass dieser aus einem oberflächlichen und einem tiefen Anteil besteht, der den M. tensor fasciae latae umhüllt. Der tiefe Anteil zeigt Verbindung mit der Capsula articularis des Hüftgelenks. Der M. tensor fasciae latae strahlt von ventral und der M. gluteus von dorsal in den Tractus iliotibialis ein und hat eine hüftzentrierende Funktion.

Beschreibung der Palpation

ASTE

Der Patient befindet sich in Rückenlage, der Kopf und die HWS sind mit einem kleinen Kissen unterlagert.

Durchführung

Der Therapeut beginnt mit der Palpation distal und lateral an der Spina iliaca anterior superior. Unter alternierender isometrischer Anspannung in die Abduktion und Innenrotation der Hüfte kann er den Muskelbauch quer zum Faserverlauf nach lateral-distal bis zu seinem Übergang in den Tractus iliotibialis tasten.

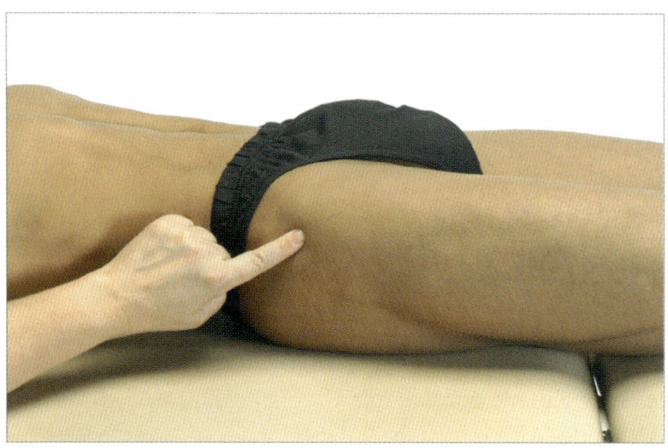

Abb. 7.8 Bauch des M. tensor fasciae latae

M. sartorius

Anatomie

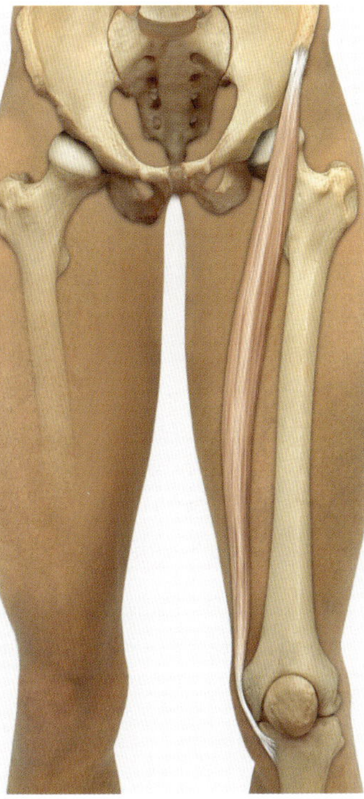

Abb. 7.9 M. sartorius

- **U:** Spina iliaca anterior superior
- **A:** Pes anserinus superficialis
- **I:** N. femoralis (L2–L4)
- **F:**
  - Flexion, Abduktion und Außenrotation des Hüftgelenks
  - Flexion und Innenrotation des Kniegelenks

Hinweis

Der M. sartorius bildet die mediale Begrenzung des Trigonum femorale mediale.

Beschreibung der Palpation

ASTE

Der Patient befindet sich in Rückenlage, der Kopf und die HWS sind mit einem kleinen Kissen unterlagert.

Durchführung

Der Therapeut startet die Palpation distal und medial an der Spina iliaca anterior superior, quer zum Faserverlauf der Muskulatur. Unter alternierender isometrischer Anspannung in die Hüftabduktion/-außenrotation und leichter Knieflexion, ist der Ursprung und der proximale Anteil des Muskelbauchs gut zu palpieren.

Ab der Mitte des Oberschenkels ist der Muskelbauch nur bei gut entwickelter Muskulatur oder schlanken Personen nach distal zu tasten und wird bei Flexion und Innenrotation des Knies deutlicher. Die Palpation des Ansatzes wird im Kapitel Knie-Unterschenkel beschrieben (Pes anserinus, ► S. 370).

Palpationsqualität

Der Muskel ist schmaler und nicht so deutlich zu palpieren wie der M. tensor fasciae latae.

Differenzierung

Der M. sartorius begrenzt medial das Trigonum femorale laterale. Er ist vom M. tensor fasciae latae durch die Hüftflexion mit Außenrotation zu differenzieren. An seiner medialen Seite befindet sich der M. iliopsoas und der M. pectineus.

Hinweis

- Der M. sartorius zeigt selten Irritationen; Sehnenreizungen treten fast ausschließlich bei Sportlern auf.
- Die Breite des Muskels zeigt starke individuelle Varianten, manchmal fehlt der Muskel sogar.
- Die Sehnen des Pes anserinus superficialis strahlen teilweise in die Kniegelenkkapsel ein.

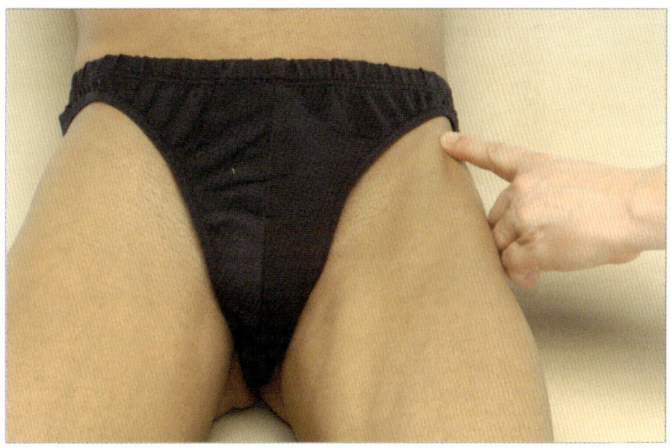

Abb. 7.10 M. sartorius distal der SIAS

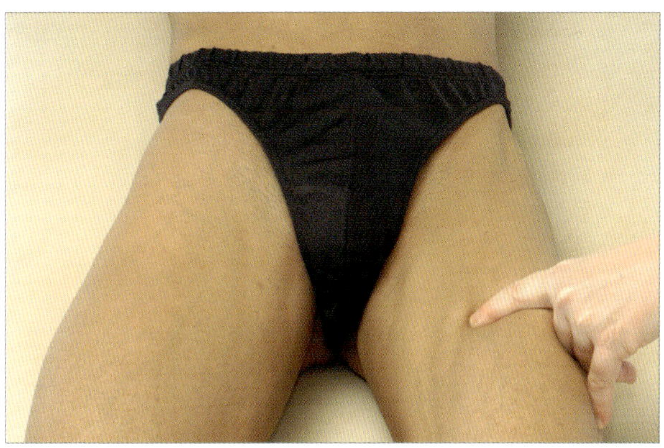

Abb. 7.11 Bauch des M. sartorius

M. rectus femoris

Anatomie

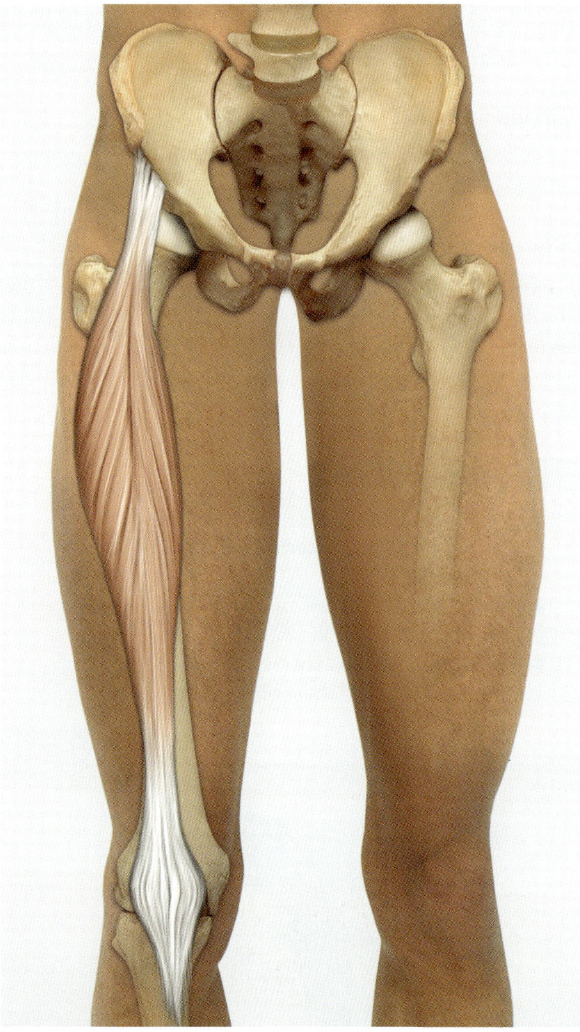

Abb. 7.12 M. rectus femoris

U: Spina iliaca anterior inferior
Caput reflexum: breitflächig am Pfannendach mit Verbindung zur Gelenkkapsel

A: gemeinsam mit den Mm. vasti über die Quadrizepssehne an der Basis patellae, einige Fasern strahlen in die seitlichen Retinaculi ein; über das Lig. patellae inseriert der Muskel an der Tuberositas tibiae.

I: N. femoralis (L2–L4)

F:
- Flexion des Hüftgelenks
- Extension des Kniegelenks

Hinweis

Distale Faserzüge strahlen als **M. articularis genus** in den Recessus suprapatellaris der Gelenkkapsel ein und schützen diese vor Einklemmungen bei der Knieextension.

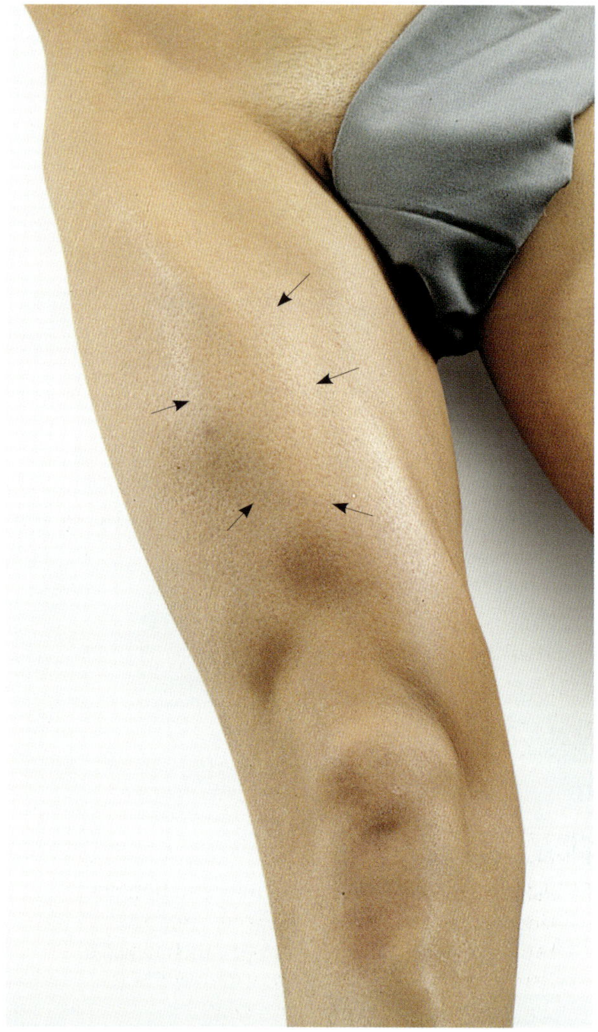

Abb. 7.13 Topografische Lage des M. rectus femoris

Beschreibung der Palpation

ASTE

Der Patient befindet sich in Rückenlage, der Kopf und die HWS sind mit einem kleinen Kissen unterlagert. Das Knie ist mit einer kleinen Rolle unterlagert.

Durchführung

Der Ursprung des M. rectus femoris an der Spina iliaca anterior inferior wird vom M. tensor fasciae latae und vom M. sartorius überdeckt. Beide letztgenannten Muskeln bilden die Form eines auf dem Kopf stehenden „V" und begrenzen das Trigonum femorale laterale.

Den Muskelursprung kann der Therapeut nur palpieren, wenn die Hüfte fektiert wird und der Patient das Beingewicht vollkommen abgibt. In der Tiefe des Trigonum femorale laterale ist der Ursprung zwei bis drei Patientenquerfinger distal der Spina iliaca anterior superior zu palpieren (Abb. 7.15). Unter alternierender Knieextension wird der Ansatz deutlicher spürbar, wobei der Therapeut mit den Fingern quer zum Sehnenverlauf tastet. Er kann dem Muskelbauch mittig des ventralen Oberschenkels nach distal folgen.

Die Palpation des Ansatzes und der Mm. vasti wird im Kapitel Knie-Unterschenkel beschrieben (▸ S. 364 f.)

Praxistipp

Bei zu starker Palpation im Ursprungsgebiet kann ein brennender Schmerz am lateralen Oberschenkel durch die Reizung des N. cutaneus femoralis lateralis entstehen.

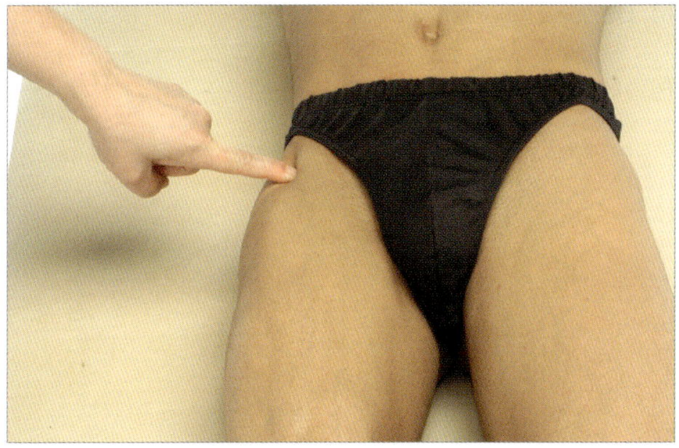

Abb. 7.14 Ursprungssehne des M. rectus femoris

Palpationsqualität

Die Ursprungssehne ist vom Therapeuten als deutliche runde, sehnige Struktur in der Tiefe tastbar.

Der Muskelbauch ist im mittleren Oberschenkelbereich als konvexe Muskelmasse gut palpierbar, ab ca. 9 cm oberhalb der Patella wird der Muskel zur sehnigen Struktur.

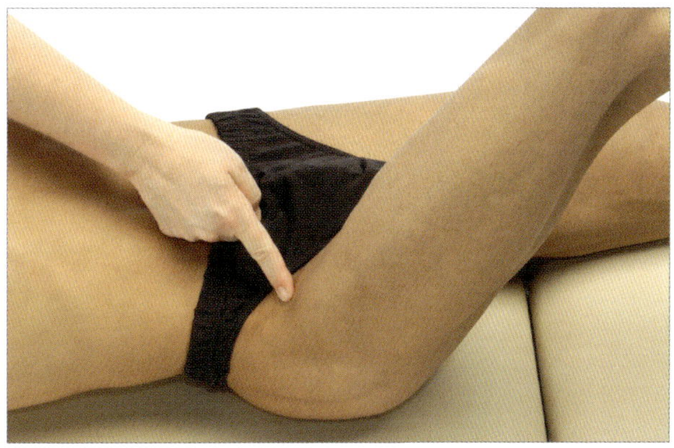

Abb. 7.15 Palpation der Ursprungssehne des M. rectus femoris bei flektierter Hüfte

Differenzierung

Es ist hilfreich, die laterale und mediale Begrenzung des Trigonum femorale laterale zu tasten (M. tensor fasciae latae bzw. M. sartorius, ▸ S. 314 f.). Zwischen ihnen befindet sich in der Tiefe die Ursprungssehne des M. rectus femoris.

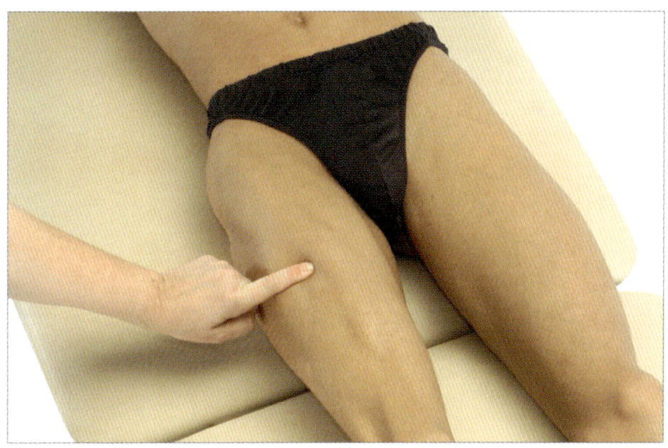

Abb. 7.16 Bauch des M. rectus femoris

Hinweis

Paluska (2005) verweist auf einige Quellen, die von Überlastungsschäden des M. rectus femoris bei Läufern berichten: Sie entstehen durch plötzliche Beschleunigungs- und Abbremsbewegungen, durch Richtungswechsel und durch exzentrische Belastungen (zit. nach v. Garrett u. Malliaropoulos et al.); häufig ist der myotendinöse Übergang während exzentrischer Belastungen (zit. n. Brubaker, James u. Kneeland) oder der proximale Ursprung nahe der SIAS betroffen (zit. n. Renström).

Pathologie

In seltenen Fällen kann eine Tendinitis mit Kalkeinlagerungen des Rectus femoris im Bereich des Hüftgelenkes eine Coxa saltans verursachen (Pierannunzii et al., 2010).

M. pectineus

Anatomie

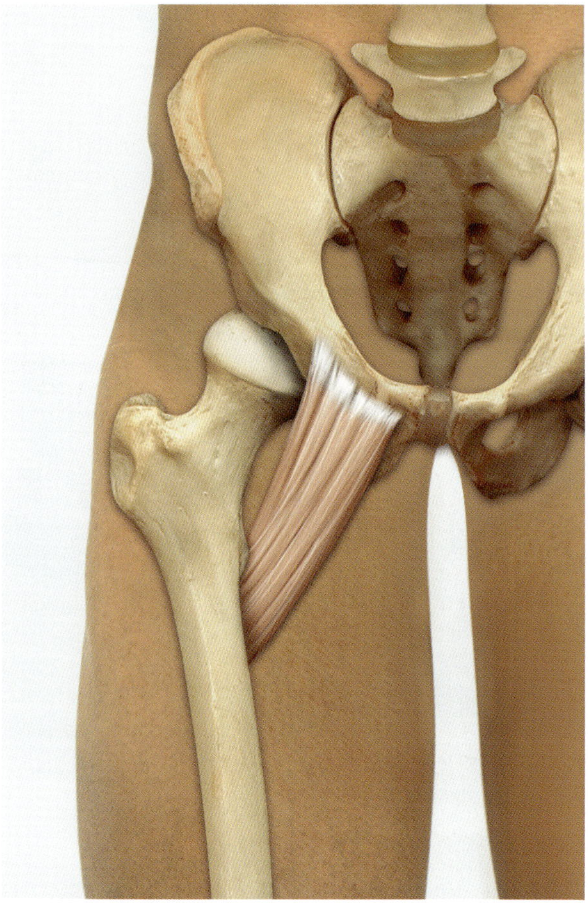

Abb. 7.17 M. pectineus

U: Pecten ossis pubis
A: Linea pectinea, dorsal am Femur, in Verlängerung der Linea aspera
I: N. femoralis, N. obturatorius (L2–L4)
F:
- Adduktion, Außenrotation und leichte Flexion des Hüftgelenks
- Stabilisation des Beckens in der Frontalebene

Pathologie

Sitzen Patienten gerne mit übereinander geschlagenen Beinen oder laufen sie in einer schmalen Spur, neigt der M. pectineus zur Verkürzung und wird häufig druckdolent.

Beschreibung der Palpation

ASTE

Der Patient befindet sich in Rückenlage, der Kopf und die HWS sind mit einem kleinen Kissen unterlagert. Das zu palpierende Bein wird in leichter Abduktion gelagert.

Durchführung

Der Therapeut palpiert als erstes die A. femoralis (► S. 336), nach medial folgend tastet er die Ursprungssehne des M. pectineus am Pecten ossis pubis quer zum Faserverlauf. Der Muskelbauch ist nach distal-lateral quer zu seinem Faserverlauf zu palpieren (Abb. 7.18).

Palpationsqualität

Der Ursprung des M. pectineus ist deutlich als sehnige Struktur am Pecten ossis pubis zu tasten.

Differenzierung

Die Pulsation der A. femoralis (mittig und kaudal des Leistenbandes) bietet eine gute Orientierungshilfe zur Lokalisation des M. pectineus. Medial der Arterie ist der Ursprung des Muskels zu palpieren. Nach medial folgt die runde Sehne des M. adductor longus.

Hinweis

- Die gesamte Adduktorengruppe wird vom N. obturatorius innerviert, der M. pectineus noch zusätzlich vom N. femoralis.
- Bei Patienten mit **Koxarthrose** werden die Ursprünge durch die veränderte Beckenstellung (Flexion des Beckens) oft überlastet.

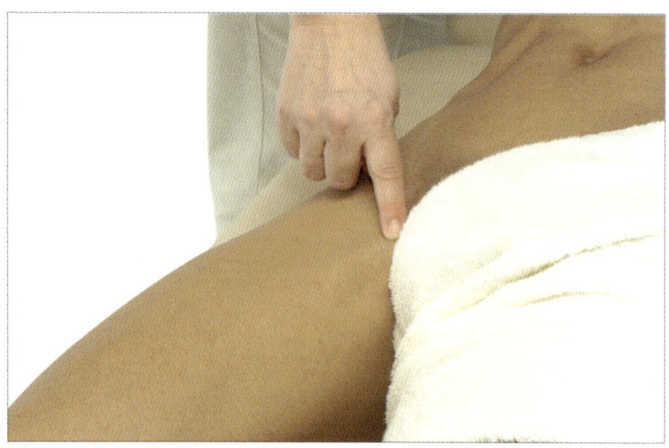

Abb. 7.18 Palpation des **M. pectineus**

M. adductor longus

Anatomie

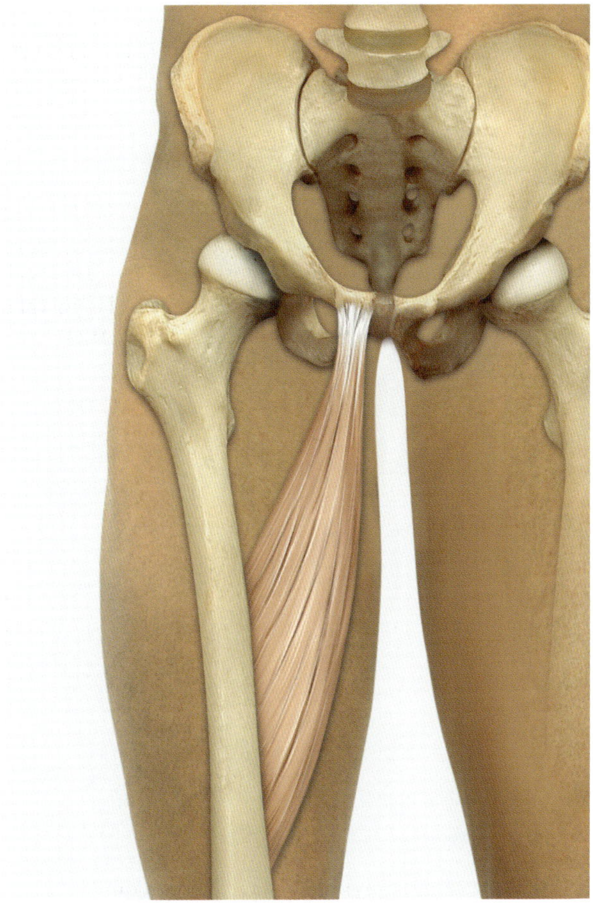

Abb. 7.19 M. adductor longus

U: Vorderseite der Symphyse, Ramus superior des Os pubis
A: Linea aspera im Bereich des mittleren Femurdrittels
I: N. obturatorius (L2–L4)
F:
- Adduktion und Flexion bis 70° des Hüftgelenks
- Stabilisation des Beckens in der Frontalebene

Pathologie

Patienten mit **Koxarthrose** oder **Hüftdysplasie** neigen häufig zur Überlastung dieser Muskulatur.

Beschreibung der Palpation

ASTE

Der Patient befindet sich in Rückenlage, der Kopf und die HWS sind mit einem kleinen Kissen unterlagert. Das zu palpierende Bein wird in leichter Abduktion gelagert.

Durchführung

Der Therapeut palpiert als erstes die A. femoralis (► S. 336), nach medial überquert er den M. pectineus und gelangt zur Ursprungssehne des M. adductor longus am Ramus superior ossis pubis. Der proximale Muskelbauch ist nach distal quer zu seinem Faserverlauf zu palpieren.

Palpationsqualität

Die Ursprungssehne des M. adductor longus ist in ihrem Ansatzbereich deutlich als schmale und runde Struktur zu ertasten. Der Muskelbauch ist nur am proximalen Anteil zu palpieren.

Differenzierung

Die Pulsation der A. femoralis (mittig und kaudal des Leistenbandes) bietet eine gute Orientierungshilfe zur Lokalisation des M. adductor longus. Medial der Arterie ist der Ursprung des M. pectineus zu palpieren, nach medial folgt die runde Sehne des M. adductor longus.

Hinweis

Durch intensive sportliche Belastung kann es zu einer Ansatzreizung des M. adductor longus im Bereich der Symphyse kommen.

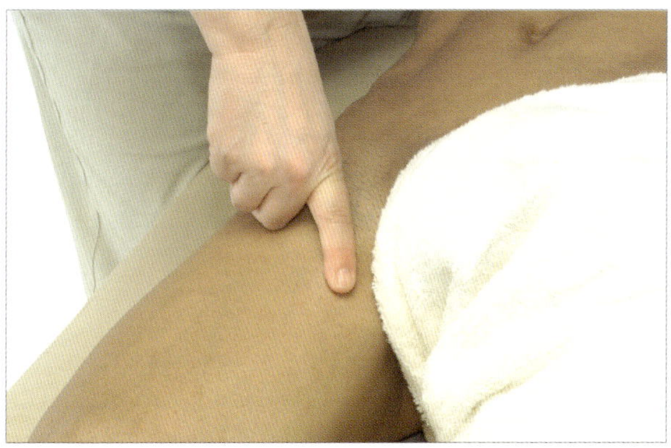

Abb. 7.20 **Bauch des M. adductor longus**

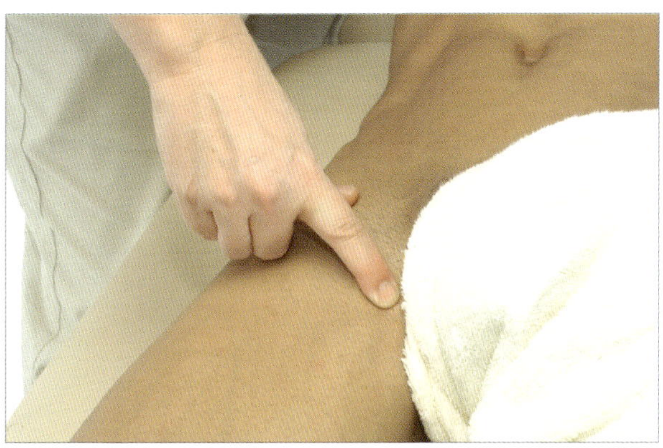

Abb. 7.21 **M. adductor longus, proximaler Anteil**

M. adductor brevis, M. gracilis und M. adductor magnus

Anatomie

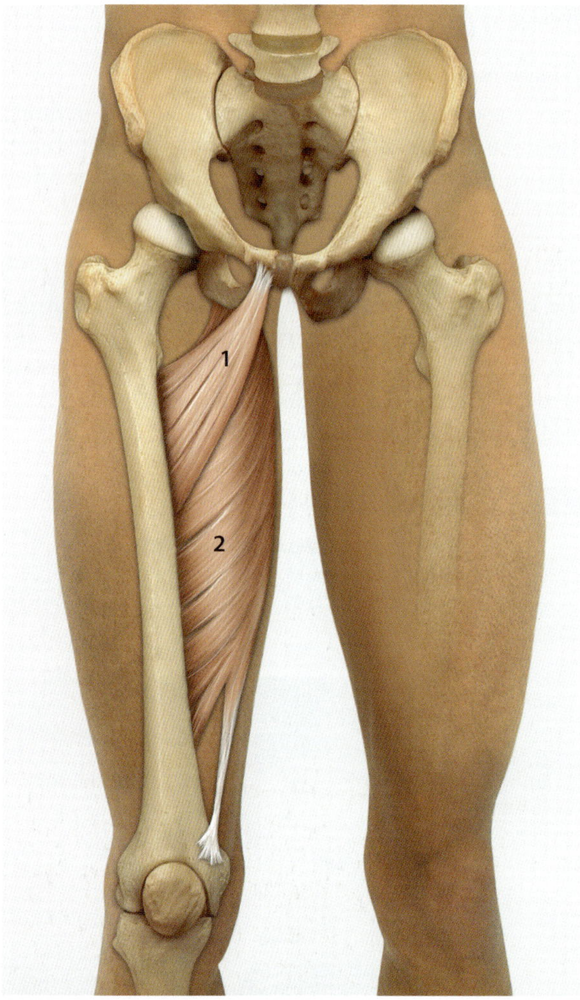

Abb. 7.22 M. adductor brevis (**1**) und M. adductor magnus (**2**)

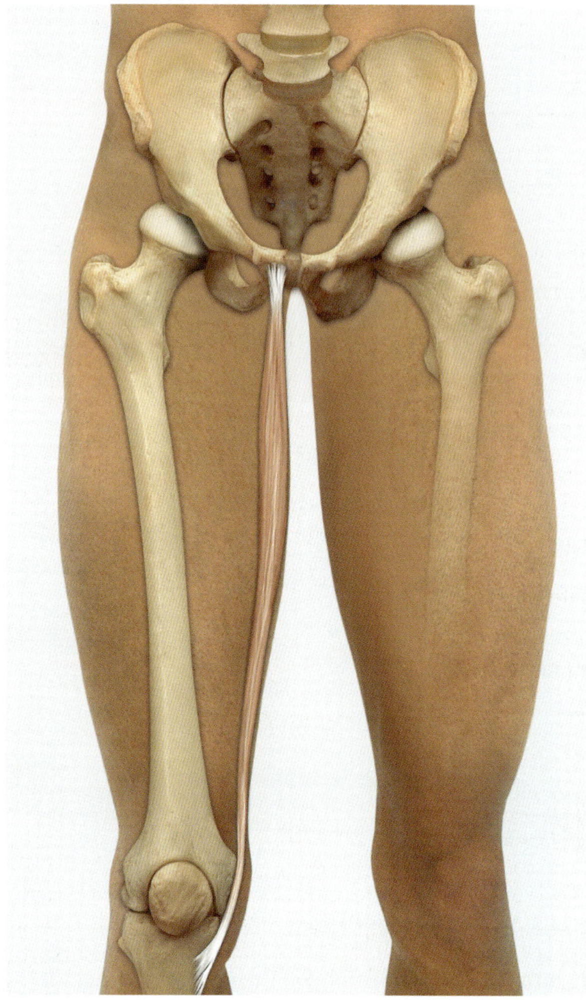

Abb. 7.23 M. gracilis

M. adductor brevis

U: Ramus inferior des Os pubis
A: Linea aspera im Bereich des oberen Femurdrittels
I: N. obturatorius (L2–L4)
F:
- Adduktion, Außenrotation und Flexion bis 70° des Hüftgelenks
- Stabilisation des Beckens in der Frontalebene

M. gracilis

U: Ramus inferior des Os pubis unterhalb der Symphyse
A: Pes anserinus, medial der Tuberositas tibiae
I: N. obturatorius (L2–L4)
F:
- Adduktion und Flexion des Hüftgelenks
- Flexion und Innenrotation des Kniegelenks

M. adductor magnus

U: Ramus inferior des Os pubis, Ramus ossis ischii und Tuber ischiadicum
A: Linea aspera (proximaler, muskulärer Anteil), Tuberculum adductorium am Epicondylus medialis (distaler, sehniger Anteil)
I:
- proximaler Anteil: N. obturatorius (L2–L4);
- distaler Anteil: N. tibialis (L4–L5)

F:
- Adduktion, Außenrotation und Extension des Hüftgelenks
- Stabilisation des Beckens in der Frontal- und Sagittalebene

Hinweis

Der sehnige distale Muskelansatz bildet ein **Septum intermusculare** und trennt somit auf der medialen Seite die Flexoren von den Extensoren. Zwischen den beiden Ansätzen der Muskulatur bildet sich eine schlitzförmige Öffnung, der **Hiatus tendineus adductorius**.

Beschreibung der Palpation

ASTE

Der Patient befindet sich in Rückenlage, der Kopf und die HWS sind mit einem kleinen Kissen unterlagert. Das zu palpierende Bein wird in leichter Abduktion gelagert.

Durchführung

Der Therapeut palpiert die Ursprünge der Adduktoren am Pecten ossis pubis mit den Fingern quer zum Faserverlauf. Dabei kann er die A. femoralis als erstes tasten, nach medial folgen die Muskelursprünge. Von lateral nach medial sind die Insertionen des M. pectineus, M. adductor longus (▶ S. 318 f.), M. adductor brevis, M. gracilis und des M. adductor magnus (ventraler Anteil) zu palpieren.

Palpationsqualität

Der Ursprung des M. gracilis ist als „rollendes Band" an der Medialseite zu tasten.

Der M. adductor brevis liegt so weit in der Tiefe, dass er nicht direkt zu palpieren ist.

Differenzierung

Eine gute Orientierungshilfe bietet die Pulsation der A. femoralis (mittig und kaudal des Leistenbandes). Medial von der Arterie ist der M. pectineus zu palpieren. Manchmal liegt die runde Sehne des M. gracilis direkt medial des M. adductor longus, manchmal auch dorsal von ihm. Zur Differenzierung wird das Knie in Flexion angespannt, was zu einer Spannungszunahme des M. gracilis führt.

Der M. adductor brevis und und M. adductor magnus (ventraler Anteil) sind größtenteils von den anderen Adduktoren überdeckt und kaum zu palpieren. Der Ansatz des M. adductor magnus wird im Kapitel Knie-Unterschenkel beschrieben (▶ S. 369).

Hinweis

- „**P**eter **l**iegt **g**erne **b**ei **M**arie" gilt als Eselsbrücke für die Reihenfolge der Hüftadduktoren von lateral nach medial (**p** für pectineus, **l** für longus, **g** für gracilis, **b** für brevis und **m** für magnus).
- Mens et al. (2006) weisen darauf hin, dass bei Leistenschmerzen, die durch eine isometrische Adduktion provozierbar sind, die Ursache nicht immer in einer Tendinitis der Adduktoren gesucht werden sollte. Wird der Test mit einem angelegten Beckengurt wiederholt und werden geringere oder keine Schmerzen provoziert, so sollte eine Beckenringinstabilität in Betracht gezogen werden.

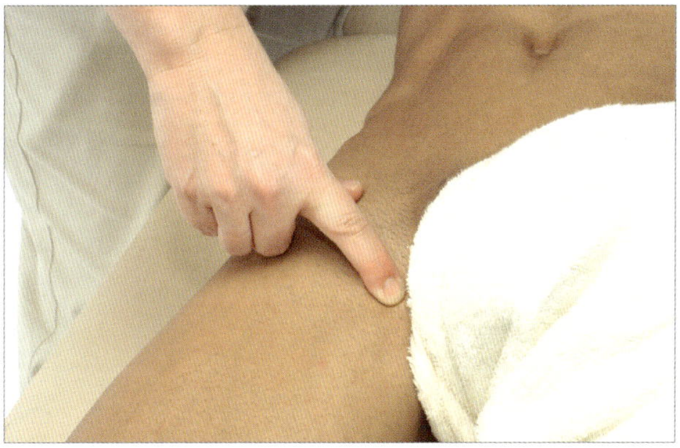

Abb. 7.24 M. adductor brevis unter dem M. adductor longus

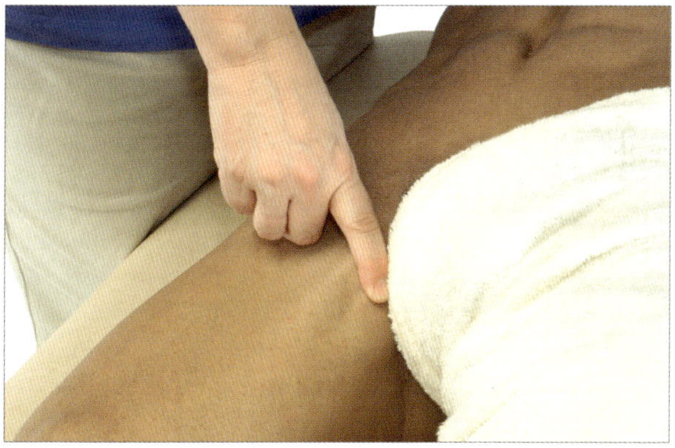

Abb. 7.25 M. gracilis, proximaler Anteil

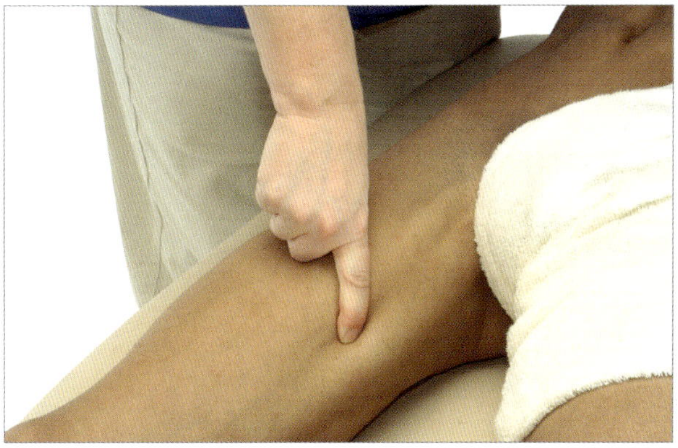

Abb. 7.26 Bauch des M. gracilis

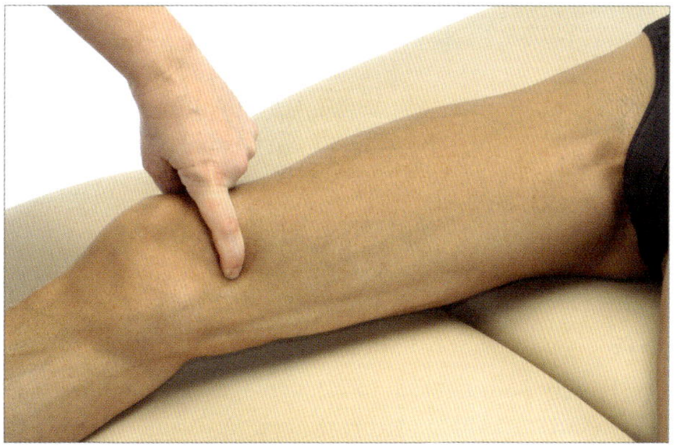

Abb. 7.27 Insertion des M. adductor magnus am Tuberculum adductorium

Capsula art. coxae

Anatomie

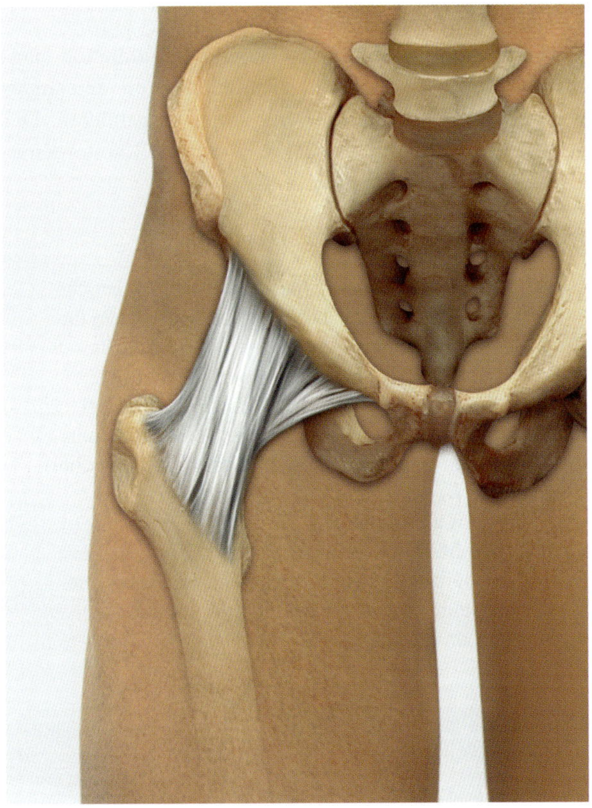

Abb. 7.28 Capsula art. coxae

Die Gelenkkapsel des Hüftgelenks erstreckt sich vom Rand des Acetabulum bis zum Schenkelhals. Am Acetabulum ist die Kapsel außerhalb des Labrum acetabuli am Os coxae befestigt, so dass das Labrum frei in den Kapselraum ragt.

Die Kapselansatzlinie am Schenkelhals verläuft ventral im Bereich der Linea intertrochanterica. Die dorsale Ansatzlinie liegt ca. 1,5 cm weiter proximal. Die Gelenkkapsel wird durch mehrere Bandstrukturen verstärkt.

Pathologie

Bei einem Gelenkerguss oder einer Entzündung befindet sich das Hüftgelenk oft in einer Schonhaltung, d. h. in Flexion, Abduktion und Außenrotation der Hüfte, da die Kapsel in dieser Stellung am entspanntesten ist.

Beschreibung der Palpation

ASTE

Der Patient befindet sich in Rückenlage, der Kopf und die HWS sind mit einem kleinen Kissen unterlagert.

Durchführung

Die kapsulären Strukturen sind nicht direkt zu palpieren. Zur Palpation orientiert sich der Therapeut am Femurkopf (► S. 325), über dem er mit flächig angesetzten Fingern palpiert. Das Caput femoris liegt genau unter der Pulsation der A. femoralis (► S. 336), im mittleren Drittel der Verbindungslinie zwischen Spina iliaca anterior superior und Tuberculum pubicum.

Palpationsqualität

Nur bei einer Kapselschwellung oder einem Gelenkerguss ist die Gelenkkapsel als teigige Struktur deutlich zu palpieren.

Differenzierung

Zur Differenzierung dient die Lokalisation des Hüftkopfes. Aufgrund ihrer ligamentären Struktur ist die Gelenkkapsel (bei einer Reizung) von den umliegenden muskulären Strukturen zu unterscheiden.

Praxistipp

- Aus dem Kapselmuster resultieren Bewegungseinschränkungen des Hüftgelenks in folgender Reihenfolge: Innenrotation/Extension, Abduktion, Flexion.
- Bei einer Kapselreizung ist die Kapsel als „teigige" Struktur in Höhe des Hüftgelenks zu palpieren.

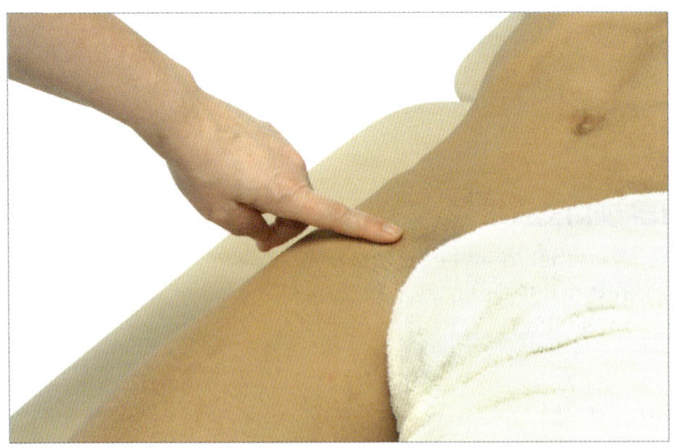

Abb. 7.29 Topografische Lage der Capsula art. coxae

Lig. inguinale

Anatomie

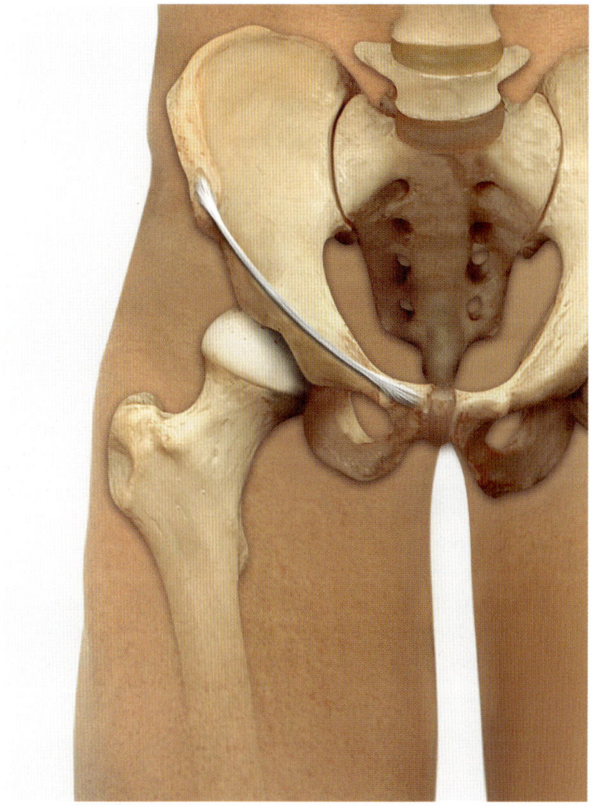

Abb. 7.30 Lig. inguinale

Das Lig. inguinale erstreckt sich zwischen der Spina iliaca anterior superior und dem Tuberculum pubicum. Das Band bildet die kaudale Begrenzung der Aponeurose des M. obliquus externus abdominis. Im Weiteren dient das Leistenband als Ansatzbereich der Bauchwandmuskulatur.

Hinweis

Zwischen dem Leistenband und dem vorderen Anteil des Os coxae befinden sich die Lacunae musculorum und vasorum.

Beschreibung der Palpation

ASTE

Der Patient befindet sich in Rückenlage, der Kopf und die HWS sind mit einem kleinen Kissen unterlagert.

Durchführung

Zur Orientierung sucht der Therapeut die Spina iliaca anterior superior (► S. 326 f.) und das Tuberculum pubicum (► S. 328 f.) auf. Mit mehreren Fingern ist das Lig. inguinale quer zum Faserverlauf zwischen diesen Orientierungspunkten zu palpieren.

Praxistipp

Bei Männern sollte das Ligament in der Nähe des Tuberculum pubicum aufgrund der Nähe zum Samenstrang vorsichtig palpiert werden.

Palpationsqualität

Das Band fühlt sich derb an, oft sind mehrere faserige Anteile zu palpieren.

Differenzierung

Das Lig. inguinale ist an der Spina iliaca anterior superior deutlich zu palpieren, wenn der Therapeut sie von kranial nach medial abtastet. Dort ist der Übergang von einer harten auf eine faserige Struktur zu spüren. Eine weitere Orientierungsmöglichkeit bildet die A. femoralis (► S. 336), das Lig. inguinale befindet sich direkt oberhalb der Pulsationsstelle.

Hinweis

Bei adipösen Menschen, bei Schwangerschaft, oder traumatisch bedingt kann es zur Kompression des N. cutaneus femoris lateralis kommen, der unter dem Lig. inguinale verläuft.

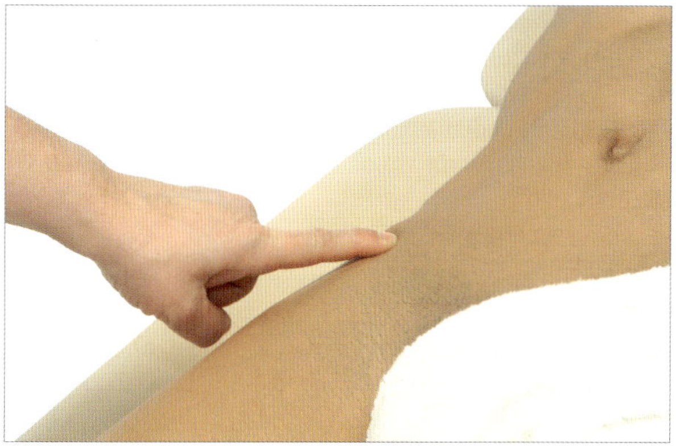

Abb. 7.31 Ursprung des Lig. inguinale an der SIAS

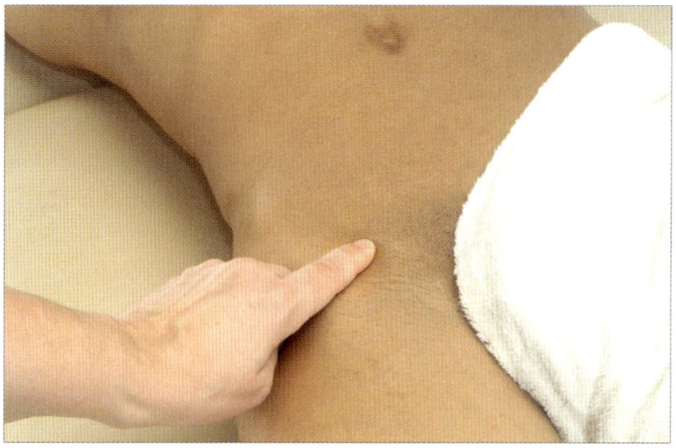

Abb. 7.32 Verlauf des Lig. inguinale

Ligg. iliofemorale und pubofemorale

Anatomie

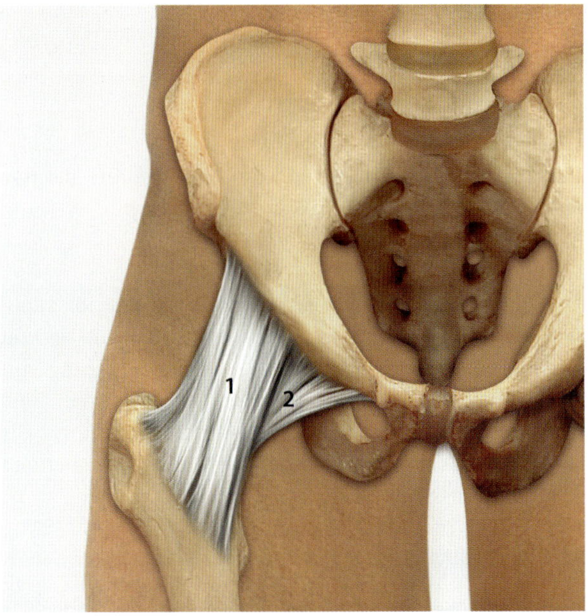

Abb. 7.33 Ligg. iliofemorale (1) und pubofemorale (2)

Lig. iliofemorale

Das Lig. iliofemorale besteht aus zwei Anteilen (Pars lateralis und Pars medialis), die ein umgekehrtes V bilden. Die Pars lateralis verläuft vom Unterrand der Spina iliaca anterior inferior und zieht ventralseitig zur lateralen Linea intertrochanterica.

Die Pars medialis zieht von unterhalb der Spina iliaca anterior inferior zum kaudalen Anteil der Linea intertrochanterica.

Hinweis

Durch seine Verdrehung um den Schenkelhals ermöglicht das Band (in der Beckenregion) einen amuskulären Stand, wenn das Becken nach dorsal aufgerichtet wird. Im Weiteren dient es zur Kontakterhaltung zwischen Hüftkopf und Pfanne.

Lig. pubofemorale

Das Lig. pubofemorale entspringt an der Crista obturatoria (Verbindung zum M. pectineus) und aus Teilen der Membrana obturatoria. Das Band strahlt von kaudal kommend in die Zona orbicularis ein und vereinigt sich mit dem Lig. iliofemorale. Es ist das schwächste der Hüftgelenksbänder und hemmt die Hüftabduktion.

Beschreibung der Palpation

ASTE

Der Patient befindet sich in Rückenlage, der Kopf und die HWS sind mit einem kleinen Kissen unterlagert.

Durchführung

Der Therapeut palpiert die Kapsel verstärkenden Strukturen in der Tiefe nach ihrem anatomischen Verlauf:
- das Lig. iliofemorale zwischen der SIAI und der Linea intertrochanterica,
- das Lig. pubofemorale zwischen der Eminentia iliopectinea und der Linea intertrochanterica.

Palpationsqualität

Die Bänder werden komplett von Muskulatur überdeckt und sind daher nur undeutlich zu tasten.

Differenzierung

Die knöchernen Orientierungspunkte, zwischen denen die Ligamente verlaufen, dienen zur Orientierung. Die Bänder selbst sind nicht zu differenzieren.

Hinweis

- Die Bänder sind für die Stabilisation des Hüftgelenks von großer Bedeutung.
- Das Lig. iliofemorale gilt als stärkstes Band des menschlichen Körpers und stabilisiert das Becken während der Standbeinphase in der Frontalebene.

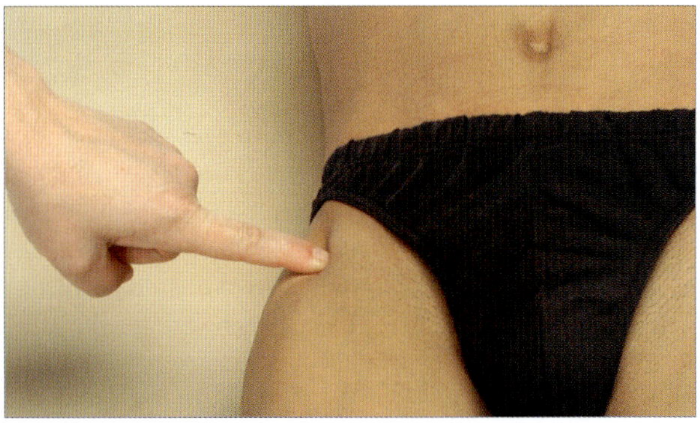

Abb. 7.34 Lig. iliofemorale

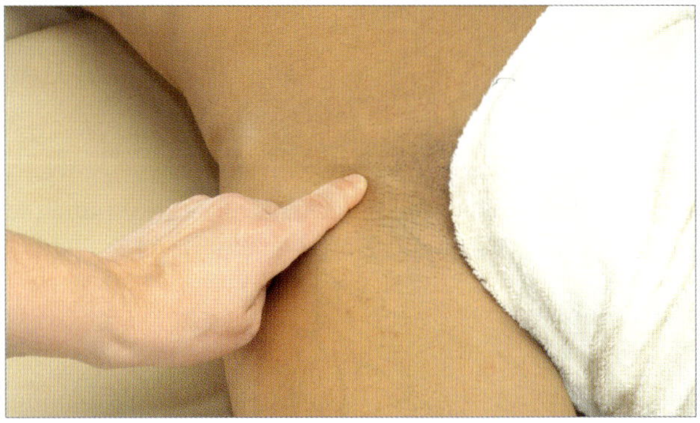

Abb. 7.35 Lig. pubofemorale

Art. coxae und Caput femoris

Anatomie

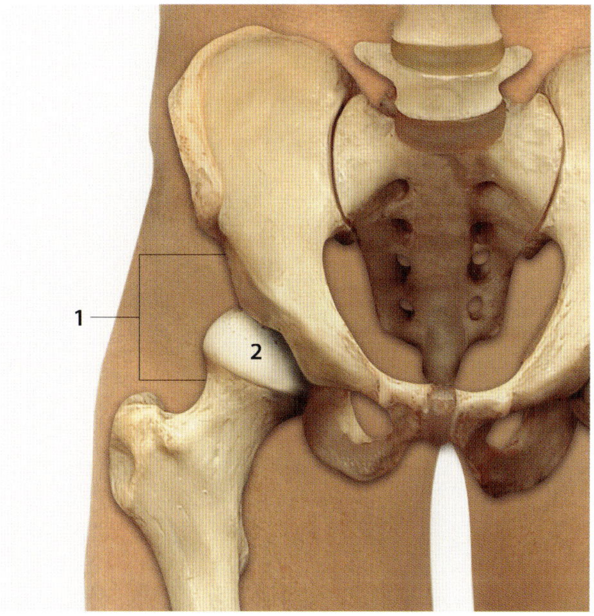

Abb. 7.36 Art. coxae (1) und Caput femoris (2)

Art. coxae

Die Gelenkflächen des Hüftgelenks werden von der Facies lunata acetabuli und vom Caput femoris gebildet. Die Facies lunata wird durch das Labrum acetabuli über den Äquator des Hüftkopfes vergrößert. Daher wird das funktionell als Kugelgelenk zu betrachtende Gelenk auch als „Nussgelenk" bezeichnet.

Caput femoris

Das Caput femoris bildet den proximalen Abschuss des Femur und artikuliert mit der Facies lunata der Hüftgelenkspfanne. Aus der Fossa acetabuli zieht das Lig. capitis femoris zum Hüftkopf, dieses Ligament führt die A. capitis femoris, über die der Hüftkopf arteriell versorgt wird.

Pathologie

Kölbl et al. (2003) beschreiben heterotope Ossifikationen (HO) bei 50 % der Fälle nach einer Azetabulumfraktur. Sie weisen auf Risikofaktoren für die Entstehung einer HO nach der Implantation einer Totalendoprothese des Hüftgelenks hin.

Beschreibung der Palpation

ASTE

Der Patient befindet sich in Rückenlage, der Kopf und die HWS sind mit einem kleinen Kissen unterlagert.

Durchführung

Um das Hüftgelenk zu palpieren, orientiert sich der Therapeut am Femurkopf. Das Caput femoris liegt genau unter der Pulsation der A. femoralis (▸ S. 336), im mittleren Drittel der Verbindungslinie zwischen Spina iliaca anterior superior und Tuberculum pubicum. Das Acetabulum ist nicht zu palpieren

Bei schlanken Personen ist der Hüftkopf fest und deutlich zu palpieren.

Praxistipp

Bei einem Erguss oder einer Entzündung des Hüftgelenks befindet sich das Gelenk meist in einer Schonhaltung, d. h. in Flexion, Abduktion und Außenrotation.

Differenzierung

Aufgrund der ligamentären und kapsulären Überdeckung ist das Gelenk nicht direkt zu palpieren. Der Femurkopf ist deutlicher zu tasten, wenn die Hüfte extendiert und außenrotiert wird.

Hinweis

- Beim **Centrum collum-Diaphysenwinkel** wird die Position des Femurkopfes in Relation zur Stellung des Trochanter major beobachtet: Stehen die Capita femoris auf Höhe des Trochanter, ist der Winkel deutlich zu klein **(Coxa vara)**, stehen sie deutlich höher, ist der Winkel zu groß **(Coxa valga)**.
- Ist bei der Summation der Rotationen (Norm: 75° IRO bis 85° ARO) eine vermehrte Außenrotation und verminderte Innenrotation zu erkennen, so ist ein vergrößerter Antetorsionswinkel zu vermuten, bei vermehrter Innenrotation ein verringerter Antetorsionswinkel.

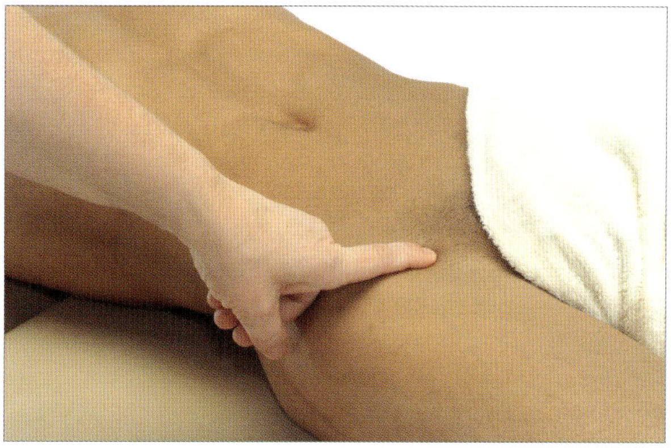

Abb. 7.37 Topografische Lage der Art. coxae

Crista iliaca, Spina iliaca anterior superior, Spina iliaca anterior inferior und Tuberculum iliacum

Anatomie

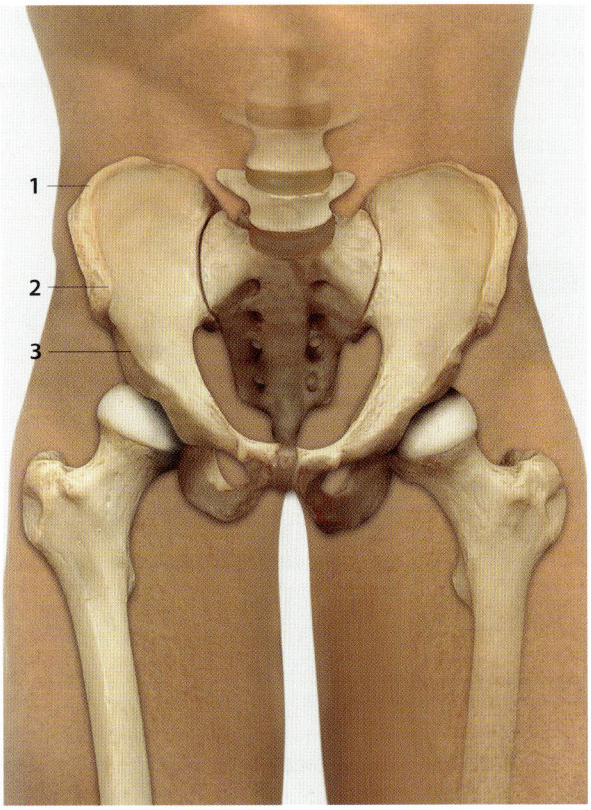

Abb. 7.38 Crista iliaca (**1**), Spina iliaca anterior superior (**2**) und Spina iliaca anterior inferior (**3**)

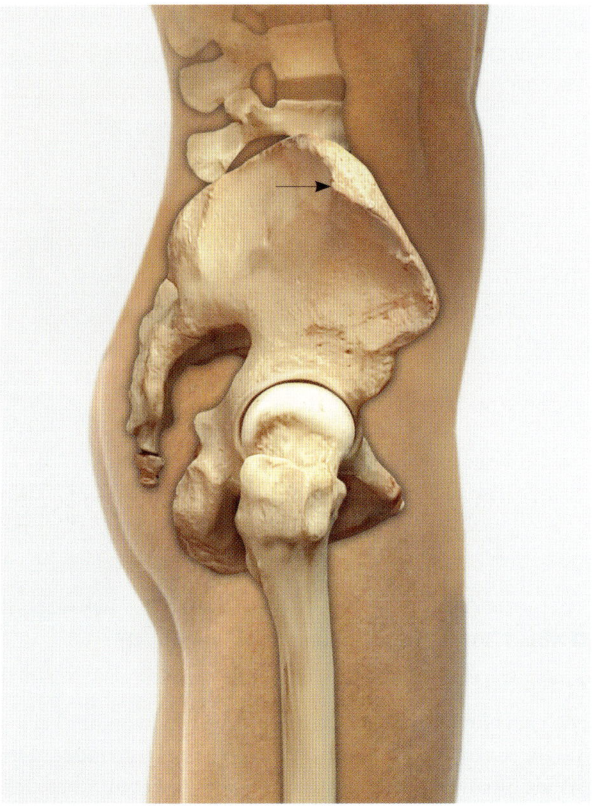

Abb. 7.39 Tuberculum iliacum

Crista iliaca

Die Crista iliaca bildet den kranialen Rand der Beckenschaufel (Ala ossis ilii). Sie verläuft von der Spina iliaca anterior superior nach dorsal und setzt sich in das Labium externum und internum sowie in die Linea intermedia fort. Die Crista iliaca endet dorsal an der Spina iliaca posterior superior.

Spina iliaca anterior superior (SIAS)

Die Spina iliaca anterior superior bildet die ventrale Begrenzung der Crista iliaca. Sie ist ein markanter Knochenvorsprung und dient dem M. tensor fasciae latae und dem M. sartorius als Ursprung.

Spina iliaca anterior inferior (SIAI)

Die Spina iliaca anterior inferior befindet sich kaudal und leicht dorsal der Spina iliaca anterior superior. Sie bildet den muskulären Ursprung für den M. rectus femoris.

Tuberculum iliacum

Das Labium externum buchtet sich lateral am Beckenkamm in das Tuberculum iliacum aus. Dieses Tuberculum setzt sich nach kaudal in die Linea glutealis anterior fort.

Pathologie

- Bei jungen Sportlern (häufig im Alter von 14–16 Jahren) kann es zu Apophysenabrissen im Bereich dieser knöchernen Strukturen kommen. Verletzungen an der Crista sind meistens Folgen eines plötzlichen Richtungswechsels beim Laufen und resultieren aus einer gleichzeitigen maximalen Anspannung des M. gluteus medius und der schrägen Bauchmuskulatur.
- Verletzungen der SIAS können durch Anspannung des M. tensor fasciae latae und M. sartorius entstehen, oft durch eine ruckartige Hyperextension im Hüftgelenk mit gleichzeitiger Adduktion. An der SIA kann es bei einer ruckartigen Extension im Hüft- und Kniegelenk zu einem Ausriss durch den Zug des M. rectus femoris kommen (Wolf 2000).

Beschreibung der Palpation

ASTE

Der Patient befindet sich in Rückenlage, der Kopf und die HWS sind mit einem kleinen Kissen unterlagert.

Durchführung

Mit flächig angelegten Fingern palpiert der Therapeut am Os ilium von kaudal nach kranial. Im Bereich der Taille legt er die Zeigefinger flach auf den Beckenkamm. Mit den Fingern kann er die Crista iliaca nach ventral-kaudal verfolgen, bis er die SIAS erreicht und sie als deutlich tastbaren Knochenvorsprung findet.

Der Therapeut setzt den Zeigefinger oder Daumen nun von kaudal gegen die SIAS an. Die Spina iliaca anterior inferior ist nur palpabel, wenn der Patient in der Lage ist, das Beingewicht vollkommen abzugeben. Sie befindet sich im Trigonum femorale laterale, zwei bis drei Patientenquerfinger distal der SIAS, im Bereich der Ursprungssehne des M. rectus femoris.

Der Therapeut kann das Tuberculum iliacum ca. drei Patientenquerfinger dorsal der SIAS mit gestütztem Zeigefinger am Labrum externum der Crista tasten.

Palpationsqualität

Die Crista iliaca und die SIAS sind als harte knöcherne Strukturen gut und deutlich zu palpieren. Die knöcherne Erhebung der SIAI ist nur bei guter Entspannung tastbar. Das Tuberculum iliacum kann nicht bei allen Patienten palpiert werden und ist oft druckempfindlich.

Differenzierung

Durch Anspannung in die Hüftflexion ist die Kontraktion des M. tensor fasciae latae und des M. sartorius an der SIAS zu lokalisieren. Für die Palpation der Spina iliaca anterior inferior ist es hilfreich, den medialen Rand des M. tensor fasciae latae (► S. 314) und den lateralen Rand des M. sartorius (► S. 315) zu suchen. Zwischen ihnen ist die SIAI in der Tiefe zu palpieren.

Das Tuberculum iliacum geht in die Linea glutea anterior über. Es befindet sich ungefähr an der breitesten Stelle des Beckens.

Hinweis

- Im Stand gehört die Palpation der SIAS und der Crista zur Beurteilung der Beinlänge oder eines Beckenschiefstandes. Die Gruppe um Hanada et al. (2001) empfiehlt, die Crista iliaca als Orientierungspunkt für den Test von Beinlängenunterschieden im Stand.
- Das Tuberculum iliacum gilt als wichtiger Orientierungspunkt bei der Knochenmarkpunktion am Beckenkamm und bildet das Ursprungsgebiet für den **Tractus iliotibialis**.

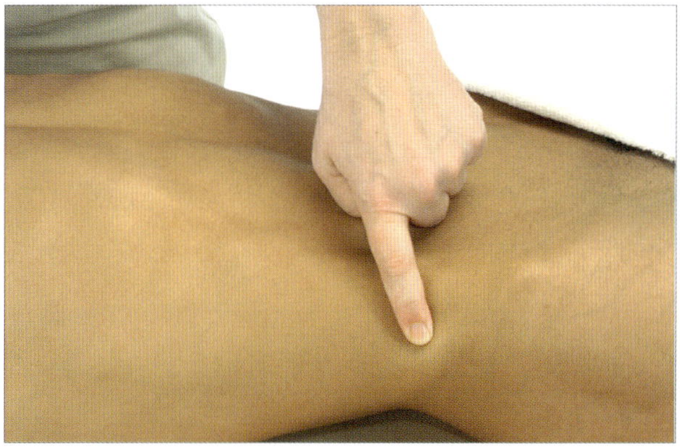

Abb. 7.40 Crista iliaca

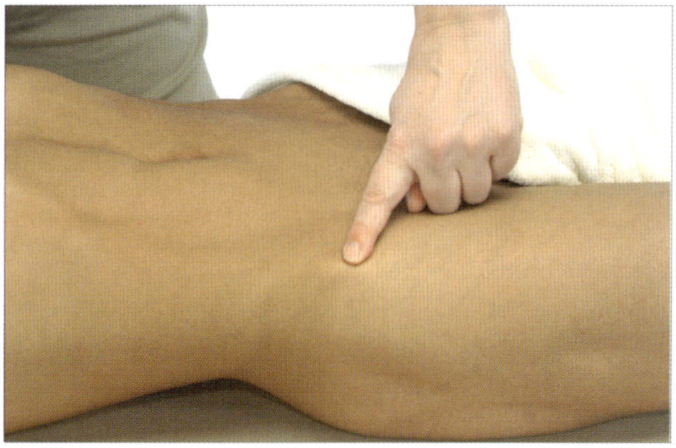

Abb. 7.41 Spina iliaca anterior superior

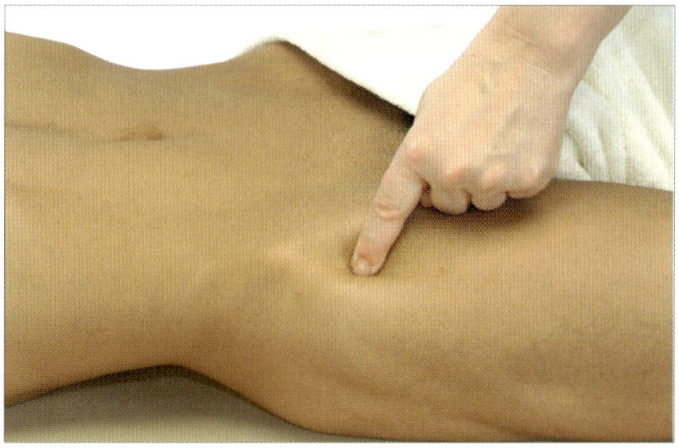

Abb. 7.42 Spina iliaca anterior inferior

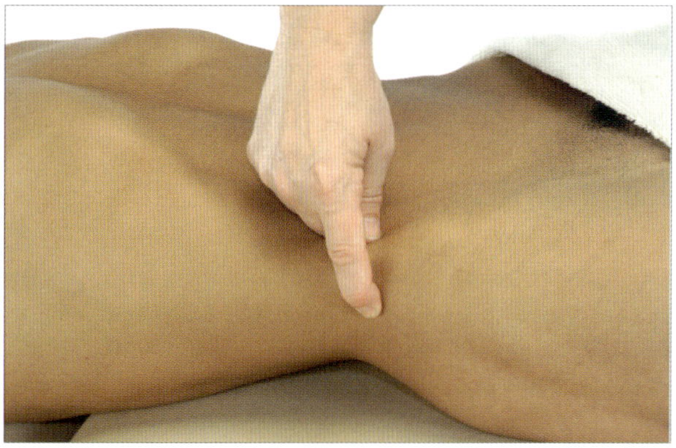

Abb. 7.43 Tuberculum iliacum

Symphysis pubica mit Tuberculum pubicum, Discus interpubicus, Ligg. pubicum superius und arcuatum pubis

Anatomie

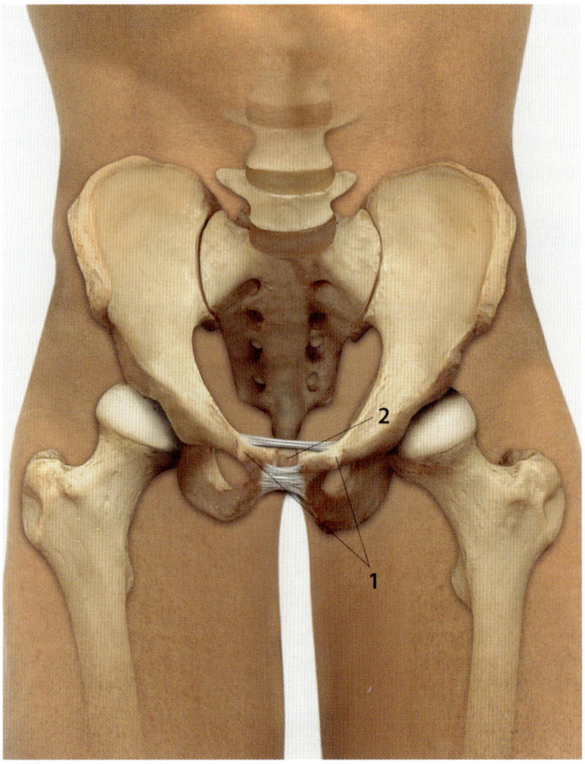

Abb. 7.44 Tuberculum pubicum (1), und Discus interpubicus (2)

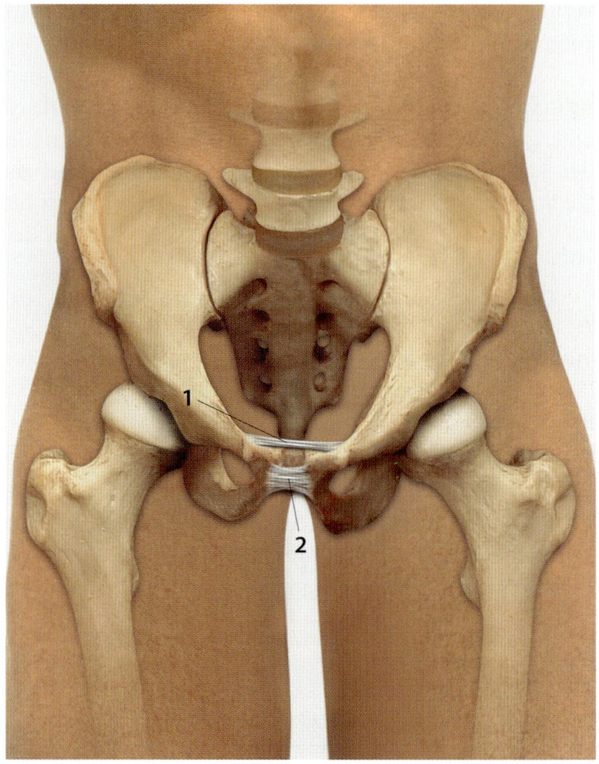

Abb. 7.45 Ligg. pubicum superius (1) und Lig. arcuatum pubis (2)

Symphysis pubica und Discus interpubicus

Die beiden Ossa coxae sind ventral-kaudal über die Symphysis pubica verbunden. Zwischen den knöchernen Anteilen befindet sich der Discus interpubicus, der aus Faserknorpel und einem hyalinen Überzug besteht.

Pathologie

Bei einer „Open book-Verletzung" kommt es zur Sprengung der Symphyse und somit zur ventralen Instabilität des Beckengürtels (z. B. bei hohen Krafteinwirkungen von vorne).

Tuberculum pubicum

Das Tuberculum pubicum ist ein kleiner knöcherner Höcker, der sich lateral des Discus interpubicus auf dem Ramus superior ossis pubis befindet. Nach medial geht es in die Crista pubica, nach lateral in den Pecten ossis pubis über. Es dient als Ansatzstelle für das Lig. inguinale und für laterale Fasern des M. rectus abdominis.

Ligg. pubicum superius und arcuatum pubis

Kranial und kaudal des Discus interpubicus wird die Verbindung zwischen den Ossa coxae durch das Lig. pubicum (kranial) und das Lig. arcuatum pubis (kaudal) stabilisiert.

Beschreibung der Palpation

ASTE

Der Patient befindet sich in Rückenlage, der Kopf und die HWS sind mit einem kleinen Kissen unterlagert.

Durchführung

Der Therapeut palpiert mit zwei von kranial angesetzten Fingern die Symphyse und den Discus interpubicus. Er kann das Tuberculum pubicum vom Oberrand der Symphyse mit gestütztem Zeigefinger in Richtung Pecten ossis pubis nach lateral palpieren.

Die Bandstrukturen befinden sich kranial und kaudal der Symphyse und können gleichzeitig getastet werden.

Palpationsqualität

Der Discus wird an der Symphyse als eine harte, knorpelige Verbindung palpiert, proximal sind weichere Konturen (Insertionen des M. rectus abdominis) zu tasten.

Das Tuberculum pubicum erscheint wie ein stacheliger Vorsprung, der bei manchen Patienten schwer zu tasten ist, weil er mit Fettgewebe überlagert wird.

Praxistipp

Beim Mann sollte aufgrund der Nähe zum Samenstrang vorsichtig getastet werden.

Differenzierung

Durch Anspannung des M. rectus abdominis (Rumpfflexion, ► S. 248 f.) und dessen Palpation nach kaudal sind die Symphyse und der Discus gut zu lokalisieren. Das Tuberculum befindet sich am Oberrand der Symphyse, ca. einen Patientenquerfinger von der Mittellinie der Symphysis pubica entfernt

Hinweis

- Das Tuberculum pubicum dient als einer der Orientierungspunkte bei der Überprüfung von Fehlstellungen des Beckenrings.
- Häufig bestehen Druckdolenzen an der Insertion des **M. rectus abdominis.**
- Während der Schwangerschaft kann es durch die Lockerung der Bandstrukturen zur Schmerzempfindlichkeiten an der Symphyse kommen.
- In einem Übersichtsartikel werden multiple Ursachen für eine Symphyselockerung oder -ruptur während der Schwangerschaft angegeben: z.B. Makrosomie, Multiparität, cephalopelvische Missverhältnisse, Zangengeburt etc. (Shnaekel et al., 2015).
- Ein intrapubischer Spalt von größer als 10 mm wird i.d.R. als pathologisch angesehen. Dies wird meistens durch eine klinische Untersuchung festgestellt und von bildgebenden Verfahren bestätigt (Shnaekel et al., 2015).

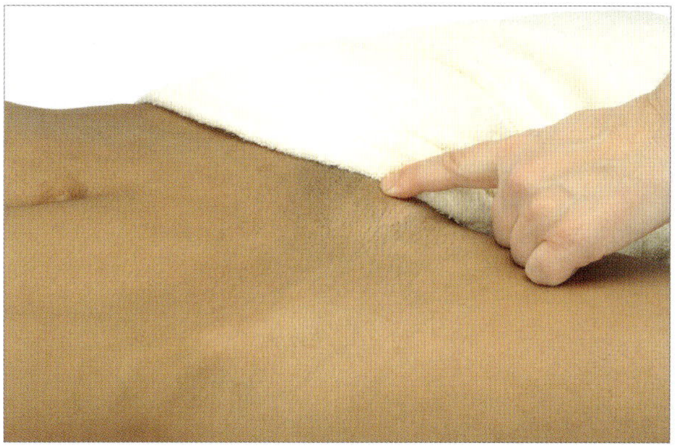

Abb. 7.46 Symphysis pubica

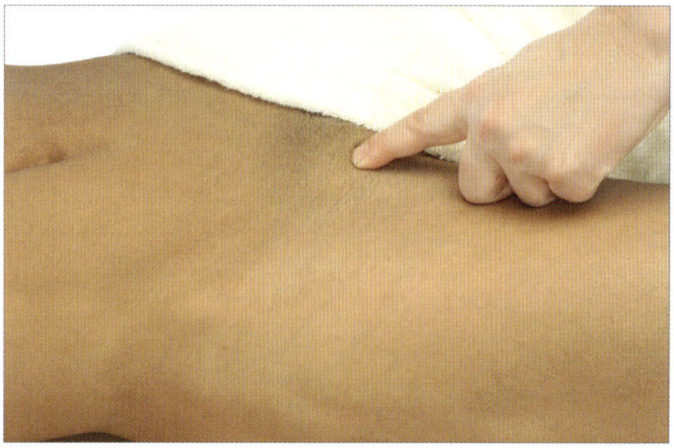

Abb. 7.47 Tuberculum pubicum

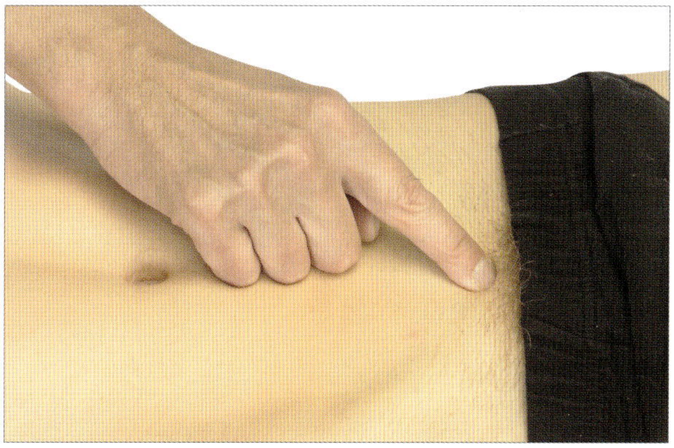

Abb. 7.48 Lig. pubicum superius

Trochanter major

Anatomie

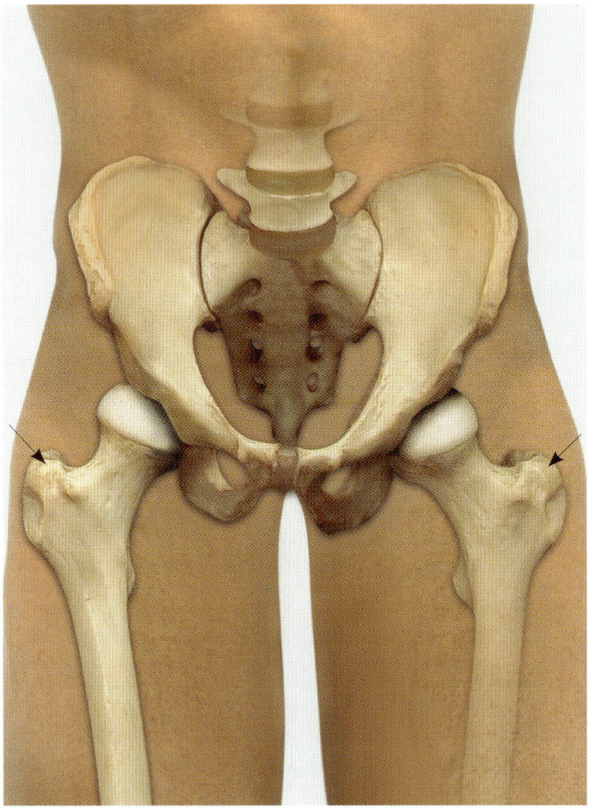

Abb. 7.49 Trochanter major

Der Trochanter major bildet einen mächtigen knöchernen Vorsprung, der sich lateral am proximalen Femur befindet. Dorsalseitig wird über die Crista intertrochanterica die Verbindung zum Trochanter minor gebildet, ventralseitig über die Linea intertrochanterica. Der Trochanter major ist sehr prominent und bildet den Muskelansatz für die Mm. glutei medius und minimus sowie für die pelvitrochaterielle Muskulatur.

Beschreibung der Palpation

ASTE

Der Patient befindet sich in Rückenlage, der Kopf und die HWS sind mit einem kleinen Kissen unterlagert. Das zu palpierende Bein wird in leichter Abduktion gelagert.

Durchführung

Da der Bereich um den Trochanter major oft schmerzhaft ist, legt der Therapeut den Daumenballen in der Kuhle zwischen der Glutealmuskulatur und dem Trochanter major an. Dann wechselt er die Handstellung und wandert nach kranial-ventral zur Spitze des Trochanter major (weitere Palpationstechniken ▶ S. 6).

Palpationsqualität

Der Therapeut kann von dorsal startend die knöcherne Struktur des Trochanter major durch die Muskulatur als deutliche Erhebung palpieren.

Praxistipp

Die SIAS und das Tuber ischiadicum liegen bei lateraler Ansicht auf einer Linie **(Roser-Nélaton-Linie)**, bei leichter Flexion im Hüftgelenk befindet sich die Trochanterspitze ebenfalls auf dieser Linie. Bei Verdacht auf eine Luxation oder Fraktur wird eine Verlagerung der Trochanterspitze beurteilt.

Differenzierung

Aufgrund seiner exponierten Lage und knöchernen Struktur ist er gut vom umliegenden Gewebe zu differenzieren.

Zur Lokalisationskontrolle ist es hilfreich, wenn der Therapeut die Palpation an der dorsalen Seite beginnt und den Patienten auffordert, das Hüftgelenk leicht zu rotieren: Bei Außenrotation dreht sich der Trochanter nach hinten gegen den Palpationsfinger.

Hinweis

- Der Trochanter major ist ein wichtiger Orientierungspunkt für die Längenmessungen der unteren Extremität.
- Die Verbindung zwischen Trochanterspitze und Spina iliaca anterior superior wird **Shoemakersche Linie** genannt. Wird sie nach ventral-kranial verlängert, schneidet sie die Körpermittellinie direkt kranial vom Umbilicus. Bei einem Trochanterhochstand endet diese Linie unterhalb des Umbilicus.
- Grechenig et al. (2006) beschreiben, dass die Position der Trochanterspitze in Bezug zur Fossa piriformis sehr unterschiedliche anatomische Varianten aufzeigt.

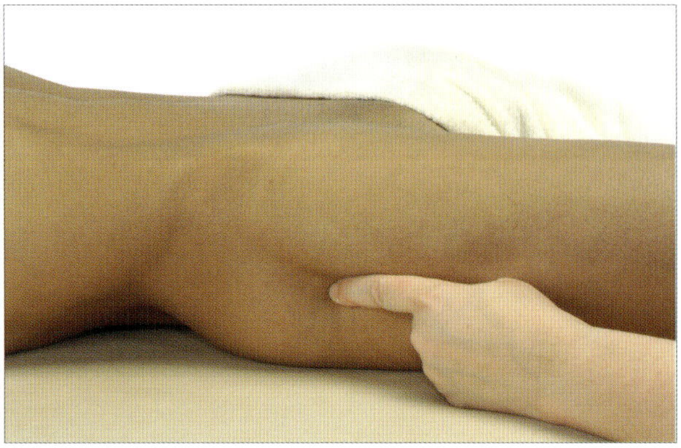

Abb. 7.50 Trochanter major, dorsale Seite

Trochanter minor

Anatomie

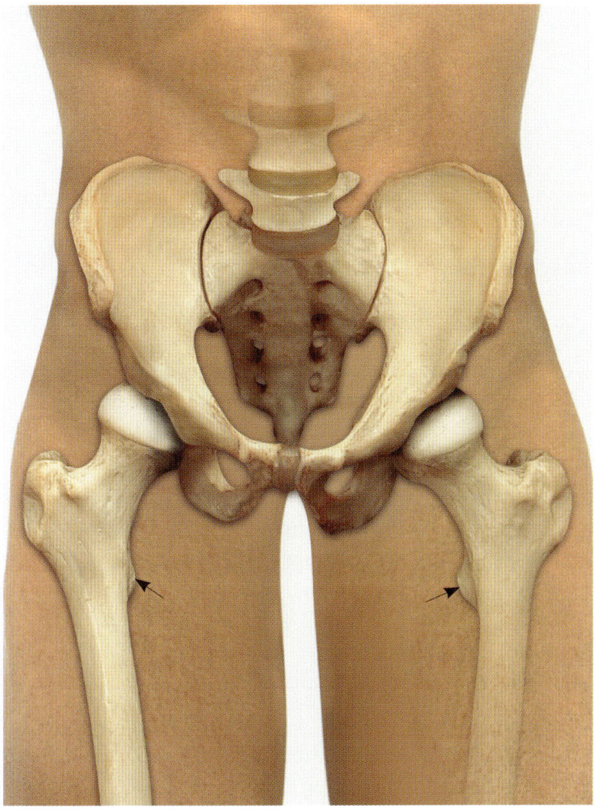

Abb. 7.51 Trochanter minor

Der Trochanter minor ist ein markanter Knochenhöcker, der sich dorsomedial am proximalen Femur befindet. Über die Crista intertrochanterica ist er direkt mit dem Trochanter major verbunden. Kaudal-ventral des Trochanter minor befindet sich die Linea pectinea, kaudal das Labium mediale und die Linea aspera. Der Trochanter minor ist Ansatzstelle des M. iliopsoas.

Beschreibung der Palpation

ASTE

Der Patient befindet sich in Rückenlage, der Kopf und die HWS sind mit einem kleinen Kissen unterlagert. Das zu palpierende Bein wird in leichter Abduktion gelagert.

Durchführung

Mit flächig aufgesetzten Fingern palpiert der Therapeut in der Tiefe den distalen Anteil des M. iliopsoas (▶ S. 312 f.) und tastet entlang seines Verlaufs bis zu dessen Ansatz am Trochanter minor (Abb. 7.52).

Palpationsqualität

Der Trochanter minor liegt tief in den Weichteilen und ist als harte knöcherne Struktur nur gut zu palpieren, wenn der Patient sehr gut entspannen kann.

Differenzierung

Zur Lokalisationskontrolle ist es für den Therapeuten hilfreich, wenn er den Patienten auffordert, den M. iliopsoas während der Palpation alternierend in die Hüftflexion anspannen zu lassen. Am günstigsten ist er im Bereich zwischen dem M. adductor longus und dem M. gracilis zu palpieren. Durch eine Hüftaußenrotation kommt der Trochanter minor deutlicher nach ventral.

Hinweis

- Die Palpation ist bei vielen Patienten schmerzhaft und aufgrund einer Abwehrspannung der Muskulatur nicht möglich.
- In seltenen Fälle kann bei sehr jungen Sportlern (ca. 11–12 Jahre) ein Ausriss des Trochanter minor auftreten. Der Auslöser hierfür ist eine kraftvolle Kontraktion des M. iliopsoas gegen einen unerwarteten Widerstand (Wolf 2000).

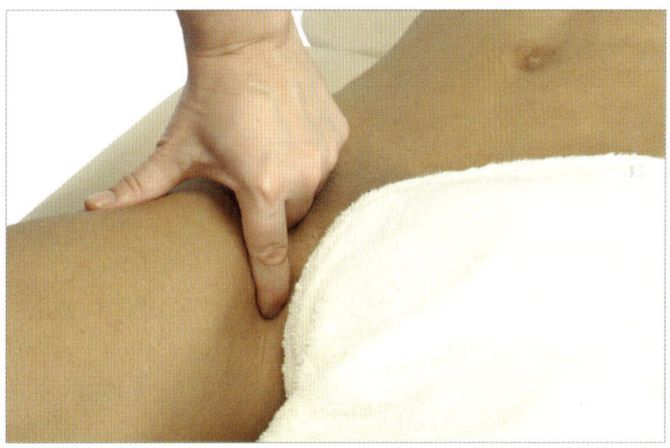

Abb. 7.52 Palpation des Trochanter minor

Praxistipp

Bei entspannten Patienten ist es möglich, aus der sog. „FABER-Position" den Trochanter minor zu palpieren: Hierfür wird die laterale Fußkante der zu untersuchenden Seite in Höhe des Recessus suprapatellaris des kontralateralen Knies gelagert, wobei die Hüfte der zu untersuchenden Seite in Flexion, Abduktion und maximaler Außenrotation gelagert wird (vgl. Balius et al, 2014).

N. femoralis

Anatomie

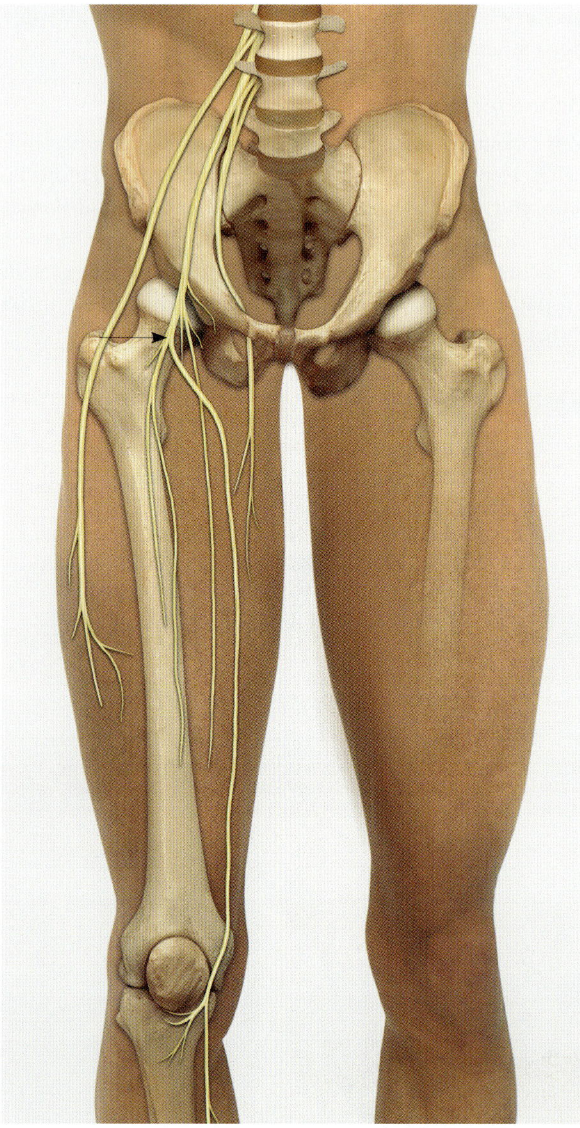

Abb. 7.53 N. femoralis

Der N. femoralis entspringt aus dem Plexus lumbalis und erhält Nervenfasern aus den Segmenten L1–L4. Von der Psoasfaszie bedeckt verläuft er in einer Rinne zwischen dem M. psoas major und dem M. iliacus durch die Lacuna musculorum. Auf diesem Weg gibt er motorische Äste zu dieser Muskulatur ab. Etwa 10 cm unterhalb des Leistenbandes teilt sich der N. femoralis in zahlreiche Haut- und Muskeläste sowie in den bis zum Fuß reichenden sensiblen N. saphenus auf.

Motorisch innerviert er die Mm. iliopsoas, pectineus (zusammen mit dem N. obturatorius), sartorius und quadriceps femoris. Sensibile Hautinnervationen zweigen in folgenden Arealen ab: ventrale Fläche des Oberschenkels, medialer Bereich des Knies, mediale Fläche des Unterschenkels und medialer Fußrand.

Pathologie

Unter folgenden Umständen kann es zu einer Kompressionssymptomatik mit entsprechenden motorischen/sensiblen Ausfällen kommen:
- Einblutungen in der Muskelloge des M. iliopsoas
- Tumoren/Frakturen/Operationen im Beckenbereich
- traumatische Überstreckung der Hüfte

Beschreibung der Palpation

ASTE

Der Patient befindet sich in Rückenlage, der Kopf und die HWS sind mit einem kleinen Kissen unterlagert.

Durchführung

Zuerst palpiert der Therapeut den Puls der A. femoralis direkt unterhalb des Lig. iguinale (► S. 336). Der N. femoralis wird ca. einen Patientenquerfinger weiter lateral mit dem Finger quer zum Nervenverlauf palpiert (Abb. 7.54).

Palpationsqualität

Der Nerv ist wie „Spaghetti al dente" zu palpieren. Er ist häufig druckdolent (Cave!). Er ist günstiger zu palpieren, wenn nach dem Auffinden des Pulses das Bein in Hüftflexion und Knieflexion gelagert wird.

Differenzierung

Zur Lokalisationskontrolle ist es hilfreich, wenn der Therapeut den Patienten auffordert, alternierend in die Hüftflexion anzuspannen. Hierbei kann er die Tonuserhöhung des M. iliopsoas palpieren. Der Nerv verläuft in der Lacuna musculorum zwischen dem M. iliacus und dem M. psoas major. Von den Strukturen N. femoralis, A. femoralis und V. femoralis, die im Trigonum femorale mediale verlaufen, liegt der N. femoralis am weitesten lateral, er verläuft medial des M. sartorius.

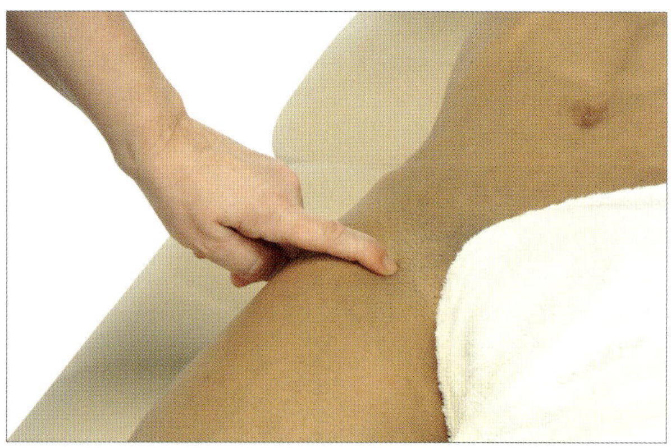

Abb. 7.54 Palpation des N. femoralis

N. obturatorius

Anatomie

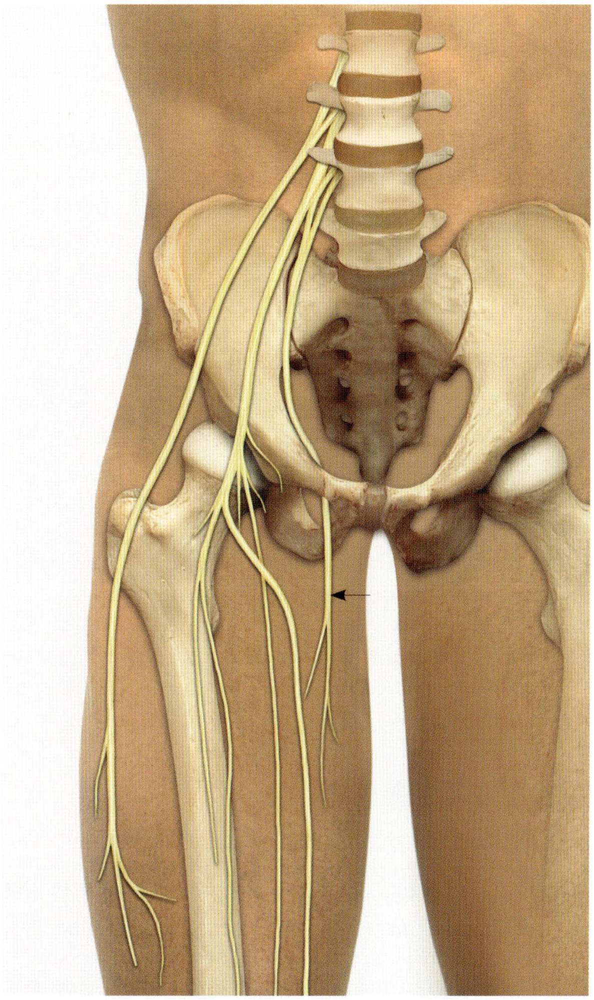

Abb. 7.55 N. obturatorius

Der N. obturatorius erhält seine Fasern aus den Segmenten L2–L4. Er verläuft hinter dem M. psoas major nach kaudal in das kleine Becken und zieht zusammen mit der Vasa obturatoria durch den Canalis obturatorius. Nach seinem Austritt aus dem Becken versorgt er den M. obturatorius externus und teilt sich in motorische Äste auf, die vor und hinter dem M. adduktor brevis weiter nach distal ziehen. Der N. obturatorius innerviert den M. pectineus, die Mm. adductores longus, brevis und magnus sowie den M. gracilis. Als sensibler Endast verläuft der R. cutaneus am Vorderrand des M. gracilis durch die Fascia lata und innerviert ein handtellergroßes Hautareal an der distalen Innenseite des Oberschenkels.

Pathologie

Läsionen des N. obturatorius können bei Verletzungen des Beckens oder unter einer Geburt auftreten.

Beschreibung der Palpation

ASTE

Der Patient befindet sich in Rückenlage, der Kopf und die HWS sind mit einem kleinen Kissen unterlagert.

Durchführung

Der Therapeut palpiert den Nerv ventral des M. adductor longus mit dem Finger quer zum Nervenverlauf (Abb. 7.56).

Palpationsqualität

Der posteriore Anteil des N. obturatorius ist aufgrund seiner tiefen Lage nicht zu palpieren. Der anteriore Anteil ist ebenso schwer zu tasten, da er ventral des M. adductor brevis verläuft und von den anderen Adduktoren überdeckt wird.

Differenzierung

Der Nerv wird im Bereich des M. adductor longus getastet. Er befindet sich sehr in der Tiefe (manchmal 4–8 cm tief), was die Palpation und Differenzierung erschwert. Die Palpation wird etwas deutlicher, wenn ein Druck nach dorsal, medial und kranial ausgeübt wird.

Hinweis

Bei Schädigungen des N. obturatorius kommt es nur zum partiellen Ausfall der Adduktion. Von Piekartz u. Moog (2006) beschreiben, dass unter dem Leistenband drei Nerven als „kleine Schnüre" tastbar sind: der N. femoralis, der N. cutaneus femoralis lateralis und der N. obturatorius.

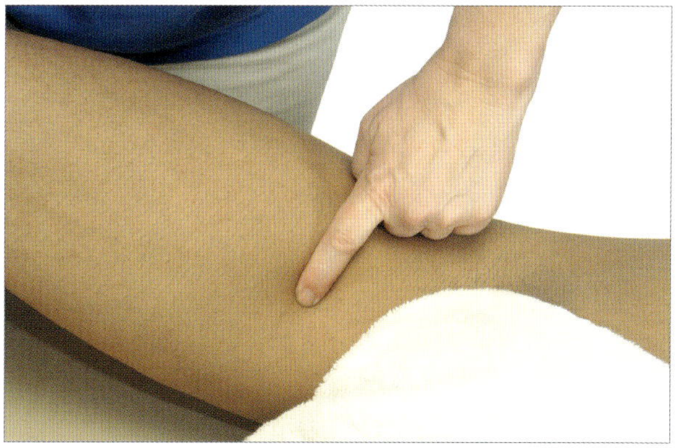

Abb. 7.56 Palpation des N. obturatorius

N. cutaneus femoris lateralis

Anatomie

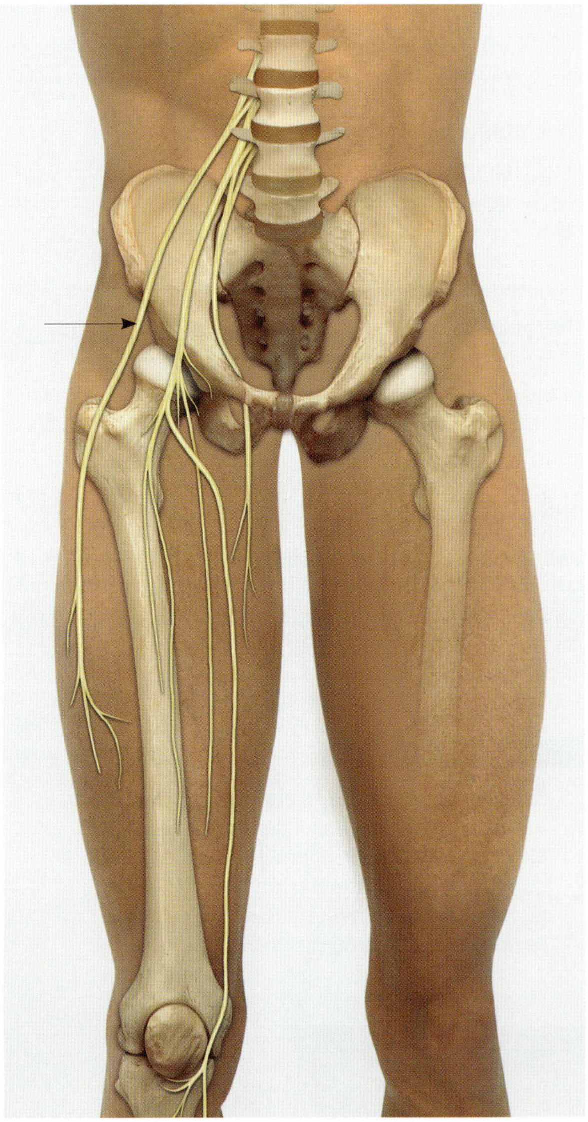

Abb. 7.57 N. cutaneus femoris lateralis

Der N. cutaneus femoris lateralis ist ein rein sensibler Nerv, er erhält seine Fasern aus den Segmenten L2–L3. Er verläuft unter dem M. psoas major nach lateral und weiter unterhalb der Faszie des M. iliacus Richtung Spina iliaca anterior superior. Medial der SIAS zieht der Nerv durch die Lacuna musculorum laterale, er verlässt somit das Becken, durchstößt wenige Zentimeter unterhalb der SIAS die Fascia lata und teilt sich in seine Endäste im Bereich des ventrolateralen Oberschenkels auf.

Beschreibung der Palpation

ASTE

Der Patient befindet sich in Rückenlage, der Kopf und die HWS sind mit einem kleinen Kissen unterlagert.

Durchführung

Der Nerv ist am deutlichsten etwa zwei Patientenquerfinger unterhalb der SIAS im Bereich des Trigonum femorale laterale zu palpieren. Mit dem Palpationsfinger tastet der Therapeut den N. cutaneus femoris lateralis in dieser Region quer zum Nervenverlauf (Abb. 7.58).

Palpationsqualität

Der Nerv ist als feine Schnur zu palpieren und nicht immer deutlich zu tasten. Es sollte sanft palpiert werden, da er schnell gereizt werden kann.

Differenzierung

Eine gute Orientierung zur Lokalisierung bietet die Spina iliaca anterior superior und das Trigonum laterale: lateral befindet sich der M. tensor fasciae latae (▶ S. 314) und medial der M. sartorius (▶ S. 315). In diesem auf dem Kopf stehenden V palpiert der Therapeut den Nerv in Richtung Rektusursprung.

Hinweis

Im Bereich der Durchtrittsstelle durch die Fascia lata kann es zu Kompressionen des Nervs kommen, da er hier stark abknickt. Der Patient gibt in der Regel Schmerzen oder Parästhesien im Bereich des lateralen Oberschenkels an, besonders wenn die Hüfte überstreckt und somit der Nerv gedehnt wird.

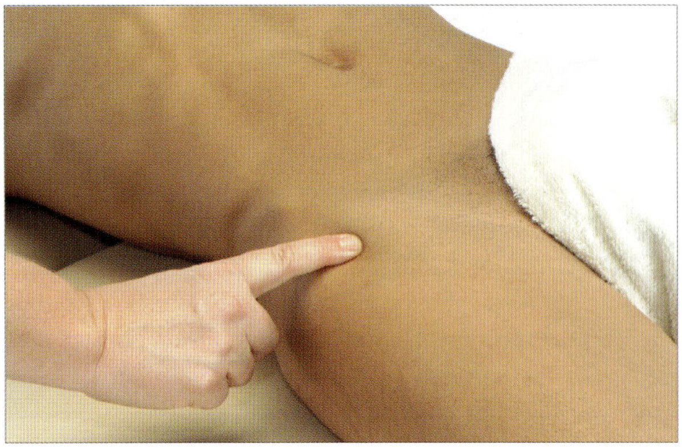

Abb. 7.58 Palpation des N. cutaneus femoris lateralis

N. saphenus

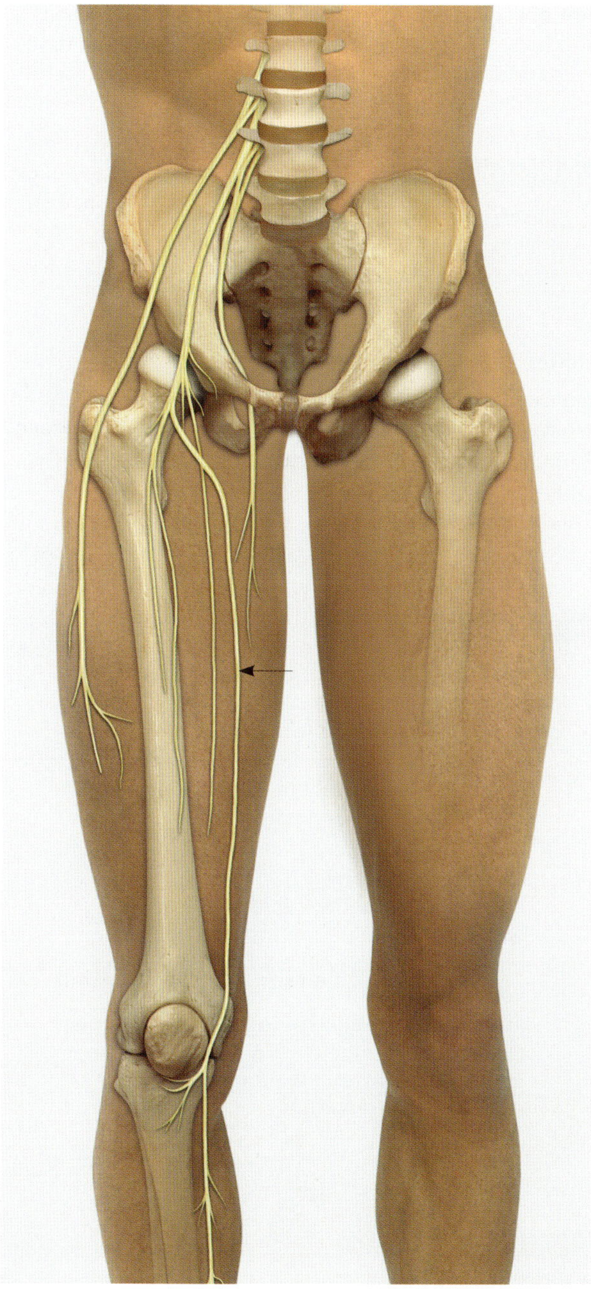

■ **Abb. 7.59** N. saphenus

Der N. saphenus spaltet sich unterhalb des Leistenbandes vom N. femoralis ab und verläuft als dessen sensibler Endast zusammen mit den Vasa femoralia durch den Adduktorenkanal nach distal. Im distalen Drittel des Oberschenkels verlässt der N. saphenus den Adduktorenkanal durch die Membrana vastoadductoria und verläuft mit dem M. sartorius auf die Medialseite des Knies. Hier gibt er sensible Äste für die mediale Hautregion des Knies ab und folgt der V. saphena magna zur Hautregion am medialen Unterschenkel und Fuß.

Beschreibung der Palpation

ASTE

Der Patient befindet sich in Rückenlage, der Kopf und die HWS sind mit einem kleinen Kissen unterlagert.

Durchführung

Unterhalb des Femurkopfes spaltet sich der N. saphenus ab. Der Therapeut palpiert den Nerv mit den Fingern quer zu seinem Verlauf im Adduktorenkanal vom Femurkopf nach kaudal-medial (■ Abb. 7.60).

Palpationsqualität

Diese neurale Struktur ist recht fein und in der Regel undeutlich zu palpieren.

Differenzierung

Im mittleren Drittel des Oberschenkels ist der N. saphenus am deutlichsten im Adduktorenkanal zu tasten. Weiter distal ist er dorsal des M. sartorius in seinem Verlauf bis zum Kniegelenk zu verfolgen.

Hinweis

- Der N. saphenus bildet den längsten Ast aus dem N. femoralis und verläuft bis zum medialen Knöchel.
- V. Piekartz u. Egan Moog (2006) empfehlen, den Nerv zwischen dem M. sartorius und dem M. gracilis zu palpieren. Sie beschreiben, dass man dort bei manchen Personen die Palpationsstelle als kleine Ausbuchtung oder Delle erkennen kann.

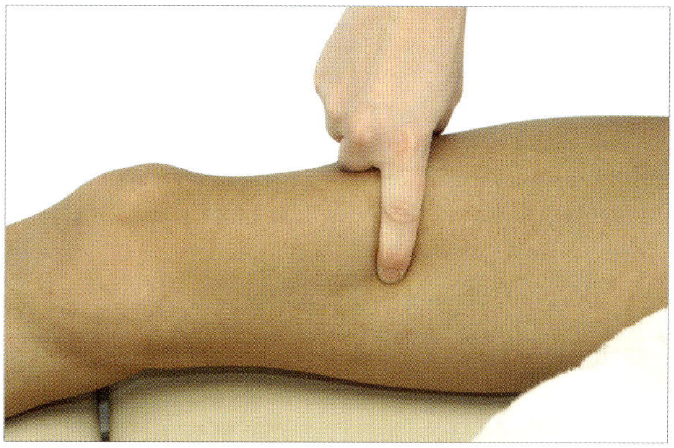

■ **Abb. 7.60** Palpation des N. saphenus

A. femoralis

Anatomie

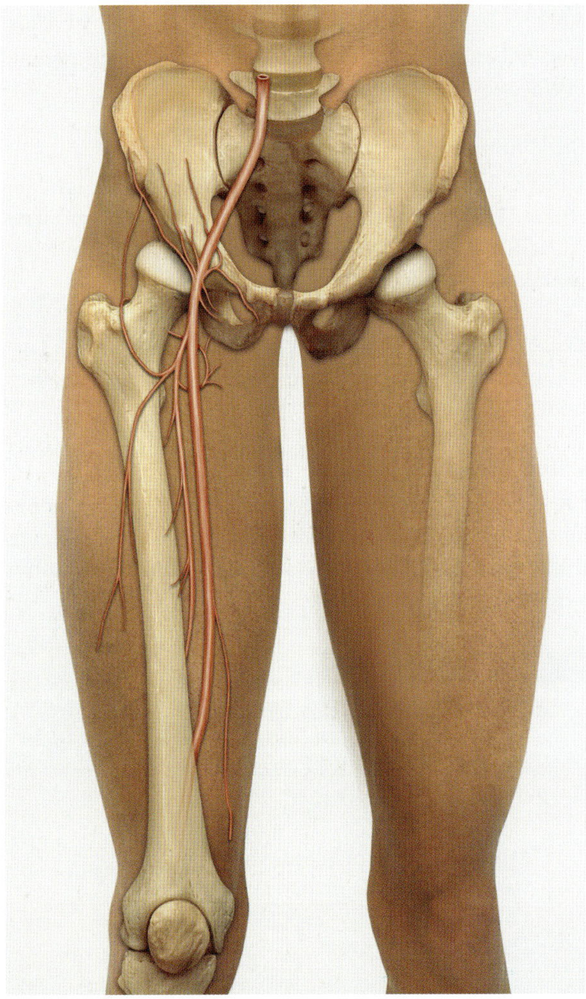

Abb. 7.61 A. femoralis

Die A. femoralis bildet die direkte Fortsetzung der A. iliaca externa. Sie verlässt zusammen mit der V. femoralis das Becken durch die Lacuna vasorum. Beide Gefäße ziehen am medialen Oberschenkel zum Adduktorenkanal. Die A. femoralis zieht unter der Membrana vastoadductoria hindurch und gelangt durch den Hiatus adductorius in den Bereich der Kniekehle, wo sie zur A. poplitea wird.

Beschreibung der Palpation

ASTE

Der Patient befindet sich in Rückenlage, der Kopf und die HWS sind mit einem kleinen Kissen unterlagert.

Durchführung

Der Therapeut palpiert die Spina iliaca anterior superior und die Symphyse (► S. 328 f.). Zwischen ihnen erstreckt sich das Lig. inguinale. Mittig und kaudal des Leistenbandes tastet der Therapeut die Pulsation der A. femoralis. Mit dem Zeigefinger ist die A. femoralis bei leichter Kompression quer zum Gefäßverlauf zu tasten (Abb. 7.62).

Palpationsqualität

Die Pulsation der Arterie ist deutlich zu tasten.

Praxistipp

Durch ihre deutliche Pulsation dient die A. femoralis grundsätzlich als gute Orientierung bei der Palpation der ventralen Hüftregion.

Differenzierung

Von den drei Strukturen (N. femoralis, A. femoralis, V. femoralis), die im Trigonum femorale mediale liegen, befindet sich die A. femoralis mittig. Lateral davon verläuft der N. femoralis und medial die V. femoralis.

Hinweis

Krankenberg et al. (2006) beschreiben die A. femoralis wie folgt:

- Anatomisch zeigt die A. femoralis eine Konstellation, die das Ateriosklerosrisiko erhöht, weil sie sowohl proximal als auch distal von Gefäßgabelungen begrenzt wird.
- Mechansich wird sie an vier Stellen sehr unterschiedlich beansprucht:
  - im proximalen Bereich wird sie distal der Gabelung des N. profundus stark gebeugt,
  - im mittleren Abschnitt wird sie longitudinal komprimiert,
  - im Adduktorenkanal ist sie durch ihre ligamentäre Fixierung unbeweglich und
  - im distalen Abschnitt kommt es erneut zu starker Flexionsbelastung.

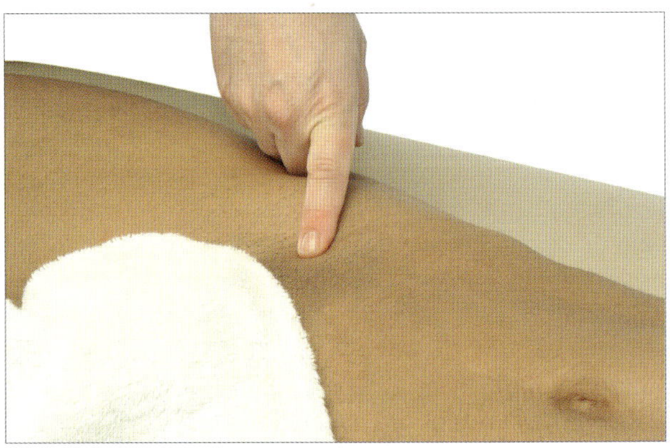

Abb. 7.62 Palpation der A. femoralis

V. femoralis

Anatomie

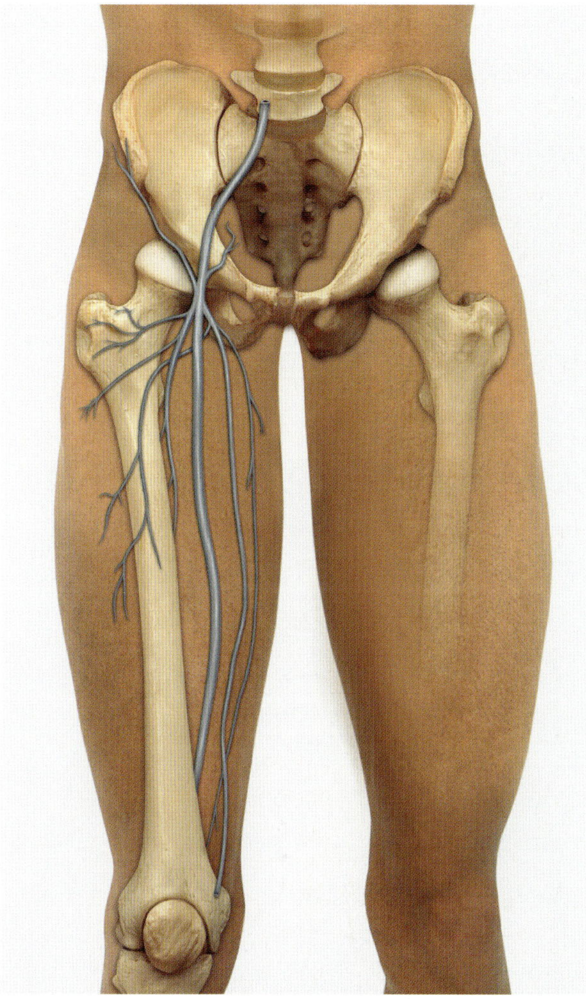

■ **Abb. 7.63** V. femoralis

Von proximal nach distal betrachtet, bildet die V. femoralis die direkte Fortsetzung der V. iliaca externa. Sie verlässt zusammen mit der A. femoralis durch die Lacuna vasorum das Becken.

Beide Gefäße ziehen am medialen Oberschenkel zum Adduktorenkanal, ziehen unter der Membrana vastoadductoria hindurch und gelangen durch den Hiatus adductorius in den Bereich der Kniekehle; hier wird die V. femoralis zur V. poplitea.

Pathologie

In der Leiste bietet die V. femoralis einen technisch leicht zu punktierenden Gefäßzugang. Ein hier gelegter Katheter ist jedoch mit einem Thromboserisiko der Beinvene verbunden. Auch Läsionen des N. femoralis sind möglich.

Beschreibung der Palpation

ASTE

Der Patient befindet sich in Rückenlage, der Kopf und die HWS sind mit einem kleinen Kissen unterlagert. Das Bein wird leicht außenrotiert gelagert.

Durchführung

Zur Orientierung dient die Pulsation der A. femoralis. Mit dem Zeigefinger palpiert der Therapeut die Vene quer zu ihrem Verlauf, sie befindet sich ca. einen Patientenquerfinger medial der A. femoralis (■ Abb. 7.64).

Palpationsqualität

Die Vene ist im Gegensatz zur Arterie nicht deutlich zu tasten.

Differenzierung

Von den drei Strukturen im Trigonum femorale mediale (N. femoralis, A. femoralis, V. femoralis) liegt die V. femoralis am weitesten medial.

Hinweis

- Der Palpationspunkt gilt als einer der Thrombosedruckpunkte.
- Die V. femoralis hat im Oberschenkelbereich nur zwei Venenklappen.

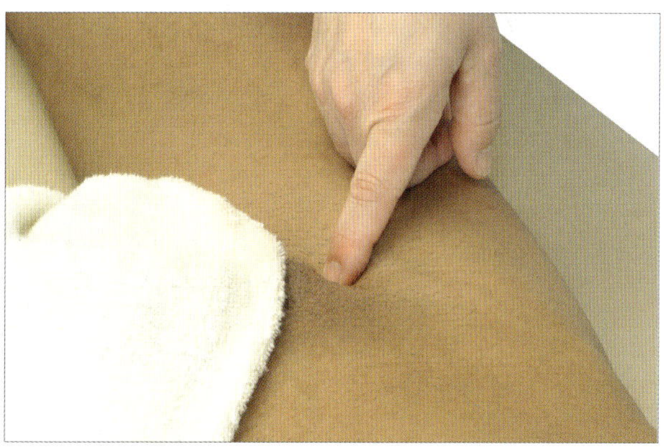

■ **Abb. 7.64** Palpation der V. femoralis

7.2 Palpation dorsaler Strukturen

7.2.1 Orientierungsstrukturen

Bevor die Palpation der einzelnen Strukturen durchgeführt wird, sollten die wichtigsten Orientierungsstrukturen für die dorsale Becken-Oberschenkel-Region palpiert werden.

Orientierungsstrukturen für die dorsale Becken-Oberschenkel-Region

- Crista iliaca (**1**, ► S. 350)
- Spina iliaca posterior superior (**2**, ► S. 350)
- Tuber ischiadicum (**3**, ► S. 351)
- Os sacrum (**4**, ► S. 299)
- Caput femoris (**5**, ► S. 354)
- Trochanter major (**6**, ► S. 354)
- M. gluteus maximus (**7**, ► S. 340)
- Tractus iliotibialis (**8**, ► S. 368)

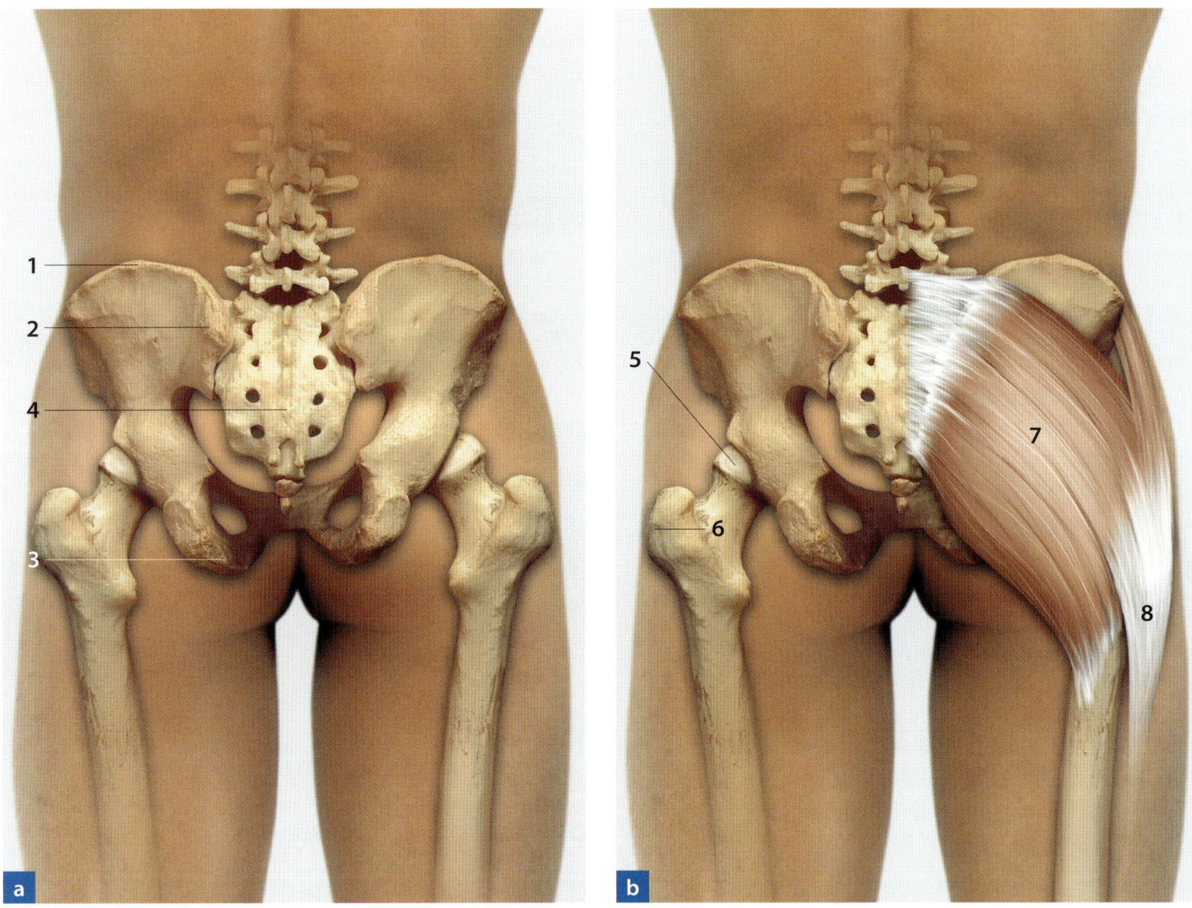

Abb. 7.65 a, b. Übersicht über die Orientierungsstrukturen für die dorsale Becken-Oberschenkel-Region

7.2.2 Palpationsmöglichkeiten

Muskeln und Sehnen

- M. gluteus maximus (► S. 340 f.)
- Mm. glutei medius und minimus (► S. 342 f.)
- M. piriformis (► S. 344)
- M. adductor magnus (► S. 345)
- Pelvitrochantäre Muskulatur (► S. 346 f.):
  - M. obturatorius internus
  - M. obturatorius externus
  - Mm. gemelli superior und inferior
  - M. quadratus femoris
- M. semitendinosus, M. semimembranosus und M. biceps femoris (► S. 348 f.)

Knochen und Gelenke

- Crista iliaca, Spinae iliaca posterior superior (SIPS) und inferior (SIPI; ► S. 350)
- Tuber ischiadicum (► S. 351)
- Incisurae ischiadica major und minor (► S. 352)
- Foramina suprapiriforme und infrapiriforme (► S. 353)
- Caput femoris und Trochanter major (► S. 354)

Bursen

- Bursa trochanterica m. glutei maximi (► S. 340 f.)

Nerven und Gefäße

- N. ischiadicus (► S. 356)
- Nn. glutei superior und inferior (► S. 357)
- V. und A. glutea superior (► S. 357)

M. gluteus maximus und Bursa trochanterica m. glutei maximi

Anatomie

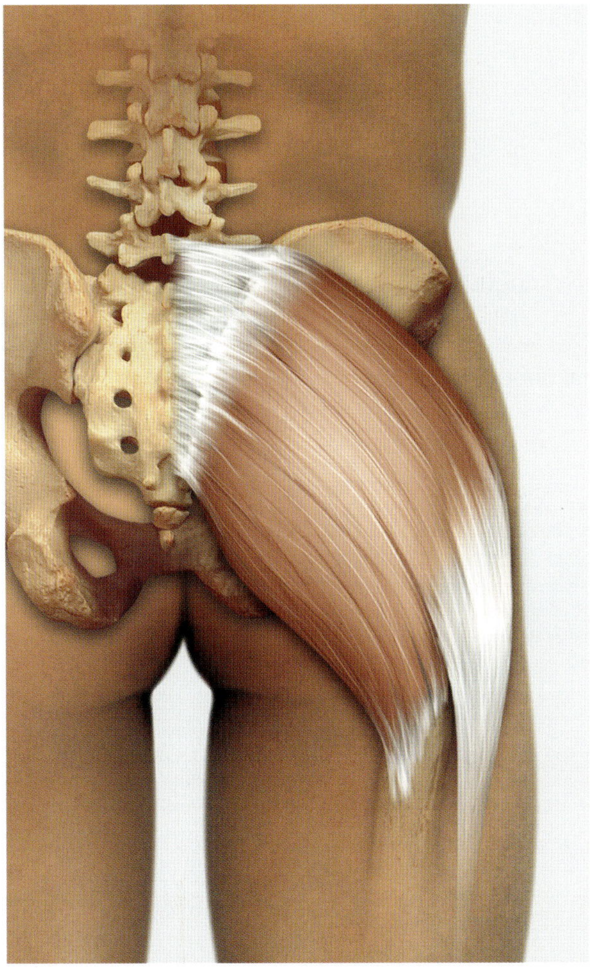

Abb. 7.66 M. gluteus maximus

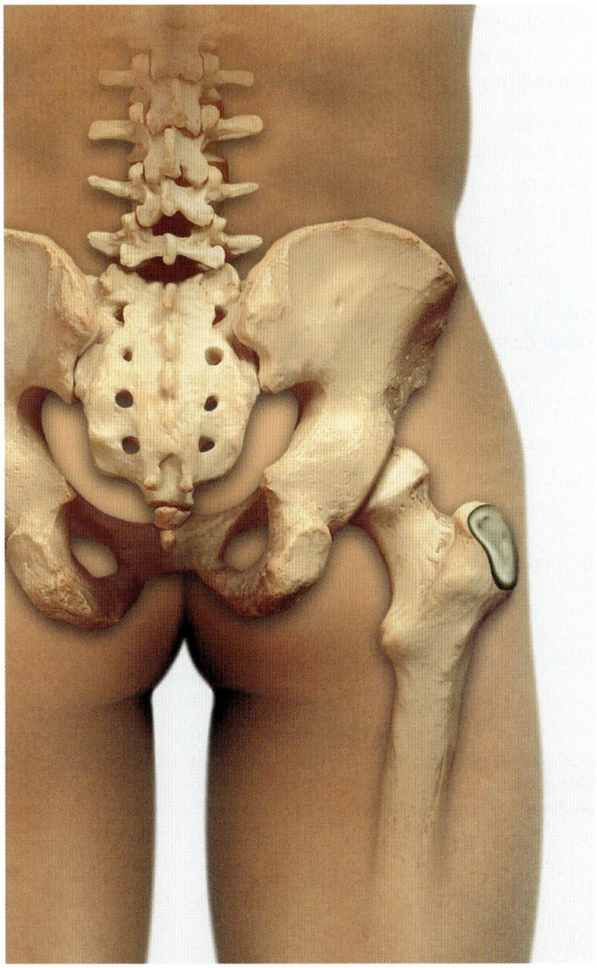

Abb. 7.67 Bursa trochanterica m. glutei maximi

M. gluteus maximus

U: dorsaler Anteil der Facies glutea des Os ilium, Fascia thoracolumbalis, Os sacrum, Os coccygis und Lig. sacrotuberale

A:
- kraniale Fasern: Tractus iliotibialis
- kaudale Fasern: Tuberositas glutea

I: N. gluteus inferior (L4–S2)

F:
- gesamter Muskel:
  - Extension und Außenrotation des Hüftgelenks
  - Stabilisation des Beckens in der Frontal- und Sagittalebene
- kraniale Fasern: Abduktion des Hüftgelenks
- kaudale Fasern: Adduktion des Hüftgelenks

Bursa trochanterica m. glutei maximi

Die Bursa trochanterica m. glutei maximi befindet sich seitlich über dem Trochanter major und unter dem Tractus iliotibialis, um eine Reibung der Sehnenplatte gegen den Knochen zu vermeiden.

Pathologie

Bei einer erhöhten Spannung des Tractus iliotibialis kann es zu einem Springen des Tractus iliotibialis über den Trochanter major kommen. Dies wird als **Coxa saltans** bezeichnet. Hierdurch kann es zu Irritationen der Bursa trochanterica m. glutei maximi kommen.

Beschreibung der Palpation

ASTE

Der Patient befindet sich in Bauchlage, die Sprunggelenke können mit einem kleinen Kissen unterlagert werden.

Durchführung

Zwischen der dorsalen Crista iliaca und dem Sacrum (proximal/medial) sowie der Tuberositas glutea und dem Tractus iliotibialis (distal/lateral) kann der Therapeut den Faserverlauf des M. gluteus maximus mit flach aufgesetzter Hand palpieren.

Die Bursa trochanterica m. glutei maximi ist im Bereich des Trochanter major nur zu tasten, wenn sie schmerzhaft verändert ist.

Praxistipp

Viele Patienten mit **Koxarthrose** zeigen eine Koordinationsstörung und/oder Atrophie dieser Muskulatur.

Palpationsqualität

Die Muskulatur ist deutlich sichtbar und als weiche muskuläre Struktur zu palpieren.

Differenzierung

Der M. gluteus maximus ist unter Kontraktion und bei Extension im Hüftgelenk gut von den umliegenden Strukturen zu unterscheiden. Der kaudale Bereich des Muskels kreuzt die Glutealfalte.

Hinweis

- Paluska (2005) beschreibt, dass neben einer Verdickung des Lig. iliotibiale oder des M. tensor fasciae latae auch die Gluteussehne eine Ursache der schnellenden Hüfte **(Coxa saltans)** sein kann (zit. n. Janzen et al.).
- Bei einer **Bursitis trochanterica m. glutei maximi** ist eine schmerzhafte Schwellung der Bursa im Bereich des Trochanter major zu palpieren. Die Bursa trochanterica ist am häufigsten aller Bursen der Hüftregion betroffen (Paluska 2005, zit. n. Shbeeb u. Matteson).

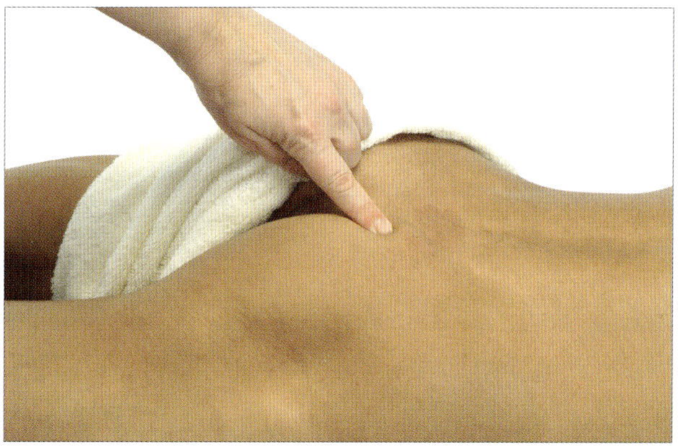

Abb. 7.68 Ursprung des M. gluteus maximus

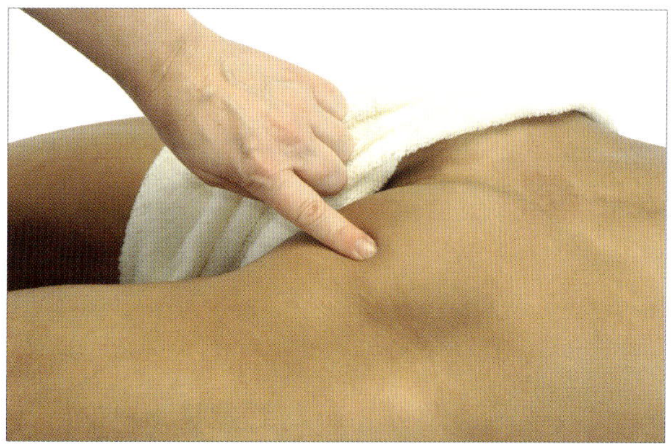

Abb. 7.69 Bauch des M. gluteus maximus

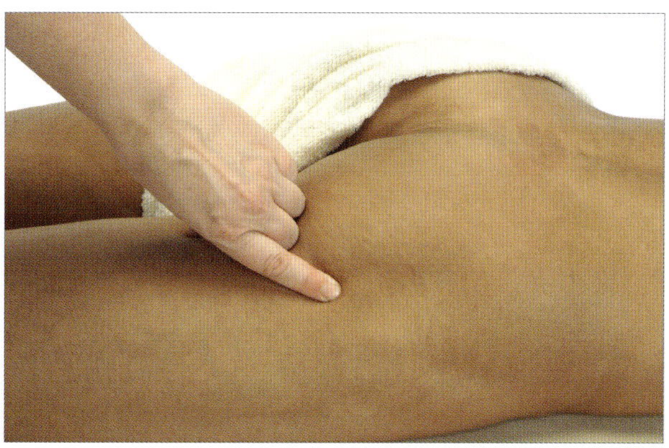

Abb. 7.70 Ansatz des M. gluteus maximus

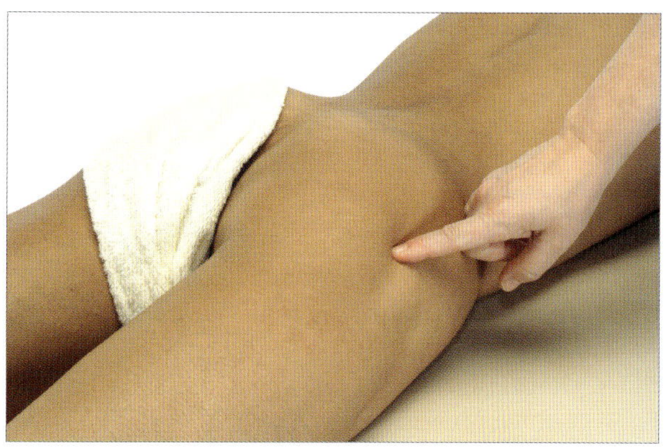

Abb. 7.71 Bursa trochanterica m. glutei maximi

Mm. glutei medius und minimus

Anatomie

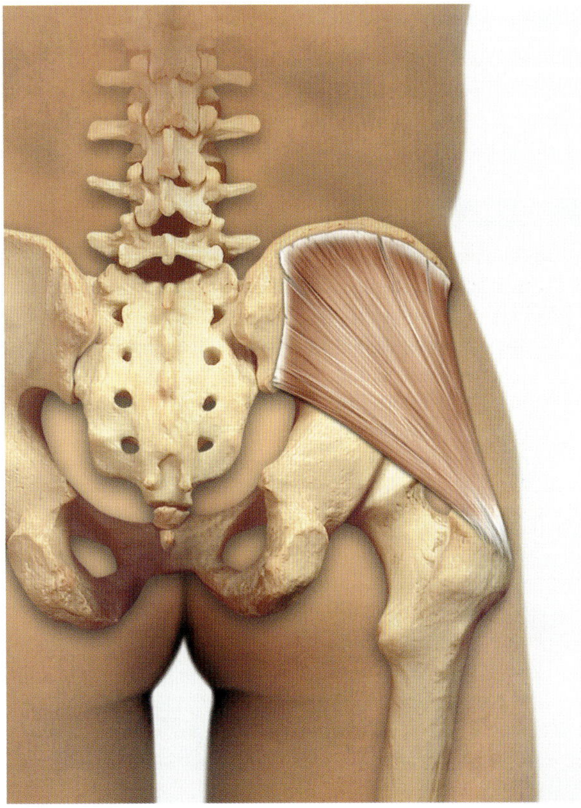

Abb. 7.72 M. gluteus medius

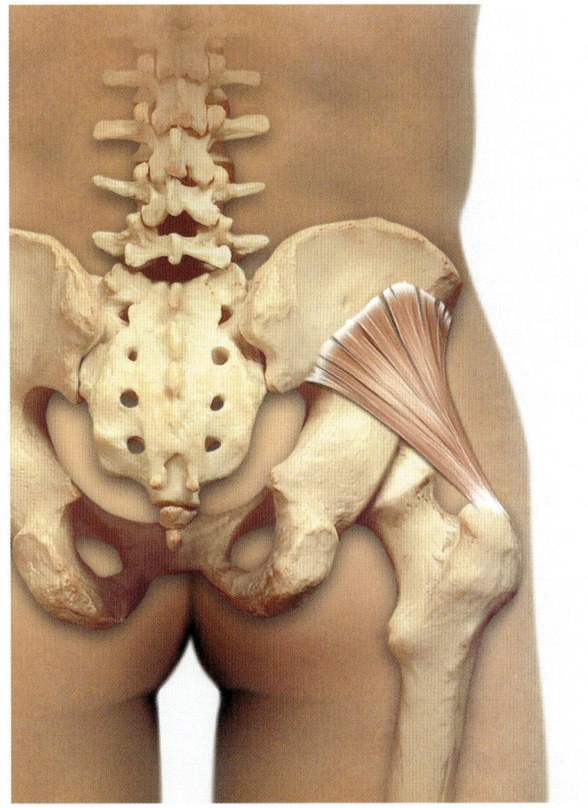

Abb. 7.73 M. gluteus minimus

M. gluteus medius

U: Facies glutea des Os ilium zwischen den Lineae glutealis anterior und posterior
A: Trochanter major
I: N. gluteus superior (L4–S1)
F:
- gesamter Muskel:
  - Abduktion des Hüftgelenks
  - Stabilisation des Beckens in der Frontalebene
- ventrale Fasern: Flexion und Innenrotation des Hüftgelenks
- dorsale Fasern: Extension und Außenrotation des Hüftgelenks

M. gluteus minimus

U: kaudaler Anteil der Facies glutea des Os ilium zwischen den Lineae glutealis anterior und posterior
A: Trochanter major
I: N. gluteus superior (L4–S1)
F:
- gesamter Muskel:
  - Abduktion des Hüftgelenks
  - Stabilisation des Beckens in der Frontalebene
- ventrale Fasern: Flexion und Innenrotation des Hüftgelenks
- dorsale Fasern: Extension und Außenrotation des Hüftgelenks

Praxistipp

Die Mm. glutei medius und minimus bilden wichtige Beckenstabilisatoren in der Frontalebene. Bei vielen Patienten mit Koxarthrose liegen Koordinationsprobleme und/oder Atrophien dieser Muskulatur vor.

Beschreibung der Palpation

ASTE

Der Patient befindet sich in Bauchlage, die Sprunggelenke können mit einem kleinen Kissen unterlagert werden.

Durchführung

Der Therapeut palpiert den Faserverlauf des M. gluteus medius vom höchsten Punkt des Ilium bis zum Trochanter major mit flach angesetzter Hand quer zum Faserverlauf. Da der Muskel die Form eines „V" aufweist, sind die kranialen Faseranteile in der Region zwischen den Lineae glutealis anterior und posterior zu palpieren, nach kaudal verjüngt er sich dann zum Trochanter major hin.

Da der M. gluteus minimus unter dem M. gluteus medius liegt, ist er nicht direkt, sondern nur durch den M. gluteus medius hindurch zu palpieren.

Palpationsqualität

Nur der vordere und mittlere Anteil der M. gluteus medius ist deutlich als weiche muskuläre Struktur palpierbar, da der dorsale Anteil vom M. gluteus maximus überdeckt wird. Durch ihre oberflächliche Lage und ihren Verlauf ist die Muskulatur deutlich von den begrenzenden knöchernen Strukturen zu unterscheiden.

Differenzierung

Der M. gluteus medius ist ventral des M. gluteus maximus zwischen der Crista iliaca (► S. 350) und dem Trochanter major tastbar. Sein vorderer Muskelrand liegt direkt am lateralen Rand des M. tensor fasciae latae, die dorsale Grenze befindet sich ungefähr auf der Linie zwischen der SIPS und dem Trochanter major.

Die Differenzierung zwischen dem M. gluteus medius und dem M. tensor fasciae latae erfolgt über die Abduktion, Flexion, Innenrotation (M. tensor fascia latae) und Abduktion, Extension, Außenrotation (M. gluteus medius, dorsaler Anteil). Der M. gluteus minimus ist vom M. gluteus medius und M. tensor fasciae latae überdeckt.

Pathologie

Das **Trendelenburg**- und **Duchenne-Zeichen** können Hinweise auf eine Muskelschwäche der Mm. glutei medius und minimus sein:

- Das Trendelenburg-Zeichen gilt als positiv, wenn das Becken beim Gang auf der Seite des Schwungbeins absinkt.
- Als Duchenne-Hinken wird das lateralflexorische Hinüberneigen des Oberkörpers zur Standbeinseite benannt.
- Diese Ausweichmechanismen verdeutlichen die Wichtigkeit der Mm. glutei medius und minimus zur Sicherung des Beckens in der Standbeinphase.

Hinweis

Eine eingeschränkte Adduktion beim Ober-Test wird meistens als schlechte Dehnfähigkeit im Tractus iliotibialis gedeutet. Bei diesem Test wird der Patient in Seitenlage auf der nicht zu testenden Seite gelagert. Es wird überprüft, ob die Adduktion der oben liegenden Hüfte in Hüftextension und Knieflexion möglich ist. Untersuchungen weisen nach, dass bei diesem Test die Adduktionseinschränkung eher durch eine geringere Dehnfähigkeit der Mm. glutei medius und minimus verursacht wird und nicht vom Tractus iliotibialis (Willett et al. 2016).

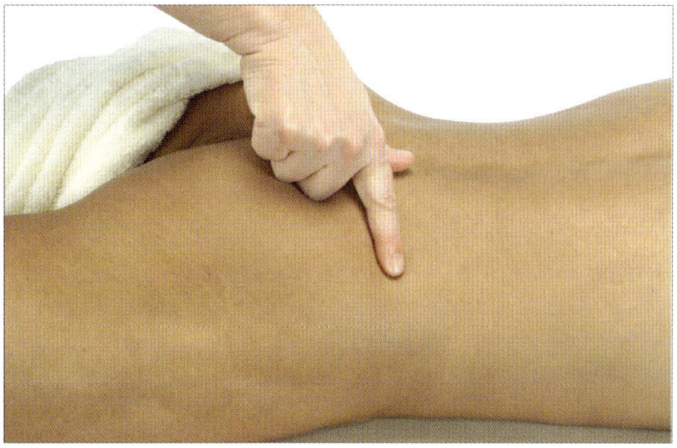

Abb. 7.74 Ursprung des M. gluteus medius

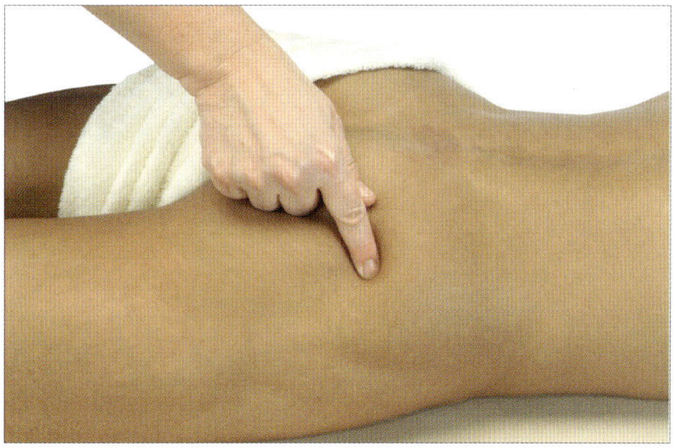

Abb. 7.75 Bauch des M. gluteus medius

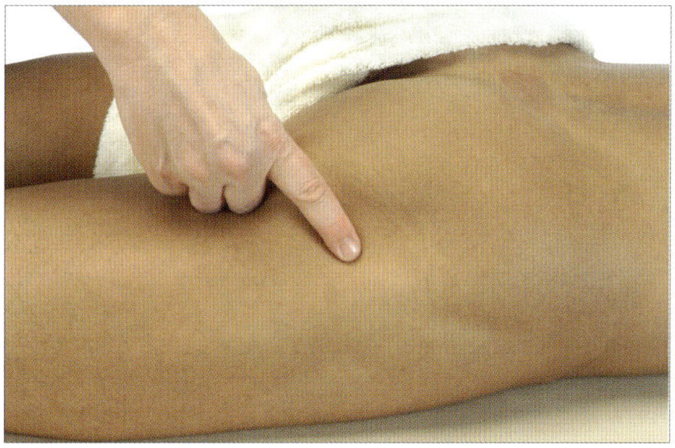

Abb. 7.76 Ansatz des M. gluteus medius

Pathologie

Bei Patienten mit Lumbalbeschwerden wurde im Vergleich zu schmerzfreien Personen ein Kraftverlust der Hüftabduktoren festgestellt – unabhängig davon, ob der Tractus iliotibialis eine erhöhte Spannung aufwies oder nicht (Arab & Nourbakhsh, 2015).

M. piriformis

Anatomie

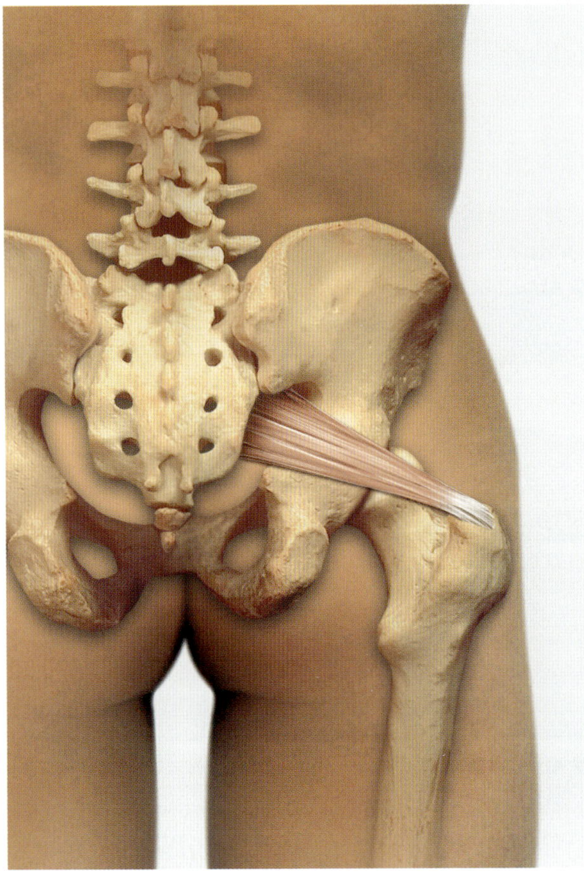

Abb. 7.77 M. piriformis

U: Facies pelvina des Os sacrum
A: Spitze des Trochanter major
I: direkte Äste aus dem Plexus sacralis (L5–S2)
F: Abduktion, leichte Außenrotation und Extension des Hüftgelenks

Beschreibung der Palpation

ASTE

Der Patient befindet sich in Bauchlage, die Sprunggelenke können mit einem kleinen Kissen unterlagert werden.

Durchführung

Der M. piriformis wird komplett von der Glutealmuskulatur überdeckt. Der Therapeut versucht, den Muskel mit flächig angesetzten Fingern durch die Glutealmuskulatur hindurch quer zu ihrem Verlauf zu tasten (▸ Differenzierung).

Palpationsqualität

Da der Muskel in der Tiefe liegt, ist er nur bei einem erhöhten Tonus oder bei Schmerzhaftigkeiten deutlich zu palpieren.

Differenzierung

Um sich den Muskel zu verdeutlichen, orientiert sich der Therapeut am besten an den Insertionsstellen:
- der Mitte der pelvinären Sakrumseite (▸ S. 299) und
- der dorsalen Spitze des Trochanter major.

Der Muskel verläuft von medial-kranial nach lateral-kaudal.

Hinweis

- Der M. piriformis wird in der Literatur häufig als Engpassstelle für den N. ischiadicus erwähnt.
- Durch seinen Faserverlauf gilt der M. piriformis als Stabilisator für das Iliosakralgelenk.

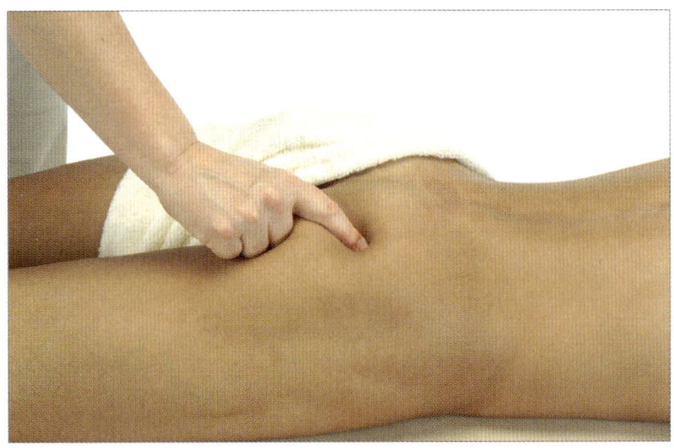

Abb. 7.78 Bauch des M. piriformis

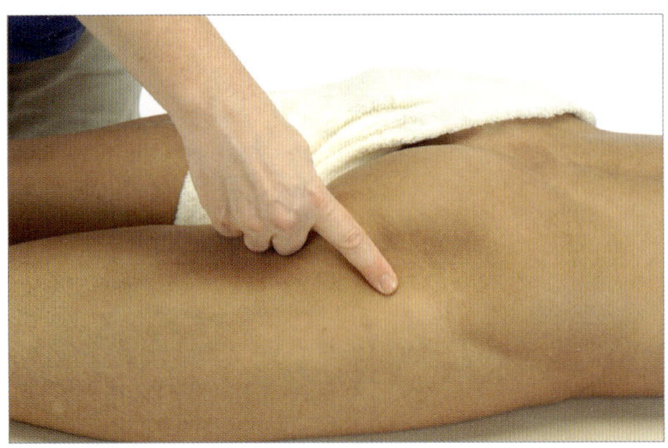

Abb. 7.79 Ansatz des M. piriformis

M. adductor magnus

Anatomie

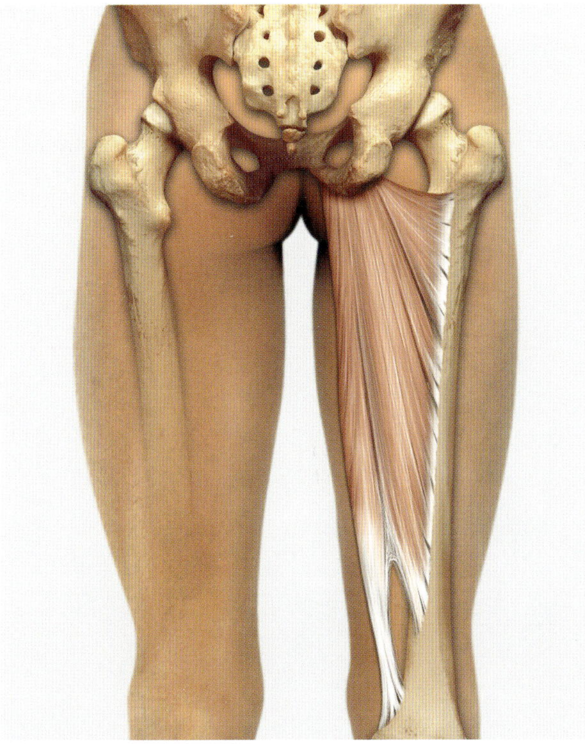

Abb. 7.80 M. adductor magnus

M. adductor magnus

U: Ramus inferior des Os pubis, Ramus ossis ischii und Tuber ischiadicum

A: Linea aspera (proximaler, muskulärer Anteil), Tuberculum adductorium am Epicondylus medialis (distaler, sehniger Anteil)

I:
- proximaler Anteil: N. obturatorius (L2–L4)
- distaler Anteil: N. tibialis (L4–L5)

F:
- Adduktion, Außenrotation und Extension des Hüftgelenks
- Stabilisation des Beckens in der Frontal- und Sagittalebene

Hinweis

Der sehnige distale Muskelansatz bildet ein Septum intermusculare und trennt somit auf der medialen Seite die Flexoren von den Extensoren. Zwischen den beiden Ansätzen der Muskulatur bildet sich eine schlitzförmige Öffnung, der Hiatus tendineus adductorius.

Beschreibung der Palpation

ASTE

Der Patient befindet sich in Bauchlage, die Sprunggelenke können mit einem kleinen Kissen unterlagert werden.

Durchführung

Der Therapeut palpiert die Ansatzsehne am Tuber ischiadicum (Abb. 7.81) und folgt dem Muskel quer zu seinem Faserverlauf nach kaudal.

Palpationsqualität

Im Bereich des Tuber ist der Muskel weich zu tasten, weiter distal wird der Muskelbauch von der ischiokruralen Muskulatur überdeckt.

Differenzierung

Der dorsale Ursprung des M. adductor magnus ist die am weitesten medial gelegene Struktur am Tuber ischiadicum. Direkt lateral davon liegen die Ursprünge der ischiokruralen Muskulatur, die deutlicher zu tasten sind, wenn der Patient eine Flexion im Kniegelenk gegen Widerstand durchführt. Die mediale Begrenzung des M. semitendinosus befindet sich direkt neben dem dorsalen Anteil des M. adductor magnus.

Hinweis

Der M. adductor magnus gilt als kräftigster Adduktor des Hüftgelenks.

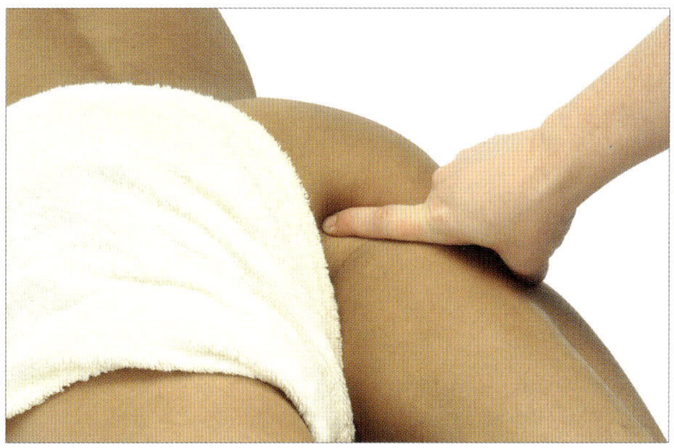

Abb. 7.81 Palpation des Ursprungs des M. adductor magnus am Tuber ischiadicum

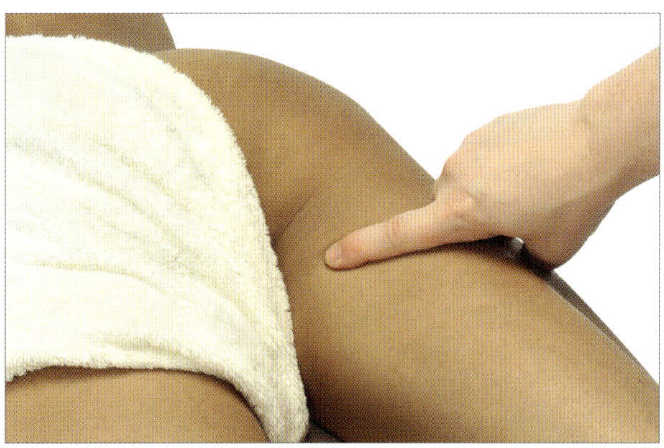

Abb. 7.82 Dorsale Begrenzung des Muskelbauchs des M. adductor magnus

Pelvitrochantäre Muskulatur: Mm. obturatorii internus und externus, Mm. gemelli superior und inferior und M. quadratus femoris

Anatomie

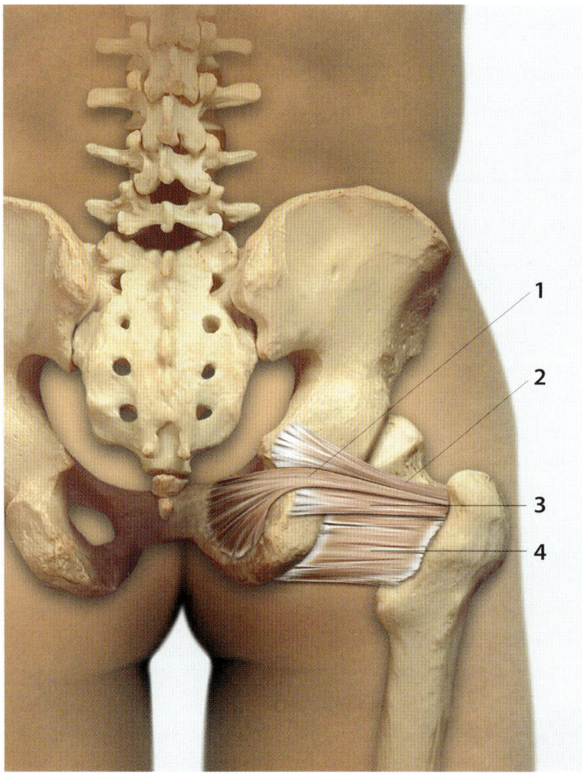

Abb. 7.83 M. obturatorius internus (**1**), Mm. gemelli superior (**2**) und inferior (**3**) und M. quadratus femoris (**4**)

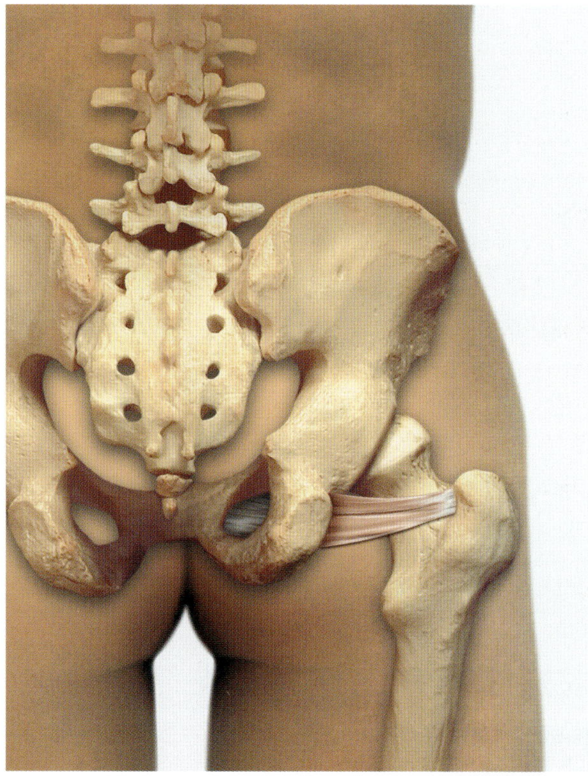

Abb. 7.84 M. obturatorius externus

M. obturatorius internus

U: Innenseite der Membrana obturatoria und ihr knöcherner Rahmen
A: Fossa trochanterica
I: direkte Äste aus dem Plexus sacralis (L5–S2)
F: Außenrotation, Extension und Adduktion des Hüftgelenks, jeweils in Abhängigkeit von der Hüftgelenksstellung

M. obturatorius externus

U: Außenseite der Membrana obturatoria und ihr knöcherner Rahmen
A: Fossa trochanterica
I: N. obturatorius (L2–L4)
F: Außenrotation, Extension und Adduktion des Hüftgelenks, jeweils in Abhängigkeit von der Hüftgelenksstellung

Mm. gemelli superior und inferior

U: M. gemellus superior: Spina ischiadica
M. gemellus inferior: Tuber ischiadicum
A: zusammen mit der Sehne des M. obturatorius internus an der Fossa trochanterica
I: direkte Äste aus dem Plexus sacralis (L5–S2)
F: Außenrotation, Extension und Adduktion des Hüftgelenks, jeweils in Abhängigkeit von der Hüftgelenksstellung

Hinweis

Die Mm. gemelli stellen die Randpartien des M. obturatorius internus dar. Sie werden gemeinsam auch als **M. triceps coxae** bezeichnet.

M. quadratus femoris

U: lateraler Rand des Tuber ischiadicum
A: Crista intertrochanterica
I: N. gluteus inferior und N. ischiadicus (L5–S2)
F: Adduktion des Hüftgelenks

Beschreibung der Palpation

ASTE

Der Patient befindet sich in Bauchlage, die Sprunggelenke können mit einem kleinen Kissen unterlagert werden.

Durchführung

Die pelvitrochantäre Muskulatur wird komplett von der Glutealmuskulatur überdeckt. Von der Trochanterspitze aus kann der Therapeut die Insertionen in der Fossa trochanterica und an der Crista intertrochanterica mit gestütztem Finger quer zum Faserverlauf palpieren.

Die Muskelbäuche sind aufgrund ihrer Lage nicht direkt zu tasten.

Palpationsqualität

Da die Muskeln in der Tiefe liegen, sind sie nicht direkt zu palpieren. Nur ihre Ansätze sind als feste sehnige Strukturen gut tastbar.

Differenzierung

Die Muskeln verlaufen in der Tiefe und sind somit nur über ihre anatomische Lage zu differenzieren. Die Muskelbäuche befinden sich kaudal des M. piriformis im Bereich der Incisura ischiadica minor.

Die Muskeln nehmen zwischen dem Foramen obturatorium und dem Tuber ischiadicum ihren Ursprung in der folgenden Reihenfolge von kranial nach kaudal:
- M. gemellus superior,
- M. obturatorius internus,
- M. gemellus inferior,
- M. quadratus femoris.

Der M. obturatorius externus ist manchmal von ventral zwischen dem M. adductor longus und dem M. gracilis zu tasten.

Hinweis

Diese Muskeln gehören zu der lokal gelenkstabilisierenden Muskulatur des Hüftgelenks. Bei dorsalen OP-Zugängen (TEP-Implantationen) wird diese Muskulatur durchtrennt und anschließend refixiert. Bei diesem Operationszugang entsteht häufig eine Hemmung der pelvitrochantären Muskulatur.

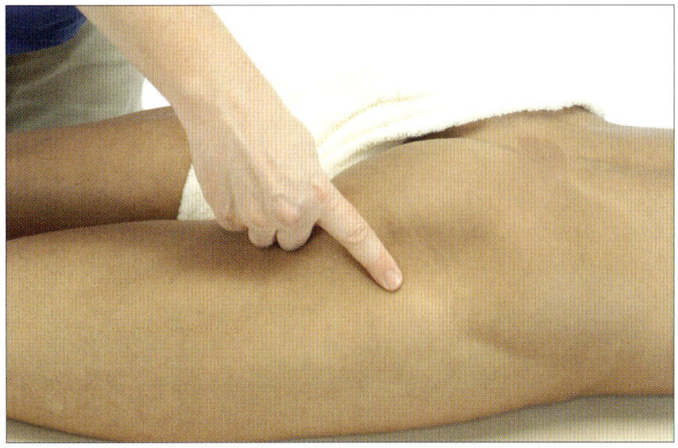

Abb. 7.85 Ansätze der Mm. obturatorii internus und externus und der Mm. gemelli an der Fossa trochanterica

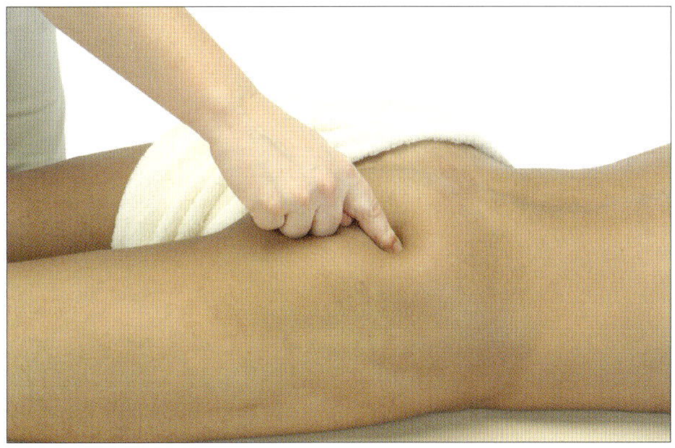

Abb. 7.86 Muskelbäuche der kleinen Außenrotatoren

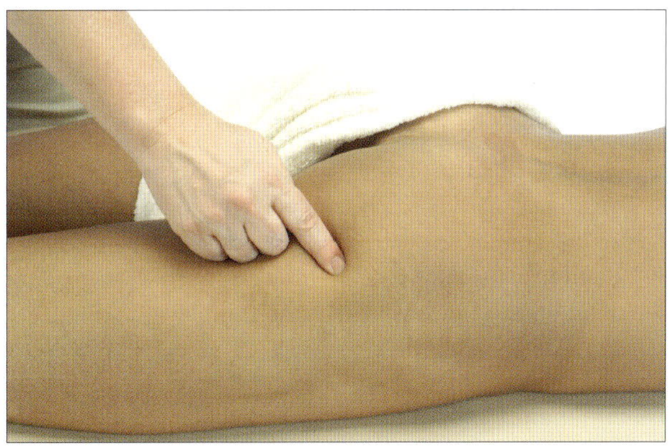

Abb. 7.87 Ansatz des M. quadratus femoris an der Crista intertrochanterica

M. semitendinosus, M. semimembranosus und M. biceps femoris

Anatomie

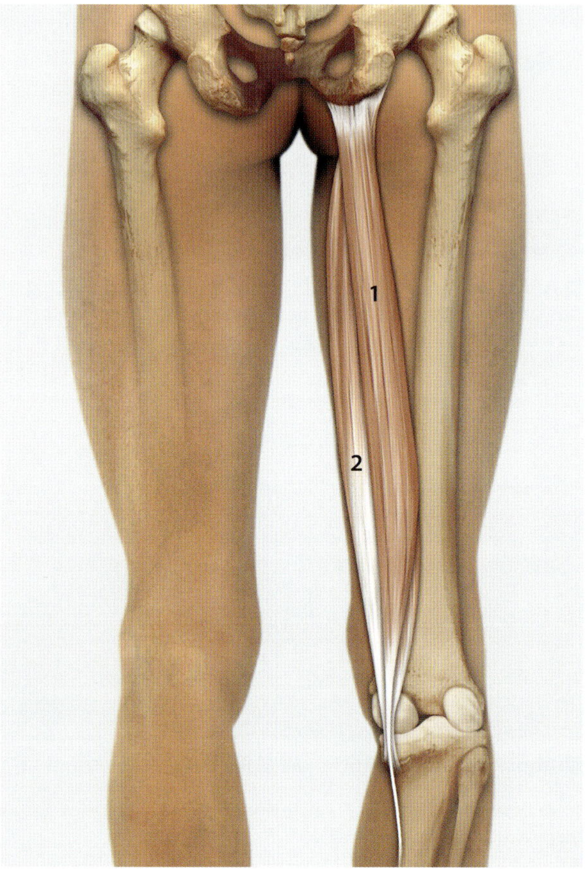

Abb. 7.88 M. semitendinosus (**1**) und M. semimembranosus (**2**)

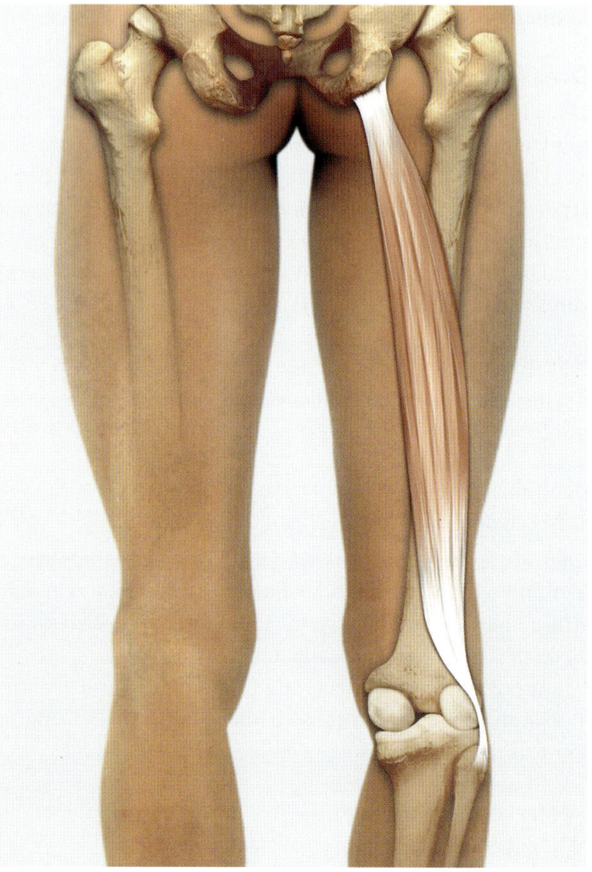

Abb. 7.89 M. biceps femoris

M. semitendinosus

U: Tuber ischiadicum und Lig. sacrotuberale
A: Pes anserinus superficialis, medial der Tuberositas tibiae (zusammen mit den Mm. gracilis und sartorius)
I: N. tibialis (L5–S2)
F:
- Extension und leichte Adduktion des Hüftgelenks
- Flexion und Innenrotation des Kniegelenks

M. semimembranosus

U: Tuber ischiadicum
A: Pes anserinus profundus am Condylus medialis tibiae, Lig. popliteum obliquum und Faszie des M. popliteus
I: N. tibialis (L5–S2)
F:
- Extension und leichte Adduktion des Hüftgelenks
- Flexion und Innenrotation des Kniegelenks

Hinweis

Es gibt einige anatomische Varianten des M. semimembranosus: teilweise fehlt er, manchmal besteht er überwiegend aus Muskelfasern und manchmal überwiegend aus sehnigem Gewebe.

M. biceps femoris

U:
- Caput longum: Tuber ischiadicum und Lig. sacrotuberale
- Caput breve: mittleres Drittel des Femur vom Labium laterale der Linea aspera

A: Caput fibulae
I:
- Caput longum: N. tibialis (L5–S2)
- Caput breve: N. peroneus communis (L5–S2)

F:
- Caput longum: Extension des Hüftgelenks
- Capita longum und breve: Flexion und Außenrotation des Kniegelenks

Hinweis

- Variation: Das Caput breve kann fehlen.
- Es gibt verschiedene Variationen für den Ansatz des M. biceps femoris. Er kann tibial oder an der fibula distal, proximal bzw. medial entspringen (Branch & Anz, 2015).
- Der M. biceps femoris ist der einzige Außenrotator des Kniegelenks und kommt dieser Funktion nur bei flektiertem Knie nach.

Beschreibung der Palpation

ASTE

Der Patient befindet sich in Bauchlage, die Sprunggelenke können mit einem kleinen Kissen unterlagert werden.

Durchführung

Vom Tuber ischiadicum ausgehend palpiert der Therapeut die Ursprungssehne und den Muskelbauch des M. semitendinosus mit den Fingern quer zu seinem Faserverlauf an der dorsalen Innenseite des Oberschenkels nach distal.

Den Ursprung des M. biceps femoris, Caput longum tastet der Therapeut vom Tuber ischiadicum ausgehend ebenfalls quer zum Faserverlauf. Er verfolgt ihn mit gleicher Technik über den gesamten Muskelbauch an der Außenseite des dorsalen Oberschenkels nach distal. Das Caput breve liegt unter dem Caput longum und ist nicht direkt zu palpieren.

Palpationsqualität

Der M. semitendinosus und der M. biceps femoris, Caput longum sind gemeinsam als fester sehniger Ursprung am Tuber ischiadicum tastbar. Im dorsalen Oberschenkelbereich wird der mehr lateral gelegene Muskelbauch des M. biceps femoris (Caput longum) bei Anspannung sichtbar und als feste muskuläre Struktur tastbar.

Der M. semitendinosus überdeckt im kranialen Bereich größtenteils den M. semimembranosus, welcher erst im Kniebereich deutlicher palpierbar ist (▶ Kapitel Knie und Unterschenkel, S. 371).

Differenzierung

Die Differenzierung zwischen dem M. semitendinosus, dem M. semimembranosus und dem M. biceps femoris ist über die Lokalisation und über Anspannung in ihre Funktionen möglich:

- Die Mm. semitendinosus und semimembranosus befinden sich medial und werden bei Anspannung in die Knieflexion und Innenrotation deutlicher tastbar.
- Der M. biceps femoris liegt lateral und ist bei Anspannung in Knieflexion mit Außenrotation deutlich zu palpieren.

Lagert der Therapeut das Bein in Hüftflexion, sind die Ursprünge am Tuber ischiadicum deutlicher zu tasten, da sie in dieser Gelenkstellung nicht so stark von der Glutealmuskulatur überlagert werden.

Hinweis

- Die ischiokrurale Muskulatur zeigt bei vielen Patienten Verkürzungen.
- Manchmal stehen beide Muskelköpfe des M. biceps femoris mittels Muskelfaserbündel mit dem M. gluteus maximus oder mit dem M. adductor magnus in Verbindung.

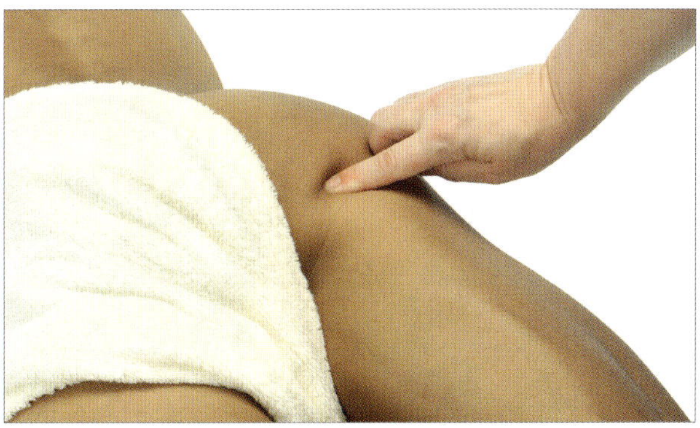

Abb. 7.90 Gemeinsamer Ursprung der ischiokruralen Muskulatur am Tuber ischiadicum

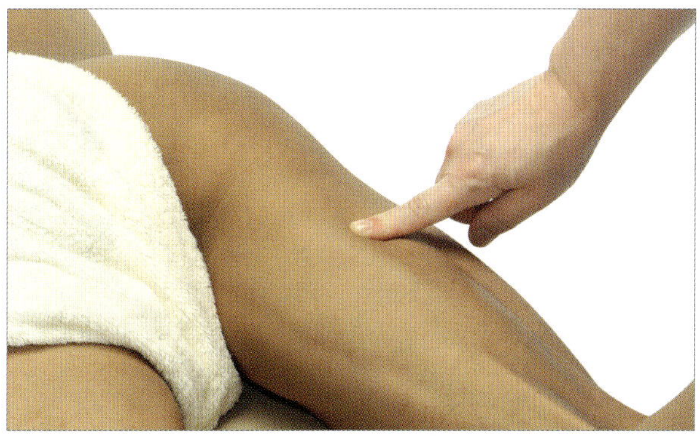

Abb. 7.91 Bauch des M. semitendinosus

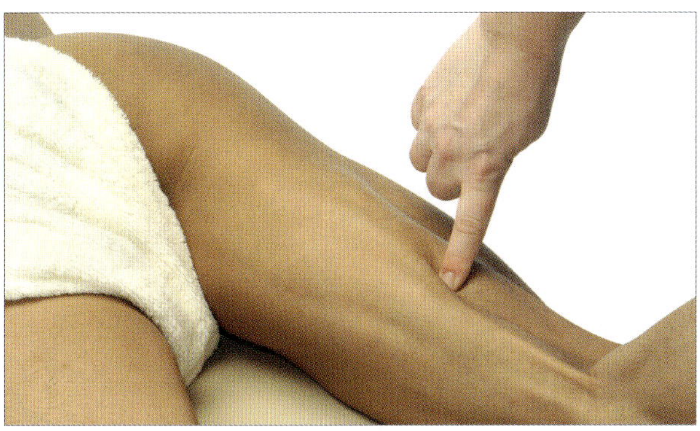

Abb. 7.92 Bauch des M. semimembranosus

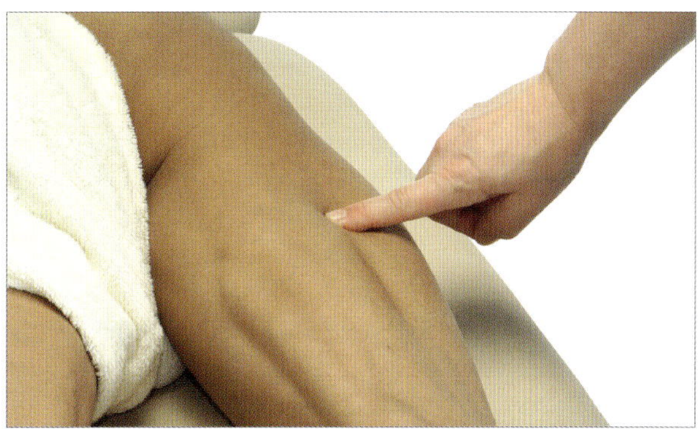

Crista iliaca, Spinae iliaca posterior superior (SIPS) und inferior (SIPI)

Anatomie

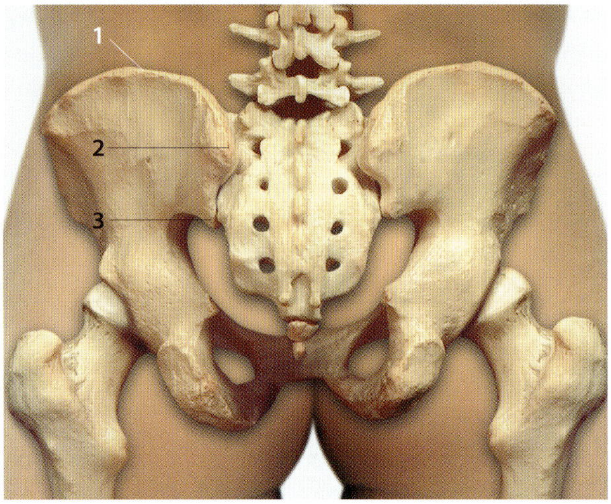

Abb. 7.94 Crista iliaca (1), Spinae iliaca posterior superior (2) und inferior (3)

Crista iliaca

Die Crista iliaca bildet den kranialen Rand der Beckenschaufel (Ala ossis ilii). Sie verläuft von der Spina iliaca posterior superior und setzt sich nach ventral über die Labia externum und internum sowie in die Linea intermedia bis zur Spina iliaca anterior superior fort.

Spina iliaca posterior superior (SIPS)

Die SIPS bildet die dorsale Begrenzung der Crista iliaca. Sie ist ein markanter Knochenvorsprung und dient als Begrenzung der Michaelisraute bzw. des Sakraldreiecks.

Spina iliaca posterior inferior (SIPI)

Die SIPI befindet sich kaudal und leicht ventral der Spina iliaca posterior superior und liegt dorsolateral der Facies auricularis.

Beschreibung der Palpation

ASTE

Der Patient befindet sich in Bauchlage, die Unterschenkel sind oberhalb der Malleolen mit einem Kissen unterlagert.

Durchführung

Mit mehreren Fingern palpiert der Therapeut flächig die Taille und gibt unter leichtem Tiefengewinn einen Druck nach kaudal auf die Crista iliaca. Sie ist nach dorsal und medial leicht zu verfolgen, wobei sie einen Bogen nach hinten-unten macht. An ihrem dorsalen Ende erreicht der Therapeut die SIPS. Die SIPS befinden sich unter den zwei Grübchen, die die Michaelisraute bilden. Von kaudal kommend tastet der Therapeut seitlich der Crista sacralis lateralis nach kranial und erreicht die hervorstehenden Knochenpunkte in diesem Bereich (Abb. 7.96).

Die SIPI ist nicht direkt zu palpieren, da sie von Bändern und Muskeln überdeckt wird. Topografisch befindet sie sich kaudal der SIPS und ist bei guter Entspannung in der Tiefe zu tasten.

Palpationsqualität

Die Crista iliaca ist als harte Knochenstruktur deutlich zu lokalisieren. Die SIPS erscheint als prominenter Knochenvorsprung. Die SIPI ist unter den Weichteilen als feste Struktur zu tasten.

Differenzierung

Eine Differenzierung zu umliegenden Strukturen ist aufgrund der knöchernen Struktur sehr einfach.

Hinweis

- Die Michaelisraute (Sakraldreieck) wird durch die linke und rechte SIPS, den Proc. spinosus des 4. Lendenwirbels und die Crena analis begrenzt.
- Chakraverty et al. (2007) beschrieben bei der segmentalen Höhenbestimmung der Crista iliaca Differenzen in Abhängigkeit davon, ob palpatorisch oder bildgebend untersucht wurde. Die Palpation ergab die Höhe von L3 oder L3–L4, bildgebende Verfahren ergaben die Höhe von L4 bis L4–L5. Die Unterschiede ergaben sich vor allem bei Patienten mit erhöhtem Body-Mass-Index und bei weiblichen Probanden.

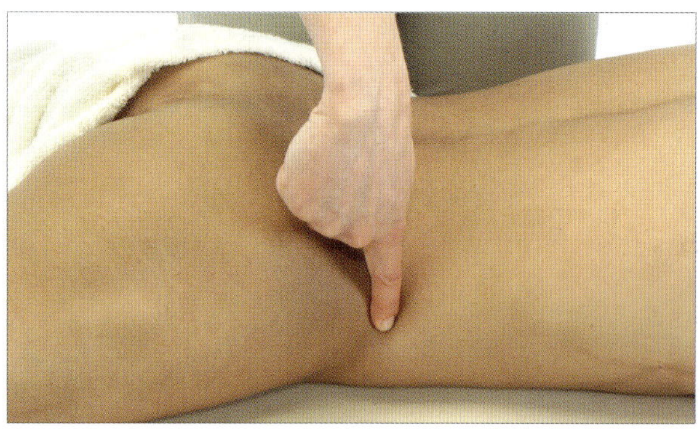

Abb. 7.95 Crista iliaca

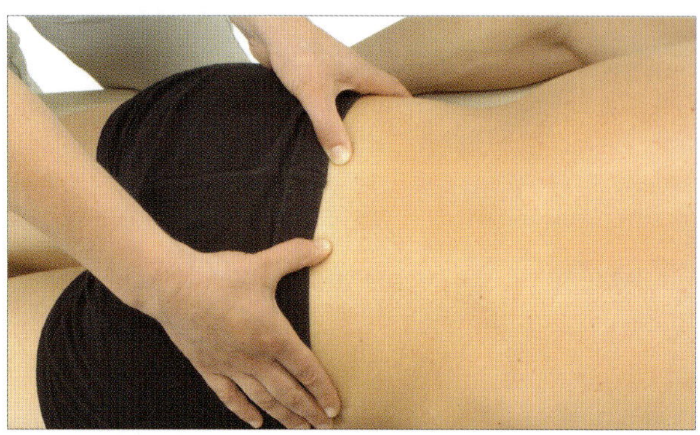

Abb. 7.96 Palpation der Spina iliaca posterior superior (SIPS)

Tuber ischiadicum

Anatomie

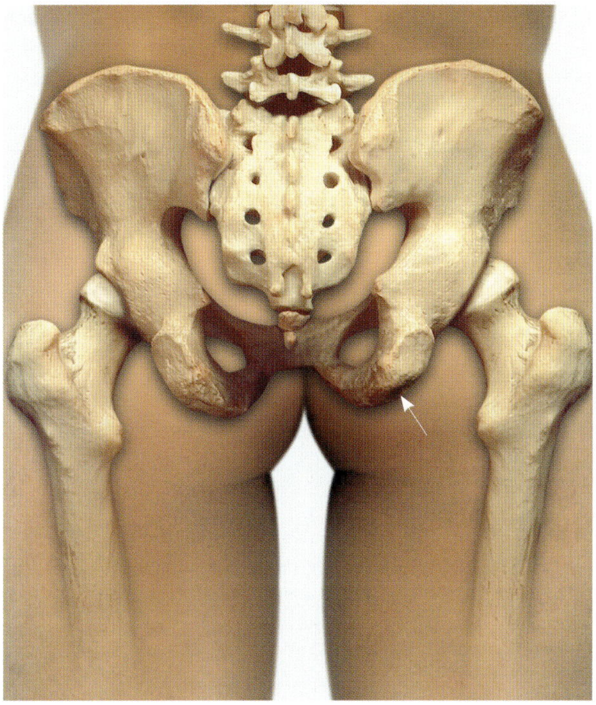

Abb. 7.97 Tuber ischiadicum

Das Tuber ischiadicum befindet sich zwischen dem Ramus inferior des Os pubis und der Incisura ischiadica minor, es ist dem Os ischii aufgelagert. Das Tuber ischiadicum bildet als markanter Knochenvorsprung den dorsokaudalen Abschluss des Beckens. Am Tuber ischiadicum setzen eine Reihe von Muskeln an: M. biceps femoris, Caput longum, M. semitendinosus, M. semimembranosus und M. adductor magnus.

Beschreibung der Palpation

ASTE

Der Patient befindet sich in Bauchlage, die Sprunggelenke können mit einem kleinen Kissen unterlagert werden.

Durchführung

Der Therapeut palpiert das Tuber ischiadicum von kaudal kommend mit dem Daumen oder mit gestütztem Zeigefinger. Das Tuber ischiadicum befindet sich von der SIPS ausgehend auf einer vertikalen Linie und ist der am weitesten kaudal gelegene Punkt des Os ischii (Abb. 7.98).

Palpationsqualität

In Bauchlage wird das Tuber ischiadicum von der Glutealmuskulatur überdeckt, ist aber in der Regel als breiter knöcherner Schlitten tastbar.

Differenzierung

Zur deutlicheren Palpation kann der Unterrand der Glutealmuskulatur nach kranial-lateral geschoben werden. Zur Orientierung fordert der Therapeut den Patienten auf, alternierend in die Knieflexion anzuspannen, um so die Muskelansätze am Tuber leichter palpieren zu können.

Praxistipp

Da die Sitzbeinhöcker beim Sitz die Körperlast übertragen, können Patienten diese selber gut wahrnehmen. Zur Schulung des aufrechten Sitzes kann somit über die Druckwahrnehmung gearbeitet werden, indem der Patient das Becken so weit nach ventral kippt, bis ein ventraler Tuberkontakt entsteht.

Hinweis

Bei jungen Sportlern (14–16 Jahre) kann es zu Apophysenabrissen im Bereich des Tuber ischiadicum kommen. Die Verletzung ist meistens Folge einer kraftvollen Anspannung der ischiokruralen Muskulatur bei Hüftflexion mit Knieextension (Wolf 2000).

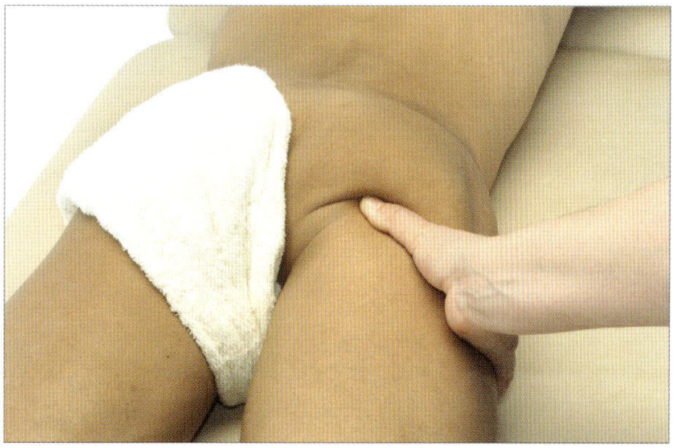

Abb. 7.98 Palpation des Tuber ischiadicum

Incisurae ischiadica major und minor

Anatomie

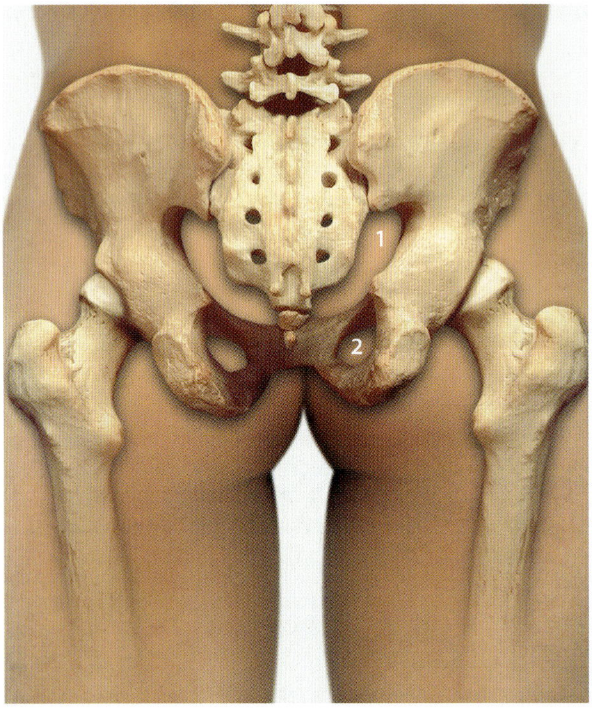

Abb. 7.99 Incisurae major (1) und minor (2)

Die Incisurae ischiadica major und minor befinden sich dorsal am Os ischii und bilden nach ventral gerichtete Einkerbungen. Die Insicura ischiadica major liegt unterhalb der Facies auricularis, wird nach kranial von der Spina iliaca posterior inferior und nach kaudal von der Spina ischiadica begrenzt. Durch diese Incisura verläuft der N. ischiadicus und die pelvitrochantäre Muskulatur vom Becken zum Femur.

Die Incisura ischiadica minor ist deutlich kleiner und schließt sich nach kaudal an. Sie wird von der Spina ischiadica und vom Tuber ischiadicum begrenzt.

Pathologie

Durch Kontrakturen oder Hypertrophie der pelvitrochantären Muskulatur kann es funktionell zur Kompression des N. ischiadicus in dieser Region kommen.

Beschreibung der Palpation

ASTE

Der Patient befindet sich in Bauchlage, die Unterschenkel sind oberhalb der Malleolen mit einem Kissen unterlagert.

Durchführung

Der Therapeut palpiert mit dem Zeige- und Mittelfinger in der Tiefe das Tuber ischiadicum (► S. 351) und wandert mit permanentem Knochenkontakt am Os ischii entlang nach kranial. In der Tiefe erreicht er die Incisura ischiadica minor. Sie endet an der Spina ischiadica. Weiter nach kranial ertastet er in der Tiefe die Incisura ischiadica major, die sich von der Spina ischiadica bis zur SIPI erstreckt (Abb. 7.100).

Palpationsqualität

Das Tuber ischiadicum ist einfach zu palpieren und dient der Orientierung. Im Verlauf der Palpation verliert sich das deutliche knöcherne Gefühl, da zahlreiche Weichteile und Bänder die Incisura ischiadica minor überlagern (Glutealmuskeln). Somit ist auch die Incisura ischiadica major nur indirekt durch die Weichteile zu palpieren.

Differenzierung

Die Spina ischiadica trennt die tiefer gelegene Incisura ischiadica major von der Incisura ischiadica minor.

Praxistipp

- Es ist eine vorsichtige Palpation ratsam, da der N. ischiadicus und der N. pudendus komprimiert werden können.
- Aufgrund der Tiefe der Palpation kann es vor allem bei stark ausgeprägter Glutealmuskulatur schwierig sein, die Strukturen aufzufinden.

Hinweis

Die Austrittsstellen der nervalen und vasalen Strukturen aus dem Foramen piriforme befinden sich auf einer gedachten Linie zwischen Tuber ischiadicum und SIPI. Es handelt sich um den N. ischiadicus, N. pudendus, N. gluteus inferior, die Vasa glutea inferiora und Vasa pudenda.

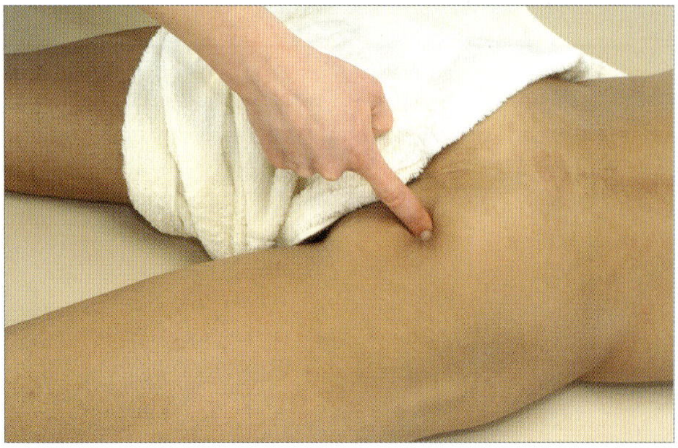

Abb. 7.100 Palpation der Incisura ischiadica major

Foramina suprapiriforme und infrapiriforme

Anatomie

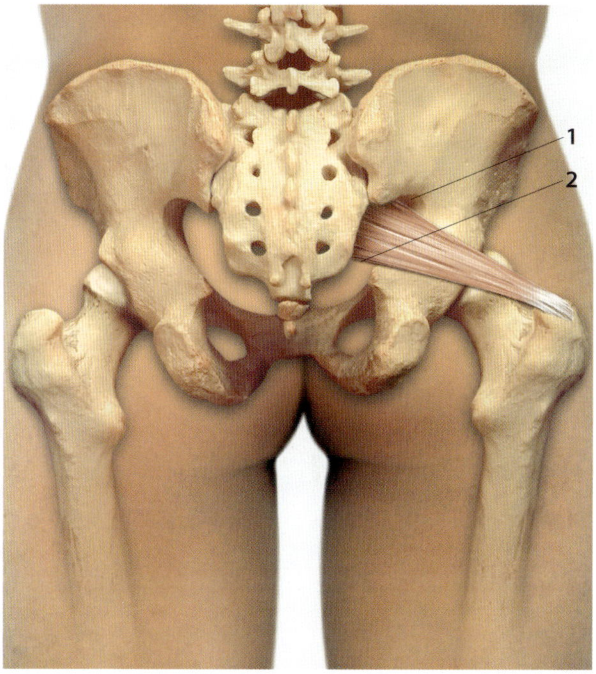

Abb. 7.101 Foramina suprapiriforme (1) und infrapiriforme (2)

Das Foramen ischiadicum majus wird durch den M. piriformis in das Foramen supra- und infrapiriforme geteilt. Durch das Foramen suprapiriforme verlaufen die A. und V. glutealis superior und der N. gluteus superior aus dem kleinen Becken nach lateral. Durch das Foramen infrapiriforme ziehen die A. und V. glutealis inferior und der N. gluteus inferior zum M. gluteus maximus. Im Weiteren verlaufen der N. ischiadicus, die A. und V. pudenda interna sowie die Nn. pudendus und cutaneus femoris posterior durch diese Pforte, die von kaudal durch den M. gemellus superior begrenzt wird.

Pathologie

Durch Kontrakturen/Hypertrophie des M. piriformis kann es funktionell zur Kompression der nervalen Strukturen im Foramen infrapiriforme kommen (starke Hüftaußenrotation im Stand/Hüftabduktion im Sitz).

Beschreibung der Palpation

ASTE

Der Patient befindet sich in Bauchlage, die Sprunggelenke können mit einem kleinen Kissen unterlagert werden.

Durchführung

Die Foramina sind nicht direkt tastbar, sondern nur über ihre Lage in der Incisura ischiadica major zu lokalisieren.

Der Therapeut palpiert mit dem Zeige- und Mittelfinger das Tuber ischiadicum (► S. 351) in der Tiefe und wandert mit permanentem Knochenkontakt am Os ischii entlang nach kranial. In der Tiefe erreicht er die Incisura ischiadica minor. Sie endet an der Spina ischiadica. Weiter nach kranial wird in der Tiefe die Incisura ischiadica major ertastet, die sich von der Spina ischiadica bis zur Spina iliaca posterior inferior erstreckt. Oberhalb und unterhalb des M. piriformis sind die Foramina zu tasten.

Palpationsqualität

Die weichen Strukturen sind nicht direkt palpabel und werden durch den M. gluteus maximus hindurch getastet.

Differenzierung

Das Foramen suprapiriforme befindet sich auf der Linie zwischen der SIPS und dem Tochanter major, im Übergangsbereich des oberen Drittels zum mittleren Drittel. Dort verläuft auch der N. gluteus superior.

Das Foramen infrapiriforme liegt auf der Linie zwischen SIPS und Tuber ischiadicum im lateralen, mittigen Bereich. Dort verlaufen der N. ischiadicus und der N. gluteus inferior.

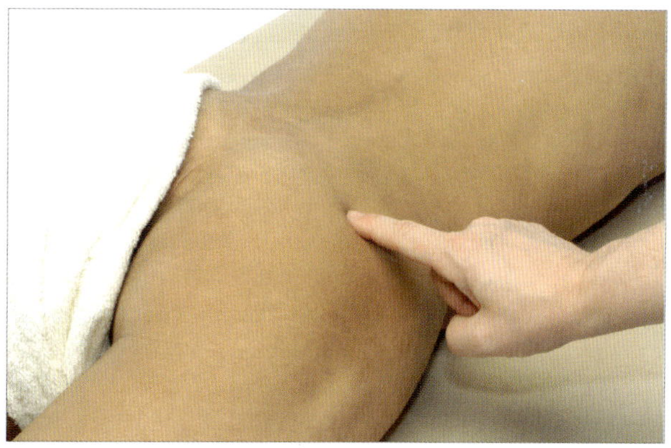

Abb. 7.102 Foramen suprapiriforme

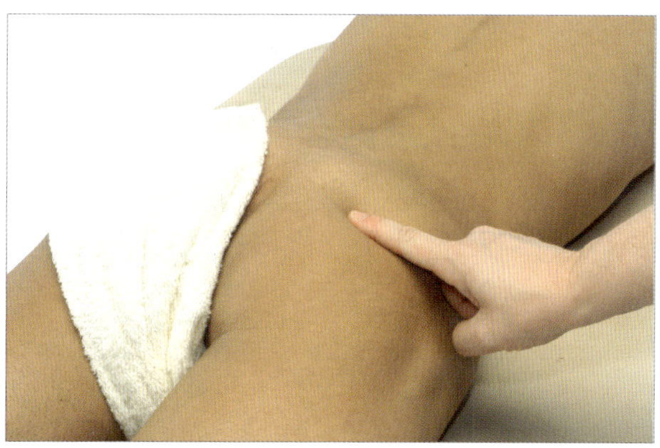

Abb. 7.103 Foramen infrapiriforme

Caput femoris und Trochanter major

Anatomie

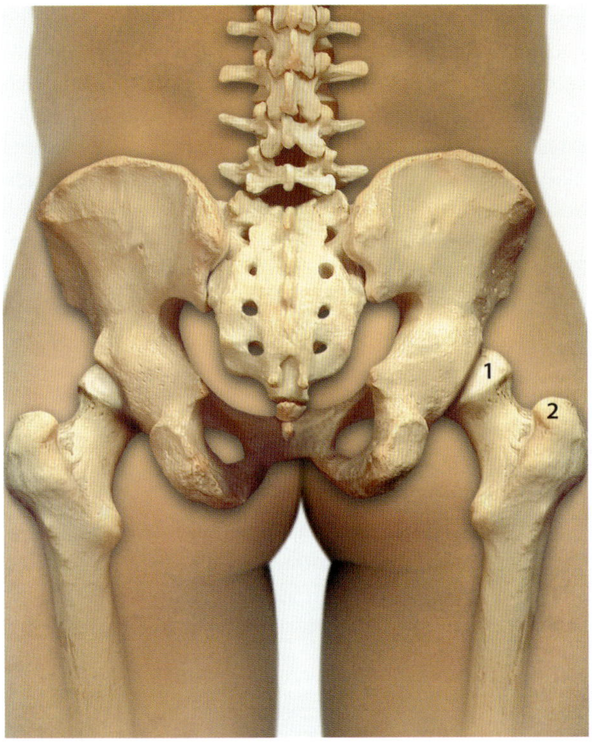

Abb. 7.104 Caput femoris (1) und Trochanter major (2)

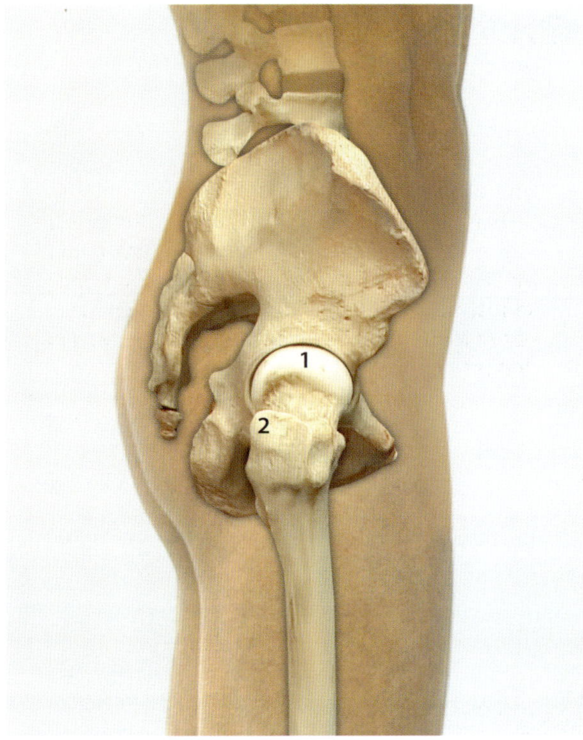

Abb. 7.105 Caput femoris (1) und Trochanter major (2)

Caput femoris

Das Caput femoris bildet den proximalen Abschluss des Femur und artikuliert mit der Facies lunata der Hüftgelenkspfanne. Aus der Fossa acetabuli zieht das Lig. capitis femoris zum Hüftkopf, dieses Ligament führt die A. capitis femoris, durch die der Hüftkopf arteriell versorgt wird.

Trochanter major

Der Trochanter major bildet einen mächtigen knöchernen Vorsprung, der sich lateral am proximalen Femur befindet. Dorsalseitig wird über die Crista intertrochanterica die Verbindung zum Trochanter minor gebildet, ventralseitig über die Linea intertrochanterica. Der Trochanter major ist sehr prominent und bildet den Muskelansatz für die Mm. glutei medius und minimus sowie für die pelvitrochantäre Muskulatur.

Beschreibung der Palpation

ASTE

Der Patient befindet sich in Bauchlage, die Sprunggelenke können mit einem kleinen Kissen unterlagert werden.

Durchführung

Der Therapeut palpiert mit dem Daumenballen in der Kuhle lateral der Glutealmuskulatur von dorsal gegen den Trochanter major (Abb. 7.108). Dann wechselt er die Handstellung und palpiert mit gestütztem Finger nach kranial-ventral die Spitze des Trochanter major (Abb. 7.109). Im Bereich zwischen dem Trochanter und dem Os coxae ist in der Tiefe der Femurkopf mit flächig aufgesetzten Fingern zu erreichen.

Palpationsqualität

Der Trochanter major ist als breiter, knöchernen „Hügel“ tastbar. Der Femurkopf ist durch die muskuläre Überlagerung von dorsal schwerer zu tasten.

Differenzierung

Der Trochanter major ist aufgrund seiner exponierten Lage gut vom umgebenden Gewebe zu differenzieren. Nach kranial-ventral befindet sich die Spitze des Trochanter. Zur Orientierung ist es hilfreich, wenn der Therapeut den Patienten auffordert, das Hüftgelenk zu rotieren: bei Außenrotation dreht sich der Trochanter nach hinten gegen die Finger, bei Innenrotation nach ventral.

Im Bereich zwischen dem Trochanter und dem Os coxae ist bei einer Innenrotation im Hüftgelenk der Femurkopf von dorsal durch die Glutealmuskulatur zu erreichen.

Hinweis

- Der Trochanter major ist ein wichtiger Orientierungspunkt für die Längenmessungen der unteren Extremität. Bei einer **Bursitis trochanterica m. glutei maximi** ist eine Schwellung und Überwärmung in dieser Region zu palpieren.
- Im Bereich des dorsalen Trochanter major inserieren verschiedene Muskeln: kranial die Mm. glutei medius et minimus, dorsal der M. piriformis und kaudal die Mm. gemelli superior et inferior, M. obturatorius internus et externus und der M. quadratus femoris.

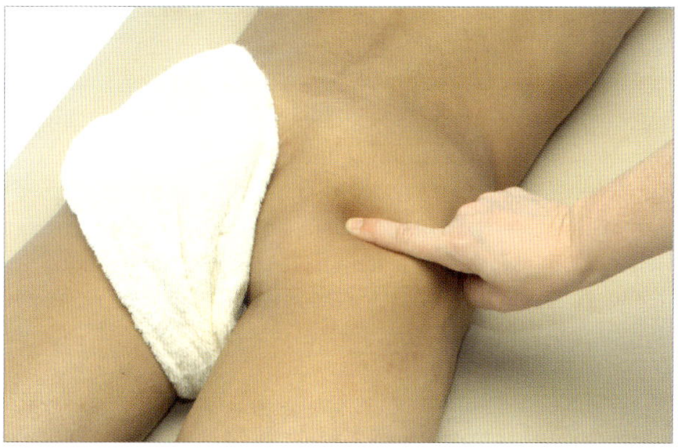

Abb. 7.106 Caput femoris

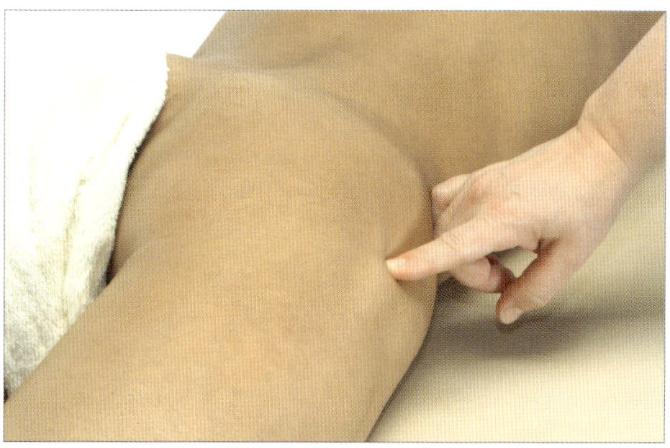

Abb. 7.107 Trochanterspitze

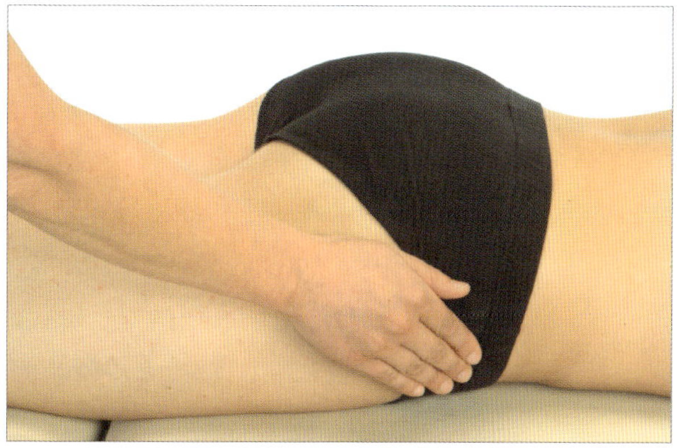

Abb. 7.108 Palpation des Trochanter major

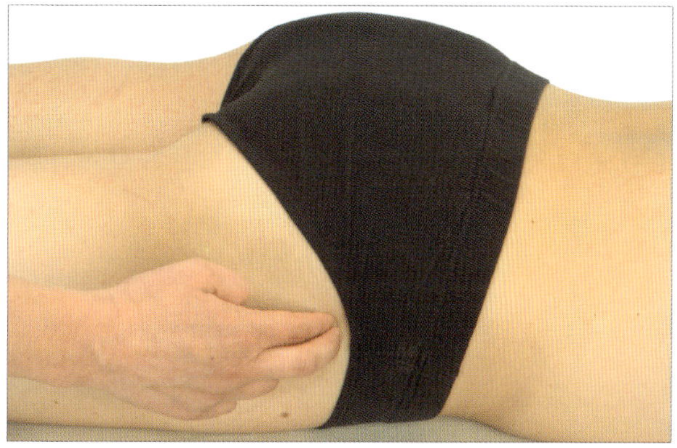

Abb. 7.109 Palpation der Trochanterspitze

N. ischiadicus

Anatomie

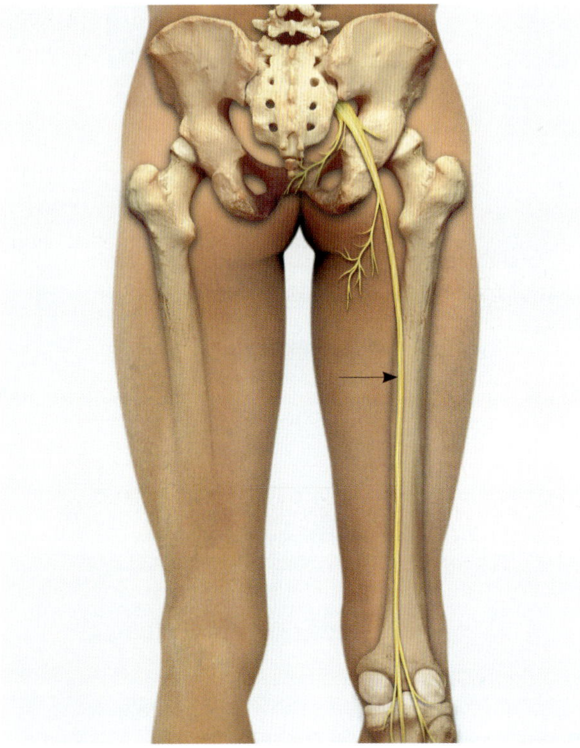

Abb. 7.110 N. ischiadicus

Der N. ischiadicus erhält seine Nervenfasern aus den Segmenten L4–S3 des Plexus sacralis. Er ist der kräftigste und längste Nerv des menschlichen Körpers und verlässt das Becken durch das Foramen infrapiriforme. Er verläuft unter dem M. gluteus maximus nach distal auf die Rückseite des Oberschenkels. Der N. ischiadicus teilt sich in variabler Höhe in den N. fibularis (peroneus) communis und den N. tibialis. Die Teilung erfolgt spätestens beim Eintritt in die Fossa poplitea. Auf diesem Weg gibt der N. ischiadicus motorische Äste zur Innervation der Mm. semitendinosus, semimembranosus, biceps femoris und adductor magnus (medialer Anteil) ab.

Pathologie

Druckschädigungen des N. ischiadicus können von Verletzungen des Beckens oder von Operationen in der Hüftregion resultieren (z. B. Hüft-TEP). Kontrakturen oder Hypertrophie des M. piriformis können funktionell zur Kompression des Nervs führen (starke Hüft-ARO im Stand oder Hüft-ABD im Sitz).

Beschreibung der Palpation

ASTE

Der Patient befindet sich in Bauchlage, die Sprunggelenke können mit einem kleinen Kissen unterlagert werden.

Durchführung

Der Therapeut palpiert den N. ischiadicus mit dem Zeigefinger quer zu seinem Nervenverlauf (Abb. 7.111). Im Gesäßbereich ist er durch die Muskulatur hindurch zu palpieren (► Differenzierung).

Am dorsalen Oberschenkel tastet der Therapeut den Nerv zwischen der ischiokruralen Muskulatur mit gestütztem Zeigefingern quer zum Nervenverlauf.

Palpationsqualität

Die Palpation erfolgt größtenteils durch die Muskulatur hindurch und ist daher nicht eindeutig. Bei einer Irritation zeigt der Nerv eine hohe Druckempfindlichkeit.

Differenzierung

Die Austrittsstelle des Nervs befindet sich mittig auf der Verbindungslinie zwischen der SIPS und dem Tuber ischiadicum.

Die Linie zwischen dem Trochanter major und dem Tuber ischiadicum bietet eine weitere Orientierungshilfe: Der Nerv befindet sich am Übergang vom medialen zum mittleren Drittel dieser Linie. Er wird deutlicher palpierbar, wenn der Patient das Bein in Überhang neben der Behandlungsbank aufstellt. Am distalen Oberschenkel ist der Nerv oberhalb der Kniekehle zwischen den Mm. semitendinosus und semimembranosus und dem M. biceps femoris zu palpieren.

Hinweis

- Schädigungen des N. ischiadicus werden bei Kompression an der Austrittsstelle im Foramen infrapiriforme oder als Folge von Fehlern bei intramuskulären Injektionen beschrieben.
- Um eine Verletzung des N. ischiadicus bei intramuskulären Injektionen zu vermeiden, gilt die „ventrogluteale Injektionsmethode nach von Hochstetter" als die sicherste Methode. Hierbei wird in einem gedachten Dreieck – gebildet aus SIAS, Crista iliaca und Trochnater major – injiziert.

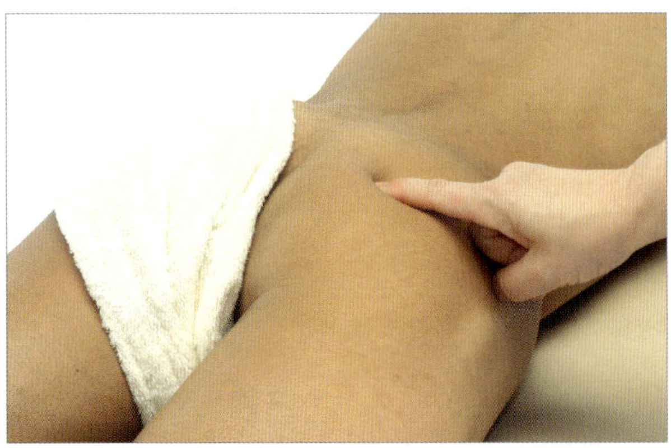

Abb. 7.111 Palpation des N. ischiadicus

Nn. glutei superior und inferior und V. und A. glutea superior

Anatomie

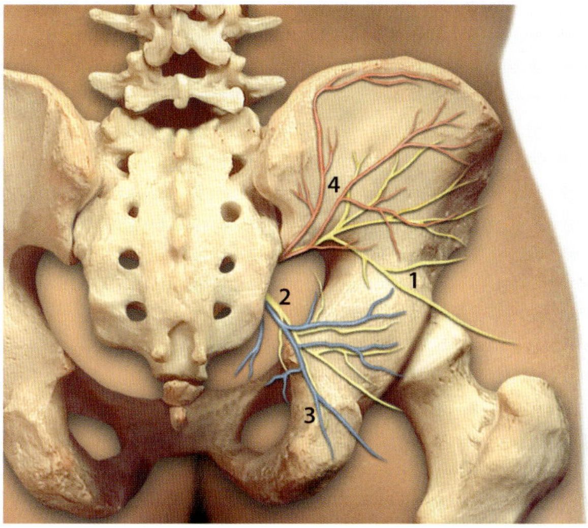

Abb. 7.112 Nn. glutei superior (**1**) und inferior (**2**), V. glutea superior (**3**) und A. glutea superior (**4**)

Nn. glutei superior und inferior

Der N. gluteus superior kommt aus dem Plexus sacralis und erhält seine Fasern aus den Segmenten L4–S1. Er verlässt das kleine Becken nach kurzem Weg durch das Foramen suprapiriforme, verläuft im Spatium intergluteale und innerviert die Mm. glutei medius, minimus und den M. tensor fasciae latae. Der N. gluteus inferior bezieht seine Fasern aus den Segmenten L5–S2. Er verläuft zusammen mit dem N. ischiadicus durch das Foramen infrapiriforme und innerviert mit zahlreichen Ästen den M. gluteus maximus.

Pathologie

Bei einer Läsion des N. gluteus inferior kommt es zu einer Lähmung des M. gluteus maximus. Zum Teil kann er durch die ischiokrurale Muskulatur kompensiert werden (Gang auf der Ebene). Treppensteigen oder Bergauflaufen ist jedoch nicht mehr möglich.

A. und V. glutea superior

Sowohl die A. als auch die V. glutea superior gabelt sich von der jeweiligen A. und V. iliaca ab. Sie verlassen gemeinsam das kleine Becken durch das Foramen suprapiriforme und gelangen so mit vielen Aufzweigungen zur Glutealmuskulatur.

Beschreibung der Palpation

ASTE

Der Patient befindet sich in Bauchlage, die Sprunggelenke können mit einem kleinen Kissen unterlagert werden.

Durchführung

Der Therapeut palpiert die Nerven im Bereich der Foramina infra- und suprapiriforme (► S. 353) mit gestütztem Finger quer zum Nervenverlauf durch die Muskulatur hindurch (► Differenzierung).

Palpationsqualität

Aufgrund ihrer tiefen Lage unter dem M. gluteus maximus sind die Strukturen recht schwer zu palpieren. Die nervalen Strukturen zeigen bei Irritationen eine hohe Druckdolenz.

Differenzierung

Als Orientierungshilfe dienen Linien zwischen folgenden Knochenvorsprüngen:

- Der N. gluteus superior liegt auf der Linie zwischen SIPS und Trochanter major im Übergangsbereich des oberen zum mittleren Drittel. Dort tritt er zusammen mit der V. und der A. glutea superior aus.
- Der N. gluteus inferior befindet sich ca. mittig auf der Linie SIPS-Tuber, wo er zusammen mit dem N. ischiadicus und der Vasa pudenda verläuft.

Hinweis

- Bei intramuskulären Injektionen wird die „ventrogluteale Injektionsmethode nach von Hochstetter" zum Schutz des N. gluteus superior empfohlen.
- Während einer totalen Gelenkersatzoperation wurde bei 30 Patienten mit Hüftgelenksdysplasie der Abstand des inferioren Asts des N. gluteus superior zu der Trochanter major-Spitze gemessen. Die Untersucher stellten fest, dass der Abstand geringer wird, je extremer die Hüftgelenksdysplasie ist. Sie empfehlen transgluteale Operationszugänge innerhalb einer sicheren Zone von 30 mm durchzuführen (Ikeuchi et al. 2006).

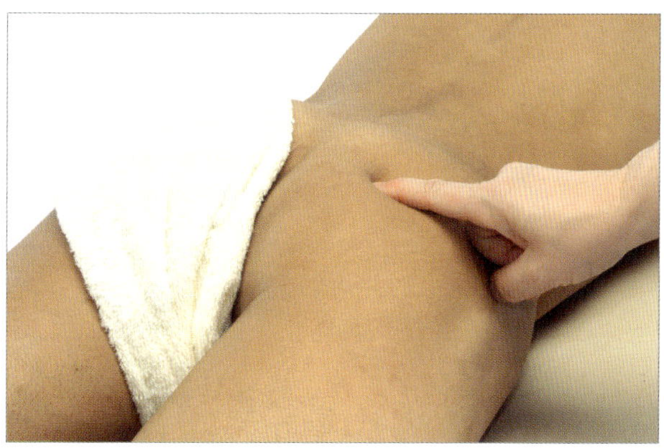

Abb. 7.113 N. gluteus inferior

7.3 Übersichtstabellen für die Becken-Oberschenkel-Region

Tab. 7.1 Muskulatur des ventralen Beckens und Oberschenkels

Muskel	Funktion auf das Hüftgelenk ✓, Dehnstellungen der Muskulatur ↔						Funktion auf das Knie ✓, Dehnstellungen der Muskulatur ↔				Zusatzfunktionen
	FLEX	EXT	ABD	ADD	ARO	IRO	FLEX	EXT	ARO	IRO	
M. iliopsoas	✓	↔			✓	↔					• **einseitig:** lateralflektiert die Wirbelsäule zur gleichen Seite • **beidseitig:** hebt den Rumpf aus der Rückenlage
M. tensor fasciae latae	✓	↔	✓	↔	↔	✓					spannt die Fascia lata
M. sartorius	✓	↔	✓	↔	✓	↔	✓	↔	↔	✓	
M. rectus femoris	✓	↔					↔	✓			
M. pectineus	✓ leicht	↔	↔	✓	✓	↔					stabilisiert das Becken in der Frontalebene
M. adductor longus	✓	↔	↔	✓							• flektiert das Hüftgelenk bis 70°, über 70° Funktionswechsel und Extension • stabilisiert das Becken in der Frontalebene
M. adductor brevis	✓	↔	↔	✓	✓						• flektiert das Hüftgelenk bis 70°, über 70° Funktionswechsel und Extension • stabilisiert das Becken in der Frontalebene
M. gracilis	✓	↔	↔	✓			✓	↔	↔	✓	
M. adductor magnus (ventral)	↔	✓	↔	✓	✓	✓ über den sehnigen Anteil					stabilisiert das Becken in der Frontal- und Sagittalebene

FLEX = Flexion, EXT = Extension, ABD = Abduktion, ADD = Adduktion, ARO = Außenrotation, IRO = Innenrotation

Tab. 7.2 Muskulatur des dorsalen Beckens und Oberschenkels

Muskel	**Funktion auf das Hüftgelenk ✓, Dehnstellungen der Muskulatur ↔**						**Funktion auf das Knie ✓, Dehnstellungen der Muskulatur ↔**				**Zusatzfunktionen**
	FLEX	EXT	ABD	ADD	ARO	IRO	FLEX	EXT	ARO	IRO	
M. gluteus maximus	↔	✓	✓ kraniale Fasern	✓ kaudale Fasern	✓	↔					• stabilisiert das Becken in der Frontal- und Sagittalebene • spannt den Tractus iliotibialis
Mm. glutei medius und minimus	✓ ventrale Fasern	✓ dorsale Fasern	✓	↔	✓ dorsale Fasern	✓ ventrale Fasern					stabilisiert das Becken in der Frontalebene
M. piriformis	↔	✓	✓	↔	✓	↔					
M. adductor magnus (dorsal)	↔	✓	↔	✓	✓	↔					stabilisiert das Becken in der Frontal- und Sagittalebene
M. obturatorius internus und Mm. gemelli	↔	✓		✓	✓	↔					Die Funktionen sind abhängig von der Gelenkstellung.
M. obturatorius externus			↔	✓	✓	↔					
M. quadratus femoris			↔	✓	✓	↔					
M. semitendinosus und M. semimembranosus	↔	✓		✓ leicht			✓	↔	↔	✓	
M. biceps femoris	↔	✓ Caput longum					✓	↔	✓	↔	

FLEX = Flexion, EXT = Extension, ABD = Abduktion, ADD = Adduktion, ARO = Außenrotation, IRO = Innenrotation

Tab. 7.3 Nerven des Beckens und Oberschenkels

Nerv	Innervierte Muskulatur	Segmentale Ursprungsgebiete							
		L1	L2	L3	L4	L5	S1	S2	S3
N. femoralis		✓	✓	✓	✓				
	M. psoas		✓	✓	✓				
	M. iliacus		✓	✓	✓				
	M. pectineus		✓	✓	✓				
	M. sartorius		✓	✓	✓				
	M. quadriceps femoris		✓	✓	✓				
N. obturatorius			✓	✓	✓				
	M. pectineus		✓	✓	✓				
	M. adductor longus		✓	✓	✓				
	M. adductor brevis		✓	✓	✓				
	M.adductor magnus (tiefer Teil; oberflächlicher Teil wird v. N. tibialis L4–L5 innerviert)		✓	✓	✓				
	M. gracilis		✓	✓	✓				
	M. obturatorius externus		✓	✓	✓				
N. gluteus superior					✓	✓	✓		
	M. tensor fasciae latae				✓	✓	✓		
	M. gluteus medius				✓	✓	✓		
	M. gluteus minimus				✓	✓	✓		
N. gluteus inferior					✓	✓	✓	✓	
	M. gluteus maximus				✓	✓	✓	✓	
	M. quadratus femoris (anteilig)					✓	✓	✓	
N. ischiadicus					✓	✓	✓	✓	✓
	M. quadratus femoris (anteilig)					✓	✓	✓	
direkte Äste aus dem Plexus sacralis					✓	✓	✓	✓	✓
	M. piriformis					✓	✓	✓	
	M. obturatorius internus					✓	✓	✓	
	Mm. gemelli					✓	✓	✓	
N. tibialis					✓	✓	✓	✓	✓
	M. biceps femoris, Caput longum					✓	✓	✓	
	M. semimembranosus					✓	✓	✓	
	M. semitendinosus					✓	✓	✓	
N. fibularis (peroneus) communis					✓	✓	✓	✓	
	M. biceps femoris, Caput breve					✓	✓	✓	

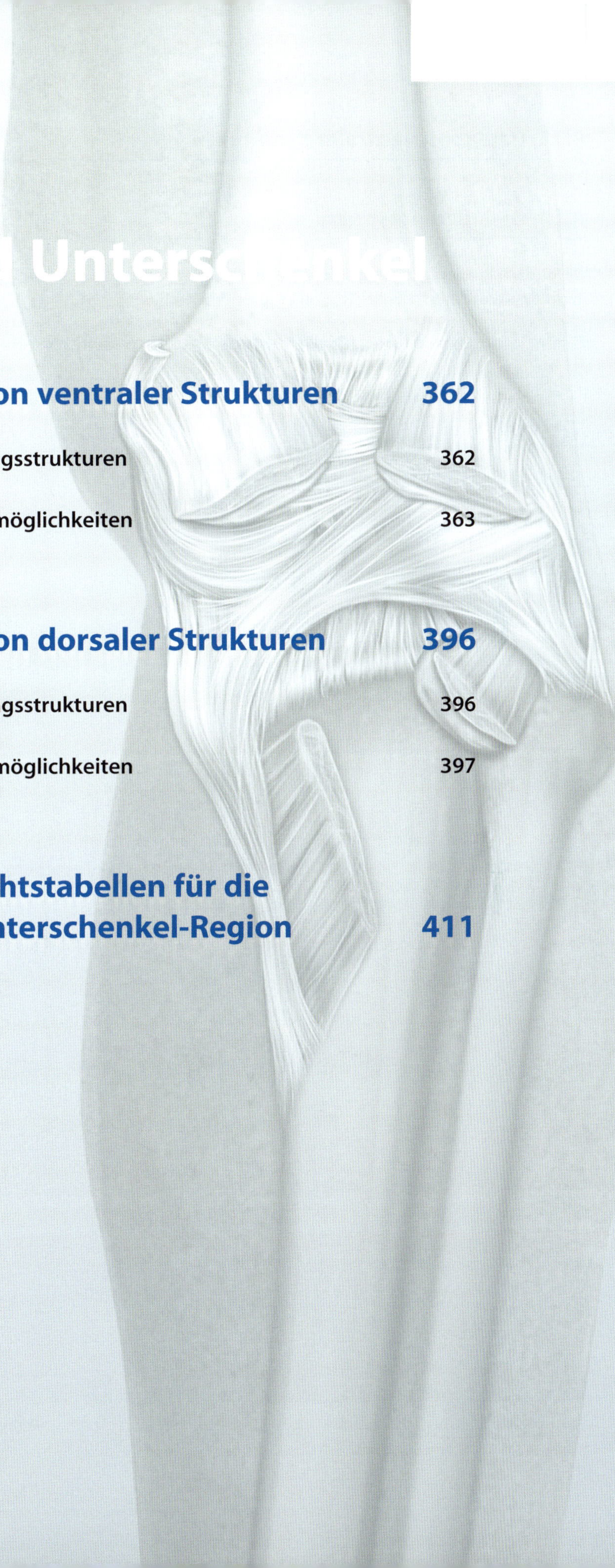

Unterschenkel

8.1 Palpation ventraler Strukturen

8.1.1 Orientierungsstrukturen

Bevor die Palpation der einzelnen Strukturen durchgeführt wird, sollten die wichtigsten Orientierungsstrukturen für die ventrale Knie-Unterschenkel-Region ertastet werden.

Orientierungsstrukturen für die ventrale Knie-Unterschenkel-Region

- Epicondylus medialis femoris (**1**, ► S. 382)
- Epicondylus lateralis femoris (**2**, ► S. 382)
- Patella (**3**, ► S. 386)
- Lig. patellae (**4**, ► S. 380)
- Tuberositas tibiae (**5**, ► S. 388)
- Condylus medialis tibiae (**6**, ► S. 383)
- Condylus lateralis tibiae (**7**, ► S. 383)
- Caput fibulae (**8**, ► S. 390)
- Facies medialis tibiae (**9**, ► S. 392)
- M. rectus femoris (**10**, ► S. 366)
- M. quadriceps femoris, M. vastus lateralis (**11**, ► S. 364)
- M. quadriceps femoris, M. vastus medialis (**12**, ► S. 364)

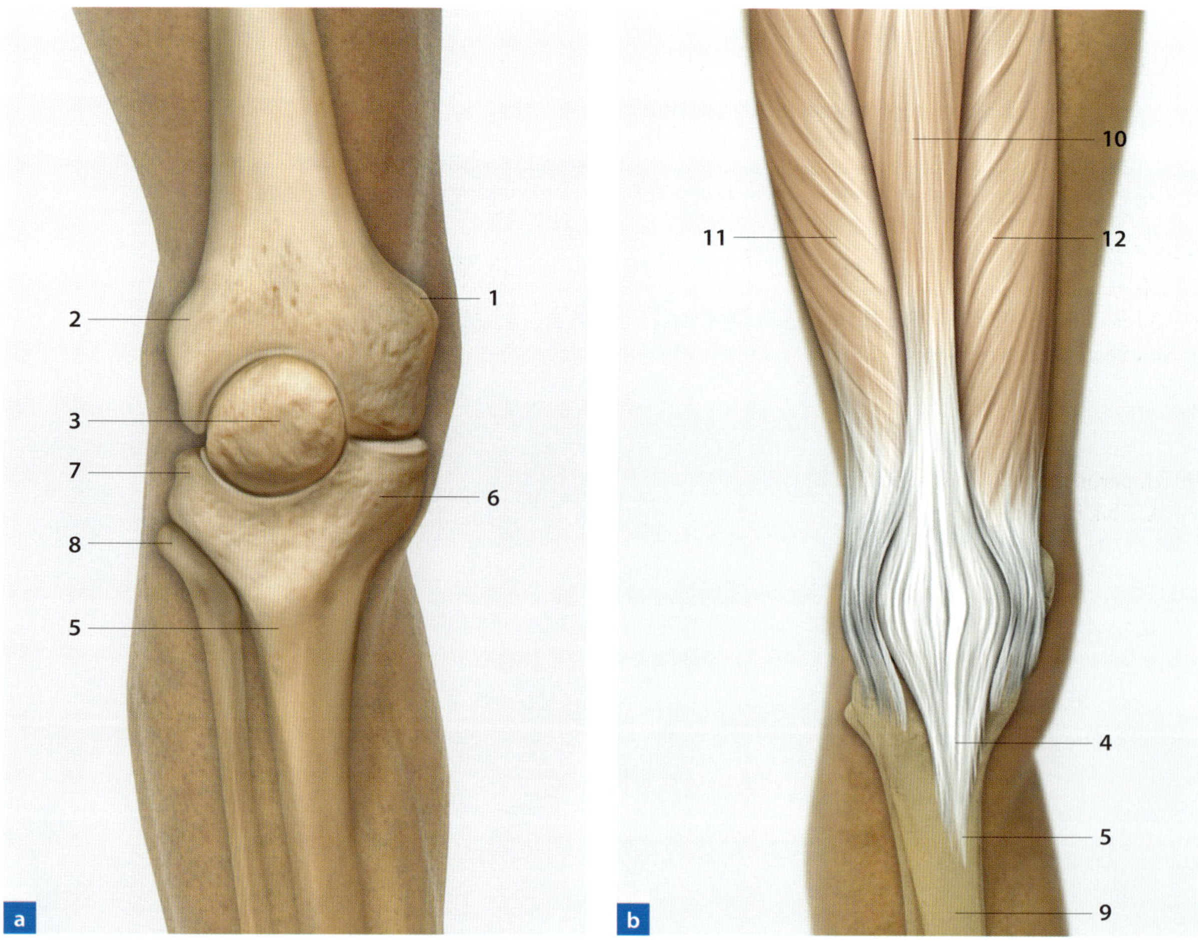

Abb. 8.1 a, b. Übersicht über die Orientierungsstrukturen für die ventrale Knie-Unterschenkel-Region

8.1.2 Palpationsmöglichkeiten

Muskeln und Sehnen

- M. quadriceps femoris:
  - Mm. vasti medialis, medialis obliquus und lateralis (► S. 364 f.)
  - M. rectus femoris, M. vastus intermedius und M. articularis genus (► S. 366 f.)
- Tractus iliotibialis (► S. 368)
- M. adductor magnus (distal; ► S. 369)
- Pes anserinus superficialis (► S. 370)
- M. semimembranosus (Ansatz) und Pes anserinus profundus (► S. 371)
- M. tibialis anterior (► S. 372)
- M. extensor digitorum longus (► S. 373)
- Mm. peronei (fibulares) longus und brevis (► S. 374)

Kapseln und Bänder

- Retinacula patellae laterale und mediale (► S. 375)
- Capsula art. genu und Rec. suprapatellaris (► S. 376 f.)
- Lig. collaterale fibulare (laterale) und Lig. capitis fibulae anterius (► S. 378)
- Lig. collaterale tibiale (mediale; ► S. 379)
- Lig. patellae und Fettkörper v. Hoffa (► S. 380 f.)

Knochen und Gelenke

- Epicondyli lateralis und medialis femoris und Tuberculum adductorium (► S. 382)
- Condyli medialis und lateralis femoris (► S. 383)
- medialer Gelenkspalt mit Meniscus medialis und lateraler Gelenkspalt mit Meniscus lateralis (► S. 384 f.)
- Patella (► S. 386 f.)
- Tibiaplateau mit Condyli medialis und lateralis tibiae und Tuberositas tibiae (► S. 388 f.)
- Tuberculum v. Gerdy (Tuberculum tractus iliotibialis), Caput fibulae und Facies lateralis fibulae (► S. 390 f.)
- Margo anterior tibiae und Facies medialis tibiae (► S. 392)

Bursen

- Bursa anserina (► S. 370)
- Bursa infrapatellaris (► S. 380 f.)
- Bursa praepatellaris (► S. 386 f.)

Nerven und Gefäße

- N. saphenus (► S. 393)
- N. peroneus (fibularis) superficialis (► S. 394)
- A. tibialis anterior (► S. 395)

8

M. quadriceps femoris: Mm. vasti medialis, medialis obliquus und lateralis

Anatomie

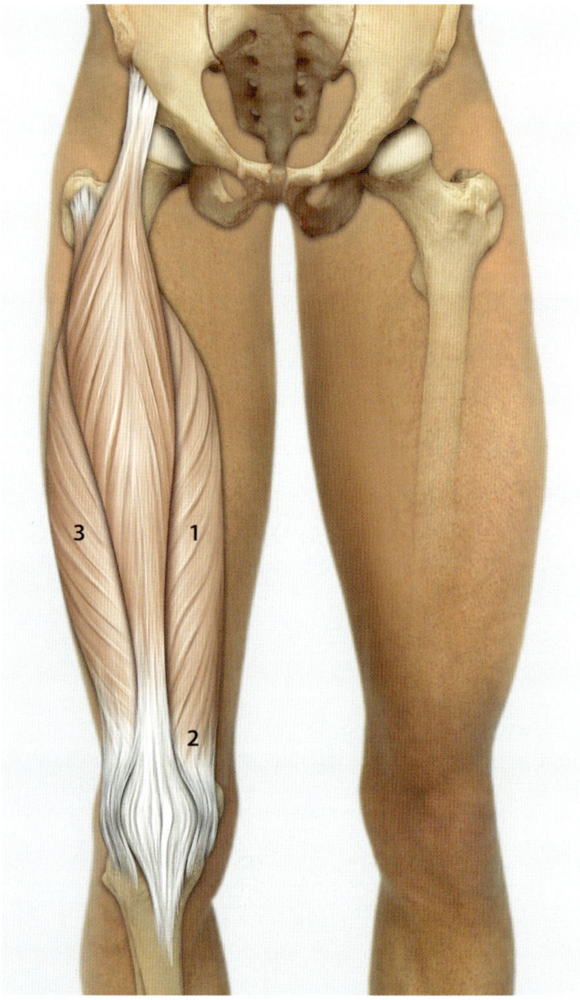

Abb. 8.2 Mm. vasti medialis (**1**), medialis obliquus (**2**) und lateralis (**3**)

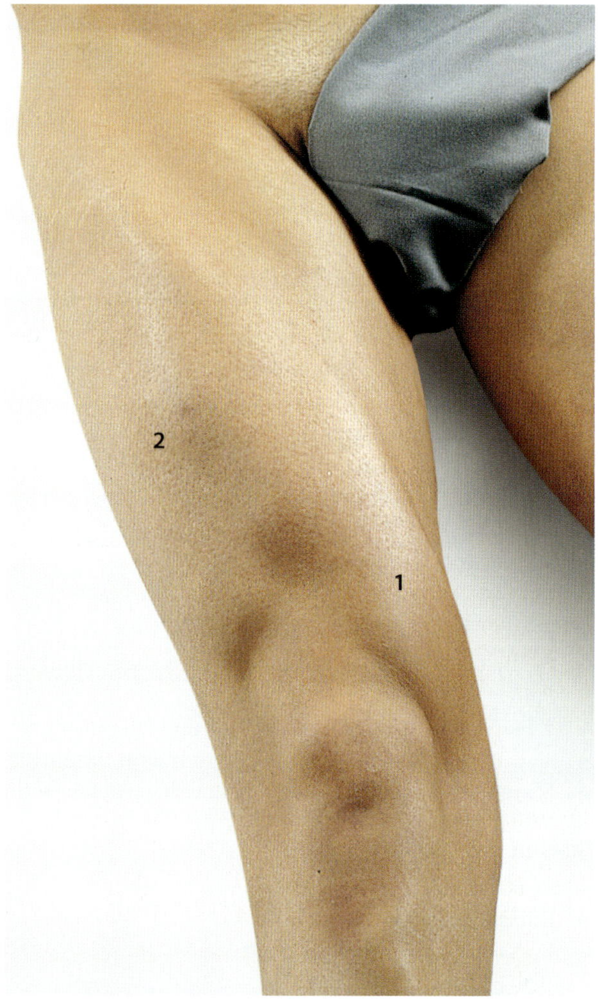

Abb. 8.3 Topografische Lage der Mm. vasti medialis (**1**) und lateralis (**2**)

Mm. vasti medialis und medialis obliquus

U: Linea aspera, Labium mediale und distaler Anteil der Linea intertrochanterica
Die am weitesten kaudal gelegenen, nahezu quer verlaufenden Fasern bilden den M. vastus medialis obliquus.

A: über das Lig. patellae an der Tuberositas tibiae und über das Retinaculum patellae an der Tuberositas tibiae und am Condylus medialis tibiae

Pathologie

Dysfunktionen der obliquen Fasern gelten als Faktoren, die zu einem **patellofemoralen Syndrom** beitragen (Mc Connell u. Cook 2005).

M. vastus lateralis

U: Linea aspera, Labium laterale und laterale Fläche des Trochanter major

A: über das Lig. patellae an der Tuberositas tibiae und über das Retinaculum patellae an der Tuberositas tibiae und am Condylus lateralis tibiae

I: aller drei Anteile: N. femoralis (L2–L4)

F: aller drei Anteile: Extension des Kniegelenks

Hinweis

Der M. quadriceps femoris ist Kennmuskel für das Rückenmarkssegment L3.

Beschreibung der Palpation

ASTE

Der Patient befindet sich in Rückenlage, die Knie können mit einer kleinen Rolle unterlagert werden.

Durchführung

Der Therapeut sucht die mediale Ecke der Patella an der Basis patellae auf. Mit gestütztem Zeigefinger palpiert er dort die Ansatzsehne des M. vastus medialis quer zum Faserverlauf. Kranial der medialen Seite der Patella tastet der Therapeut die Verbindung der obliquen Fasern mit der Patella.

Mit der gleichen Fingertechnik palpiert er an der lateralen Ecke der Basis patellae den Anteil des M. vastus lateralis. Die Muskelbäuche lassen sich mit einem Griff zwischen Daumen und Zeigefinger bis ca. zur Mitte des Oberschenkels nach proximal verfolgen.

Weiter distal an der Tuberositas tibiae palpiert der Therapeut mit gestütztem Zeigefinger die Insertion des M. quadriceps femoris über das Lig. patellae an der Tuberositas tibiae quer zum ligamentären Verlauf.

Palpationsqualität

Der Anteil des M. vastus medialis fühlt sich im Bereich der Patella breiter und muskulöser an als der M. vastus lateralis, der eher sehnig erscheint. Im mittleren Bereich des Oberschenkels überkreuzt der M. sartorius den M. vastus medialis. Der M. vastus lateralis wird teilweise vom Tractus iliotibialis überdeckt.

Differenzierung

Die Differenzierung erfolgt über die Lokalisation an der Patella und an der Muskelkontur unter Kontraktion. Bei Anspannung ist der feste muskuläre Verlauf deutlicher zu palpieren.

Hinweis

- Die unteren schrägen Fasern (M. vastus medialis obliquus) und der M. vastus lateralis gelten als Patella steuernde Muskulatur.
- Bei Immobilisation ist der M. vastus medialis der am schnellsten zur Atrophie neigende Anteil der Quadrizepsmuskulatur.
- Lefebvre et al. (2006) propagieren eine Unterscheidung in einen proximalen und distalen Anteil des M. vastus medialis. Kinesiologische Messungen deuten darauf hin, dass der distale Anteil mehr eine Patella steuernde Funktion hat.
- Die Analyse der Faserorientierung zeigt eine für die proximalen und medialen Anteile gemeinsame Insertion mit der Rektussehne. Für den distalen Anteil befindet sich eine direkte Insertion medial an der Patella.

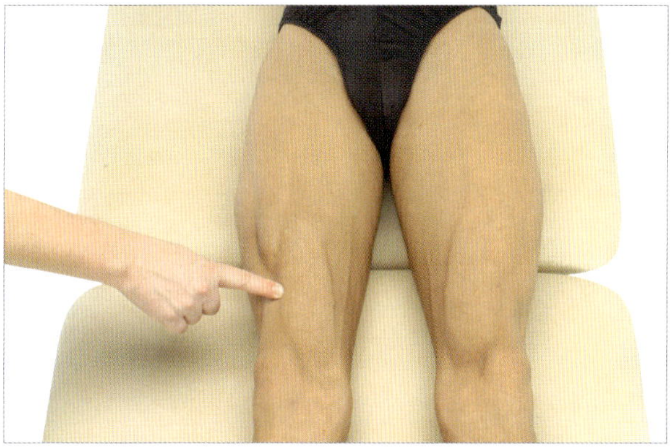

Abb. 8.4 Muskelbauch des M. vastus medialis

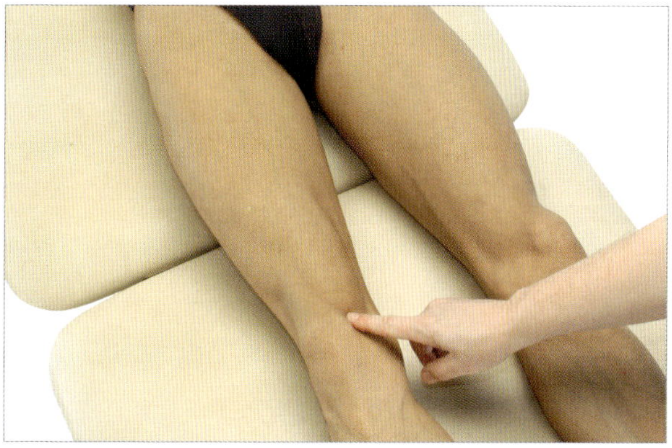

Abb. 8.5 Insertion der obliquen Fasern des M. vastus medialis an der Patella

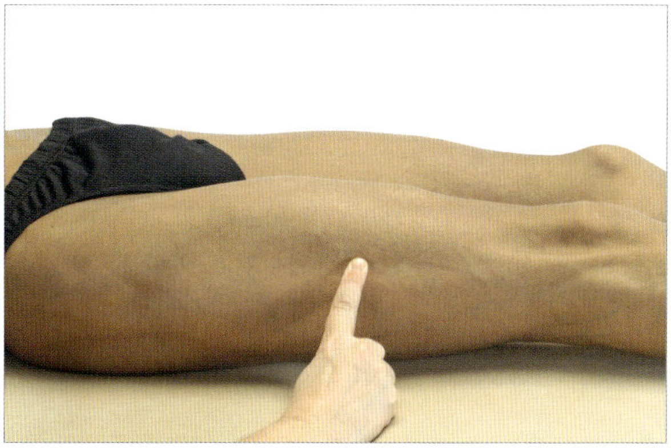

Abb. 8.6 Muskelbauch des M. vastus lateralis

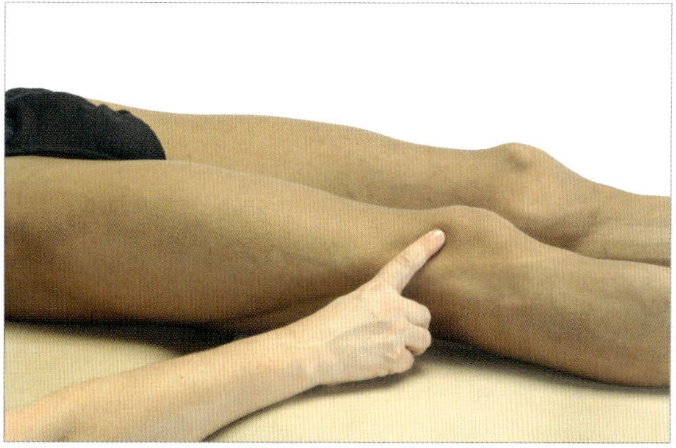

Abb. 8.7 Insertion des M. vastus lateralis an der Patella

M. quadriceps femoris: M. rectus femoris, M. vastus intermedius, M. articularis genus

Anatomie

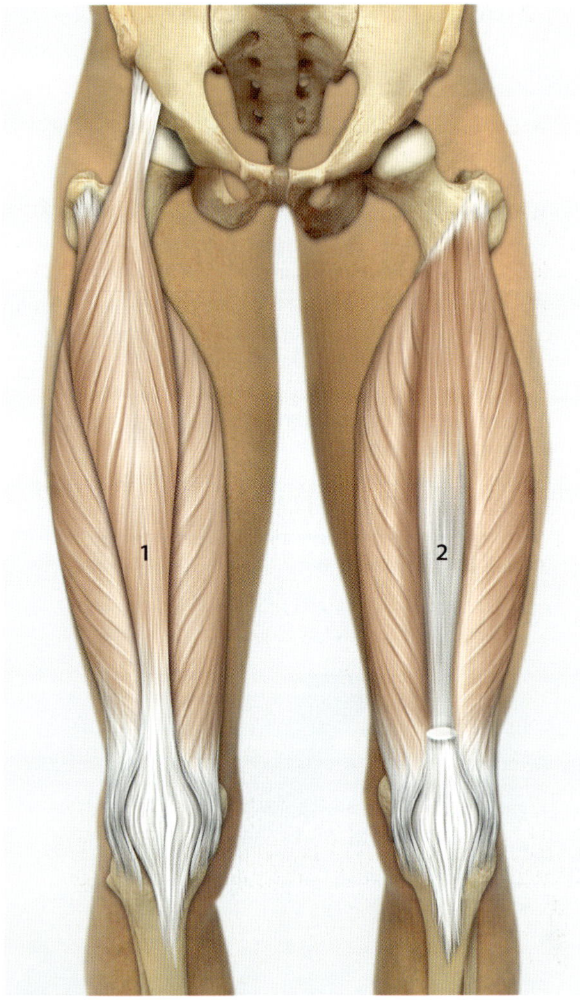

Abb. 8.8 M. rectus femoris (**1**) und M. vastus intermedius (**2**)

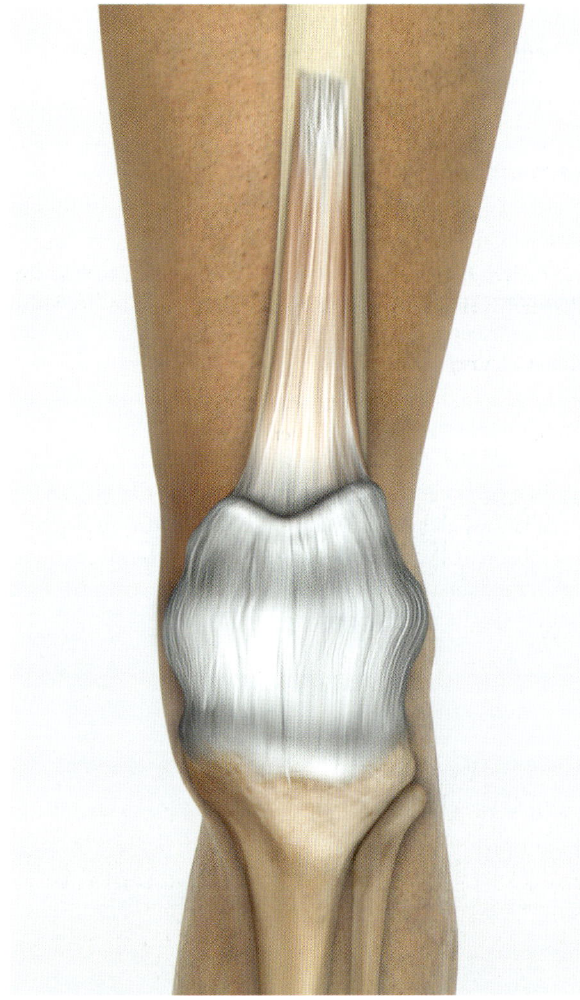

Abb. 8.9 M. articularis genus

M. rectus femoris

U:
- Caput rectum: Spina iliaca anterior inferior
- Caput reflexum: Sulcus supraacetabularis am oberen Rand der Pfanne des Hüftgelenks

A: über das Lig. patellae an der Tuberositas tibiae

I: N. femoralis (L2–L4)

F:
- Flexion des Hüftgelenks
- Extension des Kniegelenks

Hinweis

Bei einem Gelenkerguss des Hüftgelenks kann ein Patient Schmerzen angeben, wenn der M. rectus femoris sowohl über die Hüftstreckung als auch über die Knieflexion gedehnt wird, da das Caput reflexum mit der Gelenkkapsel kommuniziert und einen Zug auf die schon vorgespannte Kapsel ausübt.

M. vastus intermedius

U: Vorderseite des Femurschafts

A: über das Lig. patellae an der Tuberositas tibiae

I: N. femoralis (L2–L4)

F: Extension des Kniegelenks

M. articularis genus (tief liegende distale Fasern des M. intermedius)

U: Vorderseite des Femurschafts, oberhalb des Recessus suprapatellaris

A: Recessus suprapatellaris der Gekenkkapsel

I: N. femoralis (L2–L4)

F: spannt die Gelenkkapsel und verhindert somit deren Einklemmen bei Extension des Knies

Praxistipp

Bei Immobilisation des Kniegelenks empfiehlt sich ein sanftes Quadrizepstraining, wobei vor allem der Anteil des M. articularis genus aufgrund seiner Verbindung zum Recessus suprapatellaris dazu beitragen kann, einer Rezessusverklebung entgegen zu wirken.

Beschreibung der Palpation

ASTE

Der Patient befindet sich in Rückenlage, die Knie können mit einer kleinen Rolle unterlagert werden.

Durchführung

Der Therapeut palpiert den Ansatz des M. rectus femoris mit gestütztem Zeigefinger quer zum Faserverlauf an der Basis patellae zwischen dem Ansatz der Mm. vasti medialis und lateralis. Ca. eine Patientenhandbreite kranial kann er den Übergang von der Sehne zum Muskelbauch tasten.

Die Palpation des proximalen Rektusanteils wird im Kapitel Hüfte beschrieben (► S. 316 f.). Unter dem M. rectus femoris befinden sich der M. vastus intermedius und der M. articularis genus, die nicht direkt, sondern ggf. nur durch den M. rectus femoris hindurch zu palpieren sind.

Palpationsqualität

Die Insertionssehne des M. rectus femoris ist deutlich als feste Struktur palpierbar. Bei vielen Patienten ist der Übergang Sehne-Muskelbauch als Erhebung zu tasten. Der M. intermedius und der M. articularis genus liegen nicht an der Oberfläche und sind somit einer direkten Palpation nicht zugänglich.

Differenzierung

Die Differenzierung wird über die Lokalisation an der Patella und über das Muskelrelief bei Anspannung durchgeführt. Bei Knieextension ist bei manchen Patienten ein kleiner Spalt zwischen dem M. rectus femoris und der Insertion des medialen bzw. des lateralen Anteils des M. vastus zu palpieren. Eine aktive leichte Hüftbeugung bei gestrecktem Bein macht die Unterscheidung zwischen Rektus- und benachbarten Vastus-Anteilen deutlicher.

Die tief liegenden Muskelanteile sind nicht zu differenzieren, da es bei einer Knieextension zur Kontraktion des gesamten M. quadriceps femoris kommt.

Hinweis

Proximal der Patella und dorsal der Sehne des M. quadriceps femoris befindet sich die **Bursa suprapatellaris.** Sie gilt als größte Bursa im Kniegelenksbereich und kommuniziert mit der Gelenkhöhle (Schäfer et al. 2002).

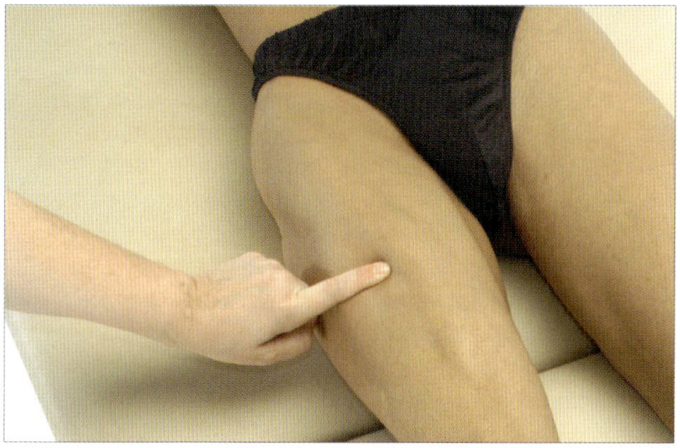

Abb. 8.10 Bauch des M. rectus femoris

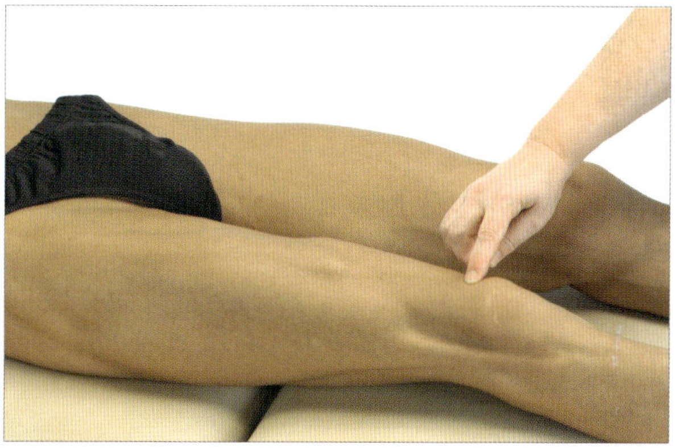

Abb. 8.11 Insertion des M. rectus femoris an der Patella

Tractus iliotibialis

Anatomie

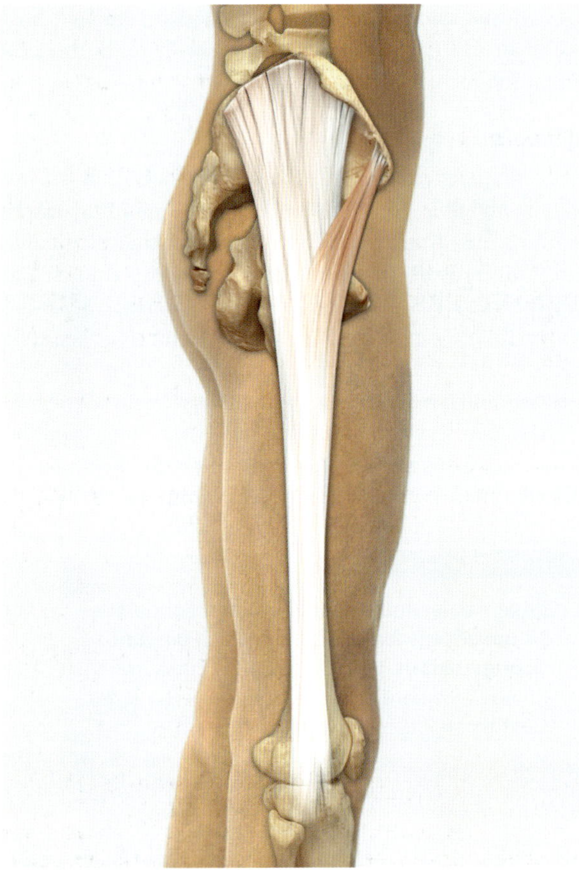

Abb. 8.12 Tractus iliotibialis

Als Tractus iliotibialis wird eine Sehnenplatte bezeichnet, die sich von der Crista iliaca bis zur lateralen Tibia über die Außenseite des Oberschenkels erstreckt. Von kranial-dorsal strahlen Fasern des M. gluteus maximus, von kranial-ventral Fasern des M. tensor fasciae latae in diese Struktur ein und spannen den Tractus iliotibialis. Somit bildet der Tractus iliotibialis eine Zuggurtung, die die Biegespannungen auf das Femur reduziert.

Pathologie

Bei einer erhöhten Spannung des Tractus iliotibialis kommt es zur vermehrten Kompression der Bursa trochanterica zwischen dem Tractus und dem Trochanter major, die infolge dessen sehr schmerzhaft werden kann **(Coxa saltans)**.

Beschreibung der Palpation

ASTE

Der Patient befindet sich in Rückenlage, die Knie sind gestreckt gelagert.

Durchführung

Von der Crista iliaca ausgehend, palpiert der Therapeut mit flächig angesetzten Fingern den Tractus iliotibialis lateral am Oberschenkel bis zum lateralen Bereich des Tibiakopfes. Der Ansatz wird mit gestütztem Zeigefinger quer zum Faserverlauf am Tuberculum von Gerdy (Tuberculum tractus iliotibialis, ► S. 390 f.) getastet.

Palpationsqualität

Der Tractus iliotibialis ist als flache, sehnige Struktur deutlich palpierbar. Viele Patienten zeigen eine Druckdolenz im unteren Drittel des Tractus. Im Ansatzbereich ist der M. tibialis anterior bei Dorsalextension und Supination des Fußes distal des Tuberculum zu tasten.

Differenzierung

Bei Lagerung in Hüftadduktion und ca. 30° Knieflexion wird häufig eine Einziehung lateral am Oberschenkel im Bereich des Tractus iliotibialis sichtbar und palpierbar.

Im Bereich des Tuberculum tractus iliotibialis lässt sich die Insertion über die Muskelanspannung vom Ursprung des M. tibialis anterior unterscheiden: der Tractus iliotibialis inseriert proximal am Tuberculum und wird bei Anspannung in Hüftabduktion deutlicher.

Hinweis

- Birnbaum et al. (2004) stellten in ihrer Untersuchung des Tractus iliotibialis an 18 Präparaten fest, dass dieser am Tuberculum tractus iliotibialis, am Caput fibulae und am lateralen Septum intermusculare inseriert. Im Weiteren wurden Ansätze an den longitudinalen und transversalen Retinakulumanteilen festgestellt.
- Paluska (2005) beschreibt das iliotibiale Bandsyndrom als eine häufige Ursache für laterale Knieschmerzen bei Läufern. Dabei kann ein brennender Schmerz entstehen, der bei Aktivität erhöht ist. Die Palpation am Tractus iliotibialis ist dann sehr druckdolent.

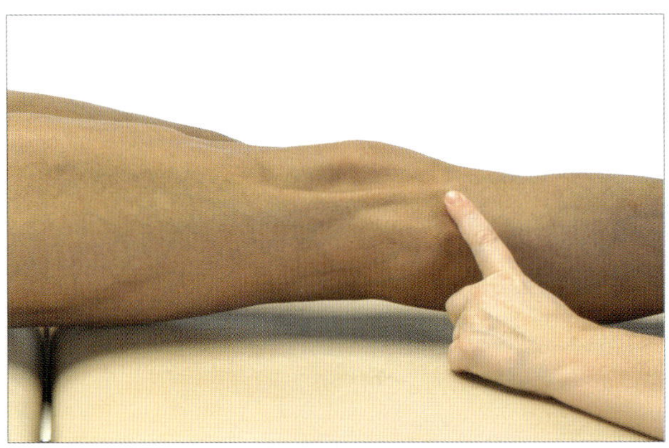

Abb. 8.13 Ansatz des Tractus iliotibialis am Tuberculum von Gerdy

M. adductor magnus (distal)

Anatomie

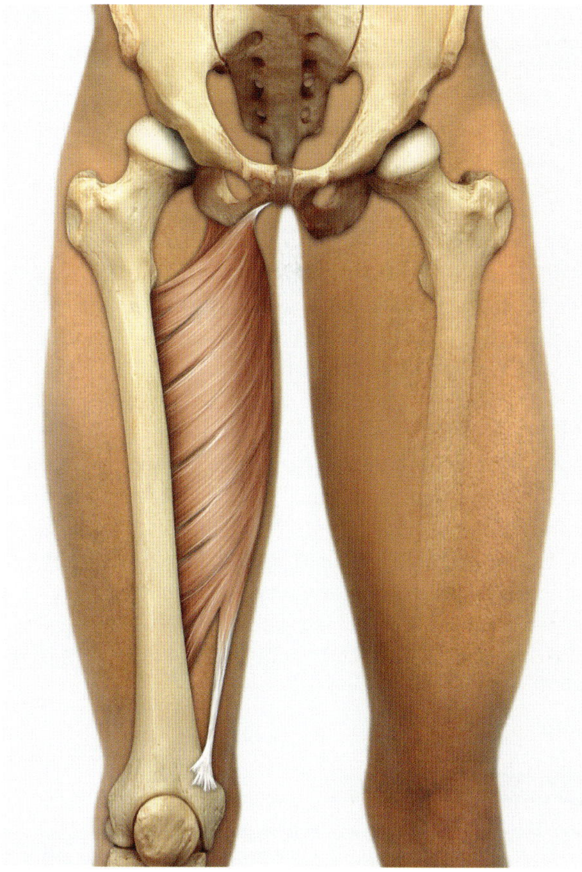

Abb. 8.14 M. adductor magnus

U: Ramus inferior des Os pubis, Ramus ossis ischii und Tuber ischiadicum

A: Linea aspera (proximaler, muskulärer Anteil), Tuberculum adductorium am Epicondylus medialis (distaler, sehniger Anteil)

I:
- proximaler Anteil: N. obturatorius (L2–L4)
- distaler Anteil: N. tibialis (L4–L5)

F:
- Adduktion, Außenrotation und Extension des Hüftgelenks
- Stabilisation des Beckens in der Frontal- und Sagittalebene
- leichte Innenrotation des Hüftgelenks durch den distalen Anteil

Hinweis

Der sehnige distale Muskelansatz bildet ein **Septum intermusculare** und trennt somit auf der medialen Seite die Flexoren von den Extensoren. Zwischen den beiden Ansätzen der Muskulatur bildet sich eine schlitzförmige Öffnung, der **Hiatus tendineus adductorius.** Durch ihn verlaufen die A. und V. femoralis sowie der N. saphenus, bevor er die Membrana vastoadductoria durchbricht.

Beschreibung der Palpation

ASTE

Der Patient befindet sich in Rückenlage, die Knie können mit einer kleinen Rolle unterlagert werden.

Durchführung

Der Therapeut palpiert den oberflächlichen Ansatz des M. adductor magnus mit gestütztem Zeigefinger im Bereich des Epicondylus medialis am Tuberculum adductorium quer zu seinen Ansatzfasern und folgt ihm ggf. nach kranial.

Palpationsqualität

Bei Anspannung in die Hüftadduktion ist die Insertion des M. adductor magnus gut als feste sehnige Struktur zu spüren. Die Palpation sollte vorsichtig durchgeführt werden, da viele Patienten hier schmerzempfindlich reagieren.

Differenzierung

Kranial und leicht lateral ist auf dem Epicondylus medialis femoris das Tuberculum adductorium knöchern zu palpieren. Somit ist der Ansatz und die nach kranial folgende feste Sehne gut von den umliegenden Strukturen zu differenzieren.

Hinweis

Mens et al. (2006) weisen darauf hin, dass bei Leistenschmerzen, die durch eine isometrische Adduktion provozierbar sind, die Ursache nicht immer in einer Tendinitis der Adduktoren gesucht werden sollte. Wird der Test mit einem angelegten Beckengurt wiederholt und werden geringere oder keine Schmerzen provoziert, so sollte eine Beckenringinstabilität in Betracht gezogen werden.

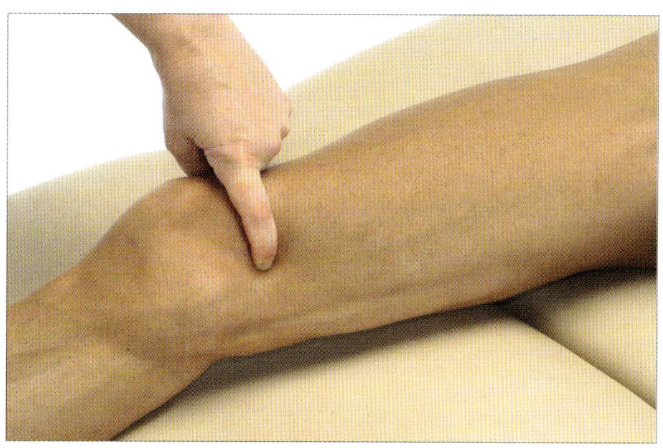

Abb. 8.15 Insertion des M. adductor magnus am Tuberculum adductorium

Pes anserinus superficialis und Bursa anserina

Anatomie

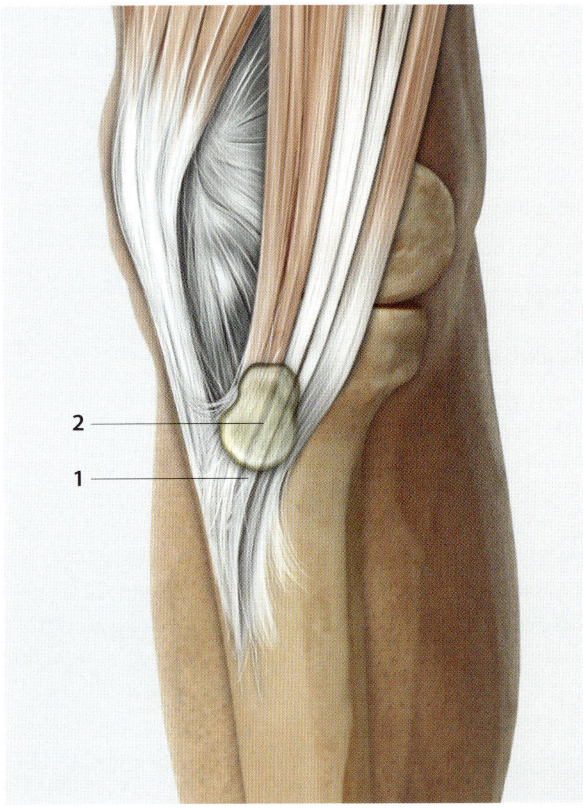

Abb. 8.16 Pes anserinus superficialis (**1**) und Bursa anserina (**2**)

Pes anserinus superficialis

Der Pes anserinus superficialis befindet sich medial-ventral am Condylus medialis tibiae, unterhalb des medialen Gelenkspalts. Es handelt sich um den sehnigen Ansatz der Mm. sartorius, gracilis und semitendinosus.

Bursa anserina

Die Bursa anserina befindet sich zwischen der Tibia und den Ansatzsehnen der Pes anserinus-Muskulatur. Sie bildet die Gleitebene zwischen diesen Strukturen und verhindert somit eine mechanische Reizung unter den Bewegungen des Kniegelenks.

Beschreibung der Palpation

ASTE

Der Patient befindet sich in Rückenlage, die Knie können mit einer kleinen Rolle unterlagert werden.

Durchführung

Mit flächig angesetztem Zeigefinger folgt der Therapeut der medialen Tibiakante nach kranial. Im Bereich der proximalen Tibia gelangt er auf den Pes anserinus superficialis.

Die Bursa anserina befindet sich unter dem Pes anserinus und ist nur zu palpieren, wenn sie gereizt ist.

Praxistipp

Eine Schmerzempfindlichkeit am Pes anserinus kann aus einer Bursitis der Bursa anserina resultieren, die sich zwischen den Muskelinsertionen, dem Lig. collaterale tibiale und der Tibia befindet.

Palpationsqualität

Die Muskelinsertionen sind als leichte, sehnige Erhebung zu palpieren. Es sollte vorsichtig palpiert werden, da viele Patienten schmerzempfindlich reagieren.

Differenzierung

Von proximal nach distal befinden sich folgende Insertionen am Pes anserinus: M sartorius, M. gracilis, M. semitendinosus.

Weiter proximal können die Sehnen über die unterschiedlichen Muskelfunktionen differenziert werden:
- M. sartorius über die Hüftabduktion,
- M. gracilis über die Hüftadduktion,
- M. semitendinosus über die Beckenaufrichtung (Hüftextension).

Hinweis

In einer Untersuchung über Risikofaktoren für eine Tendinitis oder Bursitis am Pes anserinus wird das **Genu valgum** in Kombination mit einer kollateralen Instabiliät als Ursache beschrieben (Alvarez-Nemegyei 2007).

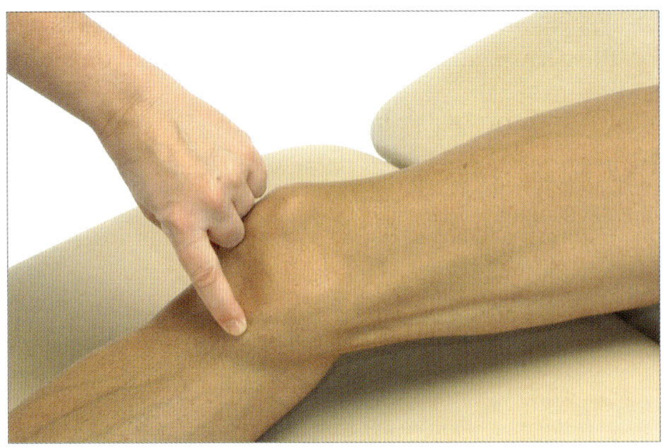

Abb. 8.17 Ansatz des M. gracilis am Pes anserinus superficialis

M. semimembranosus (Ansatz) und Pes anserinus profundus

Anatomie

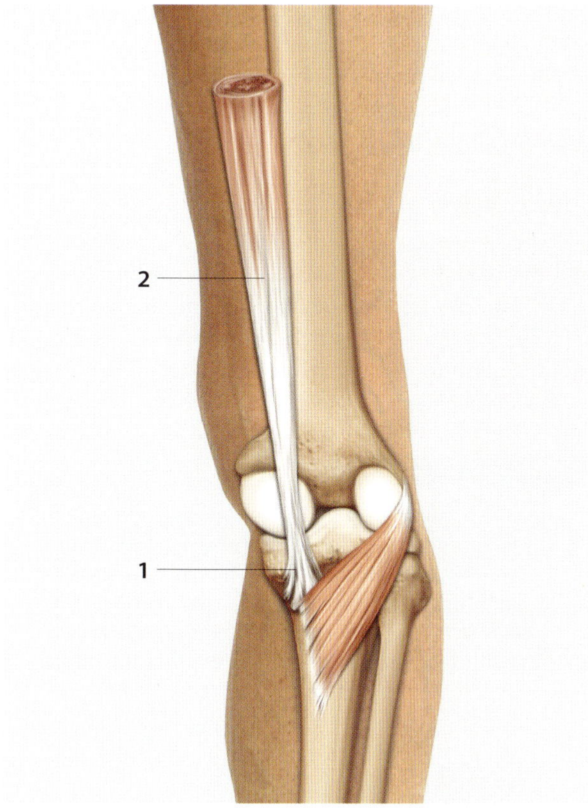

Abb. 8.18 Pes anserinus profundus (**1**) und M. semimembranosus (**2**)

Der Pes anserinus profundus wird von der Ansatzsehne des M. semimembranosus gebildet. Er befindet sich in der Tiefe unter dem Pes anserinus superficialis und gliedert sich in drei Ansatzsehnen des Muskels auf, die zur Hinterwand der Kniegelenkskapsel, in die Faszie des M. popliteus und zum Condylus medialis tibiae verlaufen.

Beschreibung der Palpation

ASTE

Der Patient befindet sich in Rückenlage, die Knie sind mit einer kleinen Rolle unterlagert.

Durchführung

Die Ansatzsehne des M. semimembranosus und der Pes anserinus profundus palpiert der Therapeut dorsal und proximal des superfizialen Anteils am medialen Tibiaplateau.

Praxistipp

Druckschmerzhaftigkeit können an der Muskelinsertion von einer Bursitis anserina verursacht werden.

Palpationsqualität

Meistens ist der Ansatz des M. semimembranosus völlig vom Pes anserinus superficialis überdeckt und der Palpation nicht direkt zugänglich.

Bei flektiertem Knie ist die Pes anserinus-Muskulatur entspannter und der sehnige Ansatz etwas deutlicher zu palpieren.

Differenzierung

Es gibt keine Differenzierungsmöglichkeit der Pes anserinus-Muskulatur, da alle Muskeln die gleiche Funktion am Kniegelenk haben und räumlich sehr eng beieinander liegen.

Durch seine sehnige Struktur differenziert sich der Pes anserinus gegen das Tibiaplateau.

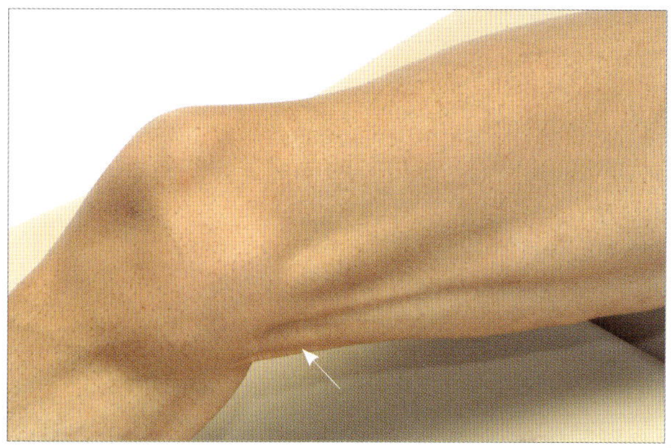

Abb. 8.19 Sehne des M. semimembranosus

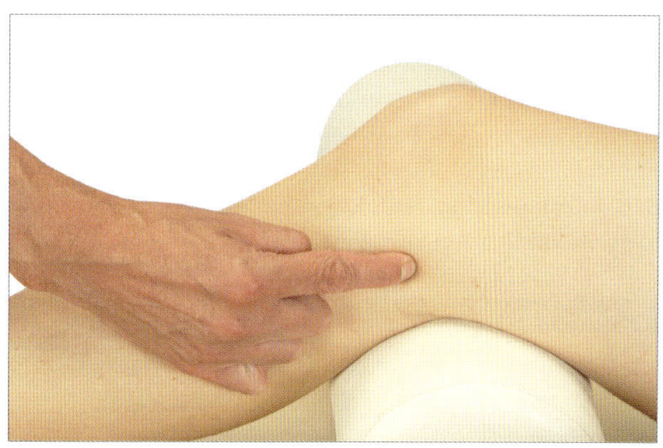

Abb. 8.20 Pes anserinus profundus

M. tibialis anterior

Anatomie

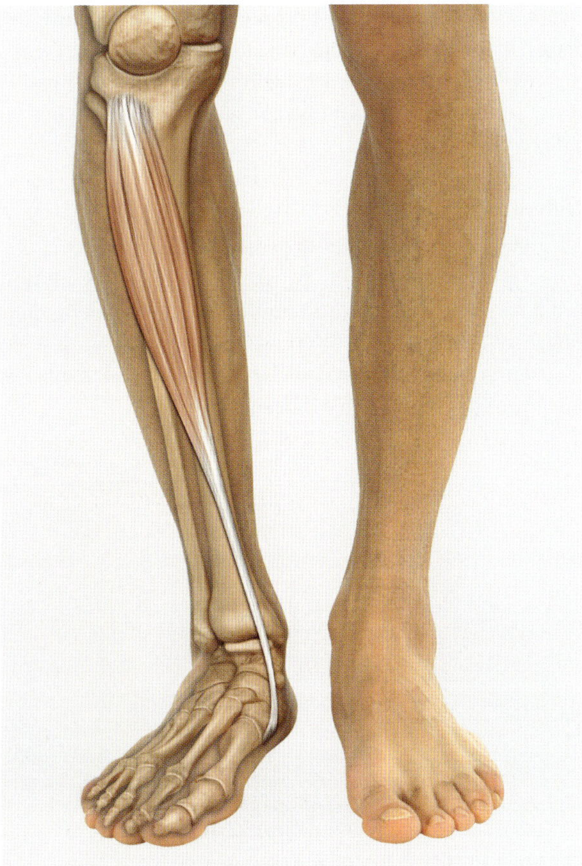

Abb. 8.21 M. tibialis anterior

U: kraniale zwei Drittel der Facies lateralis tibiae, Membrana interossea und Fascia cruris superficialis
A: medialer und plantarer Anteil des Os cuneiforme mediale, mediale Basis des Os metatarsi I
I: N. peroneus profundus (L4–L5)
F: Dorsalextension, Supination und Inversion des oberen und unteren Sprunggelenks

Hinweis

Der M. tibialis anterior ist Kennmuskel für das Rückenmarkssegment L4.

Beschreibung der Palpation

ASTE

Der Patient befindet sich in Rückenlage, die Knie können mit einer kleinen Rolle unterlagert werden.

Durchführung

Der Therapeut tastet den Ursprung des Muskels distal am Tuberculum von Gerdy mit gestütztem Zeigefinger quer zum Faserverlauf. Der Muskelbauch wird mit flächig angesetzten Fingern lateral der Tibiakante und quer zum Faserverlauf palpiert. Die Palpation des Ansatzes wird im Kapitel Fuß beschrieben (▶ S. 416 f.).

Palpationsqualität

Sowohl der Ursprung als auch der Muskelbauch lassen sich deutlich als weiche Strukturen tasten.

Differenzierung

Bei alternierender Anspannung in die Dorsalextension und Supination des Fußes werden die Muskelkonturen lateral der Tibia deutlich sichtbar. Die am weitesten medial gelegene Sehne am distalen Unterschenkel gehört zum M. tibialis anterior und ist trotz ihres Verlaufs unter dem Retinaculum extensorum deutlich sichtbar.

Hinweis

- Läufer mit zu deutlicher Pronationstendenz bekommen manchmal Beschwerden in der vorderen Logenmuskulatur, u. a. am M. tibialis anterior.
- Der Muskelursprung am Tuberculum von Gerdy lässt sich über seine Lokalisation und Muskelanspannung von der Insertion des Tractus iliotibialis unterscheiden (▶ Tractus iliotibialis, S. 386).

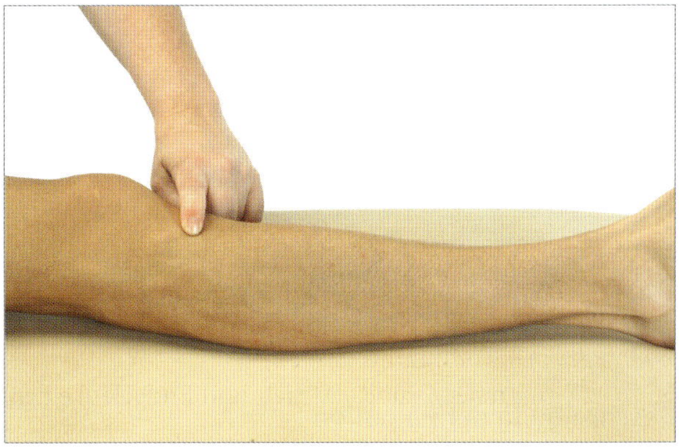

Abb. 8.22 Ursprung des M. tibialis anterior distal am Tuberculum von Gerdy

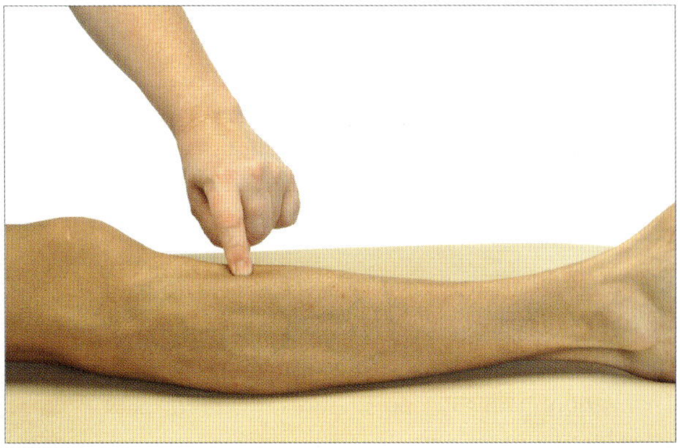

Abb. 8.23 Bauch des M. tibialis anterior

M. extensor digitorum longus

Anatomie

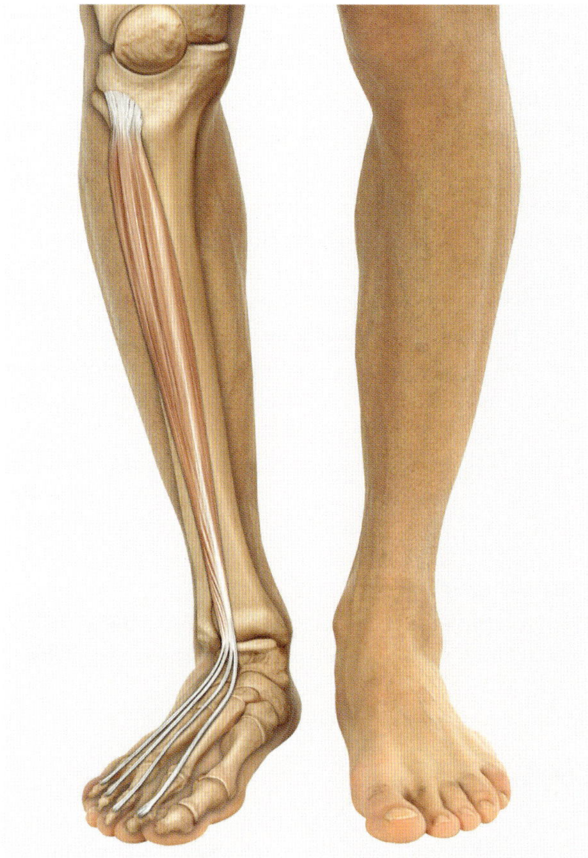

Abb. 8.24 M. extensor digitorum longus

U: Condylus lateralis tibiae, Caput fibulae, Margo anterior fibulae und Membrana interossea
A: über vier Sehnen an den Dorsalaponeurosen und Basen der distalen Phalangen II–V
I: N. peroneus profundus (L4–S1)
F:
- Extension der Grund-, Mittel- und Endgelenke der Zehen II–V
- Dorsalextension, Pronation und Eversion des oberen und unteren Sprunggelenks

Hinweis

Der M. extensor digitorum longus kann eine zusätzliche Sehne besitzen, die zur Basis des Os metatarsi V verläuft. Sie wird als **M. peroneus tertius** bezeichnet.

Beschreibung der Palpation

ASTE

Der Patient befindet sich in Rückenlage, die Knie können mit einer kleinen Rolle unterlagert werden.

Durchführung

Der Therapeut palpiert den Muskel lateral des M. tibialis anterior mit flächig angesetzten Fingern quer zum Faserverlauf. Die Palpation des Ansatzes wird im Kapitel Fuß beschrieben (► S. 420 f.).

Palpationsqualität

Der Muskelbauch ist weich zu palpieren, er ist aber nicht bei allen Menschen gut tastbar, da er vom M. tibialis anterior gelegentlich überlagert wird.

Differenzierung

Der M. extensor digitorum ist nach medial vom M. tibialis anterior und nach lateral von der Peroneusmuskulatur über die Anspannung in ihre Funktion abzugrenzen:
- vom M. tibialis anterior über die Inversion/Supination des Fußes,
- vom M. peroneus longus über die Eversion/Pronation.

Über eine alternierende Anspannung in die Zehenextension wird nun der Muskelbauch von seinen Nachbarn differenziert.

Hinweis

Läufer mit zu deutlicher Pronationstendenz bekommen manchmal Beschwerden in der vorderen Logenmuskulatur, u. a. im M. extensor digitorum longus.

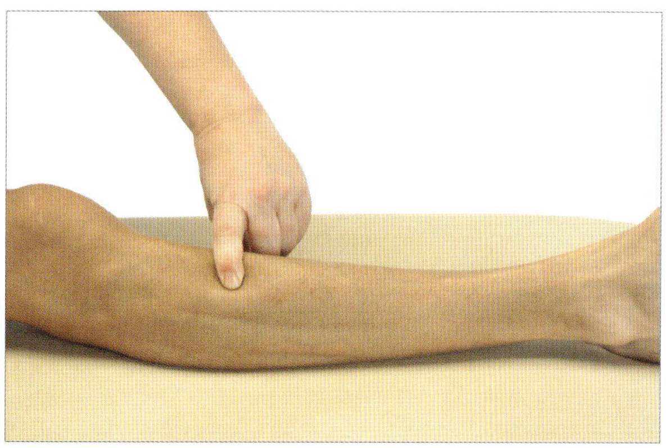

Abb. 8.25 Bauch des M. extensor digitorum longus

Mm. peronei (fibulares) longus und brevis

Anatomie

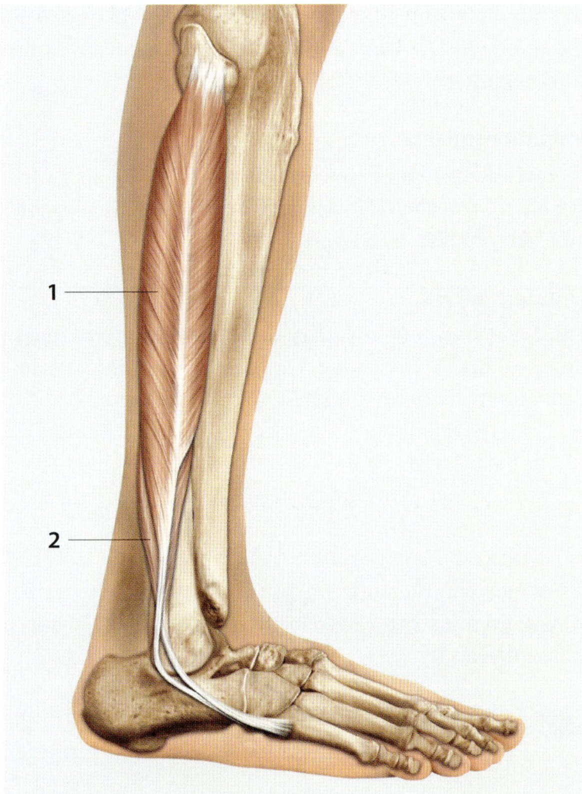

Abb. 8.26 Mm. peronei longus (**1**) und brevis (**2**)

M. peroneus longus

U: Caput fibulae und proximale zwei Drittel der Facies lateralis fibulae
A: Basis des Os metatarsi I und Plantarseite des Os cuneiforme mediale
I: N. peroneus superficialis (L5–S1)
F: Plantarflexion, Pronation und Eversion im oberen und unteren Sprunggelenk

Hinweis

Der M. peroneus longus bildet mit dem M. tibialis posterior den „funktionellen Steigbügel". Durch ihn werden die mediale und laterale Längswölbung sowie die hintere Querwölbung des Fußes stabilisiert.

M. peroneus brevis

U: distaler Anteil der Facies lateralis fibulae und Septum intermusculare
A: Tuberositas des Os metatarsi V
I: N. peronaeus superficialis (L5–S1)
F: Plantarflexion, Pronation und Eversion des oberen und unteren Sprunggelenks

Hinweis

Die Mm. peronei sind die Kennmuskeln für das Rückenmarkssegment S1.

Beschreibung der Palpation

ASTE

Der Patient befindet sich in Rückenlage, die Knie können mit einer kleinen Rolle unterlagert werden.

Durchführung

Direkt unterhalb des Fibulaköpfchens palpiert der Therapeut mit gestütztem Zeigefinger den Ursprung des M. peroneus longus. Er tastet den Muskelbauch mit flächig angesetzten Fingern nach distal auf der Fibula ab.

Der M. peroneus brevis liegt unter dem M. peroneus longus und wird von ihm verdeckt. Die Palpation der Ansätze wird im Kapitel Fuß beschrieben (► S. 422 f.).

Palpationsqualität

Der Ursprung und Muskelbauch des M. peroneus longus sind deutlich als weiche Struktur tastbar, der M. peroneus brevis wird größtenteils vom M. peroneus longus überdeckt und ist ggf. nur distal palpierbar.

Differenzierung

Der M. peroneus longus wird nach medial vom M. tibialis anterior und vom M. extensor digitorum longus begrenzt, nach dorsal vom M. gastrocnemius. Bei Pronation mit Plantarflexion des Fußes wird er deutlicher palpierbar.

Hinweis

Der M. peroneus longus spielt eine wichtige Rolle bei der Sicherung der Fußgewölbe. Ein Inversionstrauma oder Überbelastungen führen häufig zu einer Tenosynovitis an den Peroneussehnen.

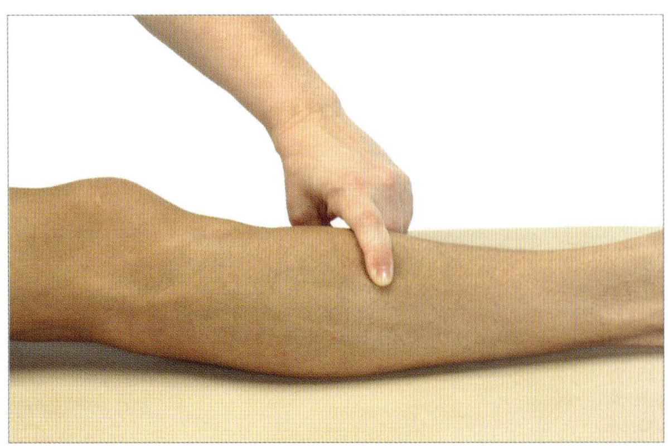

Abb. 8.27 Muskelbauch des M. peroneus longus

Retinacula patellae laterale und mediale

Anatomie

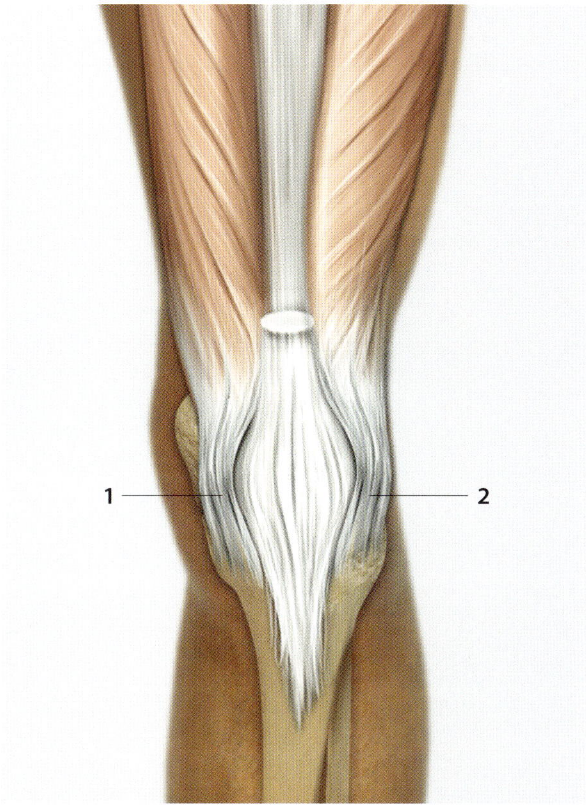

Abb. 8.28 Retinacula patellae mediale (**1**) und laterale (**2**)

Das Retinaculum patellae laterale wird aus Sehnenzügen des M. vastus lateralis und des M. rectus femoris gebildet. Das Retinaculum patellae mediale bildet sich aus Sehnenzügen des M. vastus medialis. Die Retinacula verlaufen seitlich der Patella von kranial nach kaudal und inserieren an den Codyli tibiae.

Transversale Sehnenzüge aus dem Tractus iliotibialis (lateral) und vom Tuberculum adductorium (medial) verlaufen seitlich zur Patella.

Hinweis

Die Retinacula mediale und laterale setzen neben der Tuberositas tibiae an der Tibia an und gelten als „Reservestreckapparat" (Schäfer et al. 2002).

Beschreibung der Palpation

ASTE

Der Patient befindet sich in Rückenlage, die Knie sind mit einer kleinen Rolle unterlagert.

Alternativ kann der Patient am Rand der Behandlungsbank mit frei hängendem Unterschenkel sitzen.

Durchführung

Der Therapeut palpiert die Retinacula mit flächig angesetztem Finger medial und lateral der Patella quer zu ihrem Faserverlauf (Abb. 8.29 u. 8.30).

Palpationsqualität

Die Retinacula sind als sehnige, feste Verstärkungszüge seitlich der Patella gut palpierbar.

Differenzierung

Die Retinacula befinden sich medial und lateral der Patella. Es werden sowohl transversale als auch longitudinale Züge beschrieben. Für die Palpation der medialen Anteile schiebt der Therapeut die Patella nach lateral, für die lateralen Anteile verschiebt er sie nach medial.

Hinweis

Das mediale transversale Retinaculum verbindet den medialen Patellarand mit dem Tuberculum adductorium. Das laterale transversale Retinaculum verläuft zwischen dem lateralen Patellarand und dem Tractus iliotibialis. Ihre Funktion besteht in der wichtigen transversalen Zugverspannung der Patella (Schäfer et al.; zit. n. Reiff et al. 2002).

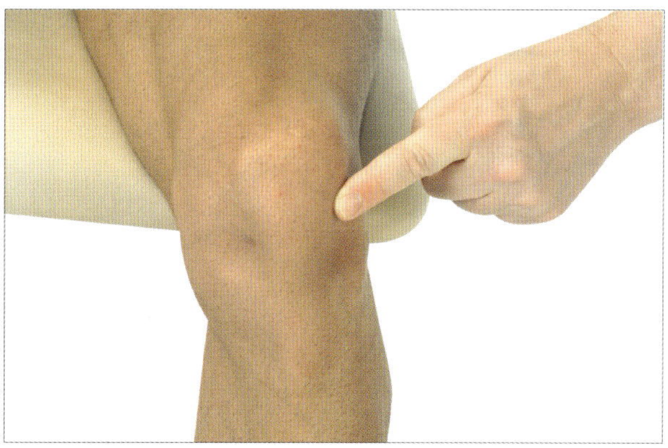

Abb. 8.29 Palpation des Retinaculum patellae laterale

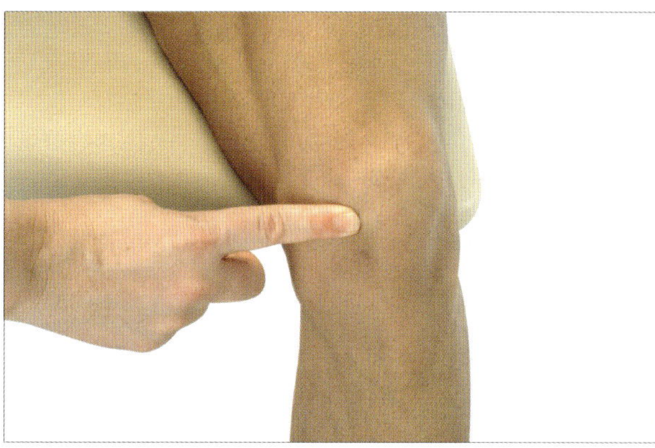

Abb. 8.30 Palpation des Retinaculum patellae mediale

Capsula art. genu und Rec. suprapatellaris

Anatomie

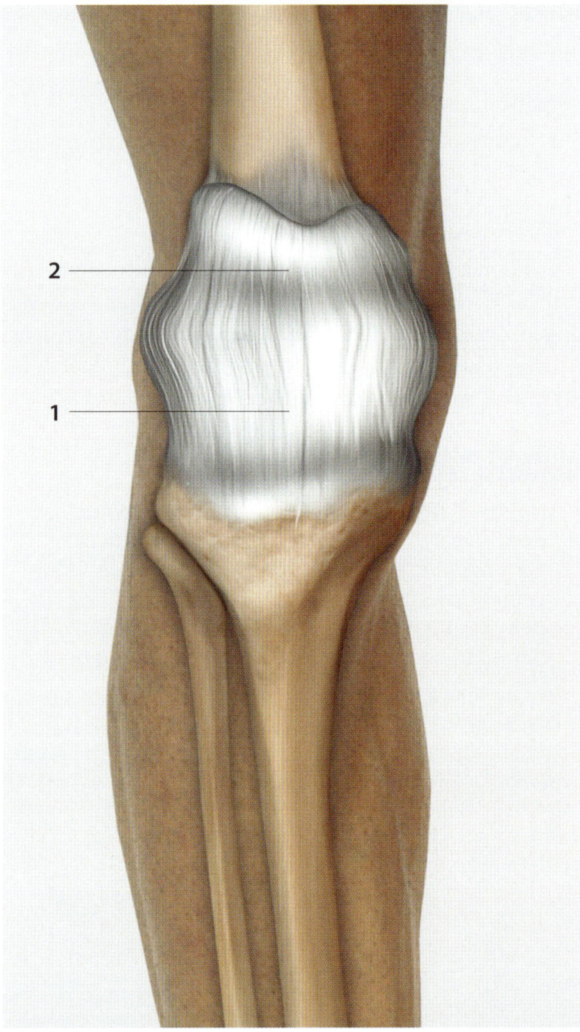

Abb. 8.31 Capsula art. genu (**1**) und Rec. suprapatellaris (**2**)

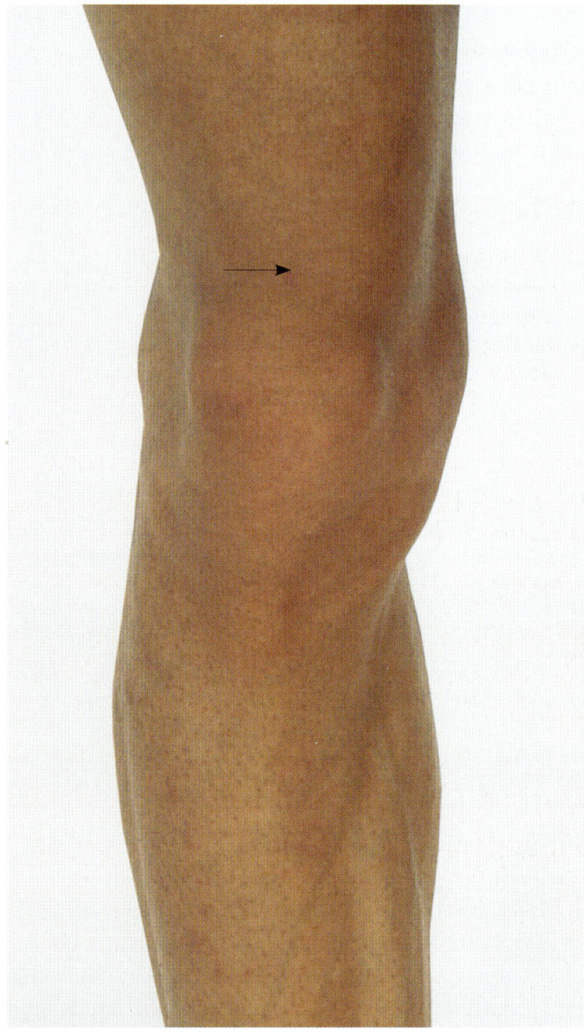

Abb. 8.32 Topografische Lage des Rec. suprapatellaris

Am Femur entspringt die Gelenkkapsel ventral und lateral ca. 1–2 cm oberhalb der Knorpelgrenze. Im dorsalen Bereich befindet sich der Kapselansatz direkt an der Knorpelgrenze. Tibial setzt die Gelenkkapsel ventral und dorsal sehr nahe der Knorpelgrenze an und lässt das Fibulaköpfchen aus.

Zwischen der Membrana synovialis und der Membrana fibrosis befinden sich ventral (unterhalb der Kniescheibe) sowie dorsalseitig (auf Höhe des Gelenkspalts) deutliche Fetteinlagerungen.

In die Vorderwand der Gelenkkapsel ist die Kniescheibe eingelassen. Mehrere Zentimeter oberhalb der Kniescheibe befindet sich die Umschlagstelle der Membrana synovialis. Sie wird durch den Rec. suprapatellaris bedingt, der mit der Gelenkhöhle kommuniziert. Er verhindert das Reiben der Quadrizepssehne auf dem Femur und ermöglicht die vollständige Kapselentfaltung bei Knieflexion.

Hinweis

Das Kniegelenk stellt das größte Gelenk des Körpers dar. Bei Schwellungen oder Entzündungen im Kniegelenk nehmen die Patienten oft eine Entlastungshaltung mit leicht flektiertem Knie ein, da in dieser Stellung die Kapsel am entspanntesten ist.

Beschreibung der Palpation

ASTE

Der Patient befindet sich in Rückenlage, die Knie können mit einer kleinen Rolle unterlagert werden.

Durchführung

Anteile der Gelenkkapsel können mit flächig angesetzten Fingern oberhalb der Patella als Rec. suprapatellaris getastet werden. Hierzu muss der Therapeut jedoch durch die

Muskulatur hindurch palpieren (◘ Abb. 8.33). Bei einer Kapselreizung oder einem Erguss sind die distalen Anteile an der proximalen Tibia medial oder lateral der Patellarsehne zu palpieren (◘ Abb. 8.34 u. 8.35).

Palpationsqualität

Bei einer Kapselschwellung wird die Struktur als teigige Konsistenz palpiert, oftmals geht dies mit einer Erwärmung des Knies einher.

Praxistipp

Bei einem deutlichen intraartikulären Erguss besteht das Zeichen der **„tanzenden Patella"**, dagegen ist bei einer reinen Kapselschwellung dieser Test negativ und die Schwellung fühlt sich eher „teigig" und weniger flüssig an.

Differenzierung

Bei einer Kapselirritation wird die Kapsel oberhalb der Patella im Bereich des Recessus deutlich spürbar. Vom oberen Patellapol ausgehend, zieht der Recessus ca. vier Patientenquerfinger nach proximal und inseriert nach Umfaltung an der Knorpel-Knochengrenze der Facies patellaris femoris.

Im Weiteren ist mit flächig angesetzen Fingern im oberen Bereich des proximalen Tibiaplateaus eine teigige Verdickung der Kapsel palpierbar. Aufgrund seiner Palpationsqualität ist der Recessus gut von der Muskulatur, die über ihm liegt, zu unterscheiden.

Hinweis

- In der embryonalen Entwicklung bilden sich Synovialfalten häufig nicht zurück und persistieren als **Plicae synovialis** (Schäfer et al. 2002).
- Die Entfaltung des Rec. suprapatellaris ermöglicht eine komplette Knieflexion. Bei einer Flexionseinschränkung ab ca. 80° sollte an eine **Recessusverklebung** gedacht werden.

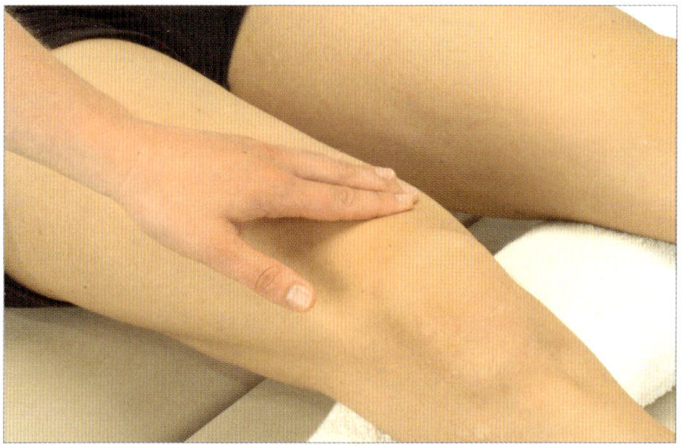

◘ **Abb. 8.33** Palpation der Gelenkkapsel im distalen Femurbereich

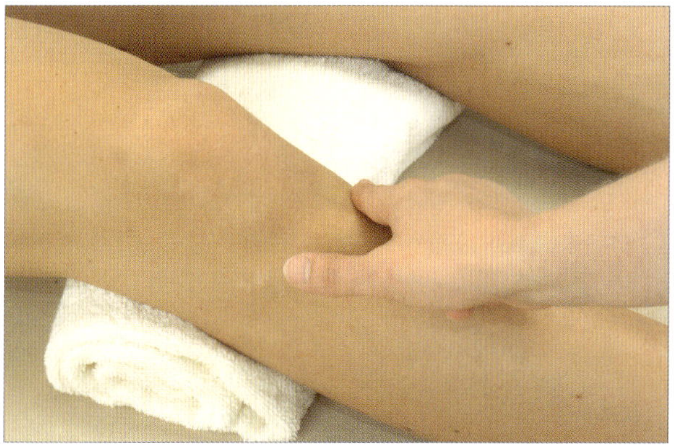

◘ **Abb. 8.34** Palpation der Gelenkkapsel im medialen, proximalen Tibiabereich

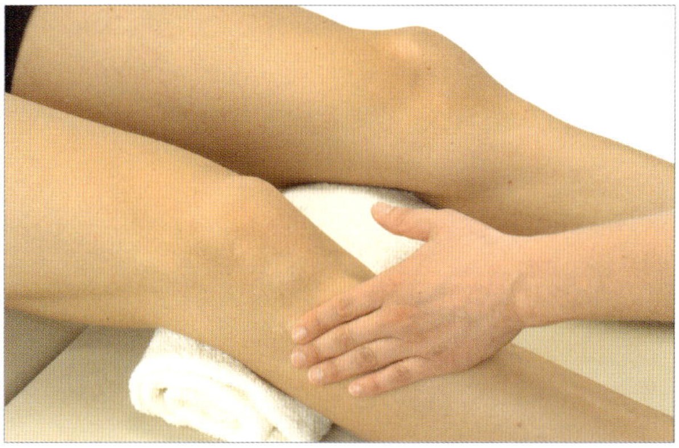

◘ **Abb. 8.35** Palpation der Gelenkkapsel im lateralen, proximalen Tibiabereich

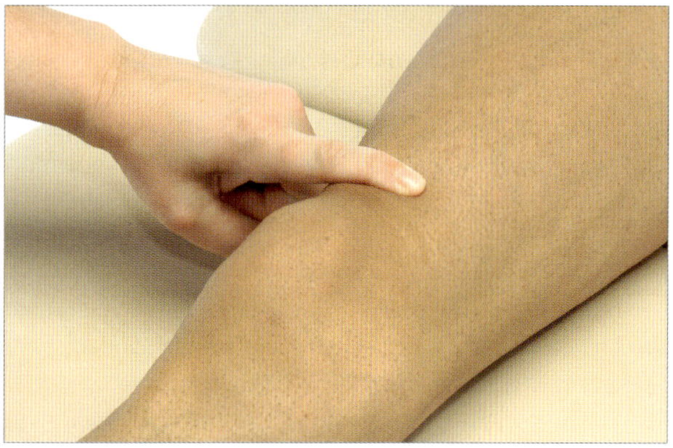

◘ **Abb. 8.36** Rec. suprapatellaris

Lig. collaterale fibulare (laterale) und Lig. capitis fibulae anterius

Anatomie

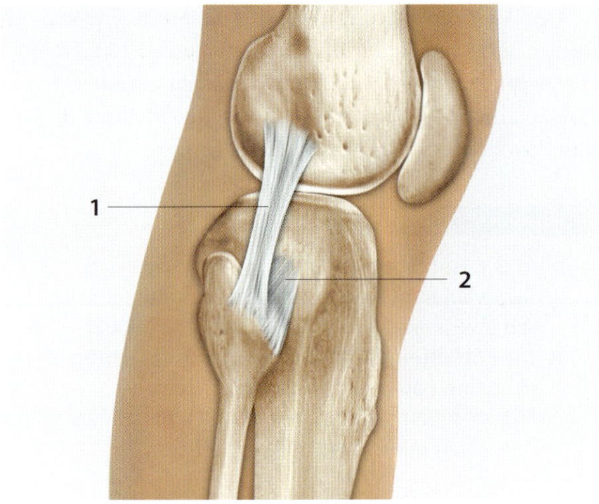

Abb. 8.37 Lig. collaterale fibulare (laterale, **1**) und Lig. capitis fibulae anterius (**2**)

Das Lig. collaterale fibulare verläuft als rundes Band vom Epicondylus lateralis femoris zum Caput fibulae. Durch die prominente Lage des Caput ist das Band komplett von der Gelenkkapsel gelöst. Durch den Spalt zwischen Kapsel und Ligament verlaufen die Sehnen des M. popliteus und Teile der Ansatzsehne des M. biceps femoris. Bei Extension des Knies wird das Band gestrafft. In Flexion ist es locker und ermöglicht die Rotation des Kniegelenks. Im Weiteren verhindert das Band das laterale „Aufklappen" des Knies (Varusstress).

Das Lig. capitis fibulae anterius bildet eine Kapselverstärkung der Capsula art. tibiofibularis und hat einen nahezu horizontalen Verlauf vom ventralen Rand des Caput fibulae zur Tibia.

Beschreibung der Palpation

ASTE

Der Patient befindet sich in Rückenlage, das zu palpierende Bein ist leicht angestellt. Alternativ kann die Palpation in der „Schneidersitzposition" durchgeführt werden.

Durchführung

Mit dem gestützten Zeigefinger palpiert der Therapeut das Lig. collaterale fibulare über dem lateralen Gelenkspalt und kann es nach proximal und distal verfolgen.

Das Lig. capitis fibulae anterius wird mit gestütztem Zeigefinger ventral des Fibulaköpfchens quer zu seinem Faserverlauf zur Tibia hin palpiert.

Palpationsqualität

In Flexionsstellung des Knies ist sowohl das Lig. collaterale laterale als auch das Lig. capitis fibulae anterior deutlich als feste sehnige Struktur zu palpieren.

Differenzierung

Beide Ligamente sind aufgrund ihrer anatomischen Lage und ihrer Palpationsqualität gut von den umliegenden Strukturen zu differenzieren. Es ist zu beachten, dass das Lig. collaterale laterale in Extension vollkommen vom Tractus iliotibialis überlagert wird

Hinweis

Das Lig. collaterale laterale gehört zusammen mit dem Tractus iliotibialis und den postero-lateralen Kapselanteilen zu den statischen Stabilisatoren des Kniegelenks.

Praxistipp

Das Lig. capitis fibulae anterius stabilisiert die proximale Art. tibiofibularis besonders in dorsale Richtung. Bei der Plantarflexion des Fußes im oberen Sprunggelenk ist diese Mobilität von Nöten. So sollte bei einer Bewegungseinschränkung in die Plantarflexion auch das proximale Tibiofibulargelenk ggf. mitbehandelt werden.

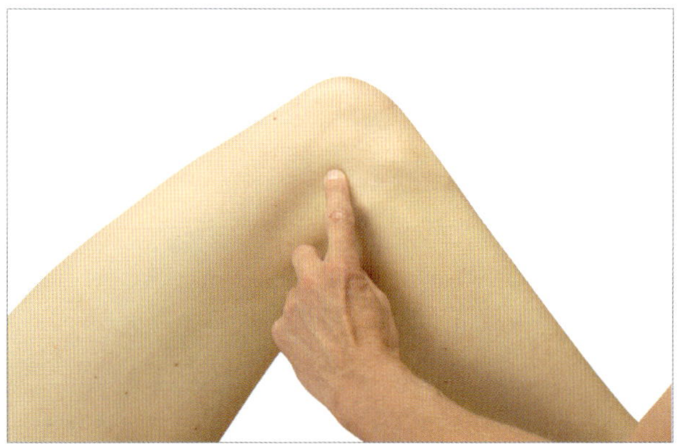

Abb. 8.38 Dorsale Anteile des Lig. collaterale fibulare

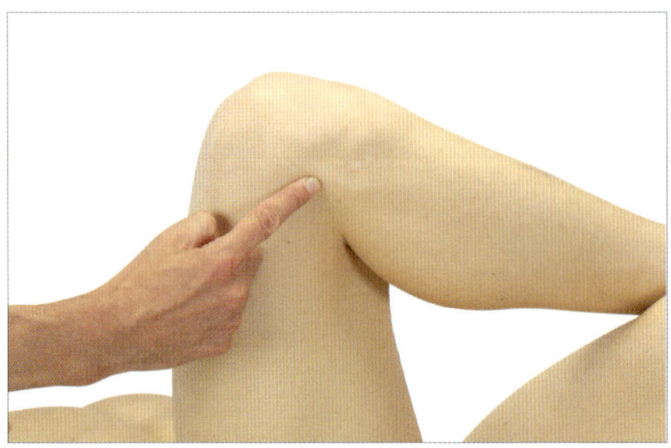

Abb. 8.39 Lig. collaterale fibulare

Lig. collaterale tibiale (mediale)

Anatomie

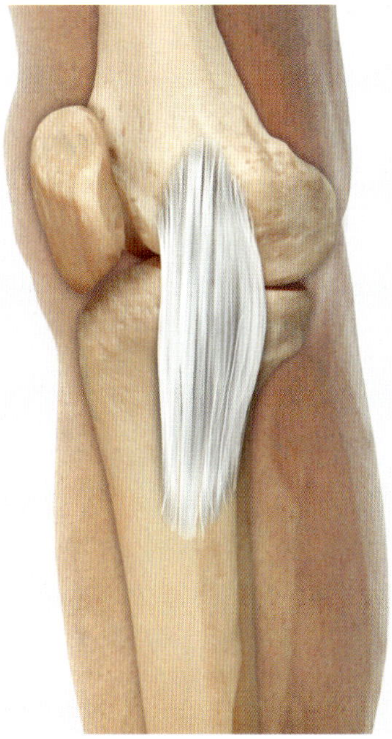

Abb. 8.40 Lig. collaterale tibiale (mediale)

Das Lig. collaterale tibiale ist in die Gelenkkapsel eingelassen und verstärkt diese. Das Band ist flach und verläuft in drei Faserzügen vom Condylus medialis femoris. Die ventralen langen Fasern inserieren an der Margo medialis tibiae, die hinteren oberen Fasern strahlen in den Meniscus mediale ein und sind fest mit ihm verwachsen, die hinteren unteren verlaufen vom Meniscus zur ventromedialen Tibia.

Bei Extension des Knies wird das Band gestrafft. In Flexion sind die ventralen Fasern locker und ermöglichen die Rotation des Kniegelenks. Im Weiteren verhindert das Band das mediale „Aufklappen" des Knies (Valgusstress).

Hinweis

Da der Meniscus mediale mit dem Lig. collaterale mediale verwachsen ist, hat der Condylus medialis femoris bei der Knierotation weniger Bewegungsspielraum. Die Rotationsachse ist somit nach medial verschoben.

Beschreibung der Palpation

ASTE

Der Patient sitzt am Rand der Behandlungsbank, der Unterschenkel hängt frei. Somit ist die Pes anserinus-Muskulatur entspannt. Durch eine Knie-Außenrotation kommt mehr Spannung auf das Band und es ist leichter zu tasten.

Durchführung

Zur Orientierung palpiert der Therapeut zuerst das Lig. patellae und den Hoffa-Fettkörper (► S. 380 f.). Medial des Hoffa-Fettkörpers befindet sich der Gelenkspalt und weiter medial ist die mediale Begrenzung des Lig. collaterale tibiale zu palpieren. Dieses kann er nun nach kranial und kaudal zu den Ansätzen verfolgen.

Bei der weiteren Palpation nach dorsal palpiert der Therapeut die dorsale Begrenzung des Bandes am Übergang zum Gelenkspalt.

Palpationsqualität

Das Lig. collaterale mediale ist ein breites, flaches Band. Es ist als feste, ca. zwei Patientenquerfinger breite Struktur palpierbar.

Differenzierung

Der Längsverlauf ist vom Epicondylus medialis, unterhalb des Tuberculum adductorium, von proximal-dorsal nach distal-ventral in Richtung Facies medialis tibiae zu palpieren. Im weiteren Verlauf wird das Band ca. 1 cm unterhalb des Tibiaplateaus von der Pes anserinus-Muskulatur überdeckt.

Bei Außenrotation und Valgusstellung des Knies ist das Band deutlicher palpierbar und von den umgebenden Strukturen zu differenzieren.

Hinweis

Das Lig. collaterale mediale ist bei zu starker Palpation oft druckdolent, da es stark sensibel innerviert ist. Es spielt zusammen mit den medialen und posteromedialen Kapselanteilen eine wichtige Rolle bei der statischen Stabiltät im medialen Kniegelenksbereich.

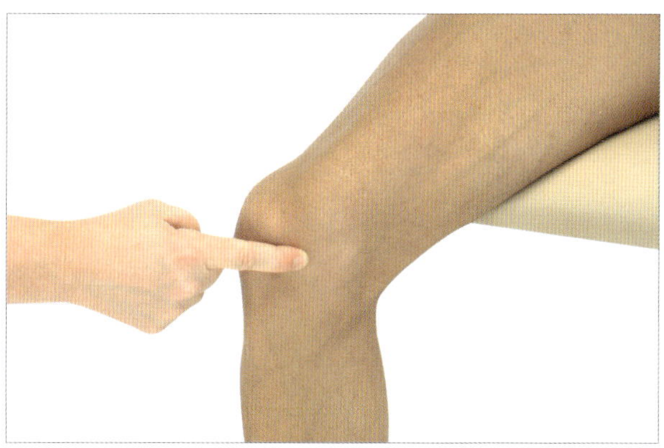

Abb. 8.41 Ventraler Rand des Lig. collaterale mediale

Lig. patellae, Fettkörper v. Hoffa und Bursa infrapatellaris

Anatomie

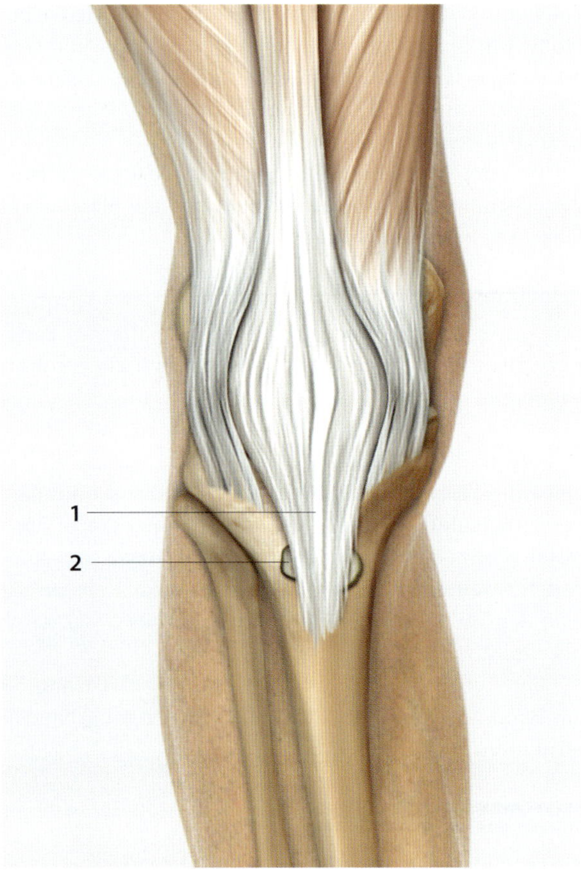

Abb. 8.42 Lig. patellae (**1**) und Bursa infrapatellaris (**2**)

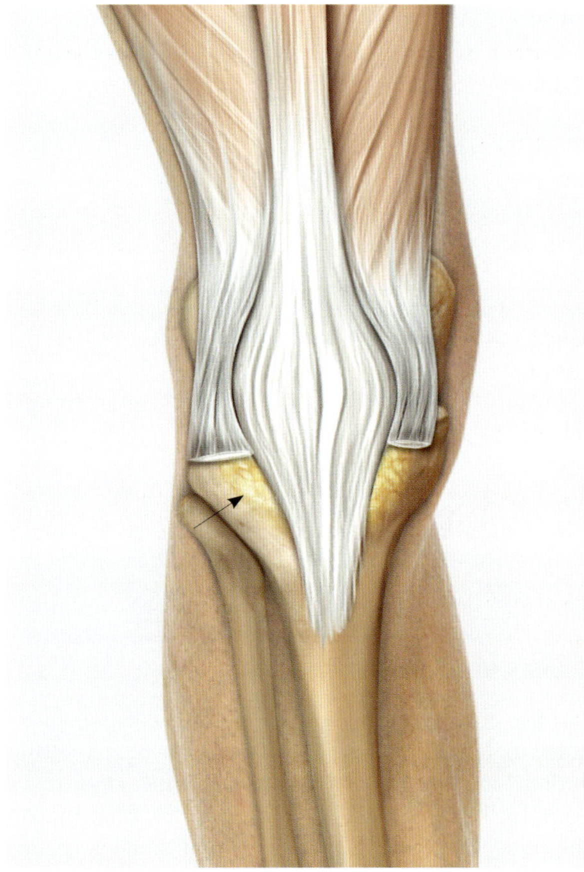

Abb. 8.43 Fettkörper v. Hoffa

Lig. patellae

Das Lig. patellae verläuft zwischen dem kaudalen Rand der Patella und der Tuberositas tibiae. Es bildet somit die Verlängerung der Quadrizepssehne und die Ansatzsehne des M. quadriceps femoris am Unterschenkel.

Pathologie

Bei einem **Patellaspitzen-Syndrom** ist der Ursprung des Lig. patellae oft schmerzhaft. Es handelt sich hierbei um eine chronische, degenerative Überlastung am Knochen-Sehnenübergang (**„jumpers knee"**). Vor allem schnelle Sportarten mit Schussbewegungen und Sprungkraftbetonung führen zur Überlastung (Schäfer et al. 2002).

Fettkörper v. Hoffa

Der Fettkörper v. Hoffa befindet sich zwischen den Membranae synovialis und fibrosa und füllt den Raum ventral-kaudal am Knie aus, der sich zwischen der Patellarsehne und dem Kniegelenk bildet. Nach dorsal wird der Fettkörper über die Plica synovialis bis zum vorderen Kreuzband begrenzt.

Pathologie

Der Fettkörper kann als Folge von wiederholten Verletzungen des Knies fibrosieren und mit den umliegenden Strukturen verwachsen. In diesem Fall ist eine chirurgische Resektion notwendig.

Bursa infrapatellaris

Kurz vor dem Ansatz des Lig. patellae an der Tuberositas tibiae befindet sich dorsalseitig die Bursa infrapatellaris. Sie bildet eine Gleitebene zwischen der Sehne und den knöchernen Strukturen der Tibia und verhindert somit eine mechanische Reizung unter den Kniegelenksbewegungen.

Pathologie

Durch Tätigkeiten in knieender Position (Fliesenlegen etc.) kann es zur mechanischen Reizung der Bursa kommen. Da sie keine Verbindung mit dem Gelenkinnenraum hat, bleibt eine Bursitis lokal begrenzt.

Beschreibung der Palpation

ASTE

Der Patient befindet sich in Rückenlage, die Knie können mit einer kleinen Rolle unterlagert werden.

Alternativ kann der Patient am Rand der Behandlungsbank mit frei hängendem Unterschenkel sitzen.

Durchführung

Der Therapeut palpiert mit gestütztem Zeigefinger das Lig. patellae vom Apex patellae nach distal. Die Bandstruktur wird nun zwischen Daumen und Zeigefinger begrenzt (◻ Abb. 8.44).

Mit einem breiteren Griff medial und lateral des Bandes tastet er auf Höhe des Gelenkspalts den Hoffa-Fettkörper (◻ Abb. 8.45).

Palpationsqualität

Das Lig. patellae ist als straffe Bandstruktur palpierbar, der Hoffa-Fettkörper fühlt sich wie eine weiche, verschiebliche Struktur an. Liegt eine Bursitis infrapatellaris vor, so ist die Bursa ventral des Tibiaplateaus, links und rechts des Lig. patellae, schmerzhaft zu palpieren.

Differenzierung

Das Lig. patellae ist zwischen Apex patellae und Tuberositas tibiae gut abzugrenzen. Um die mediale und laterale Begrenzung deutlicher zu spüren, fordert der Therapeut den Patienten auf, alternierend eine leichte Knieextension durchzuführen.

Der Hoffa-Fettkörper wird größtenteils vom Lig. patellae überdeckt und ist medial und lateral des Bandes tastbar.

Im distalen dorsalen Bereich der Patellarsehne befindet sich die Bursa infrapatellaris, die im Falle einer Entzündung eine Schwellung zeigt.

Hinweis

Als Kreuzbandersatz wird häufig ein „Knochen-Patellarsehnen-Knochen-Autograft" eingesetzt. Beasley et al. (2005) fanden in ihrem Literaturreview bei dieser Technik einen Trend zu mehr Stabilität im Knie im Vergleich zu Rekonstruktionen durch eine „Semitendinosus-Plastik".

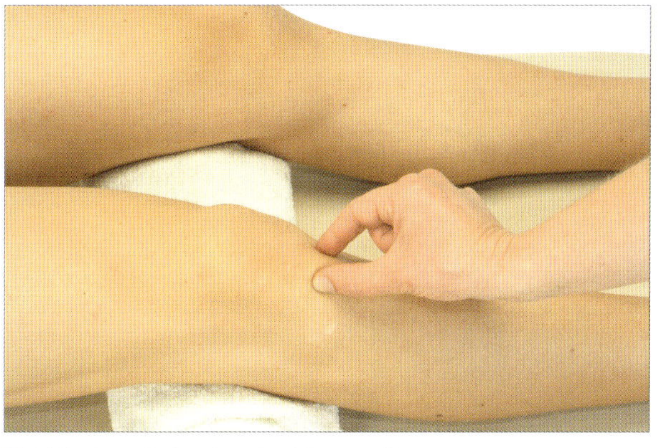

◻ **Abb. 8.44** Palpation des Lig. patellae

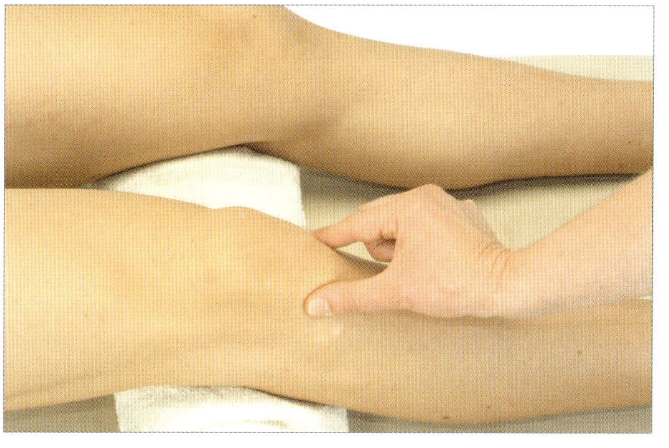

◻ **Abb. 8.45** Palpation des Hoffa-Fettkörpers

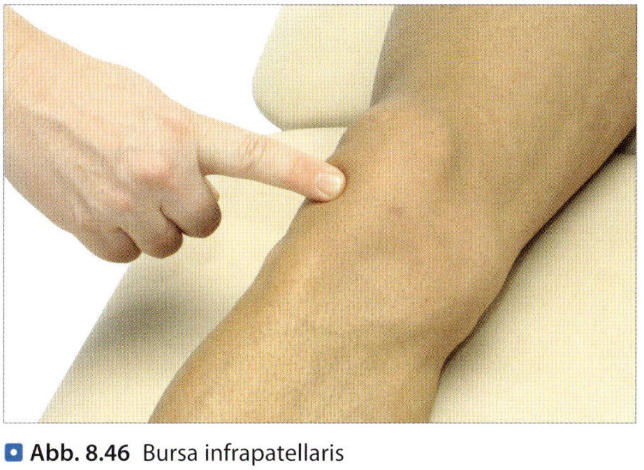

◻ **Abb. 8.46** Bursa infrapatellaris

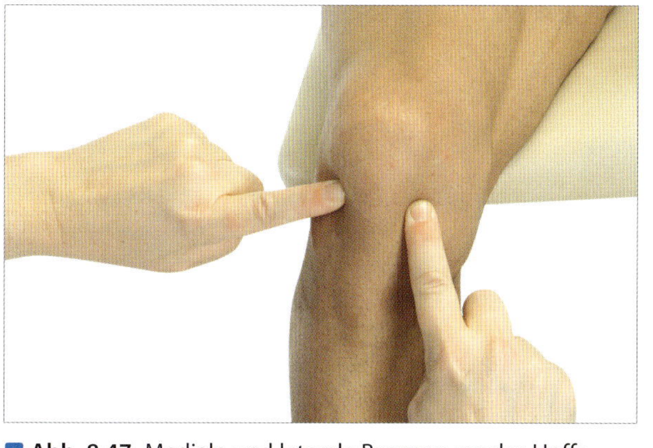

◻ **Abb. 8.47** Mediale und laterale Begrenzung des Hoffa-Fettkörpers

Epicondyli lateralis und medialis femoris und Tuberculum adductorium

Anatomie

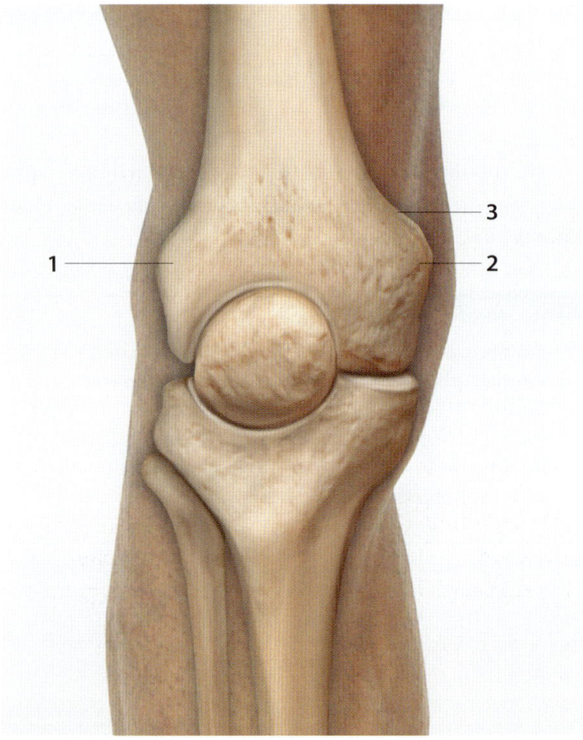

Abb. 8.48 Epicondyli lateralis (**1**) und medialis femoris (**2**) und Tuberculum adductorium (**3**)

Die Condyli medialis und lateralis femoris bilden den distalen Abschluss des Femur. Oberhalb des Condylus medialis wölbt sich der Epicondylus medialis hervor. Auf ihm befindet sich eine kleine Erhabenheit, das Tuberculum adductorium, das Fasern des M. adductor magnus zum Ansatz dient.

Oberhalb des Condylus lateralis, getrennt durch den Sulcus popliteus, befindet sich der Epicondylus lateralis. Die Epicondylen bilden Ansatzstellen für den Kapsel-Band-Apparat.

Beschreibung der Palpation

ASTE

Der Patient befindet sich in Rückenlage, die Knie sind mit einer kleinen Rolle unterlagert.

Alternativ kann der Patient am Rand der Behandlungsbank mit frei hängendem Unterschenkel sitzen.

Durchführung

Der Therapeut palpiert den Epicondylus lateralis femoris mit flächig angesetzten Fingern am lateralen, distalen Oberschenkel oberhalb des Kniegelenkspalts. Er tastet den medialen Epicondylus am medialen, distalen Oberschenkel.

Palpiert der Therapeut mit gestütztem Zeigefinger am Epicondylus medialis femoris leicht nach kranial-lateral, gelangt er in der Tiefe auf das Tuberculum adductorium.

Palpationsqualität

Beide Epicondylen sind als feste knöcherne Erhebungen deutlich zu spüren. Der Bereich um das Tuberculum adductorium ist sehr druckempfindlich, aber nicht bei allen Patienten gut auffindbar.

Differenzierung

Die Epicondylen sind aufgrund ihrer Größe und knöchernen Struktur gut vom umliegenden Gewebe abzugrenzen. Für das Auffinden des Tuberculum adductorium ist es hilfreich, den Patienten in die Hüftadduktion spannen zu lassen und dem M. adductor magnus bis zu seinem Ansatz zu folgen.

Hinweis

Die Palpation sollte wegen der Schmerzempfindlichkeit im Bereich des Tuberculum adductorium vorsichtig durchgeführt werden.

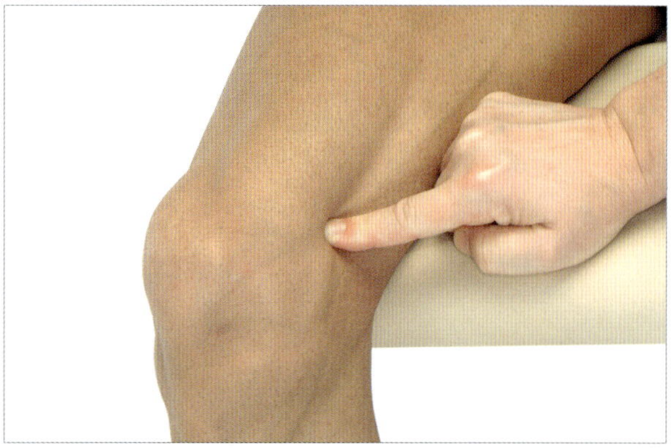

Abb. 8.49 Tuberculum adductorium am Condylus medialis femoris

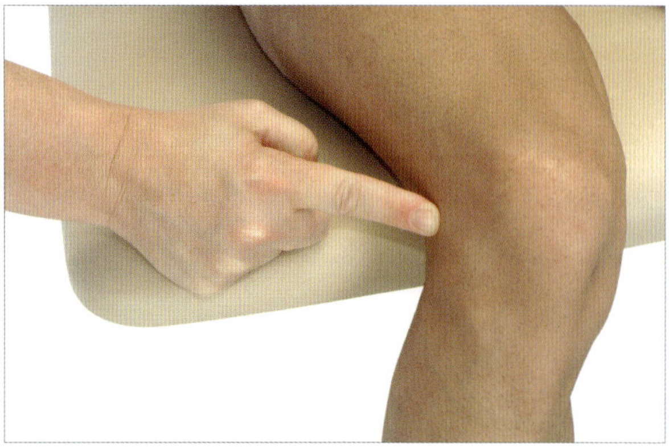

Abb. 8.50 Epicondylus lateralis femoris

Condyli medialis und lateralis femoris

Anatomie

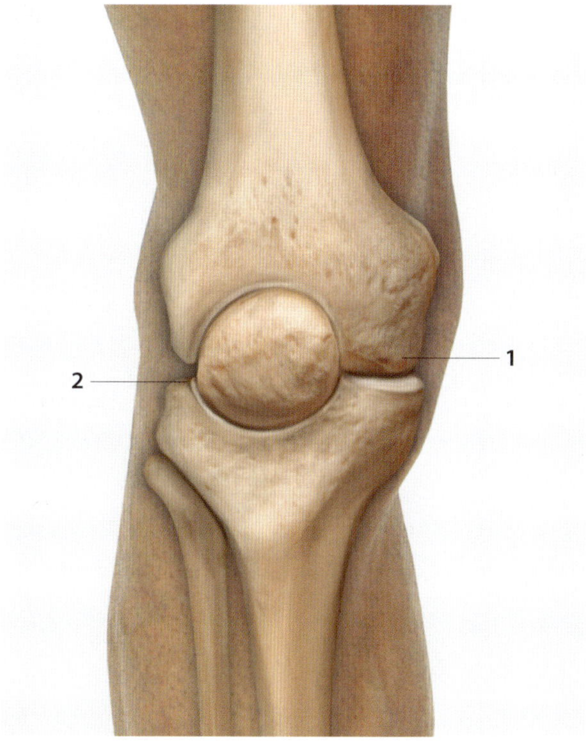

Abb. 8.51 Condyli medialis (**1**) und lateralis femoris (**2**)

Condyli medialis und lateralis femoris

Die Condyli medialis und lateralis femoris bilden den distalen Abschluss des Femur und divergieren nach distal und dorsal. Beide sind ventralseitig durch die Facies patellaris miteinander verbunden, während sie dorsalseitig durch die Fossa intracondylaris getrennt sind.

Durch die Schrägstellung des Femur ist der Condylus medialis größer, er bildet im aufrechten Stand eine horizontale Belastungsebene. Beide Condylen sind nach distal konvex, wobei die Krümmung nach dorsal zunimmt. Die Condyli lateralis und medialis femoris artikulieren mit den Facetten des Tibiaplateaus und bilden somit den proximalen Anteil der Art. genus.

Die Facies patellaris befindet sich ventral zwischen den Condylen, kommuniziert mit der Dorsalfläche der Patella und bildet das femoropatellare Gleitlager. Dabei ist der Condylus lateralis nach ventral prominenter als der Condylus medialis.

Pathologie

Nach einer (Teil-)Resektion des Meniscus kommt es zu einer relativen Inkongruenz der Gelenkflächen mit resultierenden erhöhten Druckspannungen auf den Knorpel. Dies kann zu arthrotischen Veränderungen im Bereich der Femurkondyle oder des Tibiaplateaus führen.

Beschreibung der Palpation

ASTE

Der Patient befindet sich in Rückenlage, das Bein ist angestellt, so dass das Knie stark flektiert ist.

Durchführung

Der Therapeut palpiert medial und lateral des Lig. patellae und des Hoffa-Fettkörpers mit beiden Daumen den Kniegelenkspalt. Proximal des Gelenkspalts befinden sich die mediale und laterale Femurkondyle. Bei starker Flexionsstellung palpiert der Therapeut die Gelenkflächen proximal des Gelenkspalts.

Palpationsqualität

Die Femurkondylen sind als harte Strukturen nur in Knieflexion deutlich tastbar.

Differenzierung

Aufgrund ihrer knöchernen Struktur und Größe sind die Condylen in Knieflexion deutlich von den umliegenden Strukturen zu differenzieren.

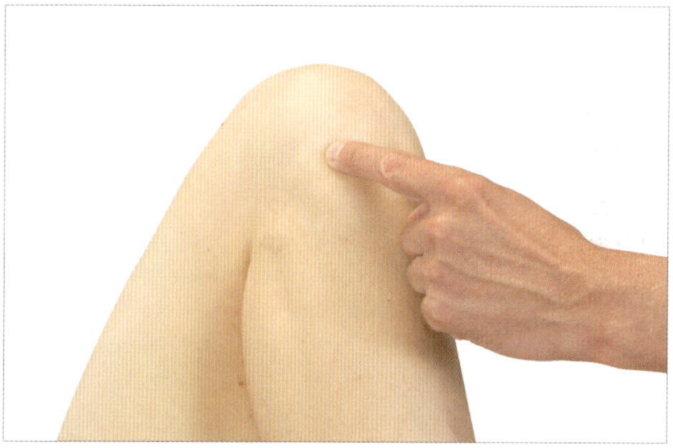

Abb. 8.52 Condylus lateralis in maximaler Knieflexion

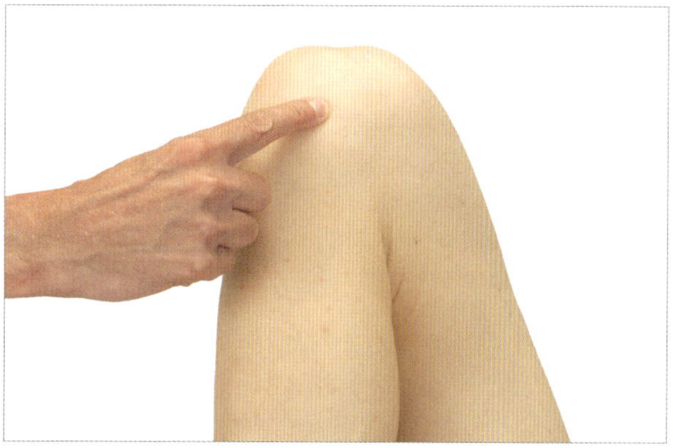

Abb. 8.53 Condylus medialis in maximaler Knieflexion

Medialer Gelenkspalt mit Meniscus medialis und lateraler Gelenkspalt mit Meniscus lateralis

Anatomie

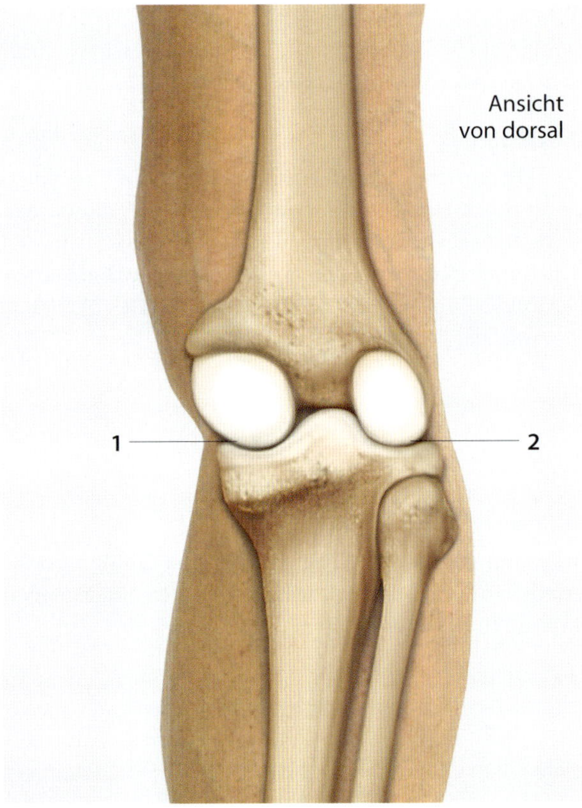

Abb. 8.54 Medialer (1) und lateraler Gelenkspalt (2)

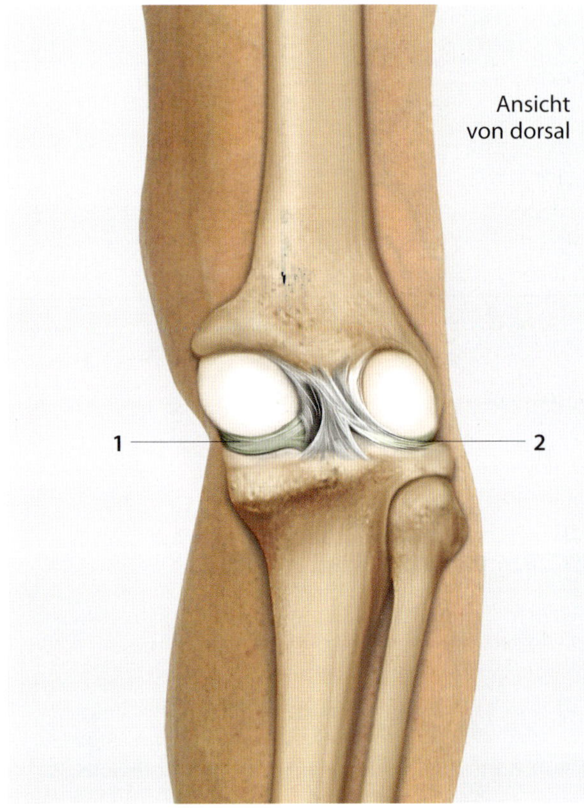

Abb. 8.55 Menisci medialis (1) und lateralis (2)

Medialer Gelenkspalt

Der mediale Gelenkspalt wird aus der konvexen Gelenkfläche des Condylus medialis femoris und der recht planen Gelenkfläche der medialen Tibia gebildet. Die entstehende Inkongruenz wird durch den Meniscus medialis ausgeglichen.

Meniscus medialis

Der Meniscus medialis ist halbmondförmig und mit dem Lig. collaterale mediale verwachsen. Er ist dorsal deutlich breiter als ventral. Im Querschnitt zeigt er eine keilförmige Form, wobei die hohe Seite des Keils nach außen zeigt. Somit wird die Inkongruenz optimal ausgeglichen. Seine Befestigungsstellen über das Vorder- und Hinterhorn an der Tibia liegen recht weit auseinander. Die Beweglichkeit des Meniscus medialis ist durch seine Befestigungen am Lig. collaterale mediale deutlich eingeschränkter als die des Meniscus lateralis.

Lateraler Gelenkspalt

Der laterale Gelenkspalt wird aus der konvexen Gelenkfläche des Condylus lateralis femoris und der recht planen Gelenkfläche der lateralen Tibia gebildet. Die entstehende Inkongruenz wird durch den Meniscus lateralis ausgeglichen.

Meniscus lateralis

Der Meniscus lateralis ist nahezu kreisförmig und insgesamt nahezu gleich breit. Im Querschnitt zeigt auch er eine keilförmige Struktur, wobei die hohe Seite des Keils nach außen zeigt, um die Inkongruenz optimal auszugleichen. Seine Befestigungsstellen über das Vorder- und Hinterhorn an der Tibia liegen nah beieinander. Die Beweglichkeit des lateralen Meniscus ist deutlich besser als die des medialen Meniscus, da er nicht mit dem Lig. collaterale laterale verwachsen ist.

Pathologie

Nach einer (Teil-)Resektion des Meniscus kommt es zu einer relativen Inkongruenz der Gelenkflächen mit resultierenden erhöhten Druckspannungen auf den Knorpel. Dies kann zu arthrotischen Veränderungen führen.

Hinweis

Verletzungen des Meniscus medialis kommen ca. 20-mal häufiger vor, da sich der Meniscus lateralis den Bewegungen des Knies viel besser anpassen kann.

Beschreibung der Palpation

ASTE

Der Patient sitzt am Rand der Behandlungsbank, der Unterschenkel hängt frei.

Durchführung

Medial des Hoffa-Fettkörpers palpiert der Therapeut mit dem Zeigefinger oder dem Daumen den medialen Gelenkspalt. Auf dem Tibiaplateau ist der vordere Anteil des medialen Meniscus zu tasten. Den lateralen Gelenkspalt palpiert der Therapeut mit dem Zeigefinger oder dem Daumen lateral des Hoffa-Fettkörpers.

Auf dem Tibiaplateau ist der vordere Anteil des Meniscus lateralis zu tasten.

Palpationsqualität

Der Gelenkspalt ist als harte Struktur medial und lateral des Lig. patellae gut auffindbar, die Menisci sind nicht deutlich zu palpieren.

Praxistipp

Bei Außenrotation des Knies wird der mediale Meniscus am stärksten verlagert und gestresst **(Meniscus-Tests)**, in Innenrotation wird er entlastet.

Differenzierung

Der Gelenkspalt befindet sich ungefähr in der Mitte einer gedachte Linie zwischen Apex patellae (▸ S. 386) und Tuberositas tibiae (▸ S. 388). Zur besseren Differenzierung palpiert der Therapeut erst das Lig. patellae und den Hoffa-Fettkörper (▸ S. 380 f.).

Der Innenmeniskus ist oft besser in Extension oder Innenrotation des Knies palpierbar. Lateral des Lig. patellae und des Hoffa-Fettkörpers (▸ S. 380 f.) befindet sich der laterale Gelenkspalt. Dieser ist ca. einen Patientenquerfinger kranial des Fibulaköpfchens zu finden.

Der Außenmeniskus ist meist besser in Knieaußenrotation oder passiver Extension zu palpieren.

Hinweis

Die Menisci sind halbmondförmig und unterschiedlich groß. Eine Eselsbrück lautet: **„OeCi"** – der **e**xterne (laterale) Meniscus ist eher rund (**e** = **O**) mit kleinem Radius, der **i**nterne (mediale) ist oval (**i** = **C**) und hat einen großen Radius.

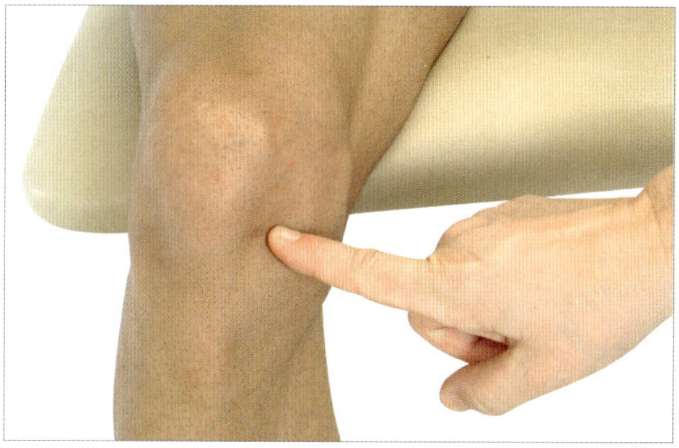

Abb. 8.56 Medialer Kniegelenkspalt

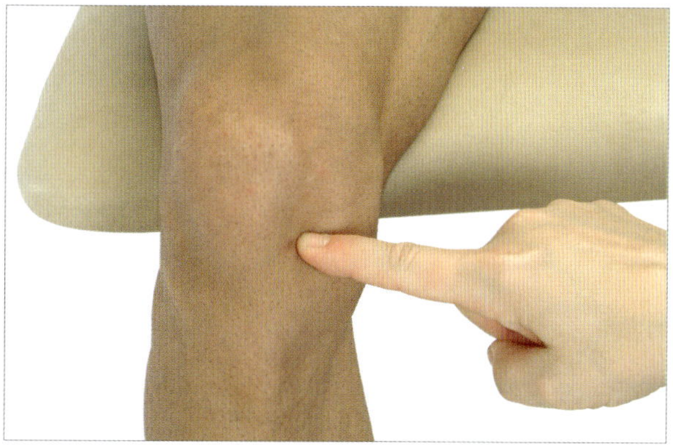

Abb. 8.57 Meniscus medialis in leichter Knieinnenrotation

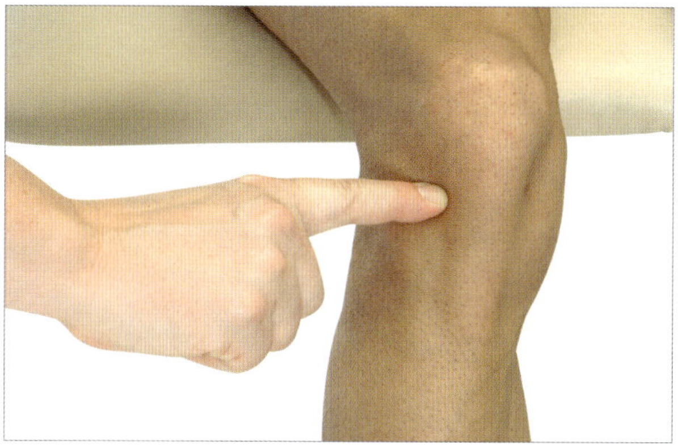

Abb. 8.58 Lateraler Kniegelenkspalt

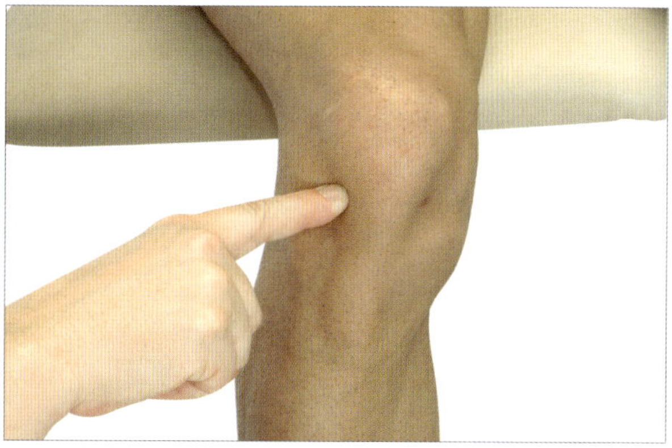

Abb. 8.59 Meniscus lateralis in leichter Knieaußenrotation

Patella und Bursa praepatellaris

Anatomie

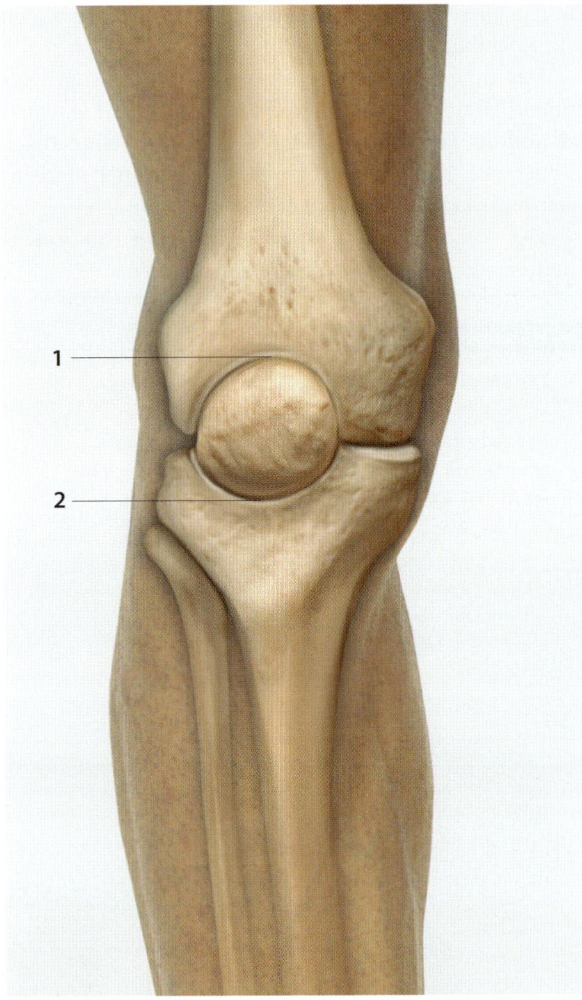

Abb. 8.60 Basis patellae (**1**) und Apex patellae (**2**)

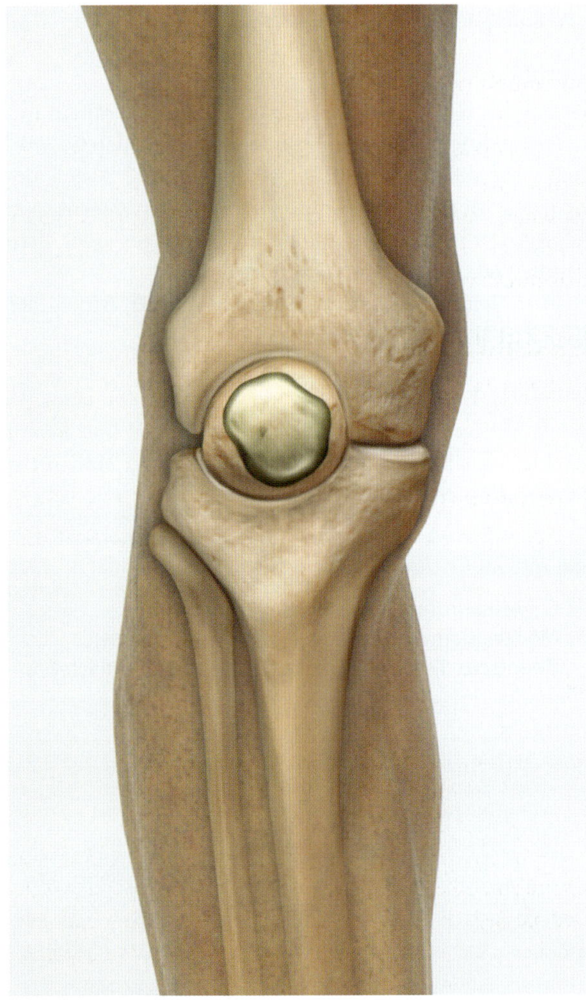

Abb. 8.61 Bursa praepatellaris

Patella

Die Patella ist das größte Sesambein des menschlichen Körpers. Ihre Form ist nahezu dreieckig, wobei die Basis nach kranial und der Apex nach kaudal gerichtet ist.

An der Basis patellae inseriert die Ansatzsehne des M. quadriceps femoris, am Apex patellae entspringt das Lig. patellae. Die Patella ist somit funktionell komplett in den M. quadriceps femoris eingebettet. Die dorsale Seite der Patella bildet die Gelenkfläche zum Femur. Sie ist in eine laterale und mediale Facette unterteilt, die mit dem jeweiligen Condylus des Femur Kontakt aufnimmt.

Hinweis

Es können Formvarianten der Patella auftreten (**Patella bipartita**), die von Frakturen zu unterscheiden sind. Die Patella besitzt den am besten ausgebildeten Knorpel mit einer Stärke von ca. 6 mm.

Bursa praepatellaris

Die Bursa praepatellaris befindet sich subkutan, unmittelbar vor der Patella und kann unterschiedlich groß sein.

Pathologie

- Bei knieenden Tätigkeiten kann es zu Reizung der Bursa praepatellaris kommen (Fliesenlegen etc).
- Schmerzzustände im Patellabereich werden als **patellofemorales Syndrom** klassifiziert. McConnell u. Cook (2005) beschreiben zwei Möglichkeiten der Ätiologie dieser Beschwerden:
  - Knorpelveränderungen aufgrund eines „Malalignements" (Fehlstellung der Rückseite der Patella in Bezug zur Facies patellaris femoris).
  - Extreme mechanische Belastung und chemische Irritation der Nervenendungen plus peripatellare Synovitis.

Beschreibung der Palpation

ASTE

Der Patient befindet sich in Rückenlage, die Knie können mit einer kleinen Rolle unterlagert werden.

Durchführung

Mit flächig angesetztem Zeigefinger palpiert der Therapeut am Oberrand der Kniescheibe die Basis patellae.

Den Apex patellae palpiert er distal an der Kniescheibe zwischen Daumen und Zeigefinger. Mit flächig angesetzten Fingern ist im Falle einer Bursitis die Bursa praepatellaris direkt ventral der Patella zu tasten.

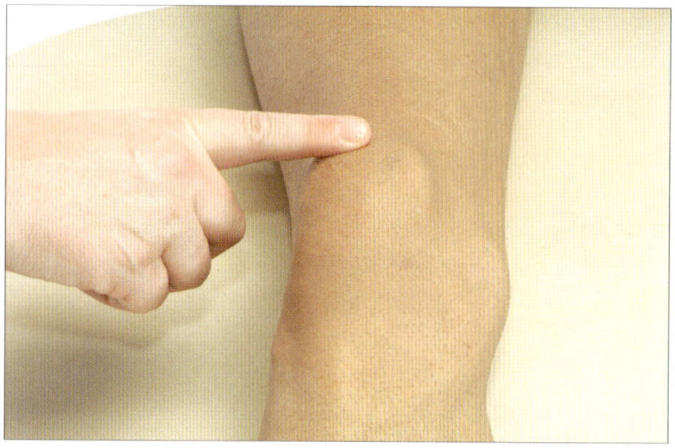

Abb. 8.62 Basis patellae

Praxistipp

Beim **Patellaspitzen-Syndrom** ist der ligamentäre Ansatz an der Patellaspitze oft druckdolent.

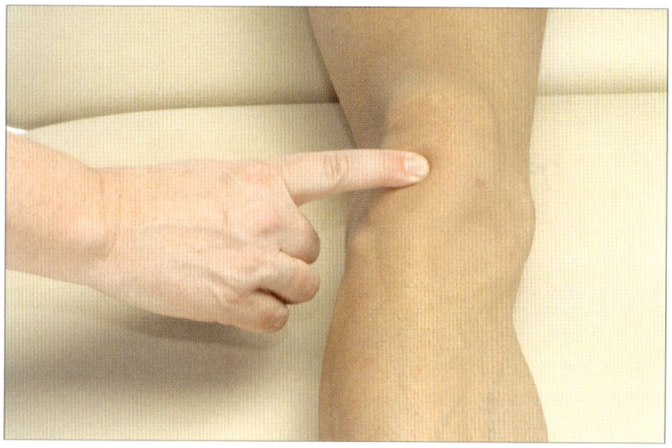

Abb. 8.63 Apex patellae

Palpationsqualität

Die knöchernen Strukturen sind deutlich und leicht auffindbar. Bei einer Bursitis ist die Bursa praepatellaris als teigige Struktur schmerzhaft ventral der Patella zu palpieren.

Differenzierung

Unter alternierender Anspannung in die Knieextension ist der Oberrand der Patella deutlicher zu palpieren. Folgt der Therapeut der Spannung des Lig. patellae nach proximal, gelangt er auf die Patellaspitze.

Schiebt er die Patella nach lateral, kann er die lateralen Konturen besser tasten, schiebt er sie nach medial, ist die mediale Begrenzung deutlicher palpierbar. Aufgrund ihrer knöchernen Struktur ist die Patella gut von den ligamentären, sehnigen und muskulären Strukturen abzugrenzen.

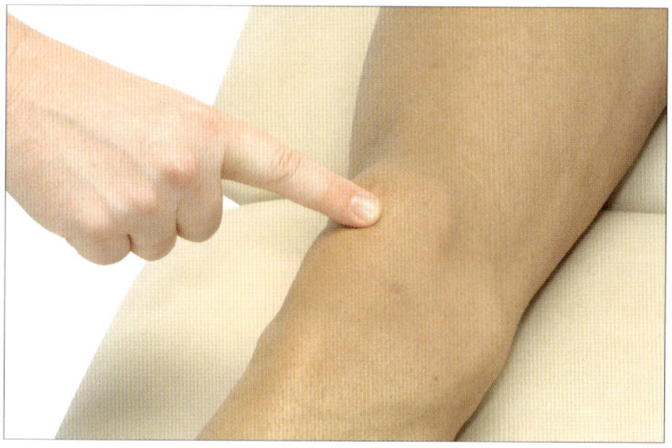

Abb. 8.64 Bursa praepatellaris

Hinweis

- Bei Extensionsstellung des Knies steht die Basis patellae normalerweise horizontal. Liegt der laterale Anteil höher als der mediale, liegt eine Lateralisation der Patella vor. Umgekehrt, jedoch seltener, tritt eine Medialisationstendenz der Patella auf.
- McConnell u. Cook (2005) beschrieben, dass erfahrene Manualtherapeuten eine gute Inter-tester-Reliabilität in Bezug auf die medio-laterale Positionsbestimmung aufweisen. Auch der Vergleich mit MRI-Messungen ergab gute Übereinstimmungen (Herrington 2002).

Tibiaplateau mit Condyli medialis und lateralis tibiae und Tuberositas tibiae

Anatomie

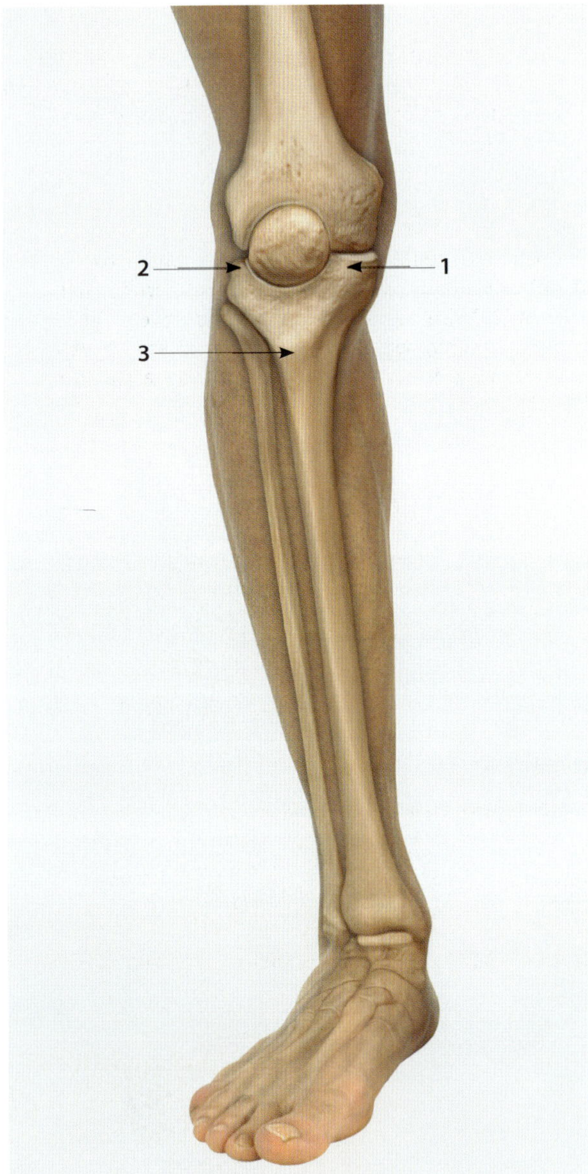

■ **Abb. 8.65** Tibiaplateau mit Condyli medialis (**1**) und lateralis (**2**) tibiae und Tuberositas tibiae (**3**)

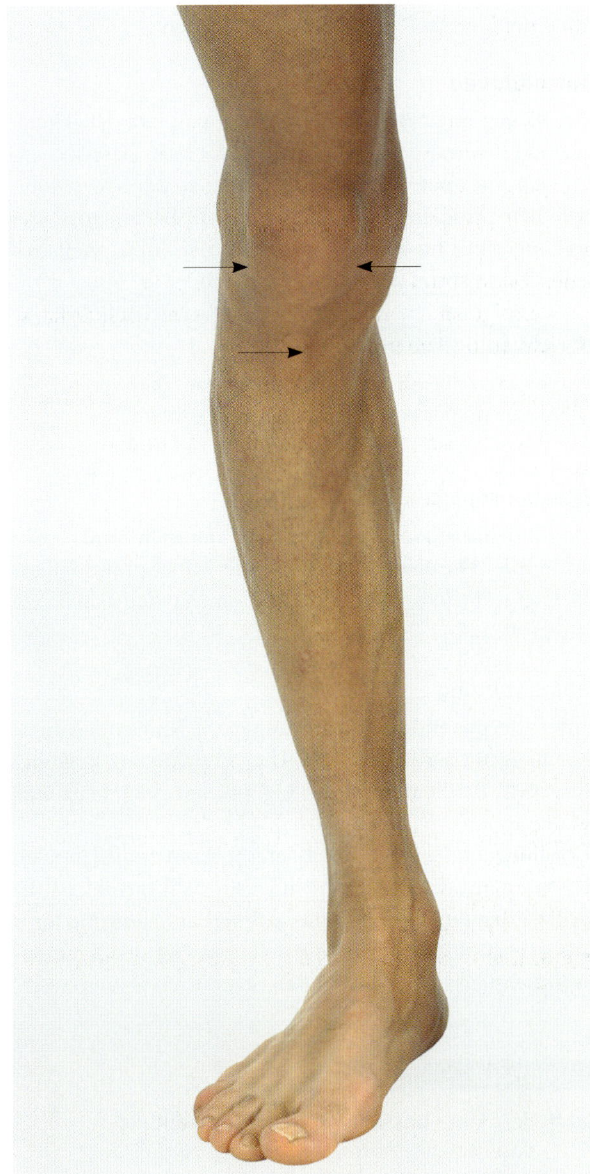

■ **Abb. 8.66** Topografische Lage der Condyli medialis und lateralis tibiae und der Tuberositas tibiae

Tibiaplateau mit Condyli medialis und lateralis tibiae

Die Condyli medialis und lateralis tibiae bilden den proximalen Abschluss der Tibia und befinden sich auf dem Tibiaplateau. Gegenüber dem Tibiaschaft sind sie sowohl nach dorsal als auch seitlich ausladend und tragen die Facies articularis superior tibiae, die durch die Eminentia intercondylaris in die mediale und laterale Facette unterteilt wird.

Die Gelenkflächen kommunizieren mit den Femurcondylen und bilden die Art. genus. Lateral-dorsal befindet sich am Condylus lateralis die Facies articularis fibularis als Teil des proximalen Tibiofibulargelenks.

Tuberositas tibiae

Die Tuberositas tibiae befindet sich ventralseitig, medial am Übergang vom Tibiaschaft zum Tibiakopf, sie liegt ca. drei Patientenquerfinger unterhalb des Apex patellae. Von der Tuberositas tibiae verläuft die Margo anterior der Tibia nach kaudal. Die Tuberositas tibiae bildet den knöchernen Ansatz für die Patellarsehne, die sich zwischen dem Apex patellae und der Tuberositas erstreckt.

Beschreibung der Palpation

ASTE

Der Patient befindet sich in Rückenlage, die Knie können mit einer kleinen Rolle unterlagert werden.

Durchführung

Der Therapeut palpiert medial und lateral des Lig. patellae und des Hoffa-Fettkörpers mit beiden Zeigefingern den Kniegelenkspalt oberhalb des Tibiaplateaus (◘ Abb 8.67). Das Tibiaplateau befindet sich auf den Condyli medialis und lateralis tibiae, die vom Tibiaplateau nach distal zwischen Daumen und Zeigefinger zu palpieren sind.

Verfolgt der Therapeut das Lig. patellae nach distal, so erreicht er die Tuberositas tibiae.

Palpationsqualität

Die Tuberositas tibiae ist als harte Knochenerhebung leicht auffindbar, das Tibiaplateau ist nur anteilig medial und lateral des Hoffa-Fettkörpers zu tasten.

Der Kondylenbereich der Tibia ist ventral gut knöchern palpierbar, dorsal ist er teilweise muskulär überlagert. Die Femurkondylen sind nur in Flexion tastbar.

Differenzierung

Als günstigste Orientierungshilfe dient das Lig. patellae (► S. 360 f.). Die knöchernen Strukturen sind aufgrund ihrer Festigkeit gut von den umliegenden muskulären und ligamentären Strukturen zu differenzieren.

Hinweis

Beim **Morbus Osgood-Schlatter** kommt es zu einer schmerzhaften Reizung der Sehneninsertion an der Tuberositas tibiae, die Sehne ist verdickt und schmerzhaft. Es wird vermutet, dass trainingsbedingte Mikroverletzungen oder Überlastungen diese Symptomtik verursachen.

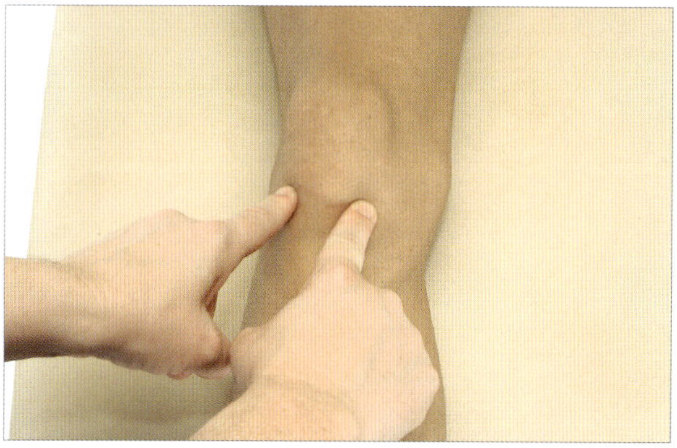

◘ **Abb. 8.67** Palpation des Kniegenkspalts oberhalb des Tibiaplateaus

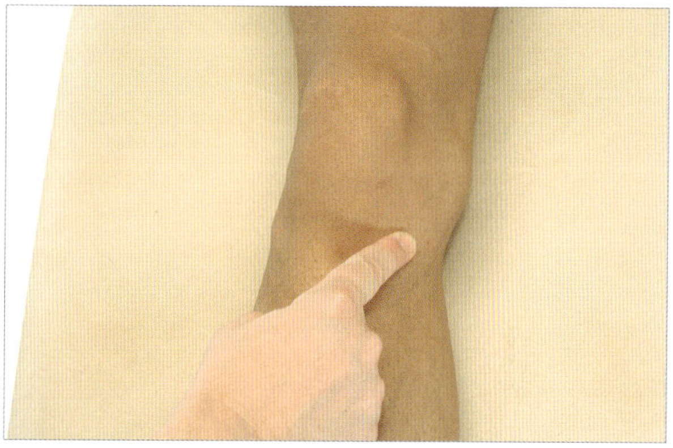

◘ **Abb. 8.68** Condylus medialis tibiae

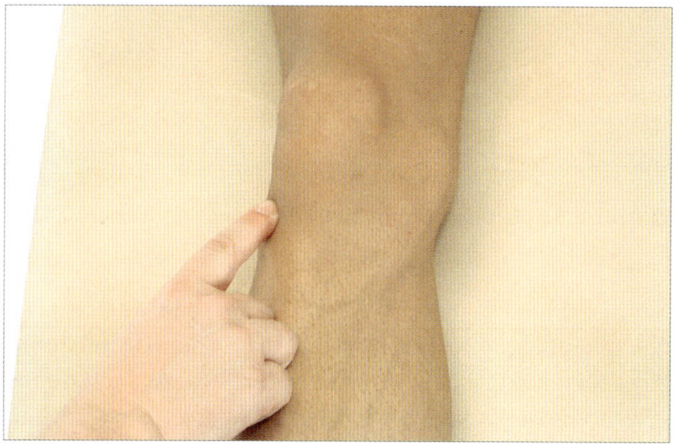

◘ **Abb. 8.69** Condylus lateralis tibiae

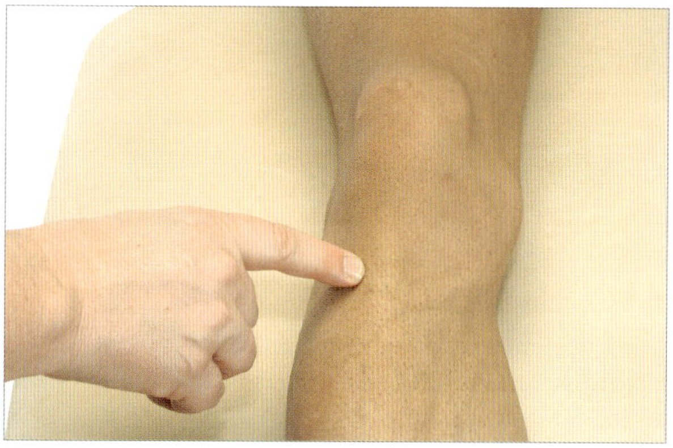

◘ **Abb. 8.70** Tuberositas tibiae

Tuberculum v. Gerdy (Tuberculum tractus iliotibialis), Caput fibulae und Facies lateralis fibulae

Anatomie

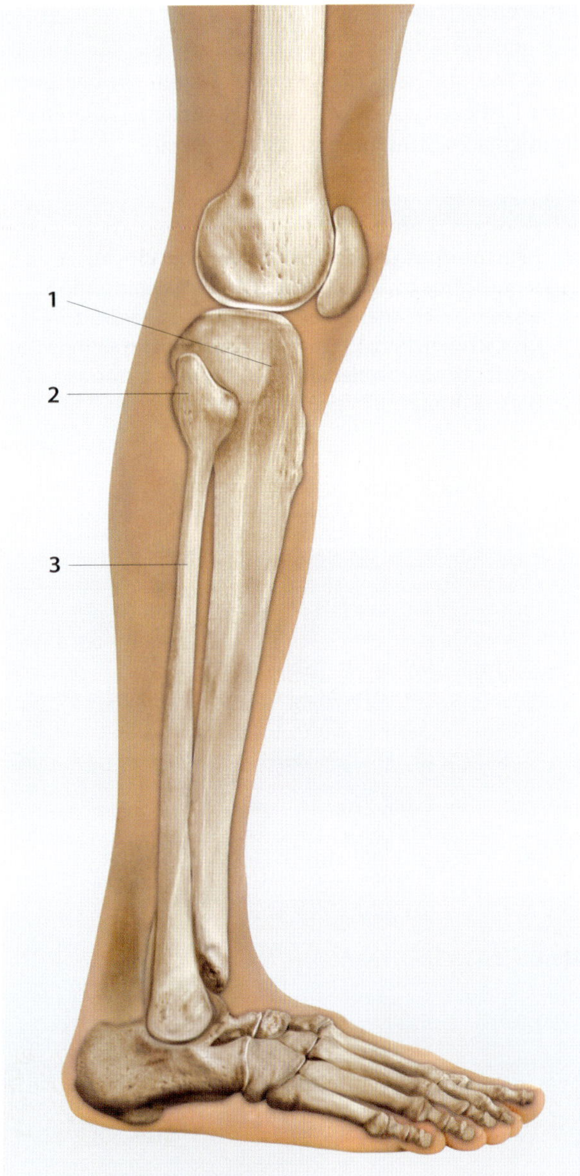

Abb. 8.71 Tuberculum v. Gerdy (**1**), Caput fibulae (**2**) und Facies lateralis fibulae (**3**)

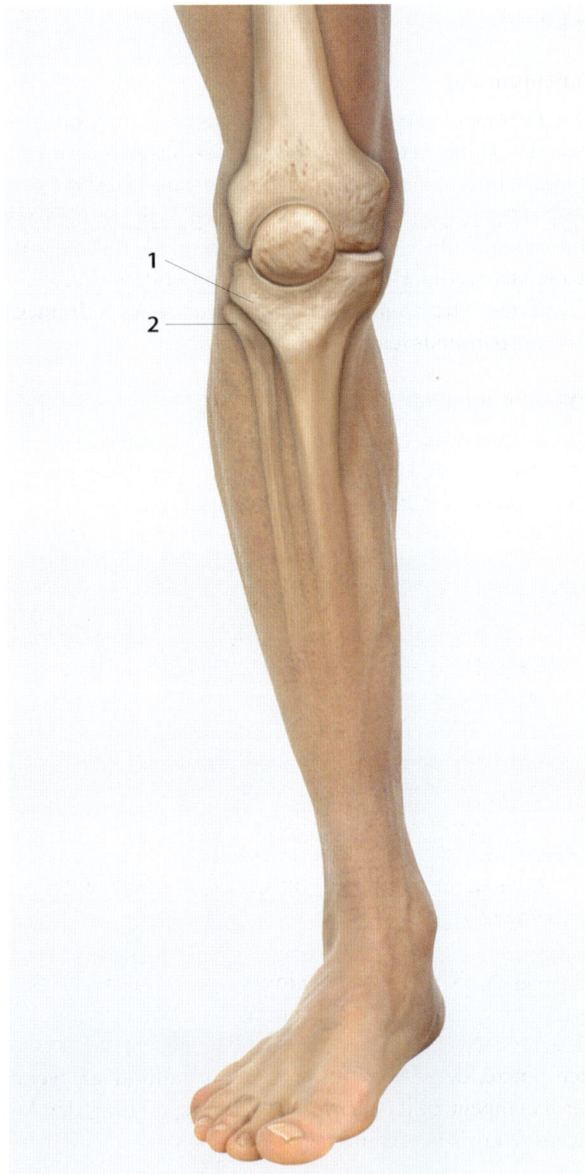

Abb. 8.72 Tuberculum v. Gerdy (**1**) und Caput fibulae (**2**)

Tuberculum v. Gerdy

Das Tuberculum v. Gerdi befindet sich ventrolateral am Condylus lateralis tibiae. Es dient dem Tractus iliotibialis als Ansatzstelle.

Caput fibulae und Facies lateralis fibulae

Das Caput fibulae bildet das proximale Ende der Fibula. Zur Tibia gerichtet besitzt es die Facies articularis capitis, die mit der Gelenkfläche an der lateralen Tibia artikuliert und die Art. tibiofibulare bildet. Kranial besitzt es einen kleinen Höcker, den Apex capitis. Nach kaudal geht das Caput fibulae in den Corpus fibulae über, der in der proximalen Hälfte eine nach außen gerichtete Facies lateralis besitzt. Die Facies lateralis fibulae wird zum Teil vom M. peroneus longus überdeckt.

Praxistipp

Bei Lagerungen in Seitenlage kann es sehr leicht zu Druckschädigungen des N. peroneus kommen, da er im Bereich des Caput fibulae sehr oberflächlich verläuft.

Beschreibung der Palpation

ASTE

Der Patient befindet sich in Rückenlage, die Knie sind mit einer kleinen Rolle unterlagert.

Durchführung

Der Therapeut palpiert das Tuberculum v. Gerdy (Tuberculum tractus iliotibialis) mit flächig angesetztem Zeigefinger ventrolateral im Bereich des Condylus lateralis tibiae. Nach lateral-kranial palpiert er mit gleicher Technik das Caput fibulae von ventral. Nach distal schließt sich die Außenfläche der Fibula an, die mit flächig angesetztem Zeigefinger nach distal zu palpieren ist, sofern sie nicht vom M. peroneus longus überlagert wird.

Palpationsqualität

Das Tuberculum v. Gerdy und das Caput fibulae sind als knöcherne Erhebung gut tastbar, die laterale Fibulakante wird von den Mm. peronei überdeckt und ist erst im distalen Anteil wieder deutlicher zu palpieren.

Differenzierung

Als Orientierungshilfe zur Palpation des Tuberculum v. Gerdy dienen folgende anatomische Punkte:

- Das Tuberculum liegt leicht lateral, proximal von der Tuberositas tibiae.
- Es befindet sich ungefähr mittig auf der Linie zwischen Tuberositas tibiae und Fibulaköpfchen.
- Der Tractus iliotibialis wird vom Therapeuten bis zu seiner Insertionsstelle verfolgt.
- Distal am Tuberculum nimmt der M. tibialis anterior seinen Ursprung.

Verfolgt der Therapeut die Fibula von lateral mit flächig angestezten Daumenballen nach kranial, erreicht er das Fibulaköpfchen. Das Caput fibulae mit seiner kranialen Spitze, dem Apex fibulae, ist gut auffindbar, wenn der Therapeut unter alternierender Anspannung des M. biceps femoris der Sehne nach distal folgt.

Hinweis

- Die Palpation im Bereich des Caput fibulae sollte vorsichtig durchgeführt werden, um eine Kompression des N. peroneus zu vermeiden.
- Am Apex capitis fibulae inserieren der M. biceps femoris, das Lig. collaterale laterale und ein Anteil des Tractus iliotibialis.

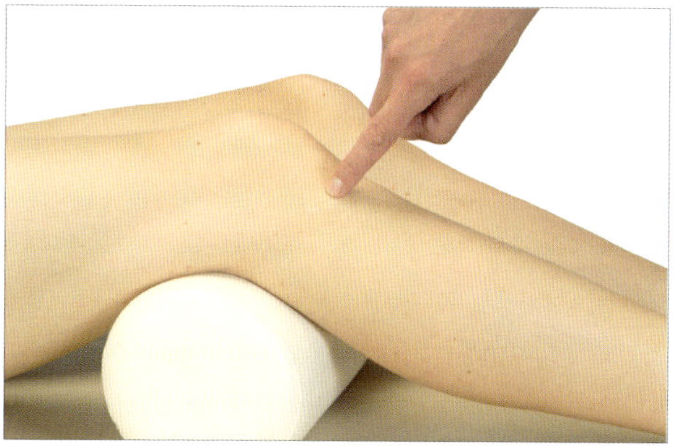

Abb. 8.73 Tuberculum v. Gerdy

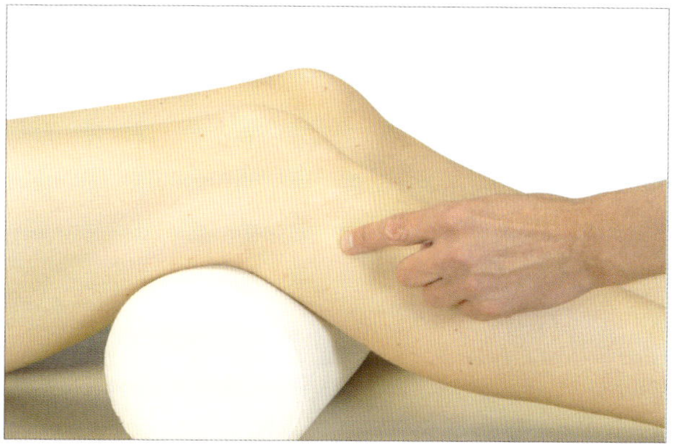

Abb. 8.74 Caput fibulae

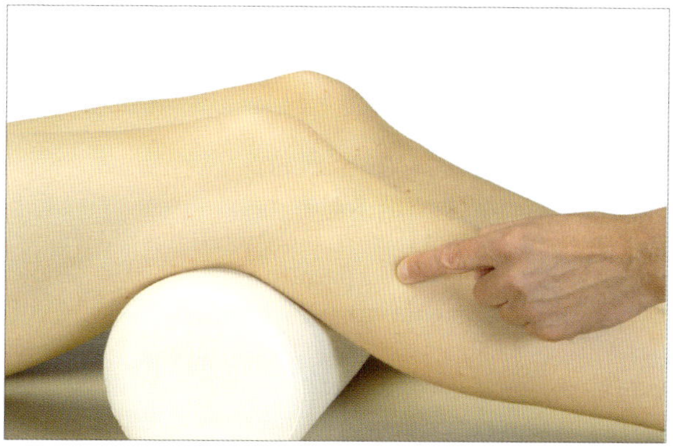

Abb. 8.75 Facies lateralis fibulae

Margo anterior tibiae und Facies medialis tibiae

Anatomie

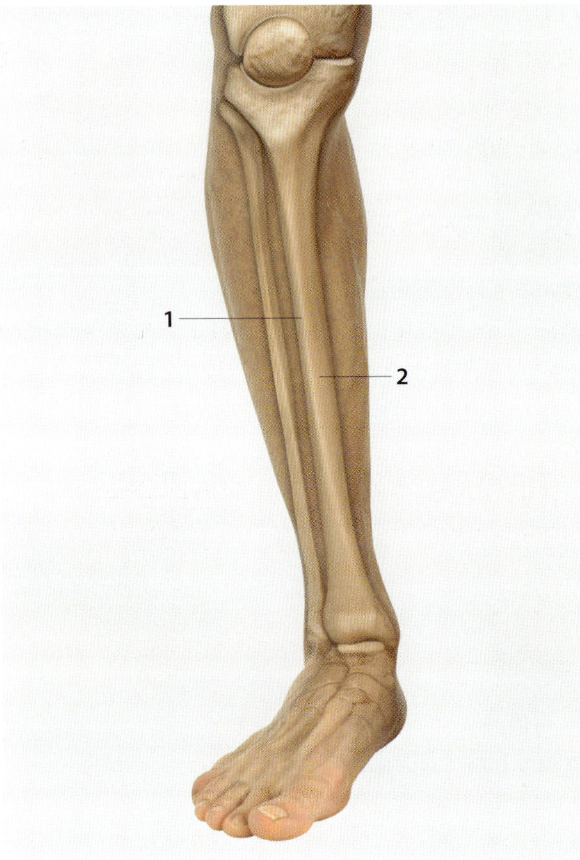

Abb. 8.76 Margo anterior tibiae (**1**) und Facies medialis tibiae (**2**)

Der nahezu dreieckige Corpus tibiae besitzt nach ventral eine deutliche knöcherne Kante, die Margo anterior tibiae. Nach kranial geht diese in die Tuberositas tibiae über, nach distal-medial läuft sie flach aus.

Die Margo anterior trennt die Facies medialis von der Facies lateralis tibiae. Die Facies medialis befindet sich direkt unter der Haut und ist somit medialseitig der Margo in dem Bereich zwischen der Tuberositas bis oberhalb des Sprunggelenks zu palpieren.

Hinweis

Das Periost der Tibia liegt im Bereich der Margo anterior direkt unter der Haut. Da das Periost sehr stark sensibel innerviert ist, sind Stöße gegen das Schienbein sehr schmerzhaft.

Beschreibung der Palpation

ASTE

Der Patient befindet sich in Rückenlage, die Knie können mit einer kleinen Rolle unterlagert werden.

Durchführung

Der Therapeut palpiert die Vorderkante der Tibia mit flächig aufgesetztem Zeigefinger von der Tuberositas tibiae nach distal. Medial davon ist die Facies medialis tibiae zu tasten (Abb. 8.77 u. 8.78).

Palpationsqualität

Die Vorderkante der Tibia ist als deutliche knöcherne Kante palpierbar. Auch die Facies medialis der Tibia ist gut tastbar, im proximalen Bereich wird sie zum Teil vom Pes anserinus bedeckt.

Differenzierung

Zur Orientierung dient die Kontraktion des M. tibialis anterior (► S. 372) durch eine Dorsalextension und Supination des Fußes. Medial des Muskels befindet sich die Tibiakante. Sie zeigt in der Frontalebene eine leichte S-Form.

Pathologie

Schmerzhaftigkeiten im vorderen Tibiabereich können in Folge eines **Morbus Paget** auftreten. Dies ist eine progrediente Skeletterkrankung, die durch einen erhöhten Knochenumbau, erhöhten Knochenabbau und Frakturrisiko gekennzeichnet ist.

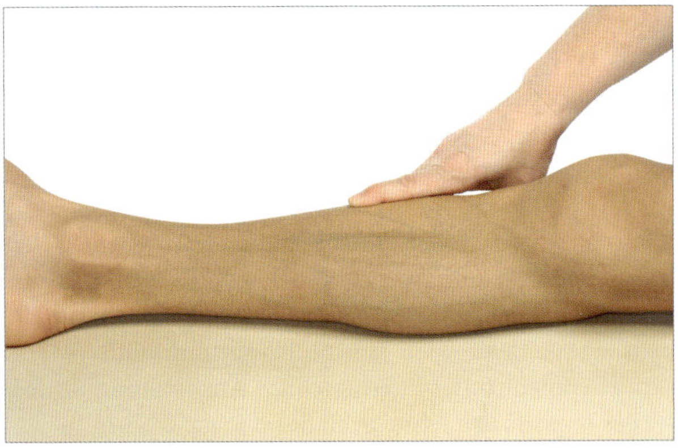

Abb. 8.77 Palpation der Margo anterior tibiae

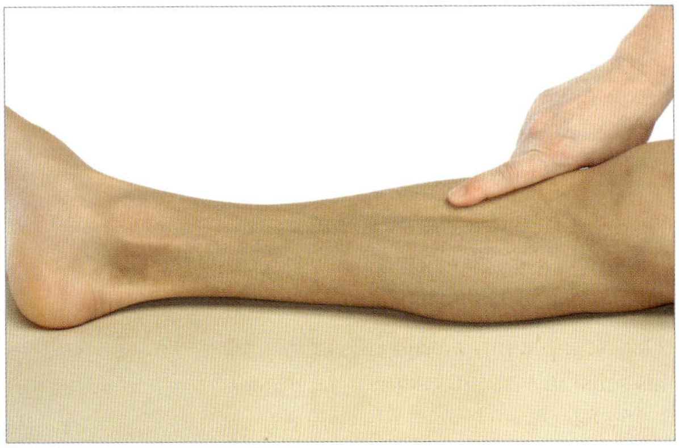

Abb. 8.78 Palpation der Facies medialis tibiae

N. saphenus

Anatomie

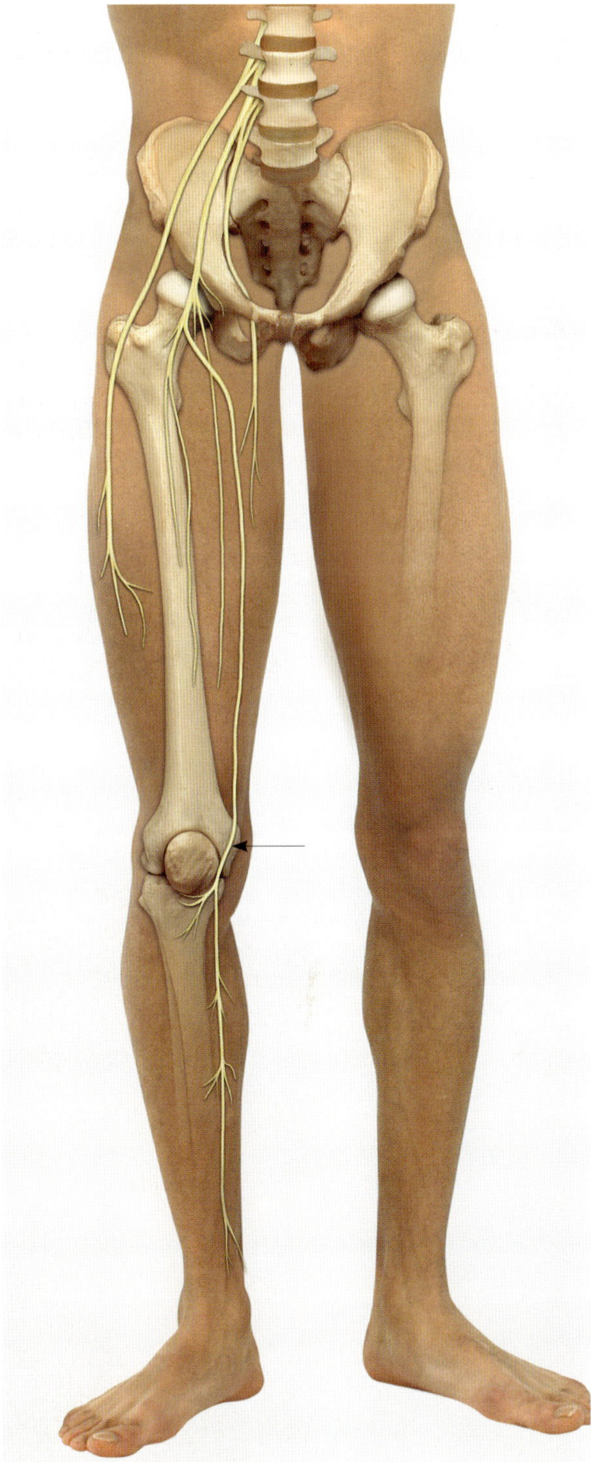

■ **Abb. 8.79** N. saphenus

Der N. saphenus zweigt sich dicht unter dem Leistenband als sensibler Ast aus dem N. femoralis ab. Er bezieht somit seine Fasern aus den Segmenten L1–L4.

Der N. saphenus verläuft mit der A. und V. femoralis medial am Oberschenkel durch den Adduktorenkanal, durchstößt die Membrana vastoadductoria und verläuft unter dem M. sartorius zur Medialseite des Knies. Hier gibt er einen R. infrapatellaris zur Innervation der medialen Hautregion des Knies ab. Im Weiteren folgt er der V. saphena magna und versorgt sensibel die medialen Hautregionen des Unterschenkels und des Fußes.

Beschreibung der Palpation

ASTE

Der Patient befindet sich in Rückenlage, die Knie können mit einer kleinen Rolle unterlagert werden.

Durchführung

Der sensible Hautast des N. saphenus verläuft direkt infrapatellar medial am Knie. Hier palpiert der Therapeut den Nerv mit angesetztem Zeigefinger quer zu seinem Verlauf (■ Abb. 8.80).

Palpationsqualität

Der Nerv ist nicht deutlich palpierbar, da er einen sehr individuellen Verlauf zeigt.

Differenzierung

Der Nerv wird im Bereich des medialen Tibiakopfes aufgesucht. Wird er vorsichtig getastet und die „Nervenzupftechnik" angewendet, gibt der Patient als Feedback oft neurale Irritationen an.

Hinweis

Durch Knieoperationen mit medialem Operationszugang wird der infrapatellare Ast durch die Narbenbildung oft irritiert.

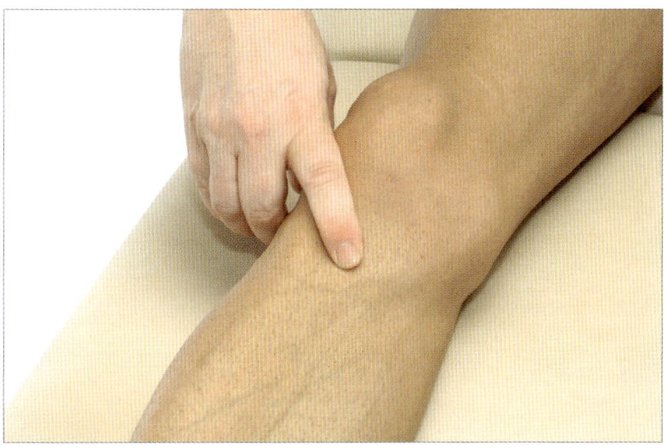

■ **Abb. 8.80** Palpation des N. saphenus

N. peroneus (fibularis) superficialis

Anatomie

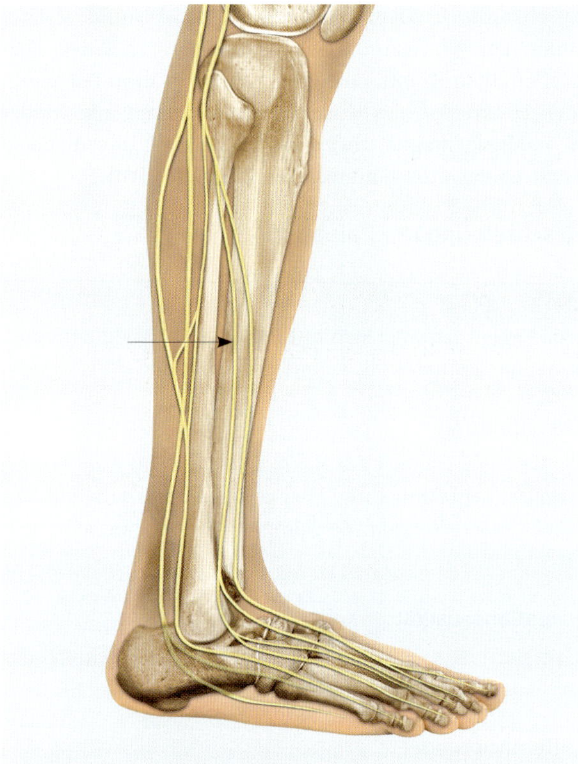

Abb. 8.81 N. peroneus superficialis

Der N. peroneus erhält seine Nervenfasern aus den Segmenten L4–S3 des Plexus sacralis. Er ist Anteil des N. ischiadicus, der sich in variabler Höhe in den N. peroneus (fibularis) communis und den N. tibialis teilt. Die Teilung erfolgt spätestens beim Eintritt in die Fossa poplitea. Auf diesem Weg gibt der N. ischiadicus mit seinem peronealen Anteil motorische Äste zur Innervation des M. biceps femoris, Caput breve ab.

Der N. peroneus communis folgt dem medialen Rand des M. biceps femoris bis zum Caput fibulae und verläuft um das Collum fibulae zur Ventralseite des Unterschenkels. Nachdem der Nerv den M. peroneus longus durchbohrt hat, teilt er sich in seine Endäste, die Nn. peronei superficialis und profundus.

Der N. peroneus superficialis verläuft zwischen dem M. peroneus longus und der Fibula nach distal zum Fußrücken. Auf seinem Weg gibt er motorische Endäste für die Innervation der Mm. peronei longus und brevis ab.

Beschreibung der Palpation

ASTE

Der Patient befindet sich in Rückenlage, die Knie können mit einer kleinen Rolle unterlagert werden.

Alternativ wird das Hüft- und Kniegelenk gebeugt und der Fuß auf der Behandlungsliege flach aufgestellt.

Durchführung

Der Therapeut palpiert den N. peroneus superficialis im distalen Unterschenkelbereich mit dem Zeigefinger quer zu seinem Nervenverlauf (Abb. 8.82). Es empfiehlt sich, mit der Palpation an der medialen Vorderkante des Malleolus lateralis zu starten. Von dort aus ist der Nerv etwa drei Patientenquerfinger nach proximal zu palpieren, bevor er zwischen der peronealen Muskulatur verschwindet. Nach distal verzweigt er sich in einen feinen terminalen Hautzweig.

Palpationsqualität

Der Nerv lässt sich wie eine „Gitarrensaite" zupfen.

Differenzierung

An zwei Stellen lässt sich der N. peroneus gut oberflächlich palpieren:

- Direkt oberhalb des Retinaculum musculorum extensorum im ventro-lateralen Bereich des distalen Drittels des Unterschenkels verläuft er lateral des M. extensor digitorum longus.
- Im talokruralen Übergangsbereich zieht er lateral des M. extensor digitorum longus.

Die Palpation wird bei leichter Inversion des Fußes etwas deutlicher.

Hinweis

Anhand ihrer Fallschilderung weisen Wolfram et al. (2007) auf die Wichtigkeit der neurologischen Untersuchung bei **Maisonneuve-Frakturen** hin (vor allem Stadium IV). Der N. peroneus superficialis und seine Endäste können durch die Überdehnung mitverletzt werden.

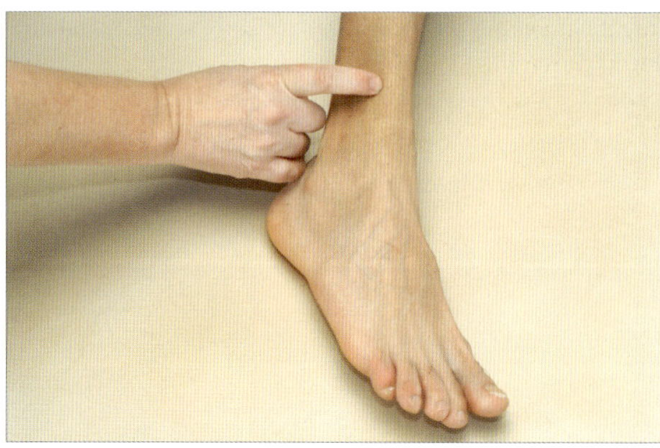

Abb. 8.82 N. peroneus superficialis oberhalb des Retinaculum musculorum extensorum superius

A. tibialis anterior

Anatomie

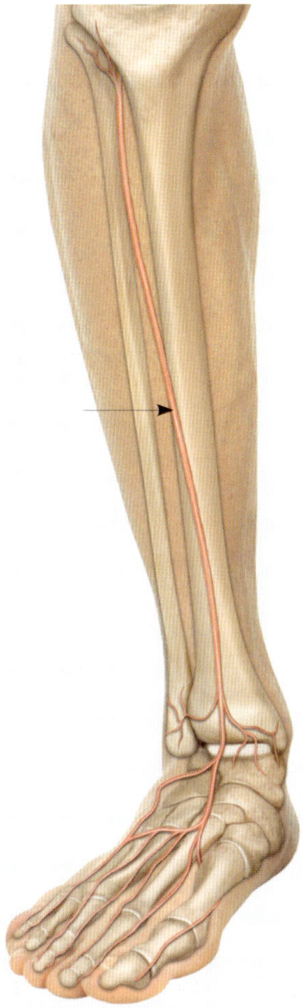

Abb. 8.83 A. tibialis anterior

Die A. tibialis anterior bildet den Fortsatz der A. poplitea, die sich am Unterrand des M. popliteus in ihre Endäste aufgabelt. Die A. tibialis anterior verläuft weit kranial von dorsal durch die Membrana interossea und gelangt somit in die Extensorenloge des Unterschenkels. Hier verläuft sie zwischen dem M. tibialis anterior und dem M. extensor hallucis longus nach kaudal. Distal des Retinaculum musculorum extensorum wird sie zur A. dorsalis pedis.

Beschreibung der Palpation

ASTE

Der Patient befindet sich in Rückenlage, die Knie können mit einer kleinen Rolle unterlagert werden.

Durchführung

Der Therapeut palpiert die Arterie mit dem flächig angesetzten Finger quer zu ihrem Verlauf im proximalen Unterschenkelbereich zwischen dem M. tibialis anterior und dem M. extensor hallucis longus (Abb. 8.84).

Palpationsqualität

Am Unterschenkel ist die Arterie nicht deutlich tastbar, die Palpation distal am Sprunggelenk ist deutlicher.

Differenzierung

Die Arterie wird im Unterschenkelbereich im mittleren Bereich der Tibia zwischen dem M. tibialis anterior und dem M. extensor digitorum longus palpiert. Sie ist aufgrund ihrer Pulsation von den muskulären Strukturen zu unterscheiden.

Hinweis

Bei Unterschenkelverletzungen kann es durch Einblutungen in die Extensorenloge zu einem **Kompartmentsyndrom** kommen. Durch Druckerhöhung in der Loge kann es zur Schädigung des N. peroneus profundus und zur Kompression der A. tibialis kommen.

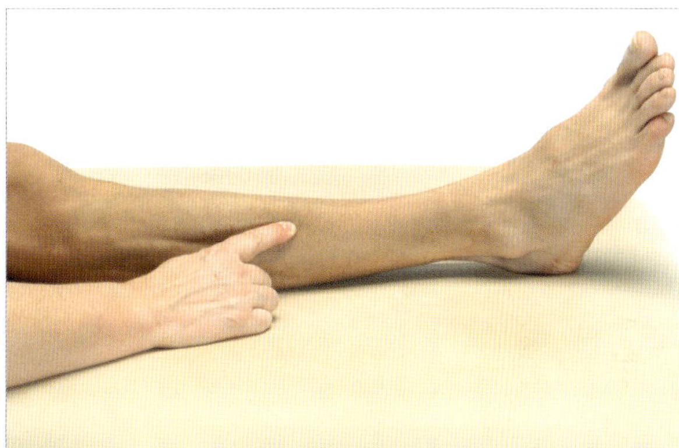

Abb. 8.84 Palpation der A. tibialis anterior am Unterschenkel

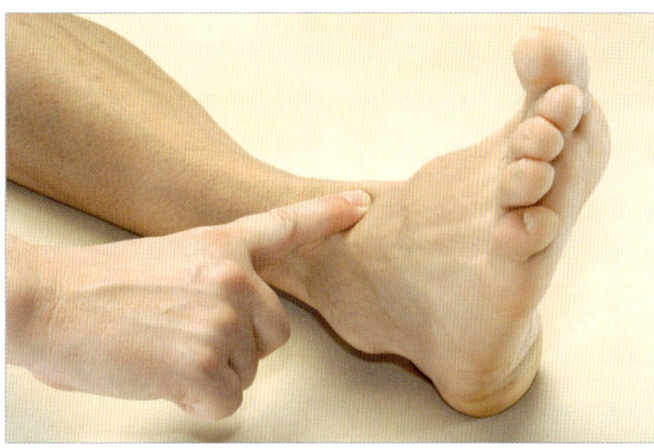

Abb. 8.85 A. tibialis anterior im Bereich des Sprunggelenks

8.2 Palpation dorsaler Strukturen

8.2.1 Orientierungsstrukturen

Bevor die Palpation der einzelnen Strukturen durchgeführt wird, sollten die wichtigsten Orientierungsstrukturen für die dorsale Knie-Unterschenkel-Region ertastet werden.

Orientierungsstrukturen für die dorsale Knie-Unterschenkel-Region

- Epicondylus lateralis femoris (**1**, ► S. 382)
- Epicondylus medialis femoris (**2**, ► S. 382)
- Muskelraute der Kniekehle mit Fossa politea (**3**)
  - M. semimembranosus (**4**) und M. semitendinosus (**5**, ► S. 398)
  - M. biceps femoris (**6**, ► S. 400)
  - M. gastrocnemius (**7**, ► S. 402)
- Caput fibulae von dorsal (**8**, ► S. 407)

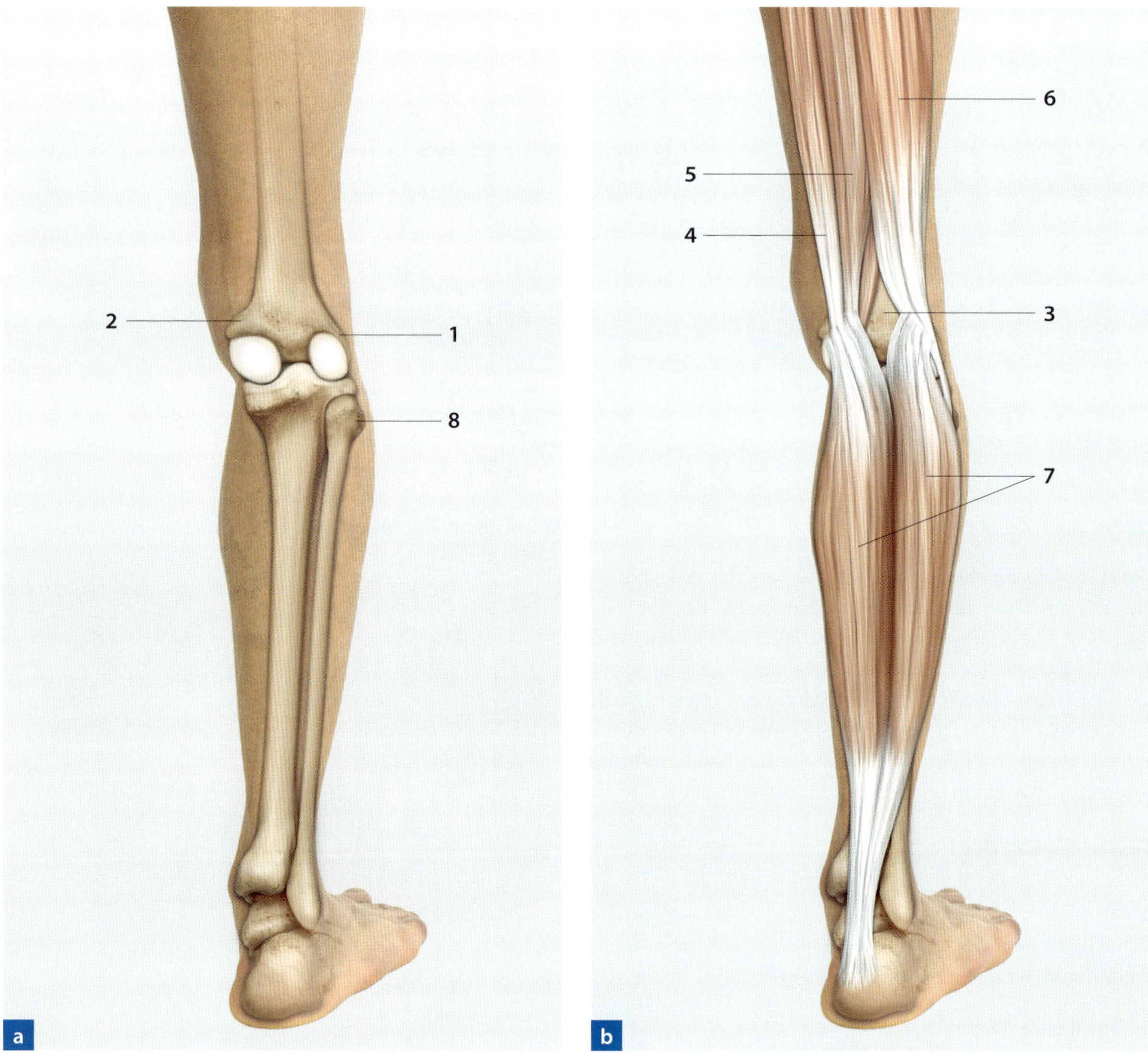

Abb. 8.86 a, b. Übersicht über die Orientierungsstrukturen für die dorsale Knie-Unterschenkel-Region

8.2.2 Palpationsmöglichkeiten

Muskeln und Sehnen

- M. semitendinosus (distal) und M. semimembranosus (distal; ▶ S. 398 f.)
- M. biceps femoris (diastal; ▶ S. 400)
- M. popliteus (▶ S. 401)
- M. gastrocnemius (▶ S. 402 f.)
- M. soleus und M. plantaris (▶ S. 404)

Kapseln und Bänder

- Capsula articularis genu (▶ S. 405)
- Ligg. popliteum arcuatum und obliquum (▶ S. 406)

Knochen und Gelenke

- Caput fibulae (▶ S. 407)

Bursen

- Bursa m. semimembranosi (▶ S. 398 f.)
- Bursa subtendinea m. bicipitis femoris inferior (▶ S. 400)
- Bursa m. poplitea (▶ S. 401 f.)
- Bursae subtendinea m. gastrocnemii medialis und lateralis (▶ S. 402 f.)

Nerven und Gefäße

- N. tibialis (▶ S. 408)
- N. peroneus (fibularis) communis (▶ S. 409)
- A. und V. poplitea (▶ S. 410)

M. semitendinosus (distal), M. semimembranosus (distal) und Bursa m. semimembranosi

Anatomie

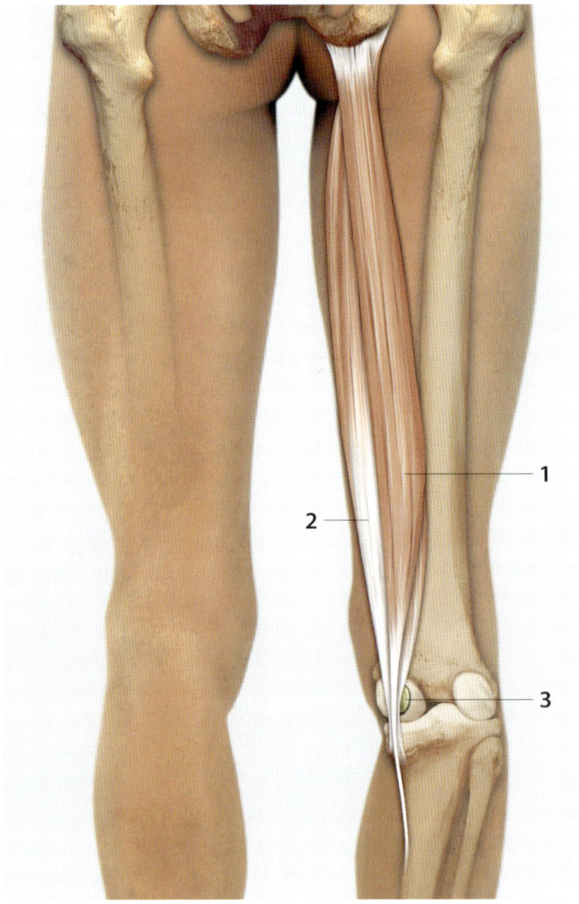

Abb. 8.87 M. semitendinosus (1), M. semimembranosus (2) und Bursa m. semimembranosi (3)

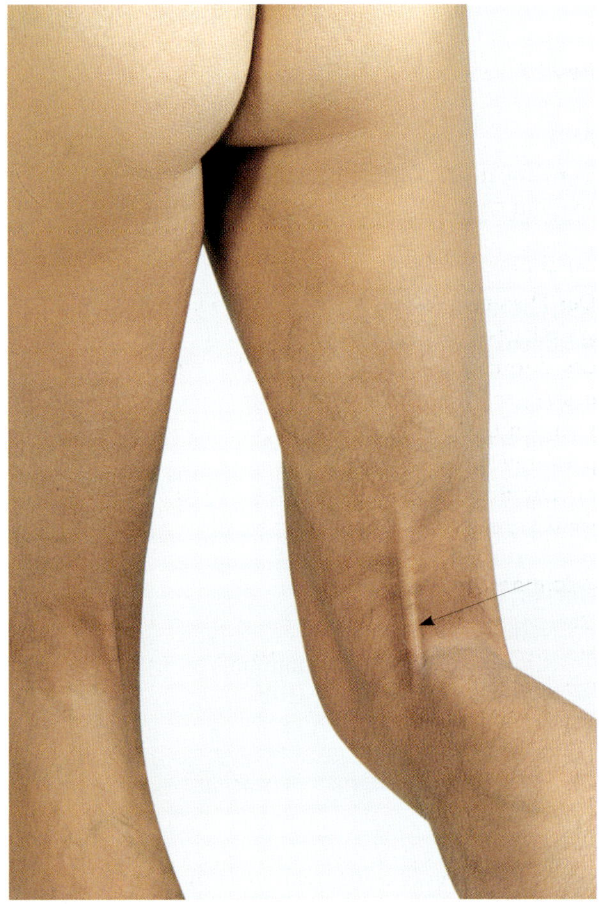

Abb. 8.88 Sehne des M. semitendinosus

M. semitendinosus

U: Tuber ischiadicum und Lig. sacrotuberale
A: Pes anserinus superficialis, medial der Tuberositas tibiae (zusammen mit den Mm. gracilis und sartorius)
I: N. tibialis (L5–S2)
F:
- Extension und leichte Adduktion des Hüftgelenks
- Flexion und Innenrotation des Kniegelenks

M. semimembranosus

U: Tuber ischiadicum
A: Pes anserinus profundus am Condylus medialis tibiae, Lig. popliteum obliquum und Faszie des M. popliteus
I: N. tibialis (L5–S2)
F:
- Extension und leichte Adduktion des Hüftgelenks
- Flexion und Innenrotation des Kniegelenks

Hinweis

- Der M. semitendinosus gehört zum Pes anserinus superficialis (▶ S. 370).
- Der Ansatz des M. semimembranosus bildet in der Tiefe den Pes anserinus profundus (▶ S. 371).
- Ein Teil der Sehnenfasern strahlt in die Faszie des M. popliteus ein, der laterale Sehnenanteil bildet ein Verstärkungsband der hinteren Kapselwand, das Lig. popliteum obliquum (▶ S. 406).

Bursa m. semimembranosi

Die Bursa m. semimembranosi befindet sich medialdorsal im Ansatzgebiet des Muskels zwischen den drei Ansatzsehnen und dem distalen Femur.

Hinweis

Die Bursa m. semimembranosi steht oft mit der Bursa subtendinea m. gastrocnemii medialis in Verbindung (▶ S. 402 f.).

Beschreibung der Palpation

ASTE

Der Patient befindet sich in Bauchlage, die Sprunggelenke sind mit einem kleinen Kissen unterlagert.

Durchführung

Der Therapeut palpiert die Endsehne des M. semitendinosus mit gestütztem Zeigefinger distal an der medialen Seite des dorsalen Oberschenkels. Sie bedeckt die Endsehne des M. semimembranosus, die der Therapeut zwischen Daumen und Zeigefinger unter der ersten Sehne breiter palpieren kann.

Die Bursa m. semimembranosi ist nur zu palpieren, wenn sie entzündet oder gereizt ist.

Palpationsqualität

Der M. semitendinosus ist distal als schmale sehnige Struktur tastbar. Er bedeckt größtenteils den M. semimembranosus. Letzterer wird erst im Kniebereich als breitere, muskulär-sehnige Struktur deutlicher palpierbar.

Bei einer Bursitis ist die Bursa m. semimembranosi als teigige Struktur schmerzhaft zu palpieren.

Differenzierung

Die distalen Anteile der Mm. semimembranosus und semitendinosus formen die mediale Seite der Muskelraute im Bereich der Kniekehle. Bei Knieflexion gegen Widerstand sind diese Strukturen deutlicher zu lokalisieren und aufgrund ihrer sehnigen Struktur gut von dem umliegenden Gewebe abzugrenzen.

Hinweis

In einer Untersuchung an 20 Präparaten fanden La Prade et al. (2007) an der Ansatzsehne verschiedene posteriore Verzweigungen des M. semimembranosus:

- eine direkte Insertion,
- eine Verbindung zum Lig. meniscotibiale des Meniscus medialis und zum Lig. popliteum obliquum,
- eine proximale/posteriore Kapselverbindung,
- kapsuläre, tibiale und superfiziale Anteile zum Lig. posterior obliquum.

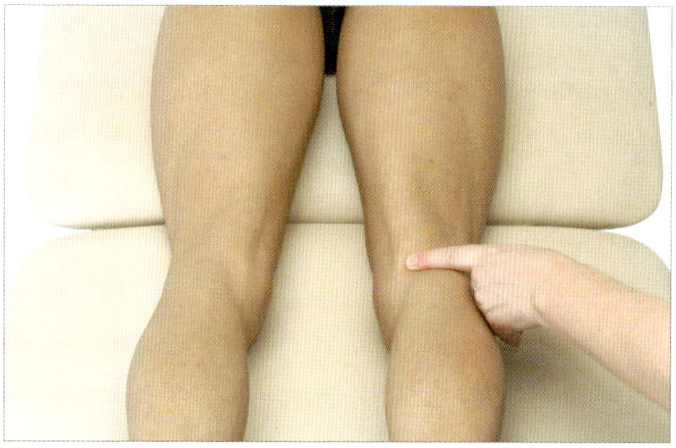

Abb. 8.89 Sehne des M. semitendinosus

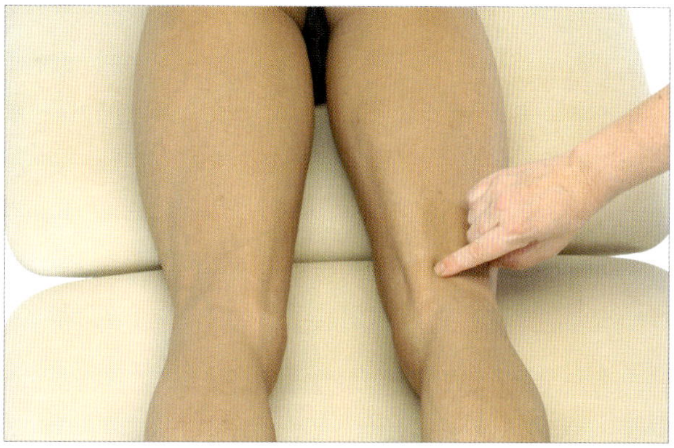

Abb. 8.90 Sehne des M. semimembranosus

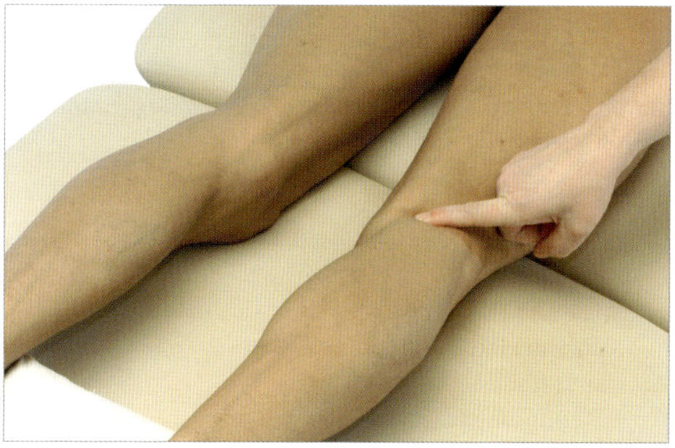

Abb. 8.91 Bursa m. semimembranosi

M. biceps femoris (distal) und Bursa subtendinea m. bicipitis femoris inferior

Anatomie

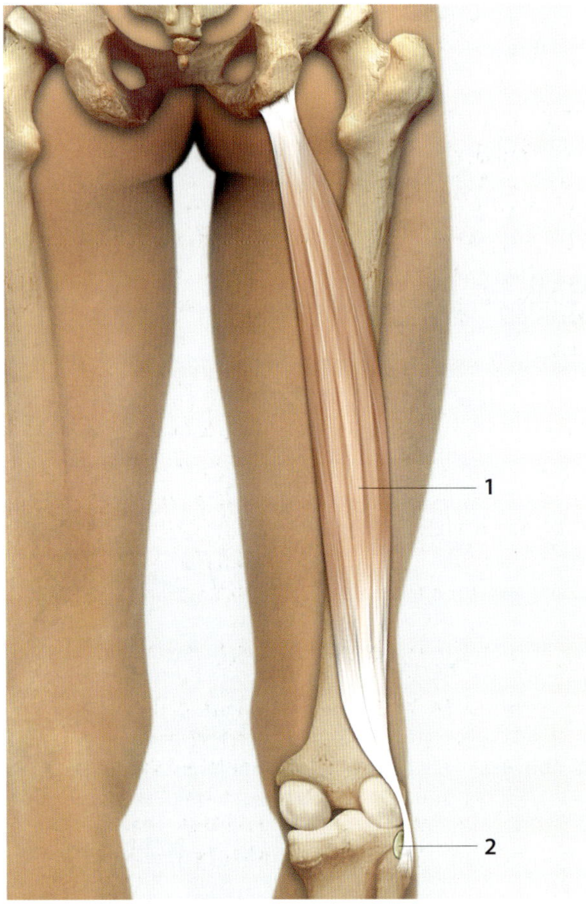

Abb. 8.92 M. biceps femoris (**1**) und Bursa subtendinea m. bicipitis femoris inferior (**2**)

M. biceps femoris

U:
- Caput longum: Tuber ischiadicum und Lig. sacrotuberale
- Caput breve: mittleres Drittel des Femur vom Labium laterale der Linea aspera

A: Caput fibulae

I:
- Caput longum: N. tibialis (L5–S2)
- Caput breve: N. peroneus communis (L5–S2)

F:
- Caput longum: Extension des Hüftgelenks
- beide Köpfe: Flexion und Außenrotation des Kniegelenks

Hinweis

- Der M. biceps femoris ist der einzige Außenrotator des Kniegelenks und kommt dieser Funktion nur bei flektiertem Knie nach.
- Variation: Das Caput breve kann fehlen.

Bursa subtendinea m. bicipitis femoris inferior

Die Bursa subtendinea M. bicipitis femoris inferior befindet sich im Ansatzbereich unter der Bizepssehne und kommuniziert manchmal mit der Gelenkhöhle.

Beschreibung der Palpation

ASTE

Der Patient befindet sich in Bauchlage, die Sprunggelenke sind mit einem kleinen Kissen unterlagert.

Alternativ kann die Palpation auch in Rückenlage mit leicht angestelltem Bein durchgeführt werden.

Durchführung

Der Therapeut palpiert die Endsehne des M. biceps femoris mit gestütztem Zeigefinger distal an der lateralen Seite des dorsalen Oberschenkels bis zum Fibulaköpfchen.

Palpationsqualität

Die Endsehne ist deutlich als dicke runde sehnige Struktur bis zu ihrem Ansatz am Caput fibulae tastbar. Die wenigen Sehnenfasern, die am Condylus lateralis tibiae inserieren, sind nicht so deutlich zu palpieren.

Differenzierung

Bei Anspannung in die Knieflexion und Außenrotation wird die Endsehne deutlicher tastbar und ist somit gut vom umliegenden Gewebe zu differenzieren. Der distale Anteil des M. biceps femoris bildet die laterale Seite der Muskelraute im Bereich der Kniekehle.

Hinweis

Bei Sportlern treten häufig Verletzungen am Muskelansatz an der Fibula auf, oft ist dies mit einer Läsion des Kollateralbandes verbunden.

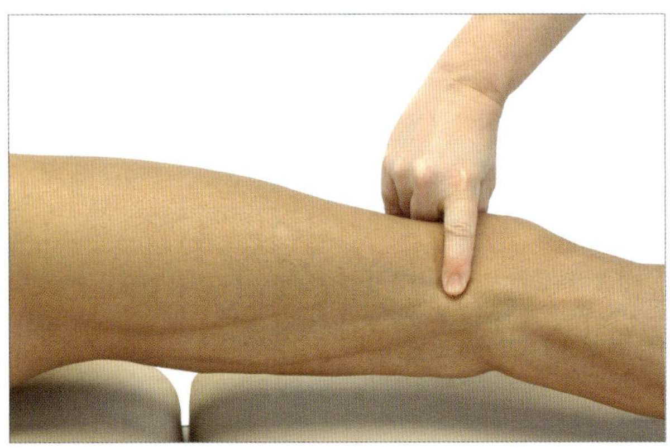

Abb. 8.93 Distale Sehne des M. biceps femoris

M. popliteus und Bursa m. poplitea

Anatomie

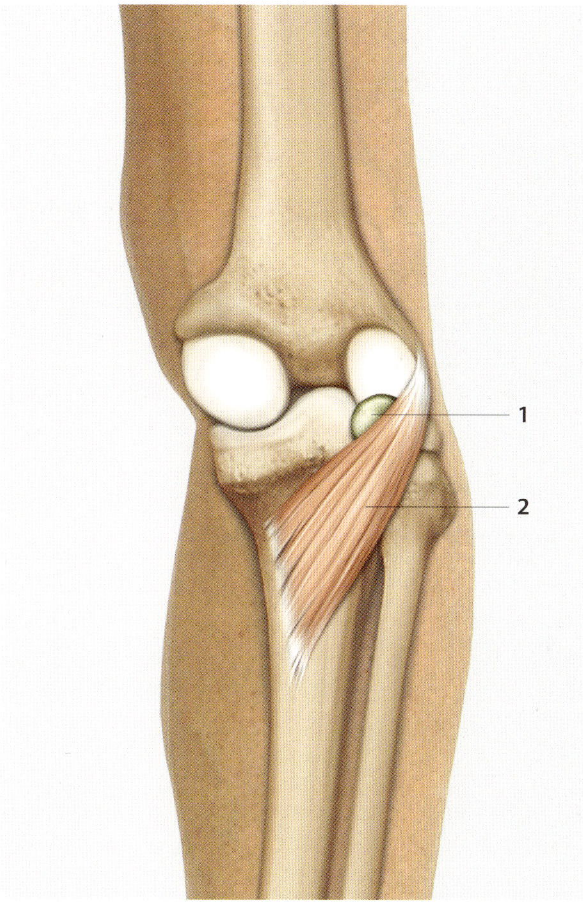

Abb. 8.94 M. popliteus (1) und Bursa m. poplitea inferior (2)

M. popliteus

U: Condylus lateralis femoris und Hinterhorn des Außenmeniskus
A: oberhalb der Ursprungssehne des M. soleus an der Facies posterior tibiae
I: N. tibialis (L5–S2)
F: Flexion und Innenrotation des Kniegelenks

Bursa m. poplitea

Die Bursa m. poplitea befindet sich dorsolateral am Knie zwischen der Ursprungssehne und der lateralen Tibia.

Beschreibung der Palpation

ASTE

Der Patient befindet sich in Bauchlage, die Sprunggelenke sind mit einem kleinen Kissen unterlagert.

Durchführung

Der M. popliteus wird komplett vom M. gastrocnemius, Caput laterale überlagert und ist der direkten Palpation nicht zugänglich. Der Therapeut kann die Struktur quer zum Verlauf durch die oberflächlichen Strukturen hindurch palpieren.

Die Bursa ist aufgrund ihrer Lage nicht zu palpieren.

Palpationsqualität

Der Muskel ist der direkten Palpation nicht zugänglich. Bei einer Kontraktur ist er durch den M. gastrocnemius strangartig und oft schmerzhaft zu tasten.

Differenzierung

Der Verlauf des Muskels sollte anhand seiner anatomischen Lage von lateral-kranial nach medial-kaudal dargestellt werden. Der Ursprung befindet sich distal der Insertion des Kollateralbandes am Epicondylus lateralis femoris.

Bei Knieflexion und Innenrotation gegen Widerstand wird die Struktur etwas deutlicher lokalisierbar.

Hinweis

- Der M. popliteus gilt als wichtiger Muskel zur dorsolateralen Stabilisierung des Kniegelenks.
- Unter dem M. popliteus befindet sich im Bereich des Condylus lateralis die Bursa m. poplitea. Dieser Schleimbeutel kommuniziert normalerweise mit der Kniegelenkhöhle.

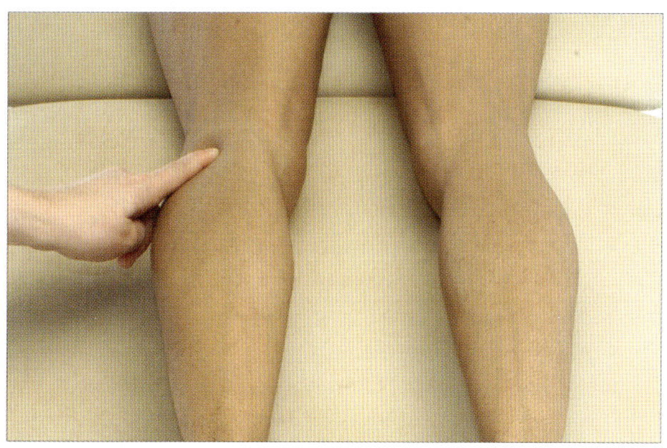

Abb. 8.95 Bauch des M. popliteus

M. gastrocnemius und Bursae subtendinea m. gastrocnemii medialis und lateralis

Anatomie

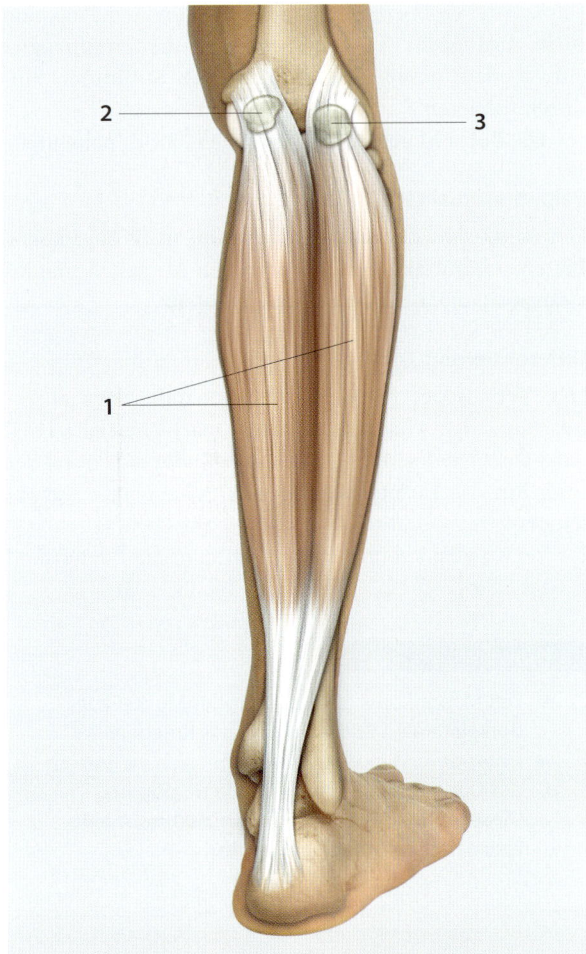

Abb. 8.96 M. gastrocnemius (**1**) und Bursae subtendinea m. gastrocnemii medialis (**2**) und lateralis (**3**)

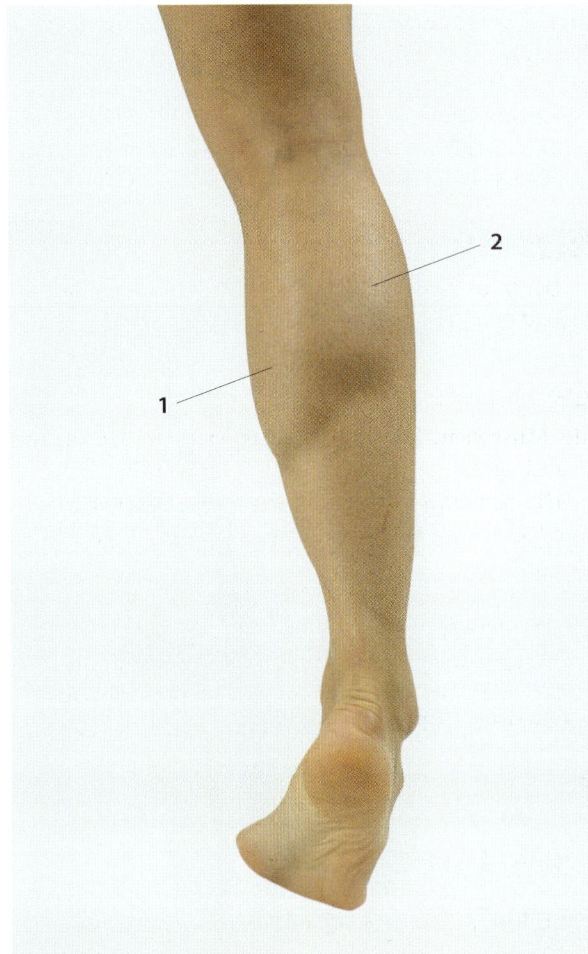

Abb. 8.97 M. gastrocnemius, Capita mediale (**1**) und laterale (**2**)

M. gastrocnemius

U: ▪ Caput mediale: Epicondylus medialis femoris
▪ Caput laterale: Epicondylus lateralis femoris
A: über die Achillessehne am Tuber calcanei
I: N. tibialis (S1–S2)
F: ▪ Flexion des Kniegelenks
▪ Plantarflexion des oberen und Inversion des unteren Sprunggelenks

Hinweis

Der M. gastrocnemius ist Kennmuskel für das Rückenmarkssegment S1.

Bursae subtendinea m. gastrocnemii medialis und lateralis

Die Bursae subtendinea m. gastrocnemii medialis und lateralis befinden sich jeweils zwischen den Ursprungssehnen und dem jeweiligen Condylus im Bereich des distalen Femur.

Hinweis

- Die Bursa subtendinea m. gastrocnemii medialis hat meistens Verbindung zu der Gelenkhöhle und bildet manchmal zusammen mit der Bursa m. semimembranosa eine Bursa gastrocnemio-semimembranosa.
- Die Bursa subtendinea m. gastrocnemii lateralis ist häufig nicht vorhanden.

Beschreibung der Palpation

ASTE

Der Patient befindet sich in Bauchlage, die Sprunggelenke sind mit einem kleinen Kissen unterlagert.

Für die Palpation der proximalen Insertionen ist es ratsam, das Knie zu flektieren und den Unterschenkel zu unterstützen.

Durchführung

Ab der Mitte des Unterschenkels palpiert der Therapeut mit flächigem Griff zwischen Daumen und Zeigfinger im lateralen Bereich den Muskelbauch des M. gastrocnemius, Caput laterale. Er verfolgt ihn nach proximal zum Epicondylus lateralis. Die proximale Insertion tastet er mit gestütztem Zeigefinger so weit wie möglich unter der entspannten ischiokruralen Muskulatur.

Das Caput mediale wird auf die gleiche Art und Weise im medialen Unterschenkelbereich palpiert.

Hinweis

Der M. gastrocnemius ist Teil des **M. triceps surae** und gehört zu den kräftigsten Muskeln des Körpers.

Palpationsqualität

Die Muskelbäuche sind bei ausgeprägter Muskulatur deutlich als breite, muskulöse Strukturen tastbar.

Die proximalen Insertionen werden von der ischiokruralen Muskulatur überlagert und sind undeutlich zu tasten.

Differenzierung

Bei Anspannung des Sprunggelenks in Plantarflexion werden die Muskelstrukturen noch deutlicher. Der M. gastrocnemius, Caput mediale bildet die kaudale/mediale Seite der Muskelraute der Kniekehle, das Caput laterale gemeinsam mit dem M. plantaris die kaudale/laterale Seite.

Für die Palpation der proximalen Muskelansätze sollte das Knie flektiert werden.

Pathologie

Sowohl die Bursa m. semimembranosa als auch die Bursa gastrocnemiosemimembranosa können sich erweitern und **Poplitealzysten (Baker-Zysten)** bilden.

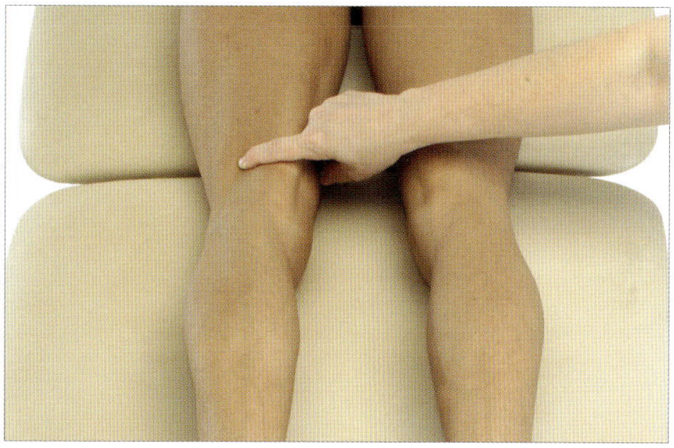

Abb. 8.98 Ursprung des M. gastrocnemius, Caput laterale

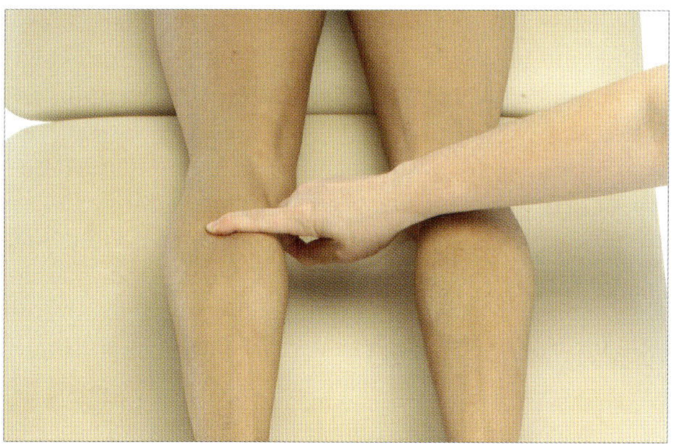

Abb. 8.99 Bauch des M. gastrocnemius, Caput laterale

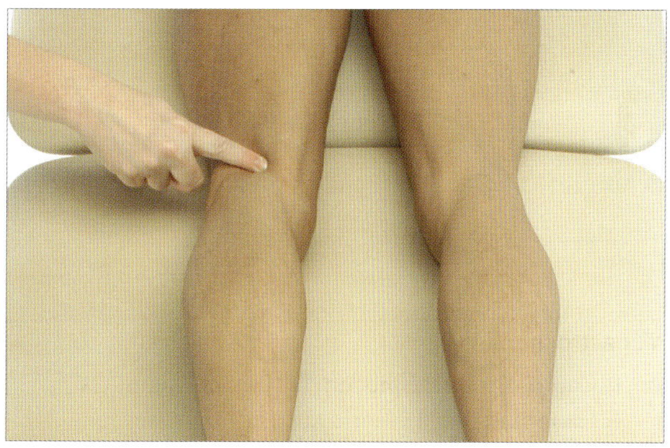

Abb. 8.100 Ursprung des M. gastrocnemius, Caput mediale

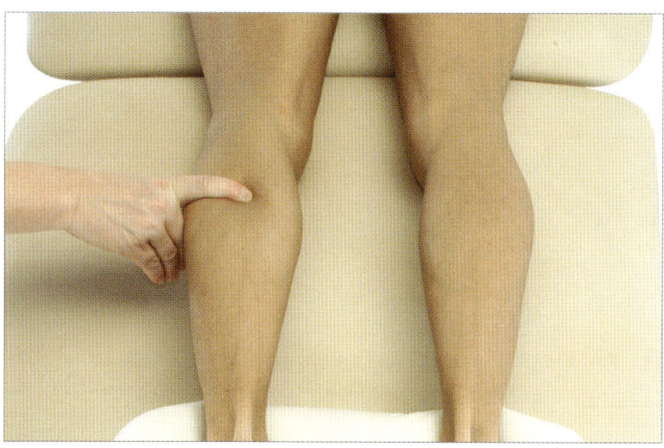

Abb. 8.101 Bauch des M. gastrocnemius, Caput mediale

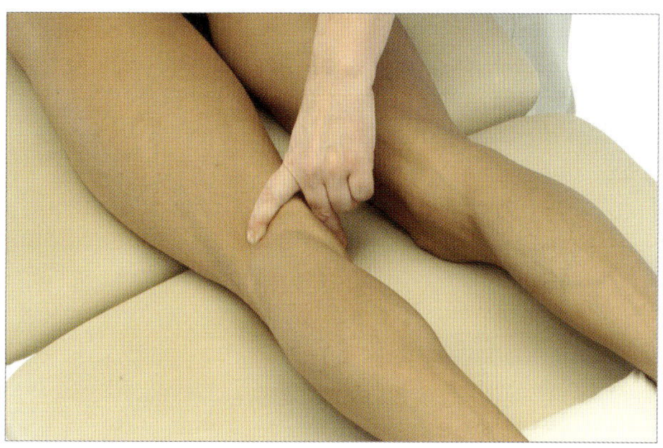

Abb. 8.102 Bursa subtendinea m. gastrocnemii lateralis

M. soleus und M. plantaris

Anatomie

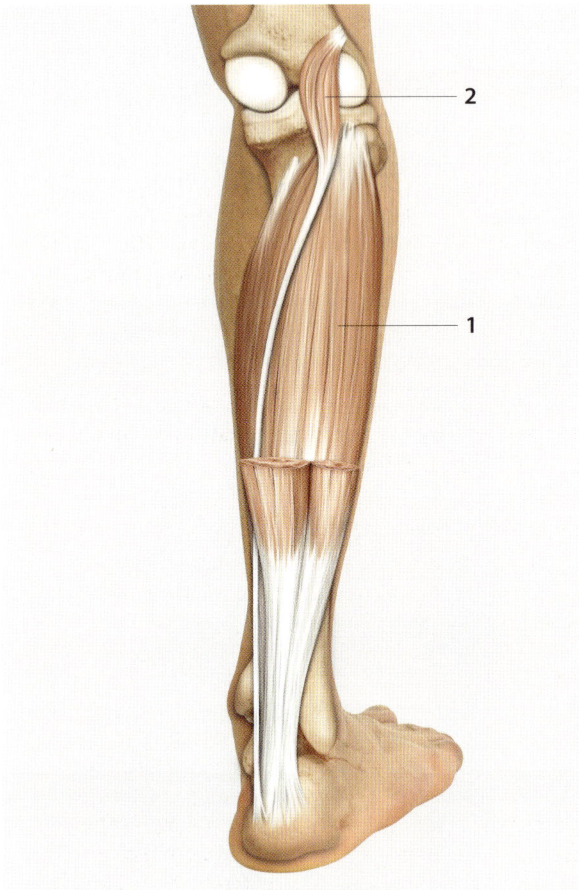

Abb. 8.103 M. soleus (**1**) und M. plantaris (**2**)

M. soleus

U: dorsalseiteig vom Caput fibulae und Collum fibulae und über den Arcus tendineus von der Dorsalseite der Tibia
A: über die Achillessehne am Tuber calcanei
I: N. tibialis (S1–S2)
F: Plantarflexion des oberen und Inversion des unteren Sprunggelenks

M. plantaris

U: Condylus lateralis, proximal des Caput laterale des M. gastrocnemius
A: über die Achillessehne am Tuber calcanei
I: N. tibialis (S1–S2)
F: Aufgrund seines geringen Querschnitts ist die Funktion zu vernachlässigen; er verhindert bei Knieflexion die Kompression der Vasa tibialia posteriora.

Hinweis

Der M. plantaris ist nicht bei allen Menschen vorhanden.

Beschreibung der Palpation

ASTE

Der Patient befindet sich in Bauchlage, die Sprunggelenke sind mit einem kleinen Kissen unterlagert.

Durchführung

Der Therapeut palpiert mit gestütztem Zeigefinger den proximalen Anteil des M. plantaris oberhalb und medial des Caput laterale des M. gastrocnemius. Er verfolgt den Muskel bei entspanntem M. biceps femoris nach proximal.

Den M. soleus palpiert der Therapeut mit gestütztem Zeigefinger ab dem mittleren Bereich des Unterschenkels von medial und lateral, ventral des M. gastrocnemius.

Palpationsqualität

Der M. plantaris ist meist nicht sehr deutlich palpierbar.

Der M. soleus ist nur an seinen distalen Rändern deutlich als weiche Struktur zu tasten, der größte Teil des Muskelbauchs liegt unter dem M. gastrocnemius verborgen.

Differenzierung

Der M. plantaris ist nur durch seinen Verlauf von lateral-kranial nach medial-distal zur Achillessehne zu erahnen.

Der M. soleus befindet sich lateralseitig im mittleren und distalen Unterschenkelbereich zwischen dem M. gastrocnemius und dem M. peroneus, tibial liegt er direkt vor dem medialen Anteil des M. gastrocnemius. Der Muskelbauch des M. soleus breitet sich weiter nach distal als die Bäuche des M. gastrocnemius aus, seine Ränder sind am besten im Übergangsbereich von den Muskelfasern zur Ansatzsehne zu palpieren. Die Differenzierung vom M. gastrocnemius wird deutlicher, wenn eine Plantarflexion bei gebeugtem Knie durchgeführt wird.

Funktionell betrachtet ist der M. soleus ein posturaler Muskel, der die Tibia im Stand fallverhindernd stabilisiert.

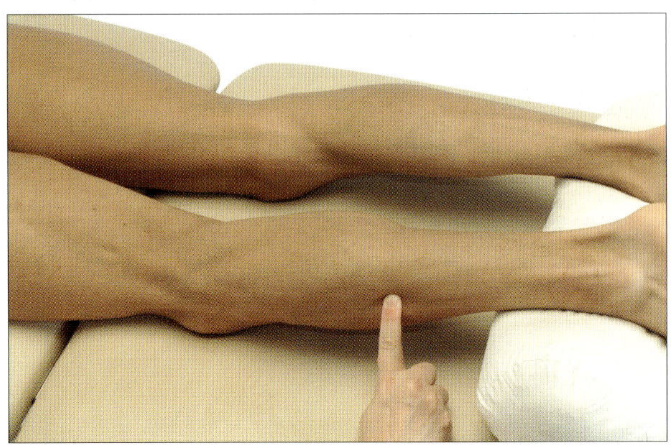

Abb. 8.104 Rand des M. soleus, lateral zwischen M. gastrocnemius und M. peroneus longus

Capsula art. genu

Anatomie

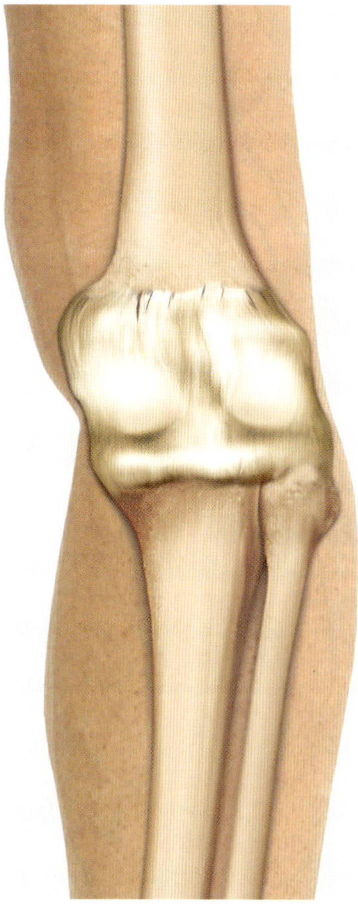

Abb. 8.105 Capsula art. genu

Die Gelenkkapsel des Knies besteht aus der Membrana fibrosa (äußere Schicht) und der Membrana synovialis. Sie ist dorsal relativ dünn und wird durch kräftige Bandstrukturen verstärkt. Am Femur entspringt sie im dorsalen Bereich direkt an der Knorpelgrenze. Tibial setzt die Gelenkkapsel sehr nahe der Knorpelgrenze an und lässt das Fibulaköpfchen aus.

Hinweis

Die Membrana fibrosa besitzt viele Rezeptoren. Sie geben Informationen über die Stellung im Raum und Lageveränderungen. Dies ist für einen koordinierten Bewegungsablauf des Knies unerlässlich.

Beschreibung der Palpation

ASTE

Der Patient befindet sich in Bauchlage, die Sprunggelenke sind mit einem kleinen Kissen unterlagert.

Durchführung

Die Gelenkkapsel ist im Normalfall nicht zu palpieren. Nur bei einer Kapselschwellung kann der Therapeut deutliche Konturen mit flächig angesetzten Daumen oder Fingern im Bereich der Kniekehlenraute tasten (Abb. 8.106).

Palpationsqualität

Bei einer reinen Kapselschwellung ist die Kapsel als eine teigige Struktur zu palpieren, oftmals in Verbindung mit einer Erwärmung des Knies.

Differenzierung

Bei einer Pathologie ist die Gelenkkapsel aufgrund ihrer Palpationsqualität deutlich von den umliegenden muskulären Strukturen zu differenzieren.

Pathologie

- Bei Schwellungen oder Entzündungen im Kniegelenk halten die Patienten das Gelenk meist in leichter Flexion, da die Gelenkkapsel in dieser Stellung am entspanntesten ist.
- Im Kniekehlenbereich treten häufig **Baker-Zysten** auf (vgl. M. gastrocnemius, ► S. 402 f.).

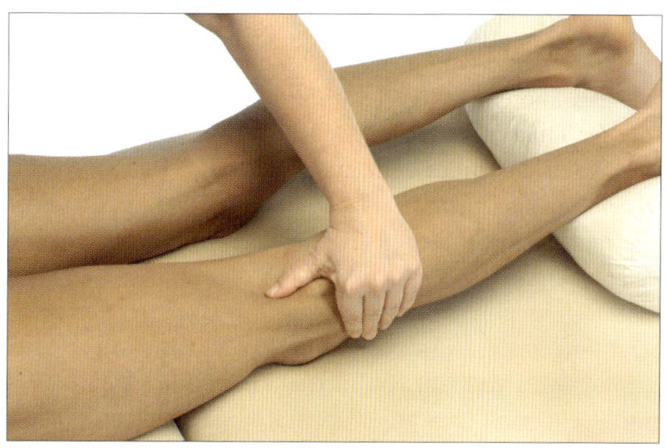

Abb. 8.106 Palpation der Gelenkkapsel

Ligg. popliteum arcuatum und obliquum

Anatomie

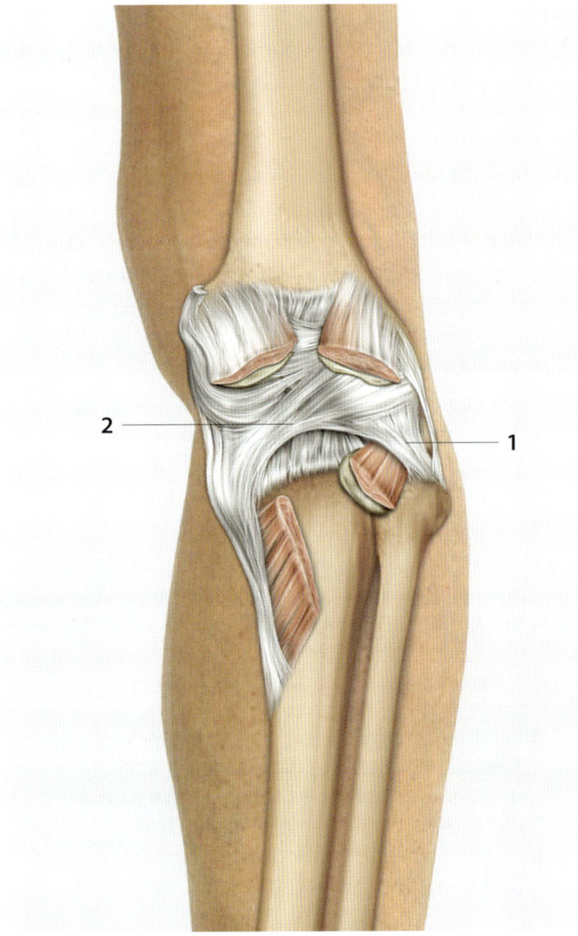

Abb. 8.107 Lig. popliteum arcuatum (**1**) und Lig. popliteum obliquum (**2**)

Die Ligg. popliteum arcuatum und obliquum bilden dorsale Kapselverstärkungen. Das Lig. popliteum arcuatum entspringt dem Apex capitis fibulae und verläuft nach kranial und kranial-medial, um in die Gelenkkapsel einzustrahlen. Auf seinem Weg wird das Lig. von der Sehne des M. popliteus unterkreuzt.

Das Lig. popliteum obliquum wird von lateralen Ausstrahlungen der Ansatzsehne des M. semimembranosus gebildet und verläuft, von medial kommend, nach lateral und leicht nach kranial.

Beschreibung der Palpation

ASTE

Der Patient befindet sich in Bauchlage, die Sprunggelenke sind mit einem kleinen Kissen unterlagert.

Durchführung

Der Therapeut palpiert die ligamentären Strukturen mit flächig angesetztem Zeigefinger quer zum Faserverlauf durch die Köpfe des M. gastrocnemius hindurch. Sie sind aufgrund ihrer Lage nicht direkt in ihrer Struktur zu palpieren.

Palpationsqualität

Beide Ligamente befinden sich in der Tiefe und werden von den Köpfen des M. gastrocnemius überdeckt, daher sind sie nicht gut zu tasten.

Differenzierung

Die Bänder können nur über ihren anatomischen Verlauf lokalisiert werden:
- Das Lig. popliteum arcuatum verläuft vom dorsalen Bereich des Fibulaköpfchens schräg nach proximal-medial.
- Das Lig. popliteum obliquum verläuft von medial kommend schräg nach proximal-lateral.

Hinweis

Die Bänder erfüllen eine wichtige Funktion als Kapselverstärker. Fasern der Ansatzsehne des M. semimembranosus (► S. 398 f.) strahlen in das Lig. popliteum obliquum ein und verstärken es.

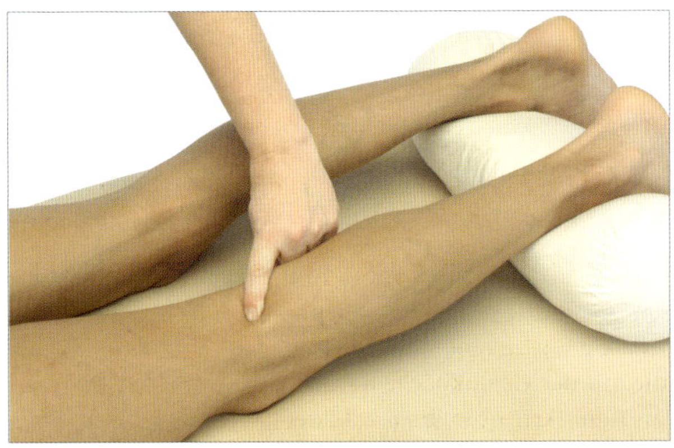

Abb. 8.108 Lig. popliteum arcuatum

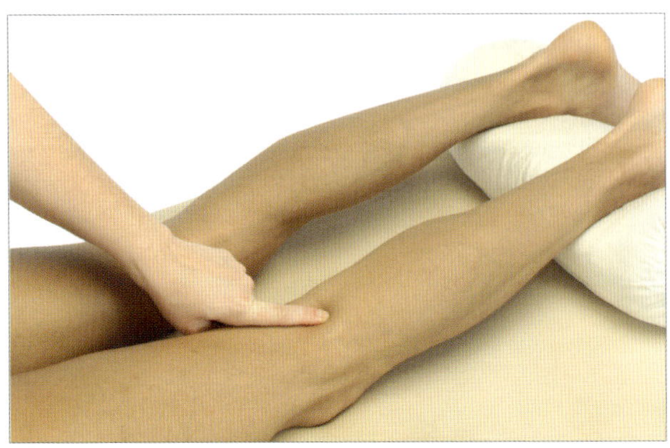

Abb. 8.109 Lig. popliteum obliquum

Caput fibulae

Anatomie

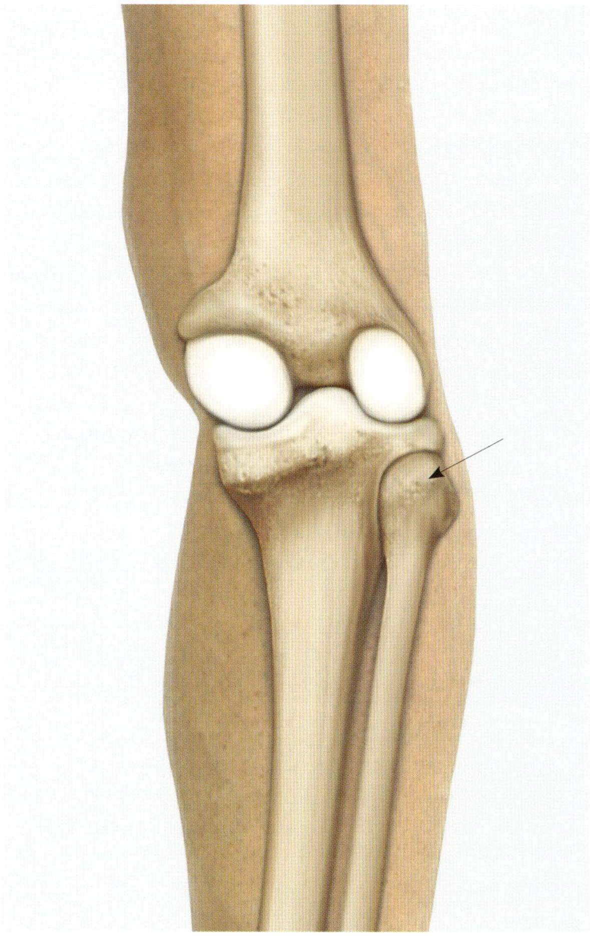

Abb. 8.110 Caput fibulae

Das Caput fibulae bildet das proximale Ende der Fibula. Zur Tibia gerichtet besitzt es die Facies articularis capitis, die mit der Gelenkfläche an der lateralen Tibia artikuliert und die Art. tibiofibulare bildet. Kranial zeigt es einen kleinen Höcker, den Apex capitis. Nach kaudal geht das Caput fibulae in den Corpus fibulae über.

Hinweis

Bei Lagerung in Seitenlage kann es sehr leicht zu Druckschädigungen des N. peroneus kommen, da er im Bereich des Caput fibulae sehr oberflächlich verläuft.

Beschreibung der Palpation

ASTE

Der Patient befindet sich in Bauchlage, die Sprunggelenke sind mit einem kleinen Kissen unterlagert.

Durchführung

Der Therapeut palpiert das Caput fibulae mit flächig angesetztem Zeigefinger von dorsal (Abb 8.111).

Alternativ kann er mit der palmaren Seite der Hand an der lateralen Fibulaseite nach kranial bis zum Fibulaköpfchen tasten. Als Orientierungshilfe dient die Sehne des M. biceps femoris, die unter Anspannung in die Knieflexion bis zum Caput fibulae zu verfolgen ist.

Palpationsqualität

Die Struktur ist als kleine, knöcherne Erhebung gut tastbar.

Differenzierung

Aufgrund seiner oberflächlichen Lage und knöchernen Struktur ist das Caput fibulae gut von den umliegenden Strukturen zu differenzieren.

Hinweis

Die Palpation sollte im Bereich des Caput fibulae vorsichtig durchgeführt werden, um Reizungen des N. peroneus zu vermeiden.

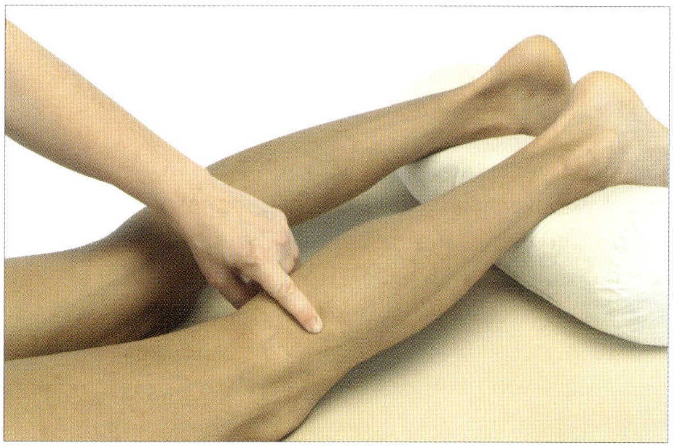

Abb. 8.111 Palpation der dorsalen Seite des Caput fibulae

N. tibialis

Anatomie

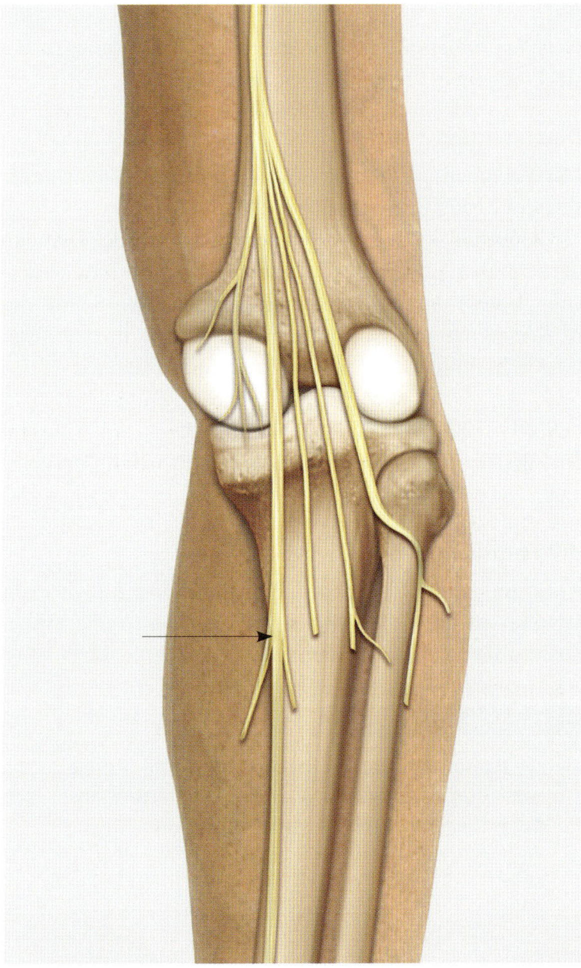

Abb. 8.112 N. tibialis

Auch wenn sich der N. ischiadicus (► S 356) in der Regel erst oberhalb der Fossa poplitea in seine Äste, den N. tibialis und den N. peroneus aufteilt, gibt der tibiale Anteil schon viel weiter proximal motorische Fasern in sein Versorgungsgebiet ab.

Nach seiner Abspaltung verläuft der N. tibialis vertikal durch die Fossa poplitea, zieht unter dem Arcus tendineus m. solei hindurch und gelangt in die tiefe Flexorenloge des Unterschenkels. In dieser Loge verläuft er zusammen mit den Vasa tibialia posterior nach distal und zieht durch den Tarsaltunnel um den Malleolus medialis, um zur Plantarseite des Fußes zu gelangen.

Auf Höhe des Malleolus teilt sich der N. tibialis in seine Endäste, die Nn. plantaris medialis und lateralis auf.

Pathologie

Im Bereich des Tarsaltunnels kann es durch Verdickungen der Sehnen oder Traumata der tiefen Flexoren zu Kompressionen des N. tibialis kommen.

Beschreibung der Palpation

ASTE

Der Patient befindet sich in Bauchlage, die Sprunggelenke sind mit einem kleinen Kissen unterlagert.

Durchführung

Der Therapeut palpiert den N. tibialis quer zu seinem vertikalen Verlauf mit angesetztem Zeigefinger mittig in der Knickehle (Abb. 8.113).

Palpationsqualität

Der Nerv ist als „Spaghetti al dente" zu palpieren, er ist jedoch nicht bei jedem Patienten deutlich zu tasten.

Differenzierung

Der Nerv verläuft meist genau in der Mitte der Fossa poplitea. Die Patienten geben bei der Palpation oft ein typisches „Nervenkribbeln" an.

Um den Nerv deutlicher palpieren zu können, kann der Patient ebenso in Rückenlage in einer modifizierten „Slump-Position" untersucht werden.

Hinweis

Bei Unterschenkelverletzungen kann es durch Einblutungen in die tiefe Flexorenloge zu einem **Kompartmentsyndrom** kommen: durch Druckerhöhung in der Loge kann es zur Schädigung des N. tibialis und zur Kompression weiterer Gefäße kommen.

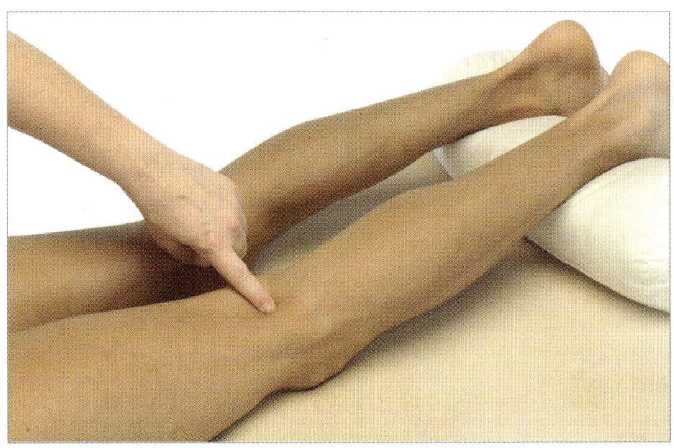

Abb. 8.113 Palpation des N. tibialis in der Fossa poplitea

N. peroneus (fibularis) communis

Anatomie

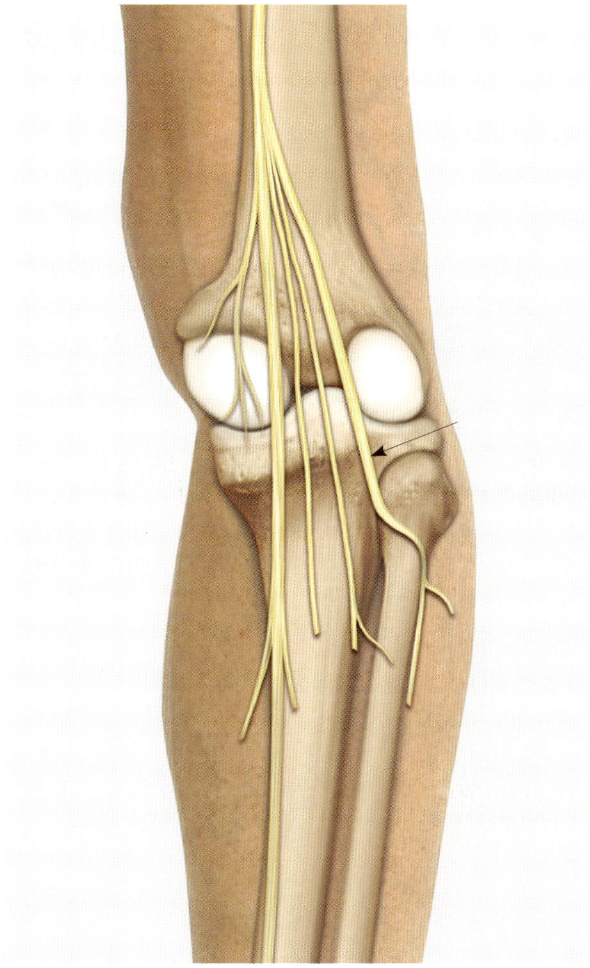

Abb. 8.114 N. peroneus communis

Der N. peroneus communis gibt ebenso wie der N. tibialis schon vor der Abspaltung aus dem N. ischiadicus motorische Fasern an seine zu versorgende Muskulatur ab.

Nach der Teilung kranial der Fossa poplitea verläuft er zusammen mit dem medialen Anteil des M. biceps femoris zum Caput fibulae. Hier windet er sich um das Collum fibulae und gelangt auf die Vorderseite des Unterschenkels. Er zieht in den M. peroneus longus und teilt sich in seine Endäste, die Nn. peronei profundus und superficialis.

Hinweis

Aufgrund seiner exponierten Lage kommt es bei unsachgemäßer Lagerung von Patienten (bes. in Seitenlage) leicht zu Kompressionen des N. peroneus communis. Dies ist besonders bei komatösen Patienten zu beobachten (Intensivstation).

Beschreibung der Palpation

ASTE

Der Patient befindet sich in Bauchlage, die Sprunggelenke sind mit einem kleinen Kissen unterlagert.

Alternativ kann die Palpation in Seitenlage durchgeführt werden.

Durchführung

Der Therapeut palpiert mit angesetztem Zeigefinger vorsichtig den N. peroneus im dorsalen, lateralen Bereich der Kniekehle bis zum dorsalen Fibulaköpfchen (Abb. 8.115).

Palpationsqualität

Der N. peroneus ist meist recht deutlich als „Spaghetti al dente“ zu palpieren. Er ist enorm druckempfindlich und die Palpation sollte sehr vorsichtig durchgeführt werden.

Differenzierung

Der Nerv folgt ab der Fossa poplitea dem medialen Rand des M. biceps femoris und ist hier bis zum dorsalen Caput fibulae tastbar.

Aufgrund seiner Palpationsqualität ist er gut vom umliegenden Gewebe zu differenzieren.

Hinweis

Da sich der Nerv oberflächlich um das Collum fibulae windet, ist er dort oft der Kompression ausgesetzt.

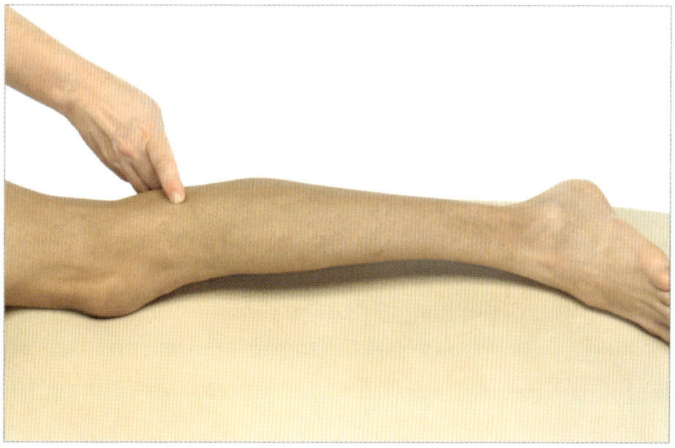

Abb. 8.115 Palpation des N. peroneus communis

A. und V. poplitea

Anatomie

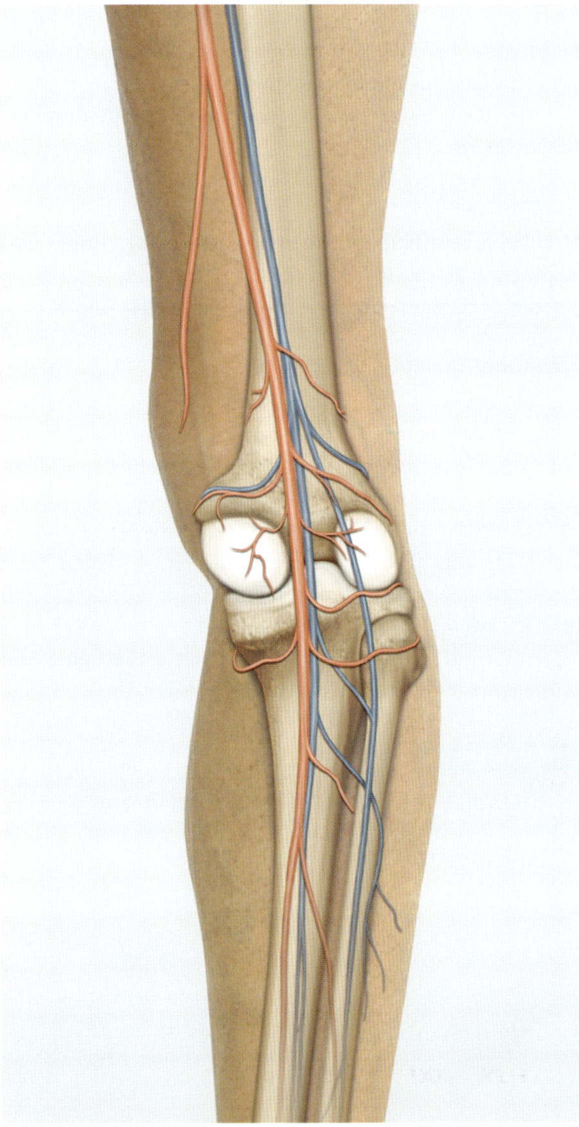

Abb. 8.116 A. und V. poplitea

Die A. und V. poplitea bilden die direkte Fortsetzung der A. und V. femoralis. Nachdem sie medial am distalen Oberschenkel den Hiatus adductorius durchlaufen haben, ziehen sie als A. und V. poplitea auf die Dorsalseite des Oberschenkels und erreichen die Fossa poplitea. Sie verlaufen mittig durch die Fossa poplitea nach distal.

Auf Höhe der distalen Begrenzung der Fossa poplitea teilt sich die A. poplitea in ihre Äste, die A. tibialis anterior und die A. tibialis posterior.

Aus der V. poplitea spaltet sich im proximalen Bereich der Fossa die V. saphena ab, im distalen Bereich teilt sich die V. poplitea in ihre Äste, die Vv. peroneae und Vv. tibiales posteriores auf.

Beschreibung der Palpation

ASTE

Der Patient befindet sich in Bauchlage, die Unterschenkel sind mit einem kleinen Kissen unterlagert.

Durchführung

Der Therapeut palpiert mit angesetztem Zeigefinger vorsichtig die A. poplitea tief in der Kniekehle quer zu ihrem vertikalen Verlauf. Die V. poplitea ist, wenn überhaupt, parallel zur Arterie undeutlich zu tasten (Abb. 8.117).

Praxistipp

Druckempfindlichkeiten können ein Hinweis auf eine **Thrombose** sein.

Palpationsqualität

Die Pulsation der Arterie ist oft schwer zu palpieren, da sie recht weit in der Tiefe liegt. Die V. poplitea ist in der Regel nicht isoliert zu palpieren.

Differenzierung

Die A. poplitea befindet sich lateral von der Sehne des M. semitendinosus, mittig in der Fossa poplitea, medial des N. tibialis und mehr in der Tiefe. Die Gefäße befinden sich auf einer gedachten Linie zwischen dem Hiatus adductorius und der Mitte des M. popliteus.

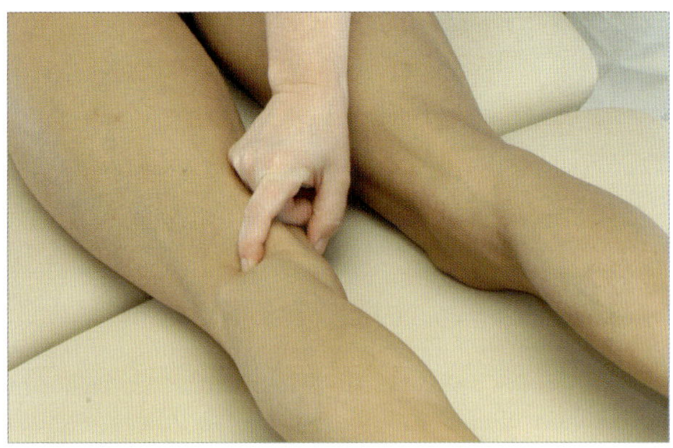

Abb. 8.117 Palpation der A. und V. poplitea

8.3 Übersichtstabellen für die Knie-Unterschenkel-Region

Tab. 8.1 Muskulatur des ventralen Knies

Muskel	Funktion auf das Hüftgelenk ✓, Dehnstellungen der Muskulatur ↔						Funktion auf das Kniegelenk ✓, Dehnstellungen der Muskulatur ↔				Zusatzfunktionen
	FLEX	EXT	ABD	ADD	ARO	IRO	FLEX	EXT	ARO	IRO	
M. quadriceps femoris	✓ nur M. rectus femoris	↔					↔	✓			Der M. articularis genu verhindert das Einklemmen der Gelenkkapsel bei Extension des Knies.
M. adductor magnus	↔	✓		✓	✓	✓ über den sehnigen Anteil					stabilisiert das Becken in der Frontal- und Sagittalebene

FLEX = Flexion, EXT = Extension, ABD = Abduktion, ADD = Adduktion, ARO = Außenrotation, IRO = Innenrotation

Tab. 8.2 Muskulatur des ventralen Unterschenkels

Muskel	Funktion auf das OSG und USG ✓, Dehnstellungen der Muskulatur ↔				Funktion auf die Zehengelenke ✓, Dehnstellungen der Muskulatur ↔		Zusatzfunktionen
	Dorsal-EXT	Plantar-FLEX	INV/SUP	EV/PRON	FLEX	EXT	
M. tibialis anterior	✓	↔	✓	↔			
M. extensor digitorum longus	✓	↔			↔	✓	
M. peroneus longus und brevis	↔	✓	↔	✓			unterstützt das laterale Längsgewölbe

EXT = Extension, FLEX = Flexion, INV = Inversion, EV = Eversion, SUP = Supination, PRON = Pronation

Tab. 8.3 Muskulatur des dorsalen Knies

Muskel	Funktion auf das Hüftgelenk ✓, Dehnstellungen der Muskulatur ↔						Funktion auf das Kniegelenk ✓, Dehnstellungen der Muskulatur ↔				Zusatzfunktionen
	FLEX	EXT	ABD	ADD	ARO	IRO	FLEX	EXT	ARO	IRO	
M. semitendinosus und M. semimembranosus	↔	✓		✓ leicht			✓	↔	↔	✓	
M. biceps femoris	↔	✓ Caput longum					✓	↔	✓	↔	

FLEX = Flexion, EXT = Extension, ABD = Abduktion, ADD = Adduktion, ARO = Außenrotation, IRO = Innenrotation

Tab. 8.4 Muskulatur des dorsalen Unterschenkels

Muskel	Funktion auf das Kniegelenk ✓, Dehnstellungen der Muskulatur ↔				Funktion auf das OSG und USG ✓, Dehnstellungen der Muskulatur ↔				Zusatzfunktionen
	FLEX	EXT	ARO	IRO	Dorsal-EXT	Plantar-FLEX	INV/SUP	EV/PRON	
M. popliteus	✓	↔	↔	✓					stabilisiert das Kniegelenk
M. gastrocnemius	✓				↔	✓	✓	↔	
M. soleus					↔	✓	✓	↔	
M. plantaris									verhindert die Gefäßkompression bei Knieflexion

FLEX = Flexion, EXT = Extension, ARO = Außenrotation, IRO = Innenrotation, INV = Inversion, EV = Eversion, SUP = Supination, PRON = Pronation

Tab. 8.5 Nerven der Knie-Unterschenkel-Region

Nerv	Innervierte Muskulatur	Segmentale Ursprungsgebiete							
		L1	L2	L3	L4	L5	S1	S2	S3
N. femoralis		✓	✓	✓	✓				
	M. quadriceps femoris		✓	✓	✓				
N. obturatorius			✓	✓	✓				
	M. adductor magnus (tiefer Teil, oberflächlicher Teil wird vom N. tibialis L4–L5 innerviert)		✓	✓	✓				
	M. gracilis		✓	✓	✓				
N. gluteus superior					✓	✓	✓		
	M. tensor fasciae latae				✓	✓	✓		
N. gluteus inferior						✓	✓	✓	
	M. quadratus femoris, anteilig					✓	✓	✓	
N. ischiadicus					✓	✓	✓	✓	✓
	M. quadratus femoris, anteilig					✓	✓	✓	
N. tibialis					✓	✓	✓	✓	✓
	M. biceps femoris, Caput longum					✓	✓	✓	
	M. semimembranosus					✓	✓	✓	
	M. semitendinosus					✓	✓	✓	
	M. triceps surae						✓	✓	
	M. plantaris						✓	✓	
	M. popliteus					✓	✓	✓	
N. peroneus (fibularis) communis					✓	✓	✓	✓	
	M. biceps femoris, Caput breve					✓	✓	✓	
N. peroneus (fibularis) profundus					✓	✓	✓	✓	
	M. tibialis anterior				✓	✓			
	M. extensor digitorum longus				✓	✓	✓		
	M. extensor hallucis longus					✓	✓		
N. peroneus (fibularis) superficialis					✓	✓	✓	✓	
	M. peroneus (fibularis) longus					✓	✓		
	M. peroneus (fibularis) brevis					✓	✓		

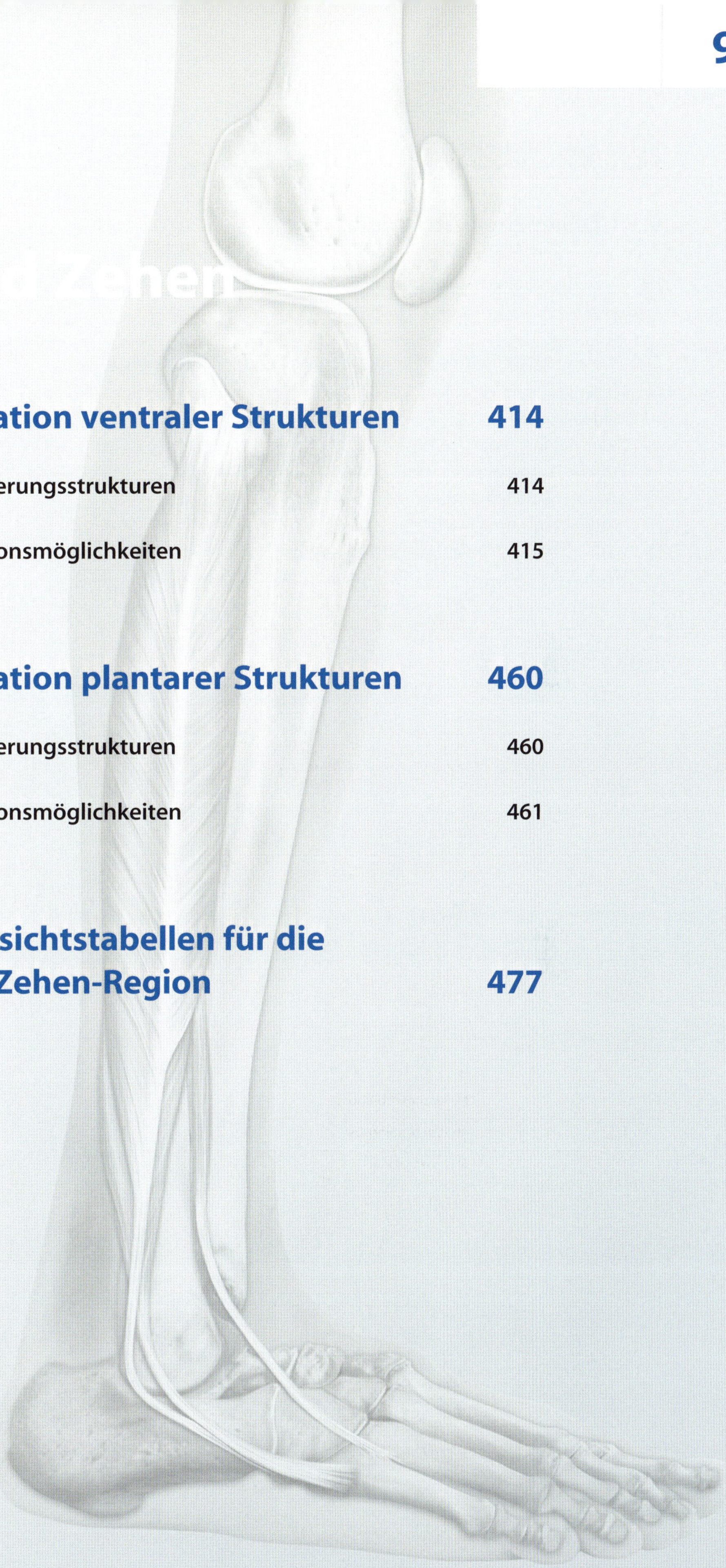

Zehen

9.1 Palpation ventraler Strukturen

9.1.1 Orientierungsstrukturen

Bevor die Palpation der einzelnen Strukturen durchgeführt wird, sollten die wichtigsten Orientierungsstrukturen für die ventrale Fuß-Zehen-Region ertastet werden.

Orientierungsstrukturen für die ventrale Fuß-Zehen-Region

- Malleolus lateralis (**1**, ► S. 438)
- Malleolus medialis (**2**, ► S. 438)
- Os naviculare (**3**, ► S. 445)
- Tuberositas ossis metatarsi V (**4**, ► S. 450)
- Artt. metatarsophalangeae (**5**, ► S. 454)
- Sehne des M. tibialis anterior (**6**, ► S. 416)
- Sehnen des M. extensor digitorum longus (**7**, ► S. 420)
- Sehnen der Mm. peronei (fibulares) longus und brevis (**8**, ► S. 422)

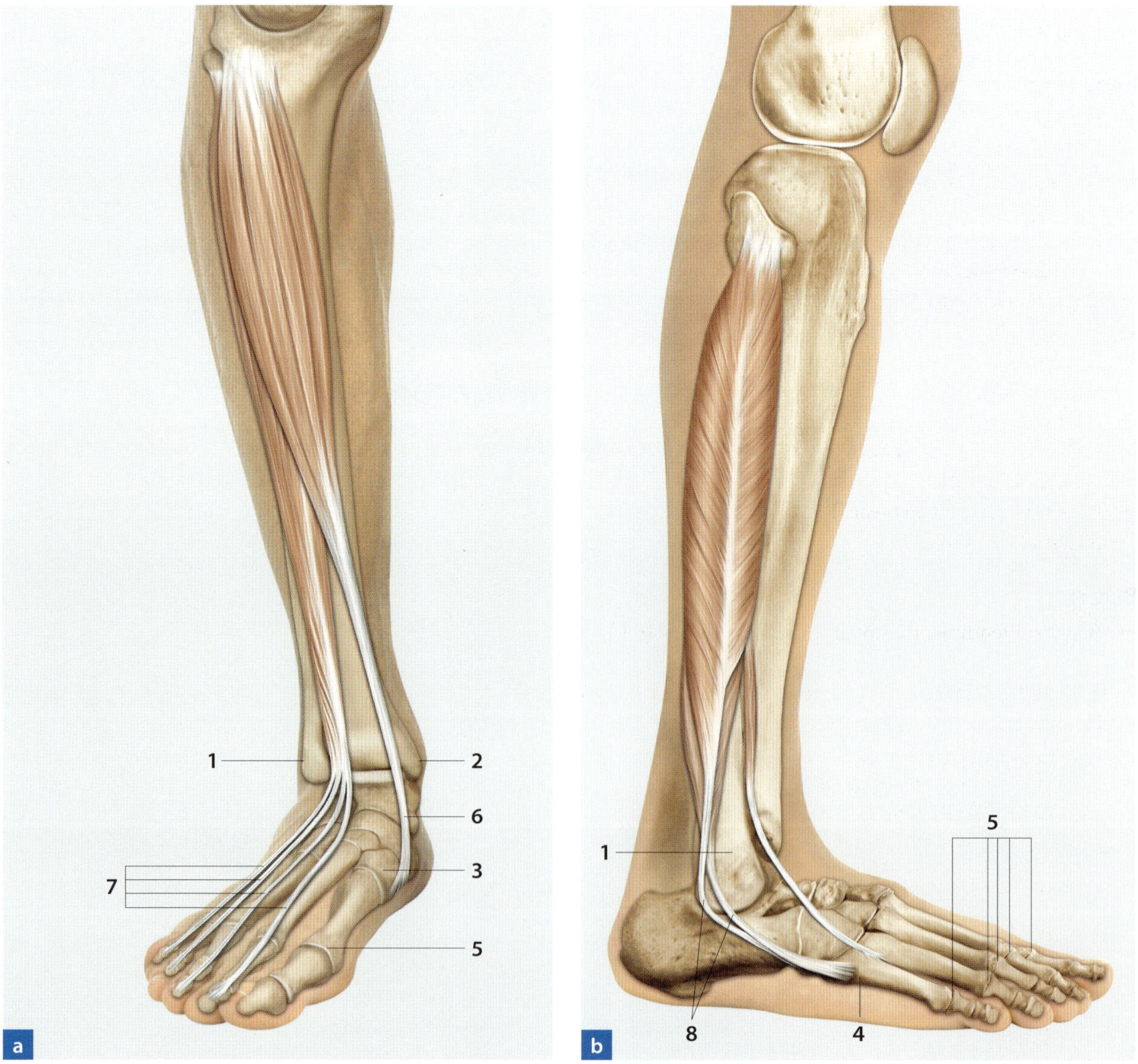

Abb. 9.1 a, b. Übersicht über die Orientierungsstrukturen für die ventrale Fuß-Zehen-Region

9.1.2 Palpationsmöglichkeiten

Muskeln und Sehnen

- M. tibialis anterior (► S. 416 f.)
- M. tibialis posterior (► S. 418 f.)
- Mm. extensores digitorum longus und brevis (► S. 420 f.)
- Mm. peronei (fibulares) longus und brevis (► S. 422 f.)
- Mm. extensores hallucis longus und brevis (► S. 424 f.)
- M. flexor digitorum longus (► S. 426)
- M. flexor hallucis longus (► S. 427)
- M. abductor hallucis (► S. 428)
- Mm. lumbricales und Mm. interossei dorsales und plantares (► S. 429)

Kapseln und Bänder

- Capsulae artt. der Fuß- und Zehengelenke (► S. 430 f.)
- Lig. deltoideum: Partes tibiotalaris anterior und posterior, Pars tibionavicularis und Pars tibiocalcanea (► S. 432 f.)
- Ligg. talofibulare anterius und posterius und Lig. calcaneofibulare (► S. 434 f.)
- Lig. calcaneonaviculare plantare (Pfannenband; ► S. 436)
- Ligg. tibiofibulare posterius und anterius (Syndesmose; ► S. 437)

Knochen und Gelenke

- Malleoli lateralis und medialis (► S. 438 f.)
- Art. talocruralis (OSG; ► S. 438 f.)
- Art. subtalaris und Art. talocalcaneonavicularis (USG; ► S. 440)
- Collum tali und Sinus tarsi (► S. 441)
- Calcaneus, Sustentaculum tali und Trochlea peronealis (► S. 442 f.)
- Art. talonaviculare (Chopartsche Gelenklinie medial) und Caput tali (► S. 444)
- Os naviculare und Tuberositas ossis navicularis (► S. 445)
- Ossa cuneiformia und Art. cuneonavicularis (► S. 446 f.)
- Os cuboideum, Art. calcaneocuboidea (Chopartsche Gelenklinie lateral), Art. cuneocuboidea und Artt. tarsometatarsales IV und V (► S. 448 f.)
- Os metatarsi V und Tuberositas ossis metatarsi V (► S. 450)
- Os metatarsi I und Tuberositas ossis metatarsi I (► S. 451)
- Ossa metatarsi II bis IV und Artt. tarsometatarsales (Lisfrancsche Gelenklinie; ► S.452 f.)
- Artt. metatarsophalangeae, Phalanges proximales, mediae und distales und Artt. interphalangeae proximales und distales (► S. 454 f.)

Bursen

- Bursa subtendinea m. tibialis anterioris (► S. 416 f.)

Nerven und Gefäße

- Nn. cutanei dorsales lateralis, intermedius und medialis (► S. 456)
- N. tibialis (► S. 457)
- A. und V. tibialis posterior (► S. 458)
- A. tibialis anterior und A. dorsalis pedis (► S. 459)

M. tibialis anterior und Bursa subtendinea m. tibialis anterioris

Anatomie

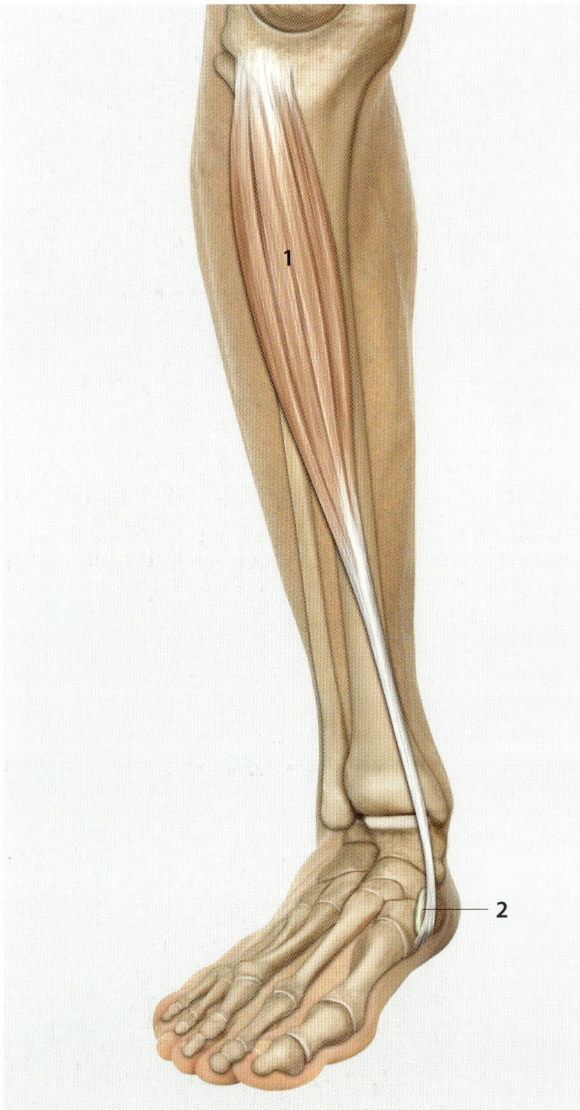

■ **Abb. 9.2** M. tibialis anterior (**1**) und Bursa subtendinea m. tibialis anterioris (**2**)

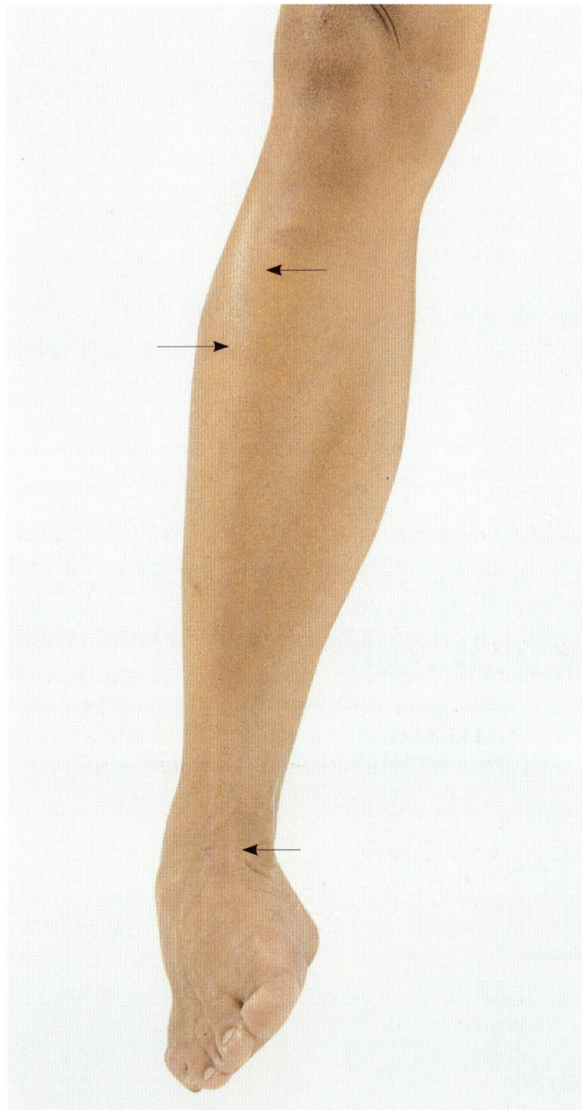

■ **Abb. 9.3** Topografische Lage des M. tibialis anterior

M. tibialis anterior

U: proximale zwei Drittel der Facies lateralis tibiae, Membrana interossea und Fascia cruris

A: Basis des Os metatarsi I, mediale und plantare Seite des Os cuneiforme mediale

I: N. peroneus profundus (L4–L5)

F: Dorsalextension, Supination und Inversion des oberen und unteren Sprunggelenks

Bursa subtendinea m. tibialis anterioris

Zwischen der Ansatzsehne und den knöchernen Strukturen befindet sich die Bursa subtendinea m. tibialis anterioris. Sie dient als Gleitlager für die Sehne und verhindert somit eine mechanische Reizung der Struktur.

Hinweis

- Häufig befindet sich eine Bursa subtendinea m. tibialis anterioris zwischen der Sehne und dem Os cuneiforme mediale.
- Im anterioren Kompartment ist der M. tibialis anterior der einzige Muskel mit tibialer Anheftung.

Beschreibung der Palpation

ASTE

Der Patient befindet sich in Rückenlage, die Knie sind mit einer kleinen Rolle unterlagert.

Durchführung

Mit gestütztem Zeigefinger palpiert der Therapeut ventral des Malleolus medialis die Sehne des M. tibialis anterior quer zu ihrem Verlauf bis zur Insertion am medialen Os cuneiforme und am Os metatarsi I.

Die Bursa ist in der Regel nicht zu palpieren. Bei einer akuten Bursitis ist sie jedoch schmerzhaft und leicht zu lokalisieren.

Palpationsqualität

Bei Kontraktion der Muskulatur in die Dorsalextension und Supination des Fußes ist die Ansatzsehne des M. tibialis anterior deutlich bis zum Ansatz sicht- und tastbar.

Differenzierung

Die Sehne des M. tibialis anterior ist im ventralen Übergangsbereich Unterschenkel-Fuß die am weitesten medial gelegene sehnige Struktur.

Die Sehne verläuft ventral des Malleolus medialis und ist bis zum Ansatz am Os cuneiforme mediale und der Basis des Os metatarsi I von den umliegenden Strukturen abgrenzbar. Sie ist bei Anspannung in Dorsalextension und Supination des Fußes am deutlichsten zu palpieren.

Hinweis

- Nach Unterschenkelverletzungen kann es durch Einblutungen in die Muskelloge zu einem akuten **Kompartmentsyndrom** kommen (► A. tibialis anterior, S. 395).
- Hach et al. (2000) beschreiben chronische funktionelle Kompartmentsyndrome bei Sportlern **(CEKS = chronisches exertionelles Kompartmentsyndrom)**, u. a. in der anterioren Loge. Beim CEKS sehen die Autoren strukturelle Veränderungen der Faszie als Ursache, wobei es meistens nur zu kurzen reversiblen Mangeldurchblutungszeiten ohne Muskelnekrosen kommt.
  Des Weiteren unterscheidet diese Arbeitsgruppe ein **chronisch venöses Kompartmentsyndrom (CVKS)**, das eher das tiefe dorsale Kompartment betrifft.

Pathologie

In seltenen Fällen rupturiert die Sehne des M. tibials anterior, meistens verursacht durch eine exzentrische nach plantar gerichtete Flexions-Eversionskraft. Die Ruptur befindet sich für gewöhnlich ca. 2–3 cm kranial des Ansatzes. Die klinischen Zeichen sind: eine anteromediale Schwellung im Sprunggelenks- und Fußbereich, undeutliche Konturen des Muskels, Schwäche bei Dorsalextension, Inversion und die Unfähigkeit eines Fersengangs (Espinosa et al., 2007).

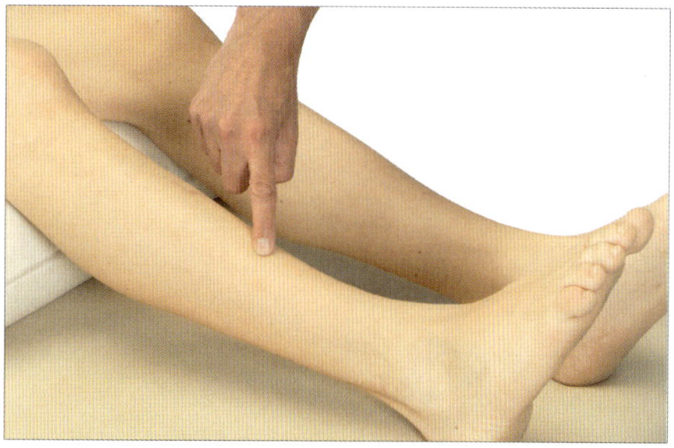

Abb. 9.4 Distaler Anteil des M. tibialis anterior

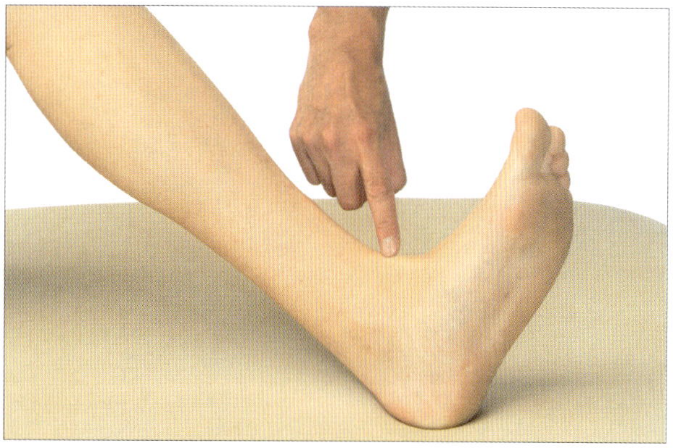

Abb. 9.5 Sehne des M. tibialis anterior

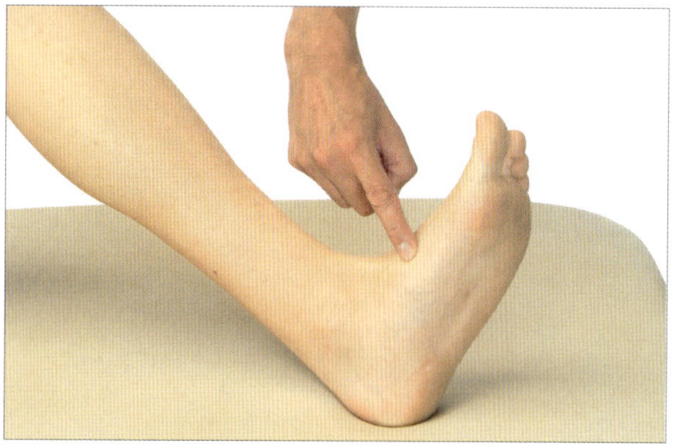

Abb. 9.6 Ansatz des M. tibialis anterior an der medialen Basis des Os metatarsi I

M. tibialis posterior

Anatomie

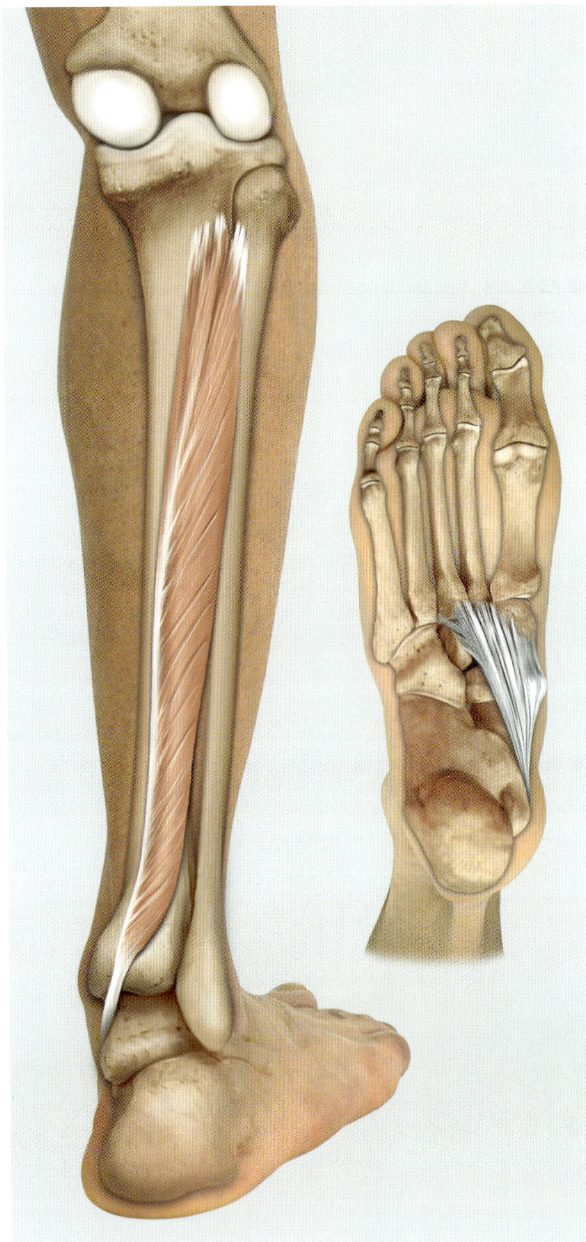

Abb. 9.7 M. tibialis posterior

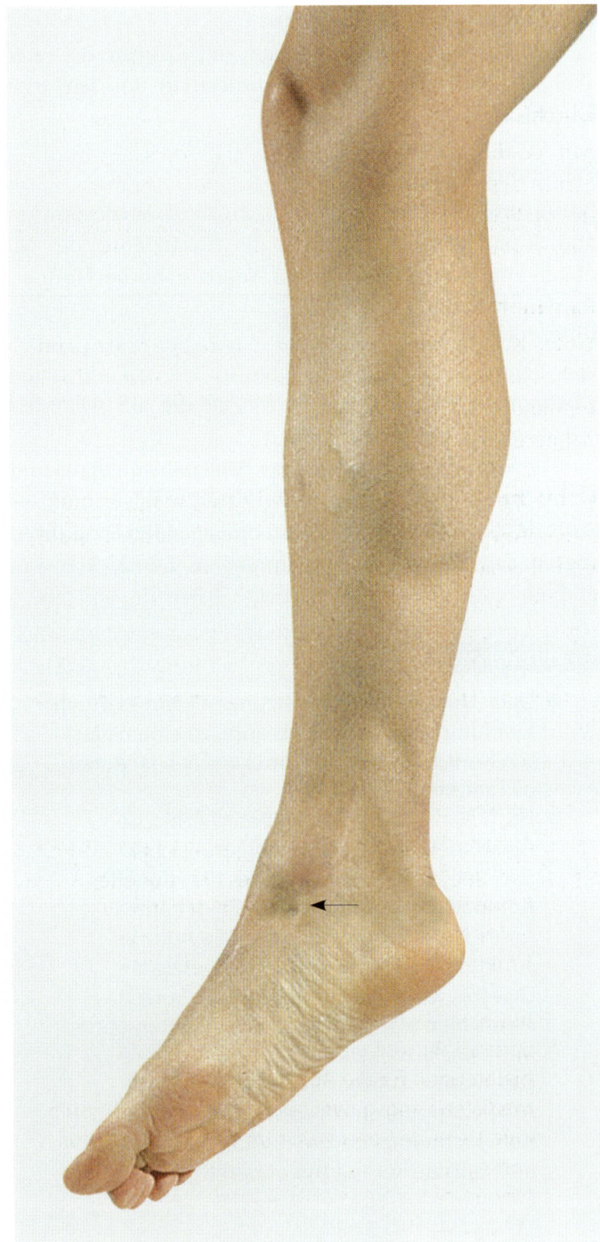

Abb. 9.8 Sehne des M. tibialis posterior

U: Membrana interossea und angrenzende Flächen der Tibia und Fibula

A: Tuberositas ossis naviculares, Os cuneiforme mediale, Os cuneiforme intermedium, Os cuneiforme laterale und Basen der Ossa metatarsi II bis IV

I: N. tibialis (L4–S1)

F:
- Plantarflexion, Supination und Inversion des oberen und unteren Sprunggelenks
- Verspannung der Quer- und Längswölbungen des Fußes

Pathologie

Durch eine erhöhte pronatorische „Bremsaktivität" kann vor allem bei Leichtathleten (Laufen auf hartem Untergrund) eine Muskelhypertrophie entstehen. Erfolgt diese Hypertrophie während einer kurzen Zeitspanne, so führt das bei manchen Sportlern zu einem **Kompartmentsyndrom** (vgl. Bambach et al. 2006, zit. n. Reichelt).

Beschreibung der Palpation

ASTE

Der Patient befindet sich in Rückenlage, die Knie sind mit einer kleinen Rolle unterlagert.

Die Palpation ist ebenso in Bauchlage möglich.

Durchführung

Mit gestütztem Zeigefinger palpiert der Therapeut die Sehne des M. tibialis posterior kaudal und leicht dorsal des Malleolus medialis quer zu ihrem Verlauf und folgt ihr bis zum Ansatz der Tuberositas ossis navicularis.

Palpationsqualität

Unter Kontraktion ist die Sehne bis zum Ansatz deutlich sicht- und tastbar, der Muskelbauch ist aufgrund seiner topografischen Lage in der tiefen Flexorenloge nicht zu palpieren.

Differenzierung

Die Sehne verläuft direkt dorsal des Malleolus medialis und oberhalb des Sustentaculum tali des Calcaneus. Sie ist bis kurz vor ihrem plantaren Ansatz an der Tuberositas ossis navicularis, den Ossa cuneiformia sowie an den Basen der Ossa metatarsi II bis IV tast- und abgrenzbar.

Die Sehne wird unter Kontraktion in die Plantarflexion und Supination des Fußes noch deutlicher.

Hinweis

- Der M. tibialis posterior gehört zusammen mit dem M. flexor digitorum longus und dem M. flexor hallucis longus zum tiefen posterioren Kompartment. Diese Strukturen sind aktive Unterstützer des medialen Längsgewölbes. Der M. tibialis posterior unterstützt im Weiteren das hintere Quergewölbe.
- Speziell der M. tibialis posterior ist beim normalen Gang für die Aufrechterhaltung des medialen Längsgewölbes sehr bedeutend. Seine invertierende Kontraktion im subtalaren Gelenk verriegelt das transversale talare Gelenk und verhindert dadurch das Absinken der Fußwölbung (Yao et al., 2015).

Pathologie

Bei einer Sehnendysfunktion des M. tibialis posterior handelt es sich oft um eine degenerative Sehnenveränderung im perimalleolaren Bereich, die zu einer Insuffizienz der medialen Bänder führen kann. Das verursacht eine Valgusposition des Talus. Die veränderte Winkelposition der Achillessehne führt zu einer Eversionsstellung des Calcaneus, was zu einem Pes equinus führen kann (Yao et al., 2015).

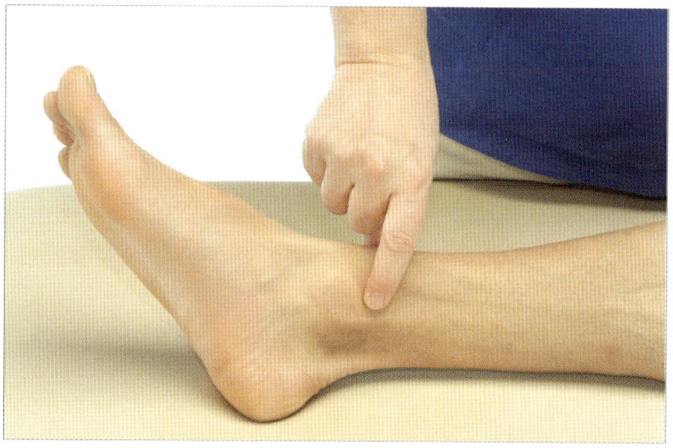

Abb. 9.9 Sehne des M. tibialis posterior im Bereich des Malleolus medialis

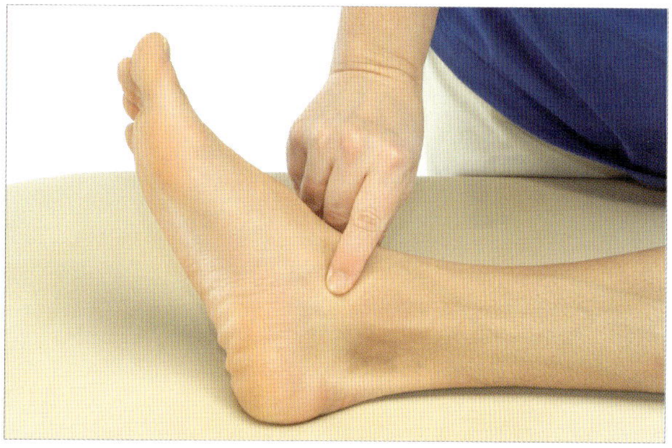

Abb. 9.10 Sehne des M. tibialis posterior distal des Malleolus medialis

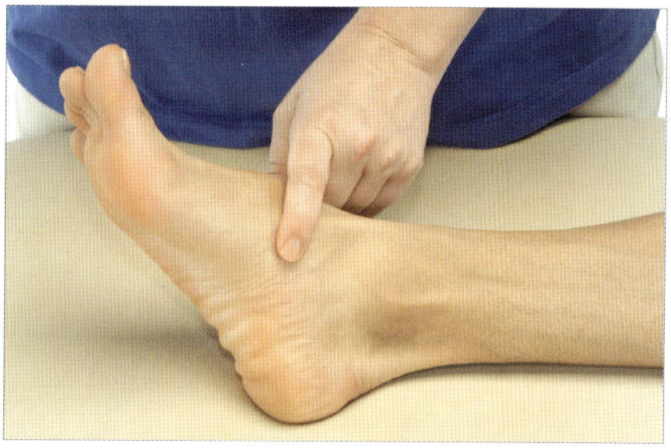

Abb. 9.11 Sehne des M. tibialis posterior an der Tuberositas ossis navicularis

Mm. extensores digitorum longus und brevis

Anatomie

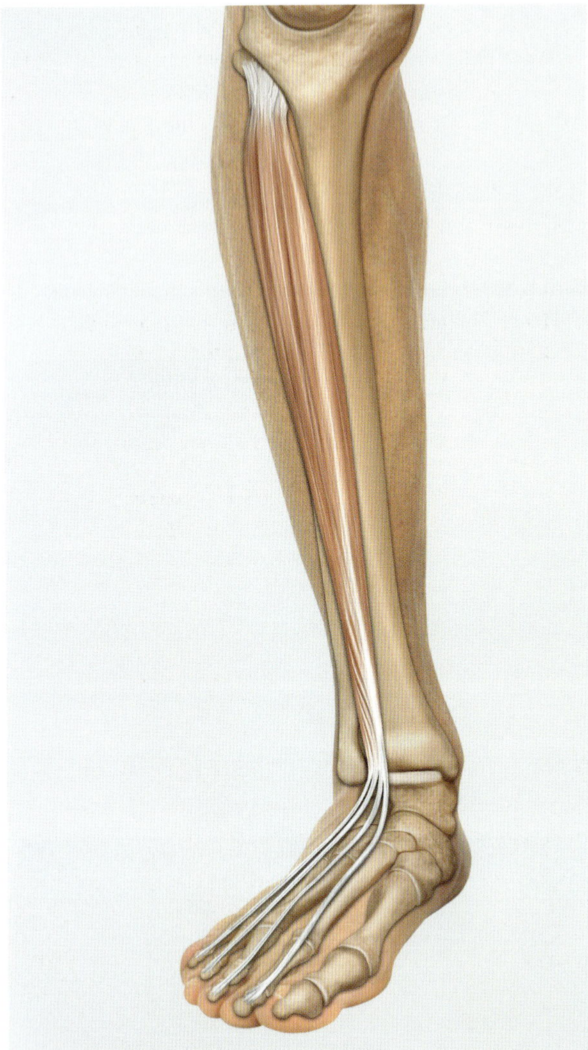

Abb. 9.12 M. extensor digitorum longus

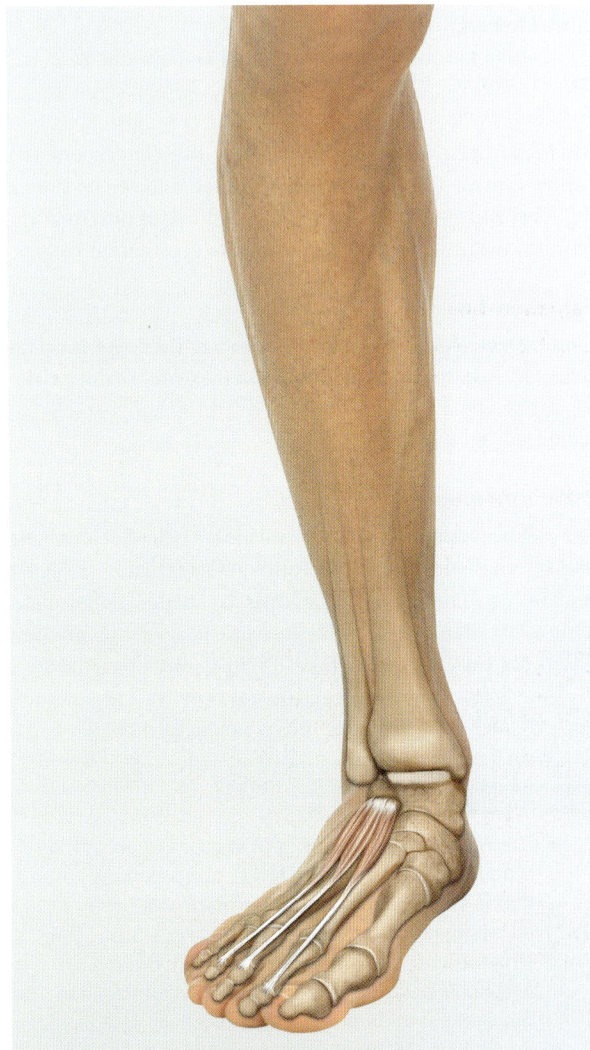

Abb. 9.13 M. extensor digitorum brevis

M. extensor digitorum longus

U: Condylus lateralis tibiae, Caput fibulae, Margo anterior fibulae und Membrana interossea

A: über vier Sehnen an den Dorsalaponeurosen und Basen der distalen Phalangen II bis V

I: N. peroneus profundus (L4–S1)

F:
- Extension der Grund-, Mittel- und Endgelenke der Zehen II bis V
- Dorsalextension, Pronation und Eversion des oberen und unteren Sprunggelenks

Hinweis

Der M. extensor digitorum longus kann eine zusätzliche Sehne besitzen, die zur Basis des Os metatarsi V verläuft. Sie wird als **M. peroneus tertius** bezeichnet.

M. extensor digitorum brevis

U: lateraler Calcaneus und Retinaculum extensorum inferius

A: über drei Sehnen an den Dorsalaponeurosen und Basen der Mittelphalangen II bis IV

I: N. peroneus profundus (L5–S1)

F: Extension der Grund- und Mittelgelenke der Zehen II bis IV

Hinweis

Im Bereich der dorsalen Fußseite befindet sich der M. extensor digitorum brevis als einziger kurzer Muskel, dessen Sehne überkreuzt hier die A. dorsalis pedis.

Beschreibung der Palpation

ASTE

Der Patient befindet sich in Rückenlage, die Knie sind mit einer kleinen Rolle unterlagert.

Durchführung

Mit dem Zeigefinger palpiert der Therapeut zwischen den Malleolen quer zum Sehnenverlauf des M. extensor digitorum longus nach distal.

Der M. extensor digitorum brevis ist im lateralen Vorfußbereich medial des Os cuboideum zu tasten.

Palpationsqualität

Der M. extensor digitorum longus ist distal deutlich als sehnige Struktur palpierbar, im Gegensatz dazu ist der M. extensor digitorum brevis als weiche muskuläre Struktur zu tasten.

Differenzierung

Die Sehnen des M. extensor digitorum longus sind im Vorfußbereich lateral der Sehne des M. tibialis anterior und des M. extensor hallucis longus gut sicht- und tastbar. Bei alternierender Anspannung in die Zehenextension wird die Palpation noch deutlicher.

Der M. extensor digitorum brevis befindet sich ca. zwei Patientenquerfinger ventral des Malleolus lateralis. Er gibt vier Sehnen für jeweils eine Zehe (I bis IV) ab.

Eine Differenzierung dieser beiden Muskeln kann nur über die Extension der Endgelenke erfolgen: der M. extensor digitorum brevis extendiert nur die Metakarpophalangealgelenke und die proximalen Interphalangealgelenke, während der M. extensor digitorum longus auch die distalen Interphalangealgelenke streckt.

Pathologie

Der M. extensor digitorum longus befindet sich zusammen mit dem M. tibialis anterior, dem M. extensor hallucis longus, dem N. peroneus profundus und der A. und V. tibialis anterior im vorderen Kompartment. Eine Erhöhung des Gewebedruckes kann zu einem **Kompartmentsyndrom** führen (► A. tibialis anterior, S. 395 und M. tibialis anterior, S. 416 f.).

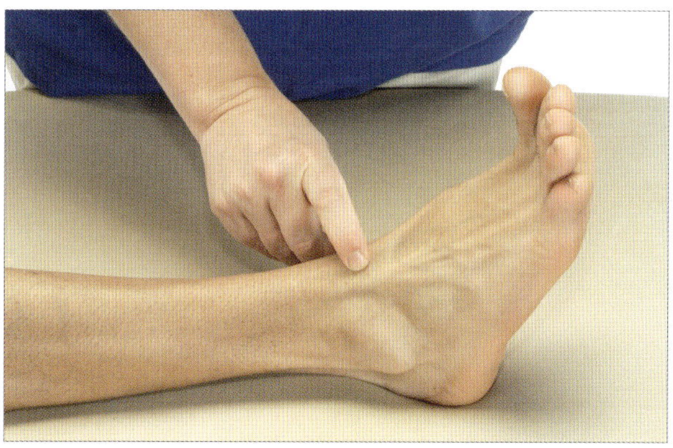

Abb. 9.14 Sehne des M. extensor digitorum longus auf Höhe der Malleolen

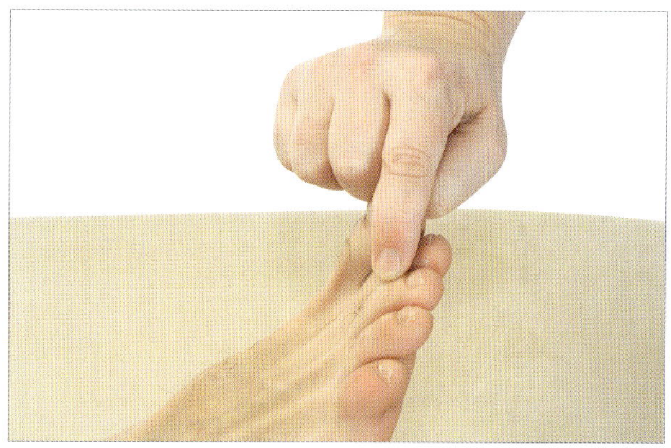

Abb. 9.15 Insertionsstelle des M. extensor digitorum longus an der Basis der Phalanx distalis III

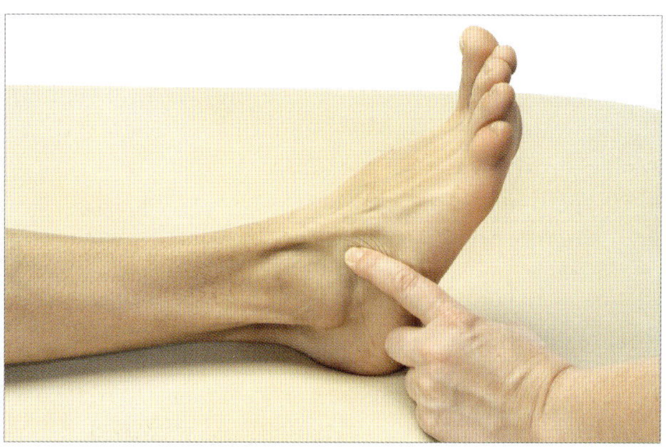

Abb. 9.16 M. extensor digitorum brevis

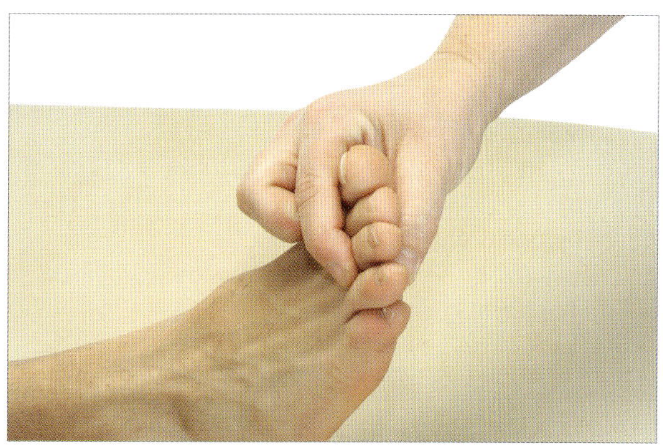

Abb. 9.17 Insertionsstelle des M. extensor digitorum brevis an der Basis der Phalanx media III

Mm. peronei (fibulares) longus und brevis

Anatomie

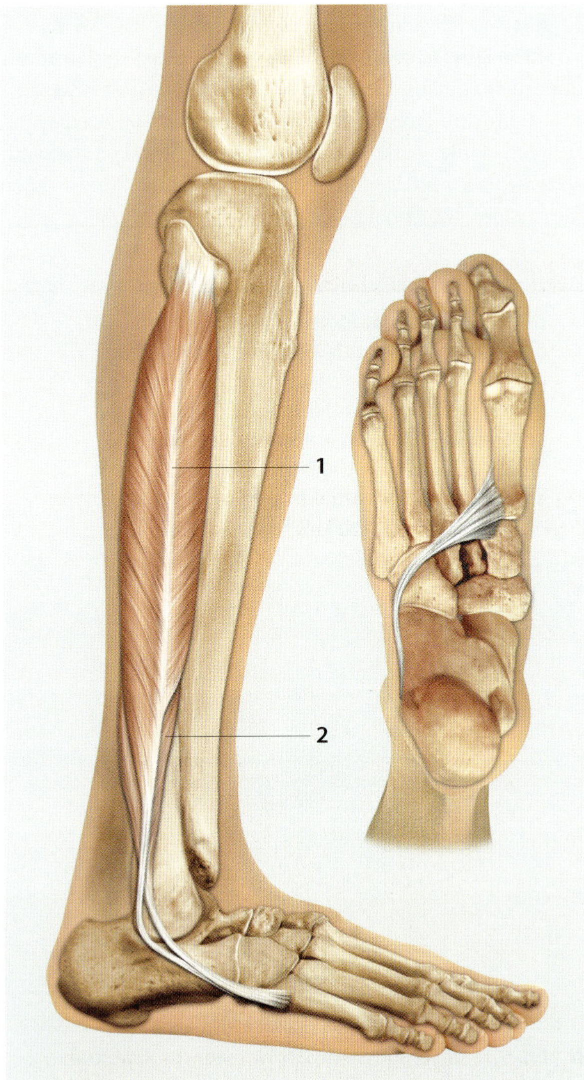

Abb. 9.18 Mm. peronei longus (1) und brevis (2)

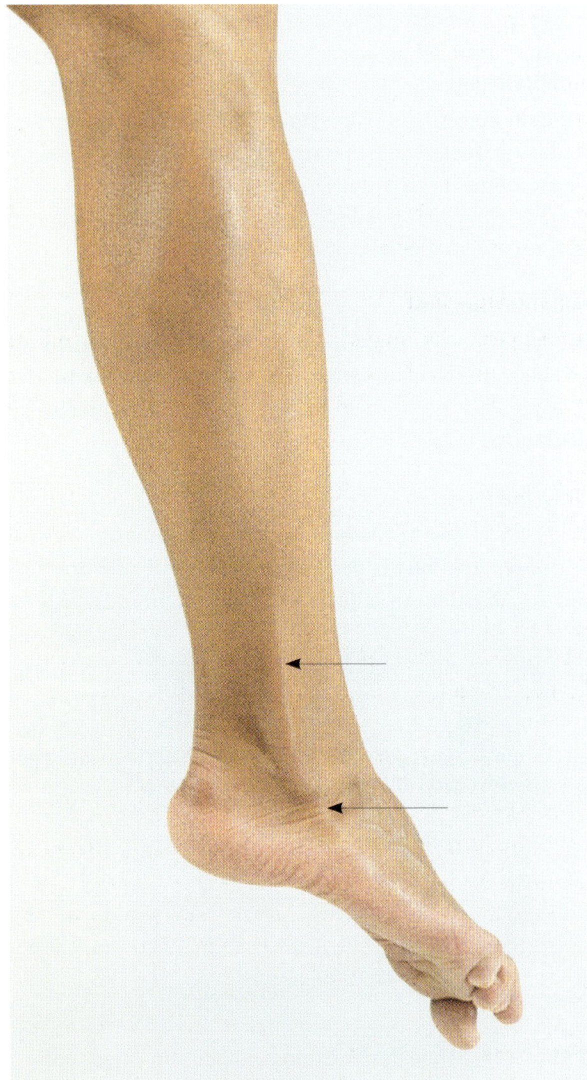

Abb. 9.19 Sehne des M. peroneus longus

M. peroneus longus

- **U:** Caput fibulae und proximale zwei Drittel der Facies lateralis fibulae
- **A:** Basis des Os metatarsi I und Plantarseite es Os cuneiforme mediale
- **I:** N. peroneus superficialis (L5–S1)
- **F:** Plantarflexion, Pronation und Eversion des oberen und unteren Sprunggelenks

Hinweis

Der M. peroneus longus bildet mit dem M. tibialis posterior den „funktionellen Steigbügel". Durch ihn werden die mediale und laterale Längswölbung sowie die hintere Querwölbung des Fußes stabilisiert.

M. peroneus brevis

- **U:** distaler Anteil der Facies lateralis fibulae und Septum intermusculare
- **A:** Tuberositas ossis metatarsi V
- **I:** N. peroneus superficialis (L5–S1)
- **F:** Plantarflexion, Pronation und Eversion des oberen und unteren Sprunggelenks

Beschreibung der Palpation

ASTE

Der Patient befindet sich in Rückenlage, die Knie sind mit einer kleinen Rolle unterlagert.

Die Palpation ist ebenso in Seitenlage möglich.

Durchführung

Der Therapeut palpiert oberhalb des Malleolus lateralis die Sehne des M. peroneus longus sowie den distalen Anteil des M. peroneus brevis von ventral und dorsal zwischen Daumen und Zeigefinger. Er tastet mit flächig und quer zum Sehnenverlauf angesetztem Zeigefinger die gemeinsame Sehnenscheide der Mm. peronei longus und brevis hinter dem Malleolus lateralis.

Der Muskelansatz des M. peroneus brevis befindet sich an der Tuberositas ossis metatarsi V, der Ansatz des M. peroneus longus ist plantar im Bereich des Os cuneiforme mediale und des Os metatarsi I zu palpieren.

Palpationsqualität

Der M. peroneus longus ist als weiche muskuläre Struktur gut tastbar, der M. peroneus brevis wird größtenteils vom M. peroneus longus überdeckt und ist gelegentlich oberhalb der gemeinsamen Sehnenscheide und an seinem Ansatz an der Tuberositas ossis metatarsi V zu palpieren.

Differenzierung

Der M. peroneus longus ist kaudal des Caput fibulae in seinem gesamten Verlauf im Bereich der Fibula zu palpieren. Er bedeckt größtenteils den M. peroneus brevis. Nur oberhalb des Malleolus lateralis ist eine kleine Partie des distalen M. peroneus brevis ventral und dorsal der Sehnen zu tasten.

Hinter dem Malleolus lateralis verlaufen die Sehnen in einer gemeinsamen Sehnenscheide, wobei die Sehne des M. peroneus brevis ventral liegt. Die Sehne des M. peroneus longus verläuft unterhalb der Trochlea peronealis, die Sehne des M. peroneus brevis darüber.

Spannt der Patient in die Plantarflexion und Pronation des Fußes, so sind die Sehnen deutlich von den umliegenden Strukturen zu differenzieren.

Hinweis

Der **M. peroneus tertius** spaltet sich aus einer zusätzlichen Sehne des M. extensor digitorum longus ab.

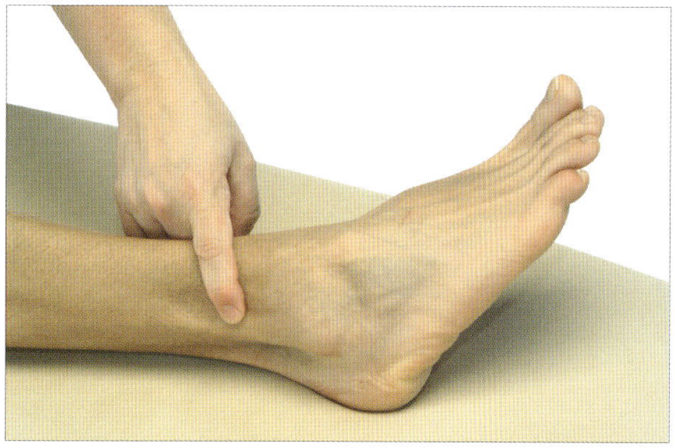

Abb. 9.20 Vagina tendinum mm. peroneorum communis

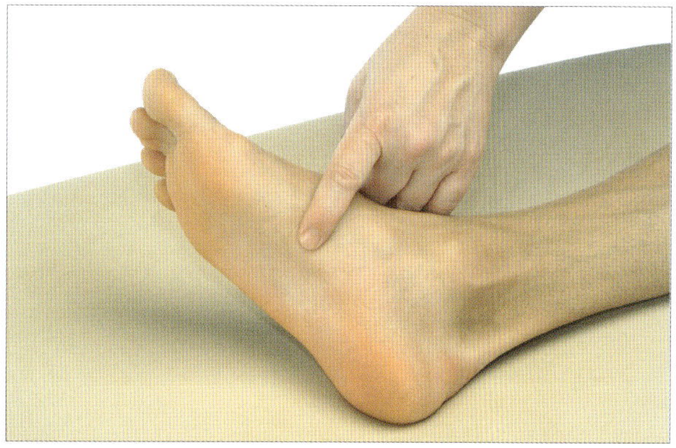

Abb. 9.21 Ansatz des M. peroneus longus an der medialen Basis des Os metatarsi I

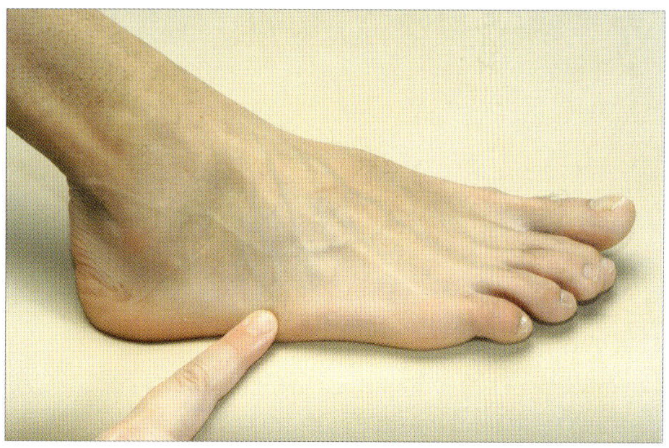

Abb. 9.22 Ansatz des M. peroneus brevis an der Tuberositas ossis metatarsi V

Mm. extensores hallucis longus und brevis

Anatomie

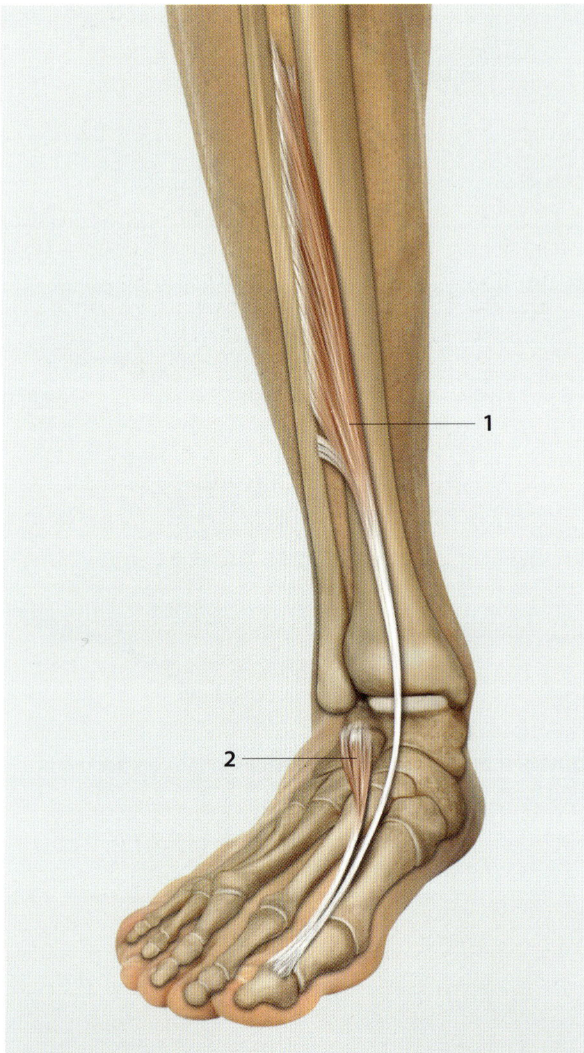

Abb. 9.23 Mm. extensores hallucis longus (**1**) und brevis (**2**)

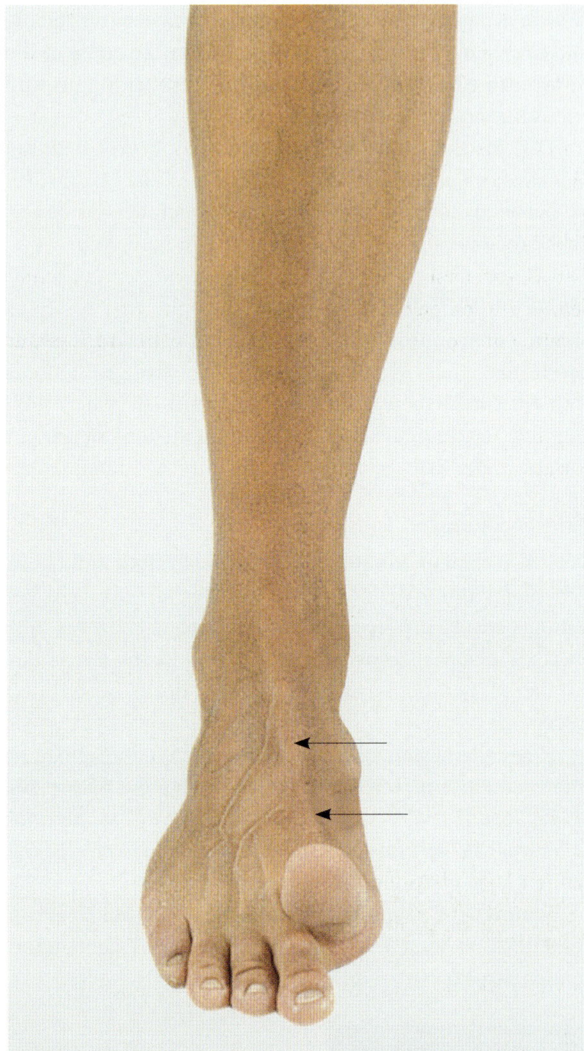

Abb. 9.24 Sehne des M. extensor hallucis longus

M. extensor hallucis longus

U: mittleres Drittel der Facies medialis fibulae und Membrana interossea
A: an der Dorsalaponeurose und Basis der Endphalanx des Hallux
I: N. peroneus profundus (L5–S1)
F:
- Extension im Grund- und Endgelenk des Hallux
- Dorsalextension im oberen Sprunggelenk

Pathologie

- Durch eine veränderte anatomische Lage des Hallux kann der M. extensor hallucis longus eine vorhandene **Hallux valgus**-Fehlstellung verstärken.
- Im Bereich des M. extensor hallucis longus treten häufig **Tendovaginitiden** auf.

M. extensor hallucis brevis

U: lateraler Calcaneus und Retinaculum extensorum inferius
A: an der Dorsalaponeurose und Basis der Grundphalanx des Hallux
I: N. peroneus profundus (L5–S1)
F: Extension des Grundgelenks des Hallux

Beschreibung der Palpation

ASTE

Der Patient befindet sich in Rückenlage, die Knie sind mit einer kleinen Rolle unterlagert.

Durchführung

Auf Höhe der Malleolen palpiert der Therapeut die Sehne des M. extensor hallucis longus zwischen den Sehnen des M. tibialis anterior und des M. extensor digitorum longus. Der Ansatz des M. extensor hallucis longus strahlt in die Dorsalaponeurose ein, die im Bereich der Basis der Endphalanx getastet wird.

Der M. extensor hallucis brevis ist im Vorfußbereich mit flächig angesetztem Zeigefinger zu palpieren. Einen Anteil des M. extensor hallucis brevis erreicht man auf Höhe des Os cuneiforme intermedium am Übergang zum Os metatarsi II. Die Endsehne wird an der Basis der Phalanx proximalis I getastet.

Palpationsqualität

Der M. extensor hallucis longus ist nur im Bereich seiner Sehne gut palpierbar, der Muskelbauch wird vom M. tibialis anterior und vom M. extensor digitorum longus überlagert.

Nur ein kleiner Teil des M. extensor hallucis brevis verläuft oberflächlich und ist somit als weiche Struktur tastbar, er ist allerdings nicht bei allen Patienten gut auffindbar.

Differenzierung

Die Sehne des M. extensor hallucis longus ist durch seine Funktion der Halluxextension von den Sehnen des M. extensor digitorum zu differenzieren. Der Muskelbauch des M. extensor hallucis brevis wird tibial von der Sehne des M. extensor hallucis longus und fibular von der Sehne des M. extensor digitorum longus begrenzt.

Hinweis

Die Gruppe um Bibbo et al. (2004) fand an 26 von 32 Fußpräparaten eine akzessorische Extensorsehne im Bereich des 1. Metatarsophalangealgelenks. Größtenteils entspringt sie aus dem muskulotendinösen Bereich des M. extensor hallucis longus, ein kleiner Anteil findet seinen Ursprung aus dem muskulotendinösen Bereich des M. tibialis anterior. Es wurden keine statistisch signifikanten Verteilungsunterschiede einer akzessorischen Sehne bei Füßen mit Hallux valgus im Vergleich zu Füßen ohne Hallux valgus gefunden.

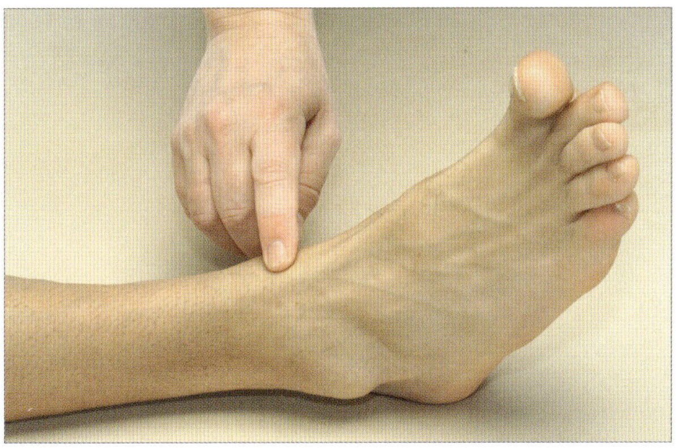

Abb. 9.25 Sehne des M. extensor hallucis longus

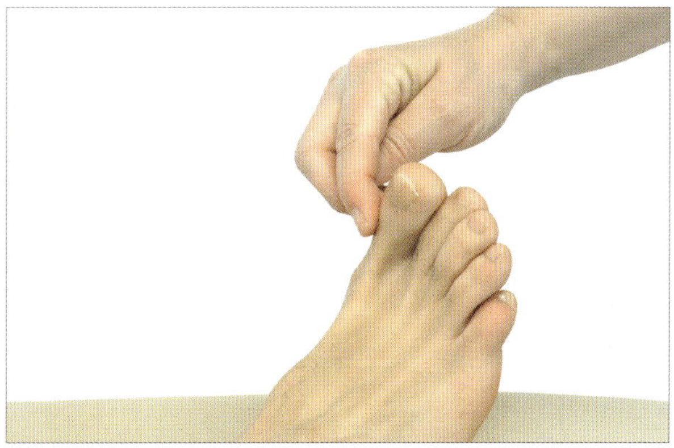

Abb. 9.26 Insertion des M. extensor hallucis longus an der Dorsalaponeurose der Großzehe

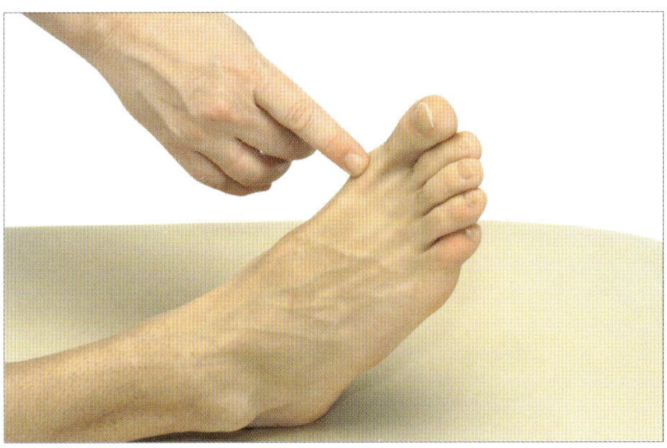

Abb. 9.27 Insertion des M. extensor hallucis brevis an der Basis der Großzehengrundphalanx

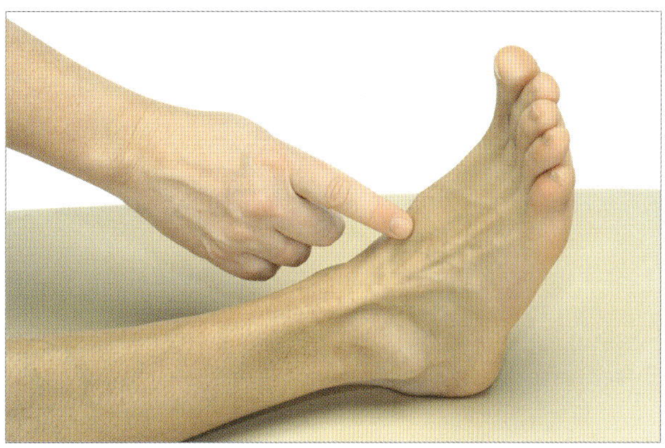

Abb. 9.28 Bauch des M. extensor hallucis brevis

M. flexor digitorum longus

Anatomie

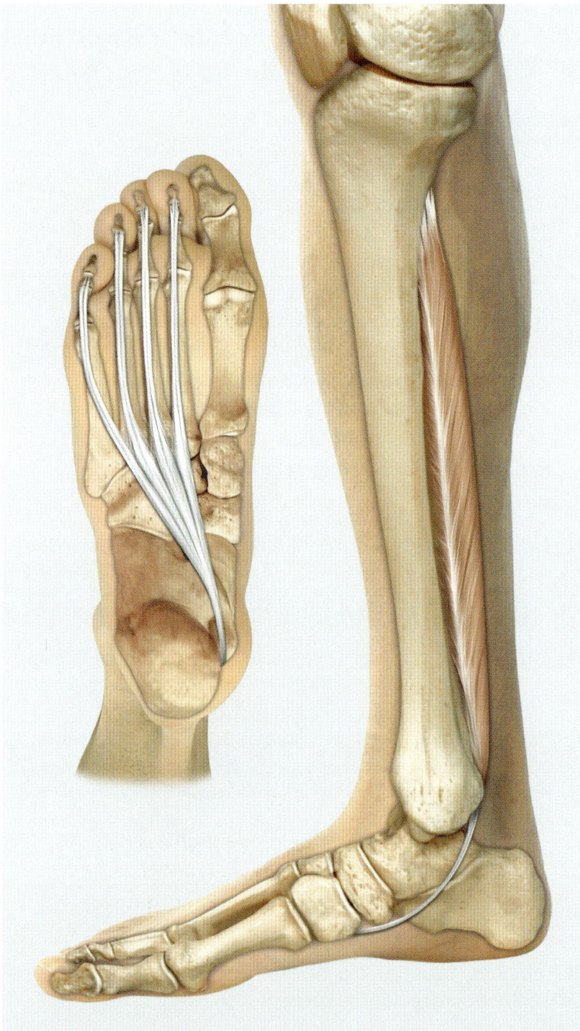

Abb. 9.29 M. flexor digitorum longus

U: mittleres Drittel der Facies posterior tibiae
A: an den Basen der Endphalangen der Zehen II bis V
I: N. tibialis (L5–S2)
F:
- Flexion der Grund-, Mittel- und Endgelenke der Zehen II bis V
- Plantarflexion, Inversion und Supination der Sprunggelenke

Beschreibung der Palpation

ASTE

Der Patient befindet sich in Rückenlage, die Knie sind mit einer kleinen Rolle unterlagert.

Durchführung

Mit gestütztem Zeigefinger palpiert der Therapeut die Sehne des M. flexor digitorum longus quer zu seinem Verlauf vom Malleolus medialis in Richtung Ansatz an den Endphalangen.

Palpationsqualität

Unter Kontraktion ist die Sehne im Malleolenbereich gut sicht- und tastbar. Weiter distal wird die Palpation aufgrund der Weichteile schwieriger.

Differenzierung

Die Sehne verläuft zusammen mit der Sehne des M. tibialis posterior direkt hinter dem Malleolus medialis über dem Sustentaculum tali und ist als kleiner Anteil weiter nach distal zu verfolgen.

Eine Kontraktion in die Zehenflexion macht die Palpation deutlicher.

Hinweis

Der M. flexor digitorum longus gehört zusammen mit dem M. tibialis posterior und dem M. flexor hallucis longus zum tiefen posterioren Kompartment. Durch ein Trauma kann es hier zu einem **Kompartmentsyndroms** kommen (► M. tibialis posterior, S. 418 f.).

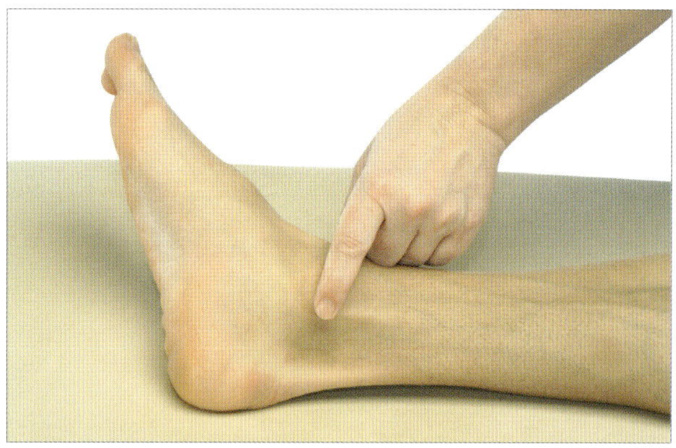

Abb. 9.30 Sehne des M. flexor digitorum longus hinter dem Malleolus medialis

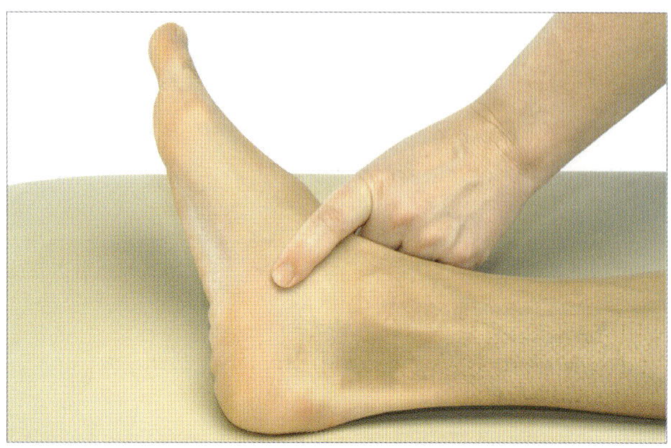

Abb. 9.31 Sehne des M. flexor digitorum longus

M. flexor hallucis longus

Anatomie

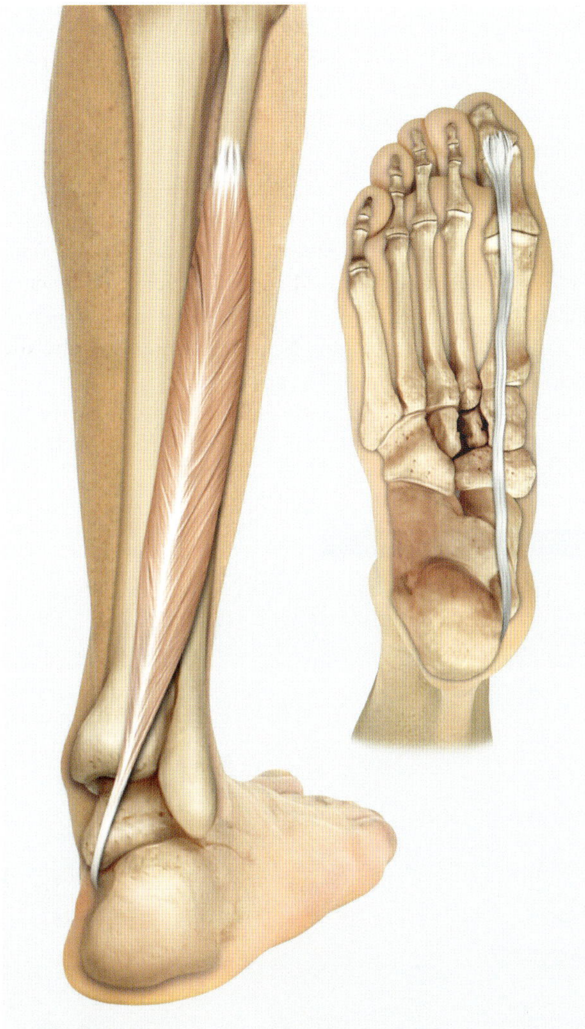

Abb. 9.32 M. flexor hallucis longus

- **U:** distale zwei Drittel der Facies posterior fibulae mit angrenzender Membrana interossea
- **A:** Basis der Endphalanx der I. Zehe
- **I:** N. tibialis (L5–S2)
- **F:**
  - Flexion des Grund- und Endgelenks der I. Zehe
  - Plantarflexion, Inversion und Supination der Sprunggelenke
  - verspannt die mediale Längswölbung des Fußes

Pathologie

Durch eine veränderte anatomische Lage des Hallux kann der M. flexor hallucis longus eine vorhandene **Hallux valgus-Fehlstellung** verstärken.

Beschreibung der Palpation

ASTE

Der Patient befindet sich in Rückenlage, die Knie sind mit einer kleinen Rolle unterlagert.

Durchführung

Mit gestütztem Zeigefinger palpiert der Therapeut die Sehne des M. flexor hallucis longus quer zu seinem Verlauf vom Malleolus medialis in Richtung Ansatz an der Endphalanx von D I.

Palpationsqualität

Der Muskelbauch liegt in der Tiefe und wird vom M. gastrocnemius und im Sehnenbereich vom M. flexor digitorum longus überdeckt. Aus diesem Grund ist nur die Sehne als feste runde Struktur palpierbar.

Differenzierung

Die Sehne verläuft zusammen mit der Sehne des M. flexor digitorum longus direkt hinter dem Malleolus medialis, meistens vor der Pulsation der A. tibialis posterior. Sie verläuft unter dem Sustentaculum tali, palpatorisch ist ein kleiner Anteil weiter nach distal zu verfolgen.

Die Anspannung der Großzehe in Flexion hilft bei der Palpation und der Differenzierung.

Hinweis

Best et al. (2005) berichten über seltene Muskelanomalien wie z. B. das Vorliegen eines M. peroneocalcaneus internus, der im Kompartment des M. flexor hallucis longus vorkommt und dort ein **Impingementsyndrom** auslösen kann.

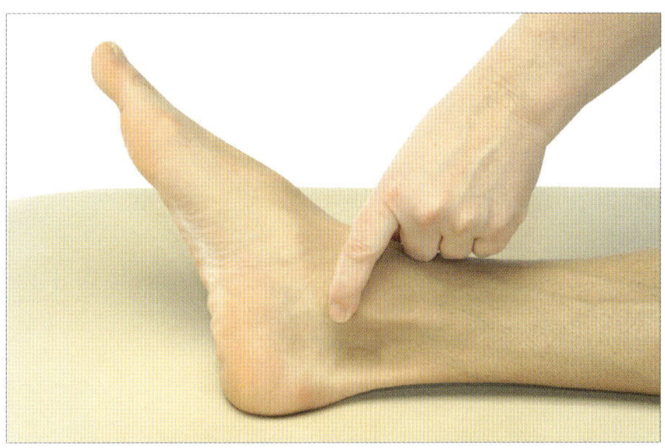

Abb. 9.33 Sehne des M. flexor hallucis longus

M. abductor hallucis

Anatomie

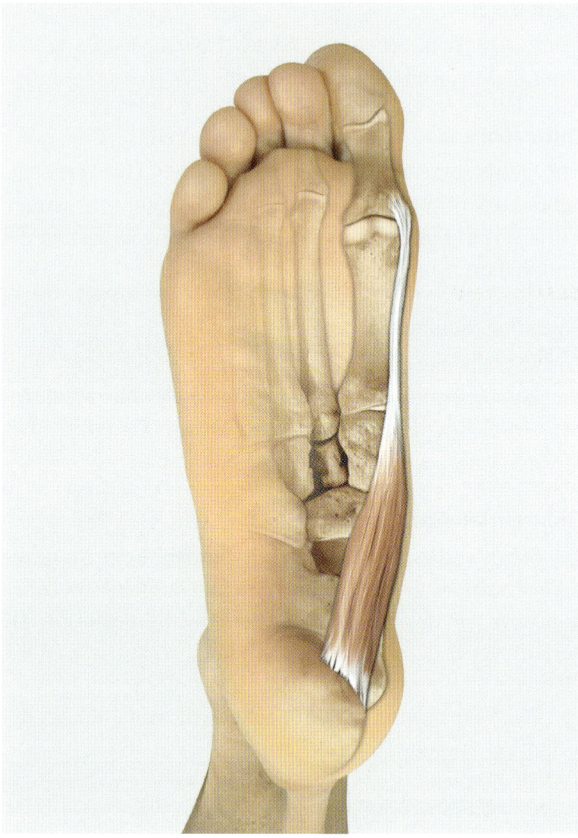

Abb. 9.34 M. abductor hallucis

U: Proc. medialis des Tuber calcanei und Plantaraponeurose
A: über das mediale Sesambein an der Grundphalanx der I. Zehe
I: N. plantaris medialis (L5–S1)
F:
- Flexion und Abduktion des Grundgelenks der I. Zehe
- verspannt die mediale Fußlängswölbung

Beschreibung der Palpation

ASTE

Der Patient befindet sich in Rückenlage, die Knie sind mit einer kleinen Rolle unterlagert.

Pathologie

Der Gefäß-Nervenstrang mit dem N. tibialis und der A. und V. tibialis posterior verläuft hinter dem Malleolus medialis. Daraus zweigen sich die Nn. plantaris medialis und lateralis ab. Sie verlaufen unter dem M. abductor hallucis hindurch. Hier kann es zur Kompression des lateralen Anteils kommen (Shin et al. 1999).

Durchführung

Mit flächig angesetztem Zeigefinger tastet der Therapeut plantar und medial am Tuber calcanei den Ursprung des M. abductor hallucis. Er folgt dem Muskelbauch entlang des medialen Calcaneus nach distal bis zu seiner Endsehne an der medialen Grundphalanx (Abb. 9.35 u. 9.36).

Palpationsqualität

Der Muskel ist an der medialen Kalkaneusseite gut als weiche Struktur palpabel.

Differenzierung

Der Therapeut orientiert sich an der anatomischen Lokalisation vom medialen Tuber calacanei bis zur Basis der Grundphalanx I.

Bei Anspannung der Großzehe in Abduktion wird der Muskel deutlicher palpierbar und differenziert sich von umliegenden Strukturen.

Hinweis

Der M. abductor hallucis gilt als einer der wichtigsten Muskeln zur Unterstützung des medialen Längsgewölbes.

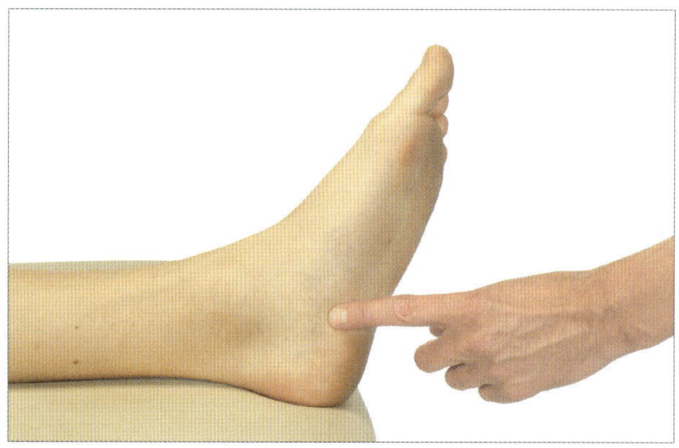

Abb. 9.35 Palpation des Muskelbauchs des M. abductor hallucis

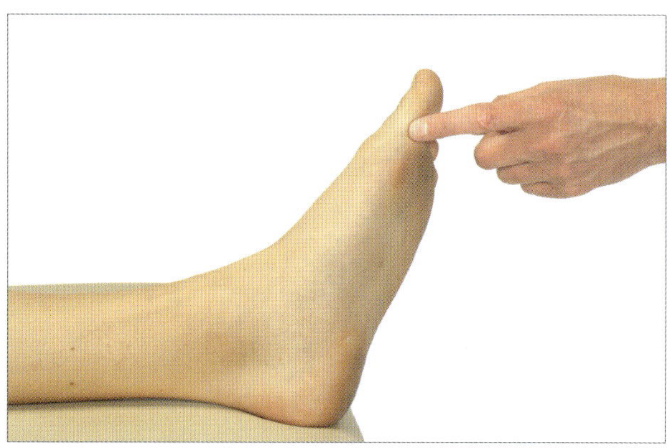

Abb. 9.36 Palpation des Ansatzes des M. abductor hallucis an der Basis der Phalanx proximalis I

Mm. lumbricales und Mm. interossei dorsales und plantares

Anatomie

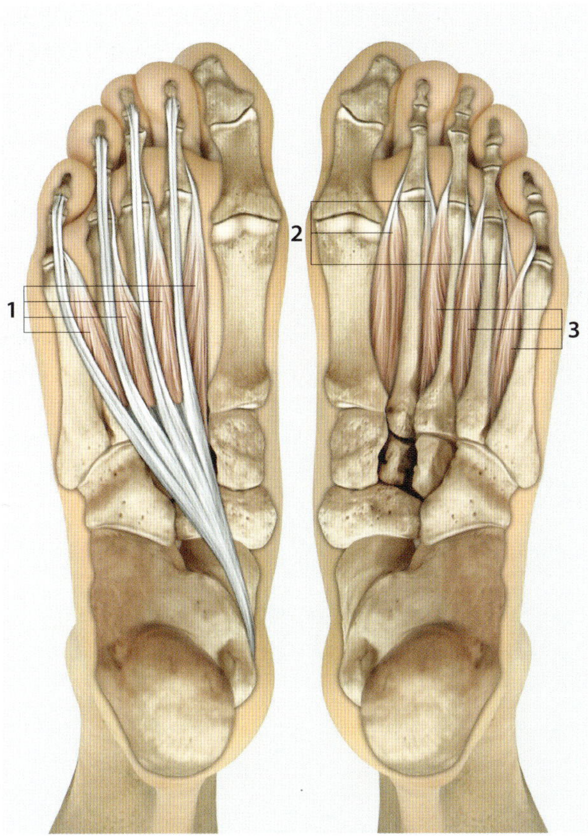

Abb. 9.37 Mm. lumbricales (**1**), Mm. interossei dorsales (**2**) und plantares (**3**)

Mm. interossei dorsales

U: zweiköpfig von einander zugewandten Seiten aller Ossa metatarsi und dem Lig. plantare longum
A: Dorsalaponeurose und Basen der Grundphalangen der Zehen II bis IV
I: N. plantaris lateralis (S1–S2)
F:
- Flexion der Grundgelenke der Zehen II bis IV
- Extension der Mittel- und Endgelenke der Zehen II bis IV
- Abduktion der III. und IV. Zehe von der II. Zehe (Spreizen der Zehe)

Mm. interossei plantares

U: medialseitig von den Ossa metatarsi III bis V
A: Dorsalaponeurose und mediale Basen der Grundphalangen der Zehen III bis V
I: N. plantaris lateralis (S1–S2)
F:
- Flexion der Grundgelenke der Zehen III bis V
- Extension der Mittel- und Endgelenke der Zehen III bis V
- Adduktion der III., IV. und V. Zehe zur II. Zehe (Schließen der gespreizten Zehe)

Mm. lumbricales

U: mediale Ränder der Sehnen des M. flexor digitorum longus
A: Dorsalaponeurose der Zehen II bis V
I:
- Mm. lumbricales 1 bis 2: N. plantaris medialis (S1–S2)
- Mm. lumbricales 3 bis 4: N. plantaris lateralis (S1–S2)

F:
- Flexion der Grundgelenke der Zehen II bis V
- Extension der Mittel- und Endgelenke der Zehen II bis V
- Adduktion der Zehen II bis V zur I. Zehe (Schließen der gespreizten Zehe)

Beschreibung der Palpation

ASTE

Der Patient befindet sich in Rückenlage, die Knie sind mit einer kleinen Rolle unterlagert.

Durchführung

Die Muskeln liegen in der Tiefe zwischen den Metatarsalen und sind der Palpation nicht direkt zugänglich. Der Therapeut kann nur die Mm. interossei dorsales mit quer zum Verlauf angesetztem Zeigefinger zwischen den Ossa metatarsi palpieren.

Palpationsqualität

Die Mm. interossei dorsales sind mäßig in den interossären Räumen des Mittelfußes palpierbar.

Die Mm. interossei plantares werden von der Plantaraponeurose überdeckt. Teilweise ist plantar, im medialen Bereich des Os metatarsi V, ein Anteil in der Tiefe neben dem M. flexor digiti minimi zu tasten. An der plantaren Seite ist ggf. ebenso ein Anteil der Mm. lumbricales zwischen den Sehnen des M. flexor digitorum brevis tastbar.

Differenzierung

Durch eine Anspannung in die Zehenabduktion ist die Lokalisation der Mm. interossei dorsales in den metatarsalen Zwischenräumen zu erkennen. Aufgrund ihrer Lage sind die Mm. interossei plantares und lumbricales nicht zu differenzieren.

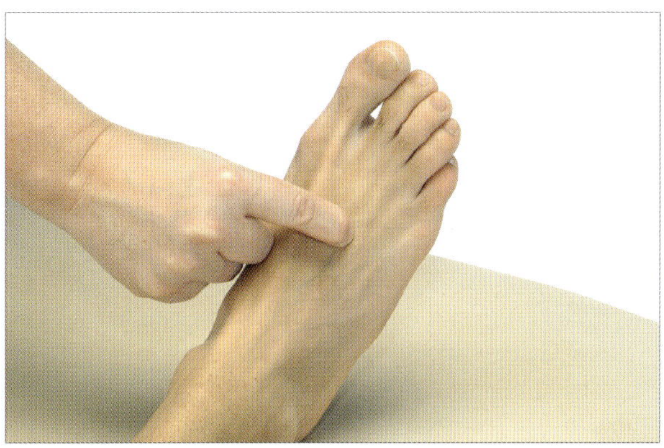

Abb. 9.38 Bauch des M. interosseus dorsalis III

Capsulae artt. der Fuß- und Zehengelenke

Anatomie

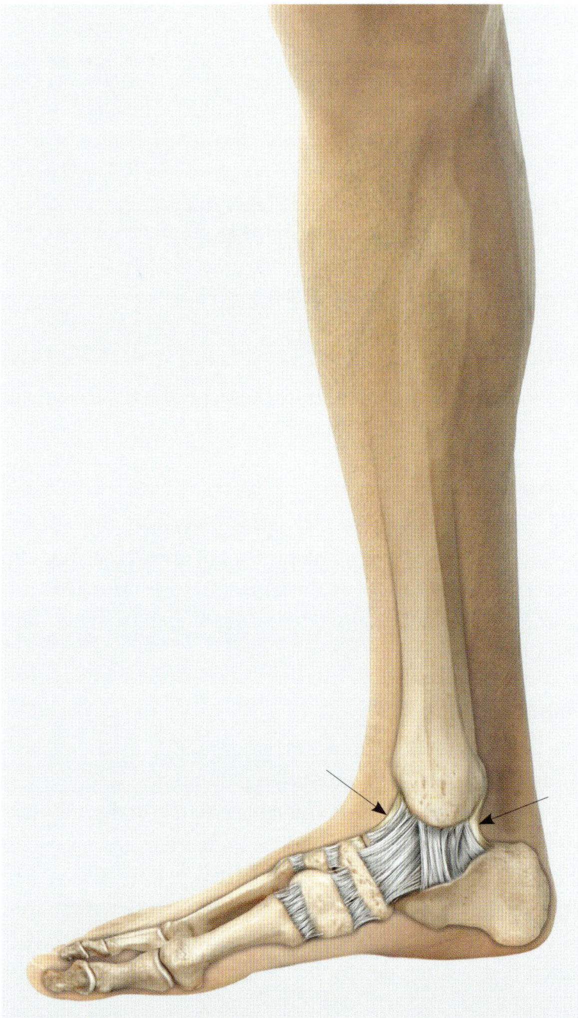

Abb. 9.39 Capsulae artt. der Fußgelenke und Ligamente

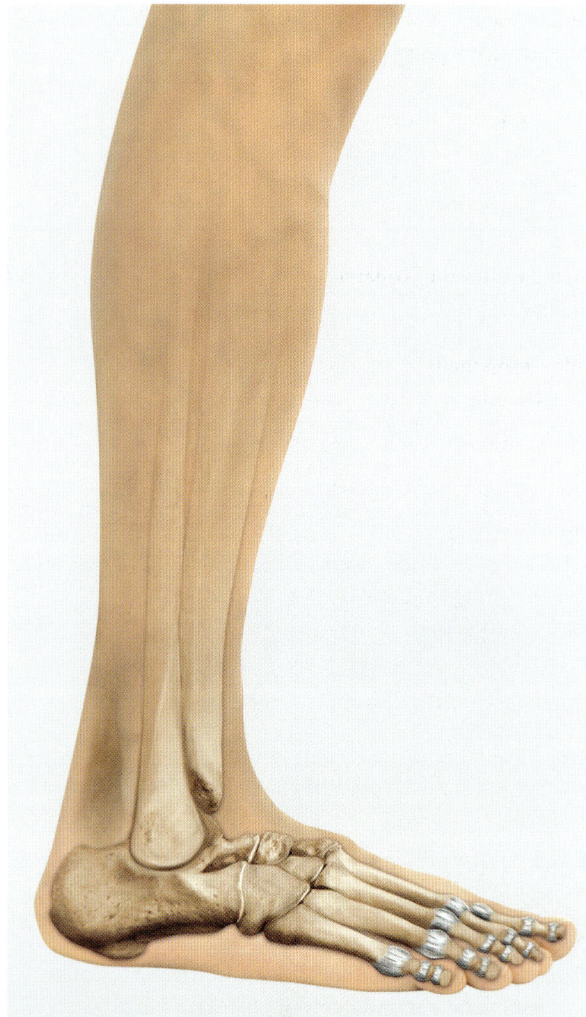

Abb. 9.40 Capsulae artt. der Zehengelenke

Capsulae artt. talocruralis, subtalaris und talocalcaneonavicularis

Die kapsulären Strukturen der Art. talocruralis (OSG) entspringen von den Seitenrändern der Gelenkflächen, wobei die Malleolen außerhalb der Kapsel liegen. Ventral verläuft der Kapselansatz leicht über den Talushals nach kaudal hinaus. Die Gelenkkapsel ist ventral und dorsal sehr dünn. Daher sind Schwellungen bei Gelenkergüssen gerade ventral der Malleolen gut sichtbar. Da die Sehnenscheiden der Extensoren mit den ventralen Kapselanteilen verwachsen sind, werden so Einklemmungen vermieden.

Die Gelenkkapseln der Artt. subtalaris und talocalcaneonavicularis (USG) sind an den Rändern der Gelenkflächen befestigt und umschließen jede Kammer des USG.

Die Gelenkkapseln werden jeweils von mehreren Bandstrukturen gesichert und in ihrer Funktion unterstützt.

Capsulae artt. tarsi und metatarsi

Die Gelenke zwischen den Fußwurzelknochen und den Mittelfußknochen stellen Amphiarthrosen dar. Sie besitzen jeweils dünne Gelenkkapseln, die jedoch durch massive Bandstrukturen unterstützt werden.

Capsulae artt. metatarsophalangeae und interphalangeae

Die Zehengelenke besitzen dünne Gelenkkapseln, die durch Kollateralbänder in ihrer Funktion unterstützt werden.

Beschreibung der Palpation

ASTE

Der Patient befindet sich in Rückenlage, die Knie sind mit einer kleinen Rolle unterlagert.

Durchführung

Die Gelenkkapseln der Sprunggelenke sind in ihrer Struktur normalerweise nicht palpierbar. Nur bei einer Kapselschwellung kann der Therapeut die Konturen im Bereich des OSG am deutlichsten ventral der Malleolen mit flächig angesetzten Fingern ertasten.

Die kapsulären Strukturen im Mittelfußbereich werden komplett von den ligamentären Strukturen überlagert und sind nicht zu palpieren.

Die Gelankkapseln der Zehengelenke kann der Therapeut zwischen Daumen und Zeigefinger auf Höhe der jeweiligen Gelenkspalten palpieren. Seitlich der Gelenke sind die Kollateralbänder quer zu ihrem Verlauf zu tasten.

Palpationsqualität

Bei einer reinen Kapselschwellung kann der Therapeut die Kapsel als eine teigige Struktur palpieren, manchmal ist auch eine Erwärmung tastbar.

Differenzierung

Bei Kapselirritationen oder bei einem Gelenkerguss im oberen Sprunggelenk wird die Gelenkkapsel im ventralen Malleolenbereich deutlich tastbar und ist von den sehnigen Strukturen gut abzugrenzen; ebenso die Gelenkkapseln der Zehengelenke, sofern eine Pathologie vorliegt.

Hinweis

Bei Schwellungen oder Entzündungen werden die Kapselkonturen deutlicher. Ein Palpationsschmerz an der Vorderseite des oberen Sprunggelenks deutet oft auf eine **Arthrose** oder **Arthritis** hin.

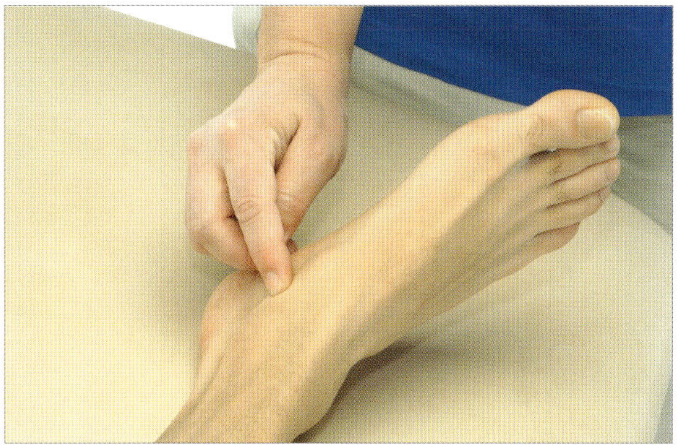

Abb. 9.41 Capsula art. subtalaris

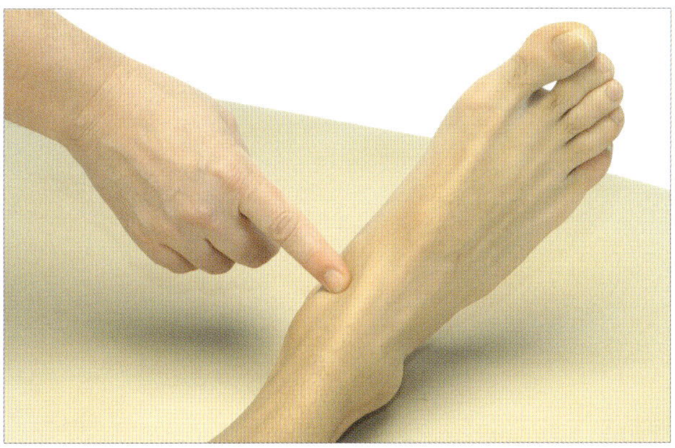

Abb. 9.42 Capsula art. talocruralis (OSG)

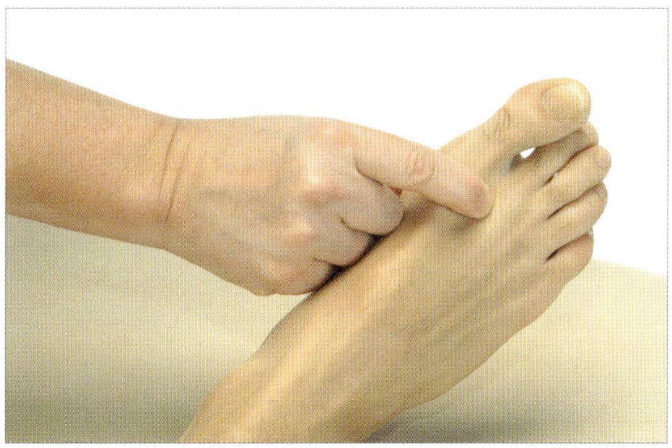

Abb. 9.43 Capsula art. metatarsophalangea II

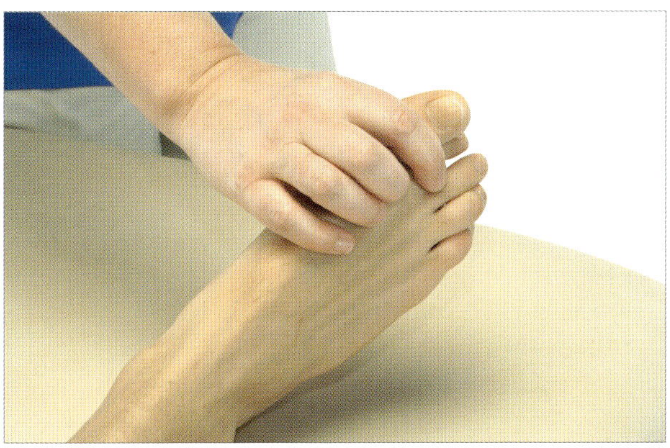

Abb. 9.44 Capsula art. interphalangea proximalis III

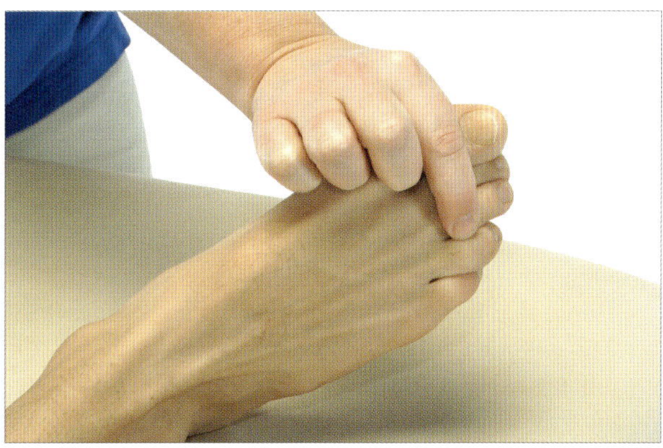

Abb. 9.45 Capsulae art. interphalangea distalis IV

Lig. deltoideum: Partes tibiotalaris anterior und posterior, Pars tibionavicularis und Pars tibiocalcanea

Anatomie

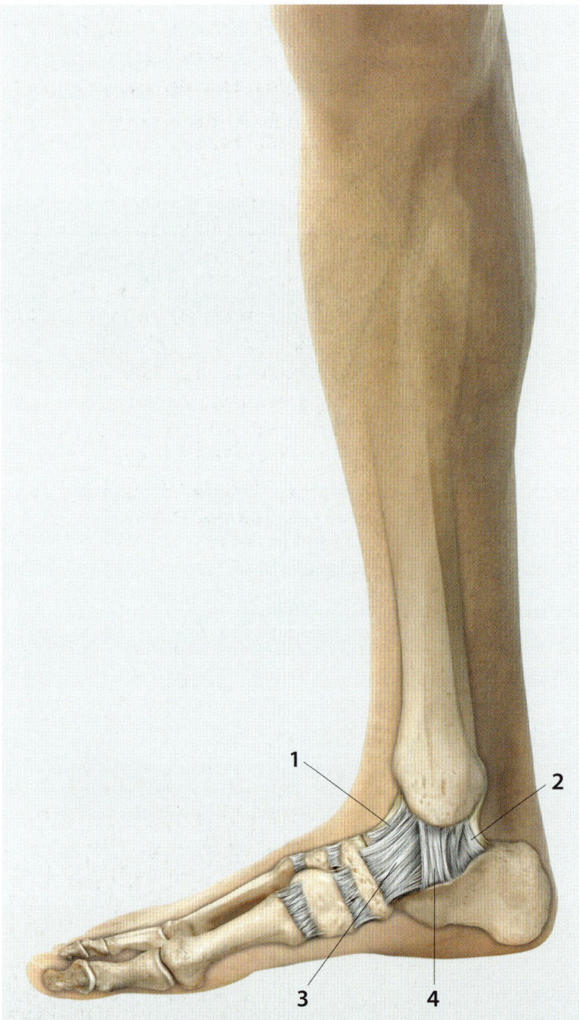

Abb. 9.46 Lig. deltoideum: Partes tibiotalaris anterior (**1**) und posterior (**2**), Pars tibionavicularis (**3**) und Pars tibiocalcanea (**4**)

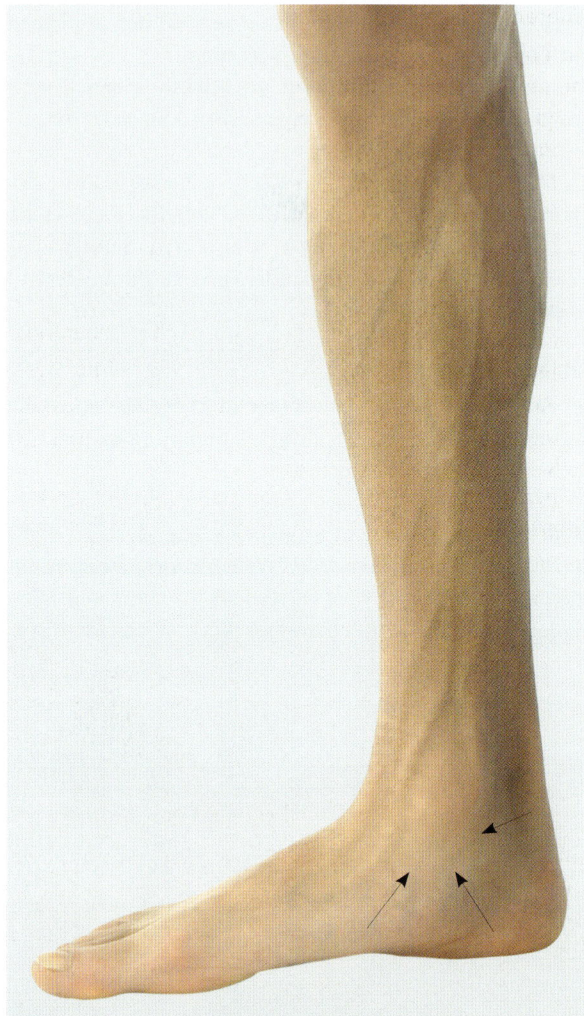

Abb. 9.47 Topografische Lage des Lig. deltoideum

Kräftige Faserzüge stabilisieren das Sprunggelenk von medial und werden aufgrund ihres Verlaufs in ihrer Gesamtheit als Lig. deltoideum bezeichnet. Die Fasern entspringen von der Spitze des Malleolus medialis und verlaufen fächerförmig nach distal. Dort inserieren sie hauptsächlich am Talus und am Calcaneus. Die Fasern, die am Sustentaculum tali des Calcaneus inserieren (Pars tibiocalcanea), überspannen somit das obere und untere Sprunggelenk.

Durch den fächerförmigen Verlauf des Bandes wird das Lig. deltoideum in eine Pars tibiotalaris anterior, die ventral am Talus ansetzt und eine Pars tibiotalaris posterior unterteilt, die weiter dorsal inseriert. Einige Faserzüge verlaufen nach medial-ventral zum Os naviculare und werden als Pars tibionaviculare bezeichnet.

Hinweis

Die Bänder spielen eine wichtige Rolle bei der Stabilisation des oberen Sprunggelenks (OSG).

Beschreibung der Palpation

ASTE

Der Patient befindet sich in Rückenlage, die Knie sind mit einer kleinen Rolle unterlagert.

Alternativ wird das Hüft- und Kniegelenk gebeugt und der Fuß auf der Behandlungsliege flach aufgestellt.

Durchführung

Der Therapeut palpiert mit gestütztem Zeigefinger die vier Anteile des Bandes unterhalb des Malleolus medialis quer zu ihrem Faserverlauf.

Palpationsqualität

Werden die Bänder unter Zugspannung gebracht, sind sie deutlich strangartig zu palpieren (▶ Differenzierung).

Differenzierung

Zur Lokalisation der Bänder orientiert sich der Therapeut am günstigsten über den anatomischen Verlauf und bringt sie unter leichte Zugspannung:

- Pars tibiotalaris anterior: distal-ventral vom Malleolus medialis zum Collum tali. Sie wird deutlicher bei Plantarflexion und Eversion des Fußes.
- Pars tibionavicularis: distal und leicht anterior vom Malleolus medialis bis dorsal der Tuberositas ossis navicularis. Sie befindet sich direkt unter dem M. tibialis posterior wird deutlicher bei Plantarflexion und Eversion des Fußes.
- Pars tibiocalcanea: vom distalen Ende des Malleolus medialis zum Sustentaculum tali. Sie wird deutlicher bei Eversion des Calcaneus.
- Pars tibiotalaris posterior: vom Malleolus medialis zum Proc. posterior tali. Sie wird deutlicher bei Eversion des Calcaneus und Dorsalextension des Sprunggelenks.

Hinweis

- In einem Review unterscheidet die Gruppe um Valderrabano (2006) oberflächliche Anteile, die vor allem die Abduktion des Talus limitieren und tiefere Fasern, die hauptsächlich die Tibiaaußenrotation begrenzen (zit. n. Hintermann u. Nigg). Eine chronische mechanische Bänderinsuffizienz an der medialen Seite geht häufig mit einer Valgusdeformität im Rückfußbereich einher. Eine ligamentäre Insuffizienz kann vor allem durch den M. tibialis posterior kompensiert werden.
- In einer Untersuchung an 12 Präparaten ordneten Boss u. Hintermann (2003) das „Tibio Spring Ligament" und die Pars tibiocalcanea des Bandes eher der oberflächlichen Schicht zu, die das OSG und USG überbrückt.
  Die tiefe Schicht überbrückt nur das OSG und ist aus der Pars tibiotalaris posterior sowie der Pars tibiotalaris anterior und der Pars tibiotalare superficialis aufgebaut. Die Autoren beschreiben das Deltaband als sehr variabel und sehen die Pars tibionavicularis eher als einen verdickten Fibrosaanteil der Gelenkkapsel.

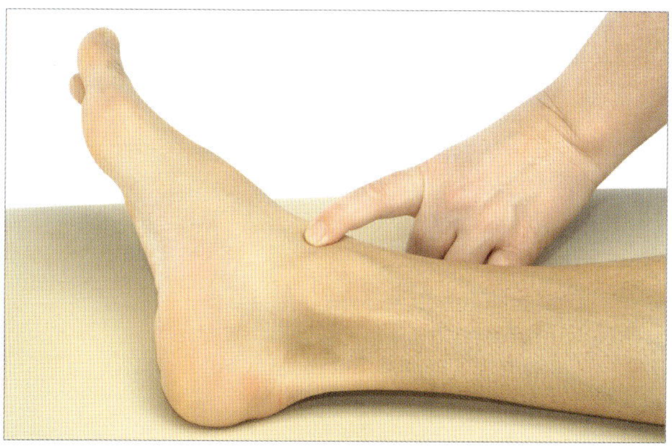

Abb. 9.48 Lig. deltoideum, Pars tibiotalaris anterior

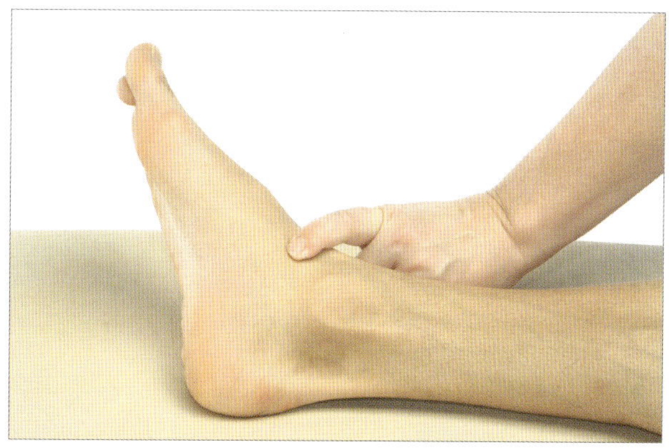

Abb. 9.49 Lig. deltoideum, Pars tibionavicularis

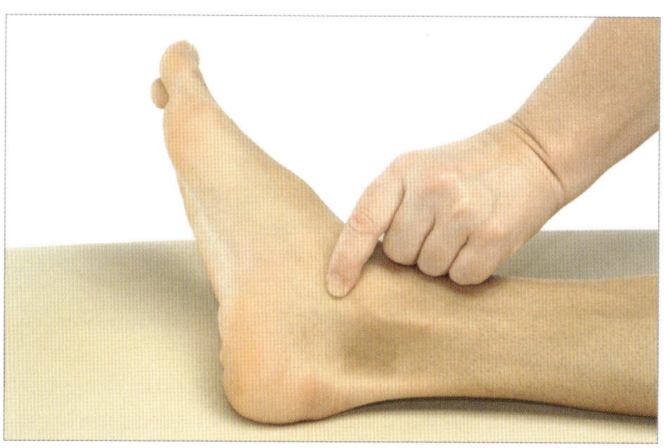

Abb. 9.50 Lig. deltoideum, Pars tibiocalcanea

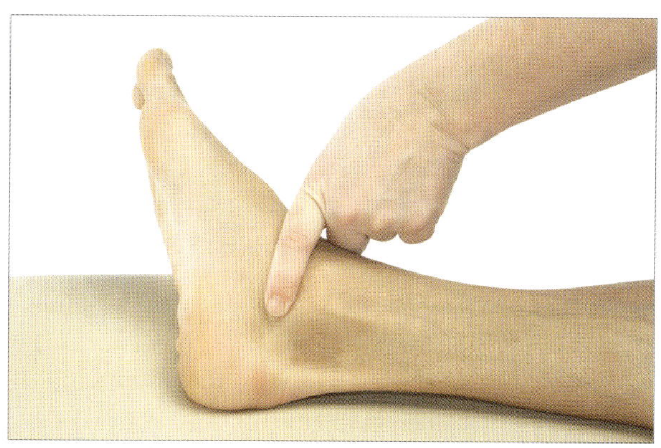

Abb. 9.51 Lig. deltoideum, Pars tibiotalaris posterior

Ligg. talofibulare anterius und posterius und Lig. calcaneofibulare

Anatomie

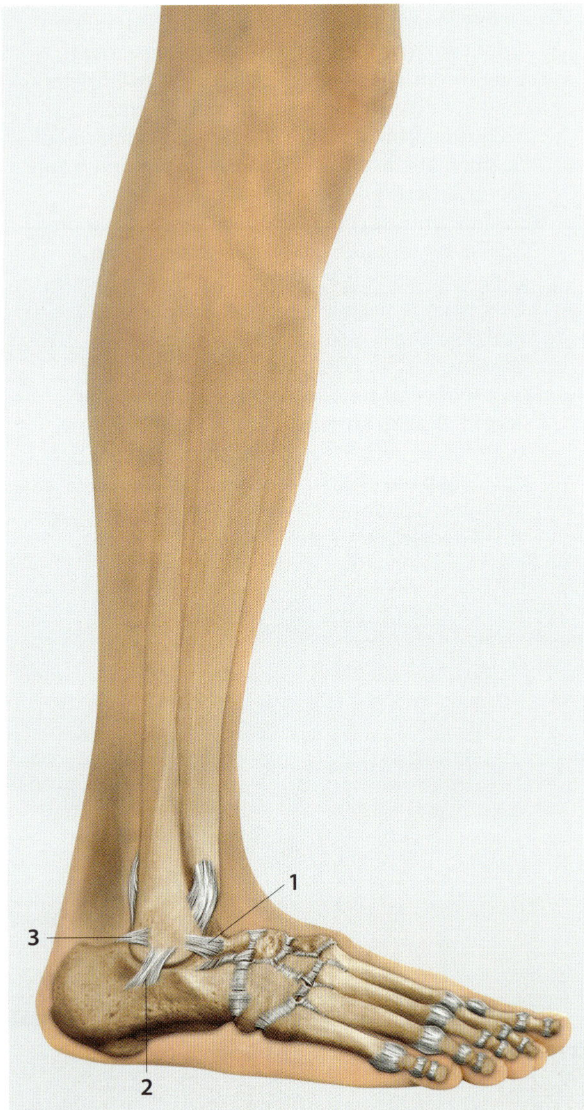

Abb. 9.52 Lig. talofibulare anterius (**1**), Lig. calcaneofibulare (**2**) und Lig. talofibulare posterius (**3**)

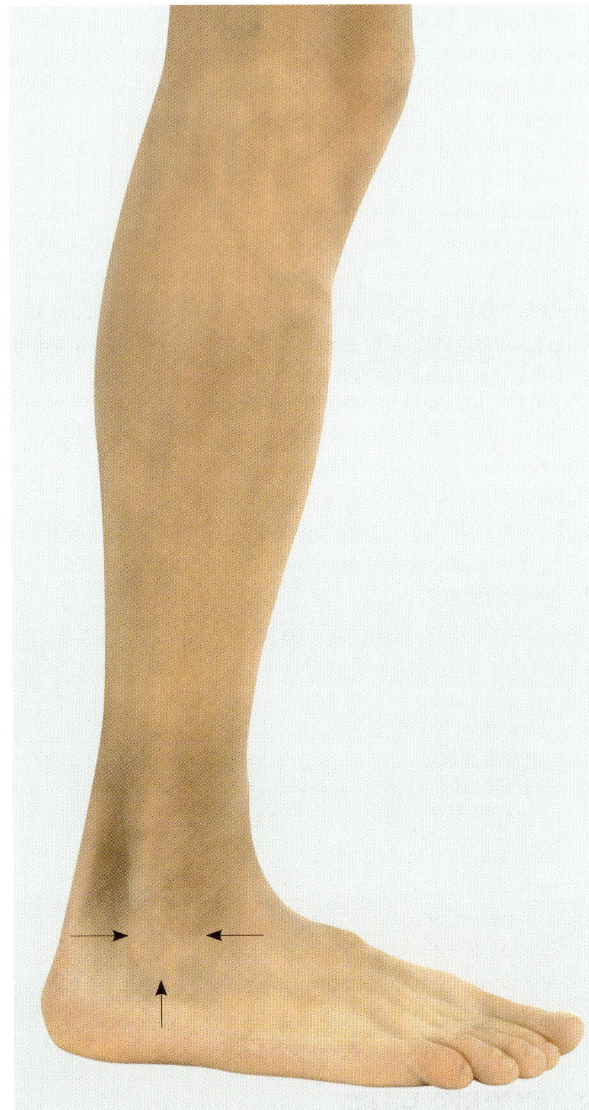

Abb. 9.53 Topografische Lage der Ligg. talofibulare anterius, calcaneofibulare und talofibulare posterius

Das laterale Seitenband des Sprunggelenks gliedert sich in drei getrennte Faserstränge auf. Sie entspringen gemeinsam an der Spitze des Malleolus lateralis.

Das Lig. talofibulare anterius zieht nach distal-ventral zum Talus und das Lig. talofibulare posterius nach distal-dorsal zum Talus. In der Mitte verläuft das Lig. calcaneofibulare abwärts zum Calcaneus.

Durch ihren fächerförmigen Verlauf ist gesichert, dass bei jeder Bewegung des Sprunggelenks ein Teil der Bänder gespannt ist, und somit eine Sicherung des Gelenks gewährleistet wird.

Pathologie

- Eine der häufigsten Sportverletzungen sind Supinationstraumata. Hierbei kommt es primär zu einer Überdehnung oder einer Ruptur des anterioren Bandanteils. Gelegentlich ist auch das Lig. calcaneofibulare betroffen. Der hintere Anteil bleibt meistens intakt.
- Bei einer Distorsion sind die Bänder druckdolent und es zeigen sich ausgeprägte Schwellungen in diesem Bereich (Müller 2005).

Beschreibung der Palpation

ASTE

Der Patient befindet sich in Rückenlage, die Knie sind mit einer kleinen Rolle unterlagert. Alternativ wird das Hüft- und Kniegelenk gebeugt und der Fuß auf der Behandlungsliege flach aufgestellt.

Die Palpation kann ebenso in Seitlage durchgeführt werden.

Durchführung

Mit gestütztem Zeigefinger palpiert der Therapeut das Lig. talofibulare anterius direkt ventral-lateral am Malleolus lateralis. Das Lig. calcaneofibulare palpiert er etwas weiter dorsal, kaudal des mittleren Anteils des Malleolus lateralis und das Lig. talofibulare posterius dorsal am Malleolus lateralis, beide quer zum jeweiligen Verlauf.

Palpationsqualität

Werden die Bänder unter Spannung gebracht, sind sie deutlich strangartig zu palpieren (▶ Differenzierung).

Differenzierung

Zur Lokalisation orientiert sich der Therapeut am günstigsten über den anatomischen Verlauf und bringt die Bänder unter leichte Zugspannung:

- Lig. talofibulare anterior: ventral vom Malleolus lateralis zum Collum tali. Bei Inversion und Plantarflexion des Fußes ist es deutlicher zu tasten.
- Lig. calcaneofibulare: distaler Rand des Malleolus lateralis nach kaudal, leicht dorsal zum Calcaneus. Es ist bei Inversion und Dorsalextension des Fußes deutlicher zu tasten.
- Lig. talofibulare posterius: dorsaler Anteil des Malleolus lateralis Richtung Calcaneus, es verläuft horizontal und ist deutlicher bei Inversion und Dorsalextension des Fußes zu tasten.

Hinweis

- Laut Valderrabano et al. (2006) gehört auch das laterale Lig. talocalcaneum in funktioneller Hinsicht zu dieser Gruppe (zit. n. Hintermann). Eine laterale Instabilität geht ihrer Meinung nach häufig mit einer Varusdeformität des Rückfußes einher.
- Eine laterale ligamentäre Insuffizienz kann hauptsächlich durch die peroneale Muskulatur kompensiert werden.

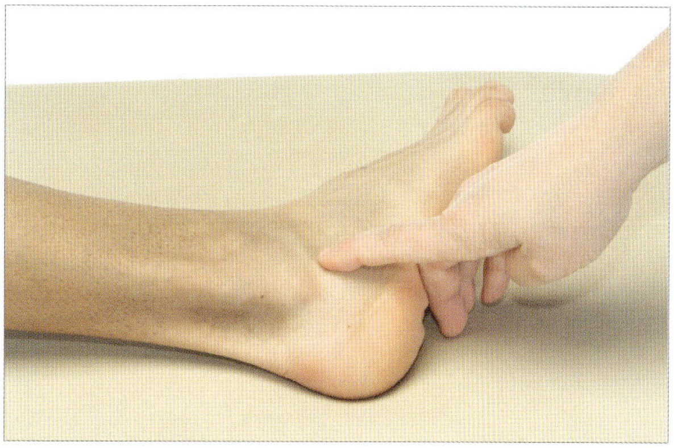

Abb. 9.54 Lig. talofibulare anterius

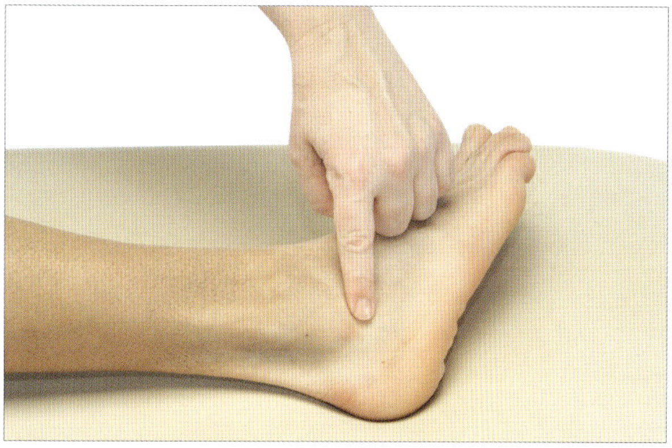

Abb. 9.55 Lig. calcaneofibulare

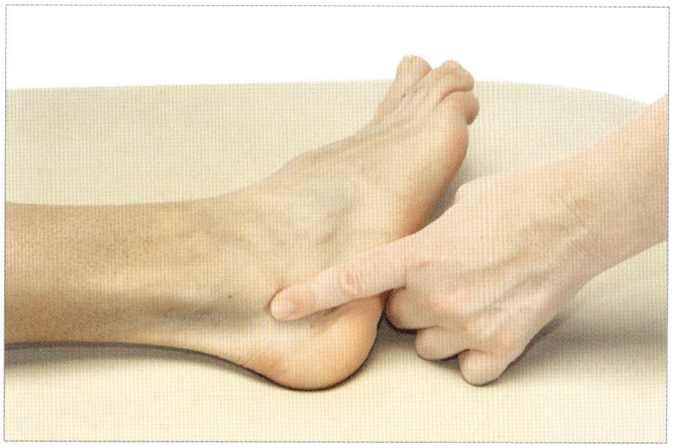

Abb. 9.56 Lig. talofibulare posterius

Lig. calcaneonaviculare plantare (Pfannenband)

Anatomie

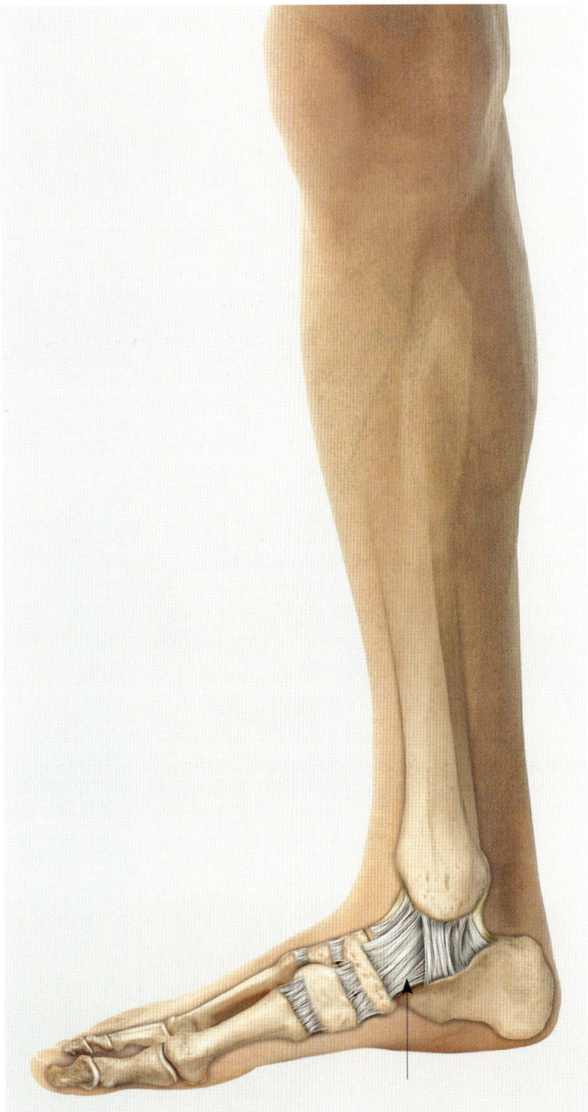

Abb. 9.57 Lig. calcaneonaviculare plantare

Das Lig. calcaneonaviculare plantare verläuft als kurzes Band medial vom Calcaneus zum Os naviculare und bildet die tiefste Schicht des Bandapparates. Durch seinen Verlauf vergrößert es die Pfanne für den Taluskopf. Dafür ist das Band auf seiner Innenseite mit Faserknorpel überzogen. Das Ligament stabilisiert das mediale Längsgewölbe und kann bis zu 5 mm dick werden.

Hinweis

Bei einer Insuffizienz des Bandes kommt es zu einem Abrutschen und Tiefertreten des Talus, was eine „Plattfuß"-Bildung begünstigt.

Beschreibung der Palpation

ASTE

Der Patient befindet sich in Rückenlage, die Knie sind mit einer kleinen Rolle unterlagert.

Alternativ wird das Hüft- und Kniegelenk gebeugt und der Fuß auf der Behandlungsliege flach aufgestellt.

Durchführung

Mit dem Zeigefinger palpiert der Therapeut das Lig. calcaneonaviculare plantare quer zu seinem Verlauf ventral des Sustentaculum tali zum Os naviculare (Abb. 9.58).

Palpationsqualität

Aufgrund seiner tiefen Lage ist das Band nicht bei allen Patienten deutlich zu palpieren. Es ist oft schmerzempfindlich.

Differenzierung

Der Therapeut orientiert sich am besten über den anatomischen Verlauf und tastet das Band ventral des Sustentaculum tali bis zum Os naviculare, wo es vor der Sehne des M. flexor digitorum longus verläuft. Wird der Fuß passiv in Eversion und Pronation gehalten, ist das Band etwas deutlicher zu palpieren.

Hinweis

- Bei einer Abflachung des medialen Längsgewölbes zeigen viele Patienten Schmerzen im Bereich des gedehnten Pfannenbandes.
- Boss u. Hintermann (2003) sehen eine enge Verbindung der oberflächlichen Anteile des Lig. deltoideum mit dem Lig. calcaneonaviculare plantare, die tiefen Anteile zeigen keine Verbindung zum Pfannenband.

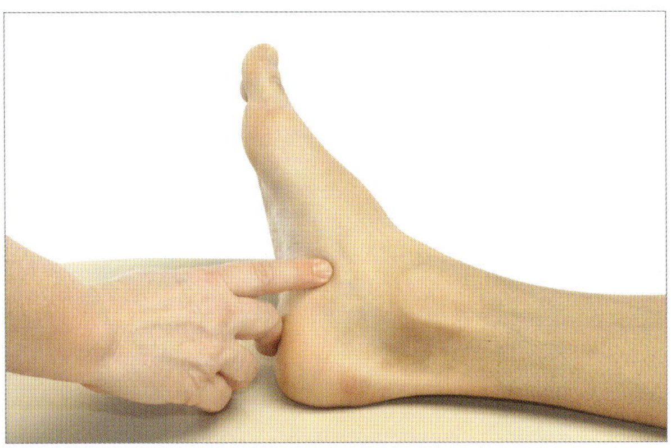

Abb. 9.58 Palpation des Lig. calcaneonaviculare plantare

Ligg. tibiofibulare posterius und anterius (Syndesmose)

Anatomie

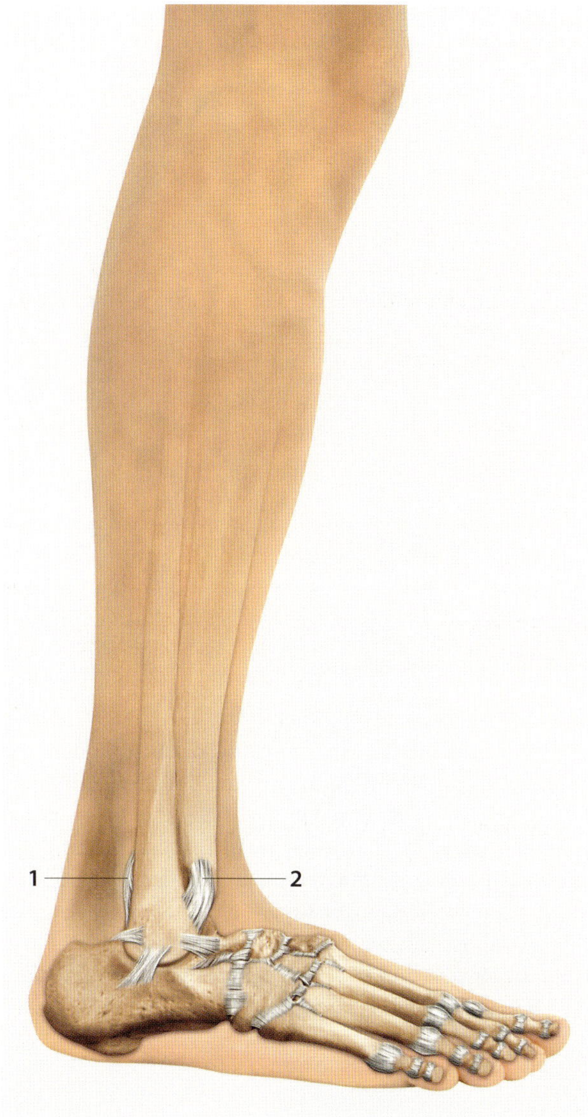

Abb. 9.59 Lig. tibiofibulare posterius (1) und anterius (2)

Die Ligg. tibiofibulare anterius und posterius verbinden Tibia und Fibula im Bereich des Malleolus lateralis. Sie haben den gleichen Verlauf wie die Membrana interossea und werden auch als hintere und vordere Syndesmose bezeichnet. Sie entspringen dorsal bzw. ventral am distalen Malleolus lateralis und verlaufen nach kranial-medial zur Tibia.

Beschreibung der Palpation

ASTE

Der Patient befindet sich in Rückenlage, die Knie sind mit einer kleinen Rolle unterlagert.

Alternativ wird das Hüft- und Kniegelenk gebeugt und der Fuß auf der Behandlungsliege flach aufgestellt.

Durchführung

Mit gestütztem Zeigefinger palpiert der Therapeut ventral und dorsal am tibialen Rand des Malleolus lateralis die Bänder quer zu ihrem Verlauf.

Palpationsqualität

Da beide Bänder von Sehnen überdeckt werden, sind sie nur undeutlich als feste Struktur in der Tiefe zu palpieren.

Differenzierung

Zur Lokalisation orientiert sich der Therapeut am günstigsten über den anatomischen Verlauf:
- Lig. tibiofibulare posterius: vom dorsalen Rand des Malleolus lateralis schräg nach proximal-medial zur Tibia
- Lig. tibiofibulare anterius: vom ventralen Rand des Malleolus lateralis schräg nach proximal-medial zur Tibia

Hinweis

Bei einem Distorsionstrauma kann es zur Mitverletzung der Syndesmosebänder kommen.

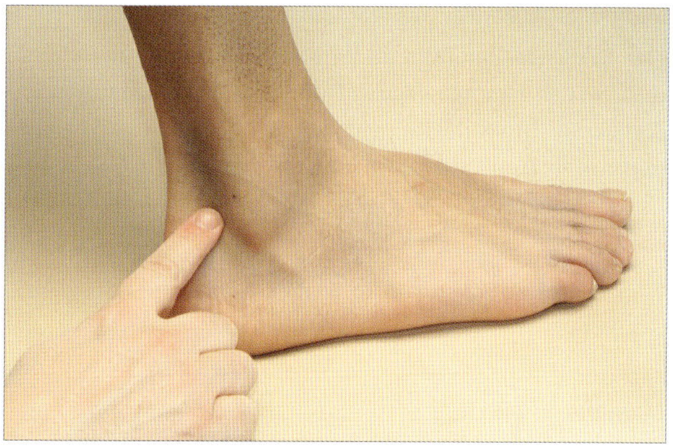

Abb. 9.60 Lig. tibiofibulare posterius

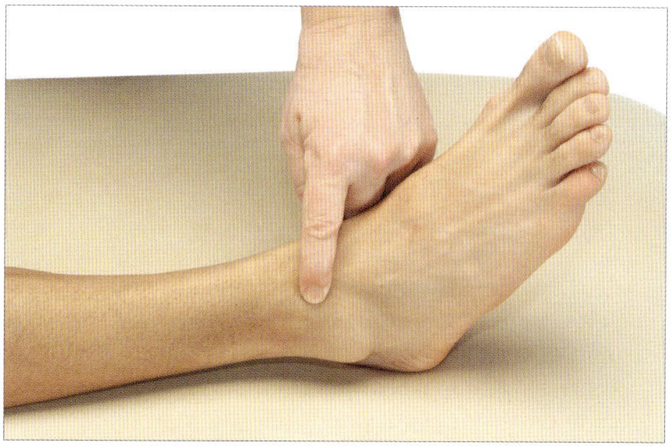

Abb. 9.61 Lig. tibiofibulare anterius

Malleoli lateralis und medialis und Art. talocruralis (oberes Sprunggelenk)

Anatomie

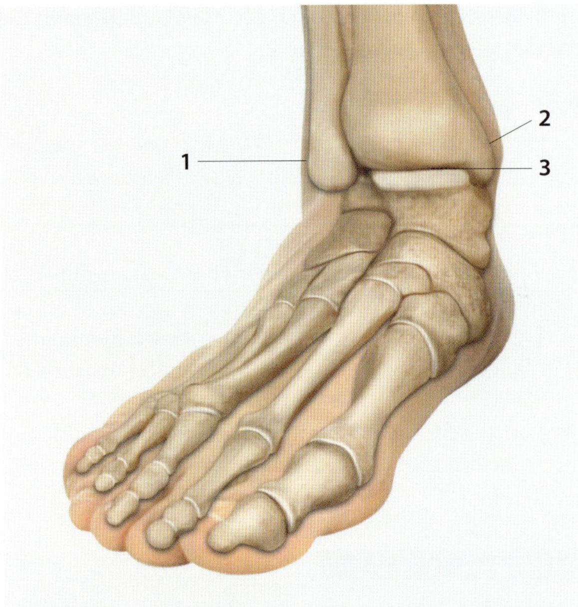

Abb. 9.62 Malleoli lateralis (**1**), medialis (**2**) und Art. talocruralis (**3**)

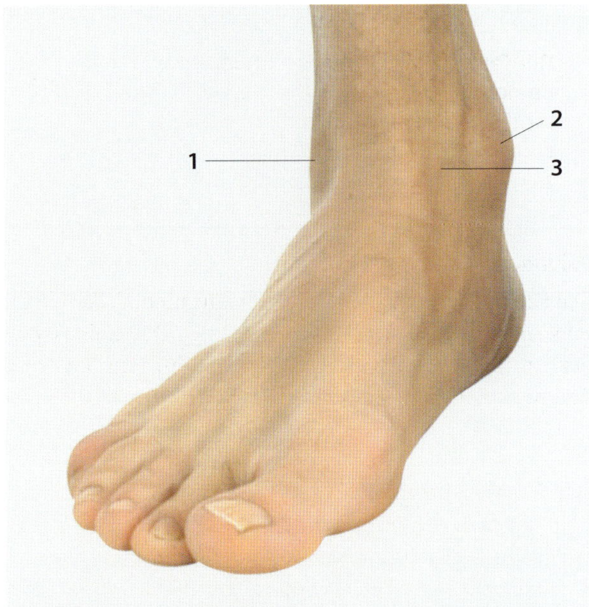

Abb. 9.63 Topografische Lage der Malleoli lateralis (**1**), medialis (**2**) und Art. talocruralis (**3**)

Malleolus lateralis

Der Malleolus lateralis bildet das distale Ende der Fibula und ist das Ursprungsgebiet der lateralen Außenbänder. Auf seiner Innenfläche befindet sich die Facies articularis malleoli lateralis, die mit dem Talus artikuliert.

Pathologie

Bei **Weber-Frakturen** kommt es zum Ausriss des Malleolus lateralis.

Malleolus medialis

Der Malleolus medialis bildet das distale Ende der Tibia und ist als markante Knochenstruktur deutlich zu sehen und zu palpieren. An seiner Innen- und Unterseite befinden sich die Facies articularis malleoli und die Facies articularis inferior tibiae, die der Artikulation mit dem Talus dient. An der kaudalen Spitze des Malleolus medialis entspringen die Innenbänder des Sprunggelenks.

Pathologie

Dorsal-kaudal des Malleolus medialis befindet sich der Tarsaltunnel, durch den der N. tibialis und die Sehnen des M. tibialis posterior, M. flexor hallucis und M. flexor digitorum laufen. Bei Einengungen in diesem Kanal, z. B. durch ödematöse Veränderungen der Sehnen, durch Vernarbungen etc., kann es zu Irritationen des N. tibialis kommen **(Tarsaltunnel-Syndrom)**.

Art. talocruralis

Die Art. talocruralis wird von den distalen Enden der Tibia und Fibula einerseits und der Talusrolle andererseits gebildet. Tibia und Fibula bilden die so genannte Malleolengabel, die den Talus wie eine Klammer umgreift und somit eine hohe Stabilität des Gelenks gewährleistet. Es artikulieren die Facies superior der Trochlea tali mit den Facies articulares medialis und lateralis. Das Gelenk wird durch eine dünne Kapsel umgeben (► S. 430 f.) und durch massive Bandstrukturen geschützt (► S. 432 ff.).

Beschreibung der Palpation

ASTE

Der Patient befindet sich in Rückenlage, die Knie sind mit einer kleinen Rolle unterlagert.

Alternativ wird das Hüft- und Kniegelenk gebeugt und der Fuß auf der Behandlungsliege flach aufgestellt.

Durchführung

Zur Palpation der Malleoli tastet der Therapeut mit flächig angelegten Fingern lateral die Fibulakante bzw. medialseitig die Margo anterior der Tibia und folgt den Strukturen nach kaudal, bis er den Malleolus lateralis bzw. medialis erreicht.

Die Art. talocruralis palpiert der Therapeut am günstigsten von ventral zwischen den Malleolen im Bereich der Malleolengabel. Hierzu setzt er den Palpationsfinger ventral der Malleolengabel auf dem Collum tali (► S. 441) an und palpiert den Gelenkspalt des oberen Sprunggelenks.

Alternativ kann der Therapeut mit flächig angelegtem Finger die ventrale Tibiakante nach distal palpieren und gelangt auf diese Weise ebenfalls auf den Gelenkspalt.

Praxistipp

Der Talus ist ventral breiter als dorsal. Nach einer Immobilisation zeigt sich häufig eine eingeschränkte Dorsalextension, die dadurch verursacht wird, dass der breitere Anteil des Talus nicht mehr so gut zwischen der Malleolengabel gleitet.

Palpationsqualität

Die Knochenerhebungen des Malleolus medialis und lateralis sind deutlich sicht- und palpierbar. Der Gelenkspalt der Art. talocruralis wird vom Retinaculum musculorum überdeckt und ist nicht immer deutlich zu lokalisieren.

Differenzierung

Die Spitze des Malleolus medialis liegt etwas weiter ventral und ca. einen Patientenquerfinger proximaler als die Spitze des Malleolus lateralis.

Die Malleolen bilden gute Orientierungspunkte für die Palpation der Bänder und Sehnen im Bereich des Sprunggelenks. Am Malleolus lateralis befindet sich der Insertionsbereich der Ligg. talofibulare und calcaneofibulare. Dorsal des Malleolus lateralis verlaufen die Sehnen der Mm. peronei longus und brevis.

Der Malleolus medialis bietet den Insertionsbereich des Lig. deltoideum. Ventral des Malleolus medialis verläuft die Sehne des M. tibialis anterior, dorsal die Sehnen des M. tibialis posterior, M. flexor digitorum longus und des M. flexor hallucis longus.

Zum Auffinden der Art. talocruralis orientiert sich der Therapeut an den Malleolen, leicht ventral ist zwischen ihnen das Collum tali zu palpieren. Ventral und dorsal der Malleolen befindet sich der Gelenkspalt des OSG. Die proximale Grenze des OSG liegt etwa eineinhalb Patientenquerfinger oberhalb der medialen und ca. zwei Patientenquerfinger oberhalb der lateralen Malleolenspitze.

Hinweis

Die Arbeitsgruppe um Hach beschreibt ein **chronisch venöses Kompartmentsyndrom (CVKS)**, welches eher die dorsalen Kompartmente betrifft. Es entsteht langsam, wobei eiweißreiche Ödeme durch bindegewebige Wucherungen eine Sklerosierung des Gewebes verursachen können. Hierbei findet man die typischen Hautveränderungen in der medialen supramalleolären Region (Hach et al. 2000).

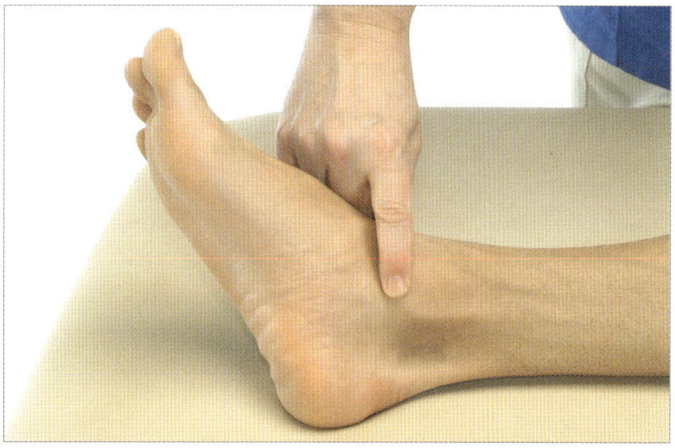

Abb. 9.64 Malleolus medialis

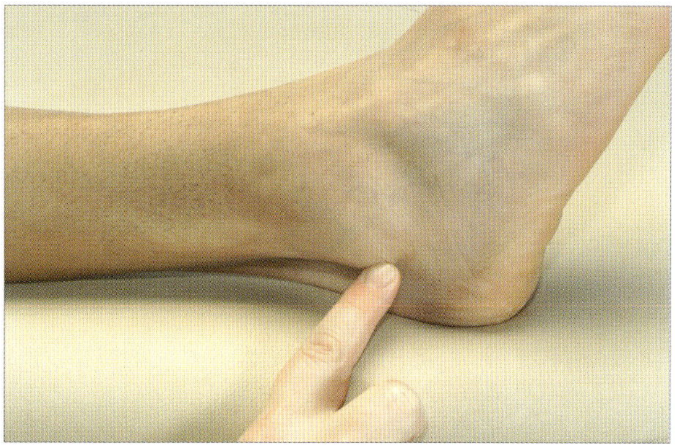

Abb. 9.65 Malleolus lateralis

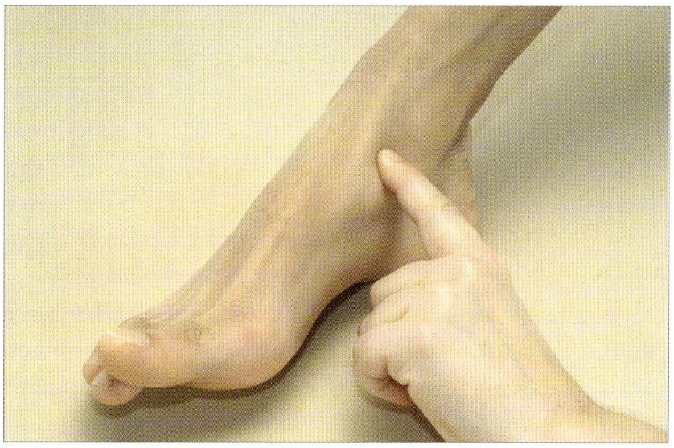

Abb. 9.66 Gelenkspalt der Art. talocruralis

Art. subtalaris und Art. talocalcaneonavicularis (unteres Sprunggelenk)

Anatomie

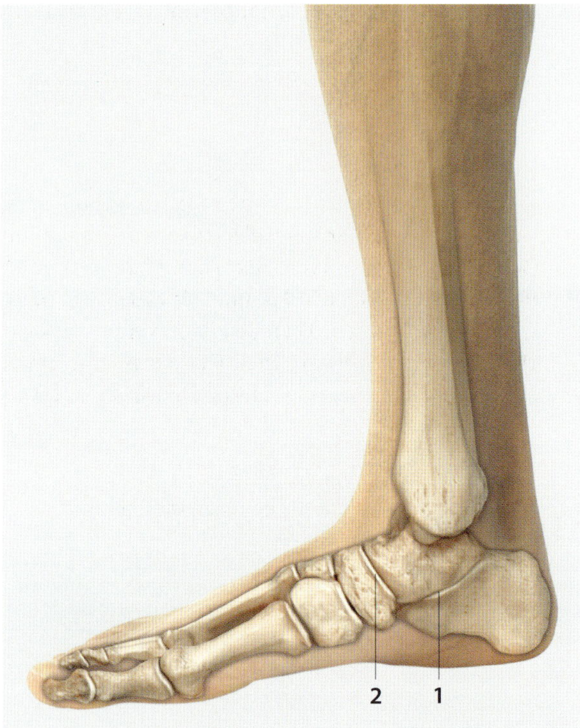

Abb. 9.67 Art. subtalaris (1) und Art. talocalcaneonavicularis (2)

Das untere Sprunggelenk besteht aus zwei voneinander getrennten Gelenken, der Art. subtalaris und der Art. talocalcaneonavicularis.

Die Gelenkflächen der Art. subtalaris werden vom kaudalen Anteil des Talus und kranialen Anteil des Calcaneus gebildet. Ihre Gelenkkapsel ist dünn und wird durch die Ligg. talocalcanea mediale und laterale verstärkt. Die Art. talocalcaneonavicularis besitzt mehrere Gelenkkomponenten zur Artikulation. Die ventrale Unterseite des Talus artikuliert mit der Oberseite des Calcaneus, nach ventral mit dem Os naviculare und nach ventromedial mit dem Pfannenband (► S. 436). Auch ihre Gelenkkapsel ist dünn und wird durch Bandstrukturen verstärkt.

Beschreibung der Palpation

ASTE

Der Patient befindet sich in Rückenlage, die Knie sind mit einer kleinen Rolle unterlagert.

Durchführung

Zur Palpation der Art. subtalaris setzt der Therapeut den Zeigefinger distal des Malleolus medialis an und palpiert unter intermittierender Bewegung in die Eversion und Inversion den Gelenkspalt von medial.

Den Gelenkspalt der Art. talocalacaneonavicularis palpiert er ventral des Sustentaculum tali (► S. 442 f.), oberhalb des Pfannenbandes (► S. 436).

Palpationsqualität

Die Gelenkspalten sind in der Regel nur undeutlich palpierbar, da sie von Ligamenten überdeckt werden. Unter der Bewegung des Sprunggelenks wird die Palpation etwas deutlicher.

Differenzierung

Zur Orientierung dient der Malleolus medialis, leicht distal und ventral sucht der Therapeut unter intermittierender passiver Eversions-/Inversionsbewegung vom Calcaneus ausgehend den Gelenkspalt der Art. subtalaris auf. Auf die gleiche Weise ist der laterale Gelenkspalt vom lateralen Malleolus ausgehend zu tasten.

Hinweis

- Bandverletzungen des unteren Sprunggelenks sind recht selten.
- Schmerzen im USG treten häufig durch absinkende Blutergüsse von OSG-Verletzungen auf.

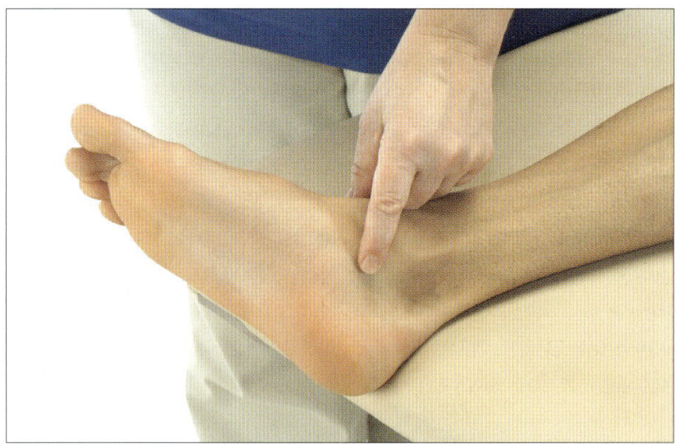

Abb. 9.68 Art. subtalaris

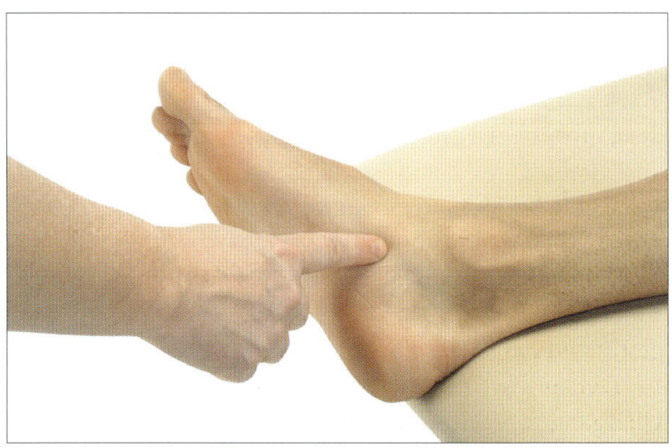

Abb. 9.69 Art. talocalcaneonavicularis

Collum tali und Sinus tarsi

Anatomie

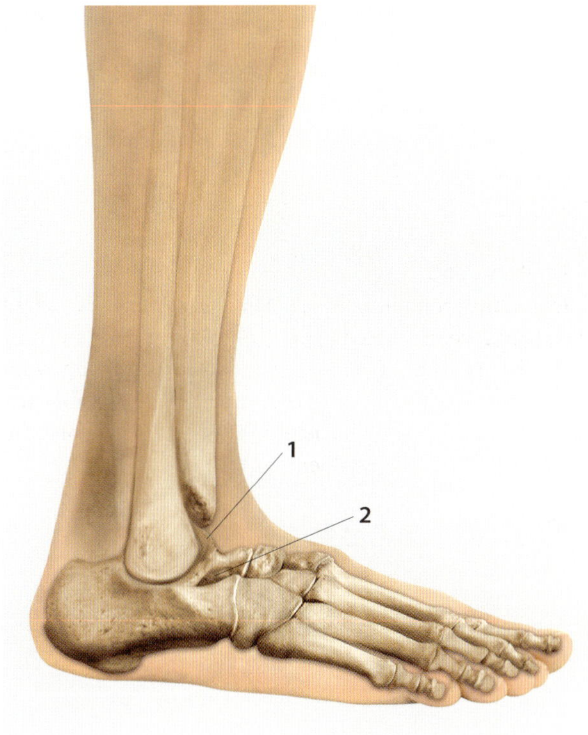

Abb. 9.70 Collum tali (1) und Sinus tarsi (2)

Das Collum tali befindet sich nach dorsal im direkten Anschluss an das Caput tali und verbindet somit das Caput mit dem Corpus tali. Der Proc. lateralis tali befindet sich unterhalb der lateralen Gelenkfläche des Talus. Der vordere und hintere Anteil des unteren Sprunggelenks (▶ S. 440) wird auf Seiten des Talus vom Sulcus tarsi getrennt, auf Seiten des Calcaneus durch den Sulcus calcanei. Die Sulci tarsi und calcanei bilden somit gemeinschaftlich den Sinus tarsi.

Beschreibung der Palpation

ASTE

Der Patient befindet sich in Rückenlage, die Knie sind mit einer kleinen Rolle unterlagert.

Alternativ wird das Hüft- und Kniegelenk gebeugt und der Fuß auf der Behandlungsliege flach aufgestellt.

Durchführung

Der Therapeut setzt den Palpationsfinger ventral der Malleolengabel an und tastet in der Tiefe das Collum tali. Kaudal des Malleolus lateralis tastet er am Talus mit einem gestützten Zeigefinger den Proc. lateralis tali.

Der Sinus tarsi ist nicht direkt palpierbar, aber der Übergang von Talus und Calcaneus kann mit dem gestützten Zeigefinger palpiert werden.

Palpationsqualität

Das Collum tali wird vom Retinaculum musculorum überdeckt und ist als harte knöcherne Struktur nicht immer deutlich lokalisierbar. Der Proc. lateralis tali ist direkt unterhalb des Malleolus lateralis deutlicher tastbar, wenn der Fuß in Inversion positioniert wird.

Differenzierung

Der Therapeut orientiert sich an den Malleolen und sucht leicht distal zwischen der Malleolengabel das Collum tali auf. Der Sinus tarsi ist nicht direkt palpierbar, er wird in der Vertiefung zwischen Talus und Calcaneus palpiert. Zum Auffinden tastet der Therapeut vom ventralen Rand des Malleolus lateralis nach distal. Der Sinus liegt lateral des Collum tarsi und des M. extensor digitorum longus.

Hinweis

Der Sinus tarsi trennt die Gelenkkammern des unteren Sprunggelenks.

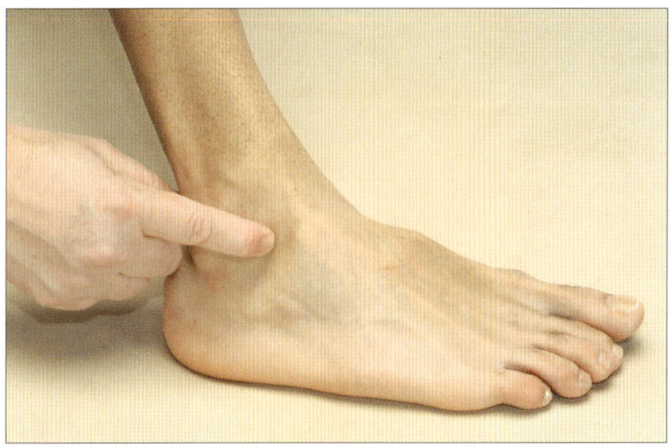

Abb. 9.71 Collum tali

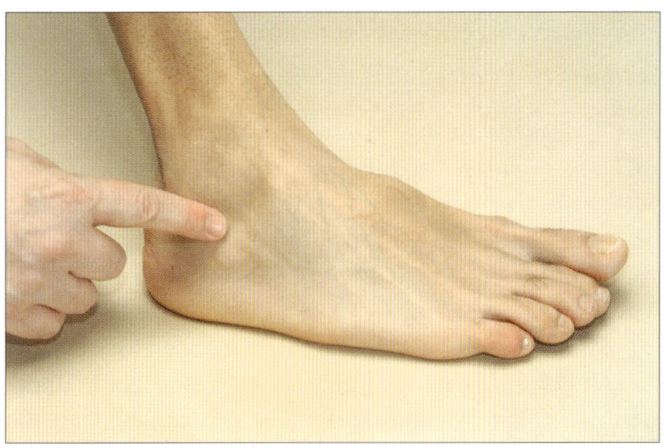

Abb. 9.72 Sinus tarsi

Calcaneus, Sustentaculum tali und Trochlea peronealis

Anatomie

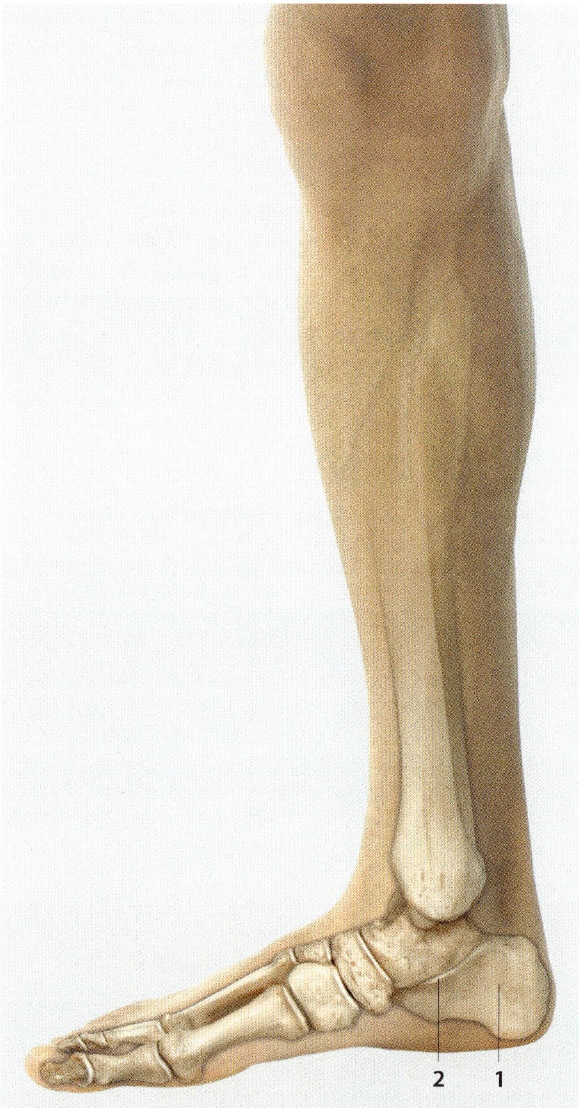

Abb. 9.73 Calcaneus (1) und Sustentaculum tali (2)

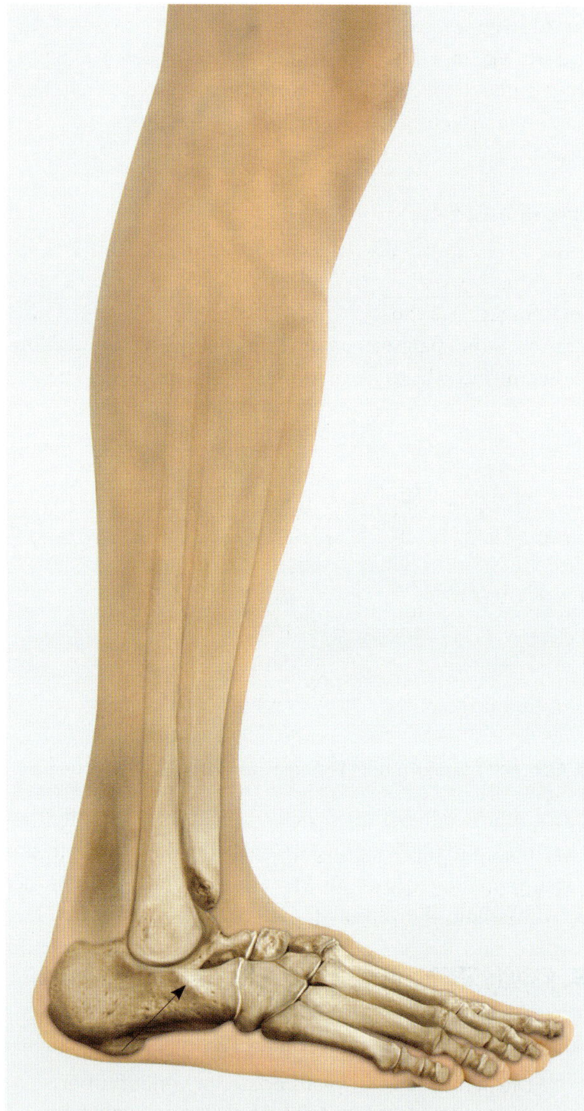

Abb. 9.74 Trochlea peronealis

Der Calcaneus ist der größte Knochen des Fußes, der mehrere gelenkige Verbindungen eingeht und markante Muskelansatzstellen besitzt. Nach dorsal verläuft das ausgeprägte Tuber calcanei, das am Übergang zur Unterfläche die Procc. medialis und lateralis besitzt, die als Muskelansätze dienen.

An der dorsal gelegenen Tuberositas inseriert die Achillessehne. An der Ventralseite des Calcaneus befindet sich die Facies articularis cuboidea, an der Oberseite die Gelenkflächen, die mit dem Talus das untere Sprunggelenk bilden (► S. 440) und vom Sulcus calcanei getrennt werden.

Medialseitig ragt das Sustentaculum tali hervor. Es trägt die Facies articularis talaris media, unter ihr verläuft die Sehne des M. flexor hallucis longus.

Lateral am Calcaneus befindet sich ein schwächer ausgeprägter Knochenvorsprung, die Trochlea peronealis. Unter ihr verläuft die Sehne des M. peroneus longus.

Hinweis

Über die Umlenkstellen Sustentaculum tali und Trochlea peronealis können die Mm. flexores hallucis longus und peroneus longus den Calcaneus positionieren und stabilisieren.

Beschreibung der Palpation

ASTE

Der Patient befindet sich in Rückenlage, die Knie sind mit einer kleinen Rolle unterlagert. Alternativ wird das Hüft- und Kniegelenk gebeugt und der Fuß auf der Behandlungsliege flach aufgestellt.

Die lateralen Strukturen sind auch in Seitenlage palpierbar.

Durchführung

Ungefähr eineinhalb Patientenquerfinger unter dem Malleolus medialis tastet der Therapeut mit gestütztem Zeigefinger das Sustentaculum tali. Mit der gleichen Fingertechnik palpiert er leicht ventral und kaudal des Malleolus lateralis auf der lateralen Fläche des Calcaneus die Trochlea peronealis.

Palpationsqualität

Beide Knochenerhebungen und der Calcaneus sind deutlich als harte Strukturen tastbar.

Differenzierung

Der Therapeut orientiert sich an den kaudalen Enden des Malleolus medialis und lateralis. Diese Knochenerhebungen befinden sich kaudal und auf der lateralen Seite leicht ventral. An der medialen Seite wird das Sustentaculum tali bei Eversion deutlicher tastbar. Weiter ventral befindet sich in einer Lücke das Pfannenband und direkt ventral davon das Tuberculum naviculare.

An der lateralen Seite ist die Trochlea peronealis über den Verlauf der Sehne des M. peroneus longus zu lokalisieren, die unter der Trochlea verläuft.

Hinweis

Das Sustentaculum tali bildet einen guten Orientierungspunkt zur Lokalisation der Sehnen:

- Die Sehne des M. tibialis posterior verläuft über dem Sustentaculum tali und zieht nach ventral-kaudal.
- Die Sehne des M. flexor digitorum longus kreuzt die mediale Seite des Sustentaculum tali.
- Die Sehne des M. flexor hallucis longus verläuft unter dem Sustentaculum tali.

Pathologie

Eine längere Lagerung in Rückenlage erhöht das Risiko für einen Dekubitus an der Ferse. In einem biomechanischen Modell konnte nachgewiesen werden, dass die Form des Calcaneus und die Härte des Lagerungsmaterials eine wichtige Bedeutung für die Entwicklung eines Dekubitus haben (Luboz et al, 2015).

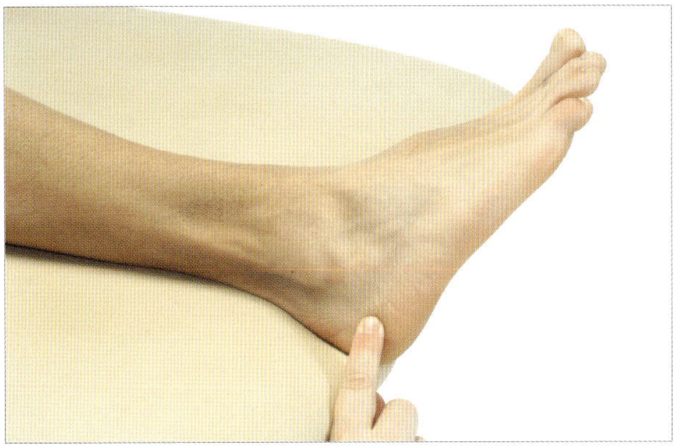

Abb. 9.75 Calcaneus

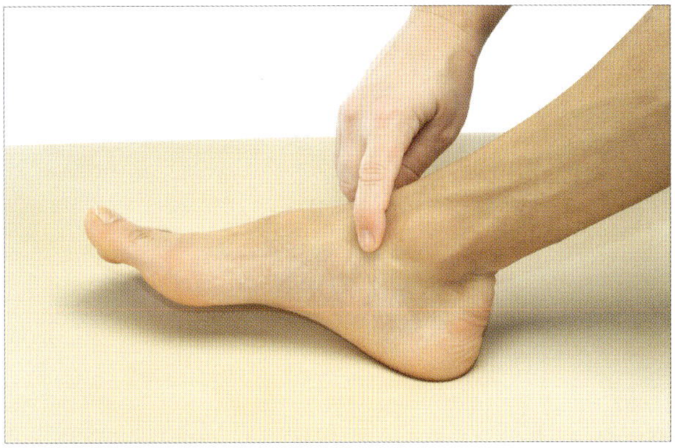

Abb. 9.76 Sustentaculum tali

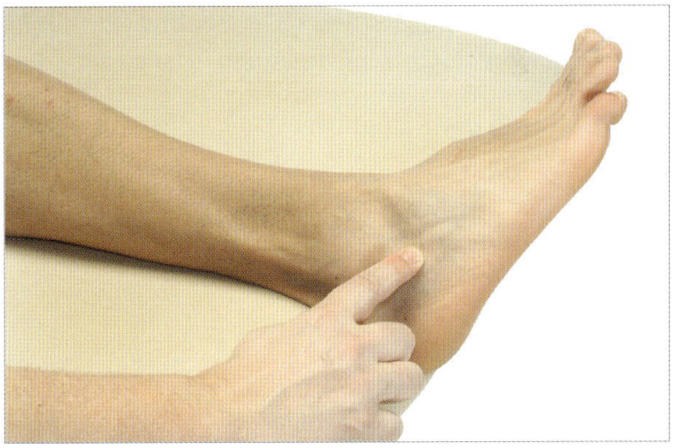

Abb. 9.77 Trochlea peronealis

Art. talonaviculare (Chopartsche Gelenklinie medial) und Caput tali

Anatomie

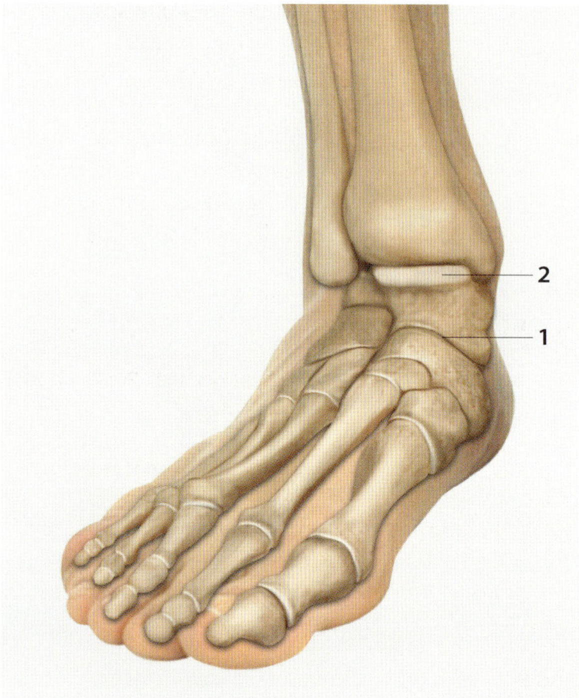

Abb. 9.78 Art. talonaviculare (1) und Caput tali (2)

Die Art. talonaviculare wird vom Caput tali und dem Os naviculare gebildet, die somit den medialen Anteil der Chopartschen Linie bilden. Das Gelenk besitzt eine dünne Kapsel und wird durch Bandstrukturen verstärkt.

Beschreibung der Palpation

ASTE

Der Patient befindet sich in Rückenlage, die Knie sind mit einer kleinen Rolle unterlagert.

Durchführung

Ca. einen Patientenquerfinger distal und ventral des Malleolus medialis und proximal der Tuberositas ossis navicularis (► S. 445) palpiert der Therapeut mit flächig angelegtem Finger den Gelenkspalt der Art. talonaviculare. Proximal des Gelenkspalts ist das Caput tali zu tasten.

Palpationsqualität

Der Gelenkspalt ist in seiner harten knöchernen Struktur nicht bei allen Patienten deutlich tastbar.

Differenzierung

Das Caput tali stellt den proximalen Gelenkpartner der Art. talonaviculare dar. Bei alternierenden In- und Eversionsbewegungen des Fußes ist der Gelenkspalt deutlicher lokalisierbar. Das Caput tali wird prominenter, wenn der Therapeut mit Daumen und Zeigefinger von den Malleolen ausgehend nach distal-ventral tastet. In der leichten Vertiefung befindet sich das Caput tali.

Hinweis

Die Art. talonaviculare ist ein Teil des unteren Sprunggelenks und bildet zusammen mit der Art. calcaneocuboidea die Art. tarsi transversa oder **Chopartsche Gelenklinie**.

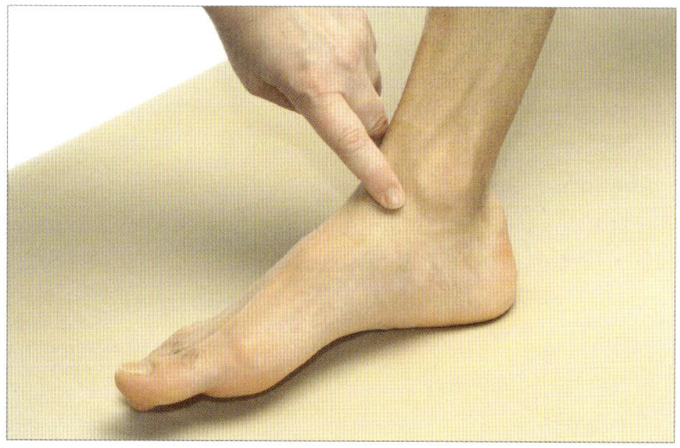

Abb. 9.79 Art. talonaviculare

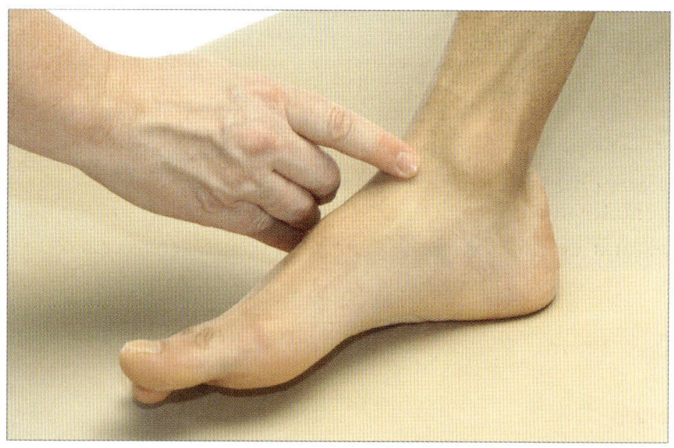

Abb. 9.80 Caput tali

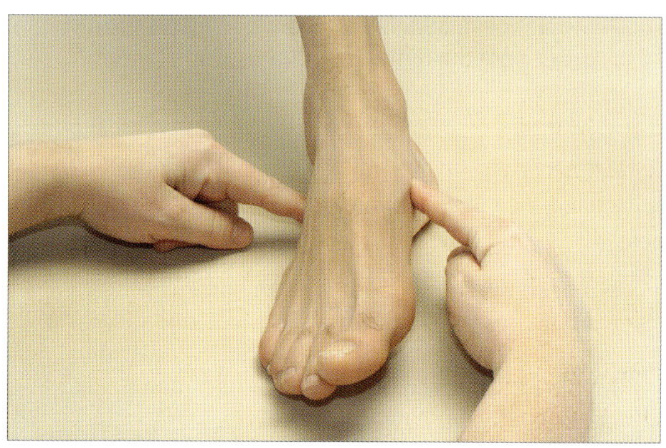

Abb. 9.81 Ausmaß der Chopartschen Gelenklinie

Os naviculare und Tuberositas ossis navicularis

Anatomie

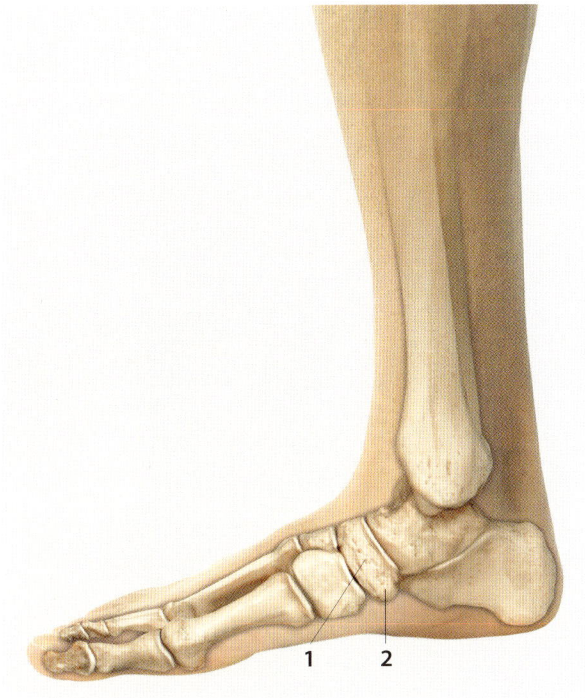

Abb. 9.82 Os naviculare (**1**) und Tuberositas ossis navicularis (**2**)

Das Os naviculare besitzt gelenkige Verbindungen zum Talus und den drei Ossa cuneiformia. Nach proximal befindet sich die Gelenkfläche zur Artikulation mit dem Talus, nach distal die Gelenkflächen, die mit den Ossa cuneiformia eine gelenkige Verbindung eingehen. Medialplantar befindet sich die Tuberositas ossis navicularis, die als Ansatzstelle für den M. tibialis anterior dient.

Beschreibung der Palpation

ASTE

Der Patient befindet sich in Rückenlage, die Knie sind mit einer kleinen Rolle unterlagert.

Alternativ wird das Hüft- und Kniegelenk gebeugt und der Fuß auf der Behandlungsliege flach aufgestellt.

Durchführung

In der medialen Fußwölbung tastet der Therapeut das Os naviculare zwischen Daumen und Zeigefinger als höchst gelegenen Knochen. Die Tuberositas ossis naviculare ist medial-plantar am Os naviculare mit gestütztem Zeigefinger als mediale Erhebung zu palpieren.

Palpationsqualität

Die Knochen sind leicht aufzufinden und deutlich als harte Strukturen zu palpieren.

Differenzierung

Das Os naviculare befindet sich am medialen Fußrand zwischen dem Caput tali und den Ossa cuneiformia.

Ungefähr zwei Patientenquerfinger ventral des Malleolus medialis befindet sich die Tuberositas ossis navicularis. Sie dient als Insertionsstelle für den M. tibialis anterior. Zum Auffinden der Tuberositas kann somit eine alternierende Muskelanspannung in die Dorsalextension und Supination des Fußes durchgeführt werden.

Palpiert der Therapeut nach distal, so gelangt er zur Tuberositas ossis naviculare.

Hinweis

- Das Os naviculare bildet den höchsten Punkt am medialen Längsgewölbe und liegt 1,5 bis 1,8 cm über der Unterstützungsfläche.
- Medial, an der Plantarseite des Os naviculare, befindet sich oft ein **Os tibiale externum**, hierbei handelt es sich um einen der am häufigsten vorkommenden akzessorischen Knochen mit einer Inzidenz von 10–15 %.

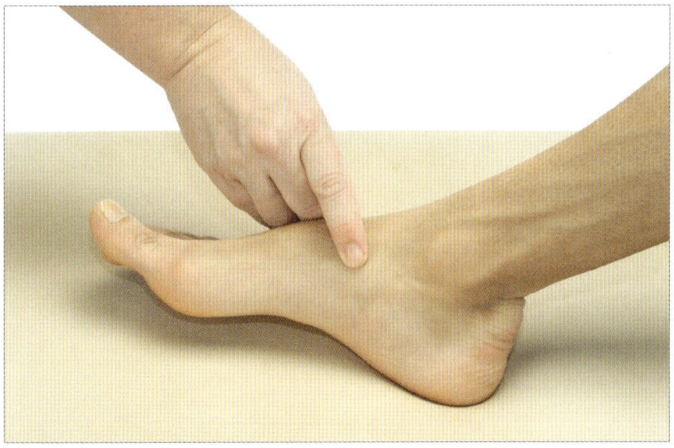

Abb. 9.83 Os naviculare

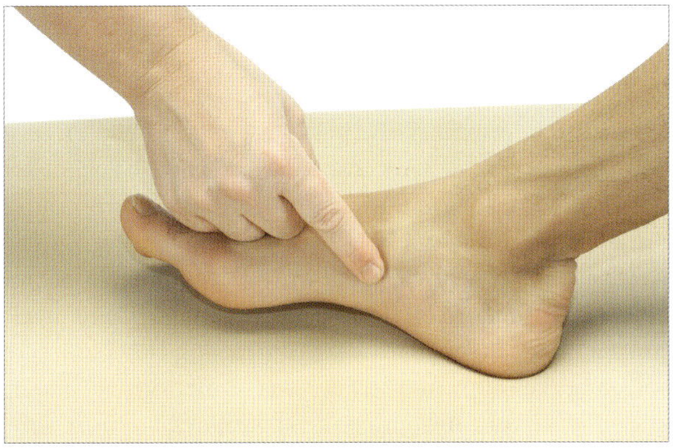

Abb. 9.84 Tuberositas ossis navicularis

Ossa cuneiformia und Art. cuneonavicularis

Anatomie

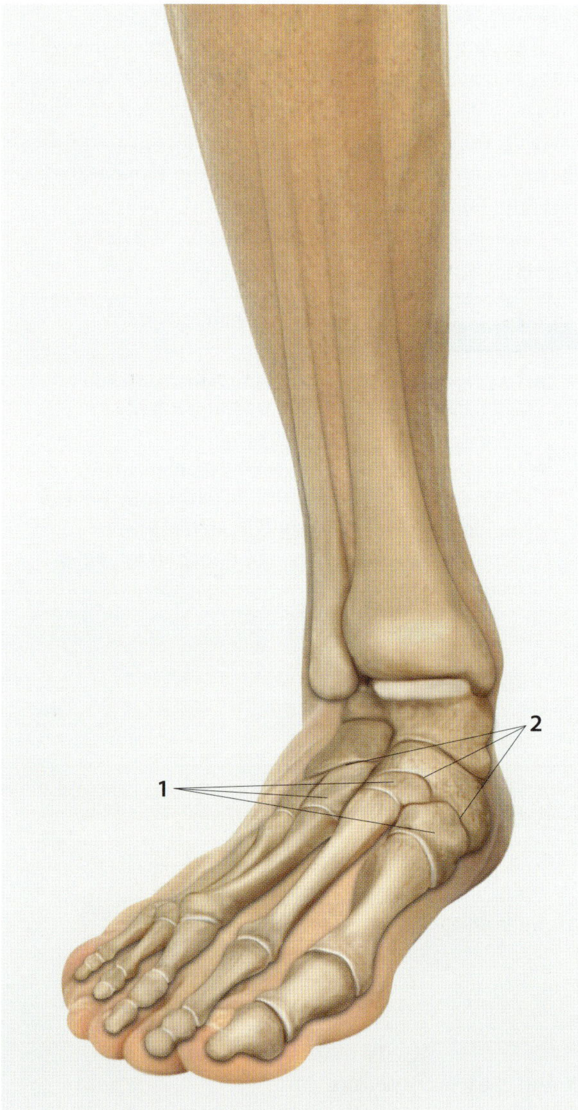

Abb. 9.85 Ossa cuneiformia (1) und Art. cuneonavicularis (2)

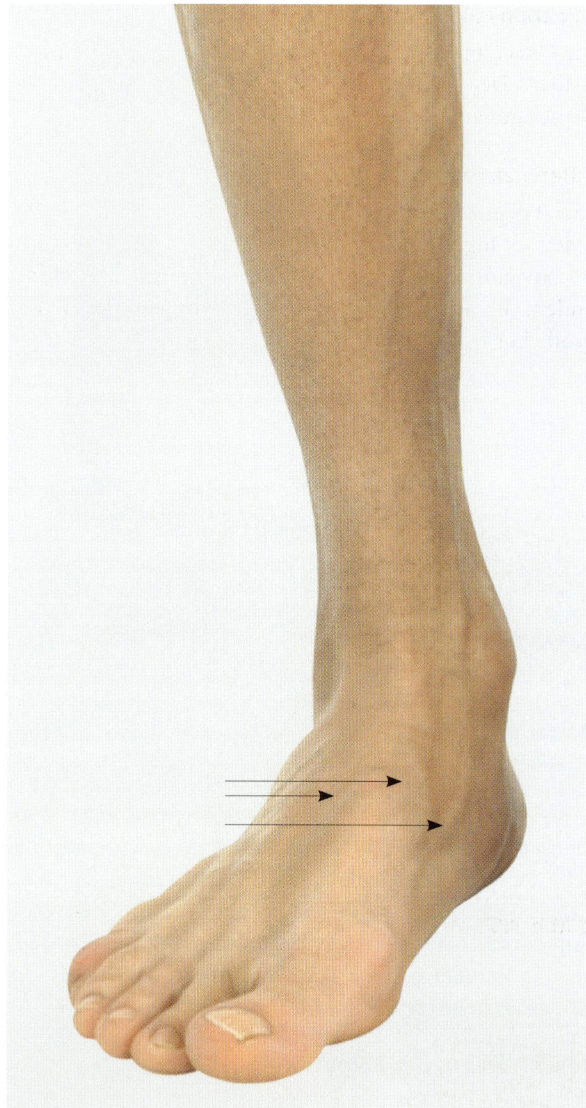

Abb. 9.86 Topografische Lage der Ossa cuneiformia

Die Ossa cuneiformia mediale, intermedia und laterale bilden nach proximal die gelenkige Verbindungen mit dem Os naviculare (Art. cuneonavicularis). Nach distal bilden die Ossa cuneiformia eine gelenkige Verbindung mit den Ossa metatarsi I bis III.

Die Ossa cuneiformia intermedia und laterale haben eine keilförmige Struktur, wobei die spitze Seite nach plantar zeigt. Somit wird die Ausprägung der Fußquerwölbung gewährleistet. Die Ossa cuneiformia bilden Amphiarthrosen mit ihren Nachbarknochen und sind über starke Bandstrukturen miteinander verbunden.

Beschreibung der Palpation

ASTE

Der Patient befindet sich in Rückenlage, die Knie sind mit einer kleinen Rolle unterlagert.

Alternativ wird das Hüft- und Kniegelenk gebeugt und der Fuß auf der Behandlungsliege flach aufgestellt.

Durchführung

Ausgehend von der Tuberositas ossis navicularis tastet der Therapeut nach distal und gelangt auf den Gelenkspalt der Art. cuneonavicularis. Diesen palpiert er mit flächig angelegtem Zeigefinger.

Die Ossa cuneiformia tastet der Therapeut zwischen Daumen und Zeigefinger proximal der Basis der Ossa metatarsi I bis III.

Palpationsqualität

Die Ossa cuneiformia sind als feste knöcherne Strukturen tastbar. Der Gelenkspalt der Art. cuneonavicularis ist ebenso gut auffindbar.

Differenzierung

Die Tuberositas ossis navicularis bietet einen guten Orientierungspunkt, um den Gelenkspalt zwischen dem Os naviculare und dem Os cuneiforme mediale aufzufinden. Er wird bei Eversionsbewegungen des Fußes deutlicher.

Die Basen der Ossa metatarsi bieten Orientierungspunkte für die Palpation der Ossa cuneiformia:

- Bei intermittierender Traktion des Os metatarsi I ist proximal der Basis der Gelenkspalt und das Os cuneiforme mediale zu palpieren.
- Bei intermittierender Traktion des Os metatarsi II ist proximal der Basis der Gelenkspalt und das Os cuneiforme intermedium zu palpieren.
- Bei intermittierender Traktion des Os metatarsi III ist proximal der Basis der Gelenkspalt und das Os cuneiforme laterale zu palpieren.

Hinweis

- Der Aufbau der Keilbeine spielt eine Rolle für die Stabilität des Quergewölbes.
- Zwischen der Sehne des M. tibialis anterior und dem Os cuneiforme mediale beobachtet man häufig eine Bursa subtendinea (▶ S. 416 f.).

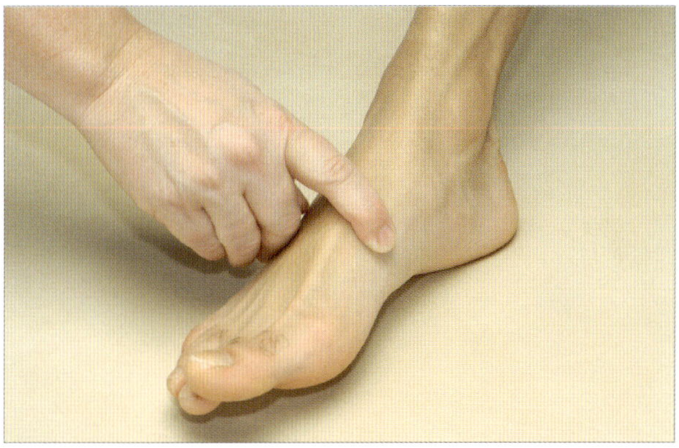

Abb. 9.87 Os cuneiforme mediale

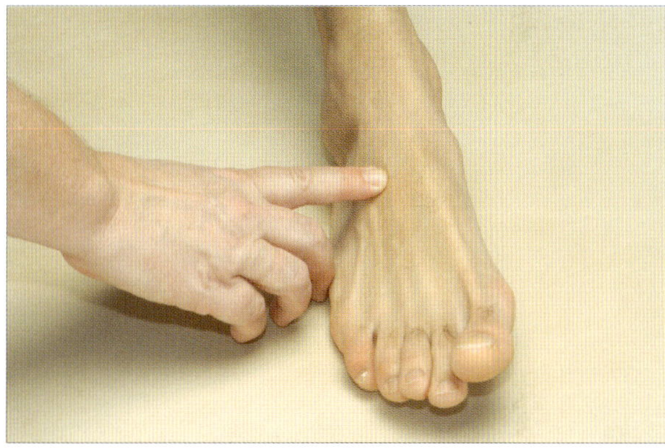

Abb. 9.88 Os cuneiforme intermedium

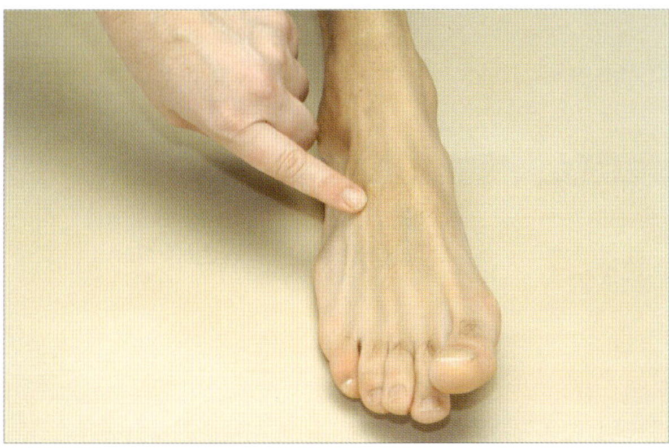

Abb. 9.89 Os cuneiforme laterale

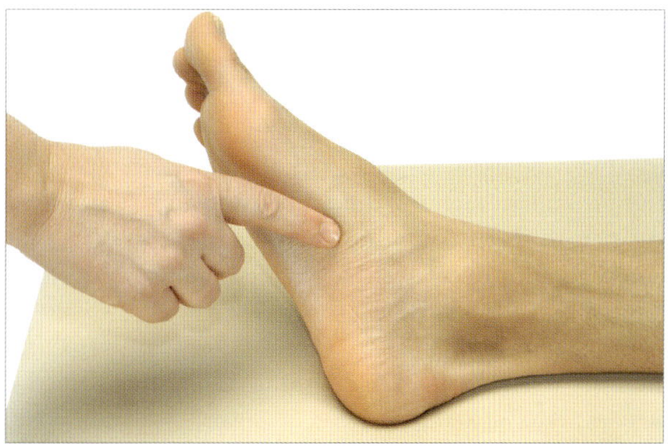

Abb. 9.90 Art. cuneonavicularis

Os cuboideum, Art. calcaneocuboidea (Chopartsche Gelenklinie lateral), Art. cuneocuboidea und Artt. tarsometatarsales IV und V

Anatomie

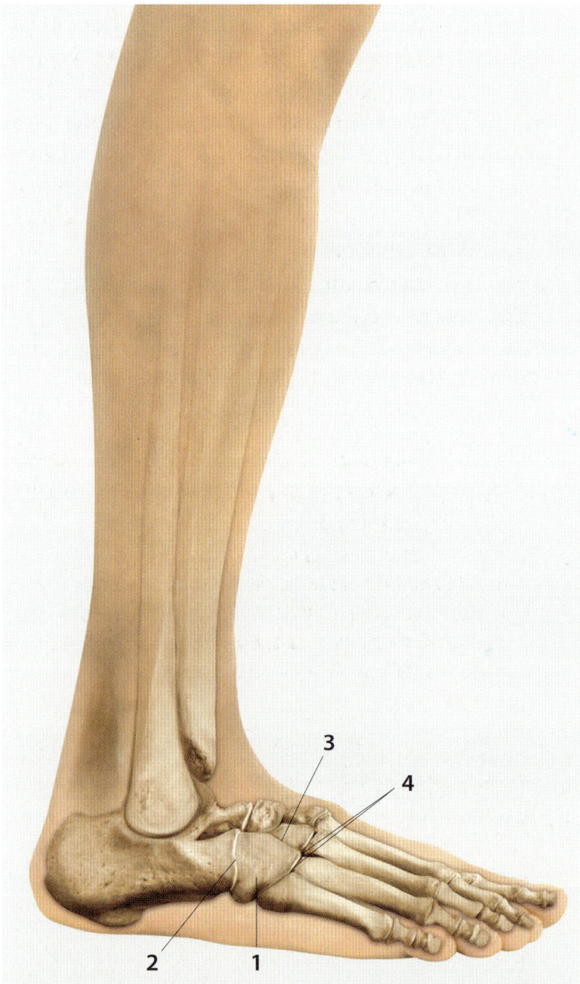

Abb. 9.91 Os cuboideum (**1**), Art. calcaneocuboidea (**2**), Art. cuneocuboidea (**3**) und Artt. tarsometatarsales IV und V (**4**)

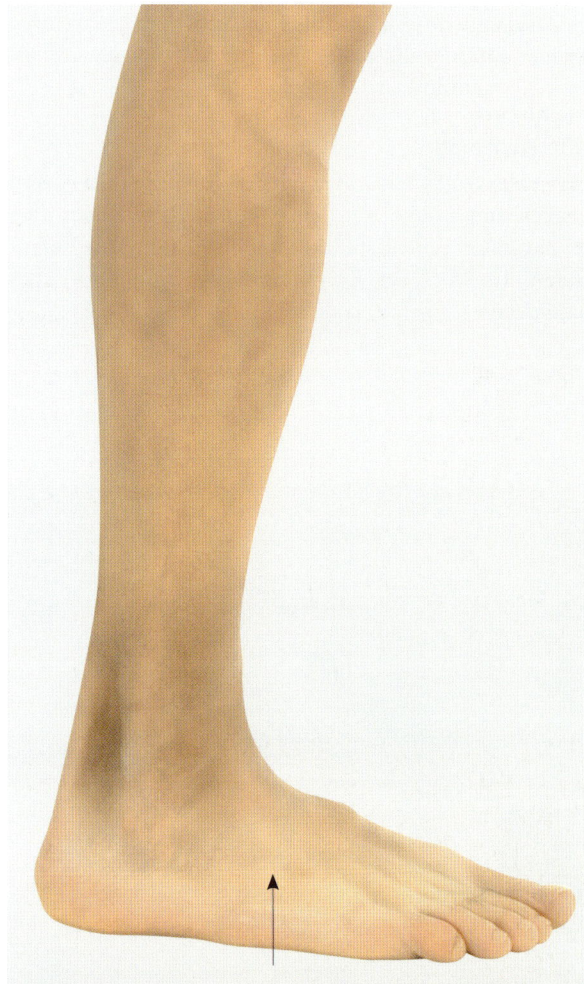

Abb. 9.92 Topografische Lage des Os cuboideum

Das Os cuboideum befindet sich am lateralen Fußrand und artikuliert nach proximal über den Proc. calcaneus mit dem distalen Anteil des Calcaneus. Diese Art. calcaneocuboidea bildet gleichzeitig den lateralen Teil der Chopartschen Gelenklinie.

Nach distal artikuliert das Os cuboideum mit den Ossa metatarsi IV und V und bildet somit die Artt. tarsometatarsales.

Nach medial befindet sich die Gelenkfläche zur Artikulation mit dem Os cuneiforme laterale und gelegentlich dahinter eine kleine Gelenkfläche zur Artikulation mit dem Os naviculare.

Alle genannten Gelenke bilden Amphiarthrosen und sind über starke Bandstrukturen miteinander verbunden. An der Unterseite des Os cuboideum befindet sich der Sulcus tendinis m. peroneus longus zur Aufnahme der Sehne des gleichnamigen Muskels.

Hinweis

Die Art. calcaneocuboidea bildet zusammen mit der Art. talonavicularis die **Chopartsche Gelenklinie**.

Pathologie

Nach Supinations(Inversions-)traumata steht das Os cuboideum häufig rotiert, dies ist an einer Stufenbildung zwischen dem Os cuboideum, dem Os naviculare und dem Os cuneiforme laterale zu erkennen.

Beschreibung der Palpation

ASTE

Der Patient befindet sich in Rückenlage, die Knie sind mit einer kleinen Rolle unterlagert.

Alternativ wird das Hüft- und Kniegelenk gebeugt und der Fuß auf der Behandlungsliege flach aufgestellt.

Durchführung

Der Therapeut tastet das Os cuboideum von der Tuberositas ossis metatarsi V (► S. 450) ausgehend zwischen Daumen und Zeigefinger nach proximal. Von der Dorsalseite des Fußes ist der Knochen deutlicher zu spüren als von plantar, da der Therapeut hier durch die Weichteile hindurch tasten muss.

Palpationsqualität

Das Os cuboideum ist als feste knöcherne Struktur am lateralen Fußrand deutlich tastbar, auf der Plantarseite jedoch von Weichteilen überlagert.

Differenzierung

Das Os cuboideum befindet sich proximal der Tuberositas ossis metatarsi V (► S. 450) und wird nach medial bis zum Os metatarsi III palpiert.

Für die Palpation der Gelenkspalten bieten die Ossa metatarsi eine gute Orientierung:

- Art. cuneocuboidea: wird das Os cuboideum von fibular nach tibial palpiert, so gelangt der Therapeut in Verlängerung des Os metatarsi IV nach proximal in den Gelenkspalt zum Os cuneiforme laterale.
- In Verlängerung des Os metatarsi II nach proximal befindet sich die Artikulation mit dem Os naviculare.
- Art. calcaneocuboidea (lateraler Anteil der Chopartschen Gelenklinie): folgt der Therapeut dem Gelenkspalt zwischen Talus und Os naviculare in Richtung Fibula, so gelangt er auf den Gelenkspalt zwischen Os cuboideum und Calcaneus.
- Der Gelenkspalt der Art. tarsometatarsale IV zwischen Os cuboideum und Os metatarsi IV liegt distaler als der Gelenkspalt zwischen dem Os cuboideum und dem Os metatarsi V (Art. tarsometatarsale V).

Hinweis

- Die Palpation des Os cuboideum ist für die Stellungsdiagnostik in Beziehung zu den benachbarten Knochen wichtig.
- Das Os cuboideum bildet den höchsten Punkt des lateralen Quergewölbes mit 3–5 mm Abstand von der Unterstützungsfläche, sie ist niedriger als das mediale Längsgewölbe (► Os naviculare, S. 445).

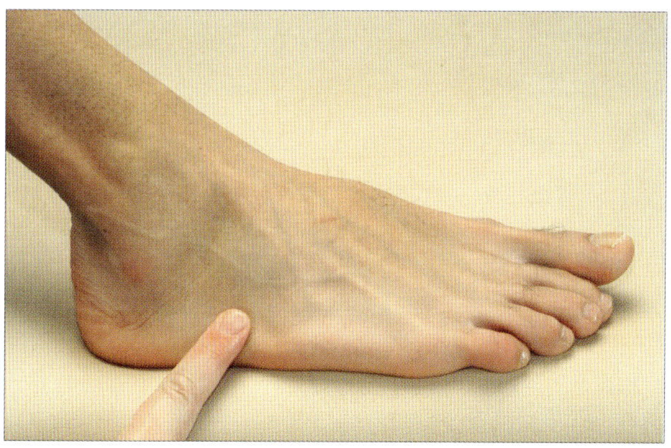

Abb. 9.93 Os cuboideum

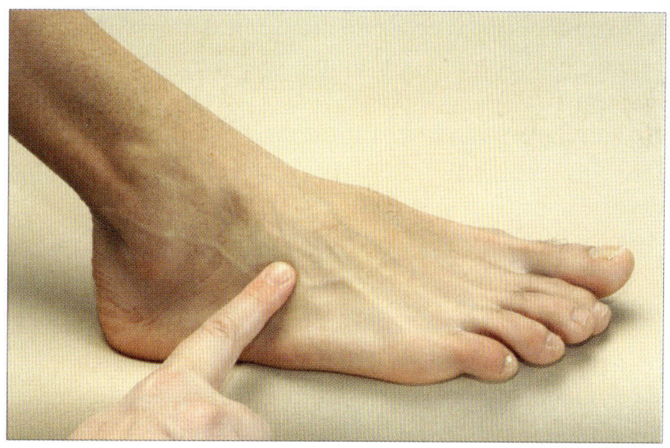

Abb. 9.94 Art. cuneocuboidea

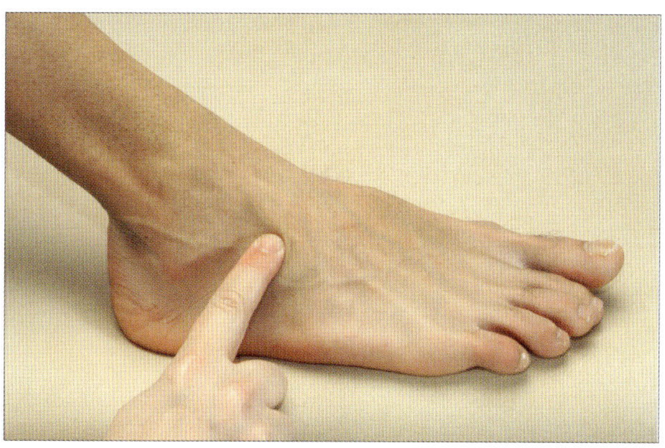

Abb. 9.95 Art. calcaneocuboidea

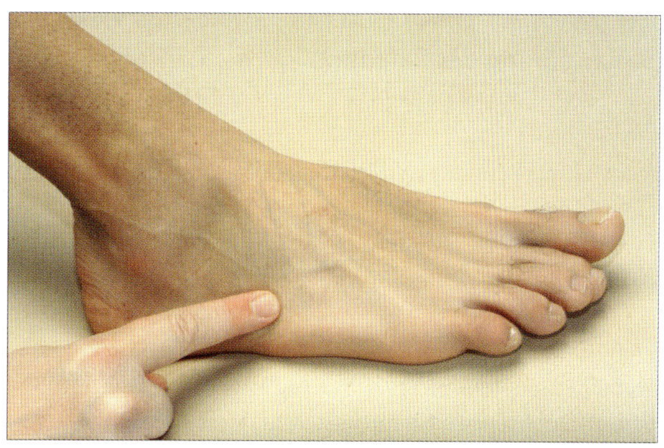

Abb. 9.96 Art. tarsometatarsale V

Os metatarsi V und Tuberositas ossis metatarsi V

Anatomie

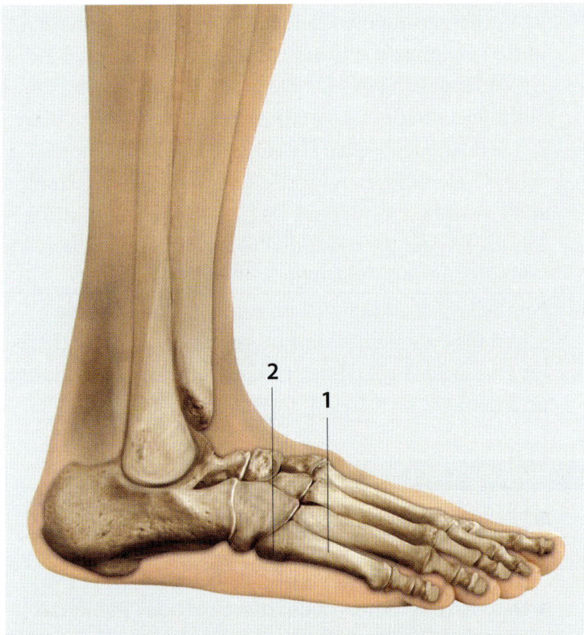

Abb. 9.97 Os metatarsi V (**1**) und Tuberositas ossis metatarsi V (**2**)

Das Os metatarsi V befindet sich am lateralen Fußrand. Mit der Basis steht es, gemeinsam mit dem Os metatarsi IV, in gelenkiger Verbindung mit dem Os cuboideum. Nach distal artikuliert das Os metatarsi V mit der Grundphalanx von D V. Lateralseitig befindet sich an der Basis die Tuberositas metatarsi V, die als Ansatzstelle für den M. peroneus brevis dient.

Pathologie

Die Ossa metatarsi werden durch die plantaren Fußmuskeln, die zuggurtend wirken, stabilisiert. Ermüden diese Muskeln, werden die Ossa metatarsi vermehrt auf Biegung beansprucht und es kann zu einer Ermüdungsfraktur kommen (**Marschfraktur**).

Beschreibung der Palpation

ASTE

Der Patient befindet sich in Rückenlage, die Knie sind mit einer kleinen Rolle unterlagert.

Alternativ wird das Hüft- und Kniegelenk gebeugt und der Fuß auf der Behandlungsliege flach aufgestellt.

Durchführung

Der Therapeut palpiert mit flächig angesetztem Finger die prominente Tuberositas ossis metatarsi V am lateralen Fußrand. Sie befindet sich an der Basis ossis metatarsi V. Von hier wird das Os metatarsi V bis zum Caput zwischen Daumen und Zeigefinger nach distal abgetastet.

Palpationsqualität

Die Tuberositas ossis metatarsi V befindet sich als deutlicher Knochenvorsprung am lateralen Fußrand. Auch der Corpus des Os metatarsi V lässt sich leicht palpieren.

Differenzierung

Bei intermittierender Traktion in Längsrichtung lässt sich das Os metatarsi V proximal an seiner Basis gut zum Os cuboideum abgrenzen. Die distale Begrenzung, das Caput metatarsi, ist ebenfalls deutlich tastbar und bei alternierenden Flexions-/Extensionsbewegungen der Zehe im Metatarsophalangealgelenk V gut zu differenzieren. Die Tuberositas ossis metatarsi V bietet die Insertionsstelle für den M. peroneus brevis, somit kann der Therapeut der Ansatzsehne des Muskels bis zur Tuberositas folgen.

Hinweis

Bei **Spreizfüßen** kommt es durch das Absinken des Quergewölbes zum Auseinanderweichen der Metatarsen und zu einer Verbreiterung des Fußes.

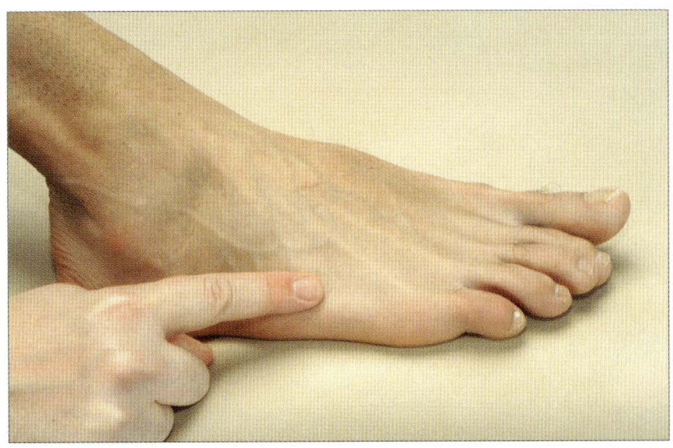

Abb. 9.98 Os metatarsi V

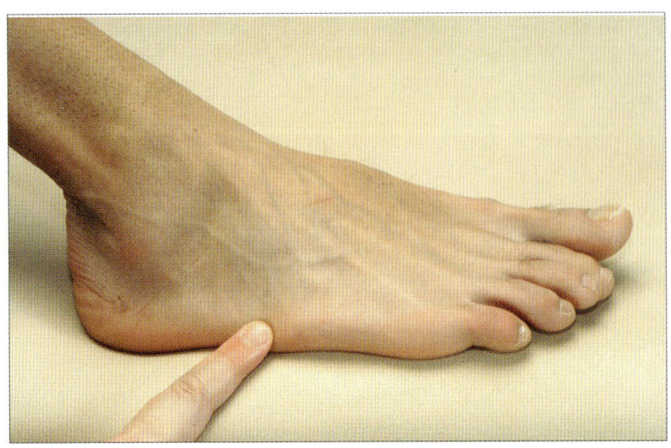

Abb. 9.99 Tuberositas ossis metatarsi V

Os metatarsi I und Tuberositas ossis metatarsi I

Anatomie

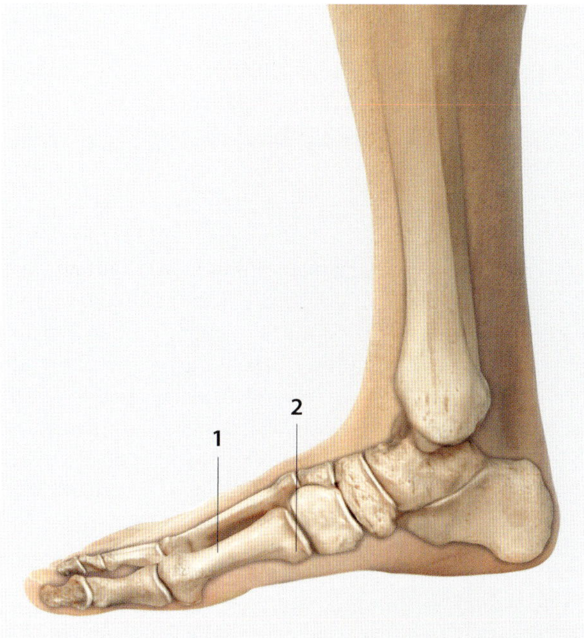

Abb. 9.100 Os metatarsi I (**1**) und Tuberositas ossis metatarsi I (**2**)

Das Os metatarsi I ist der kürzeste und kräftigste der Metatarsalknochen. Mit der Basis steht es mit dem Os cuneiforme mediale in gelenkiger Verbindung. Plantar an der Basis befindet sich die Tuberositas ossis metatarsi I. Nach distal artikuliert das Os metatarsi mit der Grundphalanx der I. Zehe. Auf der plantaren Seite befinden sich im Bereich des Caput metatarsi zwei Furchen, die jeweils ein Sesambein aufnehmen.

Beschreibung der Palpation

ASTE

Der Patient befindet sich in Rückenlage, die Knie sind mit einer kleinen Rolle unterlagert.

Alternativ wird das Hüft- und Kniegelenk gebeugt und der Fuß auf der Behandlungsliege flach aufgestellt.

Durchführung

Der Therapeut palpiert mit flächig angesetztem Finger von plantar-medial die Tuberositas ossis metatarsi I an der Basis des Os metatarsi I. Zwischen Daumen und Zeigefinger tastet er das Os metatarsi I nach distal bis zum Caput metatarsi ab.

Palpationsqualität

Die Tuberositas ossis metatarsi I ist nicht so deutlich spürbar wie die Tuberositas ossis metatarsi V. Das Os metatarsi I lässt sich leicht und deutlich über seine ganze Länge palpieren.

Differenzierung

Bei intermittierender Traktion in Längsrichtung lässt sich das Os metatarsi I proximal an seiner Basis gut zum Os cuneiforme mediale abgrenzen. Die distale Begrenzung am Caput metatarsi ist ebenso gut unter intermittierender Traktion in Längsrichtung an der Phalanx proximalis I tastbar, oder wenn der Patient alternierende Flexions- und Extensionsbewegungen im Großzehengrundgelenk durchführt.

Die Tuberositas ossis metatarsi I ist neben dem Os cuneiforme mediale eine Insertionsstelle für den M. peroneus longus.

Hinweis

Bei einem **Hallux valgus** weicht das Os metatarsi I nach medial ab. Dabei treten häufig Druckdolenzen im Bereich des Caput metatarsi I sowie Beschwerden durch Exostosen oder Bursitiden auf. Patienten mit einem **Hallux rigidus** zeigen ebenfalls Druckempfindlichkeiten am Caput metatarsi I.

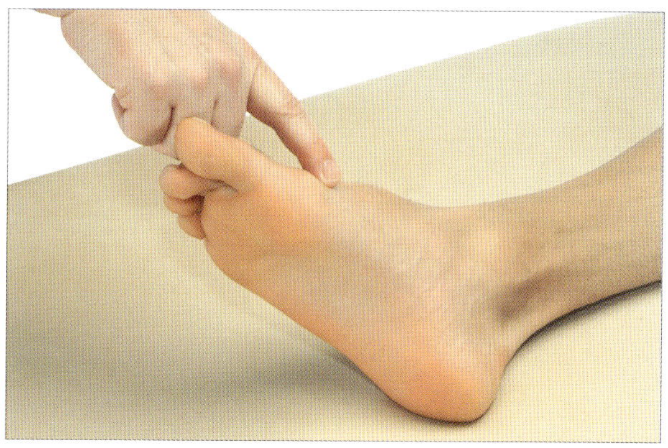

Abb. 9.101 Os metatarsi I

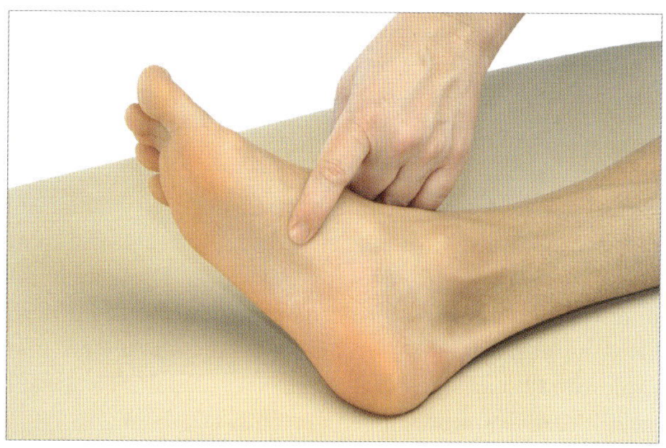

Abb. 9.102 Tuberositas ossis metatarsi I

Ossa metatarsi II bis IV und Artt. tarsometatarsales (Lisfrancsche Gelenklinie)

Anatomie

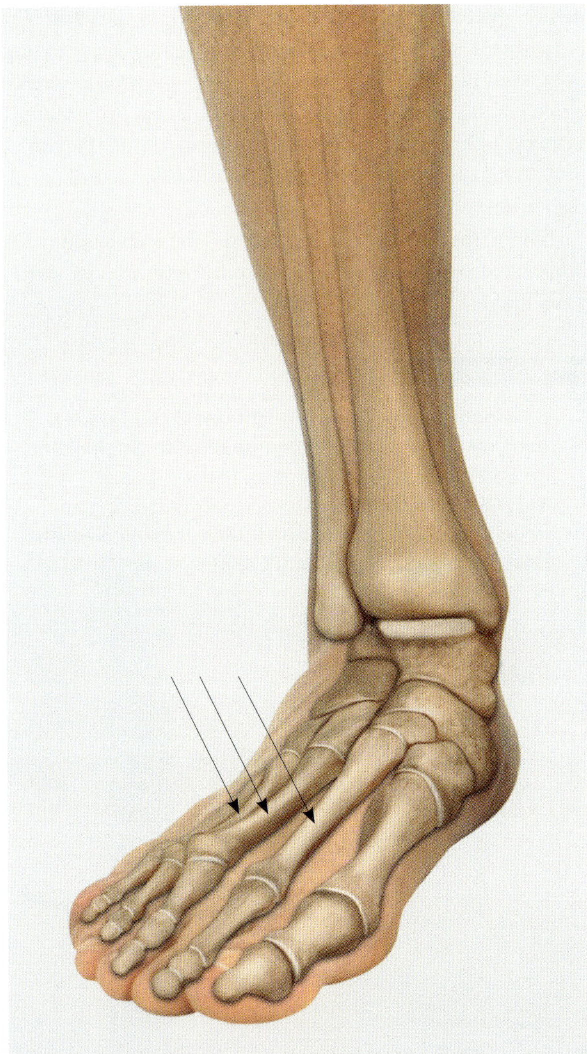

Abb. 9.103 Ossa metatarsi II bis IV

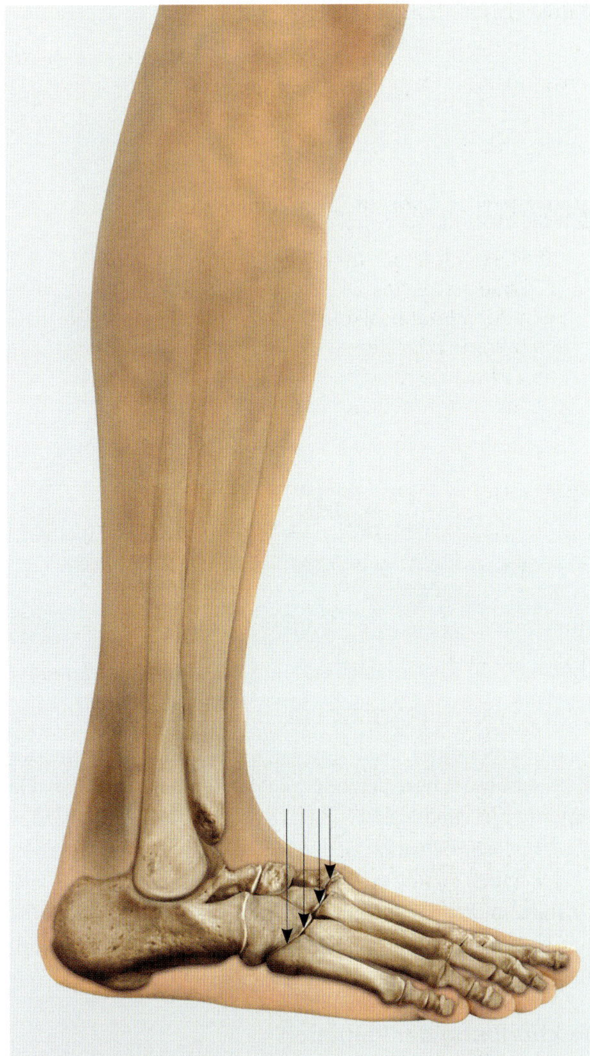

Abb. 9.104 Artt. tarsometatarsales

Die Ossa metatarsi II bis IV sind schlankere und längere Knochen als die Ossa metatarsi I und V. Ihre Basen sind dorsal breiter als plantar, so dass die quere Fußwölbung ausgebildet werden kann. Die Basen tragen an den zugewandten Seiten Gelenkflächen zur Artikulation mit den benachbarten Ossa metatarsi. Mit den Basen stehen sie mit dem Os cuneiforme intermedium, laterale und dem Os cuboideum in gelenkiger Verbindung. Diese Gelenklinie wird zusammen mit der Gelenklinie zwischen dem Os cuneiforme mediale und dem Os metatarsi I als Lisfrancsche Gelenklinie bezeichnet. Nach distal artikulieren sie mit den Grundphalangen der I. bis IV. Zehe.

Hinweis

Die Lisfrancsche Gelenklinie dient neben der Chopartschen Gelenklinie als Amputationslinie.

Pathologie

In der Pubertät kann es zu spontanen Knochennekrosen im Bereich der Caput metatarsi kommen (**Morbus Köhler II**).

Beschreibung der Palpation

ASTE

Der Patient befindet sich in Rückenlage, die Knie sind mit einer kleinen Rolle unterlagert.

Alternativ wird das Hüft- und Kniegelenk gebeugt und der Fuß auf der Behandlungsliege flach aufgestellt.

Durchführung

Der Therapeut palpiert die Ossa metatarsi II bis IV und die Gelenkspalten der Artt. tarsometatarsales zwischen flächig angesetztem Daumen und Zeigefinger von proximal nach distal. Dabei orientiert er sich an den schlanken Ossa metatarsi, an denen er gut entlangtasten kann.

Palpationsqualität

Die Ossa metatarsi I lassen sich über ihre ganze Länge als harte Strukturen palpieren. An ihren proximalen Basen tastet der Therapeut die Gelenkspalten der Artt. tarsometatarsales recht deutlich.

Hinweis

Die Ossa metatarsi bilden die Form des Fußquergewölbes. Die vordere Fußwölbung wird von den Metatarsalköpfchen gebildet. Den höchsten Punkt bildet das Caput metatarsi II, bei einer erhaltenden Fußwölbung sollte es sich ca. 9 mm über der Unterstützungsfläche befindet.

Differenzierung

Durch eine intermittierende Längstraktion der Ossa metatarsi wird die proximale Begrenzung und Differenzierung zum Os cuneiforme intermedium (für M II), zum Os cuneiforme laterale (für M III) und zum Os cuboideum (für M IV und M V) deutlicher. Die Basis von M II befindet sich etwas weiter proximal als die von M I und M III. Die Lisfrancsche Gelenklinie wird von den Ossa metatarsi distal und den Ossa cuneiformia und dem Os cuboid proximal gebildet.

Die distale Abgrenzung zu den jeweils artikulierenden Phalangen ist deutlicher zu tasten, wenn eine intermittierende Traktion der proximalen Phalangen II, III oder IV in Längsrichtung durchgeführt wird oder der Patient die Zehen in den metatarsophalangealen Gelenken flektiert und extendiert.

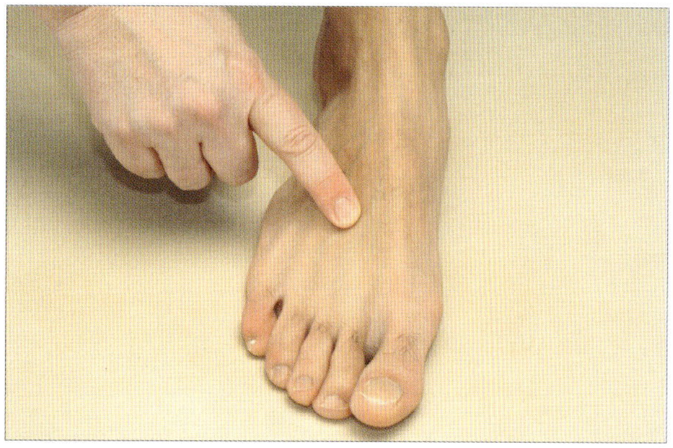

Abb. 9.105 Os metatarsi II

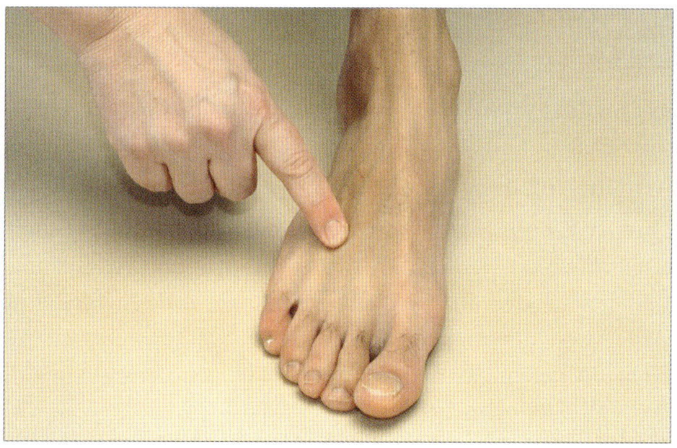

Abb. 9.106 Os metatarsi III

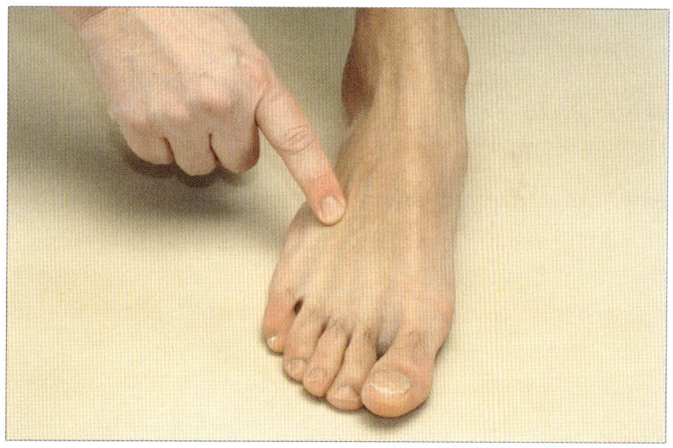

Abb. 9.107 Os metatarsi IV

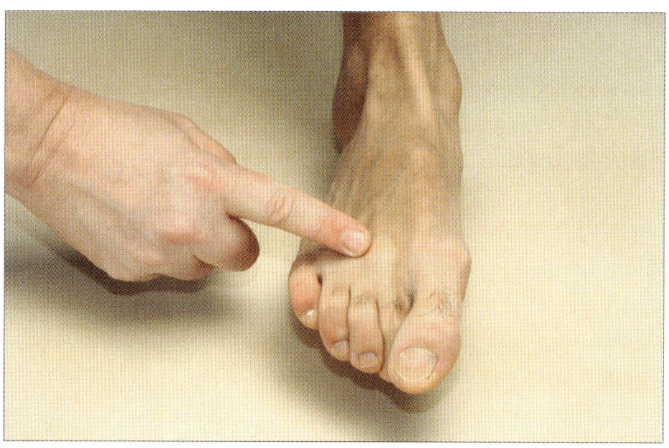

Abb. 9.108 Caput ossis metatarsi II

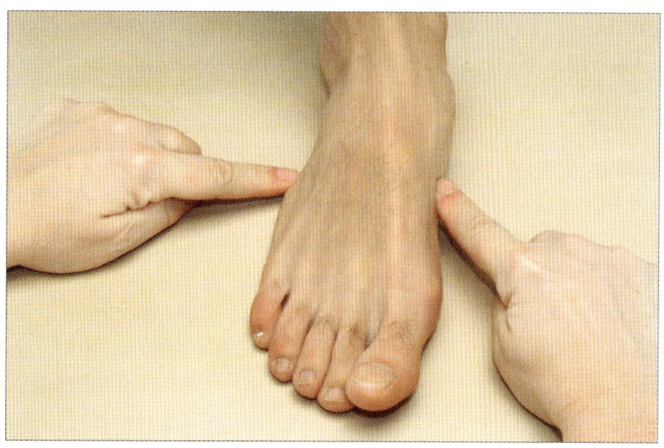

Abb. 9.109 Medialer und lateraler Gelenkspalt der Lisfrancschen Gelenklinie

Artt. metatarsophalangeae, Phalanges proximales, mediae und distales und Artt. interphalangeae proximales und distales

Anatomie

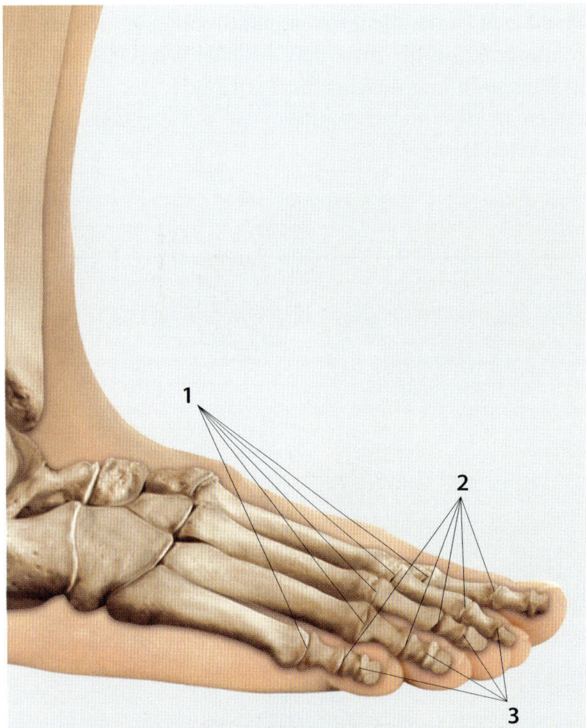

Abb. 9.110 Artt. metatarsophalangeae (**1**), Artt. interphalangeae proximales (**2**) und distales (**3**)

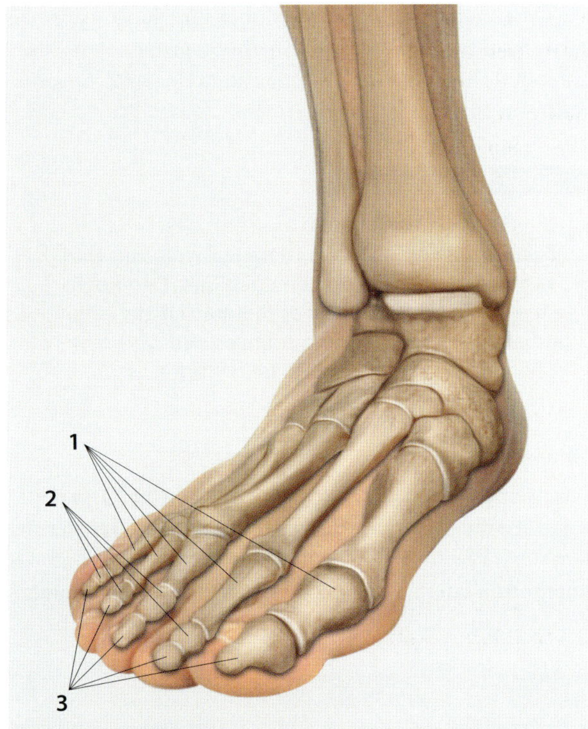

Abb. 9.111 Phalanges proximales (**1**), mediae (**2**) und distales (**3**)

Artt. metatarsophalangeae

Die Artt. metatarsophalangeae werden von den Köpfen der Ossa metatarsi und den Basen der Grundphalangen der Zehen I bis V gebildet. Hierbei handelt es sich funktionell um Kugelgelenke.

Die Basen der Grundphalangen artikulieren weitestgehend mit den ventro-dorsalen Flächen der Metatarsalköpfchen. Der plantare Anteil der Köpfchen wird von Faserknorpel bedeckt, der mit den Gelenkkapseln verwachsen ist. Das Grundgelenk der I. Zehe besitzt in der Regel zwei Sesambeine. Zusätzlich zur Gelenkkapsel haben die Gelenke Seitenbänder, die die Mobilität limitieren.

Phalanges proximales, mediae und distales

Die Phalanx proximalis ist in der Regel die längste der Phalangen und wird im Grundgelenk gegen das Os metatarsi in leichter Extension gehalten. Der Hallux besitzt im Gegensatz zu den Zehen II bis IV nur zwei Phalangen, die gemäß ihrer Beanspruchung deutlich kräftiger sind, als die übrigen. Die übrigen Zehen besitzen drei Phalangen, wobei beim Digitus minimus häufig beobachtet wird, dass die Mittel- und Endphalanx miteinander verschmelzen.

Artt. interphalangeae proximales und distales

Die Artt. interphalangeae proximales und distales stellen Scharniergelenke dar, wobei die proximalen Gelenkpartner in der Regel die Gelenkköpfe bilden, die mit den Basen der distalen Phalangen artikulieren. Auch sie besitzen neben der Gelenkkapsel Ligg. collateralia, die die Beweglichkeit limitieren.

Beschreibung der Palpation

ASTE

Der Patient befindet sich in Rückenlage, die Knie sind mit einer kleinen Rolle unterlagert.

Alternativ wird das Hüft- und Kniegelenk gebeugt und der Fuß auf der Behandlungsliege flach aufgestellt.

Durchführung

Zwischen flächig angesetztem Daumen und Zeigefinger tastet der Therapeut die Phalangen und die Ossa metatarsi einzeln ab, an ihren proximalen und distalen Begrenzungen sind die entsprechenden Gelenke zu palpieren.

Palpationsqualität

Bei normaler Zehenstellung lassen sich die harten knöchernen Strukturen und Gelenke gut palpieren.

Differenzierung

Aufgrund ihrer Struktur sind die Phalangen deutlich von den umliegenden Strukturen zu differenzieren. Durch eine intermittierende Längstraktion der Phalanx proximalis oder durch Flexions-/Extensionsbewegungen der Zehe in den metatarsophalangealen Gelenken lassen sich die Strukturen gut voneinander differenzieren.

Auf die gleiche Weise lassen sich die Gelenkspalten zwischen den proximalen, medialen und distalen Phalangen differenzieren.

Hinweis

Im Bereich der Zehengelenke können unterschiedliche Fehlstellungen auftreten. Bei **Hammerzehen** stehen die Metatarsophalangealgelenke in neutraler Stellung, die proximalen und distalen Interphalangealgelenke in Flexionsstellung.
Bei **Krallenzehen** wird eine Extension in den Metatarsophalangealgelenken und eine Flexionsstellung in den proximalen und distalen Interphalangealgelenken beobachtet.

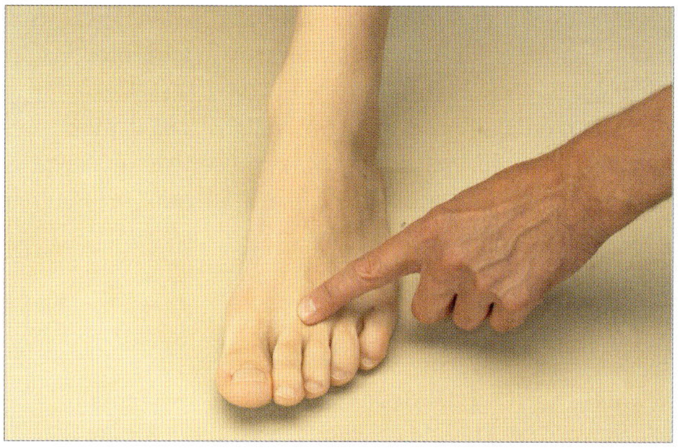

Abb. 9.112 Art. metatarsophalangea II

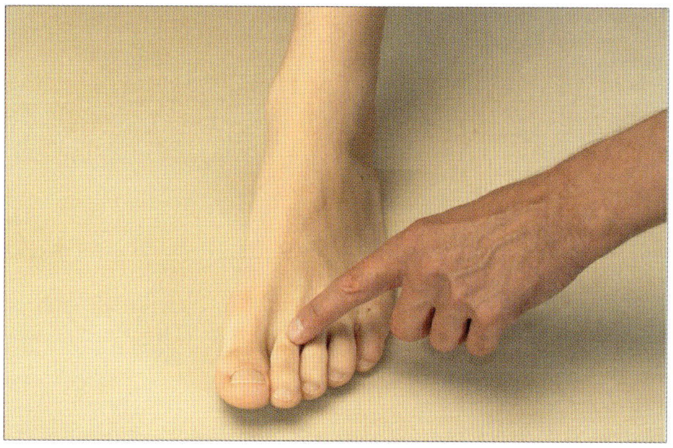

Abb. 9.113 Phalanx proximalis II

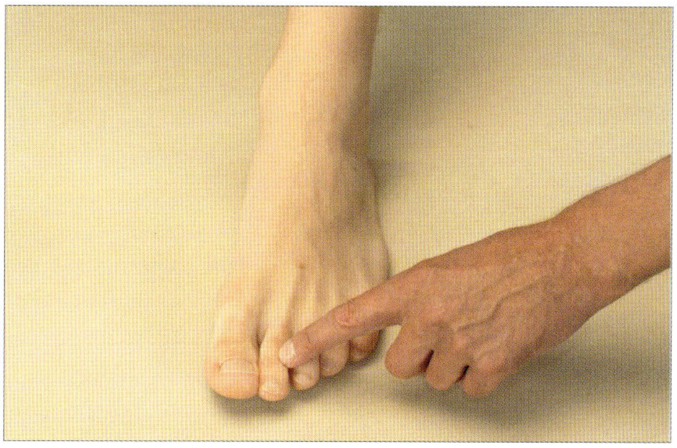

Abb. 9.114 Phalanx media II

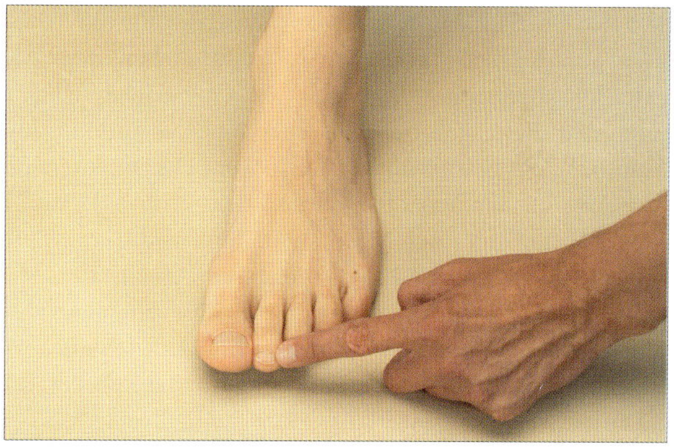

Abb. 9.115 Phalanx distalis II

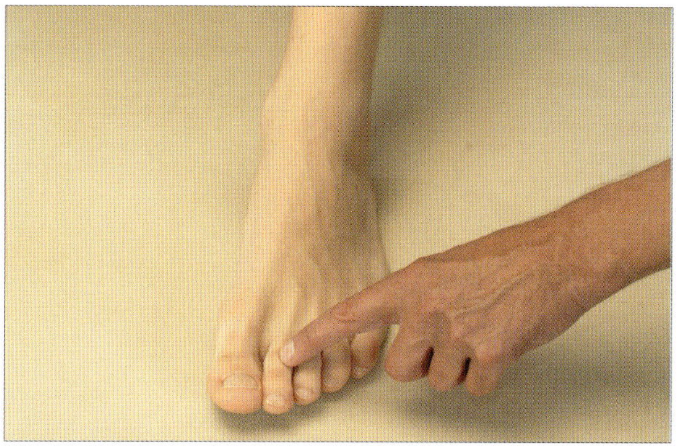

Abb. 9.116 Art. interphalangea proximalis II

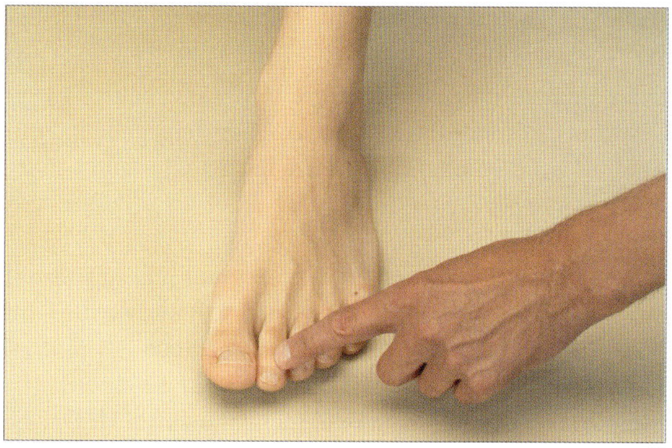

Abb. 9.117 Art. interphalangea distalis II

Nn. cutanei dorsales medialis, intermedius und lateralis

Anatomie

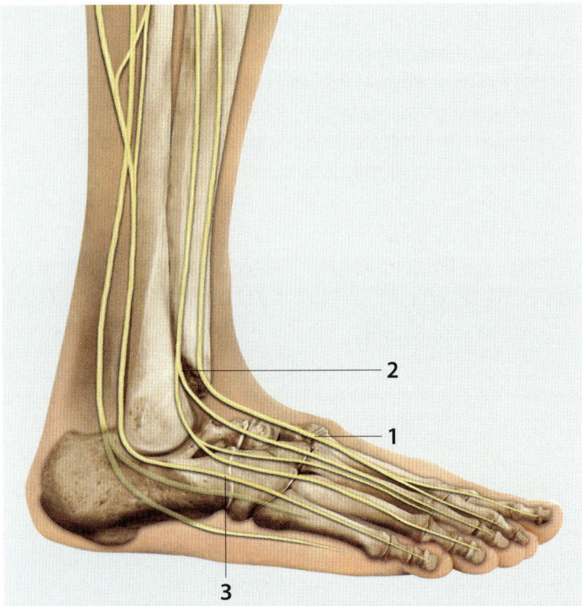

Abb. 9.118 Nn. cutanei dorsales medialis (**1**), intermedius (**2**) und lateralis (**3**)

Die Nn. cutanei dorsales medialis und intermedius sind sensible Endäste des N. peroneus superficialis. Sie kommen am distalen Unterschenkel lateral neben dem M. extensor digitorum longus an die Oberfläche, ziehen unter dem Retinaculum extensorum superius und inferius hindurch und gelangen zum Fußrücken. Der N. cutaneus dorsalis medialis verläuft zwischen dem 2. und 3. Strahl zum 1. Strahl hin, der N. cutaneus intermedius verläuft zwischen dem 3., 4. und 5. Os metatarsi nach distal.

Der N. cutaneus dorsalis lateralis ist ein sensibler Endast des N. suralis. Er gelangt ventral des Malleolus lateralis an die Oberfläche und zieht im Bereich des Os metatarsi V nach distal.

Beschreibung der Palpation

ASTE

Der Patient befindet sich in Rückenlage, die Knie sind mit einer kleinen Rolle unterlagert.

Alternativ wird das Hüft- und Kniegelenk gebeugt und der Fuß auf der Behandlungsliege flach aufgestellt.

Durchführung

Mit quer zum Nervenverlauf angesetzten Fingern palpiert der Therapeut den N. cutaneus dorsalis intermedius im Mittelfußbereich zwischen den Ossa metatarsi III und IV und den N. cutaneus dorsalis medialis auf dem medialen Fußrücken zwischen den Ossa metatarsi I und II. Der N. cutaneus dorsalis lateralis ist vom Therapeuten dorsalseitig des Fußes ventral-distal des Malleolus lateralis zu palpieren.

Palpationsqualität

Es handelt sich hier um sehr feine Nervenausläufer, die wie feine Schnüre zu tasten sind. Sie sind jedoch nicht bei jedem Patienten deutlich lokalisierbar.

Differenzierung

Aufgrund ihrer Struktur lassen sich die Nervenfasern gut von den umliegenden Strukturen differenzieren, sofern sie palpabel sind. Der N. cutaneus dorsalis intermedius ist am deutlichsten im Zwischenraum der Ossa metatarsi III bis IV zu palpieren. Durch eine Inversion des Fußes wird mehr Spannung auf die Strukturen gebracht, dies macht die Palpation etwas leichter.

Der mediale N. cutaneus dorsalis ist am deutlichsten direkt medial der Sehne des M. extensor hallucis longus palpierbar, der N. cutaneus dorsalis lateralis im Bereich des Os metatarsi V.

Pathologie

Bei einer **Maisonneuve-Fraktur** kann es zur Mitverletzung der neuralen Strukturen kommen. Sowohl ein Trauma als auch der laterale Operationszugang können Irritationen der Nn. cutanei dorsales bewirken.

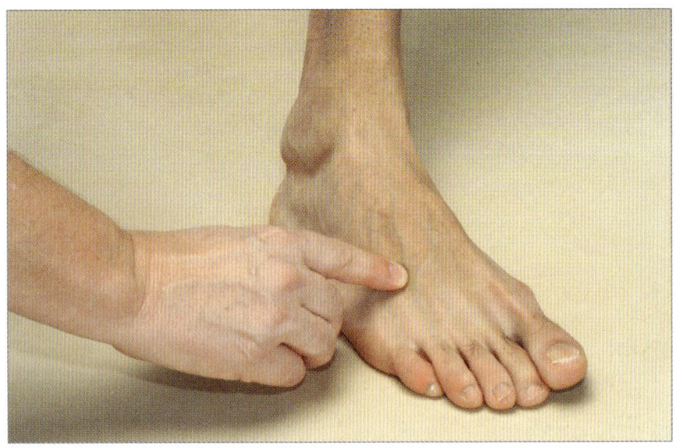

Abb. 9.119 N. cutaneus dorsalis intermedius

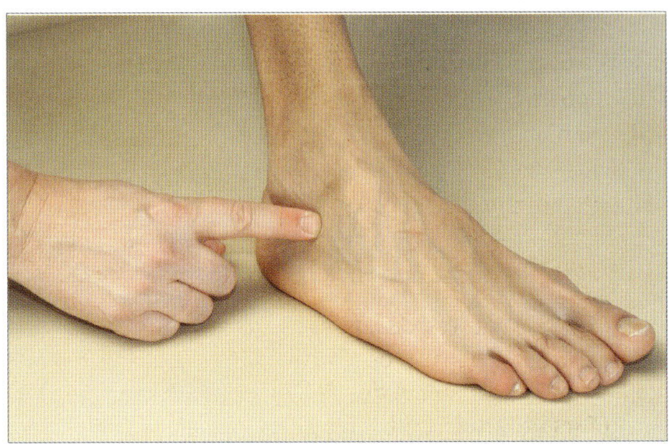

Abb. 9.120 N. cutaneus dorsalis lateralis

N. tibialis

Anatomie

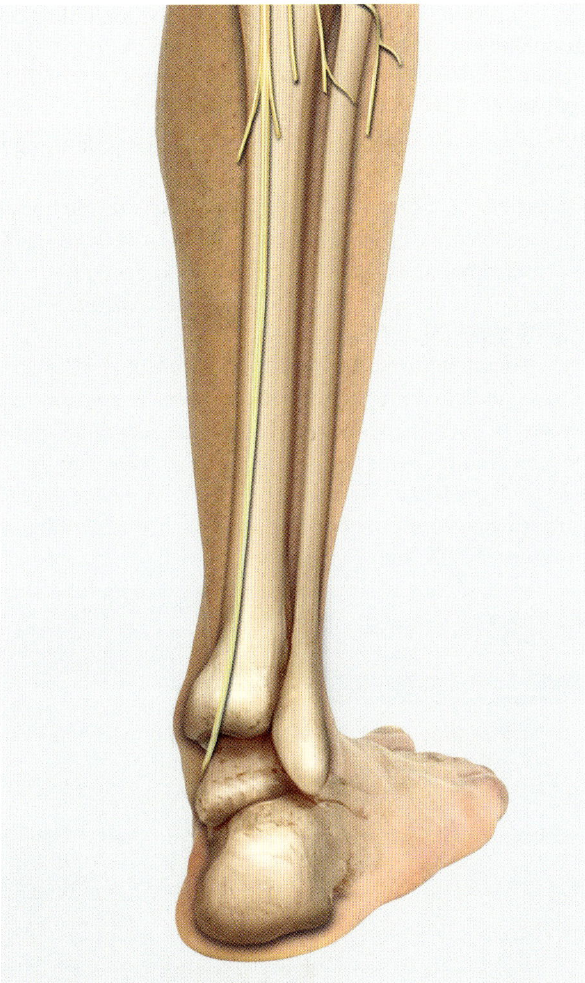

Abb. 9.121 N. tibialis

Nach der Aufteilung des N. ischiadicus verläuft der N. tibialis senkrecht duch die Fossa poplitea, unterkreuzt den Arcus tendinei m. solei und gelangt in die tiefe Flexorenloge.

Der N. tibialis innerviert sowohl die tiefen als auch die oberflächlichen Flexoren. In der tiefen Flexorenloge zieht er mit den Vasa tibialis posterior nach distal und verläuft zusammen mit den Sehnen der tiefen Flexoren um den Malleolus medialis (medialer Tarsaltunnel) auf die Plantarseite des Fußes. Auf Höhe des Tarsaltunnels teilt sich der N. tibialis in seine Endäste, die Nn. plantares lateralis und medialis auf (► S. 475).

Pathologie

Bei Kontrakturen der tiefen Flexorenmuskulatur kann es im Bereich des Tarsaltunnels zu Kompressionen auf den N. tibialis kommen **(Tarsaltunnel-Syndrom)**.

Beschreibung der Palpation

ASTE

Der Patient befindet sich in Rückenlage, die Knie sind mit einer kleinen Rolle unterlagert.

Alternativ wird das Hüft- und Kniegelenk gebeugt und der Fuß auf der Behandlungsliege flach aufgestellt.

Durchführung

Der Therapeut palpiert mit flächig angesetztem Finger den N. tibialis quer zu seinem Verlauf dorsal-kaudal des Malleolus medialis (Abb. 9.122). Die Palpation erfolgt in der Regel zusammen mit der A. und V. tibialis posterior (► S. 458).

Palpationsqualität

Der N. tibialis lässt sich an angegebener Stelle „wie eine Spaghetti“ palpieren, bevor er durch dem M. abductor hallucis verläuft.

Differenzierung

Der Therapeut orientiert sich am Malleolus medialis, dorsal-kaudal ist die Pulsation der A. tibialis posterior zu palpieren. In diesem Bereich verlaufen die Sehnen, Gefäße und Nerven meistens in folgender Reihenfolge von anterior nach posterior: M. tibialis posterior, M. flexor digitorum longus, M. flexor hallucis longus, V. und A. tibialis posterior und N. tibialis posterior.

Der N. tibialis ist meist besser in Eversionsstellung des Fußes zu tasten.

Hinweis

- Hinter dem Malleolus medialis verzweigt sich der N. tibialis in die Nn. plantares medialis und lateralis (► S. 475). Beide verlaufen unter dem M. abductor hallucis hindurch, wo es zur Kompression des lateralen Anteils kommen kann (Shin et al. 1999).
- Durch eine Lähmung des N. tibialis kann ein Hackenfuß entstehen, wobei es zu vermehrter Dorsalextension des Fußes kommt.

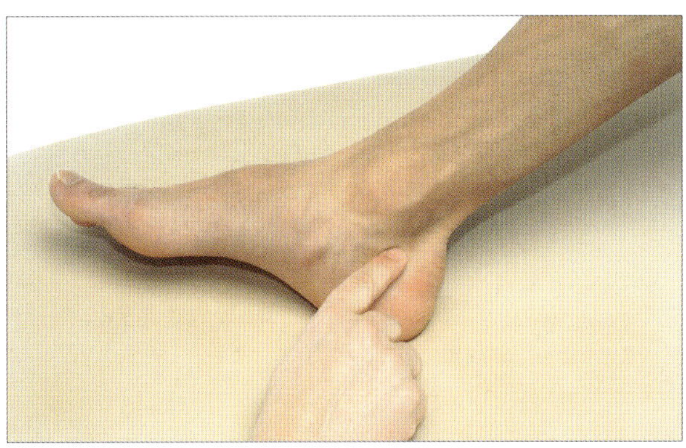

Abb. 9.122 Palpation des N. tibialis

A. und V. tibialis posterior

Anatomie

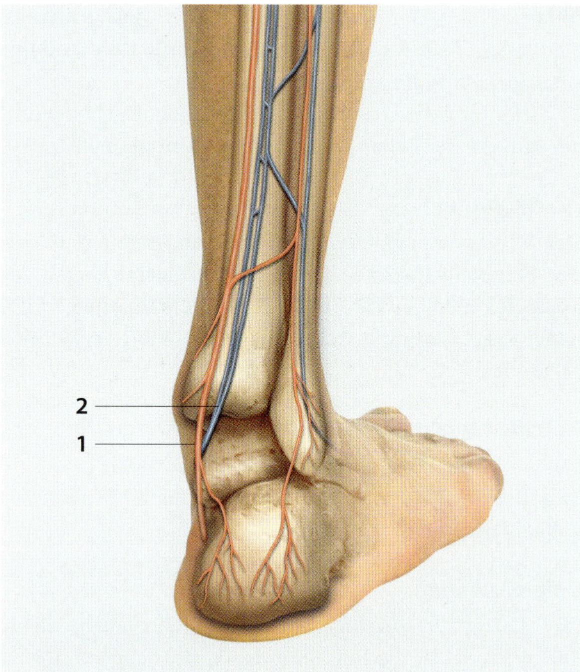

Abb. 9.123 A. (1) und V. (2) tibialis posterior

Die A. und V. tibialis posterior zweigen sich unterhalb des M. popliteus aus den Vasa poplitea ab. Sie verlaufen gemeinsam mit dem N. tibialis durch die tiefe Flexorenloge und mit den Sehnen der tiefen Flexoren um den Malleolus medialis (medialer Tarsaltunnel) auf die Plantarseite des Fußes. Unterhalb des Malleolus medialis teilen sich die A. und V. tibialis posterior in die A. und V. plantaris medialis und lateralis auf.

Beschreibung der Palpation

ASTE

Der Patient befindet sich in Rückenlage, die Knie sind mit einer kleinen Rolle unterlagert.

Alternativ wird das Hüft- und Kniegelenk gebeugt und der Fuß auf der Behandlungsliege flach aufgestellt.

Praxistipp

Eine topografische Untersuchung an Präparaten zeigte vier Variationen bezüglich der Lokalisation der A. tibialis posterior und des N. tibialis zueinander. In 55,6 % der Fälle befand sich die A. tibialis posterior medial, bei 23,3 % anterior des N. tibialis, bei 17,8 % zwischen den medialen und lateralen plantaren Nerven. Bei 3,3 % lag die Arterie lateral vom N. tibialis (Kim et al., 2015).

Durchführung

Der Therapeut palpiert mit flächig angesetztem Finger die Pulsation der A. tibialis posterior dorsal-kaudal des Malleolus medialis quer zu ihrem Verlauf. Die Palpation erfolgt zusammen mit der V. tibialis posterior (Abb. 9.124).

Palpationsqualität

Die Arterie ist durch die Pulsation deutlich zu tasten und wird von der V. tibialis posterior begleitet, die nicht deutlich zu palpieren ist.

Differenzierung

Der Therapeut orientiert sich am Malleolus medialis, dorsal-kaudal ist die Pulsation der A. tibialis posterior zu tasten. In diesem Bereich verlaufen die Sehnen, Gefäße und Nerven meistens in folgender Reihenfolge von anterior nach posterior: M. tibialis posterior, M. flexor digitorum longus, M. flexor hallucis longus, V. und A. tibialis posterior und N. tibialis posterior.

Die A. tibialis ist am günstigsten in leichter Inversion des Fußes zu tasten.

Hinweis

Die Pulsation der A. tibialis posterior gibt wichtige Hinweise auf die Durchblutungsqualität des Fußes.

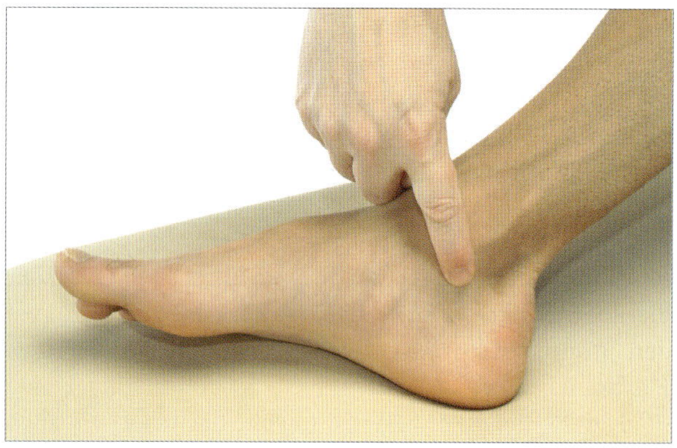

Abb. 9.124 Palpation der A. und V. tibialis posterior

Pathologie

Bei Kompression der A. tibialis posterior in der hinteren Muskelloge kann es durch Ischämien der Muskulatur zu starken Schmerzen kommen.

A. tibialis anterior und A. dorsalis pedis

Anatomie

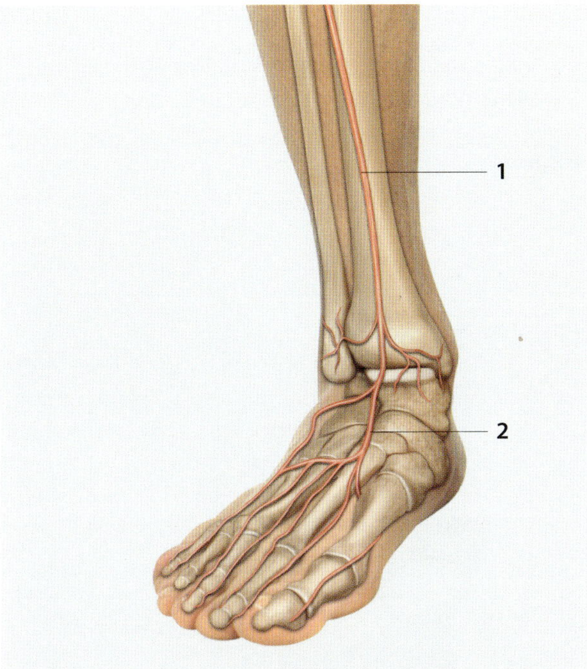

Abb. 9.125 A. tibialis anterior (**1**) und A. dorsalis pedis (**2**)

Distal des M. popliteus entspringt die A. tibialis anterior aus der A. poplitea. Sie durchzieht die Membrana interossea und gelangt somit in die Extensorenloge des Unterschenkels. Die A. tibialis anterior verläuft zwischen dem M. tibialis anterior und dem M. extensor hallucis longus nach distal. Unterhalb des Retinaculum musculorum extensorum gelangt sie als A. dorsalis pedis auf den Fußrücken.

Die A. dorsalis pedis verläuft über den medialen Fußrücken, gibt auf Höhe des Os naviculare einen Ast als A. tarsalis lateralis ab und gabelt sich in der Region zwischen den Grundgelenken der Ossa metatarsi I und II in die Aa. metatarsales dorsales auf. Sie verlaufen zwischen den Ossa metatarsi weiter nach distal.

Beschreibung der Palpation

ASTE

Der Patient befindet sich in Rückenlage, die Knie sind mit einer kleinen Rolle unterlagert.

Alternativ wird das Hüft- und Kniegelenk gebeugt und der Fuß auf der Behandlungsliege flach aufgestellt.

Durchführung

Der Therapeut palpiert die A. tibialis anterior im Bereich des obersten Sprunggelenks, ungefähr in der Mitte zwischen beiden Malleoli, indem er den Zeigefinger quer zum arteriellen Verlauf flächig ansetzt. Mit der gleichen Technik tastet er die A. dorsalis pedis lateral der Sehne des M. extensor hallucis longus (Abb. 9.126 u. 9.127).

Palpationsqualität

Die Pulsation der A. tibialis anterior ist nicht immer deutlich palpierbar, im Gegensatz dazu ist bei normaler Durchblutung die Pulsation der A. dorsalis pedis deutlich tastbar.

Differenzierung

Die A. tibilalis anterior verläuft am Unterschenkel von proximal-lateral nach distal-medial und endet in der A. dorsalis pedis unterhalb des Retinaculum musculorum extensorum inferior. Die Pulsation wird zwischen dem M. extensor hallucis longus und dem M. extensor digitorum longus palpiert. Die Arterie ist deutlicher zu palpieren, wenn sie sanft gegen den Talus, das Os naviculare oder das Os cuneiforme intermedius gedrückt wird.

Die A. dorsalis pedis ist am deutlichsten am dorsalen Fußrücken im Zwischenraum der Ossa metatarsi I und II, lateral der Sehne des M. extensor hallucis longus zu tasten.

Hinweis

- Die A. dorsalis pedis wird von der Sehne des M. extensor brevis überkreuzt.
- Bei Verdacht auf arterielle Durchblutungsstörungen ist die Palpationsqualität dieses Gefäßes ein wichtiges Untersuchungskriterium.

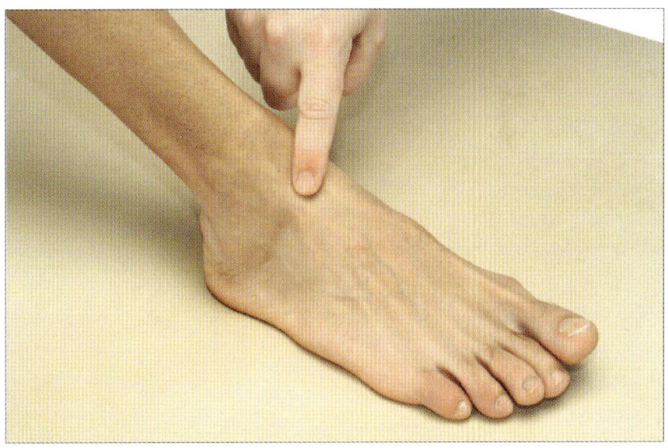

Abb. 9.126 Palpation der A. tibialis anterior

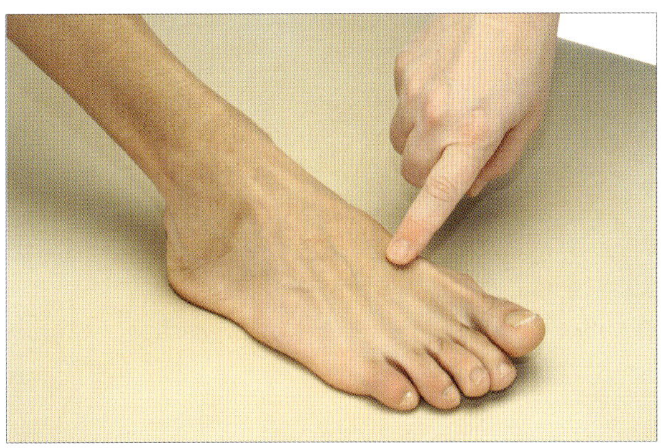

Abb. 9.127 Palpation der A. dorsalis pedis

9.2 Palpation plantarer Strukturen

9.2.1 Orientierungsstrukturen

Bevor die Palpation der einzelnen Strukturen durchgeführt wird, sollten die wichtigsten Orientierungsstrukturen für die plantare Fuß-Zehen-Region ertastet werden.

Orientierungsstrukturen für die plantare Fuß-Zehen-Region

- Malleolus lateralis (**1**, ► S. 438)
- Malleolus medialis (**2**, ► S. 438)
- Tuber calcanei (**3**, ► S. 472)
- Tuberositas ossis metatarsi I (**4**, ► S. 474)
- Tuberositas ossis metatarsi V (**5**, ► S. 473)
- Endsehne des M. tibialis posterior (**6**, ► S. 418)
- Ansatzsehne des M. peroneus longus (**7**, ► S. 422)
- Endsehnen der Mm. peronei (**8**, ► S. 422)
- M. abductor hallucis (**9**, ► S. 428)
- M. abductor digiti minimi pedis (**10**, ► S. 466)

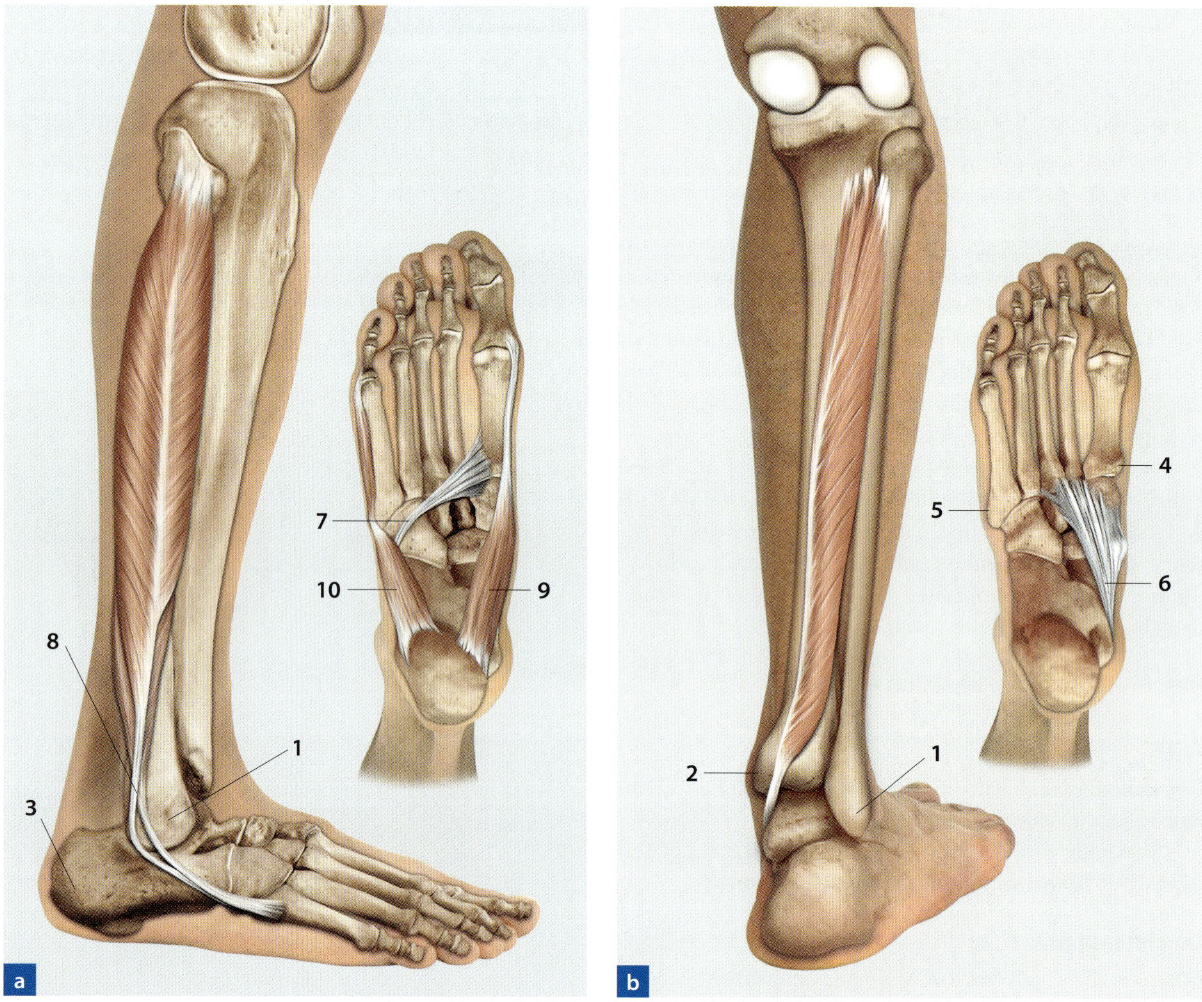

Abb. 9.128 a, b. Übersicht über die Orientierungsstrukturen für die plantare Fuß-Zehen-Region

9.2.2 Palpationsmöglichkeiten

Muskeln und Sehnen

- M. flexor hallucis brevis und M. adductor hallucis (► S. 462 f.)
- M. quadratus plantae (► S. 464)
- M. flexor digitorum brevis (► S. 465)
- M. flexor digiti minimi brevis pedis, M. abductor digiti minimi pedis und M. opponens digiti minimi (► S. 466 f.)
- Aponeurosis plantaris (► S. 468)
- Tendo calcaneus (Achillessehne, ► S. 469)

Kapseln und Bänder

- Capsulae artt. talocruralis, subtalaris und talocalcaneonavicularis (► S. 470)
- Ligg. cuneonaviculare dorsale und plantare und Ligg. cubonaviculare dorsale und plantare (► S. 471)

Knochen und Gelenke

- Tuber calcanei, Procc. lateralis und medialis tuberis calcanei (► S. 472)
- Os cuboideum und Tuberositas ossis metatarsi V (► S. 473)
- Capita ossum metatarsi und Tuberositas ossis metatarsi I (► S. 474)

Bursen

- Bursa subachillae (Bursa tendinis calcanea) und Bursa subcutanea calcanea (► S. 469)

Nerven und Gefäße

- Nn. plantares lateralis und medialis (► S. 475)
- N. suralis (► S. 476)

M. flexor hallucis brevis und M. adductor hallucis

Anatomie

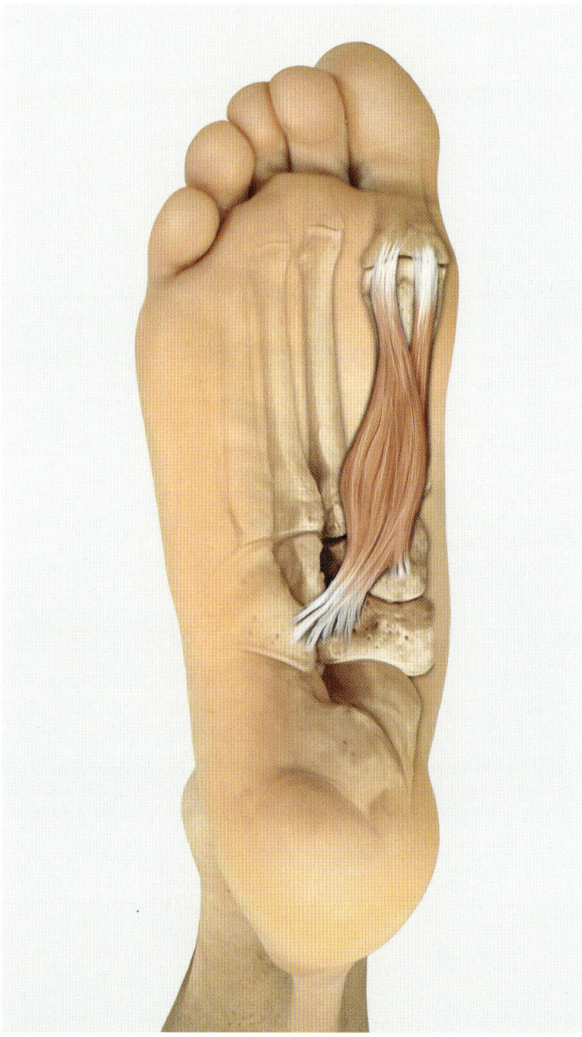

Abb. 9.129 M. flexor hallucis brevis

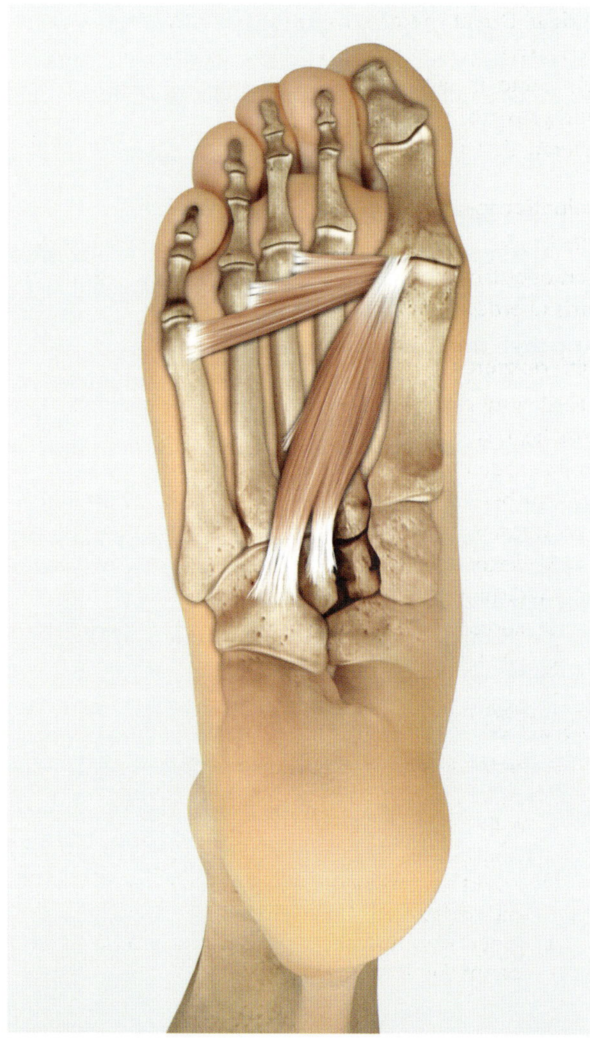

Abb. 9.130 M. adductor hallucis

M. flexor hallucis brevis

U: Ossa cuneiformia mediale und intermedium und Lig. plantare longum

A:
- Caput mediale: über das mediale Sesambein an der Basis der Grundphalanx der I. Zehe
- Caput laterale: über das laterale Sesambein an der Basis der Grundphalanx der I. Zehe

I:
- Caput mediale: N. plantaris medialis (L5–S1)
- Caput laterale: N. plantaris lateralis (S1–S2)

F:
- Flexion im Grundgelenk der I. Zehe
- verspannt das mediale Fußlängsgewölbe

M. adductor hallucis

U:
- Caput obliquum: Basen der Ossa metatarsi II bis IV, Os cuboideum und Os cuneiforme laterale
- Caput transversum: Grundgelenke der Zehe III bis V, Lig. metatarsum transversum profundum

A: gemeinsam über das laterale Sesambein an der Basis der Grundphalanx der I. Zehe

I: N. plantaris lateralis (S1–S2)

F:
- Flexion und Adduktion im Grundgelenk der I. Zehe
- verspannt das quere Fußgewölbe durch das Caput transversum
- verspannt das Längsgewölbe durch das Caput obliquum

Beschreibung der Palpation

ASTE

Der Patient befindet sich in Bauchlage, die Unterschenkel sind oberhalb der Malleolen mit einem Kissen unterlagert.

Alternativ kann die Palpation in Rückenlage durchgeführt werden.

Durchführung

Im Bereich des Corpus ossis metetarsi I palpiert der Therapeut den Muskelbauch des M. flexor hallucis brevis mit flächig angesetzten Fingern quer zu seinem Faserverlauf. Direkt lateral davon tastet er in der Tiefe zwischen den Ossa metatarsi I und II das Caput obliquum des M. adductor hallucis. Das Caput transversum ist plantar und proximal der Köpfchen der Ossa metatarsi in seinem queren Verlauf zu palpieren.

Palpationsqualität

Die Muskeln sind schlecht isoliert zu palpieren, da sie von den oberflächlichen Muskeln und der Aponeurosis plantaris überdeckt werden.

Differenzierung

Da die Muskulatur in der Tiefe unter der Plantaraponeurose liegt, ist sie nur über ihre anatomische Lage von den umliegenden Strukturen zu differenzieren.

Zur besseren Orientierung kann der Patient aufgefordert werden, die Muskulatur aktiv anzuspannen:

- M. flexor hallucis brevis: Flexion gegen Widerstand im Großzehengrundgelenk
- M. adductor hallucis: Adduktion gegen Widerstand im Großzehengrundgelenk

Hinweis

Beide Muskeln gelten als wichtige „Gewölbe stabilisierende Muskulatur":

- M. flexor hallucis brevis: verspannt das mediale Längsgewölbe
- M. adductor hallucis, Caput obliquum: verspannt das mediale Längsgewölbe
- M. adductor hallucis, Caput transversum: verspannt das vordere Quergewölbe

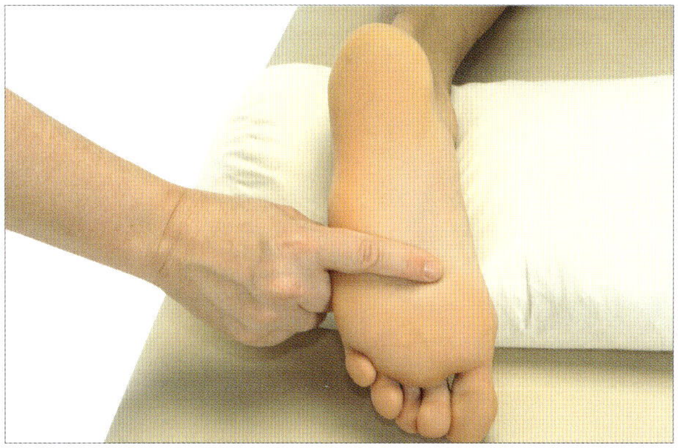

Abb. 9.131 Bauch des M. flexor hallucis brevis

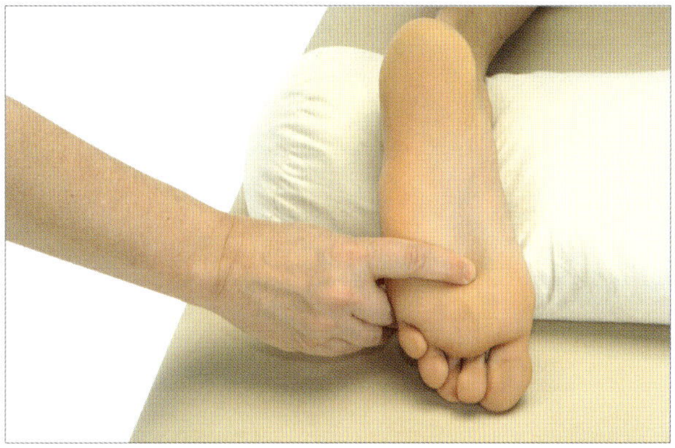

Abb. 9.132 M. adductor hallucis, Caput obliquum

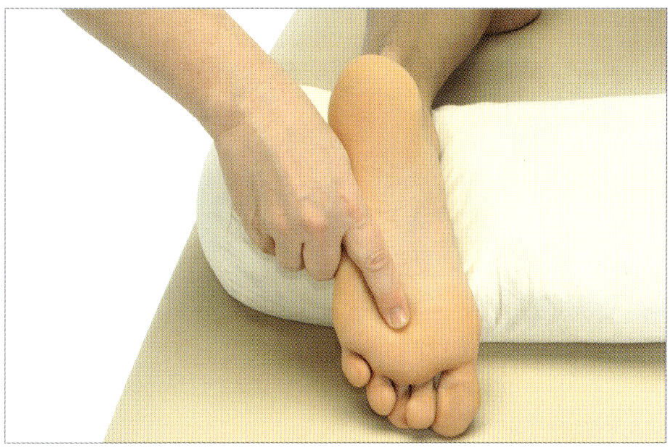

Abb. 9.133 M. adductor hallucis, Caput transversum

M. quadratus plantae

Anatomie

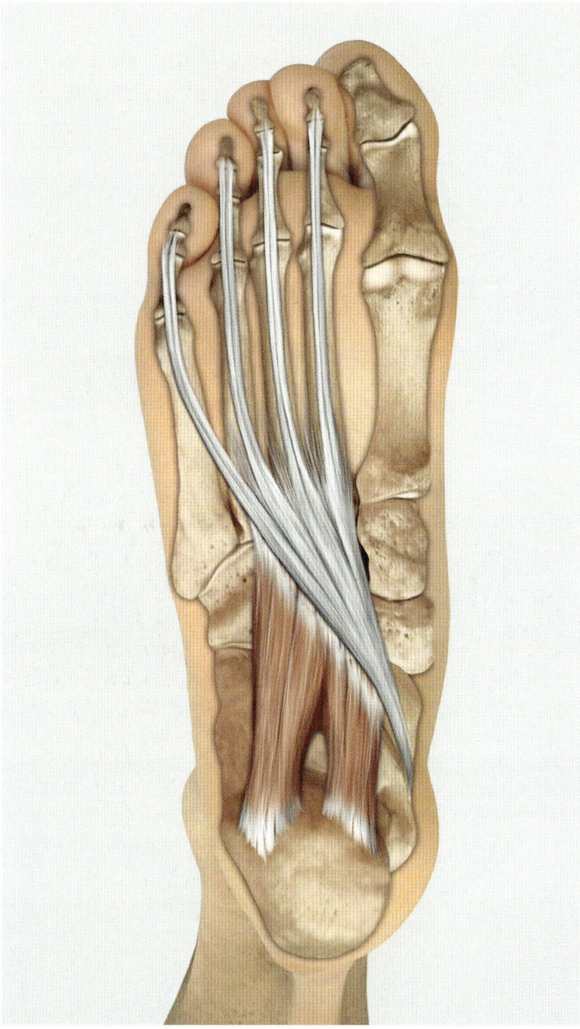

Abb. 9.134 M. quadratus plantae

- **U:** plantarseitig vom medialen und plantaren Rand des Tuber calcanei
- **A:** strahlt von lateral in die Sehne des M. flexor digitorum longus ein
- **I:** N. plantaris lateralis (S1–S2)
- **F:**
  - Umlenkung der Zugrichtung des M. flexor digitorum longus
  - Verstärkung der Funktion des M. flexor digitorum longus

Beschreibung der Palpation

ASTE

Der Patient befindet sich in Bauchlage, die Unterschenkel sind oberhalb der Malleolen mit einem Kissen unterlagert.

Durchführung

Der Therapeut palpiert den Muskelbauch des M. quadratus plantae in der Tiefe mit flächig angesetztem Finger vom Tuber calcanei nach distal quer zu seinem Faserverlauf (Abb. 9.135).

Palpationsqualität

Der Muskel ist nicht deutlich und nur in der Tiefe zu palpieren, da er von mehreren Strukturen überdeckt wird.

Differenzierung

Der M. quadratus plantae befindet sich unter dem M. flexor digitorum brevis und der Plantaraponeurose, lateral wird er vom M. abductor hallucis und medial vom M. abductor digiti minimi leicht überdeckt.

Hinweis

Der Muskel korrigiert und verstärkt die Zugrichtung des M. flexor digitorum longus. Aufgrund dieser Wirkung wird der Muskel auch M. flexor accessorius genannt.

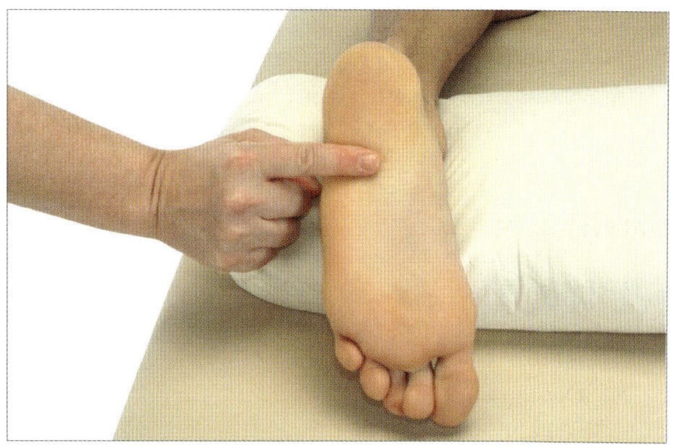

Abb. 9.135 Palpation des M. quadratus plantae

M. flexor digitorum brevis

Anatomie

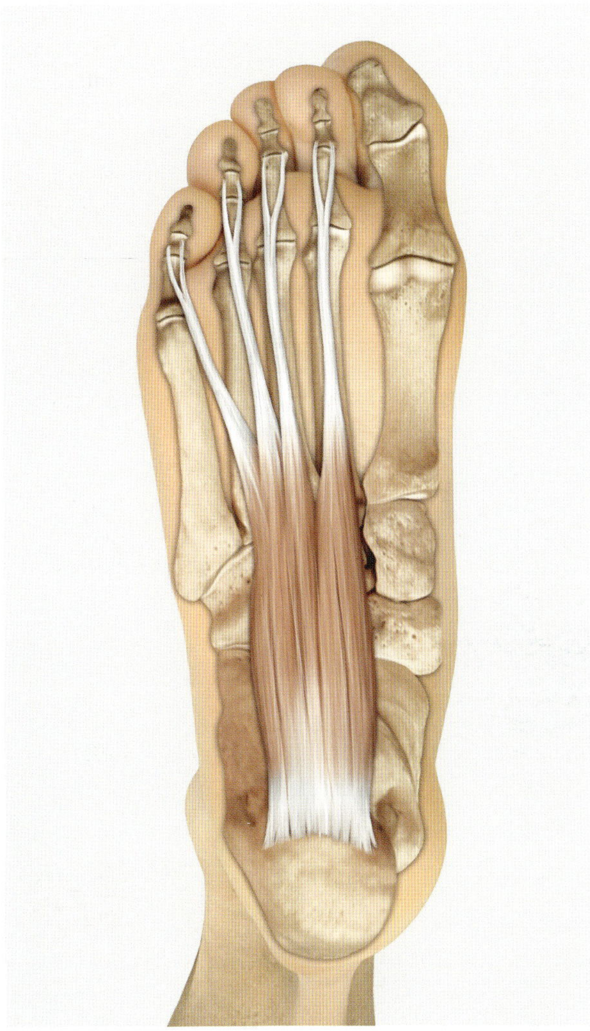

Abb. 9.136 M. flexor digitorum brevis

U: Plantarseite des Tuber calcanei, Plantaraponeurose
A: seitlich der Mittelphalangen der Zehen II bis V
I: N. plantaris medialis (L5–S1)
F:
- Flexion der Grund- und Mittelgelenke
- Verspannung der Fußlängsgewölbe

Hinweis

- Häufig fehlt die Sehne zum V. Zeh, in seltenen Fällen fehlt der komplette Muskel.
- Der M. flexor digitorum brevis liegt oberflächlicher als der M. flexor digitorum longus. Durch seine gespaltenen Ansatzsehnen zieht die Ansatzsehne des M. flexor digitorum longus hindurch zur Endphalanx.

Beschreibung der Palpation

ASTE

Der Patient befindet sich in Bauchlage, die Unterschenkel sind oberhalb der Malleolen mit einem Kissen unterlagert.

Durchführung

Der Therapeut palpiert den Muskelbauch des M. flexor digitorum brevis in der Tiefe mit flächig angesetztem Finger vom Tuber calcanei nach distal quer zu seinem Faserverlauf (Abb. 9.137).

Palpationsqualität

Der Muskel ist schlecht palpierbar, da er von der Aponeurosis plantaris überdeckt wird.

Differenzierung

Bei Anspannung in die Zehenflexion ist der Muskel besser tastbar. Über die unterschiedlichen Funktionen und Insertionen kann der Therapeut den M. flexor digitorum brevis und den M. flexor digitorum longus differenzieren: der M. digitorum brevis führt die Flexion in den Grund- und Mittelgelenken durch, während der M. flexor digitorum longus auch die Endgelenke flektiert.

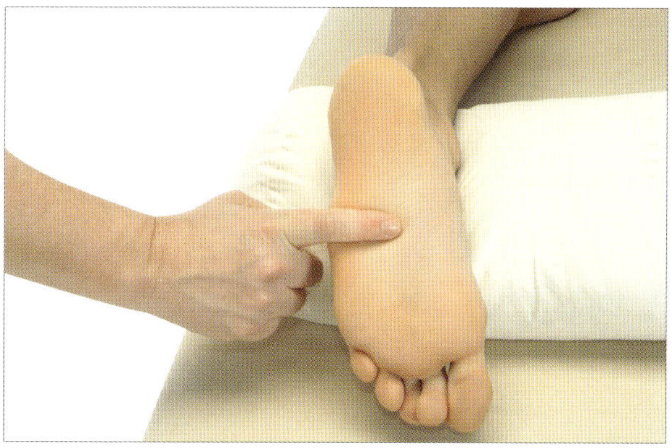

Abb. 9.137 Palpation des M. flexor digitorum brevis

Hinweis

Ein aktuelle Studie (in vivo) über die Funktionen der plantaren intrinsischen Muskulatur (M. flexor digitorum brevis, M. quadratus plantae und M. abductor hallucis) beschreibt die Bedeutung dieser Muskulatur. Sie dient zur Gewölbeunterstützung in der Sagittalebene beim Gehen und Laufen. Je höher die Geschwindigkeit desto deutlicher zeigt sich die Aktivierung dieser Muskulatur. Die Autoren konnten nachweisen, dass die Muskulatur zu Beginn der Standphase eine aktive Verlängerung zur Absorption von mechanischen Kraft zeigte, um dann bei erhöhter Belastung in der Standbeinphase die nötige Stabilität aufzubauen (Kelly et al., 2015).

M. flexor digiti minimi brevis pedis, M. abductor digiti minimi pedis und M. opponens digiti minimi

Anatomie

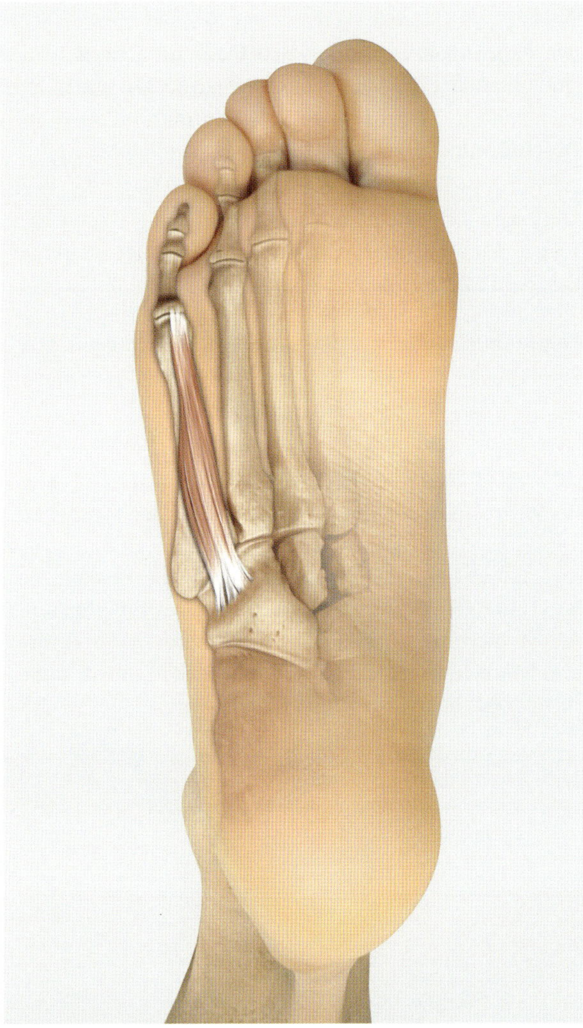

Abb. 9.138 M. flexor digiti minimi brevis pedis

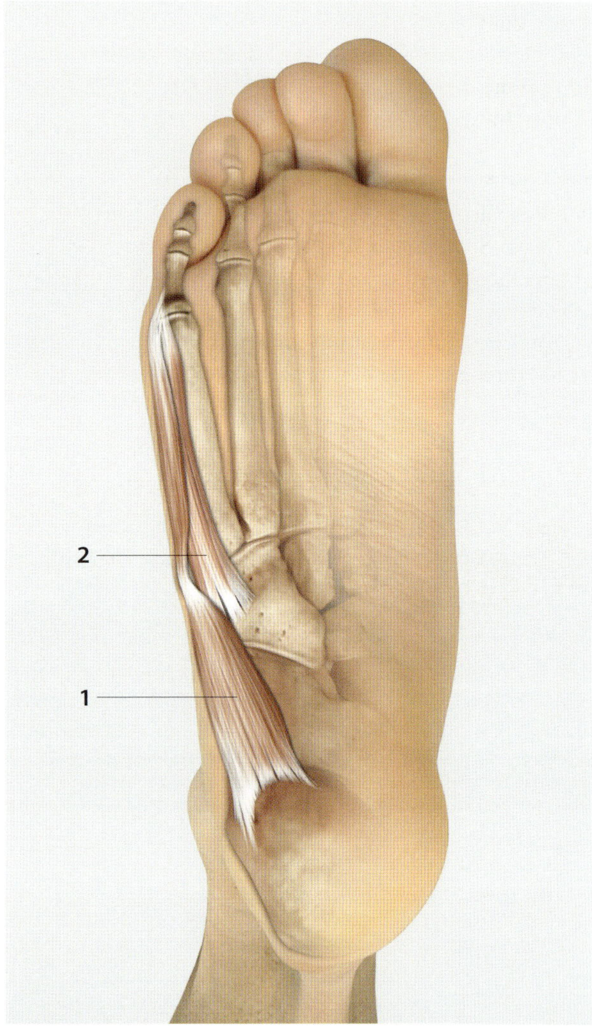

Abb. 9.139 M. abductor digiti minimi pedis (1) und M. opponens digiti minimi (2)

M. flexor digiti minimi brevis pedis

U: Os metatarsi V und Lig. plantare longum
A: Basis der Grundphalanx der V. Zehe
I: N. plantaris lateralis (S1–S2)
F: Flexion im Grundgelenk der V. Zehe

M. abductor digiti minimi pedis

U: Proc. lateralis und Unterseite des Tuber calcanei, Plantaraponeurose
A: Basis der Grundphalanx der V. Zehe und Tuberositas ossis metatarsi V
I: N. plantaris lateralis (S1–S2)
F:
- Flexion und Abduktion im Grundgelenk der V. Zehe
- verspannt die laterale Längswölbung

M. opponens digiti minimi

U: Lig. plantare longum und Sehnenscheide des M. peroneus longus
A: Os metatarsi V
I: N. plantaris lateralis (S1–S2)
F: zieht das Os metararsi V nach plantar-medial

ASTE

Der Patient befindet sich in Bauchlage, die Unterschenkel sind oberhalb der Malleolen mit einem Kissen unterlagert.

Alternativ kann die Palpation in Rückenlage durchgeführt werden.

Durchführung

Mit flächig aufgesetztem Zeigefinger tastet der Therapeut den Muskelbauch des M. abductor digiti minimi pedis von plantar am Tuber calacanei und im Bereich der Plantaraponeurose.

Weiter distal, auf Höhe des Os metatarsi V, tastet er mit der gleichen Technik den Muskelbauch des M. flexor digiti minimi brevis pedis, der den M. opponens digiti minimi in dieser Region überlagert. Somit ist der M. opponens digiti minimi nur durch den M. flexor digiti minimi hindurch zu palpieren.

Palpationsqualität

Bei Anspannung der Muskulatur sind die Muskelfasern als feste Strukturen zu palpieren, allerdings sind die unterschiedlichen Muskeln kaum voneinander zu unterscheiden.

Der M. opponens digiti minimi liegt in der Tiefe und ist der direkten Palpation nicht zugänglich.

Differenzierung

Zur Differenzierung sollte sich der Therapeut an der anatomischen Lage der Muskeln orientieren. So nimmt der M. abductor digiti minimi pedis seinen Ursprung am Tuber calcanei, während der M. flexor digiti mimini brevis pedis auf Höhe des Os metatarsi V aufzufinden ist.

Eine Abduktions-, bzw. Flexionsbewegung der Kleinzehe führt zur deutlichen Kontraktion der unterschiedlichen Muskeln und erleichtert die Palpation.

Hinweis

Del Sol et al. (2002) fanden in ihrer Untersuchung an 145 Fußpräparaten den M. abductor digiti minimi pedis als breitesten intrinsischen Muskel der Kleinzehe. Sein Muskelbauch bildet die Kontur des lateralen Fußrandes. Der Ursprung zeigt einen oberflächlichen und einen tiefen Anteil.

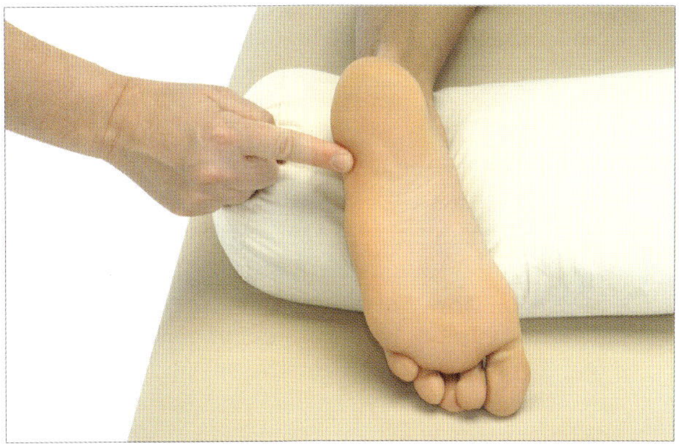

Abb. 9.140 M. abductor digiti minimi pedis

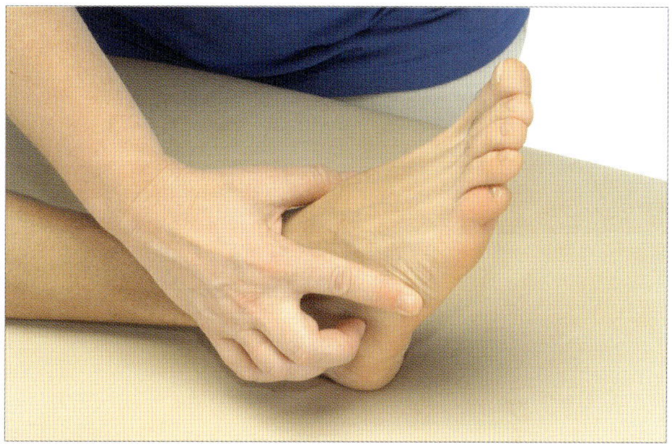

Abb. 9.141 Bauch des M. abductor digiti mimini pedis, distaler Anteil

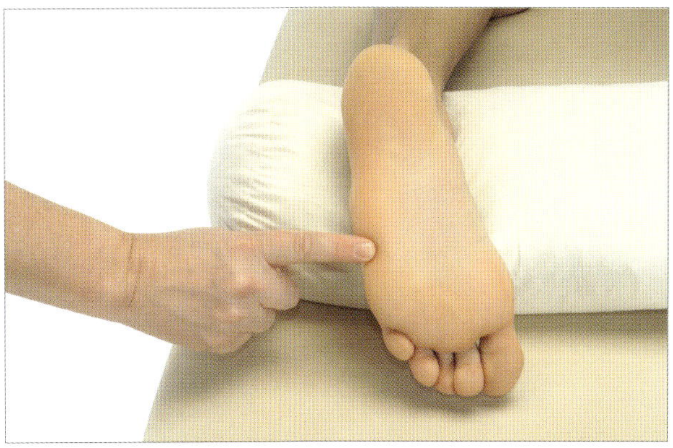

Abb. 9.142 M. flexor digiti minimi brevis pedis

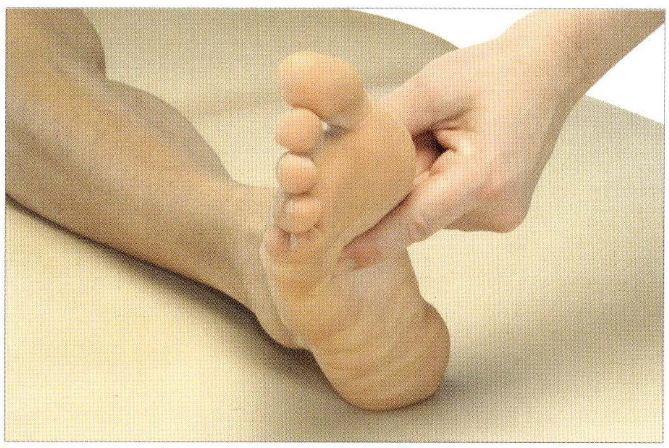

Abb. 9.143 Bauch des M. opponens digiti mimini in der Tiefe

Aponeurosis plantaris

Anatomie

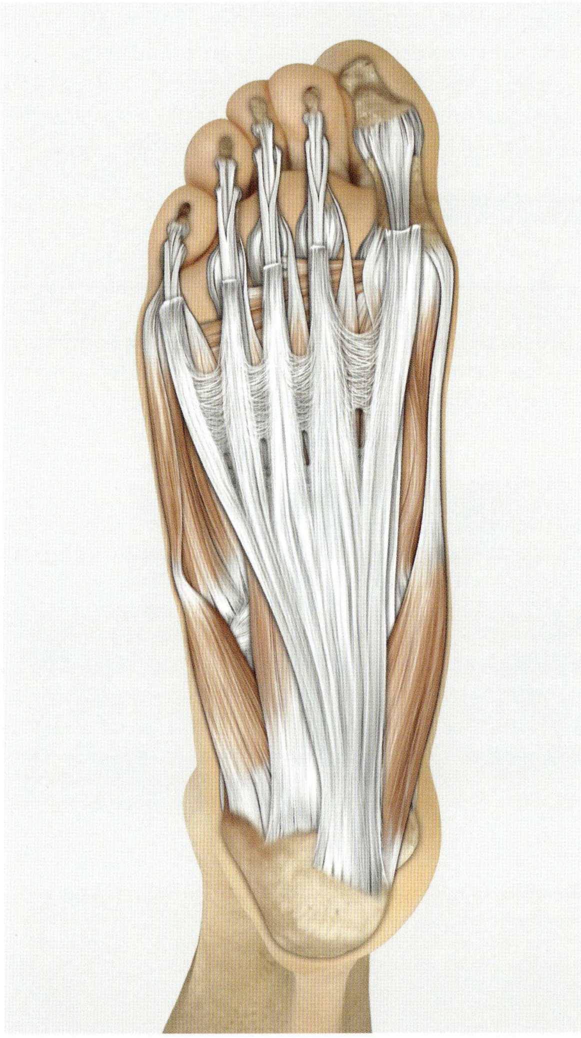

Abb. 9.144 Aponeurosis plantaris

Die Aponeurosis plantaris bildet die am weitesten plantar gelegene Schicht des longitudinalen Bandsystems. Sie entspringt am Tuber calcanei (Procc. medialis und lateralis), verläuft entlang der Fußsohle und gliedert sich in fünf Endzipfel auf, die in die Bandstrukturen im Bereich der Zehengrundgelenke einstrahlen. Durch ihren Verlauf verspannen sie das Längsgewölbe des Fußes im Sinne einer Zuggurtung.

Beschreibung der Palpation

ASTE

Der Patient befindet sich in Bauchlage, die Unterschenkel sind oberhalb der Malleolen mit einem Kissen unterlagert.

Durchführung

Der Therapeut palpiert die Aponeurose im Bereich der Fußsohle vom Tuber calcanei nach distal. Der Finger wird dabei flächig und quer zum Faserverlauf angesetzt (Abb. 9.145).

Palpationsqualität

Die Aponeurosis plantaris ist als feste derbe Sehnenplatte deutlich zu tasten.

Differenzierung

Die Plantaraponeurose fühlt sich an den Rändern weicher an, in der Mitte ist sie fester und als derbe Struktur zu palpieren. Aufgrund ihrer Festigkeit ist sie gut von den umliegenden Strukturen zu differenzieren.

Hinweis

- Die Plantaraponeurose bildet eine passive Stabilisation für die Längsgewölbe des Fußes.
- Patienten mit **Plantarfasziitis** geben bei der Palpation am Tuber calcanei oft Schmerzen an. Für die Plantarfasziitis wird weniger der „Fersensporn" verantwortlich gemacht, sondern eine chronisch-degenerative Entzündung durch rezidivierende Mikrotraumata (Müller 2005).
- Saar et al. (2000) beschreiben, dass im Bereich der Fußsohle ektopische Ablagerungen vorkommen können (**Morbus Ledderhose**), ähnlich wie beim **Morbus Dupuytren** der Hand. Es handelt sich um verdickte Stränge, vor allem im medialen Randbereich der Plantaraponeurose, die zu einer Beugekontraktur der Großzehe führen können.

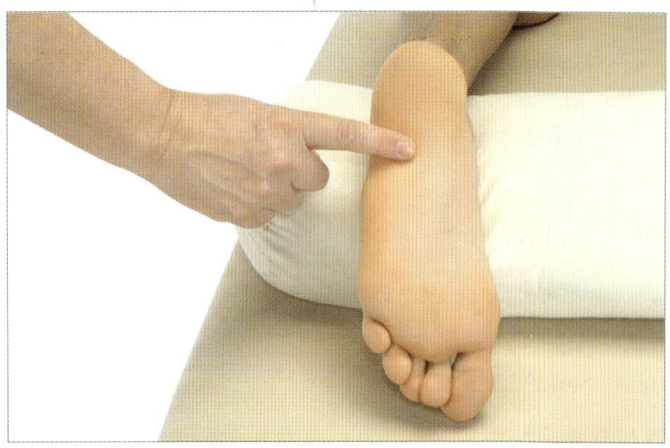

Abb. 9.145 Palpation der Aponeurosis plantaris

Tendo calcaneus (Achillessehne), Bursa subachillae (Bursa tendinis calcanea) und Bursa subcutanea calcanea

Anatomie

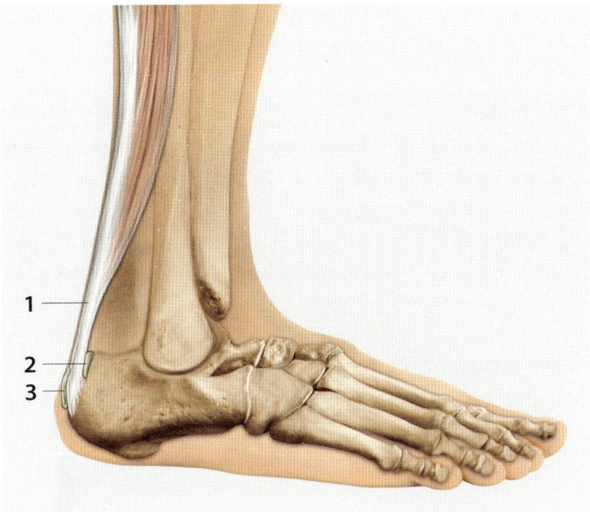

Abb. 9.146 Tendo calcaneus (**1**), Bursa subachillae (**2**) und Bursa subcutanea calcanea (**3**)

Die Achillessehne (Tendo calcaneus) bildet die gemeinsame Endsehne des M. gastrocnemius und des M. soleus und inseriert am Tuber calcanei. Zwischen der proximalen Fläche des Calcaneus und der Achillessehne befindet sich die Bursa tendinis calcanea. In einigen Fällen befindet sich zusätzlich eine Bursa subcutanea subkutan, dorsal der Achillessehneninsertion.

Pathologie

Im Bereich der Achillessehne können mehrere Krankheitsbilder auftreten: Entzündungen der Sehne **(Tendinitis)** oder des Sehnengleitgewebes **(Peritendinitis)**, **Bursitiden** und **Achillessehnenrupturen**. Dieser Beschwerdekreis wird oft unter dem Begriff **Achillodynie** zusammengefasst.

Beschreibung der Palpation

ASTE

Der Patient befindet sich in Bauchlage, die Unterschenkel sind oberhalb der Malleolen mit einem Kissen unterlagert.

Durchführung

Der Therapeut umgreift mit Daumen und Zeigefinger die Achillessehne an der dorsalen distalen Unterschenkelseite und folgt ihr bis zum Tuber calcanei (Abb. 1.9, S. 4).

Die Bursa tendinis calcanea befindet sich zwischen der Innenfläche der Sehne und der Rückfläche des Tuber calcanei. Die Bursa subcutanea calcanea befindet sich subkutan an der Außenseite der Achillessehneninsertion, beide Schleimbeutel sind nur im Falle einer Bursitis palpierbar.

Palpationsqualität

Die Achillessehne ist als feste sehnige Struktur tastbar.

Differenzierung

Am Tuber calcanei ist die Achillessehne gut sicht- und tastbar. Spannt der Patient in die Plantarflexion des Fußes oder wird der M. gastrocnemius durch eine Dorsalextension im oberen Sprunggelenk gedehnt, so werden die Konturen noch deutlicher.

Hinweis

- Majewski et al. (2002) halten das Auftreten einer Delle im Sehnenbereich für ein sicheres diagnostisches Zeichen (100 % Sensitivität) für eine **Achillessehnenruptur**. Als Ursache der Ruptur fanden sie häufig ein schnelles Dehnen nach Vorspannung der Muskulatur.
- Mahlfeld et al. (2001) stellten in einer Untersuchung fest, dass die Bursae bei gesunden Probanden sonographisch nicht nachweisbar sind, somit könnte man eine sonographische Darstellbarkeit der Bursae als Anzeichen einer Bursitis deuten.

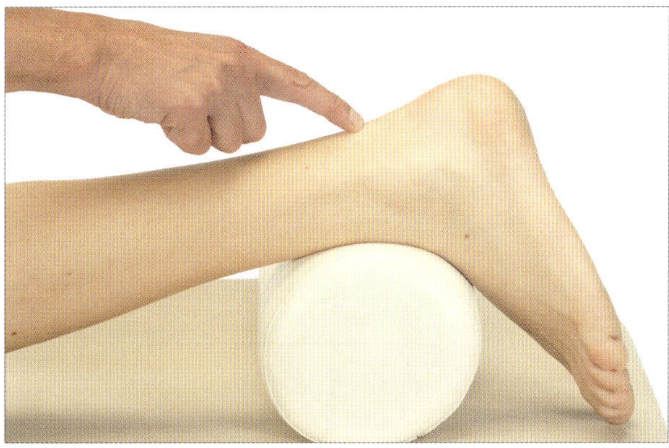

Abb. 9.147 Achillessehne

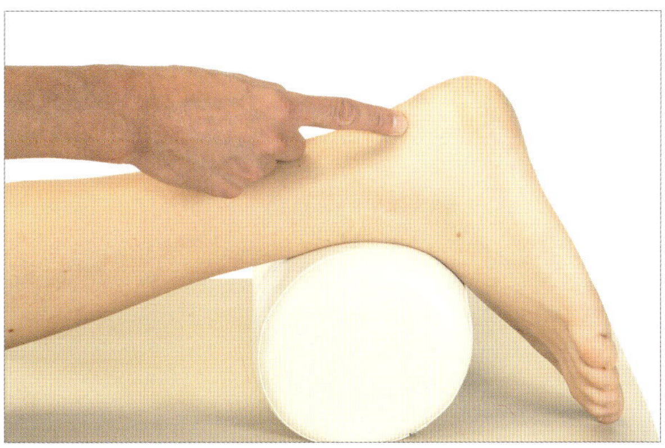

Abb. 9.148 Bursa subachillae

Capsulae artt. talocruralis, subtalaris und talocalcaneonavicularis

Anatomie

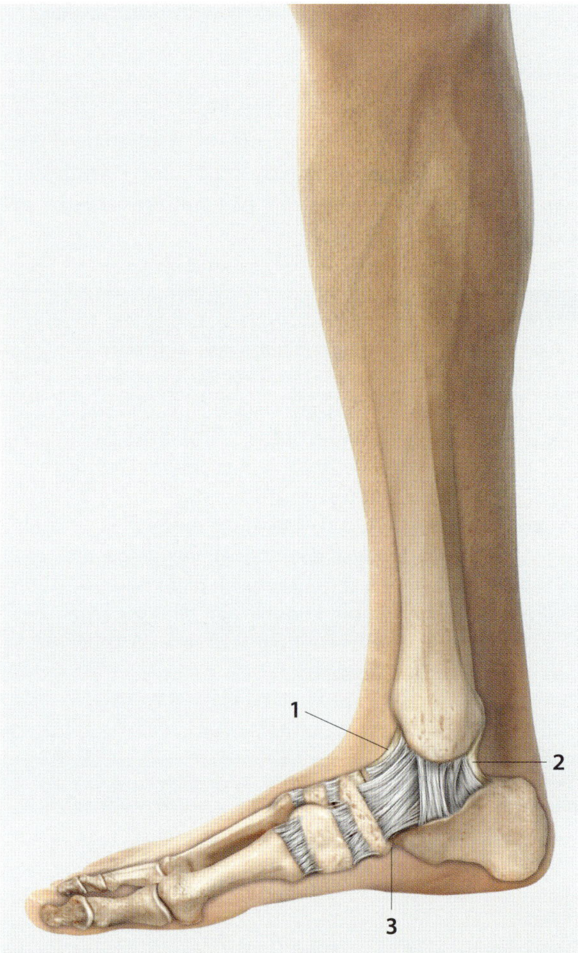

Abb. 9.149 Capsulae artt. talocruralis (**1**), subtalaris (**2**) und talocalcaneonavicularis (**3**)

Die kapsulären Strukturen der Art. talocruralis (OSG) entspringen von den Seitenrändern der Gelenkflächen, wobei die Malleolen außerhalb der Kapsel liegen. Ventral verläuft der Kapselansatz leicht über den Talushals nach kaudal hinaus. Die Gelenkkapsel ist ventral und dorsal sehr dünn. Daher sind Schwellungen bei Gelenkergüssen gerade ventral der Malleolen gut sichtbar. Da die Sehnenscheiden der Extensoren mit den ventralen Kapselanteilen verwachsen sind, werden so Einklemmungen vermieden.

Die Gelenkkapseln der Artt. subtalaris und talocalcaneonavicularis (USG) sind an den Rändern der Gelenkflächen befestigt und umschließen jede Kammer des USG.

Die Gelenkkapseln werden jeweils von mehreren Bandstrukturen gesichert und in ihrer Funktion unterstützt.

Beschreibung der Palpation

ASTE

Der Patient befindet sich in Bauchlage, die Unterschenkel sind oberhalb der Malleolen mit einem Kissen unterlagert.

Durchführung

An der plantaren Seite sind die Gelenkkapseln des Sprunggelenks normal nicht palpierbar. Nur bei einer Kapselschwellung kann der Therapeut die kapsulären Strukturen der Art. subtalaris unterhalb der Malleolen an der medialen bzw. der lateralen Fußkante mit flächig angesetzten Fingern tasten.

Palpationsqualität

Bei einer reinen Kapselschwellung kann der Therapeut die Kapsel des Sprunggelenks als eine teigige Struktur palpieren, manchmal ist auch eine Erwärmung wahrnehmbar.

Differenzierung

Bei Kapselirritation im unteren Sprunggelenk wird die Schwellung der Kapsel der Art. subtalaris deutlich im Malleolenbereich tastbar. Aufgrund ihrer Palpationsqualität ist die Gelenkkapsel bei einer Pathologie gut von den umliegenden Strukturen zu differenzieren.

Hinweis

Entzündliche Gelenkerkrankungen im Bereich der Sprunggelenke führen nicht nur zu irreversiblen Knorpelschäden, sondern verursachen chronisch-rezidivierende Reizzustände in dem gelenknahen Kapsel-Band-Apparat. Bei einer unzulänglichen Kausaltherapie entsteht oft eine chronische Instabilität in den Gelenken.

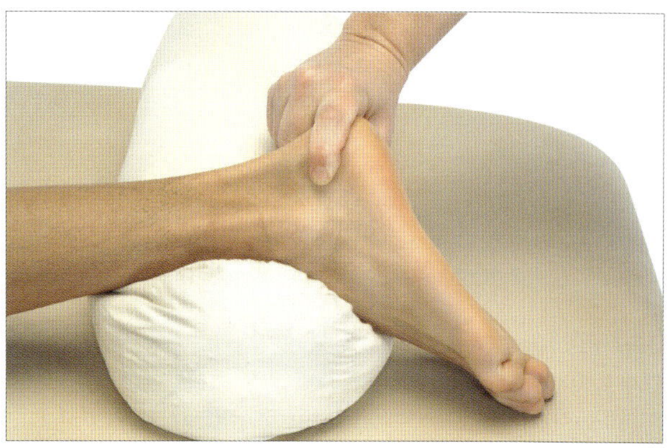

Abb. 9.150 Capsula artt. subtalaris (USG)

Ligg. cuneonaviculare dorsale und plantare und Ligg. cubonaviculare dorsale und plantare

Anatomie

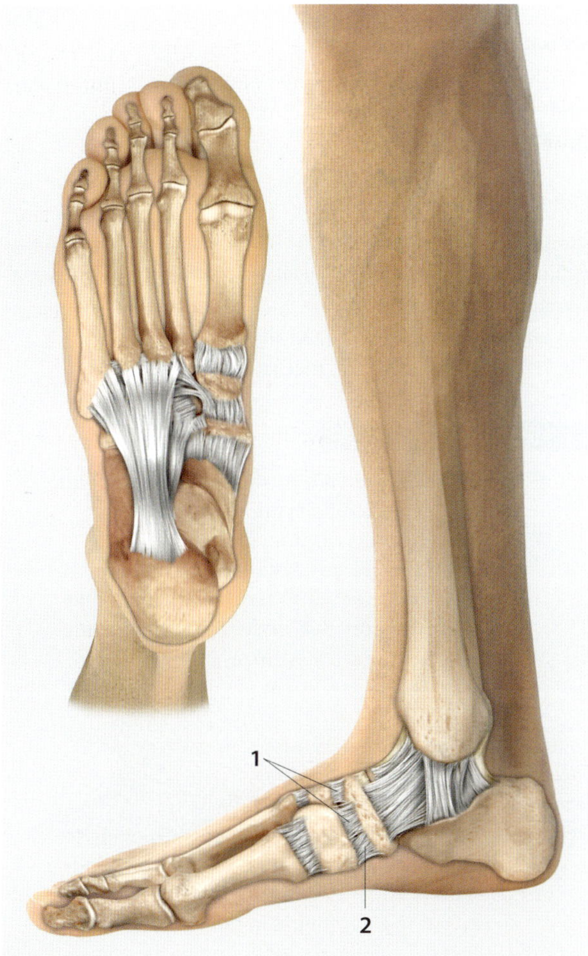

Abb. 9.151 Ligg. cuneonaviculare dorsale(1) und plantare (2)

Die Ligg. cuneonaviculare und cubonaviculare dorsale verlaufen von der distalen Begrenzung des Os naviculare jeweils zu proximal gelegenen Ansatzstellen der Ossa cuneiformia und des Os cuboideum. Es sind flache Bänder, die die jeweiligen Gelenkkapseln verstärken. Besonders bei einer verstärkten Ausprägung der Fußwölbung geraten sie unter Zugspannung (Zehenstand).

Die plantaren Bandstrukturen haben den gleichen Verlauf auf der Fußsohle, verstärken die Gelenkkapseln und verspannen somit die Fußwölbung von plantar.

ASTE

Der Patient befindet sich in Bauchlage, die Unterschenkel sind oberhalb der Malleolen mit einem Kissen unterlagert.

Durchführung

Der Therapeut palpiert die Ligg. cuneonaviculare dorsale und plantare am medialen Fußrand mit dorsal angesetztem Daumen und plantar angesetztem Zeigefinger zwischen den jeweiligen Ansatzstellen. Die Ligg. cubonaviculare dorsale und plantare werden mit flächig angesetztem Zeigefinger zwischen dem Os naviculare und dem Os cuboideum an der plantaren/dorsalen Fußseite getastet.

Palpationsqualität

Die Ligamente sind als feste Strukturen nicht bei allen Personen deutlich palpierbar und oft schmerzempfindlich.

Differenzierung

Die cuneonaviculären Ligamente sind mit den Gelenkkapseln verwachsen und von der Muskulatur überdeckt, weshalb sie nur im medialen Fußrandbereich palpierbar sind.

Auch die cubonaviculären Bänder sind von der Muskulatur überdeckt und deshalb kaum differenzierbar.

Hinweis

Die Ligg. cuneonaviculare und cubonaviculare plantare stabilisieren die Fußlängs- und -querwölbung, sie kommen bei verstärkter Fußbelastung (Sprungaktivität, Zehenstand) unter vermehrte Zugspannung.

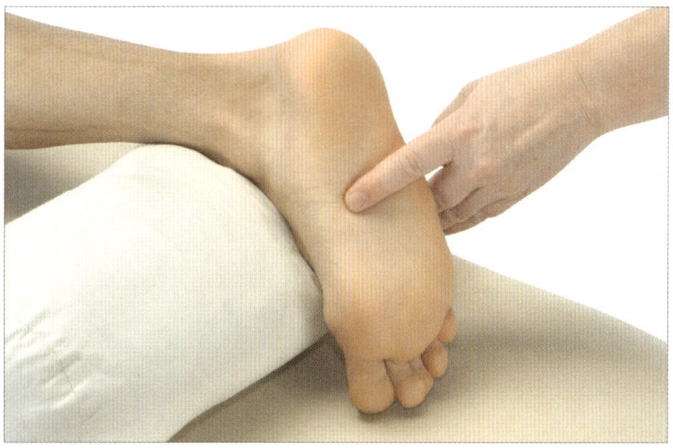

Abb. 9.152 Lig. cuneonaviculare plantare

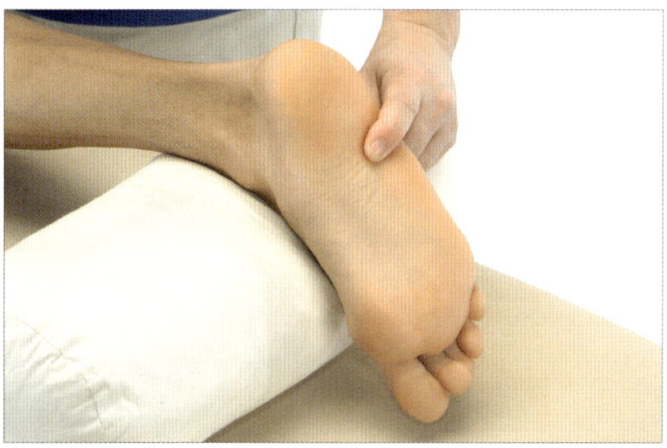

Abb. 9.153 Lig. cubonaviculare plantare

Tuber calcanei und Procc. lateralis und medialis tuberis calcanei

Anatomie

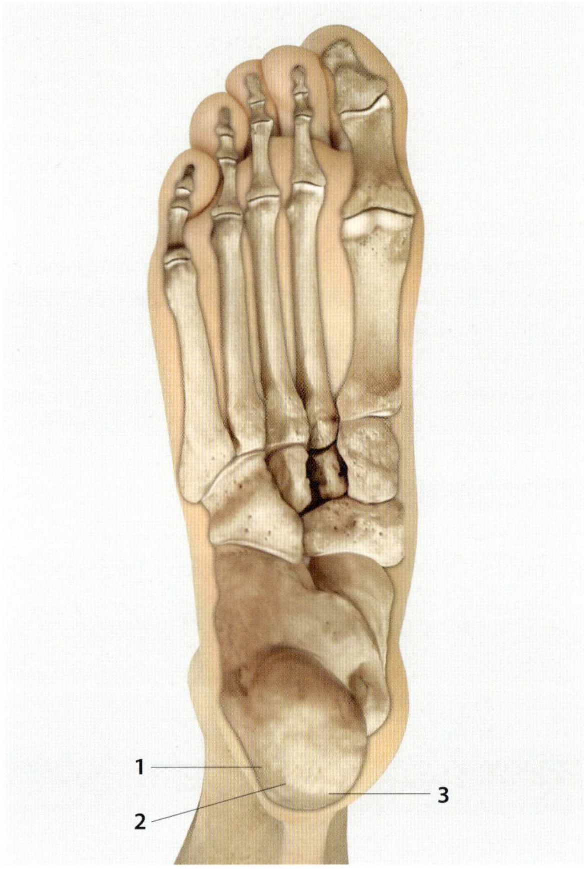

Abb. 9.154 Tuber calcanei (1), Procc. lateralis (2) und medialis tuberis calcanei (3)

Der Calcaneus ist der größte Knochen der Fußwurzel, der mehrere gelenkige Verbindungen eingeht und markante Muskelansatzstellen besitzt. Dorsal befindet sich das ausgeprägte Tuber calcanei, das am Übergang zur Unterfläche die Procc. medialis und lateralis besitzt, die als Muskelansätze dienen. An der dorsal gelegenen Tuberositas inseriert die Achillessehne.

An der Ventralseite des Calcaneus befindet sich die Facies articularis cuboidea, an der Oberseite die Gelenkflächen, die mit dem Talus das untere Sprunggelenk bilden (▶ S. 440) und vom Sulcus calcanei getrennt werden.

Beschreibung der Palpation

ASTE

Der Patient befindet sich in Bauchlage, die Unterschenkel sind oberhalb der Malleolen mit einem Kissen unterlagert.

Durchführung

Der Therapeut palpiert das Tuber calcanei zwischen Daumen und Zeigefinger. Die Procc. medialis und lateralis sind mit angesetztem Zeigefinger am Übergang der Dorsalseite zur Unterseite des Calcaneus zu tasten (Abb. 9.155 u. 9.156).

Palpationsqualität

Das Tuber calcanei bildet eine feste knöcherne Struktur und zeigt in plantarer Richtung mehrere knöcherne Erhebungen (s. u.).

Differenzierung

Folgt der Therapeut der Achillessehne nach distal, so gelangt er auf das Tuber calcanei, welches folgende Erhebungen aufweist:
- lateral, plantar: Proc. lateralis calcanei
- medial, plantar: Proc. medialis calcanei

Hinweis

- Schmerzhaftigkeit am Ansatz der Achillessehne kann auf eine **Achillodynie** hindeuten.
- Der Proc. lateralis calcanei dient mit als Kontrollpunkt für das Abrollen über die funktionelle Fußlängsachse. Über den Proc. lateralis calcanei erhält der Fuß in der Standbeinphase seinen ersten Bodenkontakt.

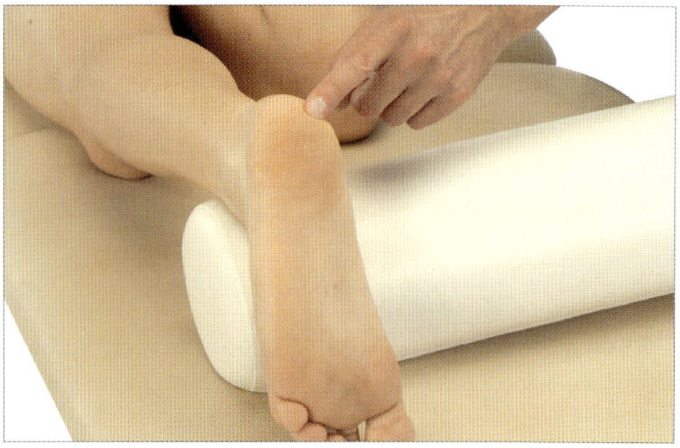

Abb. 9.155 Palpation des Proc. medialis tuberis calcanei

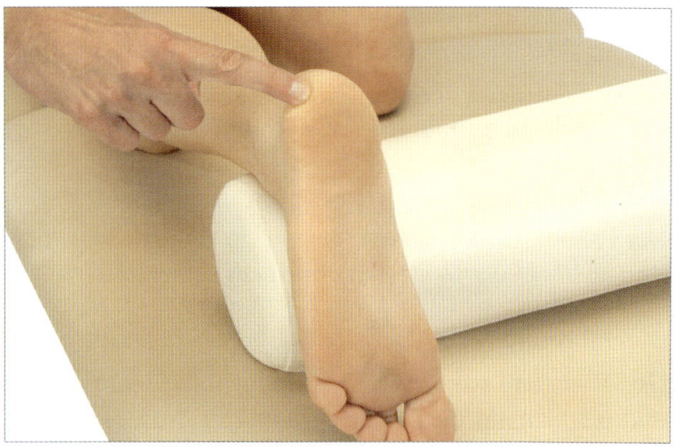

Abb. 9.156 Palpation des Proc. lateralis tuberis calacanei

Os cuboideum und Tuberositas ossis metatarsi V

Anatomie

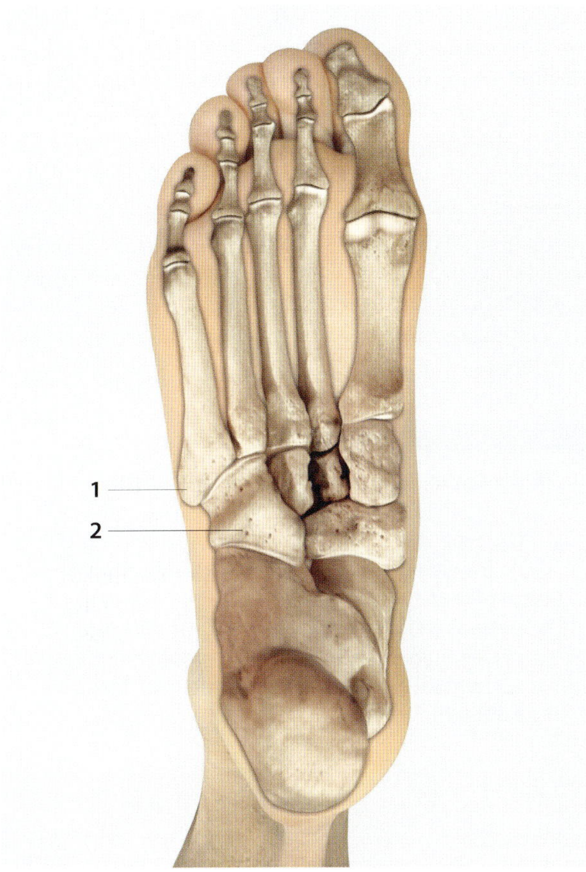

Abb. 9.157 Os cuboideum (**1**) und Tuberositas ossis metatarsi V (**2**)

Das Os cuboideum befindet sich am lateralen Fußrand und artikuliert nach proximal über den Proc. calcaneus mit dem distalen Anteil des Fersenbeins. Nach distal artikuliert das Os cuboideum mit den Ossa metatarsi IV und V und bildet somit die Artt. tarsometatarsales.

Nach medial befindet sich die Gelenkfläche zur Artikulation mit dem Os cuneiforme laterale und gelegentlich dahinter eine kleine Gelenkfläche zur Artikulation mit dem Os naviculare.

Das Os metatarsi V befindet sich am lateralen Fußrand. Mit der Basis steht es zusammen mit dem Os metatarsi IV in gelenkiger Verbindung mit dem Os cuboideum. Nach distal artikuliert das Os metatarsi V mit der Grundphalanx der V. Zehe.

Lateralseitig befindet sich an der Basis die Tuberositas ossis metatarsi V, die als Ansatzstelle für den M. peroneus brevis dient.

Beschreibung der Palpation

ASTE

Der Patient befindet sich in Bauchlage, die Unterschenkel sind oberhalb der Malleolen mit einem Kissen unterlagert.

Durchführung

Der Therapeut tastet die Tuberositas ossis metatarsi V mit angesetztem Zeigefinger ca. mittig an der Lateralseite des Fußes.

Das Os cuboideum palpiert er zwischen Daumen und Zeigefinger von der prominenten Tuberositas ossis metatarsi V nach proximal.

Palpationsqualität

Die Tuberositas ossis metatarsi V und das Os cuboideum sind als feste knöcherne Strukturen am lateralen Fußrand deutlich tastbar.

Differenzierung

Die Tuberositas ossis metatarsi V bietet eine gute Orientierung für das Auffinden des Os cuboideum, das sich proximal von ihr befindet. Die Abgrenzung zu den benachbarten Knochenstrukturen ist besser von der Dorsalseite des Fußes zu palpieren (► S. 450).

Eine zweite Orientierungsmöglichkeit für das Lokalisieren des Os cuboideum bietet die lange Peroneussehne, die um das Os cuboideum zieht.

Hinweis

An der Außenfläche zeigt das Os cuboideum eine Rinne, den **Sulcus tendinis m. peronei longi**.

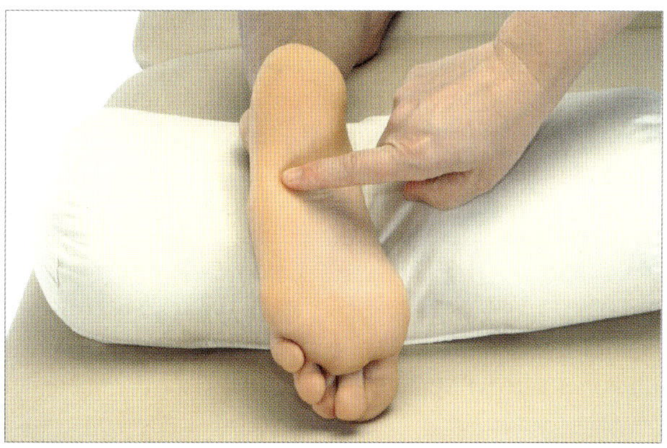

Abb. 9.158 Os cuboideum von plantar

Capita ossum metatarsi und Tuberositas ossis metatarsi I

Anatomie

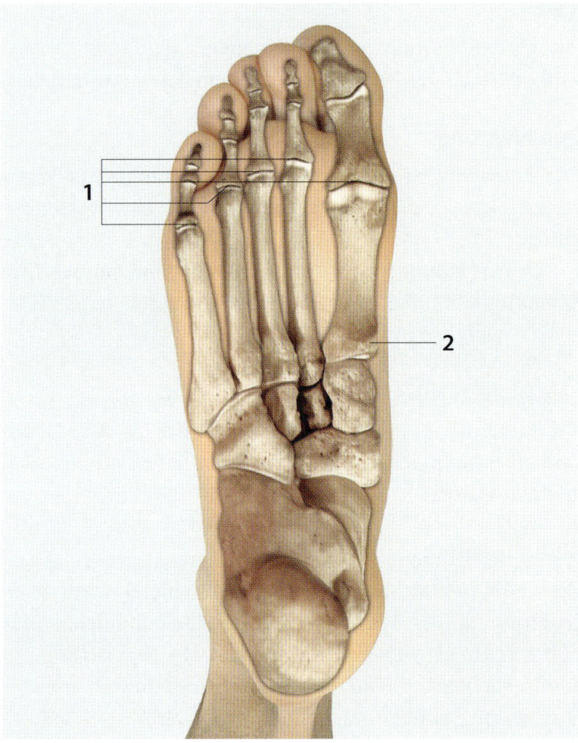

Abb. 9.159 Capita ossum metatarsi (**1**) und Tuberositas ossis metatarsi I (**2**)

Die Köpfe der Mittelfußknochen bilden den distalen Abschluss der Ossa metatarsi. Nach distal artikulieren sie mit den Grundphalangen der Zehen. Auf der plantaren Seite befinden sich im Bereich des Köpfchens des Os metatarsi I zwei Furchen, die jeweils ein Sesambein aufnehmen. An der Basis des Os metatarsi I befindet sich plantar ein Höcker, die Tuberositas ossis metatarsi I. Die Ossa metatarsi II bis IV sind schlankere und längere Knochen als die Ossa metatarsi I und V. Das Caput ossis metatarsi V liegt am weitesten proximal und artikuliert mit der Grundphalanx der V. Zehe.

Beschreibung der Palpation

ASTE

Der Patient befindet sich in Bauchlage, die Unterschenkel sind oberhalb der Malleolen mit einem Kissen unterlagert.

Durchführung

Der Therapeut palpiert die Ossa metatarsi zwischen dem flächig angesetzten Daumen und Zeigefinger von proximal nach distal. An ihrem distalen Ende gelangt er auf die Capita ossum metatarsi.

An der medialen plantaren Seite tastet er am proximalen Ende des Os metatarsi I mit flächig angesetztem Finger die Tuberositas ossis metatarsi I.

Palpationsqualität

Die Köpfchen der Ossa metatarsi sind von plantar nicht so deutlich tastbar wie bei der Palpation von der Dorsalseite des Fußes. Die Tuberositas ossis metatarsi I ist als harte Struktur deutlicher unter der Haut zu palpieren.

Differenzierung

Bei intermittierender Längstraktion der Phalangen lässt sich der Gelenkspalt der metatarsophalangealen Gelenke deutlich tasten. Leicht proximal sind die Köpfchen der Ossa metatarsi lokalisierbar. Bei endgradiger Extension in den Metatarsophalangealgelenken sind die Köpfchen der Ossa metatarsi besser palpierbar. Die Tuberositas ossis metatarsi I befindet sich plantar-lateral an der Basis.

Hinweis

- Bei **Spreizfüßen** weichen die Ossa metatarsi auseinander, durch die unphysiologische Druckbelastung sind Schwielen oder Hornhaut im Bereich der Capita ossum metatarsi II bis IV zu erkennen.
- Geben Kinder Belastungs- und Druckschmerz in diesem Bereich an, könnte das auf eine aseptische Knochennekrose hinweisen (sog. **Morbus Köhler II**).

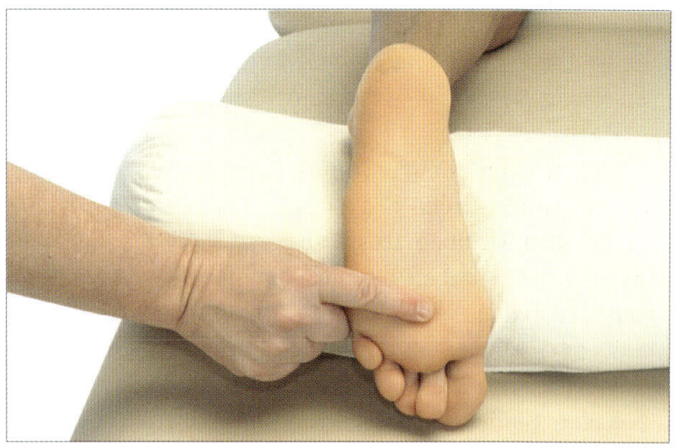

Abb. 9.160 Caput ossis metatarsi II

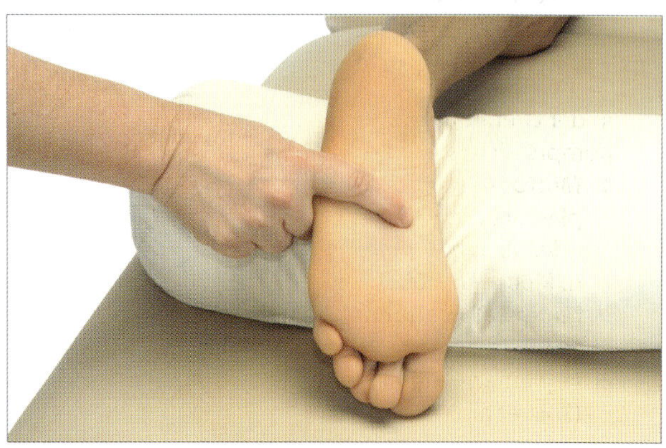

Abb. 9.161 Tuberositas ossis metatarsi I

Nn. plantares lateralis und medialis

Anatomie

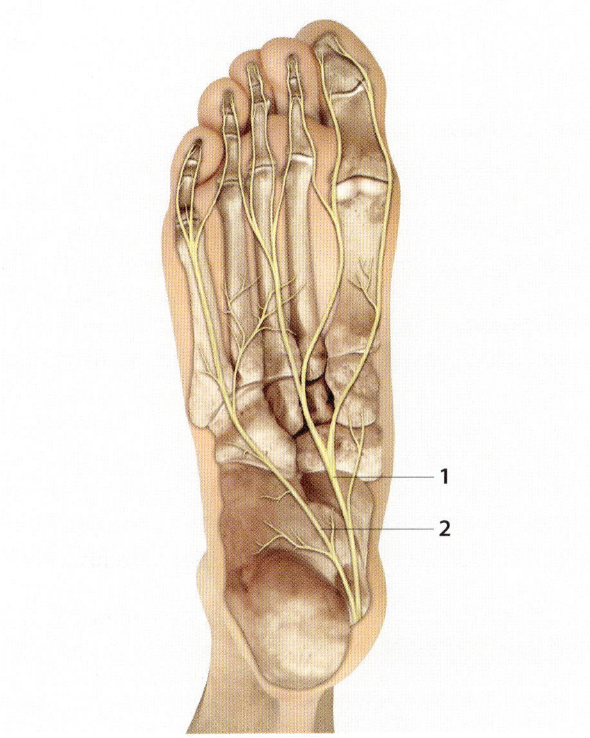

Abb. 9.162 Nn. plantares medialis (1) und lateralis (2)

Die Nn. plantares lateralis und medialis teilen sich im Bereich des Tarsaltunnels am medialen Malleolus aus dem N. tibialis.

Der N. plantaris lateralis unterkreuzt zusammen mit der A. und V. plantaris lateralis im Sulcus plantaris lateralis den M. quadratus plantae und teilt sich in seine Endäste, die zwischen den Ossa metatarsi III, IV und V nach distal verlaufen.

Der N. plantaris medialis zieht durch den Sulcus plantaris medialis und zusammen mit der A. plantaris medialis über den medialen Fußrand (unter dem M. abductor hallucis) bis zur Medialseite des Hallux. Auf Höhe des M. quadratus plantae gibt er motorische Äste als Nn. digitales plantares communes ab.

Pathologie

In der Literatur werden mehrere Kompressionsstellen erwähnt:

- **Mortonneuralgie**: Irritation der Nn. digitales plantares communes zwischen dem II. und III., oder III. und IV. Os metatarsi (vgl. Fröhlich Egli u. Rippstein, 2003)
- hinteres **Tarsaltunnel-Syndrom** mit einer Irritation beider Äste
- N. plantaris lateralis im Abduktorentunnel (Shin et al. 1999)

Beschreibung der Palpation

ASTE

Der Patient befindet sich in Bauchlage, die Unterschenkel sind oberhalb der Malleolen mit einem Kissen unterlagert.

Durchführung

Die Nerven sind nicht direkt zu palpieren, sondern nur durch die Muskulatur hindurch. Ihre distalen Nervenendigungen können vom Therapeuten bei vielen Patienten durch eine Kompression zwischen den Köpfchen der Ossa metatarsi schmerzhaft provoziert werden.

Palpationsqualität

Da die Nerven nicht an der Oberfläche verlaufen, sind sie nicht direkt zu palpieren, sondern häufig lediglich Irritationen auslösbar.

Differenzierung

Direkt hinter dem Malleolus medialis verzweigt sich der N. tibialis in die Nn. plantares medialis und lateralis. Beide laufen unter dem M. abductor hallucis hindurch und verzweigen sich von dort aus in die Rr. musculares für die Innervation der Muskulatur an der plantaren Seite des Fußes. Hier können sie ggf. aufgrund ihrer Struktur von der umliegenden Muskulatur differenziert werden.

Hinweis

- Die Untersuchungsgruppe um Shin hält die Eintrittsstelle des N. plantaris lateralis in den M. abductor hallucis für seine häufigste Verletzungsstelle. Bei den untersuchten Patienten gingen die meisten Neuropathien in dieser Region mit einem Trauma einher (Shin et al. 1999).
- In ihrer Untersuchung an 145 Fußpräparaten fanden del Sol et al. (2002), dass die Abzweigung für den M. abductor digiti minimi den breitesten Ast des N. plantaris lateralis ausmacht und unterschiedliche Varianten zeigt.

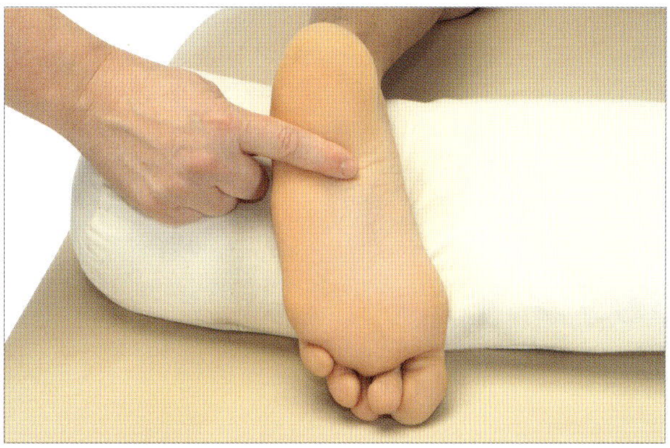

Abb. 9.163 N. plantaris lateralis unter dem M. abductor hallucis longus

N. suralis

Anatomie

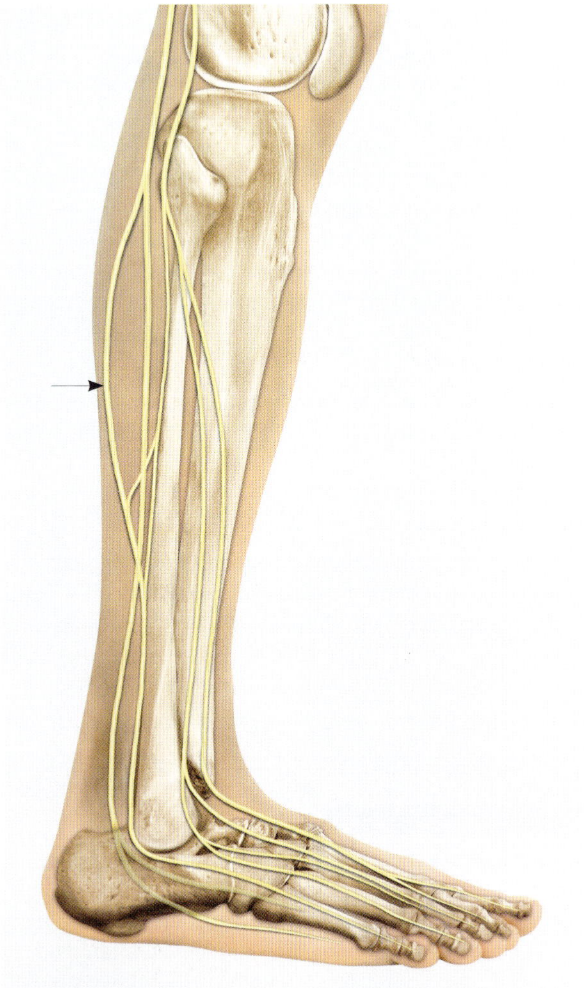

Abb. 9.164 N. suralis

Im Bereich des Unterschenkels verläuft der N. suralis von der Fossa poplitea kommend, zusammen mit der V. saphena parva, unter der Fascia cruris zwischen den Köpfen des M. gastrocnemius. Mittig des Unterschenkels durchstößt er die Fascia, zieht lateral der Achillessehne um den Malleolus lateralis und spaltet sich in verschiedene Endäste, z. B. die Rr. calcanei laterales und den N. cutaneus dorsalis lateralis auf.

Hinweis

Bei einer perkutanen Naht der Achillessehne besteht das Risiko einer Verletzung des N. suralis, da sein Abstand zur Achillessehne nur wenige Millimeter beträgt.

Beschreibung der Palpation

ASTE

Der Patient befindet sich in Bauchlage, die Unterschenkel sind oberhalb der Malleolen mit einem Kissen unterlagert.

Durchführung

Der Therapeut palpiert mit sanft angesetztem Zeigefinger den N. suralis im mittleren Drittel der Wade zwischen den Köpfen des M. gastrocnemius. Er folgt seinem Verlauf nach distal um den Malleolus lateralis (Abb. 9.165).

Palpationsqualität

Da der Nerv recht dünn ist, ist er meist nur undeutlich als dünne Schnur zu palpieren.

Differenzierung

Zur Lokalisation und Differenzierung orientiert sich der Therapeut am besten am anatomischen Verlauf des Nervs. Durch seine feine Struktur differenziert er sich von der unter ihm liegenden Muskulatur.

Pathologie

Bei einem **Supinationstrauma** kannn es zur Mitverletzung des N. suralis kommen.

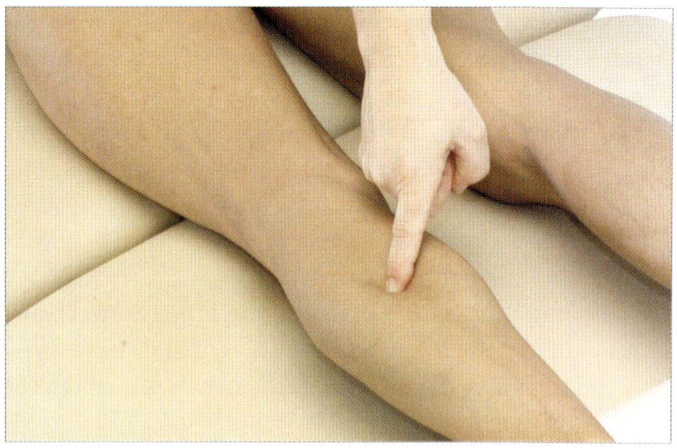

Abb. 9.165 Palpation des N. suralis

9.3 Übersichtstabellen für die Fuß-Zehen-Region

Tab. 9.1 Muskulatur des ventralen Fußes und der Zehen

Muskel	Funktion auf das OSG und USG ✓, Dehnstellungen der Muskulatur ↔				Funktion auf die Zehengelenke ✓, Dehnstellungen der Muskulatur ↔		Zusatzfunktionen
	Dorsal-EXT	Plantar-FLEX	INV/SUP	EV/PRON	FLEX	EXT	
M. tibialis anterior	✓	↔	✓	↔			
M. tibialis posterior	↔	✓	✓	↔			
M. extensor digitorum longus	✓	↔			↔	✓	
M. extensor digitorum brevis					↔	✓	
Mm. peronei longus und brevis	↔	✓	↔	✓			unterstützt das laterale Längsgewölbe
M. peronus tertius	✓	↔	↔	✓			
M. extensor hallucis longus	✓	↔	✓(1)	✓(1)	↔	✓	(1) je nach Fußstellung, EXT nur in D I
M. extensor hallucis brevis					↔	✓(2)	(2) extendiert nur im Grundgelenk D I
M. flexor digitorum longus	↔	✓	✓	↔	✓(3)	↔	(3) flektiert im MTP, PIP und DIP von D II–IV
M. flexor hallucis longus	↔	✓	✓	↔	✓(4)	↔	(4) flektiert im Grund- und Endgelenk von D I, unterstützt die mediale Längswölbung
M. abductor hallucis					✓(5)		• (5) Flexion und Abduktion von D I • unterstützt die mediale Längswölbung
Mm. interossei dorsales					✓(6)	✓(6)	(6) Flexion der Grundgelenke und Extension der PIP und DIP von D II–IV
Mm. interossei plantares							Abduktion der III. und IV. von der II. Zehe
Mm. lumbricales					✓(7)	✓(7)	(7) Flexion der Grundgelenke und Extension der PIP und DIP von D III–V

EXT = Extension, FLEX = Flexion, INV = Inversion, EV = Eversion, SUP = Supination, PRON = Pronation

Tab. 9.2 Muskulatur des plantaren Fußes und der Zehen

Muskel	Funktion auf die Zehengelenke	Zusatzfunktionen
M. flexor hallucis brevis	Flexion des Grundgelenks von D I	verspannt das mediale Längsgewölbe
M. adductor hallucis	Adduktion und Flexion des Grundgelenks von D I	Caput transversum: verspannt das vordere Quergewölbe
M. quadratus plantae		korrigiert und verstärkt die Zugrichtung des M. flexor digitorum longus
M. flexor digitorum brevis	Flexion der MTP und PIP von D II–V	verspannt das Längsgewölbe
M. flexor digiti minimi	Flexion des Grundgelenks von D V	
M. abductor digiti minimi	Flexion und Abduktion des Grundgelenks von D V	verspannt das laterale Längsgewölbe
M. opponens digiti minimi		bewegt das Os metatarsi V leicht nach plantar und medial

MTP = Metatarsophalangealgelenk, PIP = proximales Interphalangealgelenk, DIP = distales Interphalangealgelenk

Tab. 9.3 Nerven des Fußes und der Zehen

Nerv	Innervierte Muskulatur	Segmentale Ursprungsgebiete				
		L4	L5	S1	S2	S3
N. tibialis		✓	✓	✓	✓	✓
	M. biceps femoris, Caput longum		✓	✓	✓	
	M. semimembranosus		✓	✓	✓	
	M. semitendinosus		✓	✓	✓	
	M. triceps surae			✓	✓	
	M. plantaris			✓	✓	
	M. popliteus		✓	✓	✓	
	M. tibialis posterior	✓	✓	✓		
	M. flexor digitorum longus		✓	✓	✓	
	M. flexor hallucis longus		✓	✓	✓	
N. peroneus (fibularis) communis		✓	✓	✓	✓	
	M. biceps femoris, Caput breve		✓	✓	✓	
N. peroneus (fibularis) profundus		✓	✓	✓	✓	
	M. tibialis anterior	✓	✓			
	M. extensor digitorum longus	✓	✓	✓		
	M. extensor hallucis longus		✓	✓		
	M. extensor digitorum brevis		✓	✓		
	M. peroneus tertius	✓	✓	✓		
N. peroneus (fibularis) superficialis		✓	✓	✓	✓	
	M. peroneus (fibularis) longus		✓	✓		
	M. peroneus (fibularis) brevis		✓	✓		
N. plantaris lateralis		✓	✓	✓	✓	✓
	M. abductor digiti minimi			✓	✓	
	M. flexor digiti minimi brevis			✓	✓	
	M. opponens digiti minimi			✓	✓	
	Mm. interossei plantares			✓	✓	
	Mm. lumbricales III–IV			✓	✓	
	Mm. interossei dorsales			✓	✓	
	M. flexor hallucis brevis, Caput laterale			✓	✓	
	M. adductor hallucis			✓	✓	
	M. quadratus plantae			✓	✓	
N. plantaris medialis		✓	✓	✓	✓	✓
	M. abductor hallucis		✓	✓		
	Mm. lumbricales I und II			✓	✓	
	M. flexor hallucis brevis, Caput mediale		✓	✓		
	M. flexor digitorum brevis		✓	✓		

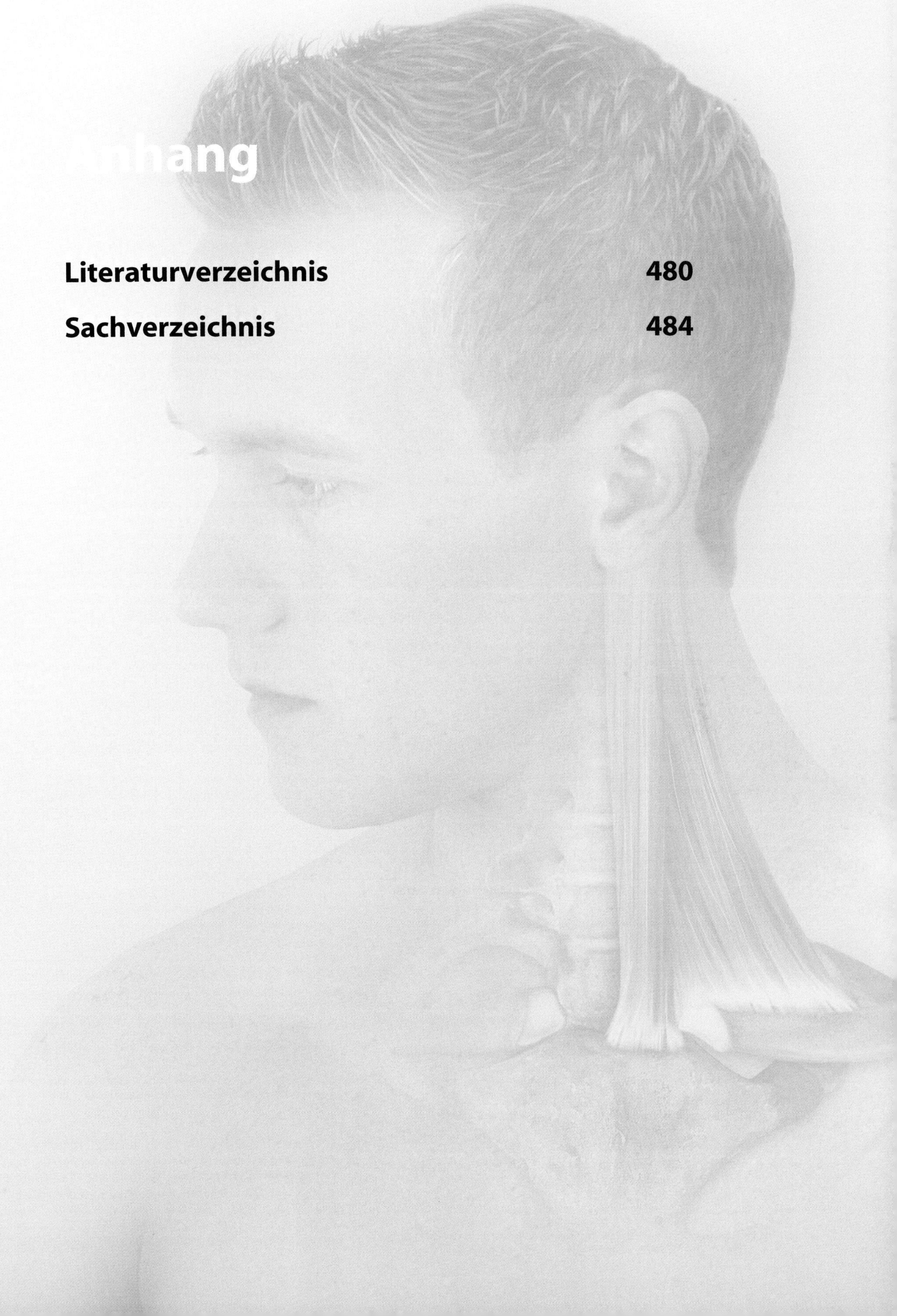

Anhang

Literaturverzeichnis

1 Einleitung und Vorwort

Barbaix EJ (2006) Anatomische varianten van de bovenste extremiteit met klinisch belang. Stimulus 2: 124–130

da Costa BR, Armijo-Olivo S, Gadotti I, Warren S, Reid DC, Magee DJ (2010) Reliability of scapular positioning measurement procedure using the palpation meter (PALM). Physiotherapy; 96 (1): 59–67

Egan Moog M, von Piekartz HJM (2004) Den Nerven auf der Spur. Untere Extremität: Tests der Neurodynamik. physiopraxis 11–12: 32–37

Mueller S, Winkelmann C, Krause F, Grunwald M (2014) Occupation-related long-term sensory training enhances roughness discrimination but not tactile acuity. Exp Brain Res. 232 (6): 1905–14

Petrone MR, Guinn J, Reddin A, Sutlive TG, Flynn TW, Garber MP. (2003) The accuracy of the Palpation Meter (PALM) for measuring pelvic crest height difference and leg length discrepancy. J Orthop Sports Phys Ther. Jun; 33 (6): 319–25

Von Piekartz HJM, Egan Moog M (2006) Palpation peripherer Nerven. physiopraxis 7–8: 22–26

2 Kopf und HWS

Ardic F, Gokharman D, Atsu S, Guner S, Yilmaz M, Yorgancioglu R (2006) The comprehensive evaluation of temporomandibular disorders seen in rheumatoid arthritis. Aust Dent J. Mar; 51 (1): 23–8

Armijo-Olivo S, Magee D. (2013) Cervical musculoskeletal impairments and temporomandibular disorders. J Oral Maxillofac Res. Jan 1; 3 (4): e4

Barbaix EJ (2006) Anatomische varianten van de bovenste extremiteit met klinisch belang. Stimulus 2: 124–130

Böhm V, Meiners T (2006) Funktionelle Elektrostimulation bei Querschnittlähmung – Klinische Beispiele. Orthopädie-Technik 10: 780–783

Egan-Moog M, Piekartz von HJM (2004) Den Nerven auf der Spur. Untere Extremität: Tests der Neurodynamik. physiopraxis 11–12: 32–37

Egan-Moog M, Piekartz von HJM (2005) Den Plexus brachialis auf der Spur. Obere Extremität: Tests der Neurodynamik. physiopraxis 6: 16–20

Falla DL, Jull GA, Hodges PW (2004) Patients with neck pain demonstrate reduces electromyographic activity of the deep cervical flexor muscles during performance of the craniocervical flexion test. Spine 29 (19): 2108–2114

Halcour A (2005) Sieben auf einen Streich. Anatomie-Refresher: Halswirbelsäule. physiopraxis 5: 20–23

Hamilton C (2006) Physiotherapie bei Schleudertrauma. physiopraxis 11–12 (Suppl 1): 3–15

Johnson GM, Zhang M, Jones DG (2004) Dorsal and ventral portions of ligamentum nuchae are not independent of each other. Clin Anat 17 (2): 158

Jull G (1997): Management of cervical headache. Manual Therapy: 2 (4): 182–190

Jull G, Barett C, Magee R, Ho P (1999) Further clarification of the muscle dysfunction in cervical headache. Cephalalgia 19: 179–185

Kamibayashi LK, Richmond FJR (1998) Morphometry of human neck muscles. Spine 23 (12): 1314–1323

Leitlinien DGAUM (2005) Audiometrie in der Arbeitsmedizin. Leitlinien der Deutschen Gesellschaft für Arbeitsmedizin und Umweltmedizin e. V. (DGAUM). Erarbeitet von Szadkowski D, Wegner R; www.dgaum.de

Mercer SR, Bogduk N (2003) Clinical anatomy of ligamentum nuchae. Clin Anat 16 (6): 484–493

Nash L et al. (2005) Configuration of the connective tissue in the posterior atlanto-occipital interspace: a sheet plastination and confocal microscopy study. Spine 30 (12): 1359–1366

Pihut M, Szuta M, Ferendiuk E, Zeńczak-Więckiewicz D. (2014) Differential diagnostics of pain in the course of trigeminal neuralgia and temporomandibular joint dysfunction. Biomed Res Int.: 563786

Silveira A, Gadotti IC, Armijo-Olivo S, Biasotto-Gonzalez DA, Magee D. (2015) Jaw dysfunction is associated with neck disability and muscle tenderness in subjects with and without chronic temporomandibular disorders. Biomed Res Int.: 512792.

Türp JC, Minagi S. (2001) Palpation of the lateral pterygoid region in TMD – where is the evidence? J Dent. 2001 Sep; 29 (7): 475–483

3 Schulter und Oberarm

De Bruijn R (2001) Het subacromiale impingement-syndroom van de Schouder – deel 1. FysioPraxis 10: 8–11

Bryde D et al. (2005) Reliability of palpation of humeral head position in asymptomatic shoulders. Man Ther 10 (3): 191–197

Cash CJ, MacDonald KJ, Dixon AK, Bearcroft PW, Constant CR. (2009) Variations in the MRI appearance of the insertion of the tendon of subscapularis. Clin Anat. May; 22 (4): 489–94

Clarnette R, Miniacy A (1998) Clinical exam of the shoulder. Med Sci Sports Exerc 30 (4, Suppl 1): 1–6

El-Naggar, MM, Al-Saggaf S (2004) Variant of the coracobrachialis muscle with a tunnel for the median nerv and brachial artery. Clin Anat 17: 139–143

Emura K, Arakawa T, Miki A, Terashima T (2014) Anatomical observations of the human acromioclavicular joint. Clin Anat. 2014 Oct; 27 (7): 1046–52

Ferri M, Finlay K, Popowich T et al. (2005 a) Sonography of full-thickness supraspinatus tears: comparison of patient positioning technique with surgical correlation. Am J Roentgenol 184 (1): 180–184

Ferri M, Finlay K, Popowich T et al. (2005 b) Sonographic examination of the acromioclavicular and sternoclavicular joints. J Clin Ultrasound 33 (7): 345–355

Habermeyer P, Lehmann L, Lichtenberg S (2000) Rotatorenmanschetten-Ruptur: Diagnostik und Therapie. Orthopäde 29 (3): 196–208

Halder AM, Halder CG, Zhao KD et al. (2001) Dynamic inferior stabilizers of the shoulder joint. Clin Biomech 16 (2): 138–43

Johnson GR, Spalding D, Nowitzke A et al. (1996) Modelling the muscles of the scapula morphometric and coordinate data and functional implications. J Biomech 29 (8): 1039–1051

Klonz A, Loitz D, Reilmann H (2003) Proximale und distale Bizepssehnenruptur. Unfallchirurg 106 (9): 755–63

Lafosse T, Fogerty S, Idoine J, Gobezie R, Lafosse L. (2015) Hyper extension-internal rotation (HERI): A new test for anterior gleno-humeral instability. Orthop Traumatol Surg Res. Dec 22. pii: S1877

Mc Quade KJ, Murthi AM (2004) Anterior glenohumeral force/translation behavior with and without rotator cuff contraction during clinical stability testing. Clinical Biomechanics 19: 10–15

Mattingly GE, Mackarey PJ (1996) Optimal methods for shoulder tendon palpation: a cadaver study. Phys Ther 76 (2): 166–174

Pribicevic M, Pollard H (2004) Rotator cuff impingement. J Manipulative Physiol Ther 27 (9): 580–590

Ray B, Rai AL, Roy TS (2004) Unusual insertion of the coracobrachialis muscle to the brachial fascia associeted with high division of brachial artery. Clin Anat 17: 672–676

Saccomanno MF, DE Ieso C, Milano G. (2014) Acromioclavicular joint instability:anatomy, biomechanics and evaluation. Joints. Jul 8; 2 (2): 87–92

Scheibel M, Habermeyer P (2005) Aktuelle klinische Untersuchung der Schulter. Orthopäde 34: 267–284

Werner A, Ilg A, Schmitz H, Gohlke F (2003) Die Tendinitis der langen Bizepssehne bei Läsion des „biceps reflection pulley". Sportverletz Sportschaden 17 (2): 75–79

Werner A, Mueller T, Boehm D, Gohlke F (2000) The stabilizing sling for the long head of the biceps tendon in the rotator cuff interval. A histoanatomic study. Am J Sports Med 28 (1): 28–31

Wolf E, Agrawal V (2001) Transdeltoid palpation (the rent test) in the diagnosis of rotator cuff tears. J Shoulder Elbow Surg 10 (5): 470-473

Woodward TW, Best TM (2000) The painful shoulder: part I. Clinical evaluation. Am Fam Physician 61 (10): 3079–3088

4 Ellenbogen und Unterarm

Arle JE, Zager EL (2000) Surgical treatment of common entrapment neuropathies in the upper limbs. Muscle Nerve 23 (8): 1160–1174

Benjamin M, Ralphs JR (1998) Fibrocartilage in tendons and ligaments – an adaption to compressive load. J Anat 193: 481–494

Clarnette R, Miniacy A (1998) Clinical exam of the shoulder. Med Sci Sports Exerc Vol 30 (4, Suppl 1): 1–6

Coppieters MW, Bartholomeeusen KE, Stappaerts KH (2004) Incorporating nerve-gliding techniques in the conservative treatment of cubital tunnel syndrome. J Manipulative Physiol Ther 27 (9): 560–568

Harke G (2006) Der Ellenbogen – manuelle Diagnostik und Therapie. Manuelle Medizin 44: 276–280

Howitt SD (2006) Lateral epicondylosis: a case study of conservative care utilizing ART® and rehabilitation. J Can Chiropr Assoc 50 (3): 182–189

Kölbl O, Barthel T, Krödel A, Seegenschmiedt MH (2003) Prävention von heterotopen Ossifikationen nach Totalendoprothese des Hüftgelenkes. Deutsches Ärzteblatt 100 (45): A 2944–A 2954

Leitlinien der Dt. Ges. f. Handchirurgie. (2001) Sulcus-ulnaris-Syndrom. AWMF-Leitlinien-Register, Nr. 005/009

Lerch K, Herold T, Borisch N, Grifka J (2003) Die Bildgebung beim rheumatischen Ellenbogen. Orthopäde 32: 691–698

Lindemann-Sperfeld L, Marintschev I, Zeugner A, Otto W (2002) Frakturen des Processus coronoideus ulnae. Trauma und Berufskrankheit 4 (Suppl 1): 87–90

Nourbakhsh A, Hirschfeld AG, Schlatterer DR, Kane SM, Lourie GM. (2016) Innervation of the Elbow Joint: A Cadaveric Study. J Hand Surg Am. Jan; 41 (1): 85–90

Paraskevas G, Natsis K, Ioannidis O, Papaziogas B, Kitsoulis P, Spanidou S. (2008) Accessory muscles in the lower part of the anterior compartment of the arm that may entrap neurovascular elements. Clin Anat. Apr; 21 (3): 246–51

Putz R, Milz S, Maier M, Boszczyk A (2003) Funktionelle Morphologie des Ellenbogengelenkes. Orthopäde 32: 684–690

Tsuno MM, Shu GJ (1990) Myositis ossificans. J Manipulative Physiol Thera 13 (6): 340–342

Vergara-Amador E, Ramírez A. (2015) Anatomic study of the extensor carpi radialis brevis in its relation with the motor branch of the radial nerve. Orthop Traumatol Surg Res. Dec; 101 (8): 909–12

5 Hand und Finger

Borisch N, Haussmann P (2004) Das Caput-ulnae-Syndrom. Orthopäde 33: 692–697

Bürger H, Müller EJ, Kälicke T (2006) Die avaskuläre Kapitatumnekrose bei Sportlern. Sportverletz Sportschaden 20 (2): 91–95

De Quervain F (2005) On the nature and treatment of stenosing tendovaginitis on the styloid process of the radius. J Hand Surg 30 (4): 392–394

Fu YC, Huang PJ, Tien YC, Lu YM, Fu HH, Lin GT (2006) Revision of incompletely released trigger fingers by percutaneous release: results and complications. J Hand Surg 31 (8): 1288–1291

Giugale JM, Leigey D, Berkow K, Bear DM, Baratz ME. (2015) The Palpable Scaphoid Surface Area in Various Wrist Positions. J Hand Surg Am. Oct; 40 (10): 2039–44

Ikiz ZA, Üçerler H (2004) Anatomic characteristics and clinical importance of the superficial branch of the radial nerve. Surg Radiol Anat 26 (6): 453–458

Jantea C, Baltzer A, Strauss M, Schneider T (1996) Arthroscopic repair of the fibrocartilage complex of the wrist: radial sided lesions. Internet Journal of Orthopedic Surgery and related Subjects, 1

Howitt SD (2006) Lateral epicondylosis: a case study of conservative care utilizing ART® and rehabilitation. J Can Chiropr Assoc 50 (3): 182–189

Mondelli M, Baldasseroni A, Aretini A, Ginanneschi F, Padua L. (2010) Prevalent involvement of thenar motor fibres in vineyard workers with carpal tunnel syndrome. Clin Neurophysiol. Aug; 121(8): 1251–5

Morrison PE, Hill RV. (2011) And then there were four: Anatomical observations on the pollical palmar interosseous muscle in humans. Clin Anat Nov; 24 (8): 978–83

Newington L, Harris EC, Walker-Bone K. (2015) Carpal tunnel syndrome and work. Best Pract Res Clin Rheumatol. Jun; 29 (3): 440–53

Putz R, Milz S, Maier M, Boszczyk A (2003) Funktionelle Morphologie des Ellenbogengelenkes. Orthopäde 32: 684–690

Raimbeau G, Le Bourg M, Fouque PA, Saint-Cast Y (1996) Rupture des tendons extenseurs par lésion isolée de l´extrémité ulnaire distale. Ann Chir Main Memb Super 15 (1): 43–49

Rempel DM, Diao E (2004) Entrapment neuropathies: pathophysiology and pathogenesis. J Electromyogr Kinesiol 14: 71–75

Rocchi L, Canal A, Pelaez J, Fanfani F, Catalano F (2006) Results and complications in dorsal and volar wrist Ganglia arthroscopic resection. Hand Surg 11 (1–2): 21–6

Saar JD, Grothaus PC (2000) Dupuytren`s Disease: An Overview. Plast Reconstr Surg 106 (1): 125–134

Schmidt HM (2004) Die Anatomie des ulnokarpalen Komplexes. Orthopäde 33: 628–637

Tomlinson PJ, Field J (2006) Morbidity of hand and wrist Ganglia. Hand Surg 11 (1–2): 5–8

Zumhasch R (2003) Anatomie in Vivo der palmaren Fläche des Handgelenkes und die Bedeutung der Palpation auf den menschlichen Organismus. Praxis ergotherapie 16 (2): 70–74

6 Rumpf und Sakrum

Göbel H, Graf-Baumann T, Zenz M (1998) Differenzialdiagnose des Gelenkschmerzes. Schmerz 12: 223–237

Goecke C (1992) Irritation of the anterior nerves of the abdominal wall – Ibrahim syndrome. Zentralblatt für Gynäkologie 114 (11): 555–556

Hides JA, Richardson CA, Jull GA (1996) Multifidus muscle recovery is not automatic after resolution of acute, first-episode low back pain. Spine 21 (23): 2763–2769

Hodges PW, Richardson CA (1996) Inefficient muscular stabilization of the lumbar spine associated with low back pain. A motor control evaluation of transversus abdominis. Spine 21 (22): 2640–2650

Jamieson WG, Chinnik B (1996) Thoracic outlet syndrome: fact or fancy. A review of 409 consecutive patients who underwent operation. Can J Surg 39 (4): 321–326

Leffert RD, Perlmutter GS (1999) Thoracic outlet syndrome. Results of 282 transaxillary first rib resections. Clin Orthop Relat Res 368: 66–79

Oesch A, Küpfer K, Bodoky A (2001) Intercostal nerve syndrome. Swiss Surg 7 (2): 82–85

Pool-Goudzwaard AL, Vleeming A, Stockart A et al. (1998) Insufficient lumbopelvic: a clinical, anatomical and biomechanical approach to „a-specific“ low back pain. Man Ther 3 (1): 12–20

Pool-Goudzwaard AL, Kleinrensink GJ, Snijders CJ et al. (2001) The sacroiliac part of the iliolumbar ligament. J Anat 199 (4): 457–463

Pool-Goudzwaard AL, van Dijke GH, Mulder P, Spoor C, Snijders C, Stoeckart R (2003) The iliolumbar ligament: its influence on stability of the sacroilioac joint. Clin Biomech 18 (2): 99–105

Prescher A, Schuster D (2006) Die Anatomie der seitlichen Halsregion mit besonderer Berücksichtigung des Thoracic-outlet-Syndroms. Handchir Mikrochir Plast Chir 38: 6–13

Richardson CA, Hides JA, Wilson S, Stanton W, Snijders CJ (2004) Lumbopelvic joint protection against antigravity forces: motor control and segmental stiffness assessed with magnetic resonance imaging. J Gravit Physiol 11 (2): 119–122

Robert R, Labat JJ, Bensignor M, Glemain P, Deschamps C, Raoul S, Hamel O (2005) Decompression and transposition of the pudendal nerve in pudendal neuralgia: a randomized controlled trial and long-term evaluation. Eur Urol Mar 47 (3): 403–408

Roumen RM, Scheltinga MR (2006) Abdominal intercostal neuralgia: a forgotten cause of abdominal pain. Ned Tijdschr Geneeskd 150 (35): 1909–1915

Sirka A, Kostevc V (1985) The fiber type composition of thoracic and lumbar paravertebral muscles in man. J Anat 141: 131–137

Tsao H, Hodges PW (2007) Persistence of improvements in postural strategies following motor control training in people with recurrent low back pain. J Electromyogr Kinesiol. Mar 1

Urquhart DM, Hodges PW, Allen TJ, Story ICH (2005) Abdominal muscle recruitment during a range of voluntary exercises. Man Ther 10 (2): 144–153

Vilensky JA, Baltes M, Weikel L, Fortin FD, Fourie L (2001) Serratus posterior muscles: anatomy, clinical relevance and function. Clinical Anatomy 14: 237–241

Weiss HR (1991) The effect of an exercise program on vital capacity and rib mobility in patients with idiopathic scoliosis. Spine 16 (1): 88–93

Wiater JM; Bigliani LU (1999) Spinal accesory nerve injury. Clin Orthop Relat Res (368): 5–16

7 Becken und Oberschenkel

Arab and Nourbakhsh (2010) The relationship between hip abductor muscle strength and iliotibial band tightness in individuals with low back pain. Chiropractic & Osteopathy 18:1

Balius R, Pedret C, Blasi M, Miguel M, Vallejo B, Margalet E, Bong DA, Martinoli C. (2014) Sonographic evaluation of the distal iliopsoas tendon using a new approach. J Ultrasound Med. Nov; 33 11): 2021–30

Birnbaum K, Siebert CH, Pandorf T, Schopphoff E, Prescher A, Niethard FU (2004) Anatomical and biomechanical investigations of the iliotibial tract. Surg Radiol Anat 26 (6): 433–446

Branch EA, Anz AW. (2015) Distal Insertions of the Biceps Femoris: A Quantitative Analysis. Orthop J Sports Med. Sep 21; 3 (9): 2325967115602255.

Chakraverty R, Pynsent P, Isaacs K (2007) Which spinal levels are identified by palpation of the iliac crests and the posterior superior iliac spines? J. Anat. 210: 232–236

Grechenig W, Pichler W, Clement H, Tesch NP, Grechenig S (2006) Anatomy of the greater femoral trochanter: clinical importance for intramedullary femoral nailing. Anatomic study of 100 cadaver specimens. Acta Orthop 77 (6): 899–901

Hanada E, Kirby RL, Mitchell M, Swuste JM (2001) Measuring leg-length discrepancy by the „iliac crest palpation and book correction" method: reliability and validity. Arch Phys Med Rehabil 82 (7): 938–942

Ikeuchi M, Kawakami T, Yamanaka N, Okanoue Y, Tani T (2006) Safe zone for the superior gluteal nerve in the transgluteal approach to the dysplastic hip: intraoperative evaluation using a nerve stimulator. Acta Orthop 77 (4): 603–606

Kölbl O, Barthel T, Krödel A, Seegenschmiedt MH (2003) Prävention von heterotopen Ossifikationen nach Totalendoprothese des Hüftgelenkes. Deutsches Ärzteblatt 100 (45): A 2944–A 2954

Krankenberg H, Schlüter M, Schofer J, Tübler T (2006) Die Femoralarterie: das komplexeste periphere Gefäß. Herz 31 (2): 137–141

Mens J, Inklaar H, Koes BW, Stam HJ (2006) A new view on adduction-related groin pain. Clin J Sport Med 16 (1): 15–19

Paluska SA (2005) An overview of hip injuries in running. Sports Med 35 (11): 991–1014

Pierannunzii L, Tramontana F, Gallazzi M. (2010) Case report: calcific tendinitis of the rectus femoris: a rare cause of snapping hip. Clin Orthop Relat Res. Oct; 468 (10): 2814–8

Shnaekel KL, Magann EF, Ahmadi S. (2015) Pubic Symphysis Rupture and Separation During Pregnancy. Obstet Gynecol Surv. Nov; 70 (11): 713–8

Von Piekartz H, Egan Moog M (2006) Palpation peripherer Nerven. Auf den Nerv gefühlt. physiopraxis 7–8: 22–26

Willett GM, Keim SA, Shostrom VK, Lomneth CS. (2016) An Anatomic Investigation of the Ober Test. Am J Sports Med. Jan 11. pii: 0363546515621762. [Epub ahead of print]

Wolf R (2000) Apophysenausrisse. Dtsch Z Sportmed 51 (9): 305–306

8 Knie und Unterschenkel

Alvarez-Nemegyei J (2007) Risk factors for pes anserinus tendinitis/bursitis syndrome: a case control study. J Clin Rheumatol 13 (2): 63–65

Beasley LS, Weiland DE, Vidal AF, Chhabra A, Herzka AS, Feng MT, West RV (2005) Anterior cruciate ligament reconstruction: a literature review of the anatomy, biomechanics, surgical considerations, and clinical outcomes. Oper Tech Orthop 15: 5–19

Birnbaum K, Siebert CH, Pandorf T, Schopphoff E, Prescher A, Niethard FU (2004) Anatomical and biomechanical investigations of the iliotibial tract. Surg Radiol Anat 26 (6): 433–446

Herrington LC (2002) The inter-tester reliability of a clinical measurement used to determine the medial-lateral orientation of the patella. Man Ther 7 (3): 163–167

LaPrade RF, Morgan PM, Wentorf FA, Johansen S, Engebretsen L (2007) The anatomy of the posterior aspect of the knee. An anatomic study. J Bone Joint Surg Am 89 (4): 758–764

Lefebvre R, Leroux A, Poumarat G, Galtier B, Guillot M, Vanneuville G, Boucher JP (2006) Vastus medialis: anatomical and functional considerations and implications based upon human and cadaveric studies. J Manipulative Physiol Ther 29 (2): 139–144

McConnell J, Cook J (2005) Anterior knee pain. In: Brukner P, Khan K (Hrsg) Clinical Sports Medicine. 3. Aufl Online chapter in: www.clinical-sportsmedicine.com

Mens J, Inklaar H, Koes BW, Stam HJ (2006) A new view on adduction-related groin pain. Clin J Sport Med 16 (1): 15–19

Paluska SA (2005) An overview of hip injuries in running. Sports Med 35 (11): 991–1014

Schäfer FK, Order B, Bolte H, Heller M, Brossmann J (2002) Sportverletzungen des Kniestreckapparates. Radiologe 42 (10): 799–810

Wolfram D, Lottersberger C, Blauth M, Piza-Katzer H. (2007) Mögliche Nervenverletzungen bei Sprunggelenkluxationsverletzungen. Unfallchirurg. Jan 110 (1): 70–74

9 Fuß und Zehen

Bambach S, Anagnostakos K, Deubel G, Kelm J (2006) Schienbeinkantensyndrom. Dtsch Z Sportmed 57 (11–12): 282–283

Best A, Giza E, Linklater J, Sullivan M (2005) Posterior impingement of the ankle caused by anomalous muscles. A report of four cases. J Bone Joint Surg Am 87 (9): 2075–2079

Bibbo C, Arangio G, Patel DV (2004) The accessory extensor tendon of the first metatarsophalangeal Joint. Foot Ankle Int 25 (6): 387–390

Boss A, Hintermann B (2003) Medialer Bandkomplex am oberen Sprunggelenk – anatomische Untersuchung. Orthopädie-Technik 3: 166–169

Del Sol M, Olave E, Gabrielli C, Mandiola E, Prates JC (2002) Innervation of the abductor digiti minimi muscle of the human foot: anatomical basis of the entrapment of the abductor digiti minimi nerve. Surg Radiol Anat 24 (1): 18–22

Espinosa N, Maquieira GJ, ZinggPO, Zanetti M, Vienne P. (2007) Die Tibialis anterior-Sehnenruptur. Schweizerische Zeitschrift für „Sportmedizin und Sporttraumatolgie" 55(1), 15–18.

Fröhlich Egli F, Rippstein P (2003) Vier häufige Fusspathologien. Primary Care 3: 165–171

Hach W, Gerngroß H, Präve F, Sterk J, Willy C, Hach-Wunderle V (2000) Kompartmentsyndrome in der Phlebologie. Phlebologie 29: 1–11

Kelly LA, Lichtwark G, Cresswell AG. (2015) Active regulation of longitudinal arch compression and recoil during walking and running. J R Soc Interface. Jan 6; 12 (102): 20141076

Kim DI, Kim YS, Han SH. (2015) Topography of human ankle joint: focused on posterior tibial artery and tibial nerve. Anat Cell Biol. Jun; 48 (2): 130–7

Luboz V, Perrier A, Bucki M, Diot B, Cannard F, Vuillerme N, Payan Y. (2015) Influence of the calcaneus shape on the risk of posterior heel ulcer using 3D patient-specific biomechanical modeling. Ann Biomed Eng. Feb; 43 (2): 325–35

Mahlfeld K, Kayser R, Mahlfeld A, Graßhoff H, Franke J (2001) Wert der Sonographie in der Diagnostik von Bursopathien im Bereich der Achillessehne. Ultraschall in Med 22: 87–90

Majewski M, Widmer KH, Steinbrück K (2002) Die Achillessehnenruptur – Erfahrungen aus 25 Jahren sportorthopädischer Behandlung. Sportverl Sportschaden 16: 167–173

Müller P (2005) Der schmerzhafte Fuss: Untersuchungstechniken und Tipps. Primary Care 5 (4): 83–85

Saar JD, Grothaus PC (2000) Dupuytren`s disease: an overview. Plast Reconstr Surg 106 (1): 125–134

Shin J. Oh MD, Ki H Kwon MD, Jung S Hah MD, Doo E Kim MD, Mehmet Demirci MD (1999) Lateral plantar neuropathy. Muscle Nerve 22 (9): 1234–1238

Valderrabano V, Leumann A, Pagenstert G, Frigg A, Ebneter L, Hintermann B (2006) Chronische Instabilität des oberen Sprunggelenks im Sport – ein Review für Sportärzte. Sportverletz Sportschaden 20 (4): 177–183

Yao K, Yang TX, Yew WP. (2015) Posterior Tibialis Tendon Dysfunction: Overview of Evaluation and Management. Orthopedics. Jun; 38 (6): 385–91

Bücher

Bitsch T (1997) Klinikleitfaden Rheumatologie 2. Auflage. Fischer, Lübeck

Butler DS (1995) Die Mobilisation des Nervensystems. Übersetzt von Rolf G. Springer, Berlin, Heidelberg

Chaitow L (1997) Modern Neuromuscular Techniques. Video-NTSC Version. Churchill Livingstone, London

Chaitow L (2004) Muskel-Energie-Techniken in der Osteopathie und Manuellen Medizin. Haug, Stuttgart

Clemente CD (Hrsg) (1985) Gray´s anatomy. Lea and Febiger, Philadelphia

Coster de M, Pollaris A (2007) Viszerale Osteopathie. 4. Aufl Hippokrates, Stuttgart

Field D (2002) Anatomy: palpation and surface markers. 3. Auflage. Butterworth Heinemann, Oxford

Frisch H (1995) Programmierte Untersuchung des Bewegunsapparates. 6. Auflage. Springer, Berlin, Heidelberg

Gosling JA, Harris PF, Humpherson JR, Whitemore L, Willan PLT (1994) Human Anatomy. 2. Auflage. Wolfe, St Louis, Baltimore

Hochschild J (1998) Strukturen und Funktionen begreifen. Band 1. Thieme, Stuttgart, New York

Hochschild J (2002) Strukturen und Funktionen begreifen. Band 2. Thieme, Stuttgart, New York

Kapandji IA (2002) Funktionelle Anatomie der Gelenke. Band 3: Rumpf und Wirbelsäule. 3. Auflage. Hippokrates, Stuttgart

Kapandji IA (1992) Wölbungen des Fußes. In: Funktionelle Anatomie der Gelenke: Schematische und kommentierte Zeichnungen zur menschlichen Biomechanik. Bd 2: Untere Extremität. 2. unver. Auflage. Enke, Stuttgart

Klein-Vogelbach S (1990) Funktionelle Bewegungslehre. 4. überarb. Auflage. Springer, Berlin, Heidelberg, New York, London, Paris, Tokyo, Hong Kong

Koch-Remmele C, Kreutzer R (2006) Funktionskrankheiten des Bewegungssystems nach Brügger. 1. Aufl Springer, Heidelberg

Kolster BC (2003) Massage. 1. Aufl. Springer, Heidelberg

Kopell HP, Thompson WAL (1963) Peripheral entrament neurophathies. Williams & Wilkins, Baltimore

Leonhardt H, Tillmann B, Töndury G et al. (Hrsg.) (1998) Rauber/Kopsch: Anatomie des Menschen. Band 1. Thieme, Stuttgart, New York

Lindel K (2006) Muskeldehnung. 1. Auflage. Springer, Heidelberg

Lumley JSP (2002) Surface Anatomy. 3. Auflage. Churchill Livingstone, Edinburgh, London, New York, Philadelphia, St Louis, Sydney, Toronto

Meier G, Büttner J (2006) Regionalanästhesie. Kompendium der peripheren Blockaden. 5. erw. Auflage. Arcis Verlag, München

Moore KL, Dalley AF II (1999) Clinically oriented anatomy. 4. Auflage. Lippincott Williams & Wilkins, Baltimore

Mumenthaler M, Schliack M (1993) Läsionen peripherer Nerven 6. neubearb. Auflage. Thieme, Stuttgart, New York

Mumenthaler M., Schliak B., Stöhr M. (1998) Läsionen peripherer Nerven und radikuläre Syndrome. 7. Auflage. Thieme, Stuttgart

Mumenthaler M, Stöhr M, Müller-Vahl H (Hrsg) (2007) Läsionen peripherer Nerven und radikuläre Syndrome. 9., akt. Auflage. Thieme, Stuttgart, New York

Mummenthaler M, Mattl H (1997) Neurologie. 10. Auflage Thieme, Stuttgart

Netter FH (2006) Atlas der Anatomie des Menschen. 3. korr. Auflage. Thieme, Stuttgart

Bogduk N (2000) Klinische Anatomie von Lendenwirbelsäule und Sakrum. 1. Auflage. Springer, Berlin, Heidelberg, New York

Von Piekartz HJM (2001) Kraniofaziale Dysfunktionen und Schmerzen. Untersuchung – Beurteilung – Management. 1. Auflage. Thieme, Stuttgart, New York

Platzer W (2005) Taschenatlas Anatomie. Band 1. 9. überarb. Auflage. Thieme, Stuttgart

Rauber A, Kopsch F (1987) Hrsg. v. Leonhardt H, Tillmann B, Töndury G, Zilles K. Anatomie des Menschen. Lehrbuch und Atlas. Band I Bewegungsapparat. Thieme, Stuttgart

Reichert B. (2003) Anatomie in vivo – Palpieren und verstehen. Hippokrates, Stuttgart

Richardson CA, Hodges P, Hides J (2004) Therapeutic exercise for lumbopelvic stabilization. 2. Auflage Churchill Livingstone, London

Rosse C, Gaddum-Rosse P (1997) Hollinshead´s textbook of anatomy. Lippincott-Raven, Philadelphia

Schünke M, Schulte E, Schumacher U (2005) Prometheus Lernatlas der Anatomie. Allgemeine Anatomie und Bewegungssystem. Thieme, Stuttgart, New York

Schünke M, Schulte E, Schumacher U (2006) Prometheus Lernatlas der Anatomie. Kopf und Neuroanatomie. Thieme, Stuttgart, New York

Snell RS (2000) Clinical anatomy for medical students. 6. Auflage. Lippincott Williams & Wilkins, Baltimore

Sobotta J, Becher H (1957) Atlas der deskriptiven Anatomie des Menschen 1. Teil: Regiones corporis, Osteologia, Myologia. 15. Auflage Urban & Schwarzenberg, München, Berlin

Tillmann B (2005) Atlas der Anatomie des Menschen. Mit Muskeltrainer. Springer, Berlin, Heidelberg

Tixa S (2002) Atlas der Palpationsanatomie – Manuelle Oberflächenuntersuchung des Körpers. Hippokrates, Stuttgart

Travell JG, Simons DG (1983) Myofascial pain and dysfunction: the trigger point manual. Williams & Wilkins, Baltimore

Valerius KP (2005) Fotoatlas Anatomie. 3. akt. Auflage. Lehmanns, Berlin

Valerius KP, Frank A, Kolster BC, Hirsch MC, Hamilton C, Lafont EA (2007) Das Muskelbuch. 3. Auflage. KVM, Marburg

Van den Berg F, Wolf U (2002) Manuelle Therapie. Sichere und effektive Manipulationstechniken. Springer, Berlin, Heidelberg, New York, London, Paris, Tokyo, Hong Kong, Barcelona, Budapest

Vleeming A, Winkel D, Meijer OG (1984) Weke delen aandoeningen van het bewegingsapparaat. Deel 1 Anatomie in vivo. Bohn, Scheltema & Holkema, Utrecht, Antwerpen

Voss H, Herrlinger R (1963) Taschenbuch der Anatomie. Band II: Gastropulmonalsystem Urogenitalsystem Gefäßsystem. 12. Auflage. Fischer, Jena

Voss H, Herrlinger R. (1964) Taschenbuch der Anatomie. Band III: Nervensystem Sinnessystem Hautsystem Inkretsystem 12. Auflage. Fischer, Jena

Voss H, Herrlinger R. (1966) Taschenbuch der Anatomie. Band I: Einführung in die Anatomie Bewegungsapparat. 13. Aufl Fische, Jena

Winkel D, Fisher S, Vroege C (1984) Weke delen aandoeningen van het bewegingsapparaat. Deel 2 Diagnostiek. Bohn, Scheltema & Holkema, Utrecht, Antwerpen

Wolf U (2007) Bildatlas der Manuellen Therapie. Band 1. Halswirbelsäule, Kiefergelenk, Schulter, Ellenbogen, Hand. 2. korr. Auflage. KVM, Marburg

Wolf U (2007) Bildatlas der Manuellen Therapie. Band 2. Thorax, Lendenwirbelsäule, Becken, Hüfte, Knie, Fuß. 2. korr. Auflage. KVM, Marburg

Sachverzeichnis

N

10

O

P

R

S

T

U

V

W

Z